TRATADO DE MEDICINA ESTÉTICA

SEGUNDA EDIÇÃO

Volume III

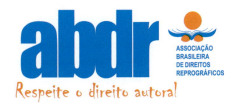

NOTA

O conhecimento e a prática nesta área estão em constante mudança. Devem ser sempre adotadas medidas de segurança padronizadas e, à medida que novas pesquisas e experiências clínicas expandem nossos conhecimentos, pode haver necessidade de mudanças ou de adequação no protocolo terapêutico e no uso de medicamentos. Aconselha-se aos leitores pesquisar as mais recentes informações fornecidas pelo fabricante da droga a ser utilizada, a fim de verificar a dose recomendada, o método e a duração do tratamento, bem como as contraindicações. É responsabilidade do médico, com base em sua experiência e no conhecimento do paciente, determinar a posologia e o melhor tratamento para cada paciente, individualmente. O Editor, o Organizador, os Coordenadores e os Colaboradores não assumem qualquer responsabilidade em relação a qualquer dano e/ou prejuízo às pessoas, decorrente desta publicação.

A Editora

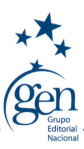

O GEN | Grupo Editorial Nacional – maior plataforma editorial brasileira no segmento científico, técnico e profissional – publica conteúdos nas áreas de ciências da saúde, exatas, humanas, jurídicas e sociais aplicadas, além de prover serviços direcionados à educação continuada e à preparação para concursos.

As editoras que integram o GEN, das mais respeitadas no mercado editorial, construíram catálogos inigualáveis, com obras decisivas para a formação acadêmica e o aperfeiçoamento de várias gerações de profissionais e estudantes, tendo se tornado sinônimo de qualidade e seriedade.

A missão do GEN e dos núcleos de conteúdo que o compõem é prover a melhor informação científica e distribuí-la de maneira flexível e conveniente, a preços justos, gerando benefícios e servindo a autores, docentes, livreiros, funcionários, colaboradores e acionistas.

Nosso comportamento ético incondicional e nossa responsabilidade social e ambiental são reforçados pela natureza educacional de nossa atividade e dão sustentabilidade ao crescimento contínuo e à rentabilidade do grupo.

TRATADO DE MEDICINA ESTÉTICA

SEGUNDA EDIÇÃO

Volume III

MAURÍCIO DE MAIO

Organizador

Médico pela Faculdade de Medicina da Universidade de São Paulo. Cirurgião Plástico pelo Hospital das Clínicas da Faculdade de Medicina da Universidade de São Paulo. Mestre em Medicina pela Faculdade de Medicina da Universidade de São Paulo. Doutor em Ciências pela Faculdade de Medicina da Universidade de São Paulo. Membro Titular da Sociedade Brasileira de Cirurgia Plástica. Membro da International Society of Plastic Surgery (ISAPS)

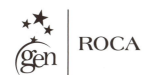

Os autores deste livro e a EDITORA ROCA LTDA. empenharam seus melhores esforços para assegurar que as informações e os procedimentos apresentados no texto estejam em acordo com os padrões aceitos à época da publicação, e todos os dados foram atualizados pelos autores até a data da entrega dos originais à editora. Entretanto, tendo em conta a evolução das ciências da saúde, as mudanças regulamentares governamentais e o constante fluxo de novas informações sobre terapêutica medicamentosa e reações adversas a fármacos, recomendamos enfaticamente que os leitores consultem sempre outras fontes fidedignas, de modo a se certificarem de que as informações contidas neste livro estão corretas e de que não houve alterações nas dosagens recomendadas ou na legislação regulamentadora.

Os autores e a editora se empenharam para citar adequadamente e dar o devido crédito a todos os detentores de direitos autorais de qualquer material utilizado neste livro, dispondo-se a possíveis acertos posteriores caso, inadvertida e involuntariamente, a identificação de algum deles tenha sido omitida.

Copyright © 2011 da 2ª Edição pela Editora Roca Ltda.
ISBN: 978-85-7241-917-8 (obra completa)
ISBN: 978-85-7241-918-5 (volume 1)
ISBN: 978-85-7241-919-2 (volume 2)
ISBN: 978-85-7241-920-8 (volume 3)

EDITORA ROCA LTDA.
Uma editora integrante do GEN | Grupo Editorial Nacional
Travessa do Ouvidor, 11
Rio de Janeiro – RJ – CEP 20040-040
Tels.: (21) 3543-0770/(11) 5080-0770 | Fax: (21) 3543-0896
www.grupogen.com.br | editorial.saude@grupogen.com.br

Reservados todos os direitos. São proibidas a duplicação ou a reprodução deste volume, no todo ou em parte, em quaisquer formas ou por quaisquer meios (eletrônico, mecânico, gravação, fotocópia, distribuição pela Internet ou outros), sem permissão, por escrito, da EDITORA ROCA LTDA.

CIP-BRASIL. CATALOGAÇÃO-NA-FONTE
SINDICATO NACIONAL DOS EDITORES DE LIVROS, RJ.

T698
2.ed.
v. 3

    Tratado de medicina estética / organizador Maurício de Maio.
2.ed. – [Reimpr.] – São Paulo : Roca, 2017.

    Inclui bibliografia
    ISBN 978-85-7241-920-8

    1. Cirurgia plástica. 2. Estética. I. Maio, Maurício de.

11-0627.   CDD: 617.95
                                            CDU: 616-089.844

Não dormimos jovens e acordamos
velhos no dia seguinte.

Maurício de Maio

Aos meus pacientes, pela confiança que
em mim depositaram, e aos meus mestres, sem os
quais não poderia ter me desenvolvido profissionalmente.

Agradecimentos da 2ª Edição

Aos colaboradores da primeira edição que disponibilizaram seu tempo na atualização dos capítulos. Aos novos colaboradores que enriqueceram esta segunda edição. Ao dermatologista Dr. Celso Pieralini, pelo auxílio na revisão de diversos capítulos. À Dra. Ivy Magri, pela preciosa colaboração na elaboração de questões, *hot topics* e sumários da presente obra. À Liliann Cristina Amoroso, pelo apoio durante a preparação desta segunda edição.

A Maria del Pilar Payá e Casimiro Payá, pela confiança em mim depositada desde a primeira edição deste Tratado. A toda a equipe da Editora Roca, pelo alto grau de profissionalismo em todas as etapas deste compêndio, meus sinceros agradecimentos.

Agradecimentos da 1ª Edição

Esta obra é fruto do encontro que tive com profissionais que me direcionaram durante minha trajetória acadêmica. Gostaria de conseguir expressar, em breves linhas, a importância dos que me auxiliaram diretamente na realização deste projeto. À Profª Drª Nadir Barbato Valverde de Prates, minha orientadora desde o primeiro ano da faculdade, que me doutrinou sobre o valor do estudo e a preciosidade do conhecimento. À Ana Maria Coelho Dutra, ex-secretária do Departamento de Anatomia da Universidade de São Paulo (USP), que me ensinou a importância do registro e documentação de toda a informação que um dia iria utilizar. À cirurgiã plástica Drª Célia Sampaio Costa Accursio, precursora de Medicina Estética no Brasil, que me instruiu sobre os primeiros passos nessa área. Ao Prof. Dr. Marcus Castro Ferreira, titular da Disciplina de Cirurgia Plástica da USP, que me possibilitou a criação do Setor de Medicina Estética e Laser e que sempre me estimulou a publicar os conhecimentos adquiridos e o desenvolvimento da área no meio acadêmico. À Drª Ignez do Carmo Braga, voluntária do Hospital das Clínicas por quase 50 anos e companheira inseparável durante os anos que me dediquei ao Setor de Medicina Estética da USP, auxiliando-me no registro e controle dos pacientes; aos colegas cirurgiões plásticos Dr. Cesar Isaac e Dr. Rogério Ruiz, no projeto inicial do livro e na coordenação de módulos. À farmacêutica Drª Cláudia Garcia, presente em todas as fases do livro, pela orientação fundamental em cosmecêutica e auxílio na realização desta obra. À Maria del Pilar Payá e à equipe da Editora Roca pela paciência, orientação e operacionalização de todas as etapas deste trabalho. Aos colaboradores, muitos dos quais foram meus professores formais ou informais, sem os quais este livro não existiria, meus sinceros agradecimentos.

Apresentação da 2ª Edição

Esta segunda edição apresenta um formato mais atualizado no conteúdo e na estrutura dos capítulos. Introduzimos sumários e tópicos principais (*hot topics*), que possibilitam uma noção rápida dos aspectos mais importantes que serão discutidos. As perguntas ao final de cada capítulo fornecem as questões mais importantes que o leitor deverá estar apto a responder após a leitura.

Mantivemos a grande maioria dos capítulos da primeira edição, ampliando seu conteúdo devido à necessidade clínica. Contudo, excluímos os assuntos que perderam relevância no tratamento de nossos pacientes.

Apresentação da 1ª Edição

Por não haver um compêndio nessa área de atuação no circuito nacional, nem no internacional, o *Tratado de Medicina Estética* pode ser considerado um marco ao oferecer explanação detalhada e aprofundada sobre aspectos anatômicos desde a embriologia até o envelhecimento do ser humano. Biologia molecular e biomecânica da pele foram incluídas para possibilitar aos estudiosos de cadeira básica e aos clínicos maior compreensão de órgãos e sistemas sobre os quais técnicas são desenvolvidas ou implementadas, além de oferecer maior segurança durante a aplicação de técnicas específicas nos pacientes.

Diferenças étnicas, cronológicas e estados especiais, como o gestacional, promovem subsídios para a fundamentação da cosmecêutica, área que vem se desenvolvendo em ampla escala. A cosmiatria e a cosmecêutica foram desenvolvidas por médicos e farmacêuticos, respectivamente. Um dos pontos interessantes desta obra é o mesmo tema ser apresentado sob a óptica de profissionais de diversas áreas, decisão que possibilitou maior aprofundamento e enriquecimento dos tópicos importantes para atuação em Medicina Estética.

Peelings químicos, dermabrasão, *laser*, inclusões, toxina botulínica e intradermoterapia são descritos com informações sobre aspectos básicos, características fisicoquímicas, imunologia e biocompatibilidade, indicação e seleção de pacientes, técnica e complicações desses métodos amplamente utilizados. Anestesia e analgesia foram incluídas para auxílio dos profissionais que atuam diretamente na área ou necessitam de tais conhecimentos para complementação dos procedimentos.

Condições inestéticas como celulite, microvarizes, acne, alopecia, hirsutismo e cicatrizes patológicas foram definidas e tratamentos tradicionais e atuais apresentados de forma minuciosa, porém com alta praticidade. Incluímos também as terapias antienvelhecimento, que estão cada vez mais presentes e são foco de preocupação de nossos pacientes e de grande interesse médico. Vários procedimentos surgidos no decorrer da elaboração deste livro serão abordados em próxima edição.

A interação multidisciplinar é tendência mundial e recebeu espaço especial nesta obra. Enfermeiros, fisioterapeutas, fonoaudiólogos, cirurgiões-dentistas, psicólogos e esteticistas apresentaram seus conhecimentos nos tópicos de interação com a Medicina Estética.

Finalmente, para fomentar a singularidade deste livro, incluímos aspectos administrativos, éticos, jurídicos e de mídia desenvolvidos por especialistas que auxiliaram a tornar esta obra percussora em Medicina Estética.

Apresentação da 1ª Edição

Prefácios da 2ª Edição

Os procedimentos não cirúrgicos têm ganhado popularidade e um avanço vertiginoso dentro das especialidades de Cirurgia Plástica e Dermatologia no mundo todo. Esse crescimento fica evidente no número de procedimentos estéticos não cirúrgicos realizados nos Estados Unidos, cujo número saltou de 5.550.446 no ano de 2000 para 10.424.595 no ano de 2008, significando um aumento de 90%.

Atualmente, tais procedimentos são considerados padrão-ouro para muitas lesões e adjuvantes a outros procedimentos cirúrgicos. Esse campo tem permitido o enorme avanço de novas tecnologias e táticas e, consequentemente, uma forte integração da pesquisa com as empresas privadas que atuam nessa área.

Além do impacto social, esses procedimentos têm gerado questões acerca de seu impacto econômico, tal a dimensão que ocupam no cenário mundial. O imediato resultado e o elevado retorno financeiro têm atraído muitos profissionais e, paralelamente, resultados insatisfatórios têm sido observados, o que é mais um motivo para a importância desta obra em concomitância com a formação profissional adequada destes profissionais.

O dinamismo e a liderança do mestre Dr. Maurício de Maio têm sido as características que acompanham sua iniciativa na criação de serviços, na formação de recursos humanos e na produção e divulgação do conhecimento na área de cosmiatria, *peelings*, *laser*, toxina botulínica, inclusões, acne, alopecia e cicatrizes.

Essa nova empreitada de seu *Tratado de Medicina Estética* traz à comunidade médica e paramédica a sua experiência ímpar nesses temas, assim como a experiência de outros profissionais que abrilhantam esta obra. Mostra ao leitor a situação atual desses procedimentos e suas perspectivas, passando pela morfofisiologia da pele até aspectos éticos, jurídicos e de *marketing*.

Congratulo o Dr. Maurício de Maio por essa iniciativa e estendo meus cumprimentos a todos os autores e à Editora Roca. Estou convencida de que o trabalho será de grande valia e continuará a inspirar a todos nesse campo promissor.

Lydia Masako Ferreira
Professora Titular da Disciplina de Cirurgia Plástica da Universidade Federal de São Paulo.
Chefe do Departamento de Cirurgia da Universidade Federal de São Paulo.
Pesquisadora do Conselho Nacional de Desenvolvimento Científico e Tecnológico 1B.
Representante Adjunta Med III Coordenação de Aperfeiçoamento de Pessoal de Nível Superior.

Prefácios da 2ª Edição

Meu contato mais constante com Maurício de Maio começou na enfermaria de Cirurgia Plástica do Hospital das Clínicas, quando precisei de ajuda para testar aparelhos de *laser*.

Prontamente, o jovem Maurício se dispôs a me ajudar encarregando-se de tudo, desde a seleção dos pacientes, exames, cirurgia e até o acompanhamento de todo o pós-operatório, o que implicava perder seu repouso de sábados, domingos e tudo mais.

Ganhou, no entanto, meu maior respeito ao se interessar pela aparência do paciente mais sofrido e esquecido do mundo, que é o queimado. A ordem na época era fechar as feridas e dar alta o mais rapidamente possível para poder atender mais. Maurício de Maio colocou todo o seu empenho em melhorar não apenas os rostos, mas toda a aparência, trazendo os queimados de volta ao convívio social, recuperando a autoestima e, principalmente, a dignidade humana. Mostrou, dessa maneira, sua verdadeira vocação: pensar nos outros antes de pensar em sua carreira pessoal. Cresceu não só como Médico, com M maiúsculo, mas como pesquisador e cientista.

Sua maior virtude foi não esconder o que lhe custou anos de trabalho árduo, mas compartilhar, ensinar e dividir tudo aquilo que tinha conquistado, a duras penas, com seu próprio esforço.

A primeira edição, planejada para ser uma obra simples, não pôde ser resumida, necessitando logo de início de três grandes volumes.

Esta nova edição, que conta com 138 capítulos, mostra o sucesso alcançado. É uma honra e satisfação escrever um prefácio para uma obra de tal porte, de utilidade não só para estudantes e médicos jovens, mas também para especialistas.

O tempo irá provar que serão exigidas novas e novas publicações. Tenho certeza de que este jovem e brilhante cientista, que me dá a honra de figurar na sua lista de amigos, não irá fugir de seu destino de trabalho árduo nos campos de pesquisa, ensino e divulgação, sem, com isso, esmorecer no atendimento de todos aqueles que necessitarem de sua ajuda.

WALTER SOARES PINTO
Cirurgião Plástico. Doutor em Medicina pela FMUSP.
Ex-diretor do Serviço de Cirurgia Plástica do Hospital das Clínicas da FMUSP.
Ex-professor Titular de Cirurgia Plástica da Faculdade
de Medicina da Universidade de Santo Amaro.
Perito judicial.

Prefácios da 1ª Edição

O *Tratado de Medicina Estética*, organizado pelo Dr. Maurício de Maio, apresenta ao leitor, num texto didático e bem ilustrado, os diversos procedimentos cirúrgicos e dermato-cosméticos que possam ser de valia no tratamento do processo de senescência. Esta obra conta com vários colaboradores, todos conhecidos pela experiência que têm nas suas respectivas áreas de interesse e apresenta uma oportunidade ao leitor de se informar e se atualizar no campo cada vez mais abrangente da medicina estética.

É, portanto, com prazer que prefacio este livro, que representa uma contribuição significativa para aqueles interessados no tratamento dermato-cosmético, associado ou não à cirurgia estética.

Prof. Ivo Pitanguy
Professor Titular do Curso de Pós-Graduação em Cirurgia Plástica da PUC-Rio e do Instituto de Pós-Graduação Médica Carlos Chagas. Chefe da 38ª Enfermaria da Santa Casa da Misericórdia do Rio de Janeiro. Membro Titular da Sociedade Brasileira de Cirurgia Plástica. Membro Titular da Academia Nacional de Medicina e da Academia Brasileira de Letras. FACS, FICS, TCBC.

Vemos, com prazer, vir à luz este livro *Tratado de Medicina Estética*, resultado do trabalho coletivo de seus autores mas representando, sem dúvida, a experiência adquirida por seu editor, o Dr. Maurício de Maio, em sua atuação no Setor de Medicina Estética, na Disciplina de Cirurgia Plástica do Hospital das Clínicas de São Paulo.

Ele terminava sua residência em Cirurgia Plástica, ao final de 1995, quando surgiu a ideia de se iniciar clínica específica para procedimentos de Medicina Estética, dentro da Divisão de Cirurgia Plástica no Hospital das Clínicas.

A Medicina Estética, embora praticada de longa data, recebeu grande impulso na década de 1990, graças à introdução de alguns novos tratamentos como os com ácidos retinoico e glicólico, a toxina botulínica, o *laser* e outros. Tem sido divulgada abundantemente na mídia, de forma até exagerada, segundo alguns.

De qualquer forma, não era ensinada em Faculdades de Medicina, não fazia parte do universo considerado tradicional da medicina curativa. Relacionava-se com a Cirurgia Estética, parte mais conhecida da Cirurgia Plástica.

À época, sentimos a necessidade de reunir informações mais confiáveis sobre os novos procedimentos, pesquisar sua eventual ação em pacientes com problemas cutâneos, associados ou não à cirurgia estética pura, criar critérios para capacitar os profissionais que a utilizariam.

Foi criado grupo de Cirurgia Estética junto ao ambulatório de Cirurgia Plástica, com vários profissionais médicos e não médicos que se associaram sob a liderança do Dr. Maurício.

Pacientes com alterações estéticas da aparência iniciaram tratamento ao lado de outros com sequelas de queimaduras, paralisia facial e outras. Protocolos de pesquisa foram elaborados.

Houve interesse na parte didática, com cursos para alunos de graduação em medicina, liga acadêmica específica de medicina estética, *workshops* para capacitação de profissionais nessa nova área.

Vários trabalhos de pesquisa puderam ser feitos e só não foram mais numerosos pela dificuldade conhecida na avaliação de resultados estéticos. Esses trabalhos foram apresentados em eventos médicos e um deles, sobre o *laser*, propiciou dissertação de mestrado defendida pelo Dr. Maurício.

Este livro representa essa atividade, juntamente com a experiência de vários colaboradores. O cerne do livro mostra vivência significativa e pioneira, relatada de forma acadêmica. Em boa hora vem a público e já constitui a referência mais importante sobre a Medicina Estética em nosso meio.

Prof. Dr. Marcus Castro Ferreira
Professor Titular da Disciplina de Cirurgia Plástica da FMUSP
Chefe da Divisão de Cirurgia Plástica e Queimaduras do Hospital das Clínicas da FMUSP

A busca do rejuvenescimento à custa de tecnologias mais simples empregadas pela Medicina Estética tem tido maior receptividade nos últimos anos. Neste mercado, o Brasil apresenta-se como a nação que disponibiliza o maior número de tratamentos e procedimentos para atender uma demanda de pacientes em franca expansão, que buscam, além da melhoria corporal, também uma vida mais saudável. Para tal, não medem esforços para atenuar ou retardar o envelhecimento utilizando-se das múltiplas terapias disponíveis no mercado da beleza, muitas efetivas e algumas absolutamente ineficazes.

Os avanços alcançados pela Medicina Estética foram mais evidentes nesta última década, chegando mesmo a interessar várias especialidades como cirurgia plástica, dermatologia, endocrinologia e cirurgia vascular, visando tratar problemas como manchas da pele, estrias, preenchimento de rugas, fotoenvelhecimento, queda de cabelos, obesidade, reposição hormonal e celulite, dentre outros.

Nossa era caracteriza-se pela extraordinária produção de novos conhecimentos que crescem de forma exponencial, chegando mesmo a considerar-se a medicina como ciência das verdades transitórias. A globalização derruba fronteiras e aproxima cada vez mais os profissionais independentemente das distâncias. A medicina baseada em evidências ganha espaço importante no cenário da produção científica no qual a divulgação dos resultados tornou-se obrigatória em todas as especialidades médicas. Assim, a procura do limite claro entre os procedimentos comprovadamente eficazes e aqueles ineficientes é de fundamental importância para a segurança da sua utilização e para evitar eventuais riscos à saúde dos pacientes.

O lançamento do *Tratado de Medicina Estética* vem, de forma pioneira na literatura médica, difundir conhecimentos atuais adquiridos por profissionais altamente capacitados e agregar novas conquistas a essa recente área médica, além de discutir assuntos correlatos importantes. Além de vasto armamental terapêutico, a obra também relata alguns procedimentos cirúrgicos de forma responsável e séria, apresentados exclusivamente por cirurgiões qualificados e com a devida formação para executá-los, transmitindo, assim, inestimáveis conhecimentos.

Com base na experiência adquirida no período de 1996 a 2002, quando foi responsável pelo setor de Medicina Estética e Cosmiatria da Divisão de Cirurgia Plástica e Queimaduras do Hospital das Clínicas da Faculdade de Medicina da Universidade de São Paulo, o Dr. Maurício de Maio reuniu todas as condições para, com o auxílio de outros profissionais da instituição e pesquisadores convidados, levar avante, com tenacidade e determinação, a ideia de lançar este importante compêndio com abordagem multidisciplinar que, certamente, contribuirá sobremaneira para o aprimoramento dessa área de atuação profissional.

PROF. DR. HENRI FRIEDHOFER
Cirurgião Plástico, Professor Livre-docente da FMUSP
Membro Titular da Sociedade Brasileira de Cirurgia Plástica e do Colégio Brasileiro de Cirurgiões
Membro Titular da Federação Ibero-latino-americana de Cirurgia Plástica

A Medicina Estética é um ramo importante da Medicina e cuja procura aumentou drasticamente na última década, graças à disponibilidade de novas substâncias e métodos efetivos, maior consciência de beleza e ao envelhecimento tardio de grande parte da população.

O aumento na demanda faz com que um número cada vez maior de médicos se dedique à especialidade. Contudo, como a maioria de substâncias e métodos não previamente estabelecidos pode se associar a eventos adversos, é necessário que haja fundamentação científica nesta área. Obras como esta são a base dessa educação formal, aliadas a cursos específicos.

A Medicina Estética não deve mais ser considerada apenas mera especialização de cirurgiões plásticos ou dermatologistas. Para atender às necessidades dos pacientes, a melhor solução é uma abordagem multidisciplinar, com a aplicação dos melhores métodos de todas as especialidades. Não obstante, o melhor médico não é o que conhece todas as técnicas e produtos, mas aquele que compreende o que o paciente deseja e de que realmente necessita.

PROF. DR. BERTHOLD RZANY
*Professor Titular de Medicina Baseada
em Evidência – Charité – Berlim, Alemanha*

Introdução da 2ª Edição

Desde a publicação da primeira edição do *Tratado de Medicina Estética*, muito se compreendeu sobre a importância dos métodos estéticos não cirúrgicos ou minimamente invasivos no tratamento da face e do corpo. Muitas dúvidas foram sanadas e técnicas incipientes tornaram-se consagradas.

O mais surpreendente, no entanto, foi a modificação da solicitação de nossos pacientes por tratamentos com recuperação mais rápida ou de resultado imediato, que culminaram com a redução de métodos cirúrgicos em detrimento dos métodos menos invasivos. Lipoaspiração e colocação de implantes mamários deixaram de ser os tratamentos estéticos mais realizados nas clínicas médicas. A aplicação de toxina botulínica se tornou o procedimento número 1 no mundo, seguido dos preenchimentos com ácido hialurônico. A cirurgia do terço superior da face foi quase completamente substituída pelo uso da toxina botulínica nessa região. Os implantes de silicone sólido na região malar praticamente desapareceram com a introdução de substâncias de preenchimento biodegradáveis à base de ácido hialurônico de alta viscosidade.

Verificamos também que, nos últimos anos, o avanço dos tratamentos faciais foi muito maior que os corporais, tanto em técnicas quanto na eficiência dos equipamentos. O resultado clínico e a satisfação de nossos pacientes comprovam essa tendência.

Hoje é possível falar sobre prevenção, correção e embelezamento para todas a pessoas que não nasceram geneticamente no padrão estético vigente na época. Finalmente, podemos melhorar a autoestima de nossos pacientes com métodos mais rápidos e menos onerosos. A medicina estética está democratizada e acessível às diferentes camadas sociais.

E o futuro? Já estamos vivendo nele. Atualmente, já é possível lentificar o processo de envelhecimento e até evitá-lo em algumas áreas do corpo e da face. O processo de envelhecimento é contínuo e progressivo. Sinais de envelhecimento são qualitativos e quantitativos. As alterações avançam de leves a moderadas, de moderadas a graves e de graves a muito graves. Já que se trata de problema progressivo, como teremos, por exemplo, um sulco nasogeniano profundo e grave se nunca o deixarmos se tornar leve? Tomemos esse exemplo e o apliquemos a todas as regiões do corpo e da face. Desta forma, atuaremos ativamente contra o processo de envelhecimento e trabalharemos na prevenção, pois, como dissemos no início desta obra, "não dormimos jovens e acordamos velhos no dia seguinte".

Maurício de Maio

Introdução da 1ª Edição

Meu interesse em Medicina Estética iniciou-se antes da conclusão da residência em Cirurgia Plástica. A possibilidade de realizar procedimentos minimamente invasivos com recuperação mais rápida dos pacientes e de complementar procedimentos cirúrgicos estéticos era realmente tentadora. Entrei em contato com a área em 1990, quando várias técnicas e produtos estavam sendo introduzidos no Brasil. Frequentei cursos, palestras, *workshops* destinados somente a pequenos grupos, vistos pelo meio acadêmico com certa reserva, pela ausência de comprovação científica e publicações em revistas indexadas. A rigorosidade para com essa *nova área* era tão grande que o cirurgião plástico em formação nas entidades mais tradicionais era repreendido se frequentasse *esse tipo de curso*. Minha curiosidade e interesse eram maiores do que qualquer pressão sofrida na época. Comecei a aplicar os *novos peelings de ácido glicólico* que aqui chegaram inclusive com indicação no verão; como conclusão, apareciam as manchas hiperpigmentadas. Era verdade, a falta de publicações em nosso meio propiciava o aparecimento de complicações. Havia necessidade de pesquisas clínicas para validar os métodos e produtos que entravam no mercado brasileiro. Comecei a estudar farmacologia, histologia e as interações biológicas entre tecido e produto. A literatura específica na área de Medicina Estética era superficial ou escassa.

Concluída a residência em Cirurgia Plástica no Hospital das Clínicas da FMUSP, em 1995, iniciei como médico colaborador da Disciplina de Cirurgia Plástica naquela instituição em 1996. A proposta estabelecida pelo Prof. Dr. Marcus Castro Ferreira era disseminar essa área no meio acadêmico. Foi criado o ambulatório de Cosmiatria onde, inicialmente, com recursos limitados, atendíamos pacientes para tratamento tópico e *peelings* químicos como coadjuvantes dos procedimentos cirúrgicos estéticos faciais. O afluxo de pacientes cresceu de forma exponencial. Os capítulos do *Tratado de Medicina Estética* destinados à *Cosmiatria e Cosmecêutica* trazem informações valiosas para quem deseja atuar nesta área. A experiência com cosmecêuticos e *peelings* químicos resultou no convite do Instituto Magistral para ministrar palestras sobre o assunto, primeiro no eixo Rio-São Paulo e, após curto período, nas principais capitais do país. Foram cinco anos de palestras, quase todos os finais de semana. O intercâmbio com outros profissionais foi enriquecedor. Na época, dois aspectos chamaram minha atenção: a necessidade de os médicos encontrarem literatura específica, em especial de cadeira básica e o fato de que alguns *peelings* químicos não deveriam ser aplicados em todos os tipos de pele e em qualquer lugar do país, devido ao clima e hábitos. Na Parte *Fundamentos*, os leitores encontrarão dados compilados de cadeira básica, para a realização de procedimentos com maior segurança. O que hoje parece óbvio, não o era, absolutamente, naquela época. Percebi a importância dos biotipos e da regionalização climática, o que veio reforçar a necessidade de adaptação das técnicas e dos produtos estrangeiros ao nosso meio. Os capítulos sobre *Aspectos Cronológicos, Étnicos e Estados Específicos* fundamentam a percepção dessas diferenças.

No início de 1997, a promessa de os sistemas a *laser* substituirem o *bisturi* criou expectativa tão grande e tão efêmera entre pacientes e médicos que muitos rejeitam o método até hoje, mesmo nas indicações mais precisas. Com minha dissertação de Mestrado na FMUSP, concluída em 1999, sobre tratamento de rugas com *laser*, aprendi a importância da adequação entre técnica e indicação clínica específica. Não são todos os métodos *miraculosos* que se aplicam a todos os pacientes. O que hoje é claro para o *laser*, ainda não o é para a toxina botulínica e substâncias de preenchimento para a grande maioria dos profissionais, o que resulta em decepções para médicos e pacientes. Percebi isso nos últimos cinco anos, ao ministrar cursos sobre substâncias de preenchimento e toxina botulínica. Há certa ingenuidade da comunidade médica e, principalmente, dos pacientes, em acreditar que uma seringa de preenchimento e outra de toxina botulínica sejam capazes de solucionar toda a complexidade do envelhecimento facial. Com os capítulos destinados aos *Peelings Químicos, Dermabrasão, Laser, Inclusões e Toxina Botulínica*, esperamos que os leitores possam solucionar dúvidas pertinentes a cada método.

Em 1998, foi criado o Setor de Medicina Estética e *Laser* e iniciaram-se as parcerias com entidades, indústrias farmacêuticas e distribuidoras de produtos importados. Gostaria de ressaltar a parceria HC-SENAC, cujo objetivo, na época, era associar o trabalho multidisciplinar de esteticistas, sob a orientação de Denise Ribeiro, ao atendimento de pacientes com sequelas de queimaduras, com micromassagens em enxertos e cicatrizes. O conhecimento da aplicação de cosmecêuticos para fotoenvelhecimento culminou com o convite para a coordenação médica desse projeto. Foi incrível: descobrimos a total ausência de produtos específicos para higienização, fotoproteção, hidratação, clareadores e pigmentantes, que foram desenvolvidos em conjunto com a farmacêutica Drª Cláudia Garcia, a qual exerceria papel fundamental na elaboração deste livro. O impacto do projeto foi tal que fomos agraciados com o *Prêmio Nelson Piccolo*, pela Sociedade Brasileira de Queimaduras, em 1999. Há capítulos destinados a *Cicatrizes Inestéticas*.

Com a introdução de injetáveis para preenchimento no Hospital das Clínicas em 1998 e pela experiência adquirida com vários produtos, fui convidado a relatar o que havia aprendido nas diversas capitais do país. Pude perceber que a realidade da região sudeste é muito diferente daquela das regiões sul e, principalmente, nordeste no que se diz respeito ao elevado custo de materiais importados. No meu modo de ver, existe uma *regionalização econômica* que apresenta papel decisório na escolha de produtos, suplantando até as indicações médicas formais. A questão de produtos biodegradáveis *versus* não biodegradáveis ainda não está solucionada e se encontra nos capítulos sobre *Inclusões*, para apreciação dos leitores.

Por se tratar de um Hospital-Escola associado à Faculdade de Medicina da USP, somei a experiência assistencial à educacional e fundei a "Liga de Medicina Estética e *Laser*" destinada a acadêmicos de medicina, farmacologia, enfermagem, fisioterapia, odontologia e física. Pela primeira vez na história acadêmica, o tema Medicina Estética entrava na graduação médica. O contato multidisciplinar estimulou-me a incluir seção específica sobre *Interação Multidisciplinar*. A mudança, na FMUSP, para currículo nuclear e optativo possibilitou a criação da Disciplina Optativa "Fundamentos em Medicina Estética e *Laser*", em 1999, a qual tive a oportunidade de coordenar e que me possibilitou preparar parte do material encontrado neste livro. Por curiosidade e pelo apelo da mídia quanto ao tema, tínhamos alunos do primeiro ao terceiro ano, sendo a disciplina mais frequentada do currículo optativo, preenchendo todas as vagas disponíveis. Graças ao interesse dos alunos e à restrição do número de vagas e após ler, casualmente, sobre educação médica virtual, criei, em 2000, a primeira Disciplina Optativa Virtual na Faculdade de Medicina da USP. Atingimos 180 alunos num curso de 2 meses, com disponibilidade 24 horas por dia e 7 dias por semana. Mas faltava ainda um livro de referência sobre o assunto, no qual se pudesse aprofundar os assuntos de maior interesse. A força da *Mídia* e *Marketing* é tão surpreendente na Medicina Estética que os incluí em capítulos especiais, em conjunto com *Aspectos Administrativos, Éticos e Jurídicos*.

Ao receber o convite da Editora Roca para escrever um manual sobre Medicina Estética com base na experiência adquirida até então, tive a presunção de realizar um sonho e transformá-lo no *Tratado de Medicina Estética*. Editar este livro foi tarefa árdua, pois queria reunir os nomes de maior expressão no país, sem esquecer os profissionais que ainda não tiveram espaço, até o momento, para publicar seus conhecimentos. Estão todos aqui reunidos. Espero que os leitores apreciem o trabalho dos colaboradores, pois dedicaram seu precioso tempo para auxiliar-me nesta obra. Sinto-me honrado e privilegiado, pois muitos deles foram meus professores e orientadores que exerceram influência de forma direta ou indireta no meu percurso profissional e pessoal.

Muitos profissionais de renome nacional e internacional não puderam participar desta primeira edição devido a compromissos profissionais. Espero que possam abrilhantar esta obra na segunda edição.

Maurício de Maio

Coordenadores da 1ª Edição

Cláudia Rivieri Castellano Garcia
Farmacêutica-bioquímica pela Faculdade de Ciências Farmacêuticas da Universidade de São Paulo. Especialista em Alopatia pela ANFARMAG e Conselho Federal de Farmácia.

Cesar Isaac
Cirurgião Plástico Doutor em Ciências pela FMUSP. Especialista e Membro Titular da Sociedade Brasileira de Cirurgia Plástica. Membro da Sociedade Brasileira de Queimaduras, da Sociedade Brasileira de Laser em Medicina e da Sociedade Brasileira de Cirurgia Craniomaxilofacial.

Rogério de Oliveira Ruiz
Cirurgião Plástico. Preceptor da Cadeira de Cirurgia Plástica da Pontifícia Universidade Católica de São Paulo (PUC-SP). Responsável pelo Ambulatório de Cosmiatria da PUC-SP. Membro Titular da Sociedade Brasileira de Cirurgia Plástica e da Sociedade de Queimaduras.

Colaboradores

Ada Regina Trindade de Almeida
Dermatologista Assistente e Preceptora de Ensino da Clínica Dermatológica do Hospital do Servidor Público de São Paulo.

Adriana de Cerqueira Leite
Dermatologista Pós-graduada em Dermatologia Clínica e em Cirurgia Dermatológica pela Faculdade de Medicina do ABC. Especialista pela Sociedade Brasileira de Dermatologia. Membro da Sociedade Brasileira de Cirurgia Dermatológica, da Academy of Dermatology e da International Society of Dermatologic Surgery.

Adriana Mello
Farmacêutica-bioquímica pela Faculdade Oswaldo Cruz. Membro da American Medical Writers Association.

Alberto Keidi Kurebayashi
Farmacêutico-bioquímico pela USP. Especialização em Fármaco-medicamentos. Especialização em Dermatocosmética pela Vrije Universiteit Brussel – Bélgica.

Aldo Toschi
Dermatologista. Coordenador de Dermatologia do Instituto Brasileiro de Controle do Câncer. Membro-fundador da Sociedade Brasileira de Cirurgia Dermatológica. Membro do Grupo Brasileiro de Melanoma. Sócio efetivo da Sociedade Brasileira de Dermatologia.

Alessandra Grassi Salles
Cirurgiã Plástica. Mestre e Doutora pela FMUSP. Coordenadora do Grupo de Cosmiatria e Laser da Divisão de Cirurgia Plástica e Queimaduras do Hospital das Clínicas da FMUSP. Membro Titular da Sociedade Brasileira de Cirurgia Plástica.

Alessandra Haddad
Cirurgiã Plástica. Mestre pela UNIFESP-EPM. Chefe do Setor de Cosmiatria e Laser da UNIFESP. Membro Titular da Sociedade Brasileira de Cirurgia Plástica. Membro da Academia Internacional de Dermatologia Cosmética, da Sociedade Brasileira de Laser em Medicina e Cirurgia e da International Society of Aesthetic Plastic Surgery.

Alexandros Spyros Botsaris
Clínico Geral. Consultor da Área de Biodiversidade da Natura Cosméticos. Diretor do Instituto Brasileiro de Plantas Medicinais.

Alfredo Luiz Jacomo
Professor Doutor da Disciplina de Topografia Estrutural Humana do Departamento de Cirurgia da FMUSP.

Álvaro Luiz Gomes
Químico pela USP e Master of Business Administration em Economia e Finanças pela Fundação Instituto de Pesquisas Econômicas – USP.

Amâncio Ramalho Jr.
Ortopedista e Traumatologista. Professor da Disciplina de Anatomia Descritiva e Topográfica da UNIFESP.

Ana Carolina Oliveira Carvalho de Nadai
Cirurgiã Plástica. Membro da Sociedade Brasileira de Cirurgia Plástica.

Ana Cláudia de Agostine Schor
Dermatologista. Especialista em Cosmiatria pelo Hospital das Clínicas da Faculdade de Medicina de Ribeirão Preto – USP.

Ana Maria Auricchio
Enfermeira. Mestre pela Escola de Enfermagem da USP. Docente do Curso de Enfermagem do Centro Universitário São Camilo.

Ana Zulmira Eschholz Diniz Badin
Cirurgiã Plástica. Mestre pela Universidade Federal do Paraná. Membro Titular da Sociedade Brasileira de Cirurgia Plástica e da Sociedade de Laser em Medicina e Cirurgia. Membro da International Society of Aesthetic Plastic Surgery.

Andréa Bernardo Mapeli
Dermatologista. Membro Titular da Sociedade Brasileira de Dermatologia.

Angela Leal Chichierchio
Presidente Regional da Sociedade Brasileira de Medicina Estética – Rio de Janeiro.

Anna Maria de Souza Toledo Farias
Professora Doutora do Departamento de Histologia e Embriologia do Instituto de Ciências Biomédicas da USP.

Audrey Katherine Worthington
Cirurgiã Plástica. Especialista e Membro da Sociedade Brasileira de Cirurgia Plástica. Diretora da Sociedade Brasileira de Laser. Coordenadora da Pós-graduação em Medicina Estética da Fundação de Apoio à Pesquisa e Estudo na Área da Saúde.

Bogdana Victoria Kadunc
Professora Doutora em Dermatologia pela Faculdade de Medicina da Universidade de São Paulo. Chefe da Clínica Dermatológica do Hospital do Servidor Público Municipal de São Paulo.

Camila Millani Oba
Cirurgiã Geral e Vascular da FMUSP.

Camile L. Hexsel
Médica Residente do Serviço de Dermatologia do Hospital Henry Ford.

Carla Sanctis Pecora
Dermatologista. Colaboradora na Unidade de Cosmiatria, Cirurgia e Oncologia do Departamento de Dermatologia da UNIFESP-EPM.

Cecília Valentim
Musicista e Psicoterapeuta Corporal pelo Instituto de Análise Bioenergética de São Paulo (*Certified Bioenergetic Therapist* – CBT). Membro do International Institute of Bioenergetics Analysis.

Cesar Isaac
Cirurgião Plástico. Doutor em Ciências pela FMUSP. Médico Especialista e Membro Titular da Sociedade Brasileira de Cirurgia Plástica. Membro da Sociedade Brasileira de Queimaduras, da Sociedade Brasileira de Laser em Medicina e da Sociedade Brasileira de Cirurgia Craniomaxilofacial.

Charles Yamaguchi
Cirurgião Plástico. Membro Titular da Sociedade Brasileira de Cirurgia Plástica. Membro da American Laser Society in Medicine and Surgery.

Cilene Gomes Pereira Ciochetti
Jornalista. Editora de Medicina e Bem-estar da Revista *IstoÉ*.

Cinthia Roman Monteiro Sobral
Nutricionista. Especialista em Nutrição Clínica e Mestre em Nutrição Humana Aplicada. Professora do Centro Universitário São Camilo.

Cláudia Rivieri Castellano Garcia
Farmacêutica-bioquímica pela Faculdade de Ciências Farmacêuticas da USP. Especialista pela Associação Nacional de Farmacêuticos Magistrais e pelo Conselho Federal de Farmácia. Docente em Cosmetologia do Centro de Tecnologia em Beleza, Serviço Nacional de Aprendizagem Comercial – São Paulo.

Cláudio Paiva
Engenheiro Naval pela Universidade Federal do Rio de Janeiro. Master of Business Administration em Administração pelo Instituto Brasileiro de Mercado de Capitais.

Cristiane Stecca Dente
Fisioterapeuta e Educadora Física. Técnica Esteticista pelo Serviço Nacional de Aprendizagem Comercial – Jundiaí. Especialista em Acupuntura pela Faculdade de Ciências da Saúde.

Cristina Pires Camargo
Cirurgiã Plástica pelo HCFMUSP. Membro Associado da Sociedade Brasileira de Cirurgia Plástica. Membro da Sociedade Brasileira de Medicina Estética.

Dacio Broggiato Júnior
Dermatologista Assistente do Departamento de Dermatologia do HCFMUSP.

Daniel Vasconcellos Regazzini
Cirurgião Plástico. Cocoordenador da Cirurgia Plástica na Comissão de Especialidades Associadas e Membro da Sociedade Brasileira de Cirurgia Bariátrica e Metabólica. Membro Titular da Sociedade Brasileira de Cirurgia Plástica. Membro Ativo da International Society of Aesthetic Plastic Surgery.

Daniela de Fátima Teixeira da Silva
Doutora em Ciências pela USP.

Daniela Graff
Dermatologista. Ginecologista Obstetra. Membro da Sociedade Brasileira de Medicina Estética.

Daniela Guedes Pellegrino
Dermatologista. Membro Titular da Sociedade Brasileira de Dermatologia.

Daniele Pace
Cirurgiã Plástica. Membro Especialista da Sociedade Brasileira de Cirurgia Plástica.

Danielle M. Bertino
Dermatologista. Membro da Sociedade Brasileira de Dermatologia e da American Academy of Dermatology.

Débora Cristina Sanches Pinto
Cirurgiã Plástica. Mestre pela FMUSP. Assistente da Divisão de Cirurgia Plástica e Queimaduras do Hospital das Clínicas da FMUSP.

Deborah Cara Oliveira
Farmacêutica Especialista em Análises Clínicas.

Denise Maria Zezell
Mestre e Bacharel em Física pela UNICAMP. Doutora em Ciências pelo Instituto de Física da UNICAMP. Pesquisadora Titular do Centro de Lasers e Aplicações do Instituto de Pesquisas Energéticas e Nucleares – Comissão Nacional de Energia Nuclear – São Paulo (IPEN – CNEN – SP). Coordenadora do programa de Mestrado Profissional em Lasers em Odontologia do IPEN (2009-2011).

Dirceu Henrique Mendes Pereira
Ginecologista e Obstetra. Doutor pela FMUSP. Secretário Executivo da Sociedade Brasileira de Reprodução Humana.

Doris Maria Hexsel
Dermatologista. Especialista pela Sociedade Brasileira de Dermatologia. Professora da Disciplina de Dermatologia da Faculdade de Medicina da Universidade de Passo Fundo. Preceptora do Departamento de Dermatologia e Responsável pelo Setor de Cosmiatria da Pontifícia Universidade Católica do Rio Grande do Sul – Porto Alegre.

Ediléia Bagatin
Dermatologista. Professora Adjunta do Departamento de Dermatologia da UNIFESP-EPM.

Edith Kawano Horibe
Cirurgiã Plástica. Doutora pela FMUSP. Professora de Pós-graduação da Universidade Cruzeiro do Sul. Membro Titular da Sociedade Brasileira de Cirurgia Plástica. Vice-presidente da Academia Brasileira de Medicina Antienvelhecimento. Presidente da Iberoamerican Confederation of Antiaging Medicine. Membro Titular e Diretora Científica da Sociedade Brasileira de Laser em Medicina e Cirurgia. Membro da International College of Surgeons e da International Confederation of Plastic Reconstructive Aesthetic Surgery.

Edson Hilgert
Pós-graduando em nível de Doutorado em Prótese da Faculdade de Odontologia de São José dos Campos – UNESP.

Eduardo Cunha Farias
Professor Associado do Departamento de Histologia e Embriologia do Instituto de Ciências Biomédicas da USP.

Emiro Khury
Farmacêutico-bioquímico. Professor da Disciplina de Toxicologia e Protetores Solares do Curso de Pós-graduação da Associação Brasileira de Cosmetologia.

Fabia Oppido Schalch
Dermatologista. Especialista pela Sociedade Brasileira de Dermatologia. Mestranda em Ciências Médicas pela Faculdade de Medicina do ABC (FMABC). Colaboradora do Ambulatório de Cabelos e Unhas da FMABC.

Fabio Antonio Naccache
Cirurgião Plástico. Membro Titular da Sociedade Brasileira de Cirurgia Plástica.

Fábio J. D. Carvalho
Advogado. Especialista pela FMUSP. Pós-graduado em Administração Hospitalar e Gestão em Saúde pela Universidade de Santo Amaro. Membro efetivo da Comissão de Direito Médico da Ordem dos Advogados do Brasil – São Paulo.

Fabio Paganini
Cirurgião Plástico. Membro Associado da Sociedade Brasileira de Cirurgia Plástica.

Fernando César Maiorino
Cirurgião Plástico pela UNIFESP-EPM. Especialista pela Sociedade Brasileira de Cirurgia Plástica.

Fernando César Ribeiro
Otorrinolaringologista. Mestre em Medicina pela Universidade Federal do Rio de Janeiro. Doutor em Medicina pela USP.

Flávia Alvim S. Addor
Dermatologista. Mestre em Dermatologia pela FMUSP. Professora Associada da Universidade de Santo Amaro. Diretora Técnica do MEDCIN – Instituto da Pele.

Flávia Emi Akamatsu
Professora Doutora da Disciplina de Topografia Humana do Departamento de Cirurgia da FMUSP.

Flávio Augusto Flório Stilantano Orgaes
Cirurgião Plástico. Especialista pela Sociedade Brasileira de Cirurgia Plástica.

Flávio Henrique Duarte
Cirurgião Vascular. Especialização no HCFMUSP. Cirurgião Vascular da Clínica Miyake – São Paulo. Membro da American Society for Laser Medicine and Surgery e da Sociedade Brasileira de Angiologia e Cirurgia Vascular.

Francisco Leite
Dermatologista. Especialista pela Sociedade Brasileira de Dermatologia. Cirurgião Dermatológico pela Sociedade Brasileira de Cirurgia Dermatológica. Membro Internacional da American Academy of Dermatology.

Gessé Eduardo Calvo Nogueira
Engenheiro Eletrônico pela Fundação Paulista de Tecnologia e Ensino. Mestre em Ciências pela Universidade Federal do Rio de Janeiro. Doutor em Tecnologia Nuclear pela USP.

Gláucia Zeferino
Cirurgiã Plástica pela FMUSP. Doutoranda pela FMUSP. Membro Titular da Sociedade Brasileira de Cirurgia Plástica.

Guilherme O. Olsen de Almeida
Dermatologista. Especialista pela Sociedade Brasileira de Dermatologia. Membro Titular da Sociedade Brasileira de Cirurgia Dermatológica, da American Academy of Dermatology e da American Society for Laser in Medicine and Surgery.

Hamilton Aleardo Gonella
Professor Titular de Cirurgia Plástica da Pontifícia Universidade Católica de São Paulo. Membro Titular da Sociedade Brasileira de Cirurgia Plástica.

Hamilton Takata Costa
Cirurgião-dentista com Aperfeiçoamento em Estética Dental, Periodontia e Endodontia pela Associação Paulista de Cirurgiões-dentistas.

Henrique Cerveira Netto
Cirurgião-dentista. Doutor em Ciências pela Faculdade de Odontologia de São José dos Campos – UNESP. Professor Titular de Prótese Dental da Faculdade de Odontologia da Universidade Metropolitana de Santos.

Henry Okigami
Farmacêutico pela Universidade Federal de Goiás com Especialização em Homeopatia e Farmácia Hospitalar.

Isabel Cristina Pedro Martinez
Dermatologista. Especialista pelo Hospital Ipiranga. Membro da American Society for Laser Medicine and Surgery, da European Academy of Dermatology and Venereology, da International Society of Dermatology e da International Academy of Cosmetic Dermatology.

Ivy Magri
Médica pela Faculdade de Medicina do ABC.

Izabel Coelho
Farmacêutica-bioquímica pela USP. Especialista em *Marketing* pela Escola Superior de Propaganda e Marketing.

Jaime Finazzi
Publicitário com ênfase em *Marketing* pela Universidade Anhembi Morumbi.

Jean-Luc Gesztesi
Farmacêutico-bioquímico. Cientista-chefe de Pesquisa e Desenvolvimento da Natura Inovação e Tecnologia.

Joan Schneider
Economista pela Universidade Federal do Paraná com atuação na Área de Marketing.

Joice Helena Armelin
Ginecologista e Obstetra pela FMUSP.

José Carlos Greco
Médico e Farmacêutico-bioquímico pela USP. Especialista pela Associação Médica Brasileira. Membro da American Academy of Dermatology e da European Academy of Dermatology and Venerealogy. Membro Efetivo da Sociedade Brasileira de Dermatologia. Sócio Efetivo Fundador da Sociedade Brasileira de Cirurgia Dermatológica.

José Carlos Prates
Professor Honorário da UNIFESP-EPM. Membro-representante do Brasil na Comissão Federativa Internacional de Terminologia Anatômica.

José Carlos Prates Filho
Otorrinolaringologista. Especialista pela UNIFESP-EPM.

José Fabio Saad
Cirurgião Plástico pela FMUSP. Mestre pela FMUSP. Membro Titular da Sociedade Brasileira de Cirurgia Plástica.

Karime Marques Hassun
Dermatologista. Mestre pela UNIFESP.

Kazuko Uchikawa Graziano
Enfermeira Livre-docente do Departamento de Enfermagem Médico-cirúrgica da Escola de Enfermagem da USP.

Kose Horibe
Cirurgião Plástico. Doutor em Ciências Médicas pela FMUSP.

Léa Mara Moraes
Cirurgiã Plástica. Membro Titular da Sociedade Brasileira de Cirurgia Plástica e da Sociedade Brasileira de Laser em Medicina e Cirurgia.

Lecy Marcondes Cabral
Cirurgiã Plástica. Mestre pela UNIFESP. Membro Titular da Sociedade Brasileira de Cirurgia Plástica e do Colégio Brasileiro de Cirurgiões. Membro da International Society of Aesthetic Plastic Surgery e da Federação Ibero-latinoamericana de Cirurgia Plástica.

Leny Toma
Professora Associada da Disciplina de Biologia Molecular e do Departamento de Bioquímica da UNIFESP.

Leonardo Buso
Mestre e Doutor em Prótese Dentária pela Faculdade de Odontologia de São José dos Campos – UNESP. Professor do Curso de Especialização em Implantologia e Prótese Dentária da Associação Paulista de Cirurgiões-dentistas.

Lia Mayumi Shinmyo
Cirurgiã Plástica. Especialista e Membro Titular da Sociedade Brasileira de Cirurgia Plástica.

Luciana Archetti Conrado
Dermatologista. Mestre e Doutora pela FMUSP. Especialista e Membro da Sociedade Brasileira de Dermatologia. Membro da Sociedade Brasileira de Cirurgia Dermatológica e da American Academy of Dermatology.

Luciane Hiramatsu Azevedo
Professora Doutora do Mestrado Profissionalizante de Laser em Odontologia – Instituto de Pesquisas Energéticas e Nucleares da Faculdade de Odontologia da USP.

Luiz Gustavo Leite de Oliveira
Cirurgião Plástico. Especialista pela Sociedade Brasileira de Cirurgia Plástica.

Luiz Gustavo Martins Matheus
Farmacêutico-bioquímico pela USP. Pós-graduado e Especialista pela Vrije Universiteit Brussel – Bélgica. Pós-graduado e Doutor em Envelhecimento e Imunologia da Pele pela Universidade de Paris – França. Master of Business Administration Executivo pela Faculdade Getúlio Vargas – São Paulo.

Luiza Kassab Vicencio
Dermatologista. Especialista pela Sociedade Brasileira de Dermatologia. Membro-fundador da Sociedade Brasileira de Laser em Cirurgia e Medicina.

Malba Bertino
Dermatologista. Mestre em Dermatologia pela USP. Membro da Sociedade Brasileira de Dermatologia, da Sociedade Brasileira de Cirurgia Dermatológica e da American Academy of Dermatology.

Marcelo Giovannetti
Cirurgião Plástico. Graduado e Pós-graduado pela FMUSP. Doutor pela Faculdade de Medicina da Universidade de Colônia – Alemanha. Membro Titular da Sociedade Brasileira de Cirurgia Plástica.

Marcia Ramos-e-Silva
Dermatologista. Professora Associada e Chefe do Serviço de Dermatologia do Hospital Universitário Clementino Fraga Filho – Universidade Federal do Rio de Janeiro (UFRJ) e da Faculdade de Medicina da UFRJ – Rio de Janeiro.

Márcia Salhani do Prado Barbosa
Dermatologista. Membro da Sociedade Brasileira de Laser em Medicina e Cirurgia, da Sociedade Brasileira de Dermatologia e da Sociedade Brasileira de Medicina Estética.

Marco Antonio Bottino
Cirurgião-dentista. Professor Titular de Prótese Parcial Fixa da Faculdade de Odontologia de São José dos Campos – UNESP. Professor Titular de Prótese Dentária da Faculdade de Odontologia da Universidade Paulista. Coordenador da Especialidade de Prótese Dentária do Programa de Pós-graduação em Odontologia Restauradora da Faculdade de Odontologia de São José dos Campos – UNESP.

Marcos Duarte
Mestre e Doutor em Física pela USP. Professor Livre-docente da Escola de Educação Física e Esportes da USP.

Maria Aparecida Salinas Ortega
Cirurgiã-dentista. Especialista em Implantodontia. Professora Assistente do Curso de Especialização em Implantodontia da Universidade de Uberaba e da Universidade Camilo Castelo Branco.

Maria Fernanda Demattê Soares
Cirurgiã Plástica. Doutora pelo Departamento de Cirurgia da USP. Membro Titular e Especialista pela Sociedade Brasileira de Cirurgia Plástica.

Maria Helena Sant'Ana Mandelbaum
Enfermeira. Mestre em Gerontologia. Especialista pela Sociedade Brasileira de Enfermagem em Dermatologia (SOBENDE). Esteticista pelo Serviço Nacional de Aprendizagem Comercial. Coordenadora Científica da SOBENDE. Membro da Dermatology Nursing Association.

Maria Inês Nogueira de Camargo Harris
Bacharel em Química e Doutora em Química Orgânica pela UNICAMP. Especialização Pós-doutorado em Toxicologia Celular e Molecular de Radicais Livres pela UNICAMP. Professora de Cosmetologia das Faculdades Oswaldo Cruz.

Mariângela Amato Vigorito
Mestre em Imunologia pela FMUSP.

Marina Emiko Yagima Odo
Dermatologista pela Sociedade Brasileira de Dermatologia. Responsável pela Cosmiatria e Cirurgia Dermatológica Cosmiátrica da Faculdade de Medicina da Universidade de Santo Amaro.

Marina Stella Bello-Silva
Cirurgiã-dentista. Doutoranda pelo Departamento de Dentística da Faculdade de Odontologia da USP.

Mario Grinblat
Dermatologista. Coordenador do Setor de Dermatologia do Hospital Israelita Albert Einstein. Membro-fundador da Sociedade Brasileira de Laser em Medicina e Cirurgia. Membro da Sociedade Brasileira de Dermatologia, da American Society for Laser Medicine and Surgery, da American Academy of Dermatology, da Sociedade

Brasileira de Cirurgia Dermatológica e da European Academy of Dermatology and Veneorology.

Marisa Roma Herson
Cirurgiã Plástica Assistente da Divisão de Cirurgia Plástica do HCFMUSP. Membro Titular da Sociedade Brasileira de Cirurgia Plástica e do Victorian Institute of Forensic Medicine – Donor Tissue Bank of Victoria.

Martha Katayama
Cirurgiã Plástica. Especialista pela Sociedade Brasileira de Cirurgia Plástica.

Martha Simões Ribeiro
Doutora em Ciências pela USP. Pesquisadora do Centro de Lasers e Aplicações do Instituto de Pesquisas Energéticas Nucleares – Comissão Nacional de Energia Nuclear – São Paulo.

Mauro Figueiredo Carvalho de Andrade
Cirurgião Vascular. Professo Doutor do Departamento de Cirurgia da FMUSP (Disciplina de Cirurgia Geral e Topografia Estrutural Humana).

Mauro Yoshiaki Enokihara
Dermatologista. Mestre e Doutor pela UNIFESP. Colaborador na Unidade de Cosmiatria, Cirurgia e Oncologia do Departamento de Dermatologia da UNIFESP-EPM.

Meire Brasil Parada
Dermatologista. Colaboradora da Unidade de Cosmiatria, Cirurgia e Oncologia do Departamento de Dermatologia da UNIFESP-EPM. Membro da Sociedade Brasileira de Dermatologia, da Sociedade Brasileira de Cirurgia Dermatológica e da American Academy of Dermatology.

Mônica Iunes Fernandes Spirandelli
Anestesiologista Assistente da Disciplina de Anestesiologia da FMUSP.

Mônica Zechmeister
Acadêmica de Medicina da Fundação Faculdade Federal de Ciências Médicas de Porto Alegre – Rio Grande do Sul.

Munir Miguel Curi
Cirurgião Plástico. Doutor pela FMUSP.

Murilo Gattass Ayub
Acadêmico de Medicina da FMUSP.

Nadir Eunice Valverde Barbato de Prates
Professora Doutora do Departamento de Anatomia do Instituto de Ciências Biomédicas da USP. Secretária Geral da Associação Panamericana de Anatomia. Membro Representante do Brasil na Comissão Panamericana da Terminologia Anatômica.

Niklaus Ursus Wetter
Físico pelo Instituto Federal de Tecnologia de Zurique – Suíça. Doutor em Ciências pelo Instituto de Pesquisas Energéticas e Nucleares (IPEN). Pesquisador Titular do IPEN.

Otávio R. Macedo
Dermatologista. Membro da American Academy of Dermatology, da European Academy of Dermatology e da Sociedade Brasileira de Dermatologia. Membro Efetivo e Fundador da Sociedade Brasileira de Medicina e Cirurgia a Laser.

Pascale Mutti Tacani
Fisioterapeuta pela Universidade Cidade de São Paulo (UNICID). Mestre em Ciências pelo Programa de Pós-graduação em Cirurgia Plástica da UNIFESP. Membro da Associação de Fisioterapia Dermato-funcional do Estado de São Paulo e da Associação Brasileira de Fisioterapia Dermato-funcional.

Patricia Jaqueline Erazo
Cirurgiã Plástica. Membro da Sociedade Brasileira de Cirurgia Plástica.

Patricia Rizzo Credidio
Médica. Pós-graduada pela Union Internationale de Médicine Esthétique da Universidade Argentina John F. Kennedy e pela Asociación Médica Argentina.

Paula Nunes Toledo
Fonoaudióloga. Mestre pela Pontifícia Universidade Católica de São Paulo e Especialista pelo Conselho Federal de Fonoaudiologia. Docente do Centro de Especialização em Fonoaudiologia Clínica e do Centro Universitário das Faculdades Metropolitanas Unidas.

Raul Mauad
Cirurgião Plástico. Pós-graduado pelo Serviço do Professor Ivo Pitanguy. Doutor em Cirurgia pela Disciplina de Técnica Cirúrgica e Cirurgia Experimental da FMUSP.

Raul Telerman
Cirurgião Plástico. Especialista pela Associação Médica Brasileira e pelo Conselho Regional de Medicina – São Paulo. Mestre pela UNIFESP-EPM. Membro Titular da Sociedade Brasileira de Cirurgia Plástica e da Sociedade Brasileira de Queimaduras.

Roberto Kasuo Miyake
Cirurgião Vascular. Especialista pela Sociedade Brasileira de Angiologia e Cirurgia Vascular. Doutor em Cirurgia pela USP. Membro-fundador e da Diretoria Executiva da Sociedade Brasileira de Laser em Medicina e Cirurgia. Membro da American Society for Laser Medicine and Surgery.

Roberto Rovigatti
Cirurgião Geral pela USP. Pós-graduado em Administração pela Fundação Getúlio Vargas.

Rodrigo Achilles
Cirurgião Plástico. Especialista pela Sociedade Brasileira de Cirurgia Plástica. Médico Pesquisador da FMUSP.

Rodrigo de Faria Valle Dornelles
Cirurgião Plástico. Mestre em Cirurgia Plástica pela USP. Coordenador do Curso de Pós-graduação *lato sensu* em Cirurgia Craniofacial do Hospital São Joaquim da Real e Beneméritia Sociedade de Beneficência Portuguesa. Membro Titular da Sociedade Brasileira de Cirurgia Plástica e da Sociedade Brasileira de Cirurgia Craniomaxilofacial.

Rodrigo Gimenez
Cirurgião Plástico. Mestre pela FMUSP. Doutorando pela Faculdade de Ciências Médicas da UNICAMP. Membro Titular da Sociedade Brasileira de Cirurgia Plástica.

Rodrigo Kikuchi
Cirurgião Vascular pela FMUSP. Membro da American Society for Laser in Medicine and Surgery, do American College of Medicine, do American Venous Forum e da Sociedade Brasileira de Laser em Medicina e Cirurgia.

Rogério de Oliveira Ruiz
Cirurgião Plástico. Preceptor da Cadeira de Cirurgia Plástica da Pontifícia Universidade Católica de São Paulo (PUC-SP). Responsável pelo Ambulatório de Cosmiatria da PUC-SP. Membro Titular da Sociedade Brasileira de Cirurgia Plástica e da Sociedade de Queimaduras.

Rogério Eduardo Tacani
Fisioterapeuta pela Universidade Cidade de São Paulo (UNICID). Mestre em Ciências do Movimento pela Universidade de Guarulhos. Doutorando em Engenharia Biomédica pela Universidade de Mogi das Cruzes. Membro da Associação de Fisioterapia Dermato-funcional do Estado de São Paulo e da Associação Brasileira de Fisioterapia Dermato-funcional.

Rolf Lucas Salomons
Cirurgião Plástico. Coordenador do Curso de Pós-Graduação *lato sensu* em Cirurgia Craniofacial do Hospital São Joaquim da Real e Benemérita Sociedade de Beneficência Portuguesa. Membro Titular da Sociedade Brasileira de Cirurgia Plástica.

Rômulo Mêne
Cirurgião Plástico. Membro Titular da Sociedade Brasileira de Cirurgia Plástica, da Sociedade Brasileira de Laser em Medicina e Cirurgia, da Sociedade Americana de Laser em Medicina e Cirurgia e da Sociedade Europeia de Laser em Medicina e Cirurgia.

Rosane Orofino-Costa
Dermatologista. Doutora pela Universidade Federal do Rio de Janeiro. Professora Adjunta da Disciplina de Dermatologia da Faculdade de Ciências Médicas da Universidade do Estado do Rio de Janeiro.

Rosemari Mazzuco
Dermatologista. Especialista pela Sociedade Brasileira de Dermatologia. Secretária do Departamento de Cosmiatria da Sociedade Brasileira de Dermatologia.

Ruth Graf
Cirurgiã Plástica. Professora Adjunta da Disciplina de Cirurgia Plástica da Universidade Federal do Paraná. Membro Titular da Sociedade Brasileira de Cirurgia Plástica. Membro Efetivo da International Society of Aesthetic Plastic Surgery. Membro Internacional da American Society for Aesthetic Plastic Surgery.

Sabrina Guimarães
Dermatologista. Pós-graduanda pelo Serviço de Dermatologia do Hospital da Gamboa – Rio de Janeiro. Membro da Sociedade Brasileira de Laser em Medicina e Cirurgia.

Samira Yarak
Dermatologista. Mestre pela UNIFESP. Doutoranda da UNIFESP – Departamento de Patologia. Professora e Coordenadora da Disciplina de Dermatologia da Universidade Federal do Vale do São Francisco. Membro da Sociedade Brasileira de Dermatologia, da Sociedade Brasileira de Cirurgia Dermatológica e da American Academy of Dermatology.

Sandra Faragó Magrini
Psicóloga. Doutora em Ciências pela FMUSP. Mestre em Psicologia Clínica pelo Instituto de Psicologia da USP.

Sandra Mayumi Assami
Enfermeira. Especialista em Enfermagem pela Escola de Enfermagem da USP.

Selma Fukushima
Técnica Esteticista pelo Serviço Nacional de Aprendizagem Comercial de São Paulo.

Serafim Vincenzo Cricenti
Professor Responsável pelo Laboratório Morfofuncional da Universidade Cidade de São Paulo. Membro Titular da Disciplina de Anatomia Descritiva e Topográfica da Universidade de Santo Amaro.

Sheila Gouw-Soares
Professora Doutora do Mestrado Profissionalizante de Laser em Odontologia – Instituto de Pesquisas Energéticas e Nucleares, Faculdade de Odontologia da USP.

Shirlei Schnaider Borelli
Dermatologista pela Sociedade Brasileira de Dermatologia e pela American Academy of Dermatology. Pesquisadora do Centro de Estudos do Envelhecimento da UNIFESP.

Silvia Cristina Núñez
Doutora em Ciências pela USP.

Silvia Regina Pierotti
Fonoaudióloga. Especialista em Motricidade Orofacial pelo Conselho Federal de Fonoaudiologia. Mestre em Distúrbios da Comunicação pela Pontifícia Universidade Católica de São Paulo. Supervisora do Ambulatório de Fonoaudiologia Estética da Face do Instituto do Centro de Especialização em Fonoaudiologia Clínica (CEFAC). Coordenadora e Docente do Curso de Aprimoramento em Motricidade Orofacial com Enfoque em Estética do CEFAC.

Silvio Previde Neto
Cirurgião Plástico Especialista pela Sociedade Brasileira de Cirurgia Plástica.

Su Chao
Cirurgião Vascular. Médico Assistente do Instituto de Câncer Octávio Frias de Oliveira – HCFMUSP.

Sueli Coelho da Silva Carneiro
Dermatologista. Professora Adjunta de Dermatologia do Hospital Universitário Pedro Ernesto – Universidade do Estado do Rio de Janeiro (HUPE-UERJ) e da Faculdade de Medicina da UERJ. Docente dos Programas de Pós-graduação (Mestrado e Doutorado) em Ciências Médicas da UFRJ e em Medicina da UFRJ. Livre-docente em Dermatologia pela USP.

Suzana Cutin Schainberg
Dermatologista. Especialista pela Sociedade Brasileira de Dermatologia. Membro-fundador da Sociedade Brasileira de Laser em Cirurgia e Medicina.

Tania Aparecida Meneghel
Dermatologista. Membro Efetivo da Sociedade Brasileira de Dermatologia, da Sociedade Brasileira de Cirurgia Dermatológica, da Sociedade Brasileira de Laser, da Academia Americana de Dermatologia e da American Society for Laser Medicine and Surgery.

Teresa Makaron Passarelli
Dermatologista. Mestre pelo Departamento de Dermatologia da USP. Membro das Sociedades Brasileira, Americana e Espanhola de Laser e Sociedades Brasileira e Americana de Dermatologia.

Thaís Mauad
Professora Doutora do Departamento de Patologia da FMUSP.

Vera Lúcia Kögler
Cirurgiã-dentista. Especialista em Implantodontia pela Faculdade de Odontologia da USP. Mestre em *Lasers* em Odontologia pelo Instituto de Pesquisas Energéticas e Nucleares de São Paulo e pela Faculdade de Odontologia da USP.

Vera Lúcia Nocchi Cardim
Cirurgiã Plástica. Doutora em Medicina pela Faculdade de Medicina da Santa Casa de Misericórdia de São Paulo. Chefe do Núcleo de Plástica Avançada do Hospital São Joaquim da Real e Benemérita Sociedade de Beneficência Portuguesa (HSJRBSPB) – São Paulo. Professora Responsável pelo Curso de Pós-graduação *lato sensu* em Cirurgia Craniofacial do HSJRBSPB. Diretora do Capítulo Cirurgia Craniomaxilofacial da Federação Ibero-latinoamericana de Cirurgia Plástica. Membro Titular da Sociedade Brasileira de Cirurgia Plástica e da Sociedade Brasileira de Cirurgia Craniomaxilofacial. Membro Associado da International Society of Craniofacial Surgery.

Vera Regina Ferraz de Laurentiis
Psicóloga e Psicoterapeuta do Movimento Interdisciplinar de Psicossomática, do Programa Psicofísico de Reeducação Alimentar e da EQUIPSI – Tratamentos Psicodinamicamente Orientados.

Walter Soares Pinto
Cirurgião Plástico. Doutor em Medicina pela FMUSP. Ex-diretor do Serviço de Cirurgia Plástica do Hospital das Clínicas. Ex-professor Titular de Cirurgia Plástica da Faculdade de Medicina da Universidade de Santo Amaro. Perito Judicial.

Young Sinn Lee
Cirurgião Plástico e Membro Associado à Sociedade Brasileira de Cirurgia Plástica.

Yuri de Souza Lima Mêne
Dermatologista. Pós-graduando pelo Serviço de Dermatologia do Hospital da Gamboa – Rio de Janeiro. Membro da Sociedade Brasileira de Laser em Medicina e Cirurgia.

Índice

VOLUME I

PARTE I – FUNDAMENTOS ... 1

SEÇÃO 1: Morfologia e Fisiologia ... 3

Capítulo 1
Embriologia ... 3
Eduardo Cunha Farias

Capítulo 2
Pele e seus Anexos ... 16
Anna Maria de Souza Toledo Farias

Capítulo 3
Aspectos Moleculares da Pele ... 30
Leny Toma

Capítulo 4
Imunologia da Pele ... 46
Débora Cristina Sanches Pinto
Martha Katayama
Mariângela Amato Vigorito

Capítulo 5
Propriedades Biomecânicas da Pele ... 54
Maria Inês Nogueira de Camargo Harris

Capítulo 6
Tecido Adiposo e Tela Subcutânea ... 61
Nadir Eunice Valverde Barbato de Prates
José Carlos Prates Filho
José Carlos Prates

Capítulo 7
Sistema Muscular ... 106
Serafim Vincenzo Cricenti
Amâncio Ramalho Jr.

Capítulo 8
Sistema Ósseo ... 122
Marcelo Giovannetti

Capítulo 9
Sistema Linfático ... 131
Alfredo Luiz Jacomo
Mauro Figueiredo Carvalho de Andrade
Flávia Emi Akamatsu

Capítulo 10
Sistema Estomatognático 143
Maria Aparecida Salinas Ortega
Hamilton Takata Costa

SEÇÃO 2: Classificação, Cronologia e Etnia 157

Capítulo 11
Classificação da Pele.. 157
Maurício de Maio
Ivy Magri

Capítulo 12
Pele do Neonato... 171
Maurício de Maio

Capítulo 13
Pele e Gestação 177
Joice Helena Armelin

Capítulo 14
Envelhecimento... 185
Maurício de Maio

Capítulo 15
Aspectos Étnicos 200
Alessandra Haddad
Daniel Vasconcellos Regazzini

PARTE II – COSMECÊUTICOS E COSMIATRIA............... 219

SEÇÃO 3: Cosmecêutica 221

Capítulo 16
Retinoides... 221
Adriana Mello
Deborah Cara Oliveira

Capítulo 17
Alfa-hidroxiácidos 235
Cláudia Rivieri Castellano Garcia

Capítulo 18
Despigmentantes.. 254
Cláudia Rivieri Castellano Garcia

Capítulo 19
Filtros Solares e Fotoprotetores 291
Emiro Khury

Capítulo 20
Excipientes e Sistemas de Veiculação 309
Álvaro Luiz Gomes

Capítulo 21
Fitocosmecêutica 335
Alexandros Spyros Botsaris
Jean-Luc Gesztesi

Capítulo 22
Cosmecêutica Capilar 367
Alberto Keidi Kurebayashi

SEÇÃO 4: Cosmiatria 405

Capítulo 23
Terapia Tópica com Retinoides 405
Maurício de Maio

Capítulo 24
Terapia Tópica com Alfa-hidroxiácidos 413
Karime Marques Hassun

Capítulo 25
Terapia Tópica com Despigmentantes 417
Adriana de Cerqueira Leite

Capítulo 26
Fotoproteção 431
Audrey Katherine Worthington
Maurício de Maio

Capítulo 27
Cosmiatria da Pele Étnica 450
Flávia Alvim S. Addor

Capítulo 28
Terapia Tópica das Hipocromias 460
Dacio Broggiato Júnior

Capítulo 29
Cosmiatria na Gestação 472
Patricia Rizzo Credidio

Capítulo 30
Cosmiatria no Climatério 482
Ana Cláudia de Agostine Schor

Capítulo 31
Cosmiatria no Idoso 495
Marcia Ramos-e-Silva
Sueli Coelho da Silva Carneiro

Capítulo 32
Cosmiatria Masculina 506
Maurício de Maio

Capítulo 33
Cosmiatria da Unha 518
Alessandra Haddad

Índice Remissivo i

VOLUME II

PARTE III – TÉCNICAS E PROCEDIMENTOS TERAPÊUTICOS.. 529

SEÇÃO 5: *Peelings* Químicos 531

Capítulo 34
Indicação e Seleção de Pacientes 531
Mauro Yoshiaki Enokihara
Carla Sanctis Pecora

Capítulo 35
Processo de Cura das Feridas 539
Marisa Roma Herson

L – Índice

Capítulo 36
Peeling de Ácido Retinoico 550
Alessandra Grassi Salles

Capítulo 37
Peeling de Alfa-hidroxiácidos 559
Meire Brasil Parada
Samira Yarak

Capítulo 38
Peeling de Ácido Salicílico 568
Ediléia Bagatin

Capítulo 39
Peeling de Jessner 578
Francisco Leite

Capítulo 40
Peeling de Ácido Tricloroacético 584
Edith Kawano Horibe

Capítulo 41
Peeling de Fenol 605
Maurício de Maio
Ivy Magri

Capítulo 42
Peelings Químicos Combinados 615
Rômulo Mêne
Yuri de Souza Lima Mêne
Sabrina Guimarães

Capítulo 43
Cuidados Pré e Pós-*peeling* 638
Marina Emiko Yagima Odo
Angela Leal Chichierchio

Capítulo 44
Complicações de *Peelings* Químicos 649
Bogdana Victoria Kadunc

SEÇÃO 6: Dermabrasão 663

Capítulo 45
Indicação e Seleção de Pacientes 663
José Carlos Greco

Capítulo 46
Dermabrasão Clássica 675
Maurício de Maio

Capítulo 47
Microdermabrasão 681
Rogério de Oliveira Ruiz
Flávio Augusto Flório Stilantano Orgaes

Capítulo 48
Cuidados Pré e Pós-dermabrasão 689
Alessandra Haddad

Capítulo 49
Efeitos Adversos da Dermabrasão 698
Hamilton Aleardo Gonella

SEÇÃO 7: *Laser* 701

Capítulo 50
Princípios do *Laser* 701
Niklaus Ursus Wetter

Capítulo 51
Interação do *Laser* com Tecidos Biológicos 720
Maurício de Maio
Denise Maria Zezell

Capítulo 52
Indicação e Seleção de Pacientes para Tratamento Ablativo 731
Maurício de Maio

Capítulo 53
***Laser* de Dióxido de Carbono** 740
Ana Zulmira Eschholz Diniz Badin
Léa Mara Moraes

Capítulo 54
***Laser* Fracionado de Dióxido de Carbono** 762
Tania Aparecida Meneghel

Capítulo 55
***Laser* de Érbio Ítrio Alumínio Granada** 779
Edith Kawano Horibe
Fernando César Maiorino

Capítulo 56
***Laser* Fracionado de Érbio** 792
Isabel Cristina Pedro Martinez

Capítulo 57
Tratamento Combinado: Cirurgia e *Laser* 805
Ruth Graf
Daniele Pace

Capítulo 58
Complicações dos *Lasers* Ablativos 826
Maurício de Maio
Rodrigo Gimenez

Capítulo 59
Tratamento de Lesões Vasculares Cutâneas 834
Mario Grinblat
Luciana Archetti Conrado

Capítulo 60
***Laser* no Tratamento das Varizes** 853
Roberto Kasuo Miyake
Rodrigo Kikuchi
Flávio Henrique Duarte
Camila Millani Oba

Capítulo 61
Tratamento a *Laser* de Lesões Pigmentadas 873
Luiza Kassab Vicencio
Suzana Cutin Schainberg

Capítulo 62
Epilação a *Laser* 885
Teresa Makaron Passarelli

Capítulo 63
Remoção de Tatuagem a *Laser* 904
Suzana Cutin Schainberg
Luiza Kassab Vicencio

Capítulo 64
Pele Pigmentada e *Laser* 917
Otávio R. Macedo

Capítulo 65
Rejuvenescimento Cutâneo não Ablativo 936
Ruth Graf
Daniele Pace

Capítulo 66
Laser em Baixa Intensidade 945
Martha Simões Ribeiro
Daniela de Fátima Teixeira da Silva
Silvia Cristina Núñez
Denise Maria Zezell

Capítulo 67
Laser em Odontologia 954
Sheila Gouw-Soares
Luciane Hiramatsu Azevedo
Marina Stella Bello-Silva

Capítulo 68
Normas de Segurança do *Laser* 976
Gessé Eduardo Calvo Nogueira

SEÇÃO 8: Inclusões 993

Capítulo 69
Características Físico-químicas 993
Izabel Coelho

Capítulo 70
Imunologia e Biocompatibilidade 1001
Rodrigo Achilles
Thaís Mauad

Capítulo 71
Indicação e Seleção de Pacientes para Preenchimento Dérmico Facial 1013
Cesar Isaac
Maurício de Maio

Capítulo 72
Substâncias não Biodegradáveis 1021
Charles Yamaguchi

Capítulo 73
Substâncias de Preenchimento Biodegradáveis: Conceito e Técnica 1034
Cesar Isaac

Capítulo 74
Gordura Autógena 1049
Cesar Isaac

Capítulo 75
Materiais Aloplásticos 1054
Vera Lúcia Nocchi Cardim
Rodrigo de Faria Valle Dornelles
Rolf Lucas Salomons

Capítulo 76
Complicações nos Procedimentos de Inclusão 1064
  Maurício de Maio
  Luiz Gustavo Leite de Oliveira

SEÇÃO 9: Toxina Botulínica 1069
Capítulo 77
Mímica Facial 1069
  Maurício de Maio

Capítulo 78
Farmacologia e Imunologia 1077
  Fernando César Ribeiro
  Maurício de Maio

Capítulo 79
Indicação e Seleção de Pacientes para Toxina Botulínica 1085
  Rogério de Oliveira Ruiz
  Silvio Previde Neto
  Paula Nunes Toledo

Capítulo 80
Aplicações Estéticas da Toxina Botulínica 1089
  Maurício de Maio
  Luiz Gustavo Leite de Oliveira

Capítulo 81
Aplicações Extrafaciais da Toxina Botulínica 1099
  Rodrigo Gimenez

Capítulo 82
Aplicação de Toxina Botulínica em Paralisia Facial 1104
  Maurício de Maio
  Maria Fernanda Demattê Soares

Capítulo 83
Complicações da Toxina Botulínica 1113
  Doris Maria Hexsel
  Rosane Orofino-Costa
  Rosemari Mazzuco
  Camile L. Hexsel

SEÇÃO 10: Analgesia 1123
Capítulo 84
Anestesia e Analgesia 1123
  Mônica Iunes Fernandes Spirandelli

Índice Remissivo i

VOLUME III
PARTE IV – CONDIÇÕES INESTÉTICAS E CRONOLÓGICAS .. 1159

SEÇÃO 11: Celulite e Microvarizes 1161
Capítulo 85
Etiologia e Fisiopatologia da Celulite 1161
  Maurício de Maio

Capítulo 86
Aspectos Gerais da Terapêutica da Lipodistrofia Ginoide 1166
  Shirlei Schnaider Borelli
  Daniela Guedes Pellegrino
  Andréa Bernardo Mapeli

Capítulo 87
Tratamento Tópico da Celulite 1173
Cláudia Rivieri Castellano Garcia
Maurício de Maio

Capítulo 88
Intradermoterapia 1182
Cristina Pires Camargo

Capítulo 89
Princípios Físicos da Eletroterapia 1187
Marcos Duarte

Capítulo 90
Aplicação do Ultrassom na Lipodistrofia Ginoide 1199
Gláucia Zeferino

Capítulo 91
Eletrolipoforese 1207
Daniela Graff
Cesar Isaac

Capítulo 92
Vácuo-rolamento 1216
Raul Mauad

Capítulo 93
Radiofrequência no Tratamento da Celulite 1225
Luiz Gustavo Leite de Oliveira

Capítulo 94
Carboxiterapia 1229
Ana Carolina Oliveira Carvalho de Nadai
Luiz Gustavo Leite de Oliveira
Patricia Jaqueline Erazo

Capítulo 95
Subcision® 1245
Doris Maria Hexsel
Rosemari Mazzuco
Mônica Zechmeister
Camile L. Hexsel

Capítulo 96
Escleroterapia 1252
Su Chao
Murilo Gattass Ayub

SEÇÃO 12: Acne, Alopecia e Hirsutismo 1257

Capítulo 97
Acne Ativa 1257
Márcia Salhani do Prado Barbosa

Capítulo 98
Alopecia 1275
Lia Mayumi Shinmyo
Lecy Marcondes Cabral

Capítulo 99
Calvície 1290
Young Sinn Lee
José Fabio Saad
Munir Miguel Curi

Capítulo 100
Transplante Capilar 1296
Munir Miguel Curi
José Fabio Saad
Young Sinn Lee

Capítulo 101
Transplante Capilar: Conduta nos Casos Desfavoráveis 1302
José Fabio Saad
Fabio Antonio Naccache
Fabio Paganini

Capítulo 102
Transplantes Capilares não Convencionais 1308
Lia Mayumi Shinmyo
Lecy Marcondes Cabral

Capítulo 103
Transplante de Cabelo a *Laser* 1318
Rodrigo Gimenez

Capítulo 104
Hirsutismo 1325
Guilherme O. Olsen de Almeida
Fabia Oppido Schalch

SEÇÃO 13: Cicatrizes Inestéticas 1335

Capítulo 105
Sequelas de Acne 1335
Ada Regina Trindade de Almeida

Capítulo 106
Estrias e Cicatrizes 1349
Aldo Toschi

Capítulo 107
Sequelas de Queimaduras 1356
Maurício de Maio

Capítulo 108
Dermopigmentação 1375
Alessandra Grassi Salles

SEÇÃO 14: Lábios, Colo e Mãos 1385

Capítulo 109
Lábios 1385
Maurício de Maio

Capítulo 110
Colo Senil 1390
Cesar Isaac

Capítulo 111
Tratamento da Mão Senil 1396
Malba Bertino
Danielle M. Bertino

SEÇÃO 15: Terapias Antienvelhecimento 1405

Capítulo 112
Nutracêuticos 1405
Luiz Gustavo Martins Matheus
Henry Okigami

Capítulo 113
Medicina Antienvelhecimento 1414
Kose Horibe

Capítulo 114
Reposição Hormonal Masculina e Feminina 1422
Dirceu Henrique Mendes Pereira

PARTE V – INTERAÇÃO MULTIDISCIPLINAR 1435

SEÇÃO 16: Introdução 1437

Capítulo 115
Importância da Interação Multidisciplinar em Medicina Estética 1437
Maurício de Maio

SEÇÃO 17: Enfermagem 1441

Capítulo 116
Funções Gerenciais 1441
Maria Helena Sant'Ana Mandelbaum

Capítulo 117
Funções Assistenciais 1453
Maria Helena Sant'Ana Mandelbaum

Capítulo 118
Materiais e Equipamentos 1461
Kazuko Uchikawa Graziano

Capítulo 119
Nutrição 1483
Cinthia Roman Monteiro Sobral

SEÇÃO 18: Fisioterapia 1511

Capítulo 120
Técnicas Manuais nas Condições Inestéticas 1511
Rogério Eduardo Tacani
Pascale Mutti Tacani

SEÇÃO 19: Fonoaudiologia 1551

Capítulo 121
Terapia Estética Muscular e Funcional 1551
Silvia Regina Pierotti

Capítulo 122
Sequelas Cicatriciais 1559
Paula Nunes Toledo
Rogério de Oliveira Ruiz

SEÇÃO 20: Estética 1567

Capítulo 123
Drenagem Linfática Facial 1567
Cristiane Stecca Dente

Capítulo 124
Drenagem Linfática Corporal 1578
Selma Fukushima

SEÇÃO 21: Psicologia 1589

Capítulo 125
Realidade e Expectativa dos Pacientes 1589
Maurício de Maio

Capítulo 126
Psicologia e Estética 1597
Sandra Faragó Magrini

Capítulo 127
A Construção Emocional do Corpo 1603
Vera Regina Ferraz de Laurentiis
Cecília Valentim

SEÇÃO 22: Odontologia 1621

Capítulo 128
Odontologia Estética 1621
Marco Antonio Bottino
Edson Hilgert
Leonardo Buso

Capítulo 129
Estética Facial na Odontologia 1642
Henrique Cerveira Netto

Capítulo 130
Clareamento Dentário 1675
Vera Lúcia Kögler
Maurício de Maio

PARTE VI – ASPECTOS ADMINISTRATIVOS, ÉTICOS E JURÍDICOS, MÍDIA E *MARKETING* 1695

SEÇÃO 23: Temas Complementares 1697

Capítulo 131
Documentação Fotográfica 1697
Francisco Leite

Capítulo 132
Aspectos Administrativos 1717
Roberto Rovigatti
Cláudio Paiva

Capítulo 133
Marketing 1727
Joan Schneider
Jaime Finazzi

Capítulo 134
Mídia.. 1738
Cilene Gomes Pereira Ciochetti

Capítulo 135
Aspectos Éticos da Assistência Multidisciplinar.............................. 1745
Ana Maria Auricchio
Sandra Mayumi Assami

Capítulo 136
Implicações Jurídicas na Documentação Médica............................. 1755
Fabio J. D. Carvalho

Capítulo 137
Implicações Jurídicas nos Procedimentos Estéticos......................... 1775
Walter Soares Pinto

Capítulo 138
Perícia Médica Judicial.. 1784
Raul Telerman

Índice Remissivo... i

CONDIÇÕES INESTÉTICAS E CRONOLÓGICAS

PARTE IV

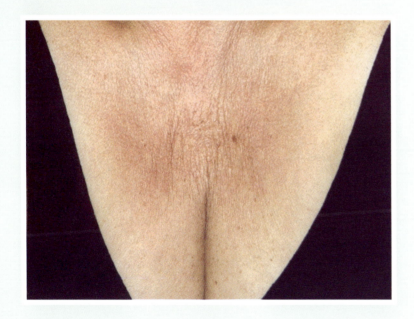

Seção 11

Celulite e Microvarizes

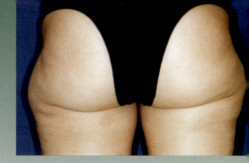

Capítulo 85

Etiologia e Fisiopatologia da Celulite

Maurício de Maio

SUMÁRIO

Celulite é uma condição que afeta o tecido subcutâneo, em especial o tecido gorduroso. A celulite geralmente apresenta-se na forma de irregularidades na superfície da pele devido a alterações nas camadas de gordura subcutânea. Sua aparência é de covinhas ou rugosidade tipo casca de laranja.

Apesar de ser uma doença de pouca implicação clínica, traz grandes preocupações estéticas às mulheres, muitas vezes levando a constrangimentos quando são usados trajes curtos ou de banho.

HOT TOPICS

- Fatores predisponentes como hereditariedade, hormônios, fatores endógenos e ambientais são responsáveis pelo agravamento do quadro da celulite.
- A ação hormonal é responsável pelo início, pela evolução e pelo agravamento da lipodistrofia.
- O estrógeno influencia as células adiposas pelo aumento significativo da enzima lipase lipoproteica (LPL).
- Os hábitos alimentares inadequados são um dos principais fatores ambientais responsáveis por agravar a celulite.

- O estresse psicológico altera o equilíbrio emocional e influencia negativamente na celulite.

INTRODUÇÃO

A celulite, nome incorreto, porém consagrado no meio médico e pela população leiga, é a definição de lipodistrofia ginoide (LDG) ou paniculopatia fibroesclerótica. Tem sido estudada desde o início do século XX.

Na década de 1920, acreditava-se que a celulite era uma distrofia celular complexa não inflamatória do sistema mesenquimatoso. Havia problema com o metabolismo de água, no qual os líquidos intersticiais provocavam saturação do tecido conectivo. Essa teoria foi denominada "teoria reumática", por ter sido enquadrada como *reumatismo vago*[1]. Fato é que essa distrofia complexa representaria a reação básica do tecido conectivo diante de agressões traumáticas, tóxicas, infecciosas ou glandulares.

Em 1928 houve inferência à natureza alérgica da celulite[2]. É dessa época a divisão das famosas fases da celulite, tornando-se célebre. A evolução seria em três etapas sucessivas: a primeira marcada por congestão por invasão serosa, produzindo infiltração flácida e dor; a segunda seria a fase de hiperplasia e deformação fibrosa e presença de exsudato, fase em que se observam os aspectos nodular e irregular; a terceira fase é a de retração esclerosa e atrófica cicatricial, irreversível, e há encarceramento de vasos e nervos. Estudos histológicos demonstraram o fenômeno de vasodilatação semelhante ao encontrado nas reações anafiláticas, porém sem o componente inflamatório. Dessa forma, a celulite seria uma série de edemas se repetindo sobre um substrato de exsudato, que, por sua vez, seria a causa de um novo surto.

Nessa mesma época surgiu a teoria tóxica de Laroche, em 1929, na qual o organismo, ao se defender de toxinas por insuficiência hepática ou renal, sofre inchaço celular pelo acúmulo de resíduos como ácido úrico, colesterol e ácido lático. A celulite, portanto, não seria uma doença, mas sim um estado reativo a um processo de intoxicação, que evoluiu para um processo cicatricial[3]. Definiu-se também a celulite como acúmulo de gordura não comum com excesso de ácidos graxos saturados provenientes dos ácidos etilênicos. Esse desvio metabólico produziria diminuição do anabolismo proteico e aumento do anabolismo lipídico[4].

Muitas outras teorias tentaram explicar a etiologia da celulite, como as teorias hormonal, circulatória, bioquímica, hiperfoliculínica e vasculopática. A teoria hormonal consistia na deficiência da ação do hormônio sobre a glândula que culminou em um estado hiper-hormonal em razão da paratireoide[5]. Já a teoria circulatória reconhece origem alérgica com repercussão hemodinâmica. Haveria modificação do estado físico-químico da substância fundamental do conectivo com impedimento da livre circulação de líquidos intersticiais[6]. A teoria bioquímica prevê uma perturbação metabólica no nível da substância fundamental do tecido conectivo. Haveria um déficit de mucopolissacarídeos culminando com o desequilíbrio das constantes biológicas e dos componentes coloidais. O ácido hialurônico e o condroitinssulfúrico sofreriam floculação excessiva, causando acidificação do meio intersticial. Como resultado, haveria maior hidrofilia local e extravasamento de líquido para o extracelular[7]. A teoria hiperficulínica aponta a modificação córtico-diencefálica de receptores periféricos e a importância dos fenômenos psicológicos e sociológicos na gênese da celulite[8].

A teoria vasculopática sustenta que a celulite resulta de um distúrbio sistêmico ligado ao metabolismo de lipídeos, glicídeos e alterações hormonais (gonadotropinas, antidiuréticos e tireóideos)[9].

Em meados da década de 1980, classificaram-se as doenças da hipoderme em conectivoses, vasculites e paniculites. Estas últimas foram subdivididas em lipogranulomatosas e não lipogranulomatosas. As do primeiro tipo apresentavam o granuloma lipofágico, no qual os adipócitos são substituídos por fibroblastos. Esses adipócitos podem ser normais ou anormais em consequência de necrose. Quando não há reação granulomatosa, a paniculite pode ser lipoesclerose, colagenose e fibroedema gelóideo subcutâneo, a conhecida lipodistrofia ginoide[10].

A celulite também pode ser descrita como um processo distrófico (paniculose), com uma fisiopatologia complexa com múltiplos fatores interligados, os quais atuam por diferentes mecanismos em vários elementos-alvo no tecido conectivo adiposo hipodérmico[11].

ETIOLOGIA E FISIOPATOLOGIA

A dinâmica desse tecido distrófico é consequência do aumento da pressão do líquido intersticial que evolui para microedema não depressível. Pode-se considerar que se trata de uma hidrolipodistrofia. O aumento da pressão capilar resulta do aumento da pressão venosa por compressão ou constrição. A vasodilatação arteriolar pode ser química, humoral ou nervosa e há também a possibilidade de aumento da pressão arterial sistêmica em pacientes propensos e obesos. O microedema também pode resultar da diminuição da pressão oncótica plasmática por perda das proteínas plasmáticas e aumento da permeabilidade capilar. A pressão oncótica do líquido intersticial pode aumentar por acúmulo excessivo de proteínas no interstício que extravasa, por aumento da permeabilidade capilar, por obstrução linfática e por hiperpolimerização dos glicosaminoglicanos. O fluxo linfático pode diminuir por insuficiência intrínseca destes, por fenômenos obstrutivos ou compressivos, por insuficiência de reabsorção pelas terminações venosas e por aumento da pressão oncótica intersticial pelo acúmulo de proteínas de alto peso molecular (Fig. 85.1).

A celulite deve ser vista como uma doença multifatorial, cuja estrutura-alvo é o complexo dermogorduroso.

Fatores predisponentes, como carga genética, hormônios e outros fatores endógenos e ambientais, propiciam o desenvolvimento de sinais e sintomas clínicos que se superpõem e adicionam aspectos negativos nesse tipo de alteração. É importante ressaltar que a celulite resulta da soma dos fatores predisponentes. Em resumo: "quanto mais celulite uma paciente possui, mais celulite ela formará". Somente por esse motivo, justifica-se a prevenção e o tratamento dessa alteração que compromete cerca de 90% das mulheres.

O fator hereditariedade engloba importantes aspectos que incluem a predisposição genética, determinando a forma e o tipo de alteração corporal que a paciente apresentará. Pode ser um tipo de obesidade generalizada ou adiposidade localizada. Não se pode atribuir a gênese da celulite a um único gene. A herança é multifatorial. O segundo ponto a ser ressaltado é o tipo morfológico do paciente, o tipo de distribuição de gordura e a forma pela qual esse sistema será metabolizado. Nessa categoria está a influência étnica. As deformidades encontradas nos latinos incluem a estrutura com excesso de quadris (tipo violão exagerado); os anglo-saxões apresentam deformidades tipo "pneu"; os asiáticos apresentam alterações tronculares ao nível de ancas, tórax e braços; os negros apresentam a lipodistrofia do tipo esteatopigia.

De suma importância é a influência ambiental, que pode atenuar ou acentuar a carga hereditária.

Influência Hormonal

A ação hormonal é responsável pelo início do processo, bem como pela evolução e pelo agravamento da lipodistrofia (Fig. 85.2). O tecido gorduroso é o principal local da conversão da androstenediona para estrona; mulheres obesas possuem essa conversão aumentada, isso não quer, absolutamente, dizer que mulheres magras não possam ter celulite. Os prováveis mecanismos do hiperestrogenismo incluem secreção aumentada de estrógenos (tumores ovarianos); aumento na conversão periférica (extraglandular) de androstenediona em estrona; retardo no *clearance* de estrona; e iatrogenia na administração de estrógenos e precursores, como é o caso dos anabolizantes. O estrógeno influencia as células adiposas pelo aumento significativo da enzima LPL ou pela ação heparínica ativadora da LPL[12].

Vários são os hormônios que afetam a função do receptor adrenérgico e sua sensibilidade às catecolaminas, tais como os hormônios tireóideos que aumentam a resposta adrenérgica β e diminuem a α. Os estrógenos aumentam os receptores α-antilipolíticos e a progesterona reduz os α-2-adrenérgicos. A hiperplasia adipocitária resulta

1164 – Condições Inestéticas e Cronológicas

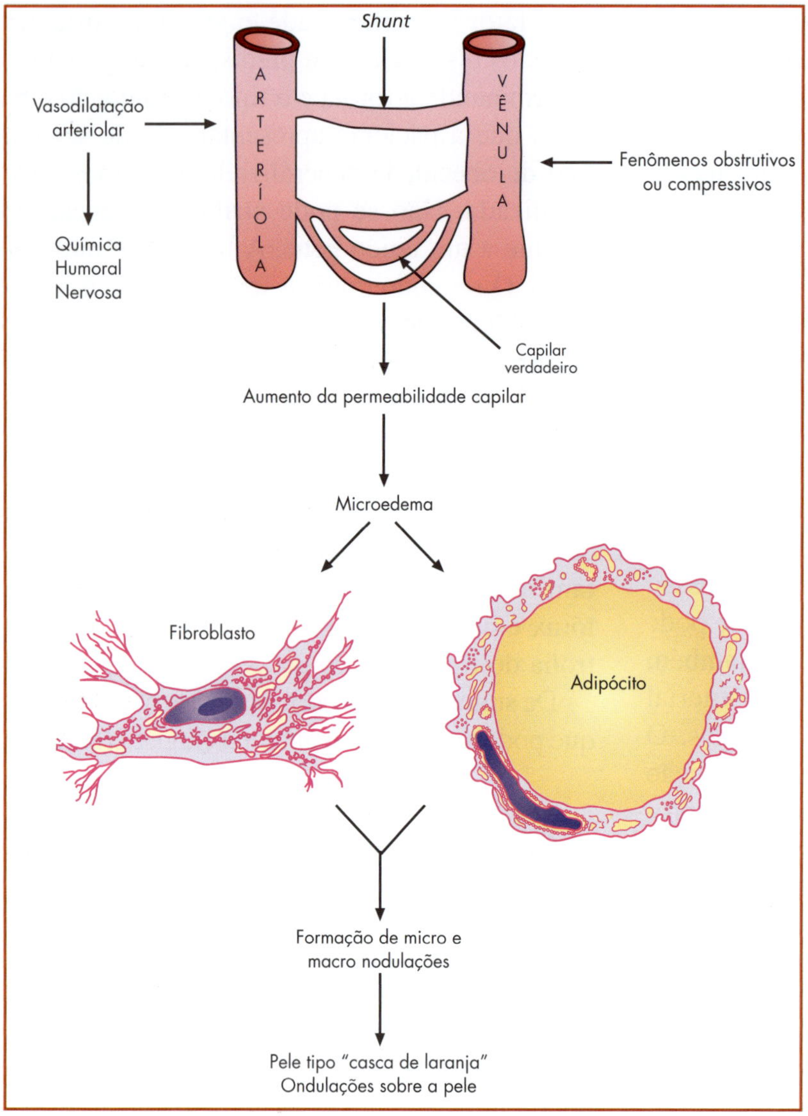

Figura 85.1 – Esquema da fisiopatologia da celulite.

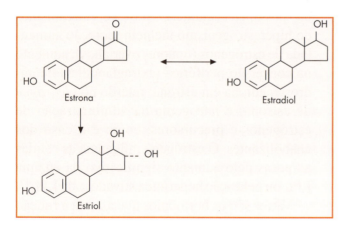

Figura 85.2 – Principais estrógenos envolvidos na celulite.

da influência do 17-β-estradiol na puberdade. A hipertrofia adipocitária resulta do hiperestrogenismo. Há estímulo da lipogênese pelo aumento da atividade da LPL, do número de receptores insulínicos na membrana celular e da ligação da insulina nos mesmos receptores. Na menopausa há transição entre os tipos de gordura ginoide e androide. A redução progressiva da secreção de estrógenos e a relativa predominância de andrógenos adrenais modificam o padrão de deposição de gordura, da parte inferior para a parte superior (troncular).

Além de atuar sobre os adipócitos, o estrógeno atua sobre o fibroblasto e o *turnover* de macromoléculas. A alteração das propriedades bioquímicas da matriz extracelular afeta o transporte e a retenção de íons. Essa retenção de íons produz pressão osmótica intersticial alta, microedema que dificulta a difusão de nutrientes, metabólitos e hormônios entre as células e o sistema circulatório. As alterações dos vasos pelos estrógenos incluem diminuição do fluxo sanguíneo venoso, alteração da permeabilidade dos vasos linfáticos e aumento da coagulação por mudanças nas plaquetas.

Os estrógenos também atuam sobre o sistema musculoesquelético. Há menor desenvolvimento muscular e maior flacidez músculo-ligamentosa. Essas alterações são muito comuns em mulheres lipodistróficas.

Influência Ambiental

A influência ambiental é muito importante na evolução e no agravamento da celulite. Hábitos alimentares inadequados com dieta hipercalórica e hiperlipídica com insuficiência em proteínas, fibras, vitaminas, sais minerais e oligoelementos são um dos principais fatores ambientais. O sedentarismo também contribui como fator exógeno por diversos motivos, que incluem a diminuição de gasto calórico e de estímulo adrenérgico; diminuição da massa muscular e aumento da adiposa, flacidez musculocutânea, diminuição do fluxo sanguíneo, dificultando oxigenação, trocas metabólicas e retornos venoso e linfático.

Há também doenças associadas que propiciam alterações do conectivo, como circulatórias, metabólicas, hormonais, entre outras. A iatrogenia medicamentosa, que atua sobre esses sistemas descritos anteriormente, também influencia a celulite, como a hormonoterapia. Fatores de compressão interna, como gravidez, doenças pélvicas, tensão pré-menstrual (TPM) e obstipação intestinal alteram os fluxos sanguíneo e linfático. A compressão externa corresponde ao vestuário e a cintas que também podem alterar a microcirculação cutânea. O estresse psicológico também pode influenciar o equilíbrio hormonal e atuar negativamente na celulite[8].

Portanto, a celulite pode ser considerada como um processo distrófico da derme e da hipoderme. A etiologia é multifatorial e interdependente, sendo o hiperestrogenismo, fatores endógenos e exógenos as bases fundamentais para a formação de celulite em um indivíduo geneticamente predisposto.

QUESTÕES

1. Qual é a definição de celulite?
2. Qual a fisiopatologia da celulite?
3. Qual é o papel dos estrógenos na etiologia da celulite?
4. Qual é a estrutura-alvo da celulite?
5. Quais os principais fatores ambientais que agravam a celulite?

REFERÊNCIAS

1. ALQUIER, L. Ce qu'ést la cellulite: Comment la traiter? *Monde Méd.*, v. 59, n. 960, p. 344, 1949.
2. LAGÉZE, P. La cellulite, ses lésions histologique et son terrain. v. 79, n. 4, p. 14, 1938.
3. LAROCHE, G.; VACHER, H. Cellulite et troubles endocriniens. *Gaz. Méd. Fr.*, v. 12, p. 523-532, 1935.
4. RUBENS-DUVAL, A.; VILLIAUMEY, J. Diagnostic et traitement de la cellulite. *Sem. Hosp.*, v. 30, p. 852-854, 1954.
5. FAGE, J. C. Cellulite et prodits de diffusion. *France Méd.*, v. 23, p. 533-535, 1960.
6. MERLEN, J. F. La cellulite. Entité clinique et mécanisme pathogénique. *Conc. Méd.*, v. 19, p. 2311-2317, 1958.
7. KERMONGANT, Y. De línstabilité de léquilibre physicochimique du sérum des obèses et des cellulite et des modifications de la turbidité de ces sérums que em résultent. *Sem. Hôp. Sem. Thér.*, v. 36, p. 53-56, 1960.
8. CARIEL, L. La cellulite et son traitement par les courants médiaphorétiques. *Gaz. Méd. Fr.*, v. 7, p. 1151-1155, 1973.
9. SERGES, A. M.; DE FORTALEZA, L. E. et al. Cellulites. *Med. Cut. I. L. A.*, v. 13, p. 539-544, 1985.
10. ABULAFIA, J. Curso de dermatologia em medicina interna. Paniculitis y eritema nudoso. In: IX R.A.D.L.A. DEL CONO SUR, 1985. Santiago de Chile. *Anais do IX R.A.D.L.A. del Cono Sur*, 1985.
11. CIPORKIN, H.; PASCHOAL, L. H. C. *Atualização Terapêutica e Fisiopatogênica da Lipodistrofia Ginóide (LDG)*. São Paulo: Santos, 1992. p. 108.
12. TARKENIN, M.; NIKKILA, E. Lipoprotein lipase activity in adipose tissue and in postheparin plasma in human obesity. *Acta Med. Scand.*, v. 202, p. 399-408, 1977.

vendo contração dos septos fibrosos do tecido subcutâneo. Não há lipólise, mas sim compactação da camada de gordura e, portanto, redução de medidas e melhora de flacidez.

ASPECTOS PSICOLÓGICOS

Sem dúvida, a lipodistrofia ginoide é privilégio das mulheres, especialmente das que têm tendência genética. Fatores desencadeantes como estresse, sedentarismo, má alimentação, fatores hormonais e outros interferem diretamente no seu desencadeamento. Entretanto, sabe-se hoje existir a abordagem psicanalítica da gordura da lipodistrofia. Alguns autores entendem que a celulite (preferimos, neste instante, chamá-la assim, para que não percamos mais tempo na sua temática do que interessa ao assunto) é, na realidade, uma manifestação da "mãe má" que pode existir dentro de algumas mulheres. É possível que conflitos interiores coloquem essa "deformidade" como um modo de expressão de frustrações e desencontros. Outros autores entendem, ainda, que para não competir com a mãe, algumas mulheres se deformam inconscientemente, tornando-se não tão atraentes ou bonitas do ponto de vista exterior ou estético.

Seja lá como for, é possível que, pela psicoterapia e psicanálise, algumas mulheres melhorem sua "celulite", talvez até porque melhorem o estresse, eliminem toxinas ou resolvam os conflitos com a "mãe má" para se tornarem, então, mulheres mais belas e felizes.

CONSIDERAÇÕES FINAIS

Não há dúvida que temos avançado em muito na busca da melhora da celulite (lipodistrofia ginoide), bem como do contorno corporal, elevando a autoestima e a qualidade de vida na busca de conceitos éticos profissionais.

Existem na atualidade novos aparelhos e tecnologias que buscam tratar a lipodistrofia ginoide com ciência e tecnologia, mas sem dúvida esses conceitos devem ser sempre associados a medidas gerais, dietéticas, atividade física, hábito de não fumar, não beber e manter também a psique em equilíbrio.

Independentemente dos fatores e tratamentos relacionados à lipodistrofia ginoide, do que se tem certeza é de que ela é uma patologia multifatorial e, como tal, deve ser entendida, tratada e valorizada nos estágios precoces, para que seu prognóstico seja mais bem trabalhado.

QUESTÕES

1. Quais são as principais etiologias da lipodistrofia ginoide?
2. Quais são as principais técnicas terapêuticas para o combate da lipodistrofia ginoide?
3. Qual o objetivo do ultrassom no tratamento da lipodistrofia?
4. Quais são as possíveis complicações da lipoaspiração?
5. Em que consiste a técnica laserlipólise?

REFERÊNCIAS

1. MASSA, B. Tessuto adiposo e cellulite. *Eletrolipolisi.*, v. 1, p. 14-16, 1993.
2. MASSA, B. La patogenesi e glistadi. *Eletrolipolisi.*, v. 1, p. 18-19, 1993.
3. LE COZ, J. Histórico da Mesoterapia em Clínica Geral. p. 11-13, 1996.
4. RANG, H. P.; DAEL, M. M.; RITTER, J. M. Mesotherapy. 1995.
5. BARTOLETI, C. A.; LEGRAMO, J. J. L'obésité. p. 169-188, 1987.
6. DANG, V. V. Analyse biologique – traitement. *Eletrolipolyse*, v. 51, p. 18-20, 1990.
7. HUNG, N. T. Approche du Traitement de L'obésité par Acupunture. p. 44, 1984.
8. PARIENT, J.; SERRES, P. Les Cahiers de Médecine Esthétique: la Cellulite. Edition Solal.

LEITURA COMPLEMENTAR

BUCHMAN, A. L. Lecithin increases plasma free citoline and decreases hepatic steatosis. *Gastroenterology*, v. 102, p. 1363-1370, 1992.

MANUAL Pratique de Medicine Esthetique. p. 227-236, 1993.

Capítulo 87

Tratamento Tópico da Celulite

Cláudia Rivieri Castellano Garcia ♦ Maurício de Maio

SUMÁRIO

A celulite é caracterizada principalmente pelo aparecimento de ondulações na pele, dando a esta o aspecto de casca de laranja. É causada por alterações no tecido gorduroso sob a pele, em conjunto com alterações na microcirculação e consequente aumento do tecido fibroso. As principais regiões acometidas são glúteos, abdome e coxas.

A escolha do tratamento depende muito do grau de acometimento da pele, estilo de vida e outras características da paciente. Neste capítulo serão estudados os principais produtos tópicos utilizados na medicina estética para o combate da celulite.

HOT TOPICS

- A celulite não é um simples problema cosmético, mas sim uma patologia médica.
- O quadril é a região do corpo mais suscetível ao acúmulo de celulite.
- Com a evolução do quadro de celulite, observam-se danos da microcirculação local, aumento de lipídeos acumulados nos adipócitos e deterioração do tecido dérmico.
- Os adipócitos estão localizados na rede fibrilar do tecido conectivo, entre a camada dérmica superficial e a massa muscular.
- A lipólise inicia-se com a degradação de triglicerídeos em glicerol e ácidos graxos.
- A administração tópica de lipolíticos visa à redução seletiva dos depósitos de gordura dos adipócitos.
- Os principais parâmetros para a eficiência das formulações anticelulíticas consistem na capacidade de incorporação, estabilização e penetrabilidade das substâncias a serem usadas.

INTRODUÇÃO

A celulite não é simplesmente um problema cosmético e certamente não responde de forma significativa a um simples tratamento cosmético. Em associação a grande número de tratamentos específicos disponíveis, há, todavia, significativo interesse na atuação de produtos tópicos, cosméticos ou cosmiátricos, tendo em vista especialmente a necessidade de aliviar as condições inestéticas da pele nas regiões afetadas.

Na verdade, os produtos anticelulíticos deveriam ser referidos como produtos destinados ao controle da aparência da celulite. De forma geral, a cosmiatria anticelulite objetiva, em algum grau, interferir nas manifestações inestéticas presentes na pele afetada pela celulite, promovendo sua funcionalidade e aparência. As formulações apresentam atividade multifatorial, atuando na lipodistrofia local, no auxílio à drenagem e à reestruturação cutânea. São focos de atuação, portanto, além da redução nos acúmulos de gordura, o aumento da firmeza (melhores condições do tecido subcutâneo, pela atuação preventiva em níveis microcirculatório e intersticial – auxílio à drenagem e à reestruturação do tecido), a promoção da hidratação, maciez e funcionalidade da pele com aparência comprometida, descrita como celulite.

Incluem-se aqui, sobretudo, os resultados clínicos de eficácia dos agentes anticelulíticos mais comumente utilizados, especialmente relacionados à atividade lipolítica (estima-se que 80% das mulheres ocidentais, obesas ou não, apresentam necessidade de redução da camada gordurosa subcutânea, especialmente concentrada nas pernas, nas coxas e nas nádegas).

CARACTERIZAÇÃO

A celulite, termo empregado de forma imprópria, consiste efetivamente em uma condição médica com descrições e recomendações de tratamento altamente complexas. De etiologia multifatorial, a celulite é usualmente descrita na literatura médica como processo de três até cinco passos, com início na pele normal, pré-celulítica. A celulite pode ser definida como distúrbio médico primeiramente observado como alterações histológicas na pele. Essas alterações invisíveis passam, então, a se manifestar como problemas cosméticos.

De forma a sumarizar os principais aspectos da pele afetada pela celulite de interesse à atuação dos produtos tópicos, será incluída aqui sua caracterização básica. O quadril é a região do corpo mais suscetível ao acúmulo de celulite e, portanto, o principal alvo dos produtos anticelulíticos. A região de pele normal da região do quadril é totalmente saudável. Em condições pré-celulíticas, há uma epiderme espessa (0,1 a 0,15mm), com boa atividade reprodutiva na camada basal. A superfície é lisa e firme. A derme é também saudável, bastante espessa (1 a 2mm) e com reduzidos danos actínicos. Os capilares se estendem das regiões mais profundas da derme, promovendo suprimento de nutrientes e fluidos de drenagem. A ultrassonografia dessa região em condições normais demonstra um tecido denso e com pequena retenção fluida. Os fibroblastos demonstram alta atividade, sem acúmulo de ligações cruzadas entre as fibras de colágeno ou nódulos de elastina. Os adipócitos da derme inferior são ativos, não se observando aglomeração (eles são distintos e apresentam diâmetro normal, sem excesso de gordura ou lipídeos). Além disso, não há depósitos de gordura se projetando na região dérmica. A espessura da camada gordurosa varia significativamente, dependendo do peso do indivíduo e das condições da pele.

No estágio ou grau I, não há comprometimento "visível" (não há problemas cosméticos a tratar). Os primeiros eventos na formação da celulite estão ocorrendo em níveis celular e molecular. Como a celulite ocorre somente em regiões específicas do corpo e é muito mais pronunciada em mulheres, a regulação hormonal tem função neste estágio.

A deterioração dérmica é o principal fenômeno do primeiro estágio da formação da celulite. A integridade dos vasos sanguíneos é rompida, havendo perda da rede capilar da derme superior, similar à associada aos danos actínicos.

Os adipócitos acumulam lipídeos, muitas vezes atingindo duas ou três vezes seu tamanho original e se aglomerando. As regiões dérmica e subdérmica apresentam retenção de fluidos.

A relação exata entre esses distúrbios metabólicos ainda não é totalmente conhecida. A acumulação de fluido decorre provavelmente da ruptura capilar, mas não há total certeza de ser causa ou efeito dos distúrbios lipídicos concorrentes. Alguns autores referem-se a um verdadeiro círculo vicioso, levando alguns a citarem: "a celulite tem a propriedade de produzir mais celulite".

Há numerosas teorias acerca do metabolismo lipídico alterado, incluindo desbalanços no monofosfato cíclico de adenosina (cAMP, *cyclic adenosine monophosphate*) e na proteína quinase C ou microcirculação deficiente, sem respostas definitivas. O que realmente se conhece é que existe uma epiderme saudável e uma derme relativamente saudável, com pouca ou nenhuma manifestação cosmética.

No estágio ou grau II, os tecidos dérmico e subdérmico se deterioram mais pronunciadamente. Observa-se heterogeneidade nos vasos sanguíneos das áreas atingidas. Algumas regiões apresentam microcirculação normal, ao passo que as adjacentes podem apresentar fluxo sanguíneo reduzido. Os adipócitos, cheios de lipídeos, aglomeram-se na camada gordurosa, o que acaba por exacerbar as alterações microcirculatórias, com os vasos sanguíneos sendo pressionados pelas regiões ricas em depósitos gordurosos. Como consequência, os fluidos tendem a se acumular, aumentando a heterogeneidade das regiões dérmica e subdérmica. Os efeitos superficiais são mínimos, não sendo, ainda, observada a aparência referida como "casca de laranja". Em geral, podem-se observar aspereza e alterações de microrrelevo cutâneo.

O estágio ou grau III é a continuação do estágio II. A deterioração vascular promove alterações na derme, resultando em redução no metabolismo dérmico. A síntese de proteínas e os processos de reparação são mínimos, levando ao afinamento dérmico. Depósitos proteicos reticulares começam a se originar ao redor dos depósitos de gordura na pele. O pinçamento da pele entre indicador e polegar permite a observação do efeito "casca de laranja".

O estágio IV ou final apresenta nódulos na região dérmica, consistindo de gordura e adipócitos cercados por rígida camada de proteína reticular. A superfície passa a apresentar considerável heterogeneidade. Avaliações histológicas e biofísicas podem detectar várias alterações nas propriedades da pele. Os nódulos rígidos, que podem ser altamente sensíveis, podem ser localizados por pinçamento da pele das regiões afetadas.

TECIDO GORDUROSO

O excesso de gordura acumula-se a partir do armazenamento de nutrientes do quais o organismo não necessita. As células dos mamíferos metabolizam o excesso de calorias ingeridas, sob a forma de carboidratos, proteínas ou lipídeos, transformando-o em triglicerídeos, que são armazenados nos vacúolos das células gordurosas, os adipócitos. O excesso de acumulação de gordura pode também resultar de disfunções hormonais ou enzimáticas, que reduzem os níveis de enzimas lipolíticas ou aceleram a biossíntese de enzimas que favorecem o acúmulo lipídico.

Os adipócitos estão localizados na rede fibrilar do tecido conectivo, entre a camada dérmica superficial e a massa muscular. Essa camada intermediária, altamente vascularizada, também chamada de camada gordurosa ou hipoderme, inclui ainda fibras elásticas, proteoglicanos e colágeno.

A acumulação excessiva de triglicerídeos provoca a formação de massa adipocitária anormal, com depósitos regionais de gordura, que podem ocorrer também em mulheres com peso normal, sobretudo nas coxas e nádegas. Se esses depósitos comprimem os tecidos vizinhos, eles podem diminuir as microcirculações linfática e venosa. A celulite forma-se preponderantemente em mulheres em razão das diferenças inerentes à estrutura do tecido conectivo. Em relação às mulheres, os homens apresentam um arranjo mais difuso do tecido conectivo; nas mulheres, a estrutura do subcutâneo apresenta-se um pouco "acolchoada" na interface entre derme e hipoderme, com trabéculas paralelas ligando a pele às estruturas internas. Na pele, essa condição origina as pequenas depressões conhecidas que caracterizam o aspecto de "casca de laranja".

A eliminação da gordura dos depósitos locais não é uniforme, sendo mais rápida no abdome que nas coxas e no quadril. Acredita-se que essa diferença nas taxas de eliminação de gordura – observada mais frequentemente durante as dietas para redução de peso – resulte da variação nas taxas de lipogênese e lipólise de cada região do corpo.

Lipólise

A lipólise, ou quebra da gordura, inicia-se com a degradação de triglicerídeos em glicerol (glicerina) e ácidos graxos livres (AGL). Em seguida à hidrólise dos triglicerídeos (Fig. 87.1), os AGL de cadeia longa são direcionados para o interior da mitocôndria, onde ocorre a oxidação a CO_2 e água, com produção de energia sob a forma de trifosfato de adenosina (ATP, *adenosine triphosphate*). De forma alternativa, os AGL podem ser reesterificados a triglicerídeos no citoplasma.

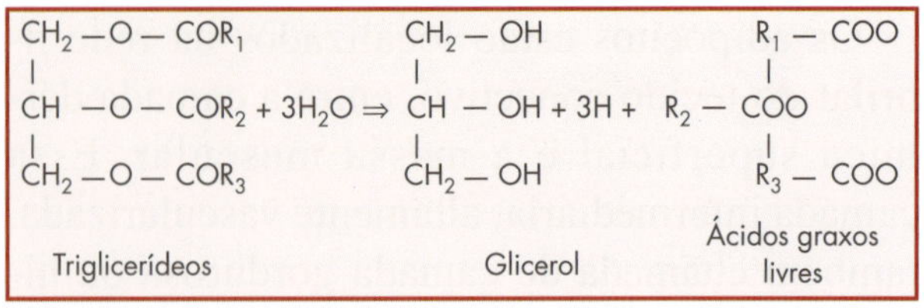

$$CH_2-O-COR_1 \qquad CH_2-OH \qquad R_1-COO$$
$$CH\ -O-COR_2 + 3H_2O \Rightarrow CH\ -OH + 3H + R_2-COO$$
$$CH_2-O-COR_3 \qquad CH_2-OH \qquad R_3-COO$$

Triglicerídeos — Glicerol — Ácidos graxos livres

Figura 87.1 – Lipólise.

Microcirculação

Nos últimos anos, o conhecimento acerca da microvascularização tem auxiliado na determinação da relação entre estase venosa e lipoesclerose. Investigações morfo-histoquímicas têm mostrado correlações entre a patogenia das microangiopatias e alterações adiposas paniculares. As alterações relevantes observadas no tecido microvascular incluem ruptura da estrutura de suporte do tecido gorduroso e formação de novo colágeno, acarretando esclerose nodular. Dessa forma, depreende-se que uma atuação preventiva em relação à microcirculação vascular e a atuação em nível intersticial podem ser a base para a melhora no estado do tecido subcutâneo.

Há reduzida literatura científica acerca da microcirculação no tecido adiposo. A maior parte das experiências tem sido realizada em animais, especificamente em ratos. Métodos invasivos estão implicados no estudo dos pequenos vasos sanguíneos no tecido humano. Infelizmente, biópsias repetidas até a hipoderme do mesmo indivíduo, se não impossíveis de serem obtidas, certamente não são aceitáveis do ponto de vista ético. Esse procedimento se justifica somente por razões patológicas do tecido adiposo em uma região específica do corpo, como pernas, abdome e mamas.

TRATAMENTO

Lipólise

O controle da lipólise é hoje reconhecidamente exercido por um mecanismo mediado em parte pelo sistema nervoso central, por meio da ação de receptores α-2 e β-adrenérgicos situados na superfície dos lipócitos. Entre os estimulantes β-adrenérgicos conhecidos estão: teobromina, teofilina, ácido teofilineacético, aminofilina, cafeína, isopropilarterol e epinefrina. Entre os inibidores α-2-adrenérgicos, incluem-se: ioimbina, α-ioimbina, piperoxano, fentolamina e di-hidroergotamina. Os estudos da bioquímica dos adipócitos concluem que os agonistas β-adrenérgicos podem aumentar diretamente a concentração de cAMP intracelular (3, 5-monofosfato cíclico de adenosina, ou cAMP) e, dessa forma, estimular a lipólise.

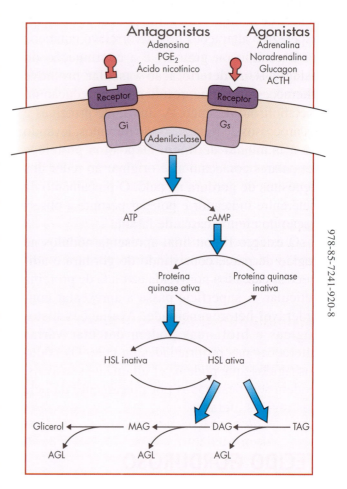

Figura 87.2 – Esquema dos mecanismos bioquímicos que regem a lipólise. No topo estão os receptores de membrana para antagonistas da adenilciclase (adenosina, prostaglandina E_2 [PGE_2], ácido nicotínico) e para agonistas (ativadores) da enzima (adrenalina, noradrenalina, glucagon e hormônio adrenocorticotrófico [ACTH]). Ambos os tipos de receptores capturam a adenilciclase por intervenção das chamadas proteínas G, das quais são conhecidas duas variedades: Gs (estimulantes) e Gi (inibidoras). O aumento da produção do monofosfato cíclico de adenosina (cAMP) ativa a proteína quinase, que, por fosforilação, por sua vez, ativa a lipase hormônio-sensível (HSL). AGL = ácidos graxos livres; DAG = diacilglicerol; MAG = monoacilglicerol; TAG = triacilglicerol.

A estimulação β-adrenérgica inibe a fosfodiesterase, responsável pela liberação de cAMP. Nos adipócitos, o cAMP é o mediador da hidrólise dos triglicerídeos (Fig. 87.2).

A partir de resultados de estudos *in vitro*, conclui-se que agentes que ativam os receptores β-adrenérgicos estimulam a lipólise – ou a redução do tamanho dos lipócitos –, ao passo que aqueles que ativam os receptores α-2-adrenérgicos inibem a lipólise, por redução dos efeitos bloqueadores. Dessa forma, a utilização de estimulantes β-adrenérgicos ou de inibidores α-2-adrenérgicos, ou ainda a associações de ambos, são recursos para estimular a lipólise. Além disso, um inibidor α-2-adrenérgico pode permitir a lipólise, mesmo na presença de um agente que estimule tanto os receptores α-2 quanto os β-adrenérgicos.

Nas mulheres, acredita-se que as partículas de gordura nas células das coxas e das nádegas apresentem maior dificuldade de redução em razão da abundância de receptores α-2 e β na superfície dos adipócitos. Quando são ativados os β-receptores, essas células gordurosas se apresentam resistentes à liberação de gordura pela atuação dos α-2-receptores.

Estimulantes β-adrenérgicos

- *Teobromina (3,7-dimetilxantina)*: alcaloide similar à cafeína e isômero da teofilina, contido no cacau, cola e chá, obtido como subproduto na fabricação do cacau e do chocolate.
  - *Categoria terapêutica*: diurético, relaxante de musculatura lisa, estimulante cardíaco, vasodilatador.
- *Teofilina (1,3-dimetilxantina)*: alcaloide isômero da teobromina, obtido das folhas de chá e também preparado por síntese.
  - *Sinonímia*: *theocina*.
  - *Categoria terapêutica*: diurético, estimulante cardíaco, relaxante de musculatura lisa.
- *Ácido teofilineacético*: sintetizado a partir da teofilina e ácido cloroacético.
  - *Sinonímia*: carboximetilteofilina.
  - *Categoria terapêutica*: diurético, estimulante cardíaco, relaxante de musculatura lisa.
- *Aminofilina*: sintetizada a partir da teofilina e etilenodiamina.
  - *Sinonímia*: teofilina etilenodiamina.
  - *Categoria terapêutica*: relaxante de musculatura lisa.
- *Cafeína*: alcaloide das folhas e bagas do café, chá, guaraná e cola.
  - *Sinonímia*: guaranina, metilteobromina, teína, 1,3,7-trimetilxantina.
- *Adrenalina*: principal simpatomimético produzido pelas glândulas adrenais e também sintetizada (álcool amínico).
  - *Sinonímia*: epinefrina.
  - *Categoria terapêutica*: forma L = adrenérgico.

Inibidores α-2-adrenérgicos

- *Ioimbina*: alcaloide do *Corynanthe johimbe* (Rubiaceae) e árvores relacionadas.
  - *Sinonímia*: afrodina, quebraquina.
  - *Categoria terapêutica*: agente bloqueador adrenérgico.
- *α-ioimbina*: alcaloide da raiz do *Corynanthe johimbe* (Rubiaceae).
  - *Sinonímia*: isoioimbina, corinantidina, mesoioimbina.
  - *Categoria terapêutica*: agente bloqueador adrenérgico.
- *Piperoxano*: benzodioxano.
  - *Sinonímia*: benodaína.
  - *Categoria terapêutica*: bloqueador adrenérgico.
- *Fentolamina*: hipertensivo.
  - *Sinonímia*: rogitina, regitina.
  - *Categoria terapêutica*: bloqueador adrenérgico.
- *Diidroergotamina*: obtido a partir da ergotamina (alcaloide do Ergot – atividade qualitativamente idêntica à ergotoxina, mas duas vezes superior).
  - *Categoria terapêutica*: vasoconstritor.

APLICAÇÃO TÓPICA DE LIPOLÍTICOS

A administração tópica de moduladores adrenérgicos que elevem a concentração de estimulantes β-adrenérgicos e de inibidores α-2-adrenérgicos leva a resultados similares aos observados *in vitro* – bloqueia-se a inibição da lipólise. Aumentando-se a concentração local de β-agonistas ou pela inibição da fosfodiesterase ou de receptores α-2-adrenérgicos nos adipócitos do tecido-alvo, os ácidos graxos livres podem ser liberados mais prontamente.

A redução seletiva dos depósitos de gordura dos adipócitos via aplicação tópica requer liberação adequada do agente ativo para obtenção de concentrações elevadas na área do depósito gorduroso em que se deseja estimular a lipólise. Essa liberação pode, ao menos em tese, ser obtida por meio da utilização de sistemas de vetorização, como lipossomas, nanosferas e outros mecanismos de vetorização tópica.

ALGUNS ATIVOS ANTICELULÍTICOS

Aminofilina (Teofilina Etilenodiamina)*

- *Mecanismo de atuação*: estimulação β-adrenérgica por inibição da fosfodiesterase.
- *Faixa de concentração de uso recomendada*: 2 a 10% (em níveis acima de 1 a 1,5%, pode ocorrer escurecimento da emulsão ou cristalização; etilenodiamina nas formulações pode auxiliar na estabilização).
- *pH de estabilidade*: 8,3 a 8,9.

---

* As primeiras publicações acerca do uso de aminofilina tópica em creme despertaram interesse pela possibilidade de redução não cirúrgica de depósitos de gordura no quadril. Um estudo realizado por doze pacientes relatou que aminofilina e teofilina aplicadas topicamente levaram a resultados visíveis na celulite no quadril. Evidências ultrassônicas de melhora foram detectadas em oito pacientes, com redução da espessura do subcutâneo, detectada mínima ou inexistente absorção de aminofilina à corrente sanguínea. Houve relatos de formigamento ou de sensação similar à experimentada na ingestão de café pela manhã, o que não foi substanciado por nenhuma medida direta. O estudo, conduzido em um centro de cirurgia plástica em Ohio, conclui que a aminofilina a 2% (avaliada sob a forma de gel) é efetiva e segura ao tratamento das afecções celulíticas. Todavia, os autores recomendam cuidado com a associação com fármacos que reconhecidamente potencializam seus efeitos[1].

SILANÓIS

Silanóis são compostos contendo grupamentos hidroxila (OH) diretamente ligados aos átomos de silício (Si), sintetizados com dois locais de ligação em aberto no átomo de silício, ao qual são ligadas as moléculas ativas. No caso específico do metilsilanetriol teofilinato (Theophyllisilane C), um dos ligantes é o ácido teofilineacético e o outro, o ácido algínico. O alginato na molécula serve como bloqueador de qualquer xantina potencialmente perigosa da porção teofilina (Quadro 87.1).

Segundo avaliações dos fabricantes, a atividade lipolítica dos organossilicones (silícios orgânicos) não bloqueia o metabolismo celular, como o fazem a cafeína e a teofilina quando utilizadas puras.

Os silanóis protegem o tecido conectivo contra espécies altamente reativas de oxigênio, citotóxicas e inflamatórias (por reação com proteínas e proteoglicanos, destruição das fibras elásticas, enrijecimento do conectivo), especialmente o ânion superóxido. Estudos em fibroblastos humanos demonstram que os silanóis se opõem à reticulação pela criação de pontes entre os aminoácidos hidroxilados das fibras de colágeno e elastina, protegendo as fibras de ligações cruzadas causadas pela glicosilação não enzimática. Pelo conjunto de atuações, a associação de silanóis aos lipolíticos em formulações anticelulíticas, com atuação antirradicais livres, apresenta função estimulante de fibroblastos para a regeneração do conectivo.

Coenzima A e L-carnitina

Enquanto os agentes ativos considerados úteis na aceleração de redução de depósitos regionais de gordura incluem estimulantes β-adrenérgicos,

---

Quadro 87.1 – Theophyllisilane C (metilsilanetriol teofilinato)

- Base xantínica, acetato teofilineacético, combinado com metilsilanetriol
- Faixa de concentração de uso recomendada: 4 a 6%
- pH de estabilidade: 3,5 a 7

inibidores α-2-adrenérgicos e associação dos dois tipos de agentes, os dados de perda média de medidas sugerem que a aplicação tópica de um β-estimulante com um inibidor de fosfodiesterase e um inibidor α-2 seja mais efetiva. Entre esses três componentes, considera-se mais efetivo o inibidor de fosfodiesterase, seguido pelo β-estimulante e o inibidor α-2.

A lipólise aumentada como a mediada pela estimulação β-adrenérgica e/ou pela inibição α-2-adrenérgica pode não ser suficiente para remover a concentração lipídica local, especialmente quando não há sobrepeso, situação em que os depósitos de gordura localizada podem se tornar mais resistentes. Em adipócitos resistentes, a deposição intracelular de ácidos graxos livres pode tender a inibir a lipólise, uma vez que esses ácidos acumulam-se nas células em decorrência da lenta transformação de energia. Consequentemente, para eliminar grande quantidade de triglicerídeos, os agentes ativos podem ser usados para acelerar os ácidos graxos livres por meio de seus locais de oxidação mitocondriais. Esse efeito pode ser obtido utilizando-se mediadores bioquímicos como a coenzima A (CoA) e a L-carnitina, consideradas indutoras de uma "bomba de ácidos graxos livres", alimentando a cadeia respiratória mitocondrial. Os adipócitos são, então, esvaziados de seu conteúdo excessivo de triglicerídeos.

Adicionando CoA e aminoácido L-carnitina a derivados xantínicos, elevam-se a captação e a destruição de ácidos graxos livres, pela indução do transporte ativo destes através da membrana mitocondrial. O processo inicia-se com os ácidos graxos livres ligando-se às moléculas de CoA, formando complexos acil CoA. A carnitina-aciltransferase transfere o grupo acila à L-carnitina, formando a acilcarnitina, a única forma de ácido graxo que atravessa a membrana mitocondrial. Dentro da mitocôndria, a enzima carnitina-aciltransferase II move o grupo acila da L-carnitina para a molécula de CoA intramitocondrial, liberando a carnitina para se ligar a outro ácido graxo.

A acil CoA ativada formada na mitocôndria libera energia sob a forma de ATP, uma vez que sofre oxidação e transformação em gás carbônico e água. O aumento resultante na formação de ATP aumenta a eficiência da lipase, auxiliando as metilxantinas a inibir a degradação do cAMP e, portanto, promovendo quebra dos triglicerídeos.

Metilxantinas

Entre as metilxantinas estudadas para lipólise tópica, a cafeína e os fitoextratos que a contêm são considerados os mais seguros nos níveis de uso indicados. Há evidências de que a atividade lipolítica de ao menos um dos estimulantes β-adrenérgicos, o ácido teofilineacético, seja aumentada na presença de silício (Quadro 87.2). Outros componentes mais potentes dessa categoria ainda merecem maior nível de avaliação, como a teofilina e, especialmente, a aminofilina.

Cafeína, teofilina e aminofilina inibem a fosfodiesterase, promovendo, portanto, estimulação β-adrenérgica. Dessa forma, há mobilização de triglicerídeos e estímulo à transformação do excesso de reserva lipídica local em ácidos graxos livres, então eliminados pelo sistema linfático.

Quadro 87.2 – Silanóis e metilxantinas

- Afirma-se que o tratamento do tecido adiposo com ácido teofilineacético ligado ao silanol aumenta a concentração de monofosfato de adenosina intracelular de forma significativamente superior a outros inibidores da fosfodiesterase. Essa atividade lipolítica superior pode ser mediada pela ativação do sistema de membrana (em razão da aumentada afinidade por grupamentos glicanos das glicoproteínas de membrana), levando à formação de adenilciclase e sínteses de monofosfato cíclico de adenosina, o qual, por sua vez, ativa, por meio de uma série de reações, a lipase hormônio-sensível. Acredita-se, ainda, que o silanol melhore a atividade da metilxantina por bloquear o acúmulo de triglicerídeos insaturados (embora o silanol não iniba a fosfodiesterase, sua presença favorece a hidrólise dos triglicerídeos, presumivelmente pela estimulação da adenilciclase).

- Estudos *in vitro* indicam que, em nível celular, os silanóis (como monometilsilanetriol), em associação a inibidores de fosfodiesterase (como ácido teofilineacético), apresentam atividade lipolítica sete vezes superior aos compostos lipolíticos de referência, como a teofilina. Acredita-se que isso decorra da elevada afinidade pelos grupamentos glicanos das glicoproteínas de membrana celular, causando aumento da adenilciclase e da atividade do monofosfato cíclico de adenosina.

Extratos Vegetais

Se a aglomeração lipídica decorrente do excesso de triglicerídeos causa compressão dos tecidos vizinhos, redução da irrigação local, degradação celular e acumulação de catabólitos, há edema e inflamação local. A redução dos aglomerados lipídicos pode eliminar a causa da inflamação. O uso de agentes que alteram a permeabilidade dos capilares venosos e linfáticos pode auxiliar na eliminação do exsudato e na reabsorção do edema local. Entre os fitoextratos específicos utilizados nas formulações anticelulíticas, grande parte contém derivados xantínicos e apresenta atividade descongestionante do tecido, decorrente da atividade venotônica. Citam-se como exemplos: *Camellia japonica* (chá verde japonês), *Camellia sinensis* (chá preto), *Citrus limon* (limão), *Cola acuminata* (cola), *Equisetum* (cavalinha), *Filipendula* (*meadowsweet*), *Foeniculum officinale* (funcho), *Fucus vesiculosus* (algas), *Hedera helix* (hera), *Ilex paraguaiensis* (mate), *Laminaria digitata* (*devil's apron*), *Mitchella repens* (morango), *Ruscus aculeatus* (brusca), *Visnaga vera*, *Amni visnaga* (visnaga). O uso desses ativos incrementa a microcirculação periférica, facilita a drenagem de infiltrados e trocas teciduais, além de promover tonificação e efeitos firmadores locais.

Algumas patentes e referências na literatura acerca de fitoextratos referem efeitos anticelulíticos de extratos vegetais, como hera, brusca, algas, terpenos, etc.

FORMULAÇÕES ANTICELULÍTICAS

Os principais parâmetros para eficiência das formulações anticelulíticas consistem na capacidade de incorporação, estabilização e promoção de penetrabilidade do conjunto de substâncias ativas a se empregar. Há, ainda, necessidade de adequação da atividade emoliente e hidratante à massageabilidade e espalhabilidade, resultando em sensorial adequado.

Como sistemas de veiculação, apresentam destaque as emulsões fluidas ou semifluidas, os séruns aquosos ou géis (incluindo-se os hidroalcoólicos).

Têm destaque os sistemas de vetorização: ativos lipossomados, microemulsões, nanocápsulas, entre outros promotores de permeação de *performance* cosmética de destaque.

AVALIAÇÃO DE EFICÁCIA

De forma geral, os resultados são avaliados com base na diferença de diâmetro das coxas (avaliada 25cm acima dos joelhos), nos sintomas clínicos, nos sinais clínicos da celulite, na espessura do tecido subcutâneo avaliada com ultrassonografia e acompanhamento do grau ou estágio (0 – não celulite; 1 – leve ondulação da superfície; 2 – ondulações e depressões cutâneas; 3 – ondulações e estriações; 4 – nódulos palpáveis e estriações).

A extensão dos sinais e sintomas da celulite foi definida pela determinação de um valor de 0 a 4 para os seguintes parâmetros:

- Aspereza da pele.
- Elasticidade da pele.
- Nódulos celulíticos doloridos.
- Cãibras diurnas ou noturnas.
- Sensação de peso nas pernas.
- Dilatação capilar venosa.

Segundo proposta do Dr. Walter Smith, além das determinações anteriores, ainda são realizadas medidas de firmeza cutânea (realizadas com balistômetro, refletindo exclusivamente parâmetros epidérmicos e dérmicos), espessura e densidade cutâneas e determinação do fluxo sanguíneo (microcirculação por *laser* Doppler).

A avaliação subjetiva dos resultados obtidos com os produtos anticelulíticos apresenta-se diferente das medidas e avaliações realizadas e, de forma geral, superior aos resultados objetivos. Tanto os avaliadores treinados e os voluntários relatam graus variados de melhora em parâmetros não celulíticos – hidratação, suavidade e textura da pele –, refletindo a qualidade "cosmética" do produto e seu sistema de veiculação, não sua eficácia no tratamento da celulite.

CONSIDERAÇÕES FINAIS

Apesar do grande interesse pela elevada ocorrência, ainda há reduzida pesquisa terapêutica do ponto de vista cosmético. Há citação de comprovação de efeitos por prazos superiores a oito semanas. Há concordância no fato de que resultados superiores são obtidos quando da utilização nos estágios iniciais da celulite e, ainda, em que não significam cura, mas possibilitam a obtenção de melhores condições "cosméticas" da pele afetada.

QUESTÕES

1. Qual é a definição de celulite?
2. Como a celulite pode ser classificada?
3. Quais são as principais características observadas na pele com celulite?
4. No que se baseia o tratamento da celulite?
5. Quais são os parâmetros observados na avaliação da eficácia do tratamento anticelulite?

REFERÊNCIA

1. SHELDON, J. A.; DINNER, M. I. Treatment of cellulite deformities of the thighs with topical aminophylline gel. *Canadian J. Plastic Surgery*, 1994.

LEITURA COMPLEMENTAR

CURRI, S. B. Cellulite and fatty tissue microcirculation. *Cosm & Toil*, v. 51, n. 4, p. 51-58, 1993.

CURRI, S. B. Local lipodistrophy and districtual microcirculation. *Cosm & Toil*, v. 109, n. 9, p. 51-65, 1994.

DI SALVO, R. M. Controlling the appearance of cellulite. *C & T Ingredient Research Series (AHAs and Cellulite Products – How they Work)*, p. 21-27, 1995.

GASBARRO, V.; VETORELLO, G. F. Treating cellulite. *Cosm & Toil*, v. 107, n. 12, p. 64-66, 1992.

SMITH, W. P. Cellulite treatments: snake oils or skin science. *Cosm & Toil (AHAs and Cellulite Products)*, p. 29-35, 1995.

Capítulo 88

Intradermoterapia

Cristina Pires Camargo

SUMÁRIO

Neste capítulo descrevem-se a técnica, as complicações e as reações adversas mais frequentemente observadas após a realização da intradermoterapia. A intradermoterapia pode ser indicada para tratamento corporal, facial e do couro cabeludo. As principais contraindicações absolutas são: alergia a algum medicamento da mescla, infecção no local a ser tratado, doença sistêmica sem controle, estados e atopia respiratória (asma, bronquite), gestação. As contraindicações relativas são: uso de medicamentos que alteram a coagulação, doença sistêmica que impeça o uso de algum componente da fórmula.

HOT TOPICS

- A reação eritematosa advém do próprio traumatismo com a agulha e da substância que foi injetada no subcutâneo.
- As equimoses são mais frequentes em pacientes que apresentam algum tipo de fragilidade capilar.
- Outros sintomas que o paciente pode apresentar são: cefaleias, cólicas, xerostomia e lipotimia de estresse.
- Quanto maior o número de punturas, maior o risco de ocorrência de infecção, podendo haver ou não a formação de abscessos.
- Há quatro tipos de fenômenos alérgicos observados: choque anafilático, doença do soro e dermatites de contato.
- Epigastalgia é observada em pacientes com antecedente de úlcera gástrica ou pancreatite.
- Náuseas geralmente são desencadeadas pela calcitonina.

INTRODUÇÃO

A intradermoterapia foi iniciada na França em 1952 pelo professor Pistor. Originalmente era conhecida como mesoterapia, pois a intenção deste método é de tratar alterações de tecidos derivados do mesenquima embrionário. Sua indicação era voltada apenas para a ortopedia; atualmente é muito utilizada na medicina estética[1,2].

Esse método chegou ao Brasil na década de 1990 e, desde então, é amplamente realizada nas mais diferentes alterações estéticas.

As inovações propostas por essa técnica são:

- Uso de medicamentos no local da afecção.
- Quantidades e concentrações menores que o uso por via sistêmica.
- Aplicação a cada 7 a 10 dias[2].

Embora esteja no mercado há mais de 50 anos, há uma deficiência de estudos clínicos para sua aceitação baseada em dados científicos. Em levantamento na PubMed há poucos estudos sobre sua eficácia, e a maioria relata apenas reações de alergia a esses produtos.

AVALIAÇÃO CLÍNICA

A história clínica e o exame físico são fundamentais na indicação precisa e sucesso deste tratamento. História de alergias, asma, bronquite, dermatites, diabetes, disfunção da tireoide e doença autoimune são dados preciosos. Hábitos e higiene também têm relevância, sendo o uso de hormônios, diuréticos, psicotrópicos e o tabagismo determinantes para a escolha das substâncias a serem utilizadas.

Antes do tratamento é necessário pedir exames laboratoriais, hemograma, tri-iodotironina (T_3) e tiroxina (T_4) livres, hormônio estimulante da tireoide (TSH, *thyroid-stimulating hormone*), glicemia de jejum, enzimas hepáticas e outros ensaios que o médico avaliador julgar importante para o tratamento.

O exame físico tem papel importante no diagnóstico e no tratamento.

Na avaliação facial é interessante observar peso, índice de massa corpórea, grau de envelhecimento, desidratação da pele, manchas, tumores faciais, cicatrizes, grau de flacidez. Em relação ao corpo, deve-se observar peso atual, edema, flacidez, celulite, distribuição da gordura (ginoide, androide).

INDICAÇÕES

A intradermoterapia pode ser indicada para tratamento corporal, facial e do couro cabeludo[3,4] (Tabela 88.1).

CONTRAINDICAÇÕES

As principais contraindicações absolutas são: alergia a algum medicamento da mescla, infecção no local a ser tratado, doença sistêmica sem controle, estados e atopia respiratória (asma, bronquite), gestação.

As contraindicações relativas são: uso de medicamentos que alteram a coagulação, doença sistêmica que impeça o uso de algum componente da fórmula.

Ainda há condições que impem a realização desta técnica temporariamente, são os casos de infecções virais sistêmicas, estados febris e uso de antibióticos, situações em que o bom senso pede para interrompermos o tratamento até a resolução do quadro infeccioso[1,3,4].

Tabela 88.1 – Indicações da intradermoterapia

Região	Indicação
Corpo	Flacidez, estrias, lipodistrofia
Face	Flacidez
Couro cabeludo	Calvície – rarefação dos fios

MÉTODOS

A aplicação desta técnica é feita por uso de seringa e agulhas que injetam substâncias ativas na derme e hipoderme, dependendo do local a ser tratado.

Material

Uso descartável de seringa, agulhas, gaze e antisséptico tópico (Quadro 88.1).

As pistolas automáticas têm como vantagem a puntura em velocidade maior e dosagem regular em relação à aplicação manual. Porém, seu uso é limitado pelo seu valor e pelo fato de sua aplicação ser apenas superficial, no nível da epiderme, diferentemente da técnica manual, que, com o uso de agulhas mais longas, atinge camadas mais profundas[3,5].

Técnica

O local a ser aplicado deve ser higienizado; deve-se retirar cremes e loções. Deve ser feita antissepsia com gaze, antisséptico tópico (álcool, clorexidina).

Quadro 88.1 – Material utilizado na intradermoterapia

- Material:
  - Seringa: 1mL, 5mL, 10mL, 20mL
  - Agulhas: 30G1/2, 4 × 0,35mm
  - Pistolas automáticas: acoplam-se seringa e agulha

A aplicação pode ser feita pela técnica de *nappage* ou injeções subcutâneas e dérmicas. A técnica de *nappage* consiste na aplicação superficial da mescla com espaço de 2 a 4mm. Pode ser feita manualmente ou através de pistolas próprias para esse uso.

A injeção dérmica corresponde a introdução de agulha de 30 G1/2 ou 4mm a 90° da pele; ao chegar ao nível desejado, injetar 0,1 a 0,2mL, a cada 4 a 13mm de distância, em profundidade maior que 3mm, de acordo com a camada dérmica a ser tratada[1,3].

MEDICAMENTOS DISPONÍVEIS (TABELA 88.2)

Tabela 88.2 – Medicamentos diponíveis

Nome	Ação	Observações
Lidocaína a 1%	Anestésica	–
Mesocaína a 1%	Anestésica	–
Piruvato de sódio a 1%	Atua na formação de trifosfato de adenosina muscular	–
Chá verde (20mg/mL)	Antioxidante	–
Cafeína (50mg/mL)	β-agonista, favorecendo a lipólise	Cuidado com doença cardíaca e arritmia
Tiratricol (700mcg)	Ativadores da adenil ciclase	Não utilizar em pacientes com problema de tireoide e cardíacos
L-carnitina (600mg/2mL)	Carreadores de ácido graxos, estimulando a lipólise	–
Centelha asiática	Regenerador, age sobre fibroblastos	–
Silício orgânico a 0,5%	Regenerador tissular, principalmente fibras elásticas, colágeno, antioxidantes, anti-inflamatório	–
Benzopirona (5mg/mL)	Ação vascular aumenta a resistência periférica, diminui a permeabilidade capilar, diminuindo o edema intersticial	Prurido durante as sessões, reação alérgica tipo IV
Pentoxifilina (20mg/mL)	Ação vascular aumenta a resistência periférica, diminui a permeabilidade capilar, diminuindo o edema intersticial	–
Ginkgo biloba	Além da ação vascular já descrita, atua como antioxidante, ação lipolítica	Cuidado com anticoagulantes via oral
Buflomedil a 1%	Ação vascular aumenta a resistência periférica, diminui a permeabilidade capilar, diminuindo o edema intersticial	Não usar em problema renal
Ioimbina a 0,5%	Inibidor alfa-adrenérgico	Não associar ao utilizar psicotrópico
Ácido hialurônico (60mg/mL)	Glicosaminoglicanos, poder de reter água aumentando a hidratação da pele	–
Condroitim sulfato (50mg/mL)	Glicosaminoglicanos, poder de reter água aumentando a hidratação da pele	–
Dimetilaminoetanol (25mg/mL)	Tensora	–
Mesoglicano (300mg/mL)	Enzima fibrolítica	Formação de hematoma
Finasteride 0,05%/mL	Inibe a enzima 5-alfa redutase (metaboliza a testosterona em di-hidrotestosterona) na pele	Não utilizar em pacientes com problemas de próstata
Biotina 5mg/mL	Vitamina B	

MESCLAS

Mescla corresponde à associação dos medicamentos disponíveis para o tratamento; é também conhecida como *mélange*, pela origem francesa.

Ao se aspirar os produtos é interessante saber o pH e possíveis incompatibilidades, para que não ocorra precipitação do preparado.

A seguir, encontram-se exemplos das mesclas mais utilizadas no nosso meio (dados fornecidos pelo laboratório Pineda).

CORPORAL

- Lipodistrofia androide:
  - *Silício orgânico a 0,5%*: 2mL.
  - *Cafeína (50mg/mL)*: 2mL.
  - *Tiratricol (700mcg)*: 2mL.
  - *L-carnitina (600mg/2mL)*: 2mL.
  - *Lidocaína a 1%*: 2mL.
- Lipodistrofia ginoide:
  - *Ioimbina a 0,5%*: 0,5mL.
  - *Buflomedil a 1%*: 2mL.
  - *Tiratricol (700mcg)*: 2mL.
  - *L-carnitina (600mg/2mL)*: 2mL.
  - *Lidocaína a 1%*: 2mL.
- Celulite (graus I e II):
  - *Silício orgânico a 0,5%*: 2mL.
  - *Buflomedil a 1%*: 2mL.
  - Ginkgo biloba: 2mL.
  - *Chá verde (20mg/mL)*: 2mL.
  - *Lidocaína a 1%*: 2mL.
- Celulite (graus III e IV – com retenção hídrica):
  - *Tiratricol (700mcg)*: 2mL.
  - *Pentoxifilina (20mg/mL)*: 2mL.
  - *Silício orgânico a 0,5%*: 2mL.
  - *Chá verde (20mg/mL)*: 2mL.
  - *Lidocaína a 1%*: 2mL.
- Celulite (graus III e IV – com flacidez):
  - *Cafeína (50mg/mL)*: 2mL.
  - *Buflomedil a 1%*: 2mL.
  - *Dimetilaminoetnol (DMAE) (25mg/mL)*: 2mL.
  - *Piruvato de sódio a 1%*: 2mL.
  - *Lidocaína a 1%*: 2mL.
- Fibrose:
  - *Mesoglicano (300mg/mL)*: 1mL.
  - *Benzopirona (5mg/mL)*: 2mL.
  - *Lidocaína a 1%*: 2mL.
- Estrias (jovens):
  - *Centelha asiática*: 2mL.
  - *Condoitim sulfato (50mg/mL)*: 2mL.
  - *Silício orgânico a 0,5%*: 2mL.
  - *Lidocaína a 1%*: 2mL.
- Estrias (antigas):
  - *Ácido hialurônico (60mg/mL)*: 2mL.
  - *Buflomedil a 1%*: 2mL.
  - *Centelha asiática*: 2mL.
  - *Silício orgânico a 0,5%*: 2mL.
  - *Lidocaína a 1%*: 2mL.

Face

- Flacidez:
  - *DMAE (25mg/mL)*: 2mL.
  - *Condroitim sulfato (50mg/mL)*: 2mL.
  - *Ácido hialurônico (60mg/mL)*: 2mL.
  - *Silício orgânico a 0,5%*: 2mL.
  - *Lidocaína a 1%*: 2mL.
- Capilar (alopecia):
  - *Finasterida (0,05%/mL)*: 2mL.
  - *Biotina (5mg/mL)*: 2mL.
  - *Lidocaína a 1%*: 2mL.

INÍCIO DA INTRADERMOTERAPIA

Este item é de fundamental importância, após as análises clínica e laboratorial, deve-se expor ao paciente os objetivos desta e explicar os resultados reais deste método.

No caso do tratamento da lipodistrofia, o uso exclusivo da intradermoterapia não ocasiona perda de peso considerável; assim, outros medicamentos ou métodos devem ser associados.

Muitas vezes, o grau de excesso de pele e flacidez é tanto que a cirurgia deve ser indicada. O mesmo ocorre com casos de tratamento de alopecia. Colocar de forma clara e objetiva o resultado deste método motiva o paciente a segui-lo e a não despertar falsas expectativas.

Ainda há a necessidade de controle da eficácia do método de forma objetiva; para isso, faz-se a aferição de medidas (quando o tratamento é voltado à lipodistrofia) e a documentação fotográfica (antes e depois).

COMPLICAÇÕES

Podem ser classificadas em agudas e tardias.

Nas complicações agudas, pode-se observar equimose nos locais de puntura, reação alérgica (urticária, edema de Quincke), infecção local, induração no local, necrose gordurosa, tatuagem.

Nas complicações tardias, pode-se observar infecção por contaminação por *Mycobacterium fortuitum* ou *Mycobacterium chelonei*; pode ocorrer em local de celulite por baixa concentração de oxigênio, sendo de difícil resolução. Antibioticoretapia é necessária por meses[6].

CONCLUSÕES

A intradermoterapia é um método "antigo", porém de comprovação científica deficiente. Há dúvidas sobre medicamentos, alguns são colocados no mercado e, após um breve período, são retirados, como o caso da fosfatidilcolina, que apresentou vários casos de necrose de pele. Lisados não foram considerados por serem vistos com ressalva na prática clínica. As universidades tem um campo imenso para pesquisa clínica experimental para comprovação científica da eficácia e segurança de todos os medicamentos atualmente disponíveis no mercado.

QUESTÕES

1. A intradermoterapia para lipodistrofia ocasiona perda de peso?
2. É comum associar a intradermoterapia com aparelhos, como ultrassom, vacuoterapia, etc. Qual o momento ideal para realizar as aplicações?
3. Ao se preparar uma mescla, houve formação de depósito na seringa. O que isso significa?
4. Durante um tratamento de intradermoterapia o(a) paciente aparece na sessão com quadro infeccioso e uso de antibiótico, o que fazer?
5. Paciente que, após sessão de intradermoterapia, apresenta equimoses nos pontos de punção, sem melhora (clareamento). Qual a orientação adequada?

AGRADECIMENTOS

Agradecimentos especiais à dra. Sara Bentler, farmacêutica, pela disponibilidade de dados para a confecção deste capítulo.

REFERÊNCIAS

1. LE COZ J. et al. *Mésothérapie et Médicine Esthétique. Partiques Esthétique Medicale.* Paris: Solal Éditeurs, 1994.
2. PARIENTI, I. J. *Mesoterapia.* Padova, Masson, 1989. p. 16-21.
3. CARUSO, M. K.; ROBERT, A. T. An evaluation of mesotherapy solutions of inducing lipolysis and treating cellulites. *J. Plast. Reconstr. Aesthet. Surg.*, Oct. 2007.
4. VEDAMURTHY, M. Mesotherapy. *Indian J. Dermatol. Venereol. Leprol.*, v. 73, p. 60-62, 2007.
5. MATARASSO, A.; PFEIFER, T. M. Plastic surgery educational foundation DATA Committee. Mesotherapy for body contouring. *Plast. Reconstr. Surg.*, v. 115, p. 1420-1424, 2005.
6. NAGORE, E.; RAMOS, P.; BOTELLA ESTRADA, R.; RAMOS-NIGUEZ, J. A.; SANMRITAN, O.; CASTEJON, P. Cutaneous infection with *Mycobacterium fortuitum* after localized microinjections (Mesotherapy) treated successfully with a triple drug regimen. *Acta Derm. Venreol.*, v. 81, p. 291-293, 2001.

Princípios Físicos da Eletroterapia

Marcos Duarte

SUMÁRIO

A eletroterapia consiste no uso de correntes elétricas dentro da terapêutica. Os aparelhos de eletroterapia utilizam uma intensidade de corrente muito baixa: miliamperes e microamperes. Os eletrodos são aplicados diretamente sobre a pele e o organismo será o condutor. Na eletroterapia, devemos considerar parâmetros como resistência, intensidade, voltagem potência e condutividade.

Os equipamentos atuais empregam diferentes tipos de correntes, em que o aparelho emite a energia eletromagnética que é então conduzida através de cabos condutores até os eletrodos que ficam aderidos à pele do paciente. Outras formas incluem a utilização de agulhas ao invés de eletrodos, sendo este emprego mais reservado ao uso para terapia estética ou para métodos diagnósticos.

Existe uma diversidade de correntes que podem ser utilizadas na eletroterapia, cada qual com particularidades próprias quanto às indicações e contraindicações. Mas todas têm um objetivo comum: produzir algum efeito no tecido a ser tratado, que é obtido através das reações físicas, biológicas e fisiológicas que o tecido desenvolve ao ser submetido à terapia.

HOT TOPICS

- O ultrassom na medicina estética é utilizado para redução de gordura em áreas localizadas, na lipoaspiração e no rejuvenescimento da pele.
- Uma importante propriedade para a propagação do som por diferentes meios é o quanto da onda é transmitido e o quanto é refletido.
- A diferença de propagação do ultrassom entre dois meios com densidades diferentes é o que fundamenta a imagem por ultrassonografia.
- Os efeitos do ultrassom sobre o tecido humano podem ser divididos em térmicos e não térmicos.
- Os efeitos mecânicos do ultrassom são decorrentes dos movimentos intensos das moléculas.
- Quanto maior a frequência do ultrassom, menos ele penetra no tecido biológico e quanto maior sua intensidade, maior seu efeito sobre o tecido.
- Há duas formas de utilização da energia elétrica na medicina estética: para destruir células ou para estimular células musculares.
- A eletrolipólise atinge células inativas de gordura, liberando a gordura armazenada para ser consumida pelo organismo.

INTRODUÇÃO

Vários princípios físicos das áreas de mecânica, acústica, eletromagnetismo e óptica fundamentam diversos procedimentos utilizados em medicina estética. O presente capítulo descreve esses fundamentos para um melhor entendimento de alguns dos procedimentos e de sua especificação em trabalhos científicos. De forma geral, não são abordadas características específicas dos procedimentos, mas sim princípios físicos gerais relacionados aos procedimentos.

O quanto de física deve ser abordado para melhor entendimento de determinado procedimento é bastante subjetivo; se por um lado uma curta descrição do princípio físico pode levar a apenas uma compreensão superficial do fenômeno, por outro lado, uma completa descrição do princípio físico tornará o texto pouco objetivo e cansativo, fazendo com que o leitor desista antes do fim.

O presente texto tenta se situar num compromisso entre essas duas situações e, sempre que possível, serão citadas referências para um estudo mais aprofundado. Os seguintes procedimentos serão aqui estudados quanto aos princípios físicos em que se baseiam: eletroestimulação, eletrolipoforese, ultrassom, hidrolipoclasia e lipoaspiração. Os princípios físicos de procedimentos envolvendo a utilização de *laser* são especificamente abordados em outros capítulos. Os seguintes conceitos físicos que fundamentam os procedimentos citados serão abordados: ultrassom, pressão e eletrofisiologia.

ULTRASSOM

O ultrassom tem diversos usos na medicina: é utilizado em diagnóstico, em reabilitação, em cirurgia geral para desintegração de cálculos e em estética, entre outros. Na medicina estética, pode ser empregado em diferentes aplicações: na redução de gordura localizada, como no procedimento de hidrolipoclasia, na lipoaspiração e no rejuvenescimento da pele. Pode ser aplicado tanto interna como externamente ao corpo humano.

Como o próprio nome indica, o ultrassom é um som, mas com uma característica diferente do som que se ouve. O ser humano pode ouvir sons com frequências aproximadas entre 20Hz e 20.000Hz (20kHz). Os sons com frequências abaixo de 20Hz são chamados de infrassom e os sons com frequências acima de 20kHz são chamados de ultrassom. A acústica é a parte da física que estuda todo tipo de som.

Se a folha de uma árvore cai em uma floresta e não há ninguém lá para ouvir, ela faz barulho? A resposta a essa antiga pergunta depende da definição de som; se som é definido como uma vibração mecânica carregada pelo ar ou qualquer outra substância[1], a resposta é sim. Mas se som é definido como a sensação percebida pelo cérebro que se relaciona com a chegada ao ouvido de ondas de vibração mecânica[2], então a resposta é não. Aqui é usada a primeira definição, a ideia de que o fenômeno som independe do observador.

Som é um tipo de onda que se propaga através de um meio por ser uma vibração mecânica, é uma forma de energia mecânica. Diferentemente, a luz é uma onda eletromagnética* e não precisa de um meio para se propagar. Ambas transmitem ou propagam energia, por isso são formas de radiação. Mas o som é uma radiação não radiativa, enquanto a luz é uma radiação radiativa. O conceito de radiação radiativa é diferente do conceito de radiação radioativa (com a letra "o"); este último está ligado a certos tipos de emissão de energia por partículas e pertence ao campo de estudo da física nuclear.

A vibração contínua de certo meio, as moléculas do ar ou a corda de um violão produzem ondas mecânicas. A onda mecânica pode ser transversal, se a direção da vibração ou oscilação for perpendicular à sua direção de propagação, ou longitudinal, se a direção da vibração ou oscilação for paralela à sua direção de propagação, como representado na Figura 89.1. Uma onda transversal pode ser produzida vibrando-se uma corda de um violão, por exemplo. O som se propaga pelo ar como uma onda longitudinal, produzindo zonas de compressão e rarefação de ar. O mesmo acontece com o ultrassom ao se propagar em tecidos biológicos.

Uma onda pode ser caracterizada por sua amplitude, comprimento de onda, período e frequência. Para uma onda senoidal (da função matemática seno), a amplitude é dada pela sua altura máxima em relação à sua média, como

---

* Na verdade, a luz, além de poder ser entendida como uma onda, também pode ser entendida como uma partícula – o fóton –, o que é classicamente conhecido como a característica de dualidade da luz.

$$101.325\text{Pa} = 1{,}2\,\frac{\text{kg}}{\text{m}^3} \cdot 10\,\frac{\text{m}}{\text{s}^2} \cdot h_{ar}$$

Mas $1\text{Pa} = 1\text{N/m}^2 = 1\text{kg.ms/s}^2/\text{m}^2$

$$h_{ar} = \frac{101.325\,\frac{\text{kg}\cdot\text{m}}{\text{m}^2\cdot\text{s}^2}}{1{,}2\,\frac{\text{kg}}{\text{m}^3}\cdot 10\,\frac{\text{m}}{\text{s}^2}} \approx 10.000\text{m}$$

Então, a pressão atmosférica sobre a cabeça humana é resultante de uma coluna de ar de 10.000m. O interessante é que, embora a pressão atmosférica seja grande, não é sentida porque atua em todos os lados do corpo humano (de fora para dentro e de dentro para fora em todos os pontos), o que é diferente da pressão da água em uma piscina, em que a pressão é só externa (de fora para dentro do corpo).

Uma bomba de vácuo extrai o ar contido num meio, fazendo com que este fique com pressão menor que o ambiente externo. Por exemplo, se um tubo conecta esse meio à pele, esta será puxada ou sugada porque o interior do corpo humano está sob a pressão atmosférica. Esse é o princípio de funcionamento da técnica conhecida como vácuo-rolamento em medicina estética. As pressões produzidas por equipamentos empregados nessa técnica são da ordem 0,5 a 0,9atm.

ELETRICIDADE

A eletricidade é outra forma de energia, a energia elétrica. Está intimamente ligada aos seres vivos, uma vez que vários processos no corpo são mediados por essa forma de energia. Há duas formas básicas de utilização de energia elétrica na medicina estética: para destruir células, ou para estimular a ação das células musculares.

Eletromioestimulação Muscular

A coordenação da contração das fibras musculares é feita por meio de uma subdivisão em unidades funcionais – as unidades motoras, conforme representado na Figura 89.5. A unidade motora consiste em um nervo motor, com seu corpo nervoso e núcleo localizado na substância cinzenta da medula espinal, e forma um longo axônio até os músculos, onde se ramifica e inerva muitas fibras. Quando uma unidade motora é ativada, impulsos elétricos (potenciais de ação) viajam pelo axônio e são distribuídos ao mesmo tempo por todas as fibras na unidade motora. A excitação do nervo é transferida pela sinapse para a membrana da fibra muscular, pelo transmissor acetilcolina. A união do nervo motor com a fibra muscular é chamada de junção neuromuscular ou placa motora. O impulso elétrico que atravessa a junção e se propaga pela fibra muscular pode ser registrado e é a base da eletromiografia – o registro da atividade elétrica associada à contração muscular, sendo o sinal captado chamado sinal eletromiográfico (EMG) ou simplesmente sinal EMG.

A eletroestimulação muscular (EEM) consiste em estimular as unidades motoras de um músculo por impulsos elétricos gerados artificialmente, em vez dos impulsos elétricos gerados pelo

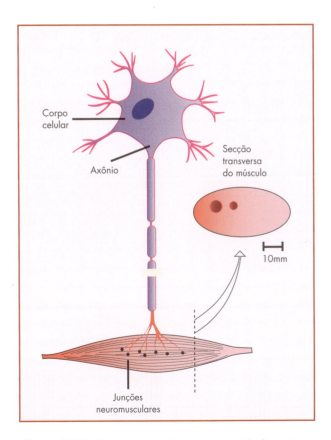

Figura 89.5 – Representação de uma unidade motora com seus principais componentes (fora de escala). Adaptado de Noth[8].

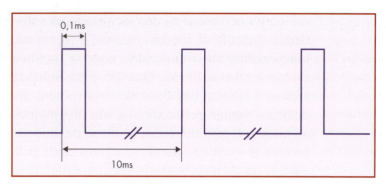

Figura 89.6 – Um estímulo com frequência de 100Hz e largura de pulso de 0,1ms (100μs). O desenho está fora de escala: na verdade, o pulso deve ser 100 vezes mais estreito que o período da onda. O pulso é, às vezes, colocado como fase *on* da onda e a parte da onda entre dois pulsos como fase *off*. A razão entre a largura do pulso e o período da onda é chamada de ciclo útil da onda; para a onda retangular acima, seu ciclo útil é igual a 0,1/10 = 0,01 ou 1%.

sistema nervoso. Geralmente, a eletroestimulação é feita por eletrodos colocados sobre a superfície do músculo que se deseja estimular; a amplitude e a frequência do impulso elétrico são ajustadas para permitir estimulação adequada segundo as características de ativação do músculo.

A EEM foi descoberta por Galvani no século XVII em seus experimentos sobre eletricidade e estimulação de patas de rãs. A partir do século seguinte, a EEM passou a ser utilizada como instrumento de reabilitação clínica, mas somente na década de 1970, na antiga União Soviética, passou a ser utilizada em atletas saudáveis como suplementação ao treinamento físico. Desde então, têm sido diversos os relatos dos benefícios encontrados no aumento de força com o uso da EEM.

A EEM é realizada com um equipamento eletrônico que gera uma onda de corrente elétrica e eletrodos que são colocados na superfície da pele sobre o músculo que se deseja estimular. Esse equipamento pode ser alimentado pela rede elétrica ou ser um dispositivo portátil alimentado por baterias. Pode ainda oferecer controles para ajustar diversos parâmetros do estímulo ou ter apenas algumas formas de estímulo prefixadas.

Tipicamente, o sinal elétrico de estímulo tem uma corrente da ordem de poucos milésimos de ampere (miliampere) e uma diferença de potencial (voltagem) de alguns volts.

A EEM pode ser aplicada com diferentes protocolos. Os parâmetros que podem ser alterados na EEM incluem: forma de onda do estímulo; amplitude do estímulo; frequência do estímulo; tamanho, tipo e número de eletrodos; tempo de aplicação do estímulo.

O protocolo de estimulação mais simples é uma onda retangular com frequência de 100Hz, como mostra a Figura 89.6, mas para estímulos elevados visando a estimulação máxima do músculo, este protocolo de estimulação é doloroso. Uma solução é utilizar um protocolo de estimulação de alta frequência (por volta de 10kHz) modulado por baixa frequência (50 a 100Hz), como representado na Figura 89.7.

Em geral, a literatura tem mostrado que exercícios físicos são mais recomendados que a eletroestimulação para treinamento muscular em sujeitos saudáveis. É importante destacar que a utilização combinada dos dois métodos tem mais efeitos positivos que cada técnica aplicada isoladamente.

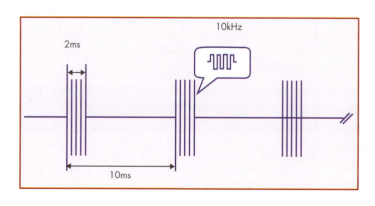

Figura 89.7 – Um estímulo de alta frequência (10kHz) modulado por baixa frequência (100Hz). Adaptado de Enoka[9].

Eletrolipoforese ou Eletrolipólise

Esse método também é baseado em estimular o tecido biológico com uma corrente elétrica, assim como a eletroestimulação muscular. Mas, desta vez, o tecido que esse método pretende atingir são as células de gordura inativas. Segundo os defensores desse método, essas células, por apresentarem baixa atividade e pouca microcirculação de fluidos ao seu redor, dificilmente perdem a gordura armazenada. A eletroestimulação, feita por um par de eletrodos de agulhas bastante finas ou por adesivos colocados sobre a região-alvo, reativaria essas células e liberaria a gordura armazenada para ser consumida pelo corpo. As amplitudes e frequências das correntes elétricas utilizadas nesse método são bastante baixas. No entanto, há carência de evidências científicas para entender os reais mecanismos de ação desse método.

SISTEMA DE UNIDADES

Quando se deseja medir algo como, por exemplo, o comprimento de um objeto ou a intensidade de corrente elétrica que o ser humano pode suportar, mede-se uma *grandeza física*. Esta é qualquer elemento observável da natureza que pode ser expresso por um número objetivamente. Por exemplo, massa, tempo, comprimento, força e intensidade luminosa são grandezas físicas. Já a beleza de uma pessoa é medida por critérios subjetivos. Pode-se atribuir uma escala de notas, como ocorre nos concursos de beleza, mas não é uma grandeza física, já que a nota atribuída à beleza individual é apenas um critério subjetivo.

A medida de uma grandeza física é expressa pelo número de vezes que a unidade-padrão, tomada como referência, está contida na grandeza a ser medida. Por exemplo, quando se fala que uma pessoa tem 1,7m, isso quer dizer que a medida-padrão 1m cabe 1,7 vez na altura da pessoa. Um carro que "pesa" (na verdade "tem uma massa de") 1t tem massa de 1.000 vezes a massa-padrão 1kg. O valor de uma medida é composto então de duas partes inseparáveis: o número e a unidade-padrão em que a grandeza foi expressa. Claramente, a informação de que uma pessoa saltou "15" de distância está incompleta, porque é completamente diferente se foram 15cm, 15 polegadas ou até 15m.

No sentido de normalizar as unidades de medida, surgiu o Sistema Internacional de Unidades (SI), que determina quais são as unidades-padrão para utilização, sistema este adotado no Brasil. A Tabela 89.3 destaca as unidades de medida para as grandezas físicas mais utilizadas normalmente.

Tabela 89.3 – Unidades de medida do Sistema Internacional de Unidades (SI)

Grandeza física	Unidade (SI)
Comprimento	Metro (m)
Massa	Quilograma (kg)
Tempo	Segundo (s)
Velocidade	m/s
Aceleração	m/s^2
Força	Newton (N) ou kgm/s^2
Pressão	Pascal (Pa) ou n/m^2
Carga elétrica	Coulomb (C)
Corrente elétrica	Ampere (A) ou C/s

DENSIDADE

A densidade é uma grandeza física que mede quanto há de massa (m) de um corpo por unidade de volume (V). Matematicamente é dada por:

$$d = \frac{m}{V}$$

Unidade SI: kg/m^3
$1kg/m^3 = 0,001g/cm^3$ ($1mg/cm^3$) = $1\mu L$
Densidade da água: $1.000kg/m^3 = 1g/cm^3 = 1mL$
Densidade do ar: $1,215kg/m^3$

A densidade é uma grandeza derivada: depende da massa e do volume. Um objeto pesado (muita massa) não obrigatoriamente é mais denso que um objeto leve (pouca massa). Por exemplo, 1kg de chumbo e 1kg de algodão têm a mesma massa, mas, como o chumbo é muito mais denso do que o algodão, o volume de 1kg de algodão é muito maior que o de 1kg de chumbo. As densidades de alguns materiais são dadas na Tabela 89.1.

Densidade Específica

A densidade específica é a razão entre a densidade do corpo e a densidade da água. Esse conceito é útil porque elimina a unidade de medida e fornece quantas vezes o objeto é mais ou menos denso do que a água. Por exemplo, para o alumínio, sua densidade é 2,7g/cm³ e sua densidade específica é:

$$d_e(Al) = \frac{d(Al)}{d(\text{água})} = \frac{2,7 g/cm^3}{1 g/cm^3} = 2,7$$

Isso quer dizer que o alumínio é 2,7 vezes mais denso do que a água. Para calcular a densidade específica, é fundamental que as densidades do objeto e da água estejam na mesma unidade.

QUESTÕES

1. O que é eletroterapia e quais os equipamentos mais utilizados em medicina estética?
2. Qual é a definição de impedância acústica e qual sua relação com a aplicação de ultrassom sobre a pele?
3. Quais são os efeitos não térmicos causados pelo ultrassom sobre a pele?
4. Qual é o princípio da técnica de vácuo-rolamento utilizada na medicina estética?
5. Qual é a finalidade da eletromioestimulação?

REFERÊNCIAS

1. URONE, P. P. *Physics with Health Science Applications*. Wiley, John & Sons, 1996.
2. GARCIA, E. A. C. *Biofísica*. São Paulo: Sarvier, 1998. p. 173-176.
3. OKUNO, E.; CALDAS, I. L.; CHOW, C. *Física para Ciências Biológicas e Biomédicas*. São Paulo: Harbra, 1982.
4. MENDES, F. L. External ultrasound-assisted lipoplasty from our own experience. *Aesthetic Plastic Surgery*, v. 24, p. 270-274, 2000.
5. ZOCCHI, M. Ultrasonic liposculpturing. *Aesthetic Plastic Surgery*, v. 16, p. 287-298, 1992.
6. SUSLICK, K. S. *Ultrasound: its chemical, physical and biological effects*. New York: VCH, 1988.
7. BRUNO, G.; AMADEI, F.; ABBIATI, G. Liposculpture with ultrasound: Biomedical considerations. *Aesthetic Plastic Surgery*, v. 22, p. 401-403, 1998.
8. NOTH, J. Motor units. In: KOMI, P. V. (ed.). *Strength and Power in Sport*. Oxford: Blackwell Scientific, 1992.
9. ENOKA, R. M. *Bases Neuromecânicas da Cinesiologia*. São Paulo: Manole, 2000.

Capítulo **90**

Aplicação do Ultrassom na Lipodistrofia Ginoide

Gláucia Zeferino

SUMÁRIO

O uso do ultrassom nos tratamentos clínicos e estéticos está vinculado a seus efeitos mecânicos, que ocasionam oscilação das células em alta velocidade, provocando a diminuição do potencial da membrana celular, aumentando a permeabilidade e induzindo o aumento da atividade metabólica.

No tratamento da lipodistrofia ginoide (LDG), esses efeitos ocorrem nos adipócitos, aumentando a atividade metabólica celular, favorecendo a liberação de ácidos graxos livres (AGL), colesterol total (CT) e outros lipídeos da membrana celular e de seu interior. Além desses efeitos, o ultrassom também promove a quebra das ligações intercelulares, ocorrendo aumento da permeabilidade entre as células, o que não só favorece as variações transitórias dos níveis de lipídeos intersticiais e plasmáticos, como induz o aumento da permeabilidade à glicose, facilitando a drenagem dos lipídeos pelo sistema linfático, melhorando a redistribuição de gordura corporal.

HOT TOPICS

- Fatores alimentares e hormonais são importantes na gênese da LDG. Os distúrbios alimentares e o sedentarismo são fatores agravantes do problema.
- O ultrassom possui três efeitos fisiológicos básicos, divididos em: mecânico, térmico e químico.
- Os principais efeitos terapêuticos do ultrassom são: hiperemia local, aumento da permeabilidade das membranas celulares, modificação das estruturas coloidais, efeito analgésico, aumento da permeabilidade da pele e efeito trófico.
- As indicações do ultrassom na medicina estética compreendem lipodistrofia e celulite, próteses mamárias encapsuladas, fibroses pós-cirúrgicas, pós-operatório de cirurgias plásticas e cicatrizes.
- As doses aplicadas dependem da potência de emissão e da superfície de radiação eficaz.
- O tempo máximo de uma sessão de ultrassom é de 20min.
- Recomendam-se duas sessões semanais no tratamento da LDG.

INTRODUÇÃO

A LDG é uma alteração locorregional do panículo adiposo subcutâneo determinando formato corporal característico com alterações histofisiológicas locais. Atinge principalmente a região do quadril e das coxas, podendo, porém, ter outras localizações (Fig. 90.1).

1200 – Condições Inestéticas e Cronológicas

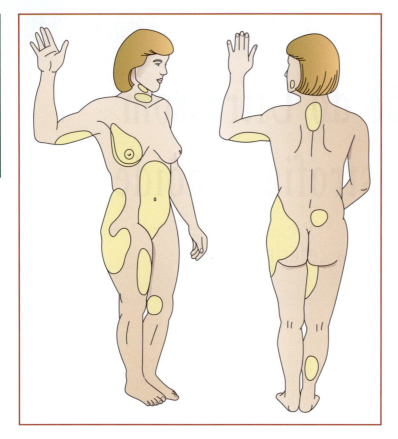

Figura 90.1 – Zonas de acúmulo de gordura no corpo.

São ainda manifestações clínicas da lipodistrofia:

- Pele flácida e com múltiplas depressões.
- Pele em "casca de laranja".
- Em mulheres, principalmente, desproporção tórax/quadril.
- Nos casos graves (Fig. 90.2, *A*) e moderados (Fig. 90.2, *B*) surgem dor e "sensação de peso" local.

Fatores hereditários e hormonais são muitos importantes na gênese do problema, sendo também os distúrbios alimentares e o sedentarismo

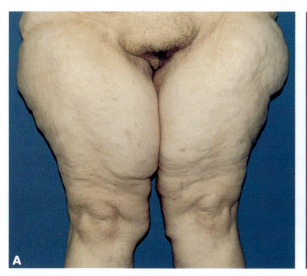 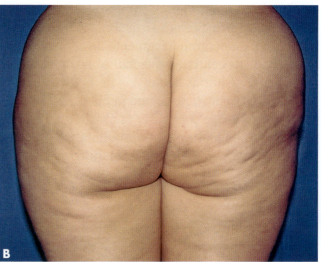

Figura 90.2 – (*A*) Lipodistrofia ginoide grave. (*B*) Lipodistrofia ginoide moderada.

fatores agravantes do problema. Seu tratamento inclui múltiplas modalidades, variando conforme a gravidade do caso[1-3]. Um conjunto de medidas é necessário para efetiva abordagem do problema. Medidas isoladas não resultam em tratamento eficaz, por isso, a paciente precisa de motivação e forte adesão à terapêutica.

TRATAMENTO DA LIPODISTROFIA GINOIDE

As principais modalidades terapêuticas para o tratamento da LDG são:

- Medidas dietéticas.
- Atividade física.
- Tratamento medicamentoso (local, mesoterapia, ionoforese e/ou sistêmico).
- Cirúrgico.
- Eletroestética (terapia subdérmica não invasiva, ultrassom local, pressoterapia, corrente de eletrolipoforese, isometria, corrente tensora).
- Recursos de estética corporal (massagens, drenagem linfática manual, parafango, etc.)[2,4].

A seguir, será enfocado o uso do ultrassom como medida coadjuvante no tratamento da LDG.

ULTRASSOM

Mecanismo de Ação

O ultrassom vem sendo utilizado há vários anos em medicina e fisioterapia e há mais de sete anos foi introduzido no mundo da estética. Baseia-se na produção de uma vibração mecânica de característica igual à da vibração sonora, porém, com frequências muito mais elevadas. O som se produz por vibrações mecânicas de um meio elástico (compressões e descompressões periódicas), propagando-se num movimento ondulatório. Quando a vibração tem frequência de 18 a 18.000Hz (hertz é uma vibração por segundo), o ouvido humano a percebe como som. Quando a frequência de vibrações por segundo, ou hertz, é superior e, portanto, não perceptível pelo ouvido, recebe o nome de ultrassom. Para efeito terapêutico, é necessário que sua frequência seja superior a 500.000Hz. Na prática, as aplicações terapêuticas do ultrassom realizam-se com frequências compreendidas entre 800.000 e 3Hz (1MHz = 1.000.000Hz)[5,6].

Propagação das Ondas Ultrassônicas

As ondas se deslocam mais facilmente em alguns meios que em outros, segundo a possibilidade e a rapidez de deformação do material que compõe o meio (impedância acústica característica). As ondas correm com mais facilidade em meios com elevada impedância acústica característica. Assim, atravessam mais fácil, por exemplo, o aço que a água e o ar. Quando uma onda encontra, em seu percurso, um meio diferente daquele utilizado para se deslocar, pode provocar fenômenos de reflexão, divergências, absorção, ou transmissão.

Reflexão

A onda regressa da superfície do novo meio, sendo o ângulo de reflexão igual ao ângulo de incidência, e os meios de baixa impedância tendem a refletir os raios. Os tecidos moles e os géis de acompanhamento empregados no tratamento têm impedância acústica semelhante, resultando em reflexão mínima. Quanto maior a diferença de impedância acústica entre os meios, mais raios serão refletidos. Já o osso tem impedância acústica muito maior que os tecidos moles, sendo importante a reflexão neste nível, podendo produzir grande aumento de temperatura local, ocasionando a "dor perióstica".

Divergência

A partir do ponto de aplicação, as ondas sonoras seguem direções divergentes e se abrem em leque, abrangendo uma zona extensa, porém, com menor intensidade.

Absorção

Ao atravessar um meio, este absorve parte da energia do ultrassom, reduzindo a intensidade do feixe que prossegue até territórios mais profundos. O coeficiente de absorção do músculo é três vezes maior que o da gordura e o do osso e o do pulmão é até 40 vezes maior que o dos tecidos moles.

Transmissão

A onda não absorvida pode continuar deslocando-se em um novo meio. À medida que o feixe penetra, vai perdendo energia (por divergência, reflexão e absorção). Essa atenuação depende tanto da frequência do ultrassom como da natureza dos tecidos que atravessa. No corpo, as ondas de 3MHz penetram, em média, 1,5cm. Para frequências de 3MHz, a profundidade de penetração é de 4 a 5cm[4-6].

PRINCÍPIOS DO MÉTODO PARA UTILIZAÇÃO NA MEDICINA ESTÉTICA

- *Sonoforese*: utilização da energia ultrassônica com finalidade de facilitar a penetração de algumas medicações de uso tópico. Tal fenômeno baseia-se na mudança estrutural das camadas da pele.
- *Sonoporação*: abertura transitória dos poros da pele, em que é possível através destes extravasar o conteúdo lipídico da célula gordurosa, ou ajudar a introduzir princípios ativos na célula adiposa, o que acontece em milésimos de segundo.

EFEITOS FISIOLÓGICOS DO ULTRASSOM

São três os efeitos básicos:

- Mecânico.
- Térmico.
- Químico.

Mecânico

O ultrassom produz uma série de pressões e descompressões no modo de micromassagem, que confere movimento oscilatório das partículas intra e extracelulares. Esse fator produz aumento na permeabilidade das membranas celulares com aceleração de intercâmbio de fluidos, favorecendo o processo de difusão e metabolismo celular. Pode desagregar macromoléculas. Favorece a liberação de aderências, provavelmente pela separação das fibras de colágeno.

Térmico

A energia mecânica absorvida pelos tecidos pode se transformar em energia térmica; como resultado, obtém-se geração de calor. Isso contribui para a estimulação do metabolismo celular e para a circulação sanguínea e a consequente hiperemia na área tratada.

Pode haver aquecimento das interfaces teciduais, em virtude da reflexão e das ondas estacionárias formadas no local, o que é perigoso, devendo-se evitar este risco movendo-se continuamente o cabeçal de aplicação durante o tratamento. Quando se usa o ultrassom em *emissão pulsada*, o calor é dissipado no intervalo entre os pulsos, provocando mínimos efeitos térmicos, obtendo-se os efeitos mecânicos, que não são afetados pelo modo pulsado, sem qualquer incômodo para o paciente[4-6].

Químico

A associação dos efeitos mecânicos e térmicos induz à liberação de substâncias vasodilatadoras, desagregação de macromoléculas e ação coloidoquímica, fluidificando as substâncias geloides.

Efeitos Terapêuticos

- Hiperemia local: aumento de circulação sanguínea na área tratada, tanto pelo efeito térmico quanto pela liberação de substâncias vasodilatadoras.

- Aumento da permeabilidade das membranas celulares: como consequência, obtém-se um efeito anti-inflamatório e de reabsorção de edemas.
- Modificação de estruturas coloidais.
- Ação mecânica da micromassagem: muito útil para o tratamento de fibroses.
- Efeito analgésico: pelo efeito térmico e pela ação direta do ultrassom sobre os mecanismos contráteis e as fibras nervosas.
- Aumento de permeabilidade da pele, favorecendo a penetração de princípios ativos (ionoforese), principalmente se veiculados em gel.
- Efeito trófico, acelerando a regeneração dos tecidos.

INDICAÇÕES DO ULTRASSOM

Na medicina estética estão mais indicadas as aplicações de 3MHz, que são profundamente absorvidas por tecidos superficiais:

- Lipodistrofia e celulite.
- Próteses mamárias encapsuladas.
- Fibroses pós-cirúrgicas.
- Pós-operatório em cirurgias plásticas.
- Cicatrizes.

CONTRAINDICAÇÕES

- Não aplicar ultrassom sobre olhos, ouvidos, ovários e testículos.
- Gravidez.
- Áreas com tumores e infecção ativa.
- Marca-passos cardíacos.
- Distúrbios de coagulação: evitar modo contínuo.

MODOS DE EMISSÃO

- *Pulsado*: duração do tempo varia entre 0,5ms, 1ms e 2ms.
- *Contínuo*: 0,5/10 – 0,5ms de impulso: 9,5ms de pausa.
- *1/10 – 1ms de impulso*: 9ms de pausa.
- *2/10 – 2ms de impulso*: 8ms de pausa.

Na emissão contínua, busca-se a produção de efeitos químicos, mecânicos e térmicos. A emissão pulsada é indicada para efeito anti-inflamatório, antiálgico e antiedematoso, porém, evitando-se a produção de efeitos térmicos.

DOSE

As doses aplicadas dependem da potência de emissão e da superfície de radiação eficaz. Por isso, a dose se expressa em W/cm^2. O risco de acidente por superdosagem é mínimo, já que o paciente demonstra sensação de dor em tal caso, uma prévia lesão tecidual. Inicia-se o tratamento em dose baixa ($0,5W/cm^2$) e aumenta-se progressivamente. O ultrassom 6.000 utilizado na medicina estética tem potência de aplicação de $2W/cm^2$ quando trabalha em modo contínuo e $3W/cm^2$ quando trabalha em modo pulsado; portanto, com risco de acidentes bastante reduzido.

TEMPO DE TRATAMENTO – TÉCNICA DE APLICAÇÃO

A duração de uma sessão é de 5 a 10min, podendo levar, no máximo, 20min em áreas muito extensas, ou várias áreas numa mesma sessão.

TÉCNICA

A técnica é o acoplamento direto: entre o cabeçal de aplicação e a pele coloca-se uma substância de acoplamento (uma camada de gel), cujas impedância e transmissão acústica são similares às da pele e dos tecidos moles do organismo.

O cabeçal se mantém em contínuo movimento, separando-se intermitentemente da área sob tratamento, sempre coberta de gel (Fig. 90.3).

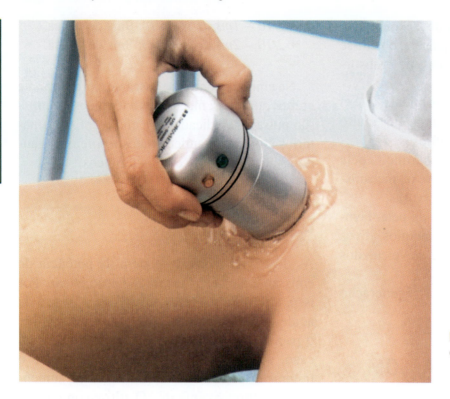

Figura 90.3 – Técnica de aplicação do ultrassom.

AVANÇOS TECNOLÓGICOS DO MÉTODO APLICADOS À LIPODISTROFIA GINOIDE

Equipamentos computadorizados constituídos por três cabeçotes geradores de ultrassom (15 a 18W/cristal) e corrente elétrica acoplados (Manthus-R; Heccus-R), o que gera benefícios adicionais na LDG, assim como na paniculite edemo-fibro-esclerótica. Tal emissor de ultrassom gera, portanto, na dependência do equipamento escolhido, de 45 a 54W, em associação ao gerador de corrente elétrica tripolar, resultando em correntes de média frequência e polarizadas. Tal associação incrementou a lipólise e a hidrolipoclasia, possibilitou tratamentos de regiões circunscritas com corrente elétrica e através do cabeçote grande com três cristais proporcionou aumento na área tratada e diminuição consequente do tempo de exposição do ultrassom e, finalmente, a utilização de dois princípios, a iontoforese associada à fonoforese ou sonoforese, intensificando a introdução de fármacos e princípios ativos utilizados na medicina estética e na fisioterapia dermatofuncional.

Plataforma Dupla de Ultrassom de Alta Densidade (Ultracontour-R)

Inclui dois tipos de ultrassom de uso terapêutico, sendo um focal (em torno de 2mHz) e por ser focal (gerando aplicação de ponto a ponto) é, portanto, considerado de alta intensidade, e o outro modal, com maior penetração e, portanto, com efeito de drenagem, em que o efeito lipolítico da primeira fase é seguido da segunda fase modal do ultrassom com drenagem linfática tecidual local de até 80% do líquido e da gordura extravasados no local. É de alta potência, portanto, a aplicação deve ter acompanhamento médico para adequada diurese, além de controle dos lipídeos sanguíneos.

Plataforma de Radiofrequência Associada ao Ultrassom (Accent-ultra)

Radiofrequência utilizada no tratamento da LDG associada a ultrassom, em que tal cabeçote é de desenho irregular e sua aplicação linear gera ondas que chegam em tempos diferentes ao tecido, como ondas do mar, cujo efeito de lesão da membrana da célula do adipócito é potencializado.

CONSIDERAÇÕES FINAIS

No tratamento da LDG, o ultrassom é um importante recurso terapêutico adjuvante, junto com: mesoterapia (pré e/ou pós-sessão); terapia subdérmica não invasiva; termoterapia com raios infravermelhos; drenagem linfática manual, eletrônica ou pressórica e pós-cirúrgico (lipoaspiração) (Fig. 90.4).

Recomendam-se duas sessões por semana, com duração máxima de 20min, no modo contínuo, na frequência de 3MHz, nas áreas de acúmulo de gordura, podendo ser utilizado gel com princípio ativo veno e linfoestimulante, vasodilatador e lipolítico (ionoforese).

Após cada sessão, realiza-se drenagem linfática, objetivando aproveitar os efeitos de aumento de metabolismo local, permeabilidade das membranas e vasodilatação na eliminação do edema, muitas vezes encontrado na LDG grave.

Os últimos avanços técnicos nessa área com os aparelhos de cabeçote triplo de ultrassom associado à eletroterapia e as plataformas de ultrassom de alta potência, além da radiofrequência associada ao ultrassom, vieram a potencializar resultados, promovendo melhores resultados principalmente nos casos de lipodistrofia moderada a grave. O acompanhamento e a execução devem ser realizados por médico nos últimos dois aparelhos citados.

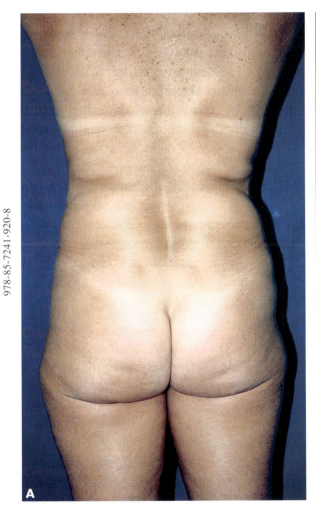 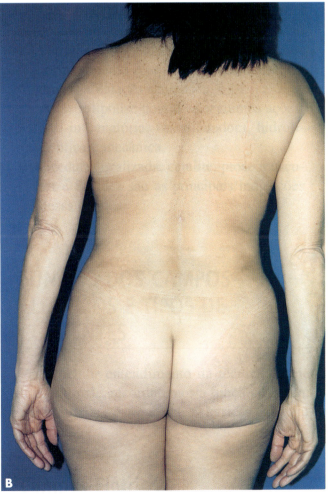

Figura 90.4 – (A) Exemplo de lipodistrofia leve de dorso (flancos). (B) Após tratamento com técnicas de eletroestética e mesoterapia com quatro meses de duração.

ação localmente na região afetada, através de agulhas eletrodos muito finas e resistentes que são introduzidas aos pares.
- A frequência é medida em hertz, normalmente de 5 a 50Hz, e a intensidade medida em miliamperes (mA) normalmente de 1 a 30mA.
- A sensibilidade individual de cada paciente determina a intensidade da corrente.
- Existem variações de intensidade de corrente que dependem da marca e modelo do aparelho.
- A frequência dá o direcionamento e a ação específica a cada forma de onda, quanto mais alta a frequência, mais superficial é a estimulação.

Portanto, frequências entre 30 e 50Hz têm ação preferencialmente na epiderme com diminuição da sensibilidade à dor. Entre 20 e 30Hz, a ação é na derme, ativando a microcirculação e diminuindo o edema (ação anti-inflamatória). Já a frequência entre 10 e 20Hz tem ação sobre o adipócito, estimulando as terminações do sistema neurovegetativo simpático, liberando o monofosfato cíclico de adenosina (cAMP, *cyclic adenosine monophosphate*) intra-adipocitário, que vai estimular a lipase inativa tornando-a ativa e liberar triglicerídeos sob a forma de ácido graxo e glicerol. A frequência entre 5 e 10Hz age sobre os músculos. A corrente utilizada é polarizada bidirecional de baixa frequência com tempo de repouso, que possui características tanto de corrente galvânica como de corrente farádica.

A corrente elétrica flui, troca de sentidos, promovendo a repolarização dos íons e para por alguns instantes.

É essa parada, esse repouso, que dá tempo para a energia térmica se dissipar e também para os íons se equilibrarem e reagirem quimicamente.

O aparelho tem diferentes números de saídas e de cabos e podem ser estimulados de 8 a 12 pares de agulhas.

As agulhas utilizadas como eletrodos são de aço inoxidável com pontas diamantadas com 0,3mm de diâmetro e o comprimento varia de 1 a 15cm, dependendo da região a ser tratada (Fig. 91.3). Essas agulhas são ligadas aos pares no aparelho, através dos cabos (Fig. 91.4).

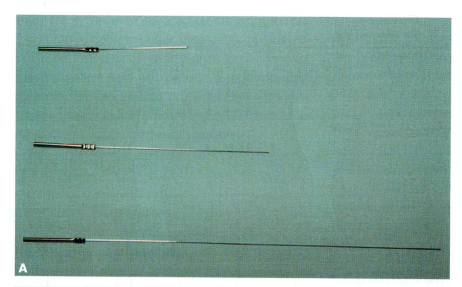
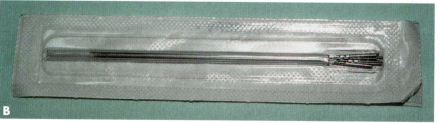

Figura 91.3 – (*A* e *B*) Agulhas utilizadas como eletrodos em eletrolipoforese.

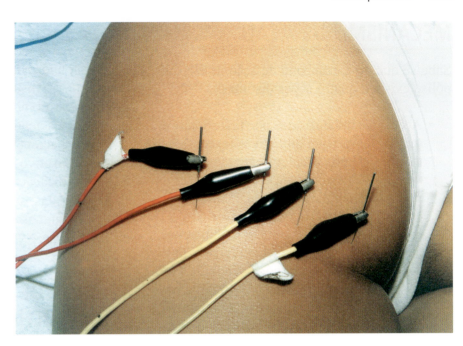

Figura 91.4 – Colocação de agulhas e cabos no tratamento com eletrolipoforese.

FUNÇÃO DA ELETROLIPOFORESE

A corrente bidirecional de baixa frequência, com fraca intensidade e tempo de repouso, veiculada entre os pares de eletrodos implantados no tecido subcutâneo, estimula a lipólise sem causar esteatonecrose.

Correntes alternadas de baixa frequência produzem efeitos estimulantes e analgésicos. Talvez por esse motivo a tolerância à corrente no início de uma sessão de eletrolipólise seja menor que no final. Esse efeito é causado pela liberação de endorfinas e catecolaminas.

Impulsos elétricos, assim como íons, caminham através dos dutos das glândulas sebáceas e sudoríparas e se espalham através da derme, na qual se acumulam. Ali, os íons são drenados pelo sistema circulatório local. O transporte dos íons é facilitado pela vasodilatação local devida à corrente elétrica.

Durante a sessão de eletrolipólise, o paciente experimenta uma suave sensação de formigamento e aquecimento, explicada pela dilatação dos vasos sanguíneos. Essa vasodilatação resultante de maior circulação sanguínea local provoca maior troca nutricional com o tecido adjacente.

A circulação e os músculos, estimulados pela ação da eletrolipólise, se submetem a um profundo trabalho de regeneração. As circulações sanguínea e linfática altamente incrementadas facilitam a drenagem das toxinas pelo aparelho urinário e pelo sistema linfático. O tecido adiposo é quebrado e convertido em glicogênio para uso do tecido muscular.

A estimulação elétrica das terminações do sistema neurovegetativo simpático libera cAMP intra-adipocitário e transforma a lipase inativa em lipase ativa, que é responsável pela degradação dos triglicerídeos em glicerol e ácido graxos.

Com base nesse conceito, a Dra. Dung Dang-Vu-Nguyen, em 1992, realizou estudos científicos comparando o efeito da eletrolipólise com acupuntura simples. Nesse estudo, foi medida a taxa de glicerol urinário em gramas/litro na urina de 24h de 20 pacientes antes e depois de serem submetidas à eletrolipoforese e em 5 pacientes submetidas à acupuntura convencional. Nas 20 pacientes submetidas à eletrolipoforese houve aumento da taxa de glicerol urinário proporcionalmente à redução do tecido adiposo (medido em cm). Nas cinco pacientes submetidas à acupuntura não houve alteração da taxa de glicerol. Quanto maior a taxa de glicerol encontrado na urina, maior era a perda de medidas da paciente. O glicerol é um subproduto da degradação dos triglicerídeos. Esse resultado sugere que exista a "lipólise".

MECANISMO DE AÇÃO

Sabe-se que no mecanismo de ação da eletrolipólise existem quatro ações distintas:

- Ação anti-inflamatória, por reabsorção de metabólitos, o que diminui as reações edematosas. O efeito da corrente elétrica modifica a permeabilidade e a polarização da membrana celular; a repartição de íons Na e K se encontra trocada, assim como o conteúdo em água das células. Há hiperemia, calor local e catabolismo celular.
- Ação de vasodilatação, por estímulo elétrico dos *nervi-vasa-vasorum*, permitindo a reabertura de *shunts* capilares e vasodilatação. Essa hipervascularização modifica o metabolismo das células, permitindo aumentar suas trocas e melhorar sua nutrição. A corrente ativa na microcirculação local aumenta o débito circulatório, facilita a cataforese, eliminando assim as toxinas e os produtos de degradação das gorduras.
- Ação hidrolipolítica se dá por estímulo elétrico das terminações do sistema neurovegetativo simpático. Esse estímulo desencadeia uma liberação de cAMP intra-adipocitário que seria a origem da degradação dos triglicerídeos. O tecido gorduroso é rico em água e em eletrólitos; toda corrente elétrica que atravessa tal meio provoca um fenômeno de eletrólise; portanto, as trocas iônicas através da membrana celular se encontram melhoradas. Os adipócitos nas regiões de celulite são células "estáticas". A eletroterapia mobiliza os adipócitos e aumenta a eliminação de produtos de degradação de lipídeos e restos da combustão celular, na circulação.
- A ação mecânica ocorre por contração das fibrilas do tecido conjuntivo subcutâneo, o que confere à pele melhor tonicidade e melhor textura.

INDICAÇÕES E CONTRAINDICAÇÕES

A eletrolipoforese com agulhas é indicada nos casos de gordura localizada, celulite, nódulos e retrações pós-lipoaspiração, ptose muscular (abdominal, glúteos, face) e flacidez suave da pele.

É contraindicada nos pacientes com insuficiência cardíaca e insuficiência renal, portadores de marca-passo, trombose venosa profunda, epilepsia, gravidez e pacientes em uso de anticoagulantes.

Já nos pacientes em uso de próteses metálicas e dispositivo intrauterino (DIU) com cobre, a contraindicação é relativa, limitando-se à não colocação das agulhas perto do metal para não criar um campo elétrico ao redor do DIU ou da prótese.

TÉCNICA DE IMPLANTAÇÃO DAS AGULHAS

Antes de iniciar o tratamento, deve-se observar cuidadosamente se não existem alterações cutâneas na região a ser tratada, como feridas, eczemas, acne, inflamações, etc.

Devemos observar também se o tecido a ser tratado tem boa hidratação e se a quantidade de sódio está dentro dos parâmetros normais (30 a 90mEq/L na urina), para que possa ser bom condutor de eletricidade.

As agulhas devem ser colocadas respeitando-se sempre uma distância de 5cm entre elas e de 1 a 2cm entre dois pares.

Cada par de agulhas deve ter um polo positivo e um polo negativo.

O comprimento da agulha, o plano de inserção e a disposição dependerão do efeito terapêutico que se deseja.

Segura-se a agulha a 3cm da ponta entre o polegar e o indicador, podendo assim exercer forte pressão sobre a agulha, o que permite direcionar a implantação, e com a outra mão esticar bem a pele. Nunca pinçá-la durante a implantação (Fig. 91.5).

PROTOCOLOS DE TRATAMENTO

Nos casos de celulite difusa, avaliamos o paciente em pé para decidir os locais a serem tratados e fazer medidas. Após esse procedimento, coloca-se o paciente em decúbito dorsal ou ventral,

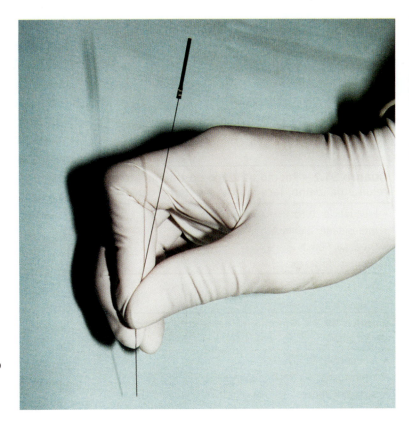

Figura 91.5 – Técnica de implantação da agulha de eletrolipoforese.

se a lipodistrofia for posterior, realiza-se antissepsia com álcool 70° para a implantação das agulhas. Nesse caso, as agulhas são longas, de 10 a 12cm de comprimento e 0,3mm de diâmetro.

Nas lipodistrofias abdominais, a direção das agulhas, de mesmas características, será oblíqua respeitando a direção dos músculos transversos; a agulha é introduzida com um golpe seco perpendicularmente à superfície cutânea até atingir profundidade de 1,5 a 2cm quando a agulha é colocada tangencialmente ao plano cutâneo para deslizar todo seu comprimento na região celulítica. Nessa manobra, a agulha deve penetrar sem resistência e sem desencadear dor alguma, o que indica que está no subcutâneo.

Nas regiões da coxa e do culote, o ângulo que a agulha de 10 a 12cm de comprimento faz com a pele não deve ultrapassar 40°. Na região abdominal, não exceder 30°. Repetir o procedimento com a outra agulha sempre respeitando a distância entre as duas agulhas, que não deve ser superior a 5cm (isso permite uma concentração ideal do campo elétrico) e a distância entre as duas agulhas implantadas e não estimuladas deve ser de 2cm (para evitar depressões).

Ligar o aparelho de eletroestimulação e religar as agulhas duas a duas: a frequência inicial varia entre 10 e 20Hz, a intensidade entre 2 e 6mA, as sessões têm duração média de 45min e o número ideal de sessões será de seis a oito (Quadro 91.1).

Na celulite localizada em joelhos, face interna e externa de coxas, usam-se agulhas de 3 a 6cm de comprimento, menores que nas demais áreas.

A técnica visa "cercar" a região a ser tratada com as agulhas, que são implantadas de modo perpendicular à pele até que se perceba uma mudança da resistência à penetração das agulhas, indicando que a aponeurose muscular foi atingida. Nesse caso, a aponeurose é igualmente estimulada, o que provoca um "efeito de mioestimulação" (Quadro 91.2).

Na celulite com aspecto de "casca de laranja", a implantação é perpendicular à derme, entre 0,5 e 1cm de profundidade. Esse procedimento é mais doloroso (Quadro 91.3).

Para a retificação de irregularidades pós-lipoaspiração, coloca-se um par de agulhas perpendiculares à superfície da pele, diretamente na "bossa" até o plano subcutâneo, provocando

Quadro 91.1 – Esquema de tratamento de celulite

- Frequência: 10 a 20Hz
- Intensidade: 2 a 6mA
- Duração: 45min
- Número de sessões: de 6 a 8 (em média)

Quadro 91.2 – Padrão utilizado no tratamento da celulite de joelho, face interna e externa de coxa

- Frequência: 10Hz
- Intensidade: 2 a 4mA
- Duração: 50min
- Número de sessões: 3 (em média)

Quadro 91.3 – Tratamento de celulite em "casca de laranja"

- Frequência: 10 a 20Hz
- Intensidade: 1 a 3mA
- Duração: 30min
- Número de sessões: 3 (em média)

Quadro 91.4 – Padrão de tratamento da "bossa" pós-lipoaspiração

- Frequência: 15Hz
- Intensidade: 2 a 6mA
- Duração: 50min
- Número de sessões: 3 (em média)

Quadro 91.5 – Padrão de tratamento das depressões pós-lipoaspiração

- Frequência: 20 a 30Hz
- Intensidade: 1 a 3mA
- Duração: 30min
- Número de sessões 3 (em média)

assim "lipólise" (Fig. 91.6 e Quadro 91.4), e outro par de agulhas pequenas, uma em cada "depressão", atingindo a derme para melhorar a flacidez cutânea (Quadro 91.5).

Na flacidez muscular, em geral, implantamos agulhas de 3 a 8cm de comprimento perpendicularmente à superfície da pele, até encontrar o primeiro fascículo muscular. As agulhas são dispostas em direção cranial, por exemplo: seguindo a direção longitudinal dos músculos pequeno e médio glúteo ou do músculo reto abdominal. No caso do grande glúteo ou músculo transverso do abdome, as agulhas são implantadas transversalmente da face medial para a lateral.

No caso de músculos faciais, a direção é longitudinal e o sentido cranial, para melhorar ptose e flacidez, estimulando o músculo platisma para tratamento do terço inferior da face e o conjunto músculo zigomático maior/músculo risório/músculo elevador do canto da boca para elevação do terço médio.

Essas agulhas são dispostas de modo a criar linhas paralelas entre elas (disposição histológica das fibras musculares) (Quadro 91.6 e Fig. 91.7).

QUESTÕES

1. Qual é o tipo de corrente elétrica utilizado no aparelho de eletrolipoforese?
2. O que é *poder das pontas* e qual sua importância?
3. O que é solução eletrolítica e como podemos usar esse conceito na eletrolipoforese?
4. Como podemos atingir as camadas superficiais ou mais profundas (epiderme, derme, subcutânea ou músculo)?

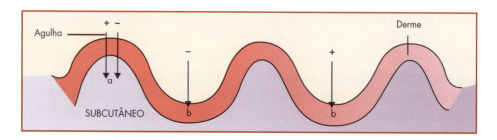

Figura 91.6 – Esquema de pele e subcutâneo pós-lipoaspiração. Observa-se a colocação das agulhas na "bossa" (*a*) e nas depressões (*b*).

Quadro 91.6 – Padrão de tratamento nos casos de flacidez muscular
• Frequência: 5 a 10Hz • Intensidade: 1 a 3mA • Duração: 30min • Número de sessões: 4 (em média)

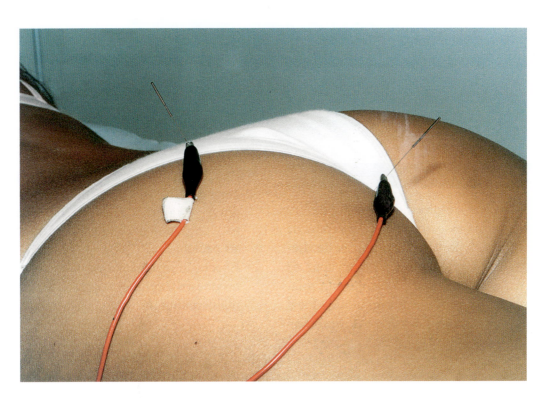

Figura 91.7 – Aplicação perpendicular das agulhas para fortalecimento muscular.

5. Em qual situação podemos usar a eletrolipoforese com agulha? Qual sua vantagem sobre outros tratamentos para as mesmas situações?

LEITURA COMPLEMENTAR

CIPORKIN, H.; PASCHOAL, L. H. *Atualização Terapêutica e Fisiopatologia da Lipodistrofia Ginoide – "Celulite"*. São Paulo: Santos, 1992.

GIRARD, M.; LOPEZ-KINÉ, M. *Esthétique et Cellulite*. Marseille Solal, 1993.

NGUYEN, D. D. V.; PARIENTI, J. Électrolipolyse. *Traitement de la Cellulite*. Paris: Simep, 1992.

PARIENTI, J. *Médecine Esthétique*. Barcelona: Masson, 1985.

RICCI, G. H.; PAOLOROSSO, A. *Cosmetologia Estetica e Apparecchiature per L'esteticista del 2000*. 4. ed. Imiei Cosmetici, 2000.

SORIANO, M. C. D.; PÉREZ, S. C.; CORRAL BASQUÉS. M. L. *Electroestética Profesional Aplicada*. Barcelona: Tesys, 2000.

Capítulo 92

Vácuo-rolamento

Raul Mauad

SUMÁRIO

O sistema de vácuo-rolamento (SVR) foi desenvolvido a partir da associação dos princípios da utilização simples de vácuo e técnicas de drenagem linfática. Uma força mecânica capaz de preguear e, ao mesmo tempo, permitir um rolamento da pele, diminui a retenção líquida local e aumenta a circulação sanguínea, utilizada no tratamento de diferentes graus de celulite.

HOT TOPICS

- O SVR consiste na associação do sistema de vácuo e técnicas de drenagem linfática.
- Sua principal ação é diminuir a retenção líquida local e aumentar a circulação sanguínea, atenuando a celulite e reduzindo medidas.
- Os principais componentes do SVR são: console (corpo do aparelho), sistema de vácuo e aplicadores manuais.
- A aplicação do SVR deve ser realizada por profissionais habilitados, como fisioterapeutas, esteticistas e enfermeiros.
- Os melhores resultados do tratamento são observados em mulheres jovens (30 a 55 anos de idade), não obesas, não fumantes, com graus de celulite I e II e que não estejam em hormonoterapia.
- As sessões de SVR são realizadas duas vezes por semana, com um mínimo de sete a dez sessões para obtenção de resultados.
- Existem oito manobras básicas realizadas com o SVR, e o nível de vácuo aumenta progressivamente à medida que o tratamento avança, não devendo causar desconforto ao paciente.
- Execução incorreta das manobras, pacientes obesos e celulite avançada são as causas mais comuns de insatisfação com o método.

INTRODUÇÃO

A lipodistrofia ginoide é uma modificação fisiopatológica, locorregional do tecido adiposo, determinante do contorno corporal do indivíduo. Comumente chamada de celulite, seu tratamento é considerado difícil na medicina estética e, na maioria dos casos, paliativo[1]. Apesar da frequência com que a celulite aparece, em especial no sexo feminino, sua fisiopatologia não é totalmente compreendida[2], o que prejudica uma abordagem terapêutica única, segura e definitiva para todos os casos[1,3].

Dependendo do grau de celulite, da área do corpo comprometida e de sua extensão, pode trazer para a paciente uma série de alterações tanto de ordem física como emocional. Assim, a busca por uma forma de tratamento é bastante comum e não raro se observa a divulgação, em grande parte por profissionais desqualificados, de fórmulas mágicas para o fim do problema.

A celulite pode estar associada à gordura localizada; seus tratamentos são diferentes na maioria dos casos, sendo a lipoaspiração a técnica mais eficaz[4,5]. Em certas situações, todavia, quando não se opta por procedimentos cirúrgicos, alguns métodos existentes na medicina estética se sobrepõem tanto para a celulite como para a gordura localizada. Entre eles está o SVR.

Com origem na França, na década de 1970, o SVR foi desenvolvido a partir da associação dos princípios da utilização simples de vácuo e técnicas de drenagem linfática. Inicialmente criado com o intuito de realizar massagem muscular, sua real aplicação se voltou ao tratamento da celulite. A observação de que uma força mecânica capaz de preguear e, ao mesmo tempo, permitir um rolamento da pele diminui a retenção líquida local e aumenta a circulação sanguínea fez com que surgissem aparelhos específicos para o tratamento dos diferentes graus de celulite[6-8].

Por meio do uso de aplicadores manuais, o SVR é capaz de tratar, numa única sessão, grandes áreas corporais como coxas, nádegas e flancos. Dessa forma, proporciona, ao final de várias semanas, atenuação da celulite e pequena redução de medidas. No entanto, há ainda a necessidade de pesquisas científicas sobre o tema; avaliações histológicas pós-tratamento, comparações entre diferentes grupos e resultados a longo prazo são exemplos de questões que necessitam ser mais bem estudadas[9-12].

SISTEMA DE VÁCUO-ROLAMENTO – PRINCIPAIS COMPONENTES

O SVR possui três principais componentes na maioria dos aparelhos comercializados:

- *Console*: representa o corpo do aparelho. Nele estão contidos os principais componentes maquinários, como bomba de vácuo, filtros, parte elétrica, sistemas de segurança, painel de leitura, etc. Em geral, ligada ao console existe uma haste flexível em cuja extremidade final está o aplicador manual. O console, na maioria das vezes, está sobre um sistema de rodas que permite seu transporte.
- *Sistema de vácuo*: a partir da bomba de vácuo instalada no console, o sistema chega até o paciente por meio dos aplicadores. Entre o aplicador e a bomba de vácuo há uma conexão tubular pertencente à haste flexível.
- *Aplicadores manuais*: existem dois tipos básicos de aplicadores destinados a cobrir áreas diferentes do corpo. O aplicador maior, cuja parte interna possui o vácuo, e também um sistema formado por dois roletes que giram ao redor do próprio eixo. Com isso,

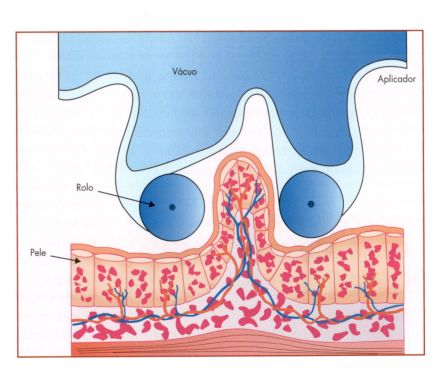

Figura 92.1 – Esquema de vácuo sobre a pele com o aplicador maior.

é capaz de preguear a pele por meio da sucção dada pelo vácuo ao mesmo tempo em que permite o rolamento e o deslizamento da derme e de parte da hipoderme. O aplicador maior é utilizado para áreas como coxas, quadril, nádegas, dorso e abdome (Fig. 92.1). Os aplicadores menores, que variam quanto à forma e ao número, são destinados a áreas específicas como braços, panturrilhas e parte interna dos joelhos.

PROFISSIONAIS ENVOLVIDOS COM O SISTEMA DE VÁCUO-ROLAMENTO

O SVR é um equipamento médico e, portanto, é de total responsabilidade do profissional a indicação para o tratamento, a definição do número de sessões, o acompanhamento, a interrupção em casos de eventuais intercorrências e a avaliação dos resultados. Todavia, a execução das técnicas empregadas na aplicação do SVR deve ser realizada por profissionais habilitados. Fisioterapeutas, esteticistas e enfermeiros são exemplos de profissionais capacitados para exercer essa função.

Uma vez que os resultados do tratamento são dependentes da execução correta das manobras realizadas pelo profissional, é de suma importância que este seja treinado previamente, para poder executá-las de modo adequado. Considerando que é necessário certo esforço físico para a realização das manobras pelo terapeuta que operará o SVR, o número de sessões deve ser limitado, principalmente no início. À medida que se adquire habilidade na execução das técnicas, é possível realizar, de forma mais consistente, a mesma terapia para todos os pacientes.

INDICAÇÕES PARA O TRATAMENTO COM O SISTEMA DE VÁCUO-ROLAMENTO

A princípio, qualquer pessoa que se preocupa com a aparência da celulite é um candidato em potencial ao tratamento com SVR. Entretanto, os melhores resultados ocorrem em certos grupos nos quais prevalece: mulheres jovens (30 a 55 anos de idade), não obesas, não fumantes, que não estejam em hormonoterapia e que apresentem celulite de graus I e II. Concomitantemente ao tratamento, é desejável que o paciente mantenha ingestão líquida adequada (2 a 3L de água), dieta equilibrada e atividade física regular. Avaliação nutricional prévia ou durante o tratamento com o SVR é considerada ideal, permitindo alterações e eventuais correções na dieta.

Antes de iniciar o tratamento, o paciente deve passar por consulta médica e anamnese completa. Entre os critérios para o tratamento com SVR, é importante considerar:

- *Ter boas condições de saúde*: aqui vale a experiência clínica do médico, e este deve avaliar as possíveis contraindicações do tratamento. São elas: hipertensão arterial não controlada; obesidade acima de 15kg do peso ideal; diabéticos com tendência à formação de equimose ou hematomas; alterações cutâneas, como erupções e dermatites; alterações vasculares, como flebites e varizes calibrosas (nas quais o tratamento não deve ser aplicado diretamente); distúrbios de coagulação e pacientes em tratamento oncológico que possam apresentar alterações cutâneas e vasculares. Na gravidez, deve-se também contraindicar o SVR, pois não há estudo a respeito do tratamento neste grupo. Na terapia hormonal, em que pode ocorrer maior retenção hídrica, aumento do tecido gorduroso e, em certos casos, acentuação da celulite, o tratamento geralmente é mais longo ou com menor eficácia.
- *Expectativas realistas*: cabe ao médico explicar o método ao qual o paciente se submeterá e os reais resultados obtidos no tratamento da celulite com o SVR. Em situações em que não há compreensão por parte do paciente das limitações do tratamento, o melhor é não realizá-lo.
- *Adesão*: prática de exercícios físicos, dieta com baixa ingestão de gordura e interromper ou mesmo suspender o hábito de fumar são exemplos de empenho e colaboração com o tratamento.

- *Pós-operatório de cirurgia plástica*: indicado no pós-operatório de lipoaspiração de flancos, coxas e nádegas. Geralmente, inicia-se a partir do primeiro mês da cirurgia, em que a sucção provocada pelo aparelho na pele não é tão dolorosa.

INÍCIO DO TRATAMENTO COM O SISTEMA DE VÁCUO-ROLAMENTO

Uma vez autorizadas pelo médico, as sessões são realizadas duas vezes por semana. Um mínimo de 7 a 10 sessões dá início ao tratamento, podendo estender-se até 20 ou mais sessões para casos com graus mais avançados de celulite. Ao final dessa etapa, seguem-se sessões mensais de manutenção. A maioria dos pacientes relata melhora da aparência da celulite e redução das medidas, em geral a partir da sexta à nona sessão.

O terapeuta encarregado pelo início do tratamento deve reforçar as informações dadas anteriormente pelo médico e completar a avaliação, a qual inclui:

- *Realização de medidas*: quanto mais específicas e detalhadas são as medidas, mais precisa é a avaliação posterior. As medidas são repetidas na metade do tratamento e ao final (Quadro 92.1).
- *Fotografias*: além das fotografias iniciais e finais, recomenda-se outra sessão fotográfica na metade do tratamento. Devem ser tiradas sempre no mesmo local, com a mesma luminosidade e da mesma distância. As posições de frente, de costas e laterais direita e esquerda são as mais utilizadas.
- *Uso da malha*: usada durante todo o tratamento, oferece conforto para o paciente e serve de barreira considerável entre o aplicador e a pele. A malha permite que o aplicador deslize com facilidade sobre o corpo, tornando o tratamento mais eficaz. Vale lembrar que a malha deve estar bem modelada ao corpo, mas não deve exercer compressão. A aplicação do SVR provoca esfoliação da pele; o vácuo e o aplicador absorvem grande quantidade de células mortas, descamações, etc. Esses resíduos se transformam em um "pó branco" que é removido pelo sistema de filtragem.
- *Nível de vácuo*: para determinar o nível de vácuo pelo sistema, de tal forma que seja tolerável e, ao mesmo tempo, exerça papel redutor do grau de celulite, o terapeuta deve manter um diálogo constante com o paciente visando ao seu conforto a cada sessão. O tratamento não deve ser doloroso e do tipo "quanto maior a dor, melhor o tratamento". De forma geral, as sessões iniciais devem ser feitas com um nível baixo de sucção, que deve ser aumentado gradativamente à medida que o paciente vai se acostumando com a intensidade do vácuo. Nos casos de pacientes em que a tolerância ao SVR é menor, é preferível manter um nível mais baixo de sucção e prolongar o número de sessões.
- *Contração isométrica*: esse processo implica contração do músculo da área em que será aplicado o SVR para maximizar o efeito do tratamento. Para isso, o paciente deve contrair o músculo da área a ser tratada por aproximadamente 40s. A contração isométrica pode ser introduzida a partir da segunda ou terceira sessão e ajuda os pacientes que têm maior sensibilidade ao aparelho a suportar um nível mais elevado de vácuo.
- *Aplicadores*: o aplicador maior é utilizado em áreas como abdome, coxas, flancos, nádegas e dorso. Os aplicadores menores, que em geral apresentam algumas variações quanto à forma, são destinados a áreas como panturrilha, parte superior das costas, ombros, braços e parte interna do joelho. Ambos os tipos de aplicadores devem ser usados somente sobre a malha. Os aplicadores não devem ser empregados sobre áreas como pescoço, face, mamilo e aréola da mama.

Queixas mais Frequentes

É comum, durante o tratamento, o paciente relatar certas queixas ligadas diretamente à aplicação do SVR. São problemas de fácil resolução

Quadro 92.1 – Avaliação do paciente e plano de tratamento

Nome:					
Nº da sessão					
Data					
Peso					
Altura					
Medidas	Distância do chão (*ref*)				
Cintura					
Quadril					
Coxa direita					
Coxa esquerda					
Joelho direito					
Joelho esquerdo					
Panturrilha direita					
Panturrilha esquerda					
Inframamária					
Antebraço direito					
Antebraço esquerdo					
Braço direito					
Braço esquerdo					

e que podem ser evitados tomando-se determinadas medidas:

- Remover qualquer material (por exemplo, joias, relógios, *piercings*) das áreas tratadas, para evitar pequenos ferimentos.
- Evitar fazer depilação, raspar os pelos ou fazer sessões de bronzeamento antes ou depois da sessão com SVR, pois pode ocorrer certo desconforto.
- Algumas pacientes relatam aumento do fluxo sanguíneo durante a menstruação, além de certo escurecimento e forte odor da urina ao longo do tratamento. A orientação para o aumento da ingestão de líquidos é suficiente para a correção do problema.
- A utilização mecânica do aplicador sobre a pele provoca a esfoliação e o aumento da circulação sanguínea. Leve hiperemia é observada durante o tratamento e pode persistir por cerca de 30min após a sessão. Nesse caso, basta apenas orientação ou o uso de cremes hidratantes sobre o local.
- Sensação de leve "formigamento", que desaparece depois do tratamento.
- Certos pacientes podem ter uma sensação de frio ao final da sessão, em geral resultante das modificações da circulação com consequente resfriamento do corpo. O uso de cobertores nas extremidades ajuda a resolver tal situação.
- O surgimento de equimoses ou hematomas ocasionais pode suspender as sessões seguintes até que se resolvam espontaneamente.
- Não se recomenda a aplicação do SVR diretamente sobre veias varicosas. Entretanto, alguns pacientes relatam acentuação de telangiectasias; outros, melhora no clareamento dos vasos. Tratamento agressivo pode exacerbar os resultados.

MANOBRAS BÁSICAS DA TERAPIA COM O SISTEMA DE VÁCUO-ROLAMENTO PARA CELULITE

São oito as manobras básicas possíveis de serem realizadas com o SVR. Os objetivos variam desde aumentar a capacidade de resistência do paciente

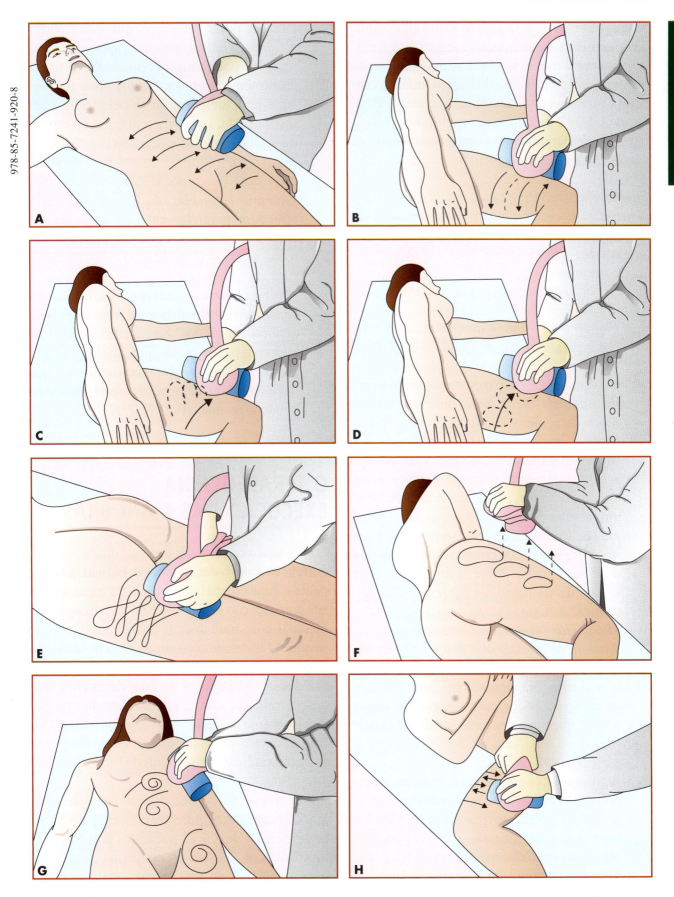

Figura 92.2 – (*A* a *H*) Manobras de tratamento para lipodistrofia ginoide pelo sistema de vácuo-rolamento.

ao pregueamento causado pelo vácuo até estimular o aumento da circulação sanguínea e linfática. De certo modo, algumas se assemelham às manobras empregadas na drenagem linfática corporal (bombeamento, círculo fixo, pressão, etc.). O nível de vácuo aumenta progressivamente à medida que o tratamento avança, muito embora não deva causar desconforto ao paciente:

- *Nivelar (levelling)*: esta manobra auxilia o paciente a se acostumar com a sensação do aplicador. Utilizada a partir da primeira sessão, deve percorrer cada parte do corpo a ser tratada, mantendo o aplicador junto ao corpo e movendo-o para a frente e para trás (Fig. 92.2, *A*).
- *Flutuar (swooshing)*: movimenta-se o aplicador para a frente, nivelando, e retorna-se "flutuando", levantando o aplicador do corpo e quase perdendo o contato com a superfície da pele. Serve para aumentar a tolerância do paciente ao pregueamento. Assim como a primeira, esta manobra pode ser usada em todas as áreas (Fig. 92.2, *B*).
- *Pular (jumping)*: aumenta ainda mais a tolerância ao pregueamento da pele. Aplicar um movimento rápido de pressionar e pular para a frente e retornar flutuando. Essa manobra requer um contato firme, mas não deve ser feita de forma intensa. Não deve ser usada no dorso ou sobre o estômago (Fig. 92.2, *C*).
- *Massagear (massaging)*: incorpora ao movimento de levantar ou "flutuar" um movimento de torção (levantar-torcer-levantar). É uma manobra rápida, mais bem aplicada quando o terapeuta utiliza seu próprio corpo para acompanhar o movimento do aplicador. Não deve ser usada no dorso ou sobre o estômago (Fig. 92.2, *D*).
- *Figura oito (figure eight)*: essa manobra proporciona excelente manipulação do pinçamento da pele. Movimenta-se o aplicador formando uma sucessão de "8", podendo ser usada em todas as áreas (Fig. 92.2, *E*).
- *Encerar (waxing)*: consiste em movimentos lentos, circulares, concentrados, semelhantes aos de encerar um carro. O diâmetro dos círculos pode variar nas diferentes partes do corpo possíveis de serem aplicadas. Essa manobra pode causar vermelhidão se usada muito tempo sobre a mesma área. É excelente para áreas em que a pele tende a ser mais flácida, como parte interna da coxa e do joelho, abdome e flancos (Fig. 92.2, *F*).
- *Escorregar (sliding)*: usado para finalizar cada parte do corpo. É semelhante ao movimento de nivelar, deslizando apenas o aplicador paralelamente ao corpo de um lado para o outro. Pode ser aplicado em todas as áreas (Fig. 92.2, *G*).
- *Estalar (popping)*: deve ser introduzido a partir da quarta ou quinta sessão e aplicado somente nos quadris e na região glútea, quando contraídos. Nesse caso, o nível de vácuo deve ser maior, pois assim a pele é capaz de entrar na câmara do aplicador, que deve ser levantado imediatamente, interrompendo o contato (Fig. 92.2, *H*).

O TERAPEUTA NA EXECUÇÃO DAS MANOBRAS

O tratamento com o SVR depende diretamente da correta execução das manobras básicas. O terapeuta é fundamental no sucesso do tratamento e sua participação se inicia desde a realização das medidas corporais iniciais até o final da última sessão. O tratamento passo a passo é detalhado e requer do profissional prática no emprego das manobras. O terapeuta da área de estética que deseja trabalhar com SVR deve receber treinamento prévio e iniciar seu trabalho prático ao lado de outro profissional mais experiente até que possa aplicar as manobras de forma rotineira e repetida.

O esforço físico não é pouco e, à medida que o terapeuta adquire treinamento do SVR, pode atender de 8 a 12 pacientes por dia. Para fins didáticos, mostra-se, em forma de tabelas, uma sequência de sessão para aplicador manual maior e para aplicadores menores (Tabelas 92.1 e 92.2).

Tabela 92.1 – Sequência da sessão com aplicadores maiores

	Nivelar	Flutuar	Pular	Massagear	Oito	Encerar	Escorregar	Estalar
Dorso								
Costas	•	•			•	•	•	
Glúteos	•	•	•	•	•		•	•
Coxa	•	•	•	•	•		•	
Panturrilha	•	•	•	•	•		•	
Lado inteiro								
Frente								
Abdome	•	•		•	•	•	•	
Coxa	•	•	•	•	•		•	
Lateral								
Quadril	•	•	•	•	•		•	•
Coxa	•	•	•	•	•		•	
Coxa interna	•	•	•	•	•			

Tabela 92.2 – Manobras para aplicadores menores

	Nivelar	Flutuar	Pular	Massagear	Oito	Encerar	Escorregar
Ombros	•	•				•	•
Inframamária	•	•		•	•	•	•
Braço	•	•	•	•	•	•	•
Abdome	•	•				•	•
Antebraço	•	•	•	•		•	
Interna do braço	•	•	•	•		•	
Cintura lateral	•	•				•	•
Joelho interno	•	•				•	

RESULTADOS

Considera-se como resultado satisfatório para o tratamento da lipodistrofia ginoide, com o emprego do SVR, aquele capaz de reduzir em pelo menos um grau a celulite, assim como promover perda de medida de até 3cm do contorno corporal[9]. Os melhores resultados ocorrem nos casos de celulite graus I e II. Todavia, bons resultados também podem ocorrer em graus mais avançados. Os índices de insucesso com o método não foram estudados, embora na prática observe-se sua presença. A execução incorreta das manobras, os pacientes obesos, a não colaboração ao tratamento e, principalmente, a celulite avançada são as causas mais comuns de insatisfação com o método.

QUESTÕES

1. Quais são as indicações para o tratamento com o SVR?
2. Quais são os critérios que devem ser considerados para o tratamento com o SVR?
3. Em que consiste a avaliação feita pelo terapeuta antes do início do tratamento com o SVR?

4. Quais são as principais medidas para evitar possíveis queixas dos pacientes durante o tratamento?
5. Quais são as manobras básicas de terapia com o SVR?

REFERÊNCIAS

1. PASCHOAL, L. H. C. Tratamento da celulite – lipodistrofia ginóide (LDG). In: KORIBE, E. K. *Estética Clínica & Cirurgia*. São Paulo: Revinter, 2000, cap. 37, p. 257.
2. ROSSI, A. B.; VERGNANINI, A. L. Cellulite: a review. *J. Eur. Acad. Dermatol. Venereol.*, v. 14, n. 4, p. 251-262, 2000.
3. HEXSEL, D. M.; MAZZUCO, R. Subcision: a treatment for cellulite. *Int. J. Dermatol.*, v. 39, n. 7, p. 539-544, 2000.
4. FOURNIER, P. *Liposculpture – Ma Technique*. Paris: Arnette, 1989.
5. ILLOUZ, Y. G. A new method for localized lipodystrophies. *La Revue de Chirurgie Esthétique de Langue Française*, v. 19, n. 6, p. 1980.
6. BURKHARDT, B. R. Endermologie. *Plast. Reconstr. Surg.*, v. 104, n. 5, p. 1584, 1999.
7. ERSEK, R. A.; MANN, G. E.; SALISBURY, S. et al. Noninvasive mechanical body contouring: a preliminary clinical outcome study. 2. ed. *Aesthetic Plast. Surg.*, v. 21, n. 2, p. 61-67, 1997.
8. FODOR, P. B. Endermologie (LPG): does it work? *Aesthetic Plast. Surg.*, v. 21, n. 2, p. 68, 1997.
9. CHANG, P.; WISEMAN, J.; JACOBY, T. et al. Noninvasive mechanical body contouring: (Endermologie) a one-year clinical outcome study update. *Aesthetic Plast. Surg.*, v. 22, n. 2, p. 145-153, 1998.
10. KINNEY, B. M. External fatty tissue massage (the "endermologie" and "silhouette" procedures). Plastic Surgery Educational Foundation DATA Committee. *Plast. Reconstr. Surg.*, v. 100, n. 7, p. 1903-1904, 1997.
11. BENELLI, L.; BERTA, J. L.; CANNISTRA, C. et al. Endermologie: humoral repercussions and estrogen interaction. *Aesthetic Plast. Surg.*, v. 23, n. 5, p. 312-315, 1999.
12. COLLIS, N.; ELLIOT, L. A.; SHARPE, C. et al. Cellulite treatment: a myth or reality: a prospective randomized, controlled trial of two therapies, endermologie and aminophylline cream. *Plast. Reconstr. Surg.*, v. 104, n. 4, p. 1110-1114, 1999.

Capítulo 93

Radiofrequência no Tratamento da Celulite

Luiz Gustavo Leite de Oliveira

SUMÁRIO

A radiofrequência (RF) é uma opção no tratamento da paniculite edematofibroesclerótica, conhecida como celulite. A RF gera energia através de ondas eletromagnéticas que aquecem a pele, em temperaturas diferentes, de acordo com a anatomia da pele. O calor dá início a um processo inflamatório com proliferação de fibroblastos, neocolanogênese e lipólise por ruptura das membranas dos adipócitos na hipoderme, propiciando retração da pele e melhora da flacidez.

HOT TOPICS

- O quadril é a região do corpo mais suscetível ao acúmulo de celulite.
- A deterioração dérmica é o principal fenômeno do primeiro estágio da formação da celulite.
- Conforme ocorre a evolução do quadro de celulite, observam-se danos da microcirculação local, aumento de lipídeos acumulados nos adipócitos e deterioração do tecido dérmico.
- Os adipócitos estão localizados na rede fibrilar do tecido conectivo, entre a camada dérmica superficial e a massa muscular.
- A lipólise inicia-se com a degradação de triglicerídeos em glicerol e ácidos graxos.
- A administração tópica de lipolíticos visa a redução seletiva dos depósitos de gordura dos adipócitos.
- Os principais parâmetros para a eficiência das formulações anticelulíticas consistem na capacidade de incorporação, estabilização e penetrabilidade das substâncias a serem usadas.

INTRODUÇÃO

O termo celulite teve sua origem na literatura médica francesa há mais de 150 anos. Denominada paniculite edematofibroesclerótica, é caracterizada pelo surgimento de ondulações na pele. Não há morbidade e mortalidade associadas à celulite e, portanto, não pode ser descrita como uma condição patológica. Acomete de 85 a 98% das mulheres pós-púberes, raramente vista em homens. São mais comuns nas mulheres caucasianas. As quatro hipóteses que explicam a fisiologia da celulite incluem: morfologia da pele ligada ao sexo, enfraquecimento do tecido conectivo, diminuição da microcirculação e fatores inflamatórios.

CLASSIFICAÇÃO DAS CELULITES

As celulites são classificadas em quatro graus, além do grau 0:

- *Grau 0*: ausência de celulite mediante pressão.
- *Grau 1*: aparente somente mediante pressão da área afetada. Há acúmulo de gordura dentro dos adipócitos, mas sem alterações vasculares.
- *Grau 2*: as alterações de pele são visíveis e palpáveis. Os adipócitos encontram-se mais volumosos, com consequente alteração vascular por compressão dos vasos sanguíneos e linfáticos, causando edema.
- *Grau 3*: pele em "casca de laranja". Presença de áreas deprimidas alternando com outras enrijecidas, em consequência do aumento de volume dos adipócitos, com alteração do tecido conectivo formando nódulos, que podem ser dolorosos. Nesses casos, o tratamento tem pior prognóstico e tem o objetivo de deixar a celulite menos aparente.
- *Grau 4*: neste estágio existe uma completa desordem dos adipócitos, do tecido conectivo e da vascularização, tornando a área endurecida e dolorosa. Normalmente, acomete pacientes que apresentam comorbidades, mas que ainda podem ter algum benefício.

RADIOFREQUÊNCIA

A aplicação de calor ou lesão térmica na pele resulta na retração do tecido conectivo redundante pela desnaturação do colágeno. Há dois mecanismos que demonstram a capacidade de modificação dos tecidos conectivos da pele pela ação térmica: energia óptica (*laser* e luz pulsada) e RF. Embora esses mecanismos difiram fundamentalmente no modo de gerar calor, ambos são capazes de produzir temperaturas dentro da faixa crítica para retração e remodelação do tecido conectivo, entre 60 e 70°C. A RF pode ser monopolar ou bipolar e é controlada através dos parâmetros: força eletromagnética (watts), tempo de exposição, método de aplicação e resistência tecidual específica de cada camada da pele. A RF monopolar atinge maior profundidade (em torno de 20mm) e a RF bipolar produz aumento de calor mais superficial (até 5mm). A aplicação controlada da RF na derme, na derme profunda e na subderme estimula a produção de colágeno, que melhora o aspecto da pele acometida pela celulite.

Os primeiros aparelhos de RF monopolar (ThermaCool®, Thermage®) foram aprovados em 2002 pela Food and Drug Administration (FDA) para tratamento de rugas faciais. Em 2006, houve aprovação para tratamentos extrafaciais. Equipamentos que combinam RF bipolar com *laser* de diodo ou *laser* de diodo e luz pulsada também foram desenvolvidos e aprovados pela FDA para tratamento da celulite, a partir de 2005 (Velasmooth®, Syneron®). A associação de *laser* de diodo e massagem (TriActive®, Cynosure®) também teve aprovação pelo FDA para o mesmo fim, em 2004. Um novo dispositivo que reúne RF unipolar e bipolar (Accent®, Alma Lasers®) foi aprovado em 2007 para tratamento de rugas e tecido adiposo subcutâneo.

MECANISMO DE AÇÃO

Atualmente, os aparelhos associam RF monopolar e bipolar, para penetração superficial e profunda.

A ponteira monopolar alivia os sintomas da celulite através de três mecanismos:

1. Estiramento (*tightening*) dos septos fibrosos da pele pela lesão térmica, iniciando uma cascata de eventos inflamatórios, que incluem proliferação de fibroblastos e neocolanogênese.
2. Lipólise pela ação térmica.
3. Aumento da circulação local causando hiperemia e vasodilatação, com drenagem dos depósitos de gordura para o sistema linfático.

Já a ponteira bipolar promove calor local na derme, no plano do colágeno, promovendo sua remodelação e o estiramento (*tightening*) da pele. A lesão térmica controlada resulta na retração do tecido acompanhada de um processo inflamatório, com migração dos fibroblastos que reorganizam a estrutura dos septos e eliminam a protrusão da gordura na subderme.

TRATAMENTO

Colhida a história clínica e descartadas as contraindicações, é estabelecido o plano de tratamento, considerando o grau da celulite e a expectativa da paciente. As celulites podem aparecer em qualquer parte do corpo que apresente tecido subcutâneo. Certas áreas, porém, são mais suscetíveis, como coxas, nádegas e culotes. O protocolo do tratamento pode variar de acordo com o profissional e sua experiência clínica.

Deve-se dividir o tratamento em áreas de 20 × 20cm, podendo-se tratar mais de uma área por sessão. O intervalo entre as sessões na terapia corporal pode ser semanal ou quinzenal. A associação com aparelhos de endermologia (vácuo), ultrassom e/ou carboxiterapia é favorável.

A terapia consiste em três fases:

1. *Fase de aquecimento*: utiliza-se a ponteira unipolar com energia média entre 100 e 150W. Inicia-se o procedimento sempre com a ponteira em movimento circular até atingir a temperatura de 40 a 42°C (epiderme), em que há formação de eritema em toda a região tratada.
2. *Fase de manutenção*: baixar a energia por volta de 20W e manter por alguns minutos, dependendo do grau da celulite. Monitorar a cada minuto a temperatura, certificando redução de calor suficiente para não promover queimaduras. Nesta fase, utiliza-se também a ponteira bipolar, por volta de 2min, na potência devidamente ajustada de acordo com a região, para obter o pico do calor no colágeno.
3. *Fase de drenagem*: é feita com a ponteira direcionando a linfa para os gânglios correspondentes da área tratada.

CUIDADOS NA APLICAÇÃO

- Não anestesiar o paciente, pois a dor é um parâmetro a ser monitorado.
- Usar sempre óleo que não contenha água (vaselina sólida).
- Nunca deixar de movimentar a ponteira, para evitar queimaduras.
- Retirar adornos metálicos (*piercings*, brincos, etc.).

CONTRAINDICAÇÕES

- Marca-passo, implantes metálicos.
- Próteses de silicone (no local da prótese).
- Dispositivo intrauterino (DIU) metálico.
- Gestação e amamentação.

QUESTÕES

1. Qual o fundamento de ação da RF?
2. Qual a diferença entre RF monopolar e RF bipolar?
3. Que áreas podem ser tratadas com a RF?
4. Que benefícios são obtidos por pacientes acometidos de graus mais avançados de celulite?
5. Quais as contraindicações para a aplicação da RF?

LEITURA COMPLEMENTAR

ALAM, M.; DOVER, J. S.; ARNDT, K. A. Energy delivery devices for cutaneous remodeling: lasers, light and radio waves. *Arch. Dermatol.*, v. 139, n. 10, p. 1351-1360, 2003.

ALEXIADES-ARMENAKAS, M. R. Rhytides, laxity and photoaging treated with a combination of radiofrequency, diode laser, and pulsed light and assessed with a comprehensive grading scale. *J. Drugs Dermatol.*, v. 5, p. 609-616, 2006.

ARNOCZKY, S. P.; AKSAN, A. Thermal modification of connective tissues: basic science considerations and clinical implications. *J. Am. Acad. Orthop. Surg.*, v. 8, n. 5, p. 305-313, 2000.

AVRAM, M. M. Cellulite: a review of its physiology and treatment. *J. Cosmet. Laser Ther.*, v. 14, p. 251-262, 2004.

FISHER, G. H.; JACOBSON, L. G.; BERNSTEIN, L. J.; KIM, K. H.; GERONEMUS, R. G. Nonablative radiofrequency treatment of facial laxity. *Dermatol. Surg.*, v. 31, n. 9 Pt 2, p. 1237-1241, 2005.

FITZPATRICK, R.; GERONEMUS, R.; GOLDBERG, D.; KAMINER, M.; KILMER, S.; RUIZ-ESPARZA, J. Multicenter study of noninvasive radiofrequency for periorbital tissue tightening. *Lasers Surg. Med.*, v. 33, p. 232-242, 2003.

GOLDBERG, D. J.; FAZELI, A.; BERLIN, A. L. Clinical, laboratory, and MRI analysis of cellulite treatment with a unipolar radiofrequency device. *Dermatol. Surg.*, v. 34, p. 204-209, 2008.

HSU, T. S.; KAMINER, M. S. The use of nonablative radiofrequency technology to tighten the lower face and neck. *Semin. Cutan. Med. Surg.*, v. 22, p. 115-123, 2003.

KIM, K. H.; GERONEMUS, R. G. Nonablative laser and light therapies for skin rejuvenation. *Arch. Facial Plast. Surg.*, v. 6, n. 6, p. 398-409, 2004.

NOOTHETI, P. K.; MOGPANTAY, A.; YOSOWITZ, G.; CALDERON, S.; GOLDMAN, M. P. A single center, randomized, comparative, prospective clinical study to determine the efficacy of the VelaSmooth system versus the Triactive system for the treatment of cellulite. *Lasers Surg. Med.*, v. 38, p. 908-912, 2006.

ROSS, E. V.; MCKINLAY, J. R.; ANDERSON, R. R. Why does carbon dioxide resurfacing work? A review. *Arch. Dermatol.*, v. 135, p. 444-454, 1999.

ROSSI, A. B. R.; VERGNANINI, A. L. Cellulite: a review. *J. Eur. Acad. Dermatol. Venereol.*, v. 14, p. 251-262, 2000.

Capítulo 94

Carboxiterapia

Ana Carolina Oliveira Carvalho de Nadai ♦ Luiz Gustavo Leite de Oliveira ♦ Patricia Jaqueline Erazo

SUMÁRIO

A carboxiterapia consiste no método do tratamento das estruturas cutâneas a partir da injeção de gás carbônico medicinal. Sua aceitação no meio da Medicina Estética vem crescendo ao longo dos anos, assim como sua aplicabilidade. São múltiplas as suas indicações, distribuindo-se por face e corpo, estendendo-se para couro cabeludo, patologias cutâneas e vasculares, bem como pré e pós-operatório.

HOT TOPICS

- Respeitar os intervalos entre as aplicações a depender do plano realizado é uma das chaves do sucesso terapêutico.
- Para um bom resultado, a carboxiterapia deve sempre ser distribuída entre os multiplanos.
- A aplicação no plano clássico visa o tratamento da camada de gordura, podendo ser utilizada até em intervalos diários.
- A aplicação no plano de descolamento visa a retração da pele, interessando para tratamento da flacidez. O intervalo deve respeitar o período mínimo de 28 dias.
- A aplicação no plano meso visa à ativação da circulação. Pode ser realizada em intervalos diários, a depender do caso.
- Os pacientes acometidos de processos alérgicos variados no momento do tratamento não devem receber a infusão do gás.
- Não há contraindicações absolutas relacionadas diretamente ao gás. As contraindicações relativas incluem gestação, lactação, imunodepressão, dificuldade respiratória grave e doença queloideana.

INTRODUÇÃO

A administração do gás em plano subcutâneo provoca um enfisema subcutâneo através do descolamento da pele deste local com afastamento dos planos que passam a ser ocupados pelo gás. Esse descolamento se dá isento de traumas vasculares ou nervosos, porém, provoca trauma suficiente para desencadear fisiologicamente o fenômeno conhecido como processo de cicatrização. Simultaneamente ao trauma mecânico causado pela infusão do gás, pode-se adiantar que a ação farmacológica do gás seja responsável por proporcionar, através de aumento do fluxo sanguíneo e importante aumento da concentração de oxigênio local, condições favoráveis a esse processo fisiológico de cicatrização, o qual cursa, no entanto, com ausência de qualquer tipo de cicatrizes residuais inestéticas.

Uma vasta bibliografia sobre ação e indicações do uso medicinal do CO_2 afirma a segurança e a viabilidade do uso desta substância na terapêutica proposta.

Hartmann et al.[1-3], na Alemanha, publicaram em 1989, 1991 e 1997 os resultados positivos do tratamento com CO_2 percutâneo em pacientes com arteriopatias periféricas, demonstrando melhora na claudicação intermitente e descrevendo o mecanismo de ação farmacológico do gás: vasodilatação e aumento da pressão parcial de oxigênio (PO_2) devido à diminuição local da afinidade da hemoglobina pelo oxigênio (potencialização do efeito Bohr), resultando em maior disponibilidade deste para o tecido[4-7].

Resch et al.[8], no Reino Unido, em 1994, realizaram ampla revisão bibliográfica do uso do anidro carbônico percutâneo. Concluíram informando sobre os amplos benefícios desta terapêutica em variadas patologias, principalmente no tratamento da arteriopatia periférica obliterante e nas úlceras atróficas.

Savin et al.[9], em Paris, em 1995, em estudo duplo-cego, reportaram que os efeitos locais não eram acompanhados de modificações hemodinâmicas sistêmicas.

Ochiai et al.[10], em Tóquio, em 1995, chegaram à mesma conclusão e demonstraram que a aplicação subcutânea de CO_2 não causava hipercapnia sistêmica.

Fabry et al.[11], na França, em 1995, relataram o impressionante número de 20.000 pacientes atendidos em Royat todos os anos, para tratamento com CO_2, tanto pela via subcutânea como pela via percutânea. Os autores descreveram os benefícios do tratamento através de diversos parâmetros, incluindo o aumento da distância percorrida sem claudicação. Relataram ainda o mecanismo de atuação do gás estabelecido no Consenso do Congresso de Fribourg Brisgau em 1989: diminuição local da afinidade da hemoglobina pelo oxigênio, ou seja, potencialização do efeito Bohr.

Albergati et al.[12], em 1998, e Parassoni et al.[13], em 1997, ambos os artigos publicados na Revista Italiana de Medicina Estética, demonstraram os efeitos do CO_2 aplicado por via subcutânea sobre a microcirculação vascular com vasodilatação persistente identificada pela videocapilaroscopia de sonda óptica e aumento do fluxo vascular pela fluxometria Doppler a *laser* e definiram seu uso nessa patologia.

Brockow et al.[14], na Alemanha, em 2000, realizaram outra revisão bibliográfica do uso do anidro carbônico por via subcutânea (injeção subcutânea). Encontraram uso bem definido para o tratamento de arteriopatia periférica obliterante, entre outras.

Brandi et al.[6], do Departamento de Cirurgia Plástica da Universidade de Siena, em 2001, fizeram um amplo estudo do uso por injeção subcutânea de CO_2, demonstrando num estudo duplo-cego controlado o aumento da perfusão tecidual (a fluxometria Doppler), o aumento da PO_2 e a redução da circunferência das áreas tratadas (efeito lipolítico). Esses autores fizeram estudo histopatológico das áreas tratadas, ficando evidente: aumento da espessura da pele, fratura da membrana do adipócito e preservação total do tecido conectivo, incluindo-se estruturas vasculares e nervosas.

Toriyama et al.[15], no Japão, em 2002, demonstraram o uso terapêutico do CO_2 aplicado nos membros inferiores de pacientes portadores de arteriopatia periférica com isquemia crítica. Demonstrou-se aumento do fluxo sanguíneo e do volume celular permitindo poupar a amputação em 83% dos pacientes.

Brandi et al., do Departamento de Cirurgia Plástica da Universidade de Siena, em 2002, demonstraram o uso complementar à lipoaspiração.

Carvalho, em 2005, descreveu pela primeira vez a ação mecânica do enfisema subcutâneo causado pela entrada do gás e a resposta cicatricial orgânica observada, comprovada pela histologia, apresentou seus resultados, sugerindo a carboxiterapia como um novo tratamento para rejuvenescimento cutâneo e tratamento de flacidez e estrias.

Estão descritas neste capítulo as diferentes respostas teciduais variadas, a partir de diferentes planos de aplicação, em que padronizaremos a nomenclatura destes, definindo uma técnica inovadora de aplicação para melhores e mais específicos resultados da carboxiterapia, à qual demos o nome de *técnica Carvalho de multiplanos*.

RESPOSTA ORGÂNICA PERANTE A AÇÃO MECÂNICA DA INFUSÃO DO GÁS

A partir do descolamento, a perda da integridade tecidual e a exposição do colágeno ativam o processo de cicatrização, didaticamente descrito em quatro fases. Na primeira, a fase inflamatória, os sistemas de coagulação e do complemento são ativados pela descontinuidade tecidual. Segue-se aderência plaquetária, desgranulação e liberação de substâncias vasoativas e quimiotáticas.

A protrombina é convertida em trombina, a qual converte o fibrinogênio em fibrina. Assim, é formada uma rede de fibrina, que será o alicerce para migração de macrófagos e fibroblastos. Sem a rede de fibrina, a cicatrização é interrompida[3].

A fase inflamatória dura cerca de 24 a 36h. Nessa fase, a região tratada não mais apresenta quaisquer alterações aparentes ou sintomatológicas, apenas uma discreta sensação de crepitação remanescente que pode, eventualmente, ser palpada. Pseudorresultados podem ser percebidos, explicados pela presença eventual do gás amenizando a profundidade das rugas.

A segunda fase da cicatrização, chamada epitelização, pode provavelmente estar existente em parte nessa forma de processo, uma vez que não há solução de continuidade com o meio externo ou ausência de epitélio. A produção de cicatrizes queloideanas se dá por alterações nessa fase, estando desta forma teoricamente afastada nestes casos. A fase de epitelização se dá a partir de 48 a 72h do início do processo e a microscopia demonstra espessamento da epiderme por proliferação da camada basal. Clinicamente, na região tratada pode-se observar nessa fase uma discreta melhora na tensão da pele e até mesmo diminuição das rugas finas. A literatura descreve como fatores que facilitam uma fase de estilização mais rápida: a integridade da membrana basal, a limpeza da ferida e a superfície úmida. No tratamento em questão, todo o processo de cicatrização se dá em meio altamente irrigado, com total integridade da membrana basal e estéril. A imobilização dos tecidos também é descrita como fator importante para a correta finalização da fase, de tal forma que não recomendamos a repetição do tratamento em intervalos menores que três dias, visando desta forma obter sempre os melhores resultados.

A fase seguinte acontece por volta do segundo ou terceiro dia e é chamada de fibroplasia. Nessa fase, surgem na região células de origem mesenquimal, fusiformes e de núcleo oval, os fibroblastos. Estes são os principais secretores de colágeno, a peça fundamental da matriz extracelular. Os fibroblastos apresentam intensa proliferação a partir do terceiro dia, sendo o tipo celular predominante na ferida ao final da primeira semana[3]. A produção do colágeno, por sua vez, cresce rapidamente até o vigésimo primeiro dia, continuando depois de forma menos intensa até que seja atingido o equilíbrio dinâmico entre produção e destruição. É nessa fase que surgem os miofibroblastos, que têm características de células musculares lisas e capacidade de contração. A contratura cicatricial, que em algumas situações pode provocar sequelas, nesse caso proporciona uma das principais contribuições para esse tratamento, em que a retração da pele gera melhora clínica aparente da flacidez cutânea da área tratada com dióxido de carbono.

Em todas as indicações estéticas a que esse método se aplica, o fenômeno da retração da pele, secundário ao seu descolamento, potencializado pelas características do fenômeno da cicatrização (maior aporte sanguíneo, alta concentração de oxigênio, ausência de trauma vascular e/ou nervoso, ausência de cicatriz externa), é a resposta do sucesso dessa técnica.

A quarta e última fase, a de remodelação, é a que por sua vez fomenta e justifica o protocolo utilizado, que não recomenda a repetição precoce do descolamento sob a injeção de gás carbônico, uma vez que a literatura salienta que o acúmulo de colágeno atinge seu ápice após o vigésimo dia, passando então a predominar a degradação de colágeno. A enzima responsável por essa degradação, a colagenase, está presente na região a partir do décimo dia e continua a agir por anos, proporcionando a remodelação do colágeno e a mudança de aparência, textura e elasticidade da cicatriz. Portanto, a aplicação na forma de descolamento é recomendada com intervalos de não menos que 25 dias, para que se aguarde a completa produção de colágeno e a contração dos miofibroblastos.

Clínica e teoricamente, a repetição do descolamento sob intervalos de 25 dias proporcionou melhora exponencial da região tratada.

Dessa forma, o tratamento proposto proporciona um processo semelhante ao visto na cicatrização e que, devido à ação farmacológica do gás, se dá em condições excelentes, de alto fluxo sanguíneo e de alto teor de oxigenação tecidual. O resultado final obtido é uma importante retração da pele tratada com consequente melhora significativa da flacidez, diminuição visível de rugas e vincos e melhora geral da qualidade da pele (Fig. 94.1).

As estrias, quando presentes, apresentam importante diminuição em dimensão e coloração, independentemente do seu tempo de existência ou da sua coloração (Fig. 94.2).

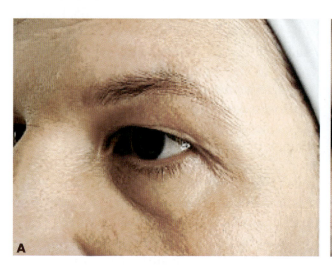
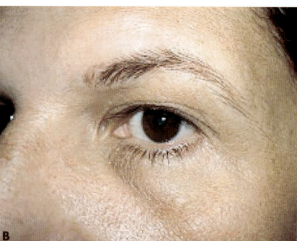

Figura 94.1 – Antes (*A*) e depois (*B*) de aplicação única de carboxiterapia. Resultado após 30 dias do tratamento.

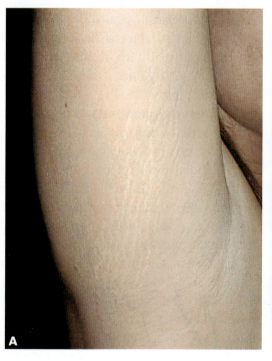
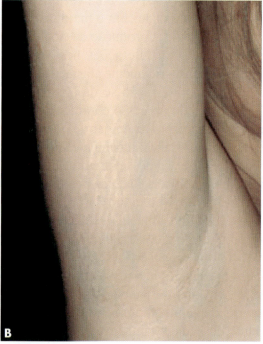

Figura 94.2 – Antes (*A*) e depois (*B*) de aplicação de carboxiterapia. Resultado após 15 dias da primeira aplicação.

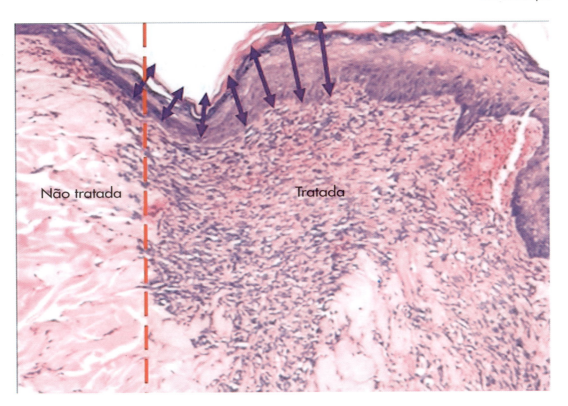

Figura 94.3 – Aspecto histológico após 30 dias de aplicação de carboxiterapia.

Na face, verifica-se, além da visível diminuição das rugas finas periorbitais, uma parcial melhora da herniação das bolsas de gordura, devido à melhora de tensão e resistência da pele da pálpebra inferior. O protocolo de face inclui região frontal superior, pálpebra superior, pálpebra inferior, canto lateral dos olhos, sulco nasogeniano, região pré-tragal, região cervical e colo. No tratamento corporal, todas as áreas que apresentarem queixas de flacidez são potencialmente tratáveis, em que o tratamento preconiza também aplicação no plano de descolamento em braços, face interna de coxas e abdome.

Deve-se lembrar que o gás carbônico é um metabólito normal no nosso organismo, produzindo-se, em situações de repouso, cerca de 100mL/min. A produção é aumentada em até dez vezes frente a esforços físicos intensos. O fluxo e o volume total injetado durante o tratamento encontram-se entre esses parâmetros, ou seja, habitualmente na carboxiterapia utilizam-se fluxos de infusão entre 20 e 80mL/min e volumes totais administrados entre 600 e 1.000mL.

Os resultados e as alterações anteriormente descritos foram frutos da observação clínica de quatro anos de experiência nessa terapêutica e histologicamente comprovadas em um estudo experimental elaborado por Carvalho em ratos, que contou com descolamento subcutâneo através da infusão de gás carbônico. A região tratada foi analisada dia a dia através de biópsias programadas da região descolada com o gás no período de 30 dias, demonstrando espessamento da pele na área tratada e alteração da aparente disposição do colágeno para uma forma mais paralela, conotando maior retração de pele nestas regiões ao final do trigésimo dia (Fig. 94.3).

TÉCNICA MULTIPLANOS

Diferentes planos, diferentes resultados. Devido às diferenças anatômicas das estruturas da pele, estas estruturas apresentam respostas diferentes à pressão exercida pela injeção do gás, justificada pela diferença histológica entre as estruturas encontradas em cada profundidade.

A pele é composta basicamente de três camadas: epiderme, derme e hipoderme.

Epiderme

É composta de tecido epitelial de revestimento estratificado pavimentoso queratinizado de origem ectodérmica.

A epiderme contém os melanócitos, células que, através da estimulação produzida pelos raios ultravioleta, produzem um pigmento chamado melanina, o qual é um dos fatores responsáveis pela tonalidade da pele. A epiderme possui espessura variável, de acordo com a parte do corpo estudada. Na planta do pé e na palma da mão, a epiderme alcança a sua espessura máxima.

Existem quatro camadas distintas na epiderme:

- *Camada córnea*: as células não possuem mais núcleos e organelas e o seu citoplasma está cheio de uma escleroproteína denominada queratina.
- *Camada granulosa*: nesta camada, o núcleo das células é central. Através da secreção de uma substância intercelular impermeabilizante, não ocorre a passagem de água.
- *Camada espinhosa*: apresenta um sistema de adesão celular através de tonofibrilas, que dá o formato espinhoso às células nela presentes. É formada por células poligonais cuboides.
- *Camada basal*: também conhecida como camada germinativa, pois, através de intensa atividade mitótica, é responsável pela renovação das células da epiderme. O formato das células é prismático ou cuboide.

Em certas regiões em que a epiderme é menos espessa, frequentemente a camada granulosa não está presente e a camada córnea é muito delgada.

Derme

A derme é composta por tecido conjuntivo e origina-se no folheto mesodérmico. É sobre a derme que a epiderme está apoiada. Na derme observam-se saliências que acompanham as reentrâncias da epiderme, permitindo maior adesão e dificultando o descolamento linear sob trauma exercido entre estas camadas. Essas saliências são chamadas papilas dérmicas. Devido à densidade das ligações entre as estruturas existentes nessa região, a infusão de gás se dá de forma limitada, dependente da pressão exercida e da manutenção do fluxo. A sua distribuição se dá de forma centrípeta.

A derme é composta por duas camadas:

- *Camada papilar*: é uma delgada camada constituída por tecido conjuntivo frouxo, que se localiza logo abaixo da epiderme, separada desta pela lâmina basal. Podem-se observar alguns vasos sanguíneos que nutrem a epiderme, em que se observa tensão diminuída de tecidos. Essa camada tende a ceder de forma linear quando submetida a trauma por insuflação.
- *Camada reticular*: é mais espessa e composta de tecido conjuntivo denso não modelado. Nessa camada observam-se os pelos e as glândulas da pele.

Hipoderme

É formada por tecido conjuntivo frouxo. Nesse nível, observa-se uma camada de tecido gorduroso, que varia de acordo com o grau de adiposidade do indivíduo. Não faz parte da pele; sua função é permitir a junção entre a derme e os órgãos subjacentes. A aplicação do gás nessa região apresenta disseminação irregular, com trajeto dissecante à medida que provoca a separação desse plano das estruturas mais profundas (musculares) e tentando desviar seu trajeto à medida que o gás se encontra com qualquer estrutura que ofereça resistência (vasos e nervos) (Fig. 94.4).

Técnica

De maneira didática, na técnica multiplanos de infiltração do gás, dividiremos a pele em três planos distintos:

- *Plano intradérmico*: compreende aplicações anatomicamente localizadas nas imediações de epiderme e derme papilar.
- *Plano descolamento*: junção dermo-hipodérmica.
- *Plano subcutâneo*: hipoderme, tecido celular subcutâneo.

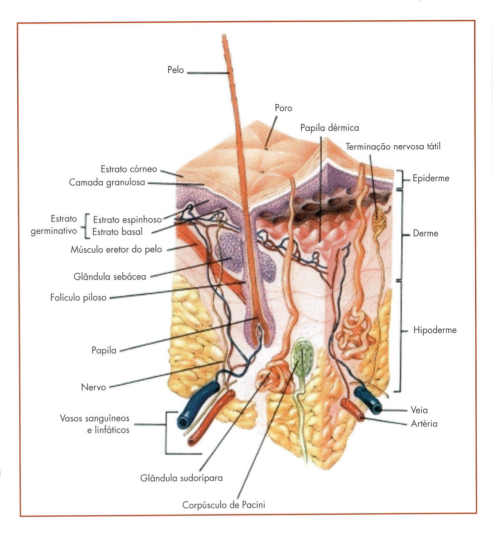

Figura 94.4 – Anatomia da pele.

Plano Intradérmico ou Plano de Mesocarboxi

Esse plano é formado pela derme. É composto de tecido conjuntivo e origina-se do folheto mesodérmico. Na derme, observam-se saliências que acompanham as reentrâncias da epiderme, permitindo maior adesão e dificultando um descolamento linear sob trauma exercido entre essas camadas. Essas saliências são chamadas de papilas dérmicas, que conotam a esse tecido grande resistência a traumas mecânicos.

A injeção do CO_2 deve ser realizada com fluxo superior a 50mL/min de pressão. O fluxo ideal é considerado entre 80 e 100mL/min, para que haja a entrada do gás nesse plano, sem no entanto causar trauma não desejado dessa estrutura (Fig. 94.5).

Clinicamente, observa-se difusão limitada, em forma de um halo esbranquiçado medindo cerca de 0,2 a 0,7cm, com regressão completa dos padrões normais de coloração do tecido aplicado, a partir de 2 a 5s pós-aplicação. Observa-se ainda que esse tecido, mesmo quando submetido a pressões maiores, permanência e continuidade do fluxo, ou aumento do volume de gás injetado no local, não apresenta aumento do halo. Acredita-se que nessas condições o gás siga por um trajeto mais profundo, um novo plano, em que encontra menor resistência, anatomicamente posicionado justamente abaixo, que descrevemos como plano de descolamento.

Pacientes portadores de patologia queloideana, que apresentam deficiência na limitação do processo de reparação epitelial, evoluindo com processos cicatriciais que ultrapassam e não obedecem aos limites da lesão, por motivos fisiopatológicos estão contraindicados para esse tipo de tratamento.

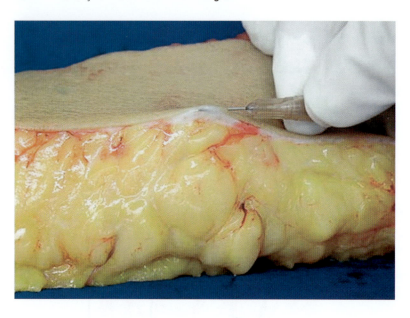

Figura 94.5 – Aplicação de carboxiterapia – plano intradérmico ou plano meso.

Plano de Descolamento

Um plano de clivagem anatômico entre a derme profunda e a hipoderme é observado e justificado pela presença de tecido conectivo frouxo existente entre estas estruturas, como descrito anteriormente.

A resistência desse tecido frouxo ao qual chamaremos de plano de descolamento cede se submetido a uma pressão igual ou superior a 50kgf/cm^2 e fluxo maior ou igual a 80mL/min (Fig. 94.6).

Dessa forma, a aplicação do gás nesse plano anatômico (plano de descolamento) sob fluxo maior ou igual a 80mL/min promove descolamento visível entre as estruturas de derme e subderme, na forma de enfisema subcutâneo controlado, de descolamento linear, limitado a tecidos frouxos, sem acometimento de traumas nervosos ou vasculares.

A resposta fisiológica a esse fenômeno é a de reaproximar esses tecidos e reconstruí-los em sua forma original, fenômeno conhecido como cicatrização.

Pacientes portadores de patologia queloideana também estão contraindicados para esse tipo de tratamento.

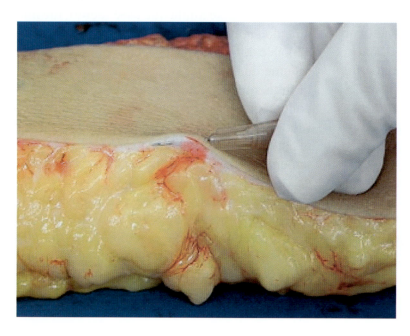

Figura 94.6 – Sutil diferença anatômica da profundidade na aplicação de carboxiterapia no plano de descolamento.

Plano Clássico ou Subcutâneo

O tecido celular subcutâneo, a hipoderme, se apresenta formado por tecido conjuntivo frouxo que varia de acordo com o grau de adiposidade do indivíduo, sendo na sua maioria constituído de células lipocitárias. Os lipócitos ou células adiposas contêm enzimas para a síntese de triglicerídeos, que são a principal reserva energética do organismo. Os triglicerídeos acumulam-se dentro da célula no interior de uma única cavidade. Por isso, o tecido adiposo é dito unilocular e é facilmente rompido quando submetido à pressão.

Muitos são os tratamentos que oferecem quebra do lipócito com liberação de seu conteúdo por ação mecânica, na tentativa de diminuição de medidas, e alguns apresentam resultados positivos.

O gás injetado nesse plano segue por uma direção irregular em direção às áreas de menor resistência encontradas anatomicamente, circundando vasos e nervos, pelo tecido conectivo frouxo. Esse descolamento linear no trajeto dos vasos, quando realizado nos membros inferiores, acaba por causar uma suave simpatectomia periférica, trazendo o benefício de vasodilatação secundária, contribuindo ainda mais para a melhora da vascularização do membro inferior tratado.

Seguindo a tendência de se desviar sempre dos obstáculos mecânicos, o gás preserva desta forma vasos e nervos, desde que a pressão e o fluxo sejam previamente especificados.

As imagens microscópicas demonstram certo grau de destruição lipocitária devido à entrada do gás, causando a liberação de seu conteúdo no meio e a redução de medidas localizadamente. Acredita-se que esse resultado de quebra e liberação do conteúdo lipocitário esteja diretamente relacionado com o volume total injetado, sendo melhores resultados de redução de medidas observados na infusão de grandes volumes.

Como observado, no descolamento linear o gás se distribui paralelamente à pele na medida em que é administrado. A associação de grandes volumes em regiões delimitadas por obstáculos mecânicos, confinando uma área em especial, proporcionará maior quebra lipocitária devido ao aumento progressivo da pressão nesta região, proporcional ao aumento do volume injetado.

A carboxiterapia atual, na forma injetada, foi primeiramente descrita nesse plano, tendo como objetivo a redução de medidas através de mecanismo traumático. Por isso, esse plano é classificado como plano clássico.

Ação Farmacológica

Anatomicamente, a vascularização do complexo dermoepidérmico se dá de forma irregular, estando ausente na epiderme, mais abundante no plano dérmico e escassa no plano hipodérmico.

Mesmo sabendo que os efeitos farmacológicos do CO_2 no organismo, descritos como de vaso-

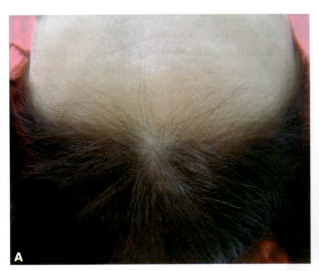 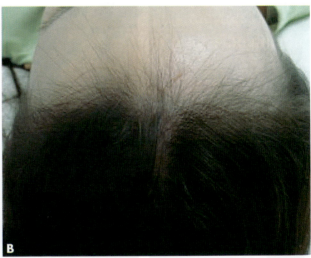

Figura 94.7 – Antes (A) e depois (B) de três aplicações de carboxiterapia.

1240 – Condições Inestéticas e Cronológicas

O entendimento da técnica de multiplanos transfere o tratamento de carboxiterapia de uma simples infusão de CO_2 ao patamar de um verdadeiro arsenal terapêutico com inúmeras aplicações diferenciadas, ainda de fácil aplicabilidade, alto índice de segurança e excelentes resultados comprovados.

As aplicações práticas na área da medicina estética são inúmeras, a partir do entendimento do conceito anteriormente desenvolvido. São elas:

- *Carboxiterapia facial*: preconiza-se a aplicação e o tratamento da face como um todo, incluindo tratamento da região frontal, das

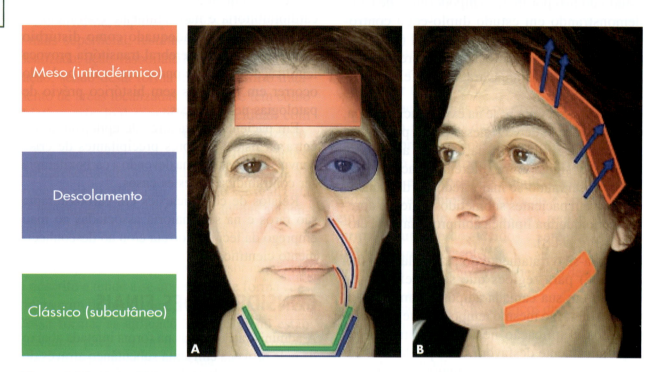

Figura 94.9 – (*A* e *B*) Planejamento de distribuição dos planos a serem aplicados.

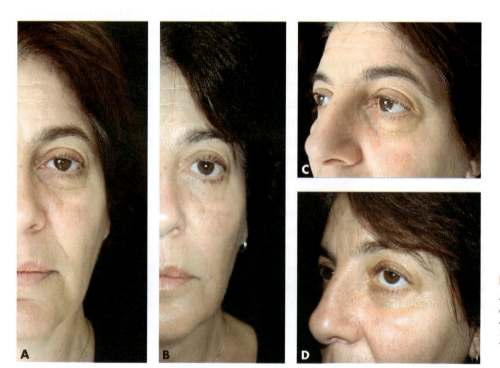

Figura 94.10 – (*A* a *D*) Antes e depois de aplicação única de carboxiterapia. Resultado após 30 dias do tratamento.

Carboxiterapia – **1241**

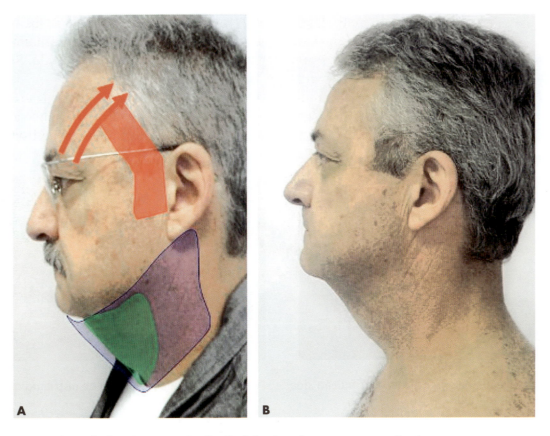

Figura 94.11 – (*A* e *B*) Planejamento de distribuição dos planos a serem aplicados.

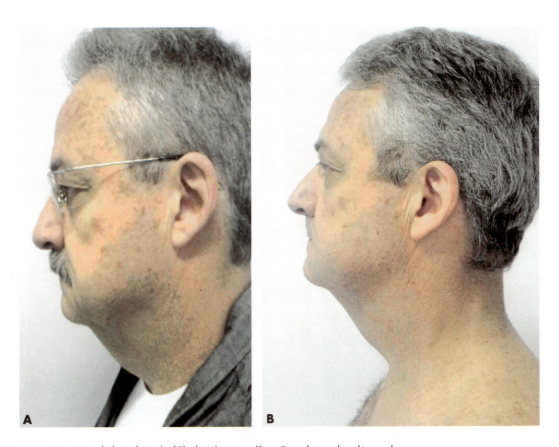

Figura 94.12 – Antes (*A*) e depois (*B*) de cinco aplicações de carboxiterapia.

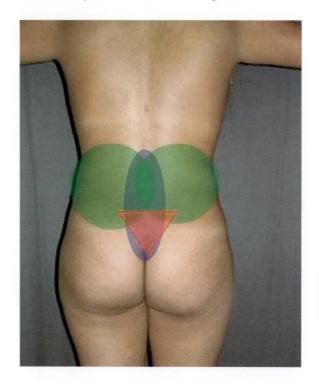

Figura 94.13 – Planejamento de distribuição dos planos a serem aplicados.

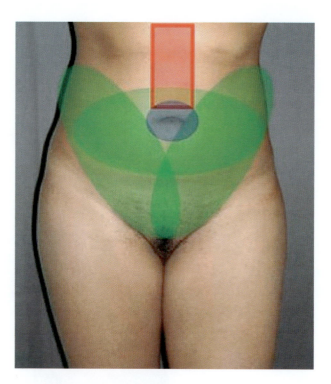

Figura 94.14 – Planejamento de distribuição dos planos a serem aplicados.

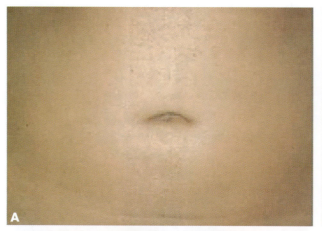

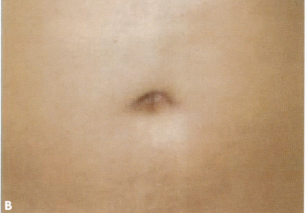

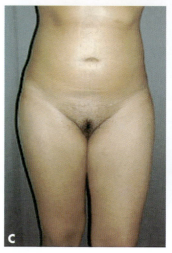

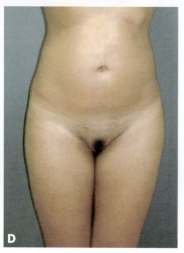

Figura 94.15 – Planejamento de distribuição dos planos a serem aplicados. Antes (*A* e *B*) e depois (*C* e *D*) de três aplicações de carboxiterapia. Observa-se melhora do aspecto de "umbigo triste".

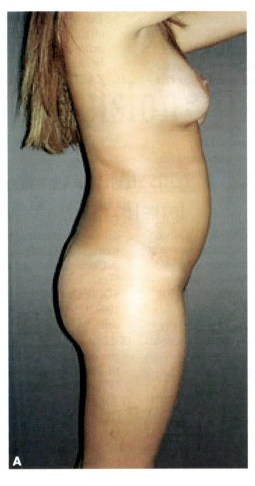
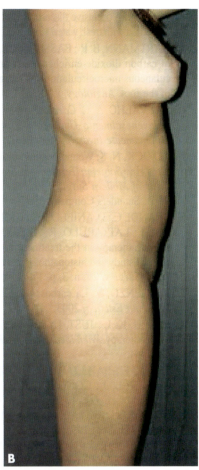

Figura 94.16 – Antes (A) e depois (B) de três aplicações de carboxiterapia. Observa-se elevação do glúteo e redução do abdome.

pálpebras superior e inferior, do terço médio e do terço inferior e colo, tendo como princípio a ativação de vetores faciais e pontos de menor sustentação dos tecidos, utilizando-se sempre a distribuição coerente dos planos a cada região, como no esquema a mostrado nas Figuras 94.9 a 94.12. A frequência preconizada entre as aplicações é de uma aplicação mensal, justificada pela fisiologia previamente discutida das áreas de descolamento. Ainda com base na fisiologia, não há limitação no número máximo de aplicações, observando-se o aparecimento de resultados a partir de 30 dias após aplicação única.

- *Carboxiterapia corporal*: as aplicações corporais devem ser interpretadas de maneira global, analisando-se as áreas de flacidez, lipodistrofia e estrias e a partir desta análise distribuir um mapeamento dos planos sobre as áreas comprometidas, tratando todas as alterações, para um melhor resultado final (Figs. 94.13 a 94.16).

QUESTÕES

1. Quantas sessões de carboxiterapia são necessárias para o aparecimento dos resultados?
2. Existe um número máximo de aplicações de carboxiterapia?
3. Quais os planos de aplicação do gás?
4. Qual o fundamento da ação do CO_2 medicinal injetado?
5. Quais as contraindicações para o uso da carboxiterapia?

REFERÊNCIAS

1. HARTMANN, B.; DREWS, B.; KURTEN, B.; BASSENGE, E. CO_2-induced increase in skin circulation and transcutaneous oxygen partial pressure of the top of the foot in patients with intermittent claudication. *Vasa suppl.*, v. 27, p. 251-252, 1989.
2. HARTMANN, B.; DREWS, B.; BURNUS, C.; BASSENGE, E. Increase in skin blood circulation and transcutaneous oxygen partial pressure of the top of the foot in lower leg immersion in water containing carbon dioxide in patients

a flacidez. Hoje, a procura de tratamentos que visam melhorar tais alterações é bastante frequente, sendo os tratamentos para a celulite os mais procurados.

Tratamentos clínicos, dieta e exercícios físicos são recomendados no tratamento da celulite, bem como o controle das disfunções hormonais, da obesidade e do sedentarismo, fatores agravantes desta condição. Outras modalidades terapêuticas continuaram a surgir nos últimos anos, com eficácia variável na melhora dessa condição.

O tratamento cirúrgico está indicado para os casos de celulite de grau mais avançado. A opção mais usada é a Subcision®, apesar de a lipoaspiração também poder impactar essa condição.

CONCEITO CLÍNICO E ALTERNATIVAS TERAPÊUTICAS

Celulite é um termo utilizado para caracterizar um quadro inflamatório do tecido celular subcutâneo. No entanto, é muito mais conhecido por médicos e leigos como sinônimo das lesões ou alterações características do relevo cutâneo que conferem à pele aspecto em "casca de laranja" ou acolchoado. Esse quadro é também conhecido por *lipodistrofia ginoide*, conforme citado por Segers e Scherwitz et al.[1,2].

A celulite acomete preferencialmente coxas e nádegas, mas também pode ser encontrada em outras regiões, como braços e tronco. Pode ser observada em ambos os sexos e em diferentes faixas etárias, sendo muito mais frequente no sexo feminino, após a puberdade e em pacientes obesas. É considerada manifestação normal da obesidade por Burton e Cunliffe[3].

As alterações histológicas observadas na celulite não são características nem específicas. Do ponto de vista anatômico, o tecido subcutâneo é composto de três camadas de gordura com dois planos de tecido conectivo entre elas[4,5]. Em todas as áreas deprimidas da celulite há septos conectivos tracionando a pele[1,2,4,5]. A análise histopatológica realizada por Scherwiz e Braun-Falco mostra epiderme normal[2]. Na derme papilar e na parte superficial da derme reticular observa-se discreto infiltrado perivascular de linfócitos, como ocorre na pele normal. Não há fibrose, esclerose ou hialinização, aspecto já mencionado anteriormente. As fibras elásticas podem estar diminuídas e apresentar tendência à fragmentação ou conglomeração nas camadas mais profundas da derme. Os vasos linfáticos, por vezes, estão dilatados[2,5].

Manifestações clínicas discretas, que caracterizam a celulite de graus I e II, são tratadas por programas dietéticos, visando ao emagrecimento e à perda de peso. Outras modalidades terapêuticas para esses graus incluem os exercícios físicos e as massagens manuais ou mecânicas, como drenagem linfática, tratamentos tópico e oral e alguns *lasers*[6-8]. Apesar da variedade de terapias propostas para o tratamento da celulite, tais como iontoforese, ultrassom, termoterapia, pressoterapia, eletrolipoforese, endermologia, estimulação russa e outras, não se encontram na literatura indexada estudos bem desenhados e com metodologia de avaliação adequada para mostrar a real eficácia de tais tratamentos.

O presente capítulo descreve o tratamento cirúrgico da celulite pela Subcision®, desenvolvido por Hexsel e Mazzuco[9]. A Subcision® é um procedimento que revolucionou a terapêutica da celulite de graus mais acentuados, por atuar nas bases anatômicas deste problema, apresentando resultados rápidos e duradouros.

A lipoaspiração pode melhorar secundariamente a celulite, já que seu objetivo é remover a gordura localizada, fator desencadeante e agravante da celulite[6].

HISTÓRICO

O desenvolvimento da técnica teve início a partir de relatos de Spangler, em 1957, quando utilizou uma agulha para descolar traves fibrosas de cicatrizes profundas na face, antes de injetar fibrina para o preenchimento da cavidade resultante. Em 1977, Gottlieb usou o método por ocasião das injeções de Fibrel®, um colágeno de origem suína, cujo *kit* é composto de uma agulha de calibre 20G usada para liberar as cicatrizes fibróticas, criando um espaço subdérmico, no qual o produto é aplicado. Em 1989, Koranda relatou o tratamento de cicatrizes de acne pela inserção

> **Quadro 95.1 – Classificação da celulite**
>
> - Grau ou estágio 0 (zero):
>   - Não há alterações na superfície cutânea
> - Grau ou estágio I:
>   - A pele da área afetada não apresenta alterações do relevo enquanto a pessoa permanece em pé e com a musculatura glútea relaxada, mas alterações da superfície cutânea podem ser vistas com um teste de pinçamento ou de compressão da pele ou da contração muscular
> - Grau ou estágio II:
>   - O aspecto de "casca de laranja" ou acolchoado é evidente estando a pessoa em pé, sem o uso de qualquer manobra (pinçamento da pele ou contração muscular)
> - Grau ou estágio III (Fig. 95.1):
>   - Presença das alterações descritas no estágio II, associadas a áreas elevadas e nódulos

de uma lâmina sob a cicatriz, realizando amplos movimentos, buscando a formação de coágulos e, posteriormente, de fibrose, a qual manteria a pele elevada. Hambley, em 1992, usou uma agulha de calibre 18G para relaxar depressões de enxertos de pele no nariz, antes de proceder à microlipoinjeção. Em 1995, Orentreich e Orentreich descreveram uma técnica cirúrgica de preenchimento desenvolvida e registrada para correção de rugas e cicatrizes deprimidas da face, a qual denominaram Subcision®, cujo termo deriva da expressão *subcutaneous incisionless surgery* e significa cirurgia do subcutâneo sem incisão[10].

Em 1997, Hexsel e Mazzuco descreveram as alterações na técnica original, desenvolvendo a Subcision® para a correção de alterações do relevo corporal, como a celulite e as sequelas de lipoaspiração[9]. Em nova publicação no ano de 2000, as mesmas autoras detalharam a técnica em um número ampliado de pacientes[11]. A Subcision® age por meio de três mecanismos de ação, já descritos: a secção dos septos fibrosos do sistema musculoaponeurótico superficial, localizados na gordura subcutânea, liberando a tração que tais septos impõem à pele; a formação de um novo tecido conectivo, a partir do hematoma, ocasionando preenchimento autólogo da área deprimida; e a redistribuição das forças de tração e tensão dos lobos de gordura promovida pela secção dos septos[12,13].

AVALIAÇÃO CLÍNICA, INDICAÇÕES E CONTRAINDICAÇÕES

A celulite é classificada de acordo com os seguintes critérios clínicos[9,11], expostos no Quadro 95.1.

Uma nova classificação de celulite foi proposta por Hexsel *et al.*, sendo mais específica e adequada ao seguimento clínico e em pesquisa[13]. De acordo com a atual classificação, a Subcision® está indicada nos graus II e III, não sendo eficaz no tratamento de celulite de grau I, gordura localizada, ou flacidez cutânea[14].

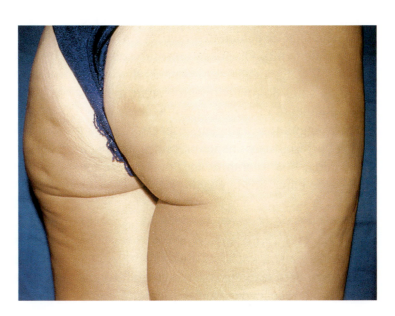

Figura 95.1 – Lesões características de celulite de grau III.

As principais contraindicações para a Subcision® são: história de cicatrizes hipertróficas ou queloides, diátese hemorrágica, doença cardiovascular grave ou descompensada, gestação, infecção local ou sistêmica e uso de medicações que interajam com o processo de coagulação ou com os anestésicos locais[9].

PRÉ-OPERATÓRIO

Algumas precauções devem ser seguidas no pré-operatório, visando à obtenção dos resultados desejados e à minimização do risco de complicações.

Recomenda-se a suspensão das medicações que interfiram na agregação plaquetária, na semana anterior e na posterior ao procedimento, por exemplo: ácido acetilsalisílico, anti-inflamatórios não esteroidais, *Ginkgo biloba* e vitamina E. Essa medida visa prevenir o sangramento excessivo no período trans e/ou pós-operatório, permitindo também o controle e a modulação do tamanho dos hematomas[9,11].

A ingestão de compostos contendo ferro deve ser suspensa no mês anterior ao procedimento, se possível, com o objetivo de prevenir e reduzir a hemossiderose no período pós-operatório[9,11].

Sugere-se a realização de hemograma e de coagulograma na semana anterior ao procedimento. Outros exames podem ser solicitados, conforme o caso específico de cada paciente[9,11].

Antibioticoterapia profilática é recomendada porque o procedimento é realizado em áreas potencialmente contaminadas, além de haver o risco potencial de paniculite grave, extensa e de difícil tratamento. O uso de ciprofloxacina na dose de 500mg, a cada 12h, por três dias, com início 6h antes do procedimento[14], tem se mostrado altamente eficaz. A ciprofloxacina apresenta as seguintes vantagens: espectro de ação contra bactérias usualmente presentes na área a ser tratada, boa tolerabilidade, poucos efeitos adversos e comodidade posológica[15].

TÉCNICA CIRÚRGICA

O procedimento se inicia com o registro fotográfico e a marcação das depressões que serão tratadas, estando a paciente em posição ortostática e com a musculatura relaxada.

É realizada a antissepsia da pele, com a paciente em decúbito ventral, utilizando álcool iodado, iodofor aquoso ou clorexidina[9,11,14]. A antissepsia visa à remoção da maior quantidade possível de microrganismos da superfície corporal, destruição do maior número de patógenos residuais e criação de um efeito bacteriostático que retarda o crescimento de novos microrganismos[16,17].

A anestesia é local infiltrativa, com lidocaína associada a vasoconstritor (adrenalina ou fenilefrina). O uso do vasoconstritor aumenta a intensidade e o tempo de ação do anestésico e diminui o sangramento trans e pós-operatório. Também reduz o pico plasmático do anestésico, minimizando o risco de toxicidade sistêmica, permitindo o uso de maior dose anestésica dentro dos mesmos parâmetros de segurança[17,18]. As concentrações e doses máximas variam de acordo com o peso do paciente, sendo a dose de até 7mg/kg considerada segura[9,11,13,17]. Um botão anestésico intradérmico deve ser feito nos locais em que será inserida a agulha da Subcision®. O anestésico deve ser injetado a uma profundidade de 2 a 3cm, retrogradamente, com movimentos em leque, ultrapassando levemente a área demarcada[11,14].

A Subcision® pode ser iniciada quando for alcançada a vasoconstrição máxima, clinicamente visível por piloereção e palidez da área.

Para a Subcision®, sugere-se a utilização de agulha BD NoKor® 18G ou bisturi especialmente desenvolvido para esse fim. Agulha comum do mesmo calibre pode, também, ser utilizada. A agulha é inserida na pele em pontos predeterminados a 1,5cm dos limites da marcação, com a superfície cortante voltada para a esquerda. Os movimentos de corte devem ser paralelos à superfície cutânea, a uma profundidade de aproximadamente 2cm[9], da esquerda para a direita. Os septos conectivos são seccionados juntamente com os vasos, promovendo a formação de hematoma no plano de dissecção criado pelas incisões[9].

A área tratada deve ser imediatamente comprimida por um período de 5 a 10min, com o objetivo de controlar o sangramento e, consequentemente, modular o tamanho dos hematomas. Para essa compressão, podem ser utilizadas compressão manual ou bolsas de areia, com peso inibindo, assim, a ativação de mastócitos. Posteriormente poder-se-á associar anti-histamínicos e corticosteroides.

Hoje em dia, em razão da melhora na seleção de candidatos para a escleroterapia, tem sido cada vez mais rara a ocorrência de tromboflebite superficial, tromboembolismo pulmonar e escaras cutâneas, que na maioria dos casos decorrem de imperícia do escleroterapeuta.

QUESTÕES

1. Quais são as indicações da escleroterapia?
2. Quais são as contraindicações da escleroterapia?
3. Descreva a técnica utilizada na escleroterapia.
4. Quais são os agentes que causam a irritação do endotélio?
5. O que deve ser feito se as microvarizes e as telangiectasias estiverem associadas a varizes?

LEITURA COMPLEMENTAR

BECHARA, M. J.; LOBATO, A. C.; LANGER, B. et al. Aplicação do laser de argônio em telangiectasias. In: XXIX CONGRESSO DA SOCIEDADE BRASILEIRA DE ANGIOLOGIA E CIRURGIA VASCULAR, 1991. Vitória. *Anais do XXIX Congresso da Sociedade Brasileira de Angiologia e Cirurgia Vascular*, 1991.

BERGAN, J. J. Sclerotherapy: technique and application. In: RUTHERFORD, R. P. *Vascular Surgery*. 4. ed. Philadelphia: W. B. Saunders, 1995. cap. 137, p. 1828-1836.

FEGAN, W. G. Continuous compression technique of injecting varicose veins. *Lancet*, v. 2, p. 109, 1963.

GOLDMAN, M. P.; SADICK, N. S.; WEISS, R. A. Postsclerotherapy side effects. *Dermatol. Surg.*, v. 21, p. 19-29, 1995.

IVO, C. S.; CALDEIRA, E. L. Cirurgia das pequenas varizes de membros inferiores com a técnica de incisões puntiformes. *Rev. Angiol. Cir. Vasc.*, v. 2, n. 1, p. 200-203, 1993.

KAFEJIANN, O.; OLIVEIRA, A. C. O.; TAKAYANAGUI, T. Inovações técnicas na cirurgia de varizes visando a resultados estéticos. *Rev. Assoc. Méd. Bras.*, v. 22, p. 296, 1976.

MIYAKE, H. Estado atual da escleroterapia de varizes. In: MAFFEI, F. H. A. *Doenças Vasculares Periféricas*. 2. ed. Rio de Janeiro: Medsi, 1995. cap. 66B, p. 998-1001.

MIYAKE, H. *Necroses Cutâneas Provocadas por Injeções Esclerosantes Utilizadas no Tratamento de Microvarizes e Telangiectasias*. São Paulo, 1972. Estudo Experimental (Tese), 1972.

MIYAKE, H.; KAUFFMAN, P.; BEHMER, A. O.; WOLOSKER, M.; PUECH-LEÃO, L. E. Mecanismo das necroses cutâneas provocadas por injeções esclerosantes no tratamento de microvarizes e telangiectasias. *Rev. Assoc. Méd. Bras.*, v. 22, n. 4, p. 115-120, 1976.

MIYAKE, H.; KHOURY, V.; CARVALHO, N. T. G. Cirurgia das telangiectasias. In: BRITO, C. J. et al. Ref 8, p. 239.

MIYAKE, H.; LANGER, B.; ALBERTS, M. T.; BOUABCI, A. S.; TELLES, J. D. Tratamento cirúrgico das telangiectasias. *Rev. Hosp. Clín. Fac. Med. São Paulo*, v. 48, n. 5, p. 209-213, 1993.

MIYAKE, H.; PUECH-LEÃO, L. E.; WOLOSKER, M.; LANGER, B. Eletrocoagulação sem dor. In: CONGRESSO INTERNACIONAL DE ANGIOLOGIA, 1972. Rio de Janeiro. *Anais do Congresso Internacional de Angiologia*, 1972.

ORBACH, E. J. Sclerotherapy of varicose veins. Utilization of an intravenous air block. *Amer. J. Surg.*, v. 66, p. 362, 1944.

PINTO-RIBEIRO, A. La téchnique du cinquième doigt dansla sclèrose dês varices. *Rev. Brás. Cardiovasc.*, v. 13, p. 115, 1977.

PINTO-RIBEIRO, A. Varizes essenciais. Escleroterapia versus cirurgia (Editorial). *Angiopatias*, v. 2, p. 1, 1961.

PINTO-RIBEIRO, A. Escleroterapia de varizes: princípios gerais. In: MAFFEI, F. H. A. *Doenças Vasculares Periféricas*. 2. ed. Rio de Janeiro: Medsi, 1995. cap. 66A, p. 984-998.

PINTO-RIBEIRO, A. Sclerotherapy of small varicose veins and telangiectasias of lower limb. 25 years' experience and 15000 patients after. *J. Cardiovsc. Surg.*, v. 24, p. 351, 1983.

PRAVAZ, C. G. *Compt. Rend. Acad. Sci.*, v. 236, p. 88, 1853.

PUECH-LEÃO, L. E.; BUENO NETO, J.; MIYAKE, H.; MURACO NETO, B. Varizes dos membros inferiores. In: RAIA, A. A.; ZERBINI, E. J. *Clínica Cirúrgica Alípio Corrêa Netto*. 4. ed. Rio de Janeiro: Sarvier, 1988. v. 2, cap. 26, p. 273-289, 1988.

PUECH-LEÃO, L. E.; WOLOSKER, M.; BUENO NETO, J.; CINELLI JR., M. Cirurgia radical das varizes com objetivos estéticos. *Rev. Paul. Méd.*, v. 68, p. 273, 1966.

REIS JR., A. Anestesia regional intravenosa. Local de ação do anestésico local. *Rev. Bras. Anest.*, v. 30, n. 4, p. 297-301, 1980.

REIS, J. M. S. M.; GUILLAMON, A. T.; REBELLO, A. et al. Uso da anestesia de superfície para escleroterapia venosa. *Cirurgia Vascular*, v. 7, p. 4, 1991.

REIS, L. F.; HILEL, A. S.; ANDRADE, M. E. C. Escleroterapia de varizes com raios laser (CO_2). In: XXVII CONGRESSO BRASILEIRO DE ANGIOLOGIA E CIRURGIA VASCULAR, 1987. Curitiba. *Anais do XXVII Congresso Brasileiro de Angiologia e Cirurgia Vascular*, 1987.

RIVELLO, T. A crioterapia no tratamento das varizes de membros inferiores. In: VI JORNADA BRASILEIRA DE ANGIOLOGIA E CIRURGIA VASCULAR, 1986. Rio de Janeiro. *Anais da VI Jornada Brasileira de Angiologia e Cirurgia Vascular*, 1986.

SIGG, K. The treatment of varicosities and accompanying complications. *Angiology*, v. 3, p. 355, 1952.

STEHLING, A. P.; MIGUEL, E. V. Modificações da técnica de varicectomia por microincisões para seu melhoramento estético. *Cir. Vasc. Ang.*, v. 8, n. 3, p. 4-6, 1992.

TOLEDO, F. V.; ARAÚJO, A. P.; BEER, A. et al. Emprego do laser de argônio no tratamento das microvarizes. In: XXVII CONGRESSO BRASILEIRO DE ANGIOLOGIA E CIRURGIA VASCULAR, 1987. Curitiba. *Anais do XXVII Congresso Brasileiro de Angiologia e Cirurgia Vascular*, 1987.

Seção 12

Acne, Alopecia e Hirsutismo

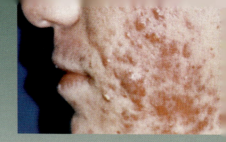

Capítulo 97

Acne Ativa

Márcia Salhani do Prado Barbosa

SUMÁRIO

Acne é uma doença inflamatória da pele. A sua frequência é maior na adolescência, quando o nível elevado de hormônios sexuais causa o aumento da secreção de sebo pelas glândulas sebáceas, provocando o aparecimento de espinhas e pontos negros principalmente no rosto, nas costas, no peito e nos ombros.

É uma doença de predisposição genética cujas manifestações dependem da presença dos hormônios sexuais. A doença não atinge apenas adolescentes, podendo persistir na idade adulta e, até mesmo, surgir nesta fase, quadro mais frequente em mulheres.

As manifestações da doença (cravos e espinhas) ocorrem pelo aumento da secreção sebácea associada ao estreitamento e à obstrução da abertura do folículo pilossebáceo, dando origem aos comedões abertos (cravos pretos) e fechados (cravos brancos). Essas condições favorecem a proliferação de microrganismos que provocam a inflamação característica das espinhas.

HOT TOPICS

- Acne é uma doença do folículo pilossebáceo.
- Na adolescência, há aumento da produção de sebo por estímulo hormonal.
- Seborreia sem acne ocorre em adultos e na doença de Parkinson.
- Para a eclosão da acne são fundamentais a hiperqueratose folicular e a hipersecreção sebácea.

- O germe predominante na flora folicular é o *Propionibacterium acnes*.
- As manifestações clínicas mais comuns da acne são: oleosidade excessiva, comedão, pápulas, pústulas, nódulos e abscessos.
- O diagnóstico diferencial da acne inclui: foliculites e pseudofoliculites, rosácea, dermatite perioral, miliária rubra, impetigo, psoríase pustulosa e erupções acneiformes.
- O tratamento da acne pode ser dividido em: tópico, sistêmico e de consultório.
- A isotretinoína é o tratamento de escolha para a acne cística, para a acne que não responde à terapia convencional e para a acne que está formando cicatrizes.
- O efeito colateral mais importante da isotretinoína é a teratogenicidade.
- O tratamento de consultório consiste em extração de comedões, crioterapia, esfoliação e microdermabrasão.
- Rosácea é uma doença crônica que afeta a parte central da face, caracterizada por eritema persistente, edema, telangiectasias e pápulas. Sua etiologia é desconhecida.

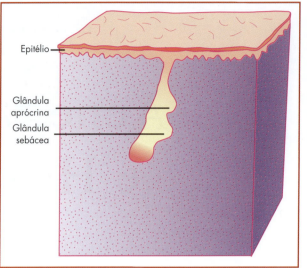

Figura 97.1 – Embriologia do folículo pilossebáceo. As glândulas sebáceas derivam do epitélio folicular primordial e aparecem entre a 13ª e a 15ª semana de vida fetal[1]. Portanto, as propriedades celulares dos queratinócitos dentro dos folículos são semelhantes àquelas dos queratinócitos interfoliculares. O programa anormal de diferenciação dos queratinócitos dentro do folículo, que é a origem da acne, pode ser corrigido pelos moduladores de queratinização, tais como os retinoides.

INTRODUÇÃO

A acne é uma das enfermidades mais comuns. Sua incidência chega a ser de 7% entre as afecções cutâneas mais frequentes. É autolimitada e afeta ambos os sexos igualmente, porém, nos homens tende a ser mais grave. Tem ocorrência familiar. Aproximadamente 85% das pessoas entre 12 e 25 anos de idade apresentam algum grau de acne[1].

ETIOPATOGENIA

É basicamente uma doença do folículo pilossebáceo. As glândulas sebáceas estão em todas as regiões corporais, com exceção de palmas das mãos e planta e dorso dos pés, e as maiores estão localizadas na face e na linha média do dorso e do tórax, regiões mais afetadas pela acne.

Para que se possa entender completamente essa dermatose, é necessário estudar a glândula sebácea e sua secreção (Figs. 97.1 e 97.2).

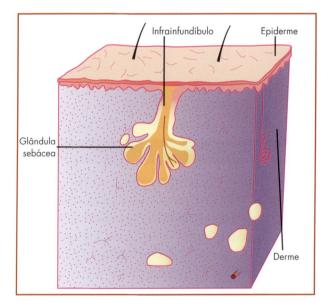

Figura 97.2 – Anatomia do folículo sebáceo. Lesões de acne desenvolvem-se principalmente nos folículos sebáceos. Estes são folículos pilossebáceos caracterizados por um largo canal folicular, numerosas glândulas sebáceas multiacinares, pelo do tipo velo microscópico e um orifício folicular amplo e dilatado. Os folículos sebáceos são encontrados predominantemente na face. A característica comum e necessária é que os eventos patológicos da acne são originados no folículo sebáceo.

As glândulas sebáceas são holócrinas, com fluxo contínuo e sua secreção depende de um estímulo hormonal.

A produção de sebo é estimulada por fibras nervosas que rodeiam os ácinos glandulares. Certas drogas, o suor, a temperatura e a dieta influenciam o fluxo do sebo, mas de maneira menos importante do que os androgênios. Os androgênios, especialmente a testosterona, causam hipertrofia das glândulas, com consequente aumento de sebo. No sexo masculino, essa relação hormônio-sebo depende mais dos androgênios gonadais, ao passo que no sexo feminino depende dos androgênios adrenais, visto que o hormônio feminino, como o estrógeno, tem efeito inibidor na produção da glândula sebácea.

Na grande maioria dos pacientes, a captação androgênica é maior em razão do aumento da enzima 5-α-redutase, que transforma a testosterona em di-hidrotestosterona, um metabólito mais potente. A enzima 5-α-redutase é encontrada em maior quantidade nos portadores de acne[2].

Sabe-se, portanto, que na adolescência há aumento do sebo por estímulo hormonal. Mas nem toda seborreia vem acompanhada da lesão ativa da acne[3].

Seborreia sem acne ocorre em adultos e na doença de Parkinson.

A síndrome seborreia-acne-hirsutismo e alopecia é uma exacerbação androgênica do estado seborreico constitucional na mulher, portanto, é um hiperandrogenismo constitucional e difere da acne vulgar porque ocorre por ação periférica do androgênio na glândula sebácea (Fig. 97.3).

A acne é uma dermatose multifatorial. É preciso haver hiperqueratose obstruindo o orifício folicular. Inicia-se uma alteração na porção inferior do infundíbulo folicular, com aumento dos grânulos de querato-hialina, formando o "comedão" que, a princípio, é o comedão fechado ou branco, mais palpável que visível (Fig. 97.4). Com a evolução do processo e o acúmulo de corneócitos e sebo, há formação de comedão aberto ou preto (Fig. 97.5). Os comedões são formados por: 20 a 60% de água, 20% de lipídeos, 15% de compostos nitrogenados, 1% de aminoácidos essenciais e microrganismos.

Resumindo, para a eclosão da acne são fundamentais a hiperqueratose folicular e a hiper-

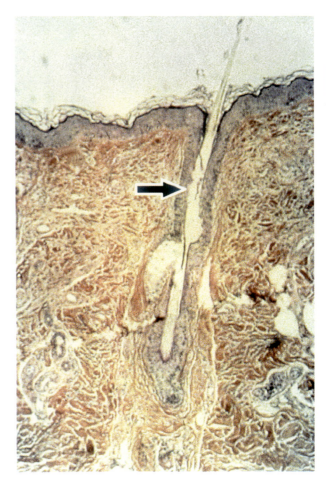

Figura 97.3 – A origem da acne. Neste corte histológico de um folículo pilossebáceo, podemos observar esta área em particular, o infrainfundíbulo. Esta é a localização exata da origem da acne, em que ocorre o mecanismo de cornificação do duto. Este processo é resultante provavelmente da alteração da diferenciação e adesão dos queratinócitos foliculares. Trabalhos recentes sugerem que a interleucina 1 (IL-1), liberada pelos queratinócitos infundibulares, poderia estimular a comedogênese por iniciar a cornificação do duto. O microcomedão é a lesão mais precoce da acne e o tipo mais frequente de comedão, na maioria das vezes, clinicamente invisível.

secreção sebácea. Sabe-se, porém, também da presença de bactérias na patogênese da acne.

O germe predominante na flora folicular é um difteroide anaeróbico chamado *Propionibacterium acnes* (antes conhecido como *Corynebacterium acnes*). Menos frequentemente pode ser encontrado o *Propionibacterium granulosum*.

O *Propionibacterium acnes* prolifera e hidrolisa os triglicerídeos do sebo, liberando ácidos graxos que irritam a parede folicular e promovem hiperqueratose. O processo continua

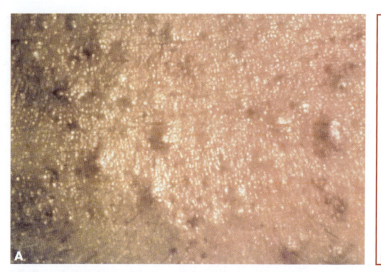
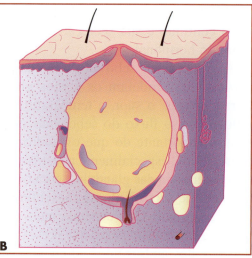

Figura 97.4 – (*A* e *B*) Comedão fechado. As lesões mais precoces são os comedões fechados. A cornificação do duto infrainfundíbulo induz a uma compactação córnea dentro do folículo. Isso resulta de alteração do programa de diferenciação dos queratinócitos nesta área dos folículos, que dá a imagem de uma lesão esférica bem definida com um pequeno orifício na superfície da pele. Comedões fechados são vistos mais facilmente quando a pele é esticada.

com a pressão aumentando gradativamente dentro do folículo, que se rompe e libera ácido graxo e microrganismos na derme circunjacente, iniciando, assim, o processo inflamatório (Fig. 97.6).

A inflamação se origina da produção de fatores quimiotáticos, da ativação do complemento e da liberação de proteases dos leucócitos que ingerem o *Propionibacterium acnes* (Fig. 97.7)[4].

Quanto à resposta imunológica, não há estudos conclusivos para afirmar que o período inflamatório se desenvolva a partir de um único fenômeno específico imunológico, como resposta à agressão microbiana. Ainda não se sabe com certeza se é primária ou secundária a atividade do sistema imune ou seus mecanismos de defesa. Existe, sim, uma multiplicidade de fatores que, em determinadas condições, desencadeiam a lesão

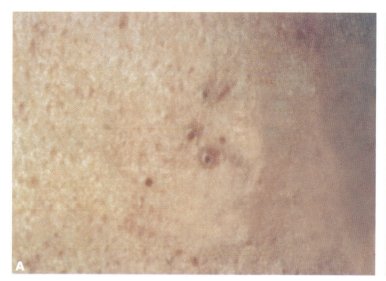
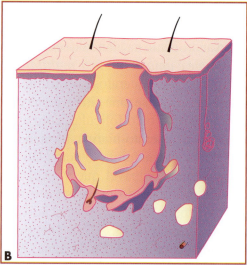

Figura 97.5 – (*A* e *B*) Comedão aberto. Com a proliferação de bactérias dentro do comedão fechado, ocorrem certas transformações. Há liberação de lipídeos oxidados e acúmulo de melanina no orifício dos comedões, que lhes dá a aparência típica de comedões abertos ou pontos pretos.

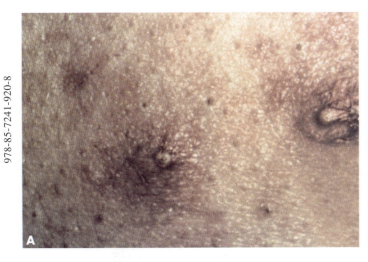
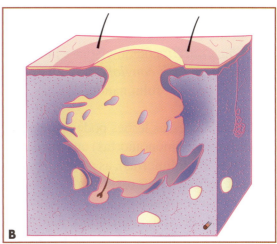

Figura 97.6 – (*A* e *B*) A lesão inflamada. A inflamação precoce das lesões de acne é gerada por uma enzima produzida pelo *Propionibacterium acnes*, que é capaz de hidrolisar os triglicerídeos contidos no sebo, liberando ácidos graxos livres e glicerol. Os ácidos graxos livres são comedogênicos e também irritam o revestimento folicular, provocando a ruptura do folículo e a inflamação. Fatores quimiotáticos liberados pelo *Propionibacterium acnes* também participam do processo de inflamação perifolicular.

inflamatória de folículo sebáceo, participando ativamente o sistema imune humoral e celular.

Como fenômenos imunológicos da acne podem-se citar:

- Ativação das células de Langerhans e células dérmicas dendríticas.
- Depósito de produtos de ativação do complemento na lesão cutânea.
- Alteração da função dos neutrófilos circulantes, perante peptídeos do *Propionibacterium acnes*.
- Desgranulação de mastócitos e basófilos.
- Sensibilização linfocitária a antígenos do *Propionibacterium acnes*.

CLÍNICA

Seguindo os passos da patogênese da acne, têm-se as manifestações clínicas mais comuns:

- Oleosidade excessiva.
- Comedão (aberto/fechado).
- Pápulas.
- Pústulas.
- Nódulos e abscessos.

A sintomatologia dessas lesões, principalmente pelo componente inflamatório, pode ser de prurido e/ou dor. São facilmente diagnosticadas e mais frequentes na face, nos ombros, na porção superior do tórax e no dorso.

Por essas manifestações clínicas, bastante polimorfas, pode-se classificar a acne didaticamente em cinco graus[2,3]:

- *Acne grau I*: apenas comedogênica e não inflamatória.

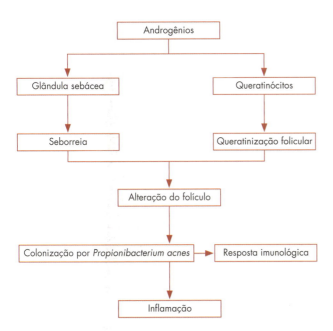

Figura 97.7 – O esquema mostra a combinação de quatro fatores básicos para as lesões de acne.

- *Acne grau II*: pápulo-pustulosa e inflamatória.
- *Acne grau III*: nódulo-cística e inflamatória.
- *Acne grau IV*: *conglobata* e inflamatória.
- *Acne grau V*: fulminante.

Cada uma dessas lesões pode aparecer isoladamente (lesões monomorfas) ou concomitantemente (lesões polimorfas), as quais, dependendo de sua exuberância, nos levam a classificar a acne em graus diferentes.

Essa classificação clínica pode ajudar a selecionar qual tratamento deve ser usado, pois a acne inflamatória responde melhor a certos fármacos, e a acne não inflamatória tem sucesso terapêutico com outros fármacos.

Acne Grau I

Caracteriza-se pela presença de comedões e raras pápulas ou pústulas. Apresenta também "microcomedões", que são lesões encontradas apenas histologicamente; "comedões fechados", que se traduzem por aumento de corneócitos no infundíbulo folicular, o qual adquire forma esférica, esbranquiçada, similar ao milio; e "comedões abertos", que se traduzem também por aumento de corneócitos no infundíbulo e colonização por *Propionibacterium acnes*. A cor escura, hoje, sabe-se que é por causa da melanina (Fig. 97.8).

Acne Grau II

Caracteriza-se pela presença de comedões (lesão primária da acne), pápulas (inflamatórias ou não) e pústulas. O quadro é bem variável, ora com inúmeras lesões, ora com a quase remissão das lesões (Fig. 97.9).

Acne Grau III

Também tem comedões, pápulas, pústulas e mais os nódulos. Há ruptura da parede folicular, com reação inflamatória aos corneócitos e bactérias formando os nódulos, os quais são repletos de corneócitos degenerados e, portanto, clinicamente repletos de pus (Fig. 97.10).

Acne Grau IV

Segue a mesma evolução dos graus anteriores, ou seja, comedões, pápulas, pústulas e nódulos, só que estes últimos são em grande número e

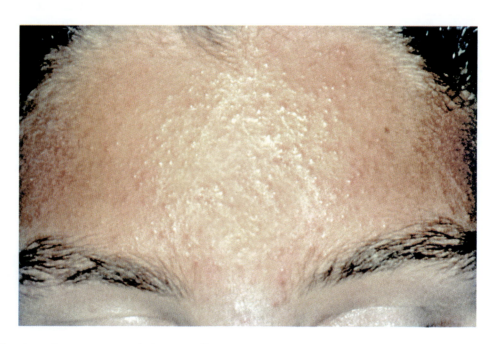

Figura 97.8 – Acne leve. Presença de lesões inflamatórias na região frontal.

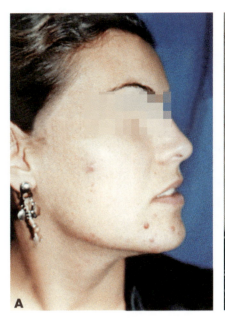
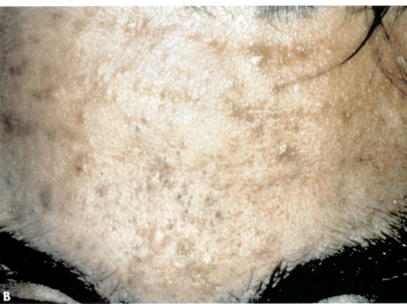

Figura 97.9 – (*A* e *B*) Acne moderada. São visíveis comedões fechados e abertos ao lado de poucas lesões inflamatórias. (Fotografias cedidas pelo Dr. Jorge Fernazari Pires).

confluem formando abscessos e fístulas. Há canais comunicantes entre os abscessos gerando as lesões queloideanas. É a forma mais grave e mais deformante. É mais frequente em homens (Fig. 97.11).

Acne Grau V

Extremamente rara, mais frequente no sexo masculino. Causa febre, aumento de leucócitos, poliartralgia, com inflamação e/ou necrose e/ou

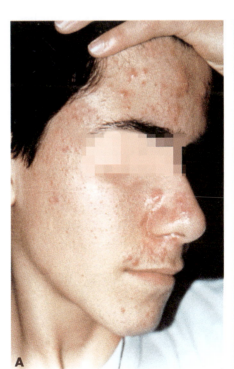
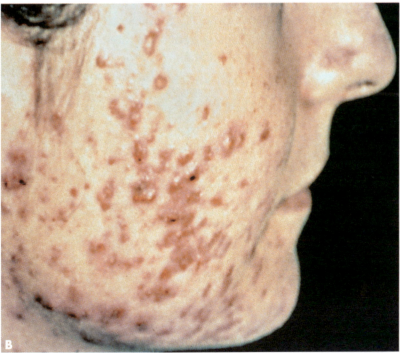

Figura 97.10 – (*A* e *B*) Acne grave. Na região malar da paciente, podem-se observar numerosas lesões inflamadas de acne. (Fotografias cedidas pelo Dr. Jorge Fernazari Pires).

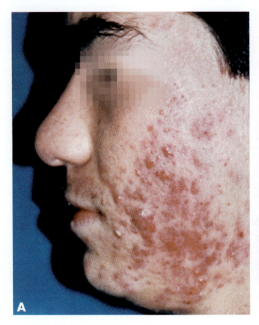
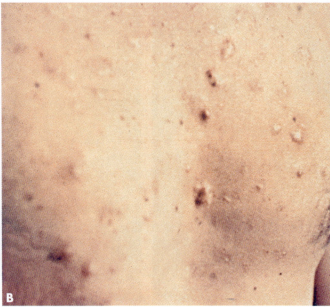

Figura 97.11 – (*A* e *B*) Cicatrizes de acne. Alguns pacientes podem desenvolver cicatrizes hipertróficas nos locais das lesões, ou até queloides, como mostra a figura. (Fotografias cedidas pelo Dr. Jorge Fernazari Pires).

hemorragia em algumas lesões. Pode ser fatal. Embora a reatividade da pele desses pacientes tenha sido pouco estudada, poderia existir uma alteração de hipersensibilidade tipo IV. Existem dados que sugerem a participação de uma reação tipo Arthus na presença do *Propionibacterium acnes*. A melhora causada pelo tratamento com corticosteroide oral corrobora essa hipótese. É possível também que fatores genéticos tenham algum papel nessa variante da acne.

DIAGNÓSTICO DIFERENCIAL

Embora a acne tenha uma evolução bem característica, sem dificuldades para o diagnóstico, algumas doenças podem ser confundidas com ela. Por exemplo: foliculites e pseudofoliculites; rosácea; dermatite perioral, miliária rubra; impetigo; psoríase pustulosa e diversas erupções acneiformes[5].

TRATAMENTO

Como visto anteriormente, a acne segue sua evolução durante a adolescência, com tendência à cura natural após este período. Não se deve, porém, abster do tratamento, porque a adolescência é um período de grandes alterações hormonais gerando grandes mudanças no adolescente, quer sejam anatômicas, quer sejam psíquicas. Essa fase da vida é a base para o desenvolvimento de um adulto emocionalmente estável. Além do mais, o tratamento da acne visa também evitar as sequelas, que são manchas geralmente hipercrômicas e cicatrizes, as quais deixarão marcas (Fig. 97.12).

Em geral, o tratamento da acne segue alguns padrões:

- Corrigir a alteração da queratinização folicular.
- Diminuir a atividade das glândulas sebáceas.
- Diminuir a população bacteriana, principalmente o *Propionibacterium acnes*.
- Produzir um efeito anti-inflamatório.

Pode-se dividir o tratamento em: *tópico*, *sistêmico* e *de consultório*[3,6].

Tópico

A limpeza da pele é sempre eficiente, se não for exagerada. Serve, ao menos, para diminuir a

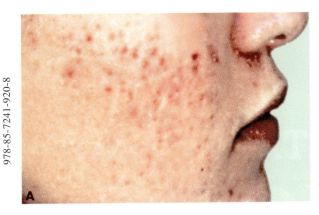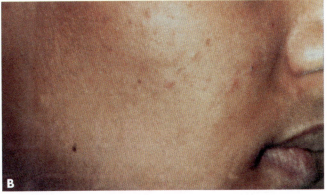

Figura 97.12 – (*A*) Cicatrizes permanentes. A inflamação prolongada das lesões da acne altera o componente dérmico da pele e induz a formação de cicatrizes permanentes, como ocorre na face desta paciente. É importante ressaltar que o tratamento precoce previne a formação de cicatrizes. (*B*) Lesões pigmentadas de acne. Pacientes com pele escura podem desenvolver com mais frequência lesões pigmentadas pós-inflamatórias, como é mostrado nesta figura. (Fotografias cedidas pelo Dr. Jorge Fernazari Pires).

seborreia que geralmente acompanha o quadro. Os sabões devem provocar a diminuição do sebo, a diminuição de detritos celulares e a diminuição da contaminação ambiental. Não é terapia, é tratamento coadjuvante.

Existe um grande arsenal de produtos tópicos para o tratamento da acne. São eles:

Peróxido de benzoíla: é um derivado do alcatrão da hulha, antibacteriano, diminui a população bacteriana e a hidrólise de triglicerídeos; também é comedolítico. Pode ser usado em concentrações de 2,5, 5 e 10%. Às vezes, causa irritação local e, portanto, deve ser usado a princípio em concentrações mais baixas ou até em dias alternados e ir aumentando o uso gradativamente, até que a pele se acostume. Mesmo após anos de uso, não causa resistência aos agentes bacterianos (principalmente o *Propionibacterium acnes*)[3].

Nos dias atuais, a combinação de peróxido de benzoíla a 2,5% com eritromicina a 1% tem mostrado bons resultados, porque realmente destrói o *Propionibacterium acnes* e a irritação causada é bem menor[2].

Ácido retinoico: é derivado da vitamina A (tretinoína ou ácido *trans*-retinoico).

É queratolítico, aumenta as mitoses das células basais e o *turnover* epitelial, desfazendo os comedões. Também influencia na textura da pele, por uma neoformação de vasos na papila dérmica (angiogênese), o que facilitaria a remoção do material tóxico, limpando a pele mais rapidamente. Outro efeito da tretinoína tópica é a deposição gradual de um colágeno recém-formado, mas após muitos meses de uso. Sua aplicação antes de *peelings* e dermabrasão é bastante eficaz. Pode ser associado a outros tópicos. Causa irritação e também deve ser usado em concentrações menores, que podem ser aumentadas gradualmente. Aumenta a sensibilidade da pele à luz solar, portanto, deve ser usado somente à noite. Apresenta-se em creme, gel ou solução alcoólica de 0,025 a 0,05% e 0,1%[1,7].

Outros retinoides tópicos mais recentes são a isotretinoína, o adapaleno e o tazaroteno, mas com menos tempo de experiências clínicas do que a tretinoína.

A isotretinoína (ácido 13-*cis*-retinoico) é mais usada por via oral do que topicamente. É o isômero *cis* da tretinoína e age de maneira similar a esta.

O adapaleno é um derivado do ácido naftoico. Diminui os comedões e o processo inflamatório da acne. É mais bem tolerado que a tretinoína. Usado em concentração de 0,1% em gel ou creme[7] (Fig. 97.13).

O tazaroteno foi usado primeiramente para psoríase. Age nas acnes inflamatória e não inflamatória, normalizando a diferenciação dos queratinócitos. Usado em concentração de 0,1% em gel. É muito mais irritante que a tretinoína.

Enxofre – ácido salicílico e resorcina: são queratolíticos usados como esfoliantes em preparações formuladas conjunta ou isoladamente.

Antibióticos: particularmente usados são a clindamicina a 1% e a eritromicina a 2 ou 4%, com potente ação anti-inflamatória. Têm ação semelhante aos antibióticos orais, agindo como bacteriostáticos e bactericidas nos folículos sebáceos e nos microcomedões. A ação dos antibióticos tópicos é mais por inibição da inflamação causada pela bactéria do que por efeito

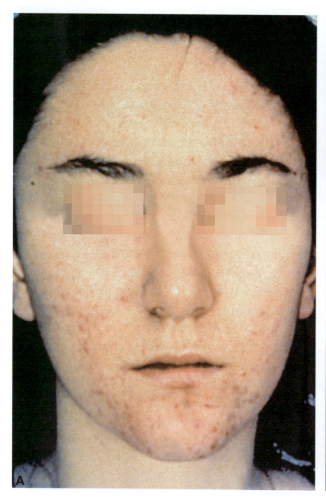
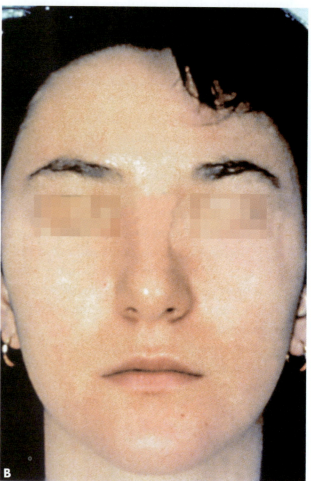

Figura 97.13 – (*A*) Caso de acne moderada antes do tratamento. (*B*) Mesma paciente, 12 semanas depois do tratamento com adapaleno gel. Nota-se marcante diminuição das lesões da acne e ausência de quaisquer sintomas de irritação. (Fotografias cedidas pelo Dr. Jorge Fernazari Pires).

bactericida. São menos eficientes que os antibióticos sistêmicos.

Ácido azelaico a 20%: é um ácido dicarboxílico saturado, que interfere na síntese de melanina e constitui uma alternativa à hidroquinona, quando seu uso é indicado para atenuar as sequelas de hiperpigmentação. Tem ações antibacteriana e comedolítica e não é contraindicado durante a gravidez. Pode ser aplicado uma ou duas vezes por dia, não é fotossensível e é menos irritante que o ácido retinoico.

Luz ultravioleta: há relatos de pacientes que melhoram sua acne nos meses de verão. A ultravioleta B (UVB) é usada terapeuticamente em doses suficientes para produzir eritema fraco e consequente descamação da pele.

Os tratamentos com raios X e corticosteroides injetáveis foram abandonados por causarem mais danos que progressos, numa doença cuja evolução natural é a cura.

A terapia tópica pode ser usada nos casos mais brandos, isolada ou combinada, dependendo de qual lesão predomina na clínica da acne.

Sistêmico

Antibióticos: usam-se antibióticos que se concentram no aparelho pilossebáceo, diminuindo os ácidos graxos livres no sebo e modificando a ação das lipases bacterianas. Também reduzem a inflamação inibindo a quimiotaxia dos neutrófilos. Os ácidos graxos livres são os principais irritantes no sebo, e a melhora observada depois da administração desses antibióticos pode demorar algumas semanas.

Os mais usados são: tetraciclina (250 a 500mg, duas vezes por dia, distante do horário das refeições e leite), minociclina (100mg/dia), estearato de eritromicina (500mg, duas vezes por dia) e sulfametoxazol-trimetoprima (um comprimido de 400mg/800mg, duas vezes por dia)[3,8].

O tratamento pode demorar de dois a quatro meses. As doses podem ser reduzidas quando houver melhora significativa, superior a 80%.

Hormônios (estrógenos): em doses suficientes reduzem a produção de sebo. Usados apenas nas mulheres que têm a acne piorada no pré-menstrual, na dose de 50μg de etinilestradiol.

Os anticoncepcionais orais com progesterona podem exacerbar a acne.

Antiandrogênico + estrógeno: o mais usado é o acetato de ciproterona (2mg) com etinilestradiol (30mg), que impede a conversão da testosterona em di-hidrotestosterona e reduz a produção de sebo. Deve-se assegurar a anticoncepção das mulheres, para evitar o efeito colateral do acetato de ciproterona, que pode provocar uma possível feminilização de um feto masculino.

Espironolactona: ação antiandrogênica (antagonista da aldosterona, inibe a síntese de testosterona nas suprarrenais e gônadas e tem ação competitiva com os androgênicos). A dose usada varia de 100 a 200mg/dia. Tem efeitos colaterais como alteração do ciclo menstrual, náuseas, vômitos e feminilização do feto masculino, caso seja administrada durante a gravidez[3].

Flutamida: no momento, seu uso está proibido no Brasil. Ação antiandrogênica por inibição da captação da testosterona livre em nível celular. Usada em dose de 250mg, uma vez por dia[7].

O tratamento hormonal não deve ser usado sistematicamente, por causa dos efeitos colaterais, levando-se em conta o custo-benefício da terapia.

No entanto, uma droga introduzida no arsenal terapêutico do dermatologista, em 1980, vem sendo usada sistematicamente, com possibilidades de melhora e mesmo de cura da acne. É a isotretinoína (ácido 13-*cis*-retinoico), derivada do retinol (vitamina A) (Fig. 97.14).

É uma droga com boa ação nas doenças com alteração da queratinização como, por exemplo, doença de Darier, ictiose lamelar e pitiríase rubra pilar. Atua seletivamente sobre a glândula sebácea, diminuindo a excreção de sebo em 90%, dentro de um mês. Normaliza a queratinização folicular

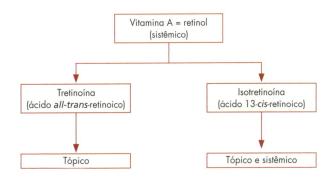

Figura 97.14 – Formas da vitamina A no tratamento.

alterada. Reduz, dessa maneira, a proliferação do *Propionibacterium acnes*, tanto na superfície, quanto dentro do duto pilossebáceo.

Na histopatologia, essa droga retrai as glândulas sebáceas ao seu estado pré-puberal por influenciar a proliferação e a diferenciação epiteliais.

É rapidamente absorvida após administração oral (média de 3h após a dose de 80mg). A absorção pode ser melhorada na presença de alimentos gordurosos e é metabolizada no fígado.

É o tratamento de escolha para a acne cística, para a acne que não responde à terapia convencional e para a acne que está causando a formação de cicatrizes. Tem sido usada também para acne pápulo-pustulosa (grau II).

A dose inicial é de 1mg/kg/peso/dia, via oral, subdividida em duas ou três tomadas, por um período mínimo de cinco meses.

Essa dose pode ser reduzida gradualmente, mas a dose mínima deve estar sempre acima de 0,5mg/kg/peso/dia, para evitar a recidiva do quadro.

Alguns pacientes podem precisar de período maior de tratamento, de seis a dez meses. Geralmente, são formas graves da doença ou mulheres com ovário policístico[3] (Figs. 97.15 e 97.16).

Não deve ser usada concomitantemente a tetraciclinas, macrolídeos, anticonvulsivantes e hipoglicemiantes orais.

O efeito colateral mais importante é a teratogenicidade, portanto, deve ser prescrita em mulheres em anticoncepção ou fora do período fértil. A anticoncepção deve ser mantida por um prazo médio de três meses após o término do tratamento (alguns autores relatam um período de apenas 30 dias e outros, 180 dias). Precisa ser prescrita num receituário especial para retinoides com termo de consentimento assinado pelo paciente e pelo médico.

Todos os pacientes desenvolvem ressecamento da pele, particularmente lábios (100%

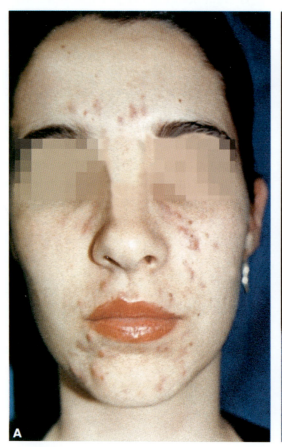 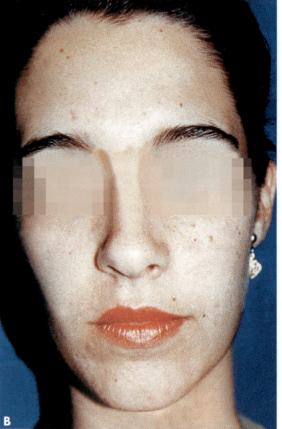

Figura 97.15 – Tratamento com isotretinoína oral. (*A*) Antes. (*B*) Depois. (Fotografias cedidas pelo Dr. Jorge Fernazari Pires).

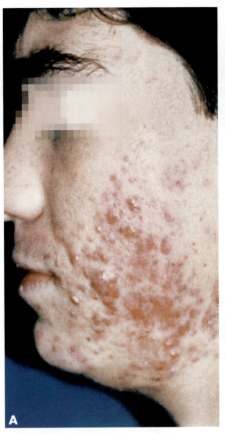
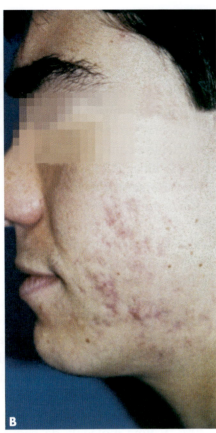

Figura 97.16 – Acne grave pré (A) e pós-tratamento (B) com isotretinoína oral. (Fotografias cedidas pelo Dr. Jorge Fernazari Pires).

dos casos), com queilite angular (90% dos casos). Há, na verdade, um ressecamento de todas as mucosas, principalmente a mucosa nasal, com quadros de epistaxes (30% dos casos) e mucosa ocular, com quadros de conjuntivite e fotofobia (20% dos casos). Resseca também a pele, com quadro de dermatite asteatósica, com prurido (25% dos casos)[1].

Alguns pacientes podem apresentar colonização por *Staphylococcus aureus* (30% dos casos).

As reações sistêmicas mais relatadas são: mialgia e artralgia, principalmente em adolescentes; cefaleias e obstipação intestinal; raros casos de hipertensão benigna intracraniana e hiperostose intersticial difusa[1,3].

Todos os efeitos podem ser tratados sintomaticamente e da maneira clássica, sendo revertidos após o término do tratamento.

Alguns exames laboratoriais são necessários para o uso seguro da isotretinoína. Como droga metabolizada pelo fígado, é sensato medir a função hepática antes do início do tratamento. Por causar hiperlipidemia temporária, medem-se também os lipídeos. Colesterol e triglicerídeos normais não serão repetidos durante o tratamento de adolescentes. Nos indivíduos com mais de 30 anos de idade, devem ser repetidos no segundo e no quarto mês.

Os adolescentes obesos e diabéticos constituem um grupo de risco.

Sendo assim, pede-se no início do tratamento: hemograma, glicemia de jejum, colesterol e triglicerídeos, aspartato aminotransferase, alanina aminotransferase e fosfatase alcalina.

Dieta: quanto à dieta, é bastante controverso o seu papel. Vários estudos foram feitos, com mudanças drásticas na ingestão de gorduras e carboidratos, sem alteração significativa na acne. Pode haver composição e quantidade de sebo modificadas, mas não se pode extrapolar esta situação para a clínica diária. Portanto, o que se come ou se deixa de comer pode, de alguma forma, alterar a produção de sebo, já que a redução calórica diminui em 40% a excreção de sebo. Uma dieta balanceada e um aparelho digestivo que funcione bem são preceitos para a boa saúde e devem fazer parte da orientação médica.

De Consultório

Extração de comedões: a remoção dos comedões abertos se faz por motivos estéticos; dos fechados, deve ser feita para impedir a sua ruptura e a evolução do quadro para acne inflamatória. Devem ser abertos com agulhas, por profissional competente e com a mais completa assepsia para não disseminar as lesões. As lesões pustulosas não devem ser manipuladas[8].

Crioterapia: no início do século foi introduzida a neve carbônica como principal criógeno, mas atualmente se utilizam mais o CO_2 e o nitrogênio líquido, os quais provocam destruição tecidual e modificações na microcirculação, dependendo do tempo da aplicação e da pressão exercida.

Esfoliação: a acne comedogênica apresenta bons resultados com a resorcina a 20 a 40%. Mais atual é o uso do ácido glicólico (alfa-hidroxiácido), substância natural encontrada na cana-de-açúcar. O ácido glicólico é altamente solúvel em água e é usado em solução saturada a 70%. É uma molécula de pequeno peso que causa epidermólise em 3 a 7min após a sua aplicação. Diminui a coesão dos corneócitos, efeito benéfico, já que a acne apresenta um processo da hiperqueratinização.

Quadro 97.1 – Enfoque patogênico do tratamento da acne

- Ação sobre:
  - Glândula sebácea:
    - Antiandrogênios
    - Ácido retinoico
  - Inflamação:
    - Ácido azelaico
    - Antibióticos
    - Queratolíticos
  - Flora bacteriana:
    - Ácido azelaico
    - Antibióticos
    - Peróxido de benzoíla
    - Ácido retinoico
  - Hiperqueratinização:
    - Ácido azelaico
    - Antiandrogênios
    - Peróxido de benzoíla
    - Ácido retinoico
    - Queratolíticos

Quadro 97.2 – Enfoque clínico do tratamento da acne

- Ação sobre:
  - Comedônica (I):
    - Peróxido de benzoíla
    - Ácido retinoico
  - Pápula pustulosa (II):
    - Ácido azelaico
    - Peróxido de benzoíla
    - Antibióticos tópicos
  - Pápula pustulosa inflamatória (III):
    - Antiandrogênios
    - Antibióticos sistêmicos
    - Peróxido de benzoíla
    - Isotretinoína
  - *Conglobata* (IV):
    - Antiandrogênios
    - Antibióticos sistêmicos
    - Peróxido de benzoíla
    - Corticosteroide sistêmico

São aplicações semanais, em média três ou quatro, e as lesões inflamatórias não são contraindicações para o tratamento, pois se rompem e ressecam rapidamente. O único cuidado que se deve ter é com a hiperpigmentação, que pode ocorrer após esses *peelings*, o que pode ser evitado se houver preparo anterior da pele.

Microdermabrasão: é uma abrasão mecânica, com jatos de cristais, mas de uso muito recente e, portanto, necessitando de estudos comprobatórios.

Resumindo, o tratamento da acne pode ter dois tipos de enfoque: patogênico e clínico[4] (Quadros 97.1 e 97.2).

VARIANTES DE ACNE

São variantes da doença com etiopatogenias diferentes[3,5]:

- *Acne infantil ou neonatal*: são comedões e pápulas na face de recém-nascidos, em razão de androgênios maternos e mais tardiamente em decorrência de androgênios das gônadas ou adrenais.
- *Acne escoriada – chamada de* acne excorieé des jeunes filles: quadro observado em

mulheres jovens que "machucam" a pele de maneira obsessiva e destrutiva, causando escoriações e cicatrizes na face. Há comedões e pápulas, sem necessariamente apresentar um quadro de acne anterior. É um quadro neurótico ou psicótico e o tratamento, além dos tópicos para acne, se faz também com antidepressivos (Fig. 97.17).

- *Acne por cosméticos*: ocorre em mulheres na pós-adolescência, pelo uso de cosméticos, muitos deles comedogênicos. Pessoas com peles seborreicas não devem usar cremes, portanto, o tratamento se faz afastando estes produtos. Trata-se topicamente com ácido retinoico, peróxido de benzoíla e/ou antibióticos.
- *Acne por medicamentos tópicos*: é uma acne induzida, como a acne por cosméticos. É desencadeada pelo uso de pomadas e cremes em áreas seborreicas. Vaselina, lanolina e corticosteroides existentes nestes produtos são os responsáveis pelo quadro.
- *Acne por fricção*: áreas que vivem fechadas e abafadas. Ocorre por oclusão folicular, ação irritativa e infecção secundária. O tratamento se faz por exclusão da causa.
- *Acne de verão*: são pápulas, pústulas com poucos comedões que atingem face, dorso, ombro e pescoço, acompanhadas de prurido. Atribui-se o edema do orifício folicular à sudorese excessiva e inflamação subsequente, mas o uso de fotoprotetores é, sem dúvida, o fator desencadeante mais importante.
- *Acne ocupacional*: ocorre por contatantes ocupacionais como, por exemplo:
  – Compostos clorados (indústria química).
  – Compostos pesticidas (trabalhadores agrícolas). Os agrotóxicos mais empregados são: pentaclorofenol, pentaclorofenato de sódio, pentacloronitrobenzeno e ácido triclorofenoxiacético (fungicidas, inseticidas e herbicidas). Tanto os compostos clorados como os pesticidas podem ser absorvidos por via percutânea e por via pulmonar, ocasionando um quadro de sintomas gerais, necessitando, às vezes, de internação hospitalar para tratamentos especializados. A acne causada por esses produtos se manifesta por comedões e lesões inflamatórias em áreas expostas e pode ser tratada com tretinoína tópica e tetraciclina por via oral.
  – Óleos e graxas: constituem o quadro conhecido por elaioconiose ou dermatite folicular, que ocorre nos trabalhadores que manipulam esses produtos. É mais comum em áreas cobertas, principalmente as que ficam em contato com roupas impregnadas por tais produtos. São pontos pretos nos óstios foliculares, principalmente em dedos das mãos, antebraços e coxas. O tratamento, além de afastar o

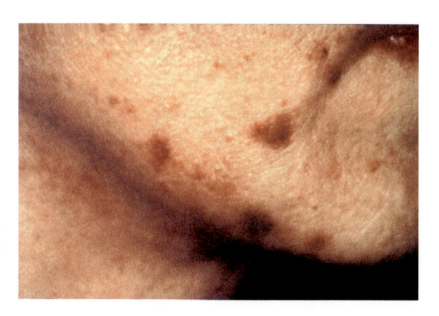

Figura 97.17 – Acne escoriada. Em alguns casos, o paciente manipula suas lesões de acne, causando cicatrizes que podem ser permanentes.

contato, se faz com tretinoína tópica e tetraciclina por via oral, se necessário.

- *Acne por medicamentos*: os medicamentos mais comumente responsáveis são:
  - Corticosteroides, hormônio adrenocorticotrófico, androgênios e anticoncepcionais.
  - Halogênicos, principalmente cloro e bromo.
  - Vitaminas B_{12}, B_6 e B_1.
  - Isoniazida, rifampicina e etionamida.
  - Fenobarbitúricos e hidantoína.
  - Lítio.
  - Tiouracil.
  - Ciclosporina.

As lesões são pápulas, pústulas quase sempre sem a fase comedogênica, e atingem face, pescoço, tronco, ombros, braços, glúteos e coxas. A terapia é, além da retirada da droga, tretinoína tópica, antibióticos tópicos ou eritromicina por via oral. Como os corticosteroides tópicos também podem desencadear a doença, nunca são usados para tratamento da acne.

ROSÁCEA

O termo *rosácea* vem do latim e significa "como rosas", e o termo "acne rosácea" está hoje em desuso, porque a acne e a rosácea são duas entidades distintas[1].

É uma doença crônica que afeta a parte central da face, caracterizada por eritema persistente, edema, telangiectasia e pápulas que podem ser acompanhadas por pústulas e raramente por nódulos.

Acomete mais mulheres do que homens, na terceira e quarta décadas de vida e é rara em asiáticos e negros. Os homens, quando são acometidos, apresentam um quadro mais grave, geralmente com hiperplasia das glândulas sebáceas do nariz, levando a um quadro conhecido como rinofima.

A causa da rosácea é desconhecida, mas vários fatores têm sido apontados, como, por exemplo, predisposição constitucional, doenças gastrointestinais, coleocistopatia, hipertensão, deficiência de vitaminas, principalmente a riboflavina, infecções locais e um ácaro chamado *Demodex folliculorum*, que costuma ser um habitante normal do folículo[1].

Sabe-se que a rosácea é exacerbada por fatores que promovem a vasodilatação, como luz solar, álcool, vento, calor, fatores emocionais e alimentos quentes. Há, portanto, uma resposta vascular alterada, que é responsável pelos surtos eritematosos na face, a princípio de duração curta, porém, aos poucos, prolongando-se até o eritema permanente.

O quadro histológico da rosácea é característico, mas não patognomônico. O padrão comum é uma dilatação vascular com estase, edema dérmico e desorganização do tecido conectivo. Há infiltrado linfocitário na derme e alguns histiócitos e outras células inflamatórias ao redor dos vasos sanguíneos e dos folículos. Leucócitos polimorfonucleares são achados ao redor dos folículos na biópsia das pústulas.

Clínica

Começa com um eritema discreto na face (*cuperose*), que se agrava com surtos (*flushing*) de duração variável, surgindo espontaneamente ou pelos fatores desencadeantes já citados.

Nas áreas do eritema podem aparecer pápula, pústulas e edema, com quadro inflamatório que pode se estender até a implantação dos cabelos e regiões retroauriculares e pré-esternal. Há no maciço central da face uma área infiltrativa, às vezes, com nódulos.

Os sinais físicos mais comuns da rosácea são: eritema, telangiectasia, edema, pápulas e pústulas.

A rosácea fulminante, conhecida como pioderma facial, é um quadro de aparecimento súbito com intensa reação inflamatória, nódulos e abscessos.

Uma complicação da rosácea, que chega a ocorrer em 50% dos doentes, é a rosácea ocular. Há blefarite, conjuntivite, episclerite, irite e queratite, esta última menos frequente, porém mais grave, visto que provoca ulceração da córnea. O comprometimento ocular parece estar relacionado à frequência dos surtos.

O uso de corticosteroides fluorados na face por tempo prolongado pode causar um quadro de rosácea-símile. Há uma alteração do quadro de rosácea para atrofia, aumento das telangiectasias, eritema escuro ou lívido, pápulas e pústulas foliculares e até comedões. Quando se retira o corticosteroide, há exacerbação do quadro.

Diagnóstico Diferencial

- *Dermatite perioral*: é mais frequente na segunda e na terceira década de vida; é pruriginosa e afeta as regiões perioral e mentual.
- *Dermatite seborreica*: apresenta descamação. Outras áreas, além da face, são comprometidas.
- *Acne vulgar*: mais frequente em adolescentes, apresenta comedões com ausência de eritema e telangiectasias.
- *Lúpus eritematoso sistêmico*: não apresenta pápulas nem pústulas.

Tratamento

Tópico

O primeiro passo do tratamento é afastar as causas agravantes como sol, vento, frio, bebidas alcoólicas e alimentos quentes.

O tratamento tópico não tem tanto sucesso quanto na acne vulgar. Os pacientes com rosácea têm uma pele mais vulnerável a agressões químicas ou físicas. Por isso, devem ser evitados sabões agressivos, loções adstringentes, abrasivos e *peelings*. Filtros solares são recomendados diariamente, e os cosméticos para camuflar o eritema e as telangiectasias podem ser usados desde que não sejam irritantes. Recomenda-se água morna para lavar o rosto, e os pacientes do sexo masculino devem se barbear com barbeadores elétricos.

- *Antibióticos tópicos*: eritromicina e clindamicina são eficazes para lesões pápulo-pustulosas.
- *Imidazóis*: ganharam adeptos, atualmente, no tratamento da rosácea. O cetoconazol creme usado uma ou duas vezes por dia pode ser efetivo. Age como anti-inflamatório ou imunossupressor das bactérias Gram-positivas da pele. É bem tolerado na pele sensível do paciente com rosácea.
- *Metronidazol*: antibacteriano e antiprotozoário usado na concentração de 0,75 a 1% em gel ou loção, reduz em aproximadamente 50% as lesões inflamatórias. Usado uma ou duas vezes por dia; quando suspenso, há recidiva do quadro, portanto, deve ser usado conjuntamente com terapia sistêmica e posteriormente com terapia de manutenção[7].
- *Enxofre a 2% em loção ou peróxido de benzoíla a 4%*: podem ser de grande ajuda, principalmente se houver um número aumentado de *Demodex folliculorum*. Outros abrasivos como ácido salicílico ou resorcina agravam o eritema[7].
- *Isotretinoína tópica a 0,2%*: em creme, é menos irritante que a tretinoína e tem suprimido as lesões inflamatórias após um primeiro período de exacerbação das lesões.
- *Lindano*: droga antiparasitária (hexaclorocicloexano), usada por diminuir a população do ácaro *Demodex*[3].

Sistêmico

Antibióticos: tetraciclina, doxiciclina e minociclina são úteis porque diminuem as pápulo-pustulosas e até mesmo o eritema. As doses são similares às usadas na acne vulgar. Em duas a três semanas há controle do quadro e as doses podem ser reduzidas às doses de manutenção (por 6 a 12 semanas).

A doença tem altos e baixos e, por isso, as doses precisam ser sempre revistas. Pode haver recidivas na interrupção da antibioticoterapia. Outros antibióticos, como eritromicina ou cefalosporina, podem ser usados na impossibilidade do uso das tetraciclinas, porque são menos efetivos.

O metronidazol na dose de 200mg, duas vezes por dia, via oral, tem efeito favorável, mas também inferior ao da tetraciclina. Por causar interação com álcool (efeito dissulfiram) e reações neurotóxicas e ter possível ação carcinogênica, não se recomenda seu uso prolongado.

Isotretinoína (ácido 13-cis-retinoico): é, sem dúvida, o melhor tratamento para rosácea, não obstante suas contraindicações. É a droga de escolha para os casos mais graves e resistentes a outras terapias.

É particularmente benéfico nos casos com seborreia associada ou nos casos de hiperplasia sebácea. As doses, os cuidados e o tempo de administração são similares aos da acne vulgar; no entanto, doses pequenas como 0,05 a 0,2mg/kg/peso/dia são bastante efetivas. Kligman usa a menor dose possível, isto é, 10mg/dia, por três a cinco dias/semana, lembrando que esta dose não afeta os parâmetros laboratoriais como colesterol e triglicerídeos.

Na rosácea infiltrativa nodular e fulminante, a isotretinoína deve ser associada com prednisona e um antibiótico (eritromicina ou cefalosporina).

Nas mulheres menopausadas, o uso de estrógenos pode ajudar porque diminui as crises de calor e rubor.

Cirúrgico

Eletrocirurgia ou *laser* para tratamento das telangiectasias. *Laser* de CO_2 para tratamento do rinofima (assim como eletrocirurgia e dermabrasão).

QUESTÕES

1. Quais são os fenômenos imunológicos da acne?
2. Como pode ser classificada a acne?
3. Como é realizado o tratamento sistêmico da acne?
4. Quais são as reações sistêmicas mais relatadas com o uso da isotretinoína?
5. Quais são as principais variantes da acne?
6. Quais são os sinais clínicos mais comuns da rosácea?
7. Qual é o tratamento da rosácea?

REFERÊNCIAS

1. FITZPATRICK, T. B.; EISEN, A. Z.; WOLFF, K.; FREEDBERG, I. W.; AUSTEN, K. F. *Dermatologia em Medicina General*. 3. ed. Buenos Aires: Médica Panamericana, 1988, v. 1, cap. 67.
2. SAMPAIO, S. A. P.; RIVITTI, E. A. *Dermatologia*. São Paulo: Artes Médicas, 1998, cap. 28.
3. CUCÉ, L. C.; FESTA, N. C. *Manual de Dermatologia*. Rio de Janeiro/São Paulo: Atheneu, 1990, cap. 8.
4. MARTIN, J. P. *Acne: manejo racional*. 2. ed. Bogotá: Piquero Martin Jaime, 1995.
5. VIVIER, A. *Dermatologia Prática*. 1. ed. São Paulo: Manole, 1996, cap. 17.
6. QUIROGA, M. I.; GUILLOT, C. F. *Cosmetica Dermatologia Practica*. 5. ed. Buenos Aires: Atheneu, 1987, cap. 16.
7. KLIGMAN, A. M.; PLEWIG, G. *Acne and Rosacea*. 3. ed. Berlim-Heidelberg: Springer-Verlag, 2000.
8. BONDI, E. E.; JEGASOTHY, B. V.; LAZARUS, G. S. *Dermatologia: diagnóstico e tratamento*. Porto Alegre: Artes Médicas, sessão II, 1993, cap. 4.

LEITURA COMPLEMENTAR

FITZPATRICK, J. E.; AELING, J. L. *Segredos em Dermatologia*. Porto Alegre: Artes Médicas Sul, 2000, cap. 21.
MCKEE, P. H. *Pathology of the Skin*. 2. ed. Barcelona: Mosby-Wolfe, 1997.

Capítulo 98

Alopecia

Lia Mayumi Shinmyo ♦ Lecy Marcondes Cabral

SUMÁRIO

Muitas são as causas da alopecia. O tratamento deve ser instituído o mais breve possível, com apoio psicológico ou psiquiátrico, levando-se em consideração a grande quantidade de produtos e medicamentos antiandrogênicos existentes e a experiência de cada profissional, além de próteses capilares de qualidade excepcionais.

HOT TOPICS

- O aparelho pilossebáceo forma-se a partir da nona semana de gestação.
- A melhor fase do ciclo de crescimento para a observação histológica do folículo piloso é a anágena.
- O pelo é constituído por células epidérmicas dispostas concentricamente e em três regiões: medula, córtex e cutícula.
- Cada folículo possui sua glândula sebácea, única ou em dupla.
- O ciclo de vida do pelo engloba três fases: anágena, catágena e telógena.
- A perda diária entre 50 e 100 fios de cabelo encontra-se no limite da normalidade. Quando ocorre queda de centenas ou milhares de fios, denomina-se eflúvio.
- O tratamento da alopecia é iniciado pela análise quantitativa, com contagem diária dos fios perdidos.
- As alopecias podem ser classificadas quanto ao agente etiológico e quanto à extensão.
- A tricotilomania, a alopecia *artefacta* e as agressões físicas e químicas podem ser também consideradas causas de alopecia.
- O sinal de Widy é patognomônico da alopecia *areata* e consiste em uma pigmentação melânica dentro do bulbo.
- A alopecia mucinosa é uma dermatose caracterizada por depósitos localizados ou difusos de mucina na pele ou nos folículos pilosos.

INTRODUÇÃO

Desde a Antiguidade, o homem sempre valorizou os cabelos, pois transmitiam imagem de força, beleza e poder, por isso, o tratamento para conter a queda dos cabelos é amplamente pesquisado, desde o uso de poções milagrosas compostas de vegetais a excrementos animais até o transplante de cabelos.

EMBRIOLOGIA

O aparelho pilossebáceo forma-se a partir da nona semana de gestação. É visualizado inicialmente nas sobrancelhas, no lábio superior e no mento. A formação dos folículos pilosos requer a interação entre as células epidérmicas e a derme subjacente.

Ocorre um sinal desconhecido ainda da derme para a epiderme, com formações de precursores do folículo; uma proliferação do estrato germi-

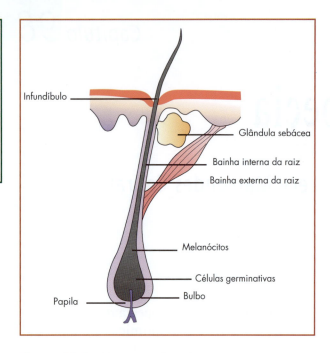

Figura 98.1 – Estrutura do pelo.

nativo da epiderme que continua com a derme subjacente e aprofunda-se formando um lúmen – o bulbo piloso. As células epiteliais do bulbo piloso formam a matriz germinativa que dará origem futuramente ao pelo. Assim que se queratinizam, formam a haste do pelo (Fig. 98.1).

O bulbo piloso sofre migração de melanoblastos que se transformam em melanócitos. Pouco antes do nascimento, a melanina produzida por esses melanócitos é carregada para as células formadoras do pelo, na matriz germinativa[1]. Próximo à inserção do músculo eretor do pelo encontra-se uma área denominada *bulge*, em que se encontram as células-tronco com grande plasticidade. A contração do músculo que faz o pelo se arrepiar também atinge a glândula sebácea, com consequente saída de sebo.

A estrutura dos folículos pilosos é tão complexa que podem sofrer alongamento de 20 a 30% quando secos e de 100% quando embebidos em água.

HISTOLOGIA

A aparência histológica do folículo piloso depende do ciclo capilar de crescimento em que se situa. O melhor ciclo para a observação é a fase anágena. Seu crescimento obedece a um padrão em mosaico, em dessincronização. A queda desses folículos não se processa ao mesmo tempo[2].

Histologicamente, o couro cabeludo possui uma pele delgada, com grande quantidade de folículos pilosos. Cada folículo possui a sua glândula sebácea, única ou dupla, e músculo eretor do pelo bem desenvolvido[3].

O pelo é constituído por células epidérmicas dispostas concentricamente:

- *Medula*: é ausente em pelos finos, tipo lanugem, em alguns do couro cabeludo e no cabelo louro. Forma o eixo central do folículo piloso. Composta por células cuboides cornificadas e retraídas, parcialmente separadas por espaços aéreos.
- *Córtex*: é maior, apresenta ar nos espaços intercelulares corticais que modificam a cor do pelo. Possui várias camadas de células longas, achatadas, fusiformes, cornificadas e pigmentadas. No pelo de coloração preta, o pigmento é oxidado.
- *Cutícula*: composta por uma única camada de células finas, claras e cornificadas, que perderam seus núcleos, exceto na base da raiz. Escalona-se como telhas em telhado ou como escamas. É bem resistente e contribui para a resistência do pelo. O pelo suporta tensões de 40 a 160g.

O folículo apresenta uma bainha radicular dérmica (externa) que continua com o epitélio da epiderme e outra bainha radicular epidérmica (interna) que desaparece próxima à desembocadura da glândula sebácea (Fig. 98.2). Na profundidade, o folículo dilata-se terminalmente formando o bulbo piloso. Ocorre invaginação na sua área central e ali está localizada a papila conectiva. Nessa região ocorre a fusão da raiz e das bainhas.

As células que recobrem a papila formam a raiz do pelo. Aproximadamente dois terços das células originadas na bainha radicular externa crescem centrifugamente originando a glândula sebácea, a partir do bulbo até o colo do folículo. O Quadro 98.1 mostra a estrutura do folículo piloso.

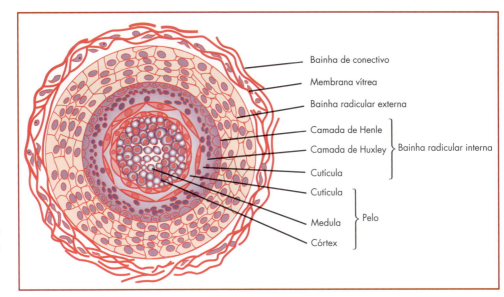

Figura 98.2 – Corte transversal do folículo piloso.

A bainha radicular interna (epitelial) possui três estratos:

1. *Camada de Henle*: composta de uma única camada de células achatadas e claras, com fibras hialinas. Tem relação com a bainha epitelial externa da raiz.
2. *Camada de Huxley*: várias camadas de células alongadas contendo tricoialina. São hipocromáticas (Fig. 98.3).
3. *Camada da bainha radicular*: colada à cutícula do pelo. É uma camada em escamas transparentes, córneas, que se imbricam com as escamas da cutícula do pelo. Por isso, a bainha radicular interna sai junto com o pelo extraído.

O ciclo de vida do pelo engloba a fase anágena, em que se encontra franca atividade mitótica; a catágena, na qual o pelo para de crescer para iniciar a sua substituição e muitos sofrem apoptose[4]. A matriz involui e o bulbo se queratiniza. O pelo no final desse período (telógeno), é expulso por outro que está nascendo (Fig. 98.4).

No couro cabeludo, cerca de 85% dos pelos encontram-se na fase anágena, 14% na fase telógena e 1% na fase catágena.

A queda capilar geralmente tem como causas fatores sistêmicos, nutricionais, emocionais ou humorais. A alteração do ciclo capilar provoca alopecia.

A maior parte dos pacientes se queixa de rarefação ou afinamento dos cabelos, não sendo incomum trazer ao consultório os cabelos que caíram. Deve-se observar se esse cabelo que caiu possui o bulbo presente, ou somente a haste partida. Caso o folículo esteja na fase telógena, não se considera o fenômeno patológico. Levando-se em conta que o homem possui cerca de 100 a 150 mil fios de cabelo e sabendo-se que a sua renovação se faz de três a cinco anos, pode-se considerar que a perda diária de 50 a 100 fios está no limite da normalidade. O tratamento da alopecia é iniciado pela análise quantitativa, quando é solicitada uma coleta domiciliar, com contagem diária dos fios perdidos. Para cada

Quadro 98.1 – Estrutura do pelo

- *Folículo:*
  - Bainha radicular dérmica (interna):
    - Camada reticular da derme: externa, com grossos feixes de fibras colágenas dispostas longitudinalmente
    - Camada papilar da derme: posição mediana, espessa, com finas fibras conectivas em disposição circular
    - Membrana vítrea: interna, estreita, homogênea, com fibras reticulares e substância amorfa
  - Bainha radicular epidérmica (externa):
    - Externa: contínua com camadas da epiderme, possui uma única camada de poligonais com pontes celulares
    - Interna: camada superficial queratinizada, envolve a raiz do pelo

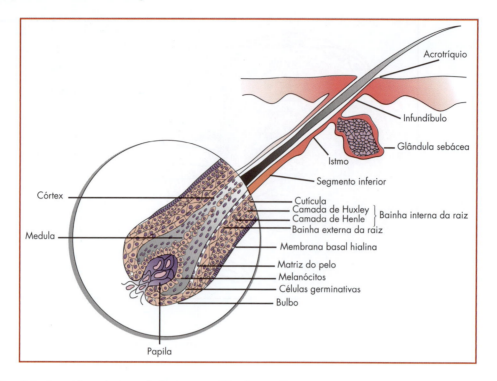

Figura 98.3 – Estrutura do pelo com ênfase na região da papila.

dia, o paciente recolhe os fios perdidos e os guarda num envelope, no total de cinco envelopes. Devem-se considerar os casos de pacientes que querem simular maior perda de cabelos do que realmente ocorre. Exemplificando: um paciente que coleta fios de vários dias e os coloca em um envelope como se pertencessem ao mesmo dia; ou pacientes que quebram ou cortam os fios em várias partes, querendo desta forma caracterizar um aumento da queda de cabelos; ou os arrancam propositadamente[5]. Normalmente são casos associados a distúrbios psiquiátricos.

A próxima fase é a qualitativa. Esse exame inicial já direciona um possível diagnóstico, ao comparar os fios de cabelo coletados (os cabelos quando embebidos em água são mais bem visualizados) entre duas placas de vidro com suas extremidades proximais direcionadas no mesmo sentido. Utiliza-se uma lupa, principalmente quando existe volume maior na coleta. Realiza-se também o teste de tração, que consiste em separar 20 a 40 fios e tracionar o conjunto preso ao couro cabeludo. Considera-se positiva a obtenção de pelo menos dois fios na fase telógena.

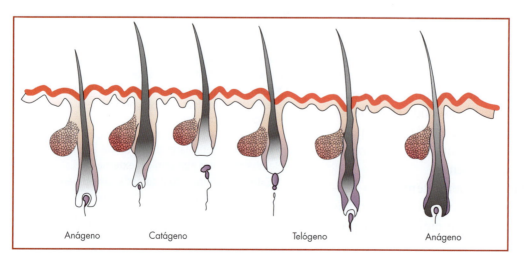

Figura 98.4 – Ciclo do pelo.

Pode-se realizar ainda exame micológico direto, luz polarizada e exame de elasticidade capilar e aplicar o teste de resistência ao rompimento capilar. Avançando nessa análise qualitativa, chega-se à microscopia eletrônica. Incluir hemograma completo, proteínas totais, dosagem hormonal que inclua tri-iodotironina (T_3), tiroxina (T_4), hormônio estimulante da tireoide (TSH, *thyroid-stimulating hormone*), sulfato de desidroepiandrosterona (S-DHEA), 4-androstenediona, hormônio folículo-estimulante (FSH, *follicle-stimulating hormone*), 17-hidroxiprogesterona, antiestreptolisina O, fator antinuclear e sorologia para sífilis, hanseníase e vírus da imunodeficiência humana (HIV, *human immunodeficiency virus*). A biópsia é de grande valia desde que inclua a área da lesão e sua borda.

São de suma importância o exame propedêutico acurado e a anotação de dados obtidos em uma ficha médica com anamnese capilar (Quadro 98.2). Lembrar que muitos medicamentos também provocam queda de cabelos, como por exemplo, os antidepressivos.

Quadro 98.2 – Ficha médica

Data da consulta: _____/_____/_____

Identificação

Nome: _____
Endereço: _____
Complementos: _____
CEP: _____
Estado: _____ Cidade: _____
Telefones: (___) _____ Celular: _____
E-mail: _____
Naturalidade: _____
Nacionalidade: _____
Data de nascimento: _____
Sexo: _____
Cor: _____
Estado civil: _____
Profissão anterior: _____
Profissão atual: _____
RG: _____ CPF: _____

Queixa Principal e Duração

Queda de pelos _____ dias
Queda de cabelos _____ meses
Falhas no cabelo _____ anos
Outros

História Pregressa da Moléstia Atual

Início:
☐ rápido
☐ lento

Propagação para outras regiões:
☐ sim
☐ não

Sintomas relacionados:
☐ prurido ☐ sudorese
☐ descamação ☐ aumento da oleosidade
☐ eritema ☐ febre
☐ dor ☐ algum processo relacionado pouco antes da queda de cabelo
☐ calor local ☐ outros

(Continua)

Quadro 98.2 – Ficha médica (*Continuação*)

Antecedentes Pessoais
Doenças anteriores_____
_____
_____

Dietas alimentares _____
☐ vegetariana
Cirurgias anteriores _____
_____

Alergias _____

Data da última menstruação: _____/_____/_____
☐ Ciclos menstruais regulares
☐ Ciclos menstruais irregulares
☐ Presença de cistos ovarianos
☐ Outras patologias pélvicas _____
☐ Gravidez
☐ Amamentação
Uso de medicamentos _____
Realização de exercícios físicos _____
Periodicidade_____
Já usou ou usa anabolizantes? _____
Doenças do couro cabeludo _____
Uso de químicas ou afins nos cabelos _____
Se positivo, há quanto tempo usa? _____
Retoques frequentes? _____
☐ Uso constante de laços ou elásticos_____
☐ Cortes regulares de cabelo_____

Periodicidade em Lavar os Cabelos
Uso de xampus   ☐ com sal
                      ☐ sem sal
Escova os cabelos   ☐ 1 vez ao dia
                      ☐ 2 vezes ao dia ou mais
☐ Uso de secadores
☐ Uso de chapinhas e outros
☐ Morou ou mora em lugares poluídos ou que já tiveram algum índice de radiação ou contaminação química?

Antecedentes Familiares
Calvície na família. Quem? _____
Neoplasias. Quem? _____
Doenças infecciosas. Quem?_____
Diabetes. Quem?_____
Doenças na tireoide. Quem? _____
Outras doenças _____

Hábitos
Fumante. Marca e quantidade diária_____
Bebida alcoólica. Tipo e quantidade diária _____
Drogas _____
Alimentação_____
Ritmo intestinal_____

Quadro 98.2 – Ficha médica (*Continuação*)

Exame Físico Geral

PA = _____
P = _____
Peso = _____
Altura = _____
Mucosas = _____
Pele = _____
Pelos = _____
Unhas = _____
Cabeça e pescoço = _____
Pulmões = _____
Coração = _____
Tronco = _____
Abdome = _____
Membros = _____

Exame Físico Especial

Região da queixa:
- ☐ localizada
- ☐ dispersa
- ☐ única
- ☐ várias lesões

Aspecto da lesão:
- ☐ descamativa
- ☐ eritematosa
- ☐ cicatricial
- ☐ cística
- ☐ outros _____

Sensibilidade da lesão:
- ☐ dolorosa
- ☐ sem sensibilidade
- ☐ outras _____

Aspectos dos cabelos:
- ☐ grossos
- ☐ finos
- ☐ ondulados
- ☐ encaracolados
- ☐ tingidos
- ☐ alisados
- ☐ frisados
- ☐ permanente
- ☐ quebradiços
- ☐ "cortados"
- ☐ elasticidade conservada
- ☐ brilho conservado
- ☐ seco
- ☐ oleoso
- ☐ hiperqueratose folicular (sinal da pegada de urso)

Teste de tração[13]:
- ☐ positivo
- ☐ negativo

(*Continua*)

Quadro 98.2 – Ficha médica (*Continuação*)

Diagnóstico Provisório

Alopécia congênita:
- ☐ cicatricial
- ☐ não cicatricial

Alopécia adquirida:
- ☐ cicatricial
- ☐ não cicatricial
  - ☐ química
  - ☐ infecciosa
  - ☐ neoplasias
  - ☐ síndromes
  - ☐ alopécia em áreas
  - ☐ alopécia androgenética
  - ☐ alopécia traumática
  - ☐ outras

Exames Complementares
- ☐ não
- ☐ sim. Quais? _____

- ☐ tricograma
- ☐ biópsia
- ☐ luz polarizada
- ☐ dosagem de ferro
- ☐ dosagem de enxofre
- ☐ micológico
- ☐ lâmpada de Wood
- ☐ IgE
- ☐ linfócitos (CD4 e CD8)
- ☐ células NK

Conduta/Tratamento[14] _____

CLASSIFICAÇÃO DAS ALOPECIAS

Quanto ao Agente Etiológico

- *Cicatriciais*: ocorre a presença de cicatriz e a ausência de folículos pilosos[6]. Pode ser subdividida em primárias e secundárias. Nas primárias, encontra-se a pele íntegra e o folículo piloso destruído. Como exemplos, foliculite descalvante, pseudopelada, foliculite queloideana da nuca, etc. Nas secundárias, a derme sofre cicatrização e os folículos próximos sofrem e são destruídos. Isso pode ocorrer em neoplasias, carcinomas baso ou espinocelulares, linfomas ou metástases congênitas, aplasia congênita da cútis, nevo epidérmico, doença de Darier, epidermólise bolhosa, queimaduras e radiodermites, infecções como o herpes-zoster e a varicela, as piodermites, a tuberculose, a sífilis, a leishmaniose e as micoses, etc.
- *Não cicatriciais*: alopecia *areata* (alopecia em áreas), androgenética, por drogas ou traumas, eflúvios anágeno e telógeno, difusa e dermatofitoses.

Quanto à Extensão

- *Generalizada*: encontra-se um padrão uniforme; quase não apresenta cicatrizes, como em dietas, febres, pós-parto, tireoidopatias, eflúvios, estresse, quimio e radioterapias, algumas doenças sistêmicas (Fig. 98.5).
  - *Eflúvio telógeno*: o folículo não se encontra doente, mas algo interferiu no seu ciclo, fazendo com que a fase anágena

seja prematura. Não existe involução do pelo. É agudo, porém benigno, reversível e autolimitado. Pode ocorrer devido a estresse, anemia, infecções, dietas, medicamentos, sífilis secundária, etc. Ocorre mais em mulheres. Normalmente, os cabelos se recuperam em torno de 90 dias, sem auxílio de medicamentos via oral, porém, para estimular o crescimento e, também, para dar apoio psicológico, podem-se prescrever xampus e loções, no intuito de diminuir a ansiedade do paciente. Ao exame, o saco epitelial não é visualizado; é uniforme e pigmentado.

- *Eflúvio anágeno*: a relação entre anágenos e telógenos pode ser normal no tricograma; mas ao microscópio visualiza-se anágenos distróficos (até 85%). Como exemplos, a alopecia *areata*, após cirurgias de longa duração.

O tratamento baseia-se em boa nutrição, diminuição do estresse, soluções tópicas com tinturas de cantáridas, jaborandi, *capsicum*, mutamba, tussilago, mil-folhas, quina, minoxidil tópico (2 a 4%), espironolactona em loção a 2 a 4%; solução hidroalcoólica de progesterona a 2% e adermina via oral (300 a 900mg/dia, por três a seis meses), considerando-se que o excesso também provoca alopecia.

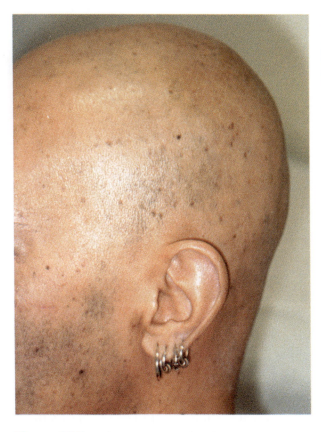

Figura 98.5 – Alopecia generalizada.

- *Localizada*: alopecias *areata* e androgenética, agressões físicas, neoplasias e infecções, algumas patologias autoimunes como lúpus eritematoso sistêmico e esclerodermia.
  - A *tricotilomania* apresenta-se nas regiões em que as mãos do paciente alcançam com mais facilidade. Ocorre retirada constante, com excesso de manipulação dos cabelos e, às vezes, o ato de engoli-los. Acomete geralmente crianças e mulheres. Alguns confessam espontaneamente e outros negam. Ao exame, existem poucas hastes, sendo a maior parte na fase telógena, com saco epitelial e alterações na haste. Recomenda-se acompanhamento psicológico (Fig. 98.6).
  - Na *alopecia* artefacta, causada também pela vontade do paciente, ocorre arrancamento maior do que o encontrado na tricotilomania. Pela tensão exercida, ocorre rompimento da haste. Nessa região, surgem alterações do córtex e o fio que restou se torna crespo. Sugere-se também acompanhamento psicológico.
  - As *agressões físicas* podem ocorrer por radiações ionizantes ou por trações excessivas. A realização de muitas "escovas", em que o calor do secador ou das lâminas térmicas forma vacúolos na haste capilar, deixa-a mais frágil, fácil de se romper. Encontram-se no mercado produtos que protegem os fios.
  - As *agressões químicas* são comumente aplicadas por moda ou vaidade, para mudar a cor e a forma dos cabelos. Observam-se lesões nas hastes, a maioria na fase telógena, sem o saco epitelial. A queda pode ocorrer logo após a aplicação de um agente químico. É importante procurar um bom cabeleireiro que saiba manipular corretamente os produtos capilares. Ao realizar "permanentes", no intuito de ondular os

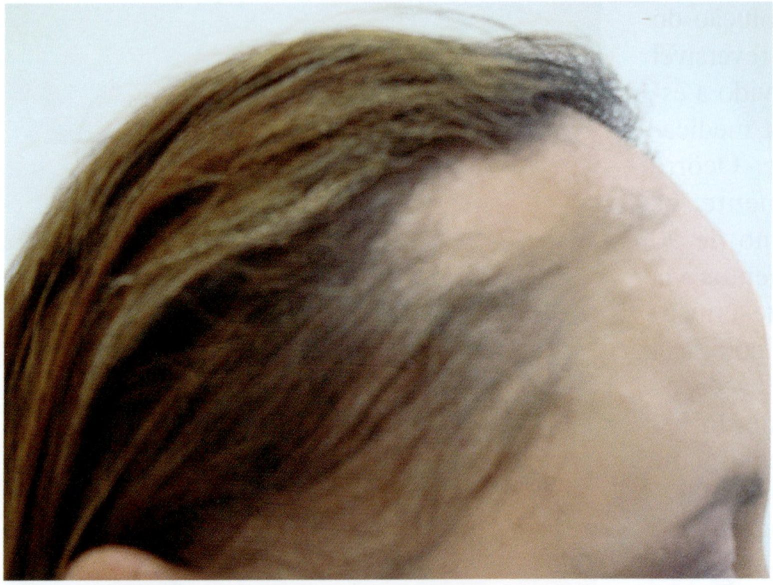

Figura 98.6 – Tricotilomania em cabelos, atingindo inclusive as sobrancelhas.

cabelos, os compostos formam pontes de enxofre que mantêm os cabelos na posição ondulada. Ao alisar os fios, os produtos à base de tioglicolato de amônio ou de cálcio, ou hidróxido de sódio e hidróxido de guanidina rompem essas pontes, deixando os fios retos. Essas pontes, ao se refazerem, deixam alguns pontos mais frágeis e nestas regiões a haste pode se romper com facilidade[7].

– No *clareamento dos cabelos*, total ou não, pode ocorrer maior queda nos cabelos clareados e, ainda, após o crescimento, rompimento da haste da região clareada com mais frequência. Por isso, não se encontra o bulbo; a haste já está despigmentada com agrupamentos esparsos de melanina e afinamento da região proximal. A clava se desprende do saco epitelial. Os produtos clareadores são peróxido de hidrogênio e amônia (aumentam a permeabilidade da cutícula e degradam a melanina), que são potencializados por persulfato de amônia ou potássio. Após essa pigmentação, os cabelos recebem corantes que podem ser temporários ou definitivos.

Alopecia *Areata* (em Áreas)

A frequência de história familiar positiva nos doentes é alta. É frequente em jovens e é considerada como afecção autossômica dominante com penetrância de 10 a 25%, de provável etiologia multifatorial, que promove a queda de pelos e/ou cabelos, sem que ocorra a destruição dos folículos. Portanto, na maioria das vezes é reversível. Pode afetar as unhas, como por exemplo, sulcos de Beau, depressões, onicólilse, coiloníquias e lúnulas. Pode-se manifestar em placas únicas ou não, circunscrita, levemente eritematosa. Ao preguear a pele na região afetada, ocorre frouxidão (ao pinçar a pele) e são encontrados pelos curtos na periferia das placas, quase sem pigmentação, com as extremidades mais finas, que se quebram com facilidade e com queda espontânea – os pelos peládicos ou em ponto de exclamação. Afeta mais os cabelos que ainda têm melanina na região dessa alopecia e muito pouco os brancos. Quando ocorre a repilação dessa área, muitas vezes os cabelos que nascem são brancos. Esse fato que nos leva a pensar na existência de anticorpos imunoglobulina G (IgG) contra os queratinócitos foliculares e contra os melanócitos.

Patognomonicamente acha-se o sinal de Widy, que é uma pigmentação melânica dentro do bulbo, na medula[8].

Podem-se encontrar também manifestações oculares, como diminuição da acuidade visual, ectopia papilar, heterocromia e atrofia da íris, miose e ptose palpebral. Ocorrem também a diminuição da taxa de linfócitos e o aumento da relação CD4/CD8 e células *natural killer* (NK).

Existem casos de remissão sem explicações.

Pode-se tratar com rubefacientes tópicos[8] (tratamento antigo), sendo mais utilizados corticosteroides como o dipropionato de betametasona e o clobetasol, a halcinonida e a fluocinolona, ou triancinolona, 2,5 a 10mg/mL, intralesional, mensalmente. Os corticosteroides tópicos podem ser empregados associadamente ao minoxidil tópico.

A antralina pode atuar como imunomodulador, inibindo a atividade citotóxica, em concentrações de 0,5 a 1% por 20 a 30min. Recomenda-se lavar com xampus, pois são irritantes locais. O minoxidil a 5% pode ser utilizado puro ou combinado com antralina ou corticosteroides tópicos ou ácido retinoico a 0,025 e 0,05%. Observa-se a ação após 12 semanas de uso. É eficiente para lesões localizadas.

A crioterapia também promove irritação local, com vasodilatação, estimulando a repilação.

Existem imunoestimuladores de contato, como dinitroclorobenzeno, dibutil éster do ácido esquárico e difenciprona[9], que são usados no intuito de aumentar a imunidade celular e, em consequência, diminuir a produção de anticorpos contra os folículos pilosos. Podem deixar uma pequena cicatriz no local do contato.

Tanto a PUVAterapia (psoraleno + ultravioleta A) – usada para diminuir as células de Langerhans – quanto a ciclosporina A não têm sido recomendadas em razão de a primeira não ser efetiva para esse tipo de tratamento (recidivantes e carcinogênicos) e a última por apresentar muitos efeitos colaterais indesejáveis.

Imprescindível orientar o paciente a realizar uma dieta balanceada, rica em ferro, aminoácidos e com carboidratos e alimentos de preferência cultivados sem o uso de agrotóxicos. É válida uma psicoterapia individual ou em grupo e, se possível, não tomar medicamentos, que como se sabe podem causar alopecia. Evitar o estresse.

Alopecia Mucinosa

É uma dermatose rara. Encontra-se uma placa infiltrada única com folículos proeminentes e alterações inflamatórias mínimas e depósitos localizados ou difusos de mucina na pele ou nos folículos pilosos[10]. Pode ser uma manifestação de linfoma.

Alopecia Tonsurante

Conforme o tipo de fungo, existe um nível de inflamação. É encontrada mais em crianças. Somente a tinha favosa causa alopecia definitiva.

Alopecia Androgenética

Acomete tanto homens como mulheres. É autossômica dominante. Ocorre encurtamento da fase anágena, portanto, encontra-se diminuição na velocidade do crescimento dos cabelos e estes se tornam mais claros (Fig. 98.7). Nota-se inicialmente uma modificação qualitativa: afinamento e clareamento, com posterior mudança quantitativa com a queda dos cabelos[11]. A testosterona sofre ação da 5-α-redutase (5α-R) tipo II, que se transforma em di-hidrotestosterona (DHT), a qual modifica o metabolismo do folículo piloso. O homem possui 60% mais 5α-R e 40% mais receptores de androgênios que a mulher.

Outra enzima importante na alopecia é a citocromo P450 aromatase. Essa enzima auxilia na conversão de testosterona e androstenediona em estrógenos estradiol e estrona, respectivamente. A mulher possui duas a cinco vezes mais aromatase que o homem.

Tratamento Clínico da Alopecia Androgenética

A espironolactona é um antagonista da aldosterona, que bloqueia os receptores de androgênio e inibe a sua biossíntese pela suprarrenal. Altera a enzima P450, acelerando a sua metabolização; inibe competitivamente o receptor da DHT. É um esteroide cuja absorção aumenta por meio da alimentação, é rapidamente metabolizado pelo fígado e eliminado pela urina e pela bile. A dose habitual varia de 25 a 200mg. São efeitos colaterais indesejáveis: hipercalemia, ginecomastia, sintomas gastrointestinais e disfunção menstrual, que vão melhorando conforme o uso contínuo, com dose menor. Deve-se evitar a concepção, pois pode feminilizar o feto masculino. É mais efetivo no tratamento do hirsutismo. As contraindicações são para quem sofre de insuficiência renal, anúria, hipercalemia, gravidez e sangra-

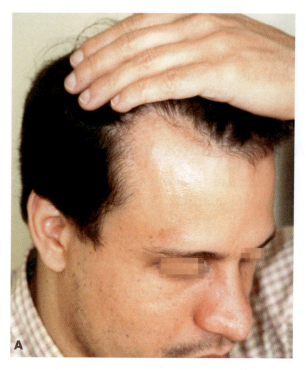
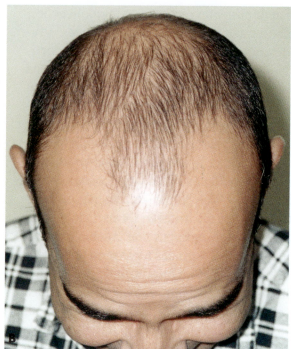

Figura 98.7 – (A e B) Alopecia androgenética.

mento uterino anormal; carcinogenicidade está em discussão. Há interação medicamentosa com salicilatos, reduzindo o efeito diurético. Captopril e enalapril podem reduzir a produção da aldosterona e provocar hipercalemia. Pode aumentar a absorção de digitais. Homens não devem usar. Pode-se associar a zincoterapia, 60mg/dia, que inibe a ação da 5α-R, não se sabe ainda em qual mecanismo.

A flutamida é um antiandrogênio não esteroide que se converte em 2-hidroxiflutamida, um potente inibidor de DHT para com os receptores androgênicos. É usado em conjunto com anticoncepcionais para tratamento de hirsutismo em mulheres. A dose recomendada varia de 250 a 500mg/dia. Conforme estudos, a flutamida atravessa a barreira placentária, portanto, deve-se evitar seu uso na gravidez. É hepatotóxico, causando falência hepática.

No Canadá, o acetato de ciproterona é bem utilizado; é um potente antiandrogênico competidor com a DHT na ligação dos receptores androgênicos. Mantém os níveis normais de hormônio luteinizante (LH, *luteinizing hormone*) e FSH. Usado na dose de 50 a 100mg/dia, do quinto ao décimo quarto dia do ciclo. Também atravessa a barreira placentária; portanto, deve-se evitar gravidez (ocorre feminilização de fetos masculinos). Como efeitos colaterais podem ocorrer irregularidades na menstruação, aumento de peso, depressão, diminuição da libido e náuseas.

A cimetidina é um antiandrogênico menos potente, atuando na ligação com receptores androgênicos e com o citocromo P450. A dose preferencial varia de 800 a 1.600mg/dia, dividida em cinco tomadas diárias. Não há comprovação clínica positiva em relação ao seu uso na alopecia androgenética. Os efeitos colaterais relatados são: ginecomastia, impotência e perda da libido.

Pelo fato de a progesterona ser semelhante estruturalmente à testosterona, usa a 5α-R e também ligações com receptores androgênicos. O progestágeno atua como antiandrogênico pela competição em nível de receptor; é de uso tópico. O cetoconazol demonstra, segundo estudos, bloquear a síntese de testosterona.

A dexametasona também já foi usada para inibir a produção de androgênios das suprarrenais e dos ovários, mas foi abandonada em razão dos efeitos colaterais dos esteroides usados a longo prazo.

O estudo em relação ao extrato de *Serenoa repens* (Permixon®) não está completo, mas sabe-se que inibe a produção de DHT.

O *saw palmetto* ou Permixon® (*Serenoa repens*) não age apenas na DHT, mas em outros mecanismos desconhecidos. Tem como efeito colateral a ginecomastia. O cloreto de cobre contém o *saw palmetto* junto com um complexo de cobre, usados como inibidores da 5α-R. Não há estudos duplos-cegos.

O mecanismo de ação do minoxidil no crescimento dos cabelos ainda não é conhecido, mas é certo que causa repilação quando usado na concentração de 2 a 5%, topicamente. Porém, se o seu uso for interrompido, ocorrerá queda de cabelos telógenos.

A finasterida é um composto sintético 4-azasteroide e tem sido comercializada no mundo desde 1992; o uso via oral tem provado ser eficaz no bloqueio da enzima 5α-R tipo II, não transformando a testosterona em DHT e reduzindo o nível de DHT no couro cabeludo; pode prevenir a miniaturização progressiva dos folículos pilosos e induzir os folículos miniaturizados a produzir o pelo terminal. Não foram observadas interações medicamentosas importantes. Não afeta o controle regulatório do eixo hipotalâmico-pituitário-testicular. A dose recomendada é de 1mg/dia.

Um novo antiandrogênico de uso tópico é o RU 58841, que estimula o crescimento dos pelos no couro cabeludo e retarda o crescimento da barba e do corpo.

Em fevereiro de 2002, foi noticiada uma nova substância que induz o crescimento capilar, denominada epimorfina (proteína composta por 300 aminoácidos), mas ainda não foi testada em humanos.

O programa Kevin Hair Rejuvenation é indicado para eflúvio pós-parto, acne, rugas, lipodistrofias, alopecia androgenética, hipertricoses, etc. O modo de ação do Kevin Hair Rejuvenation é bloquear a DHT, ou bloquear os receptores androgênicos por criar uma barreira na parede celular deixando a DHT fora do folículo.

O zinco é usado topicamente para acne e crescimento capilar. Na forma de sulfato, como inibidor da produção de DHT, não inibe a 5α-R, mas reduz o cofator fosfato de dinucleotídeo de nicotinamida e adenina – forma reduzida (NADPH, *nicotinamide adenine dinucleotide phosphate – reduced form*).

O Fabao 101/Fórmula 101 é um produto chinês que foi relançado com o nome Fabao 101®. É uma mistura de ervas *Sophera flavescens*, *radix astragali*, *Capsicum* (cápsico), *radisnotopterygii*, óleo de açafroa, *cortex dictamni radicis* (*dictamnus*), *rhizhoma gastroidia ginseng*, notoginseng, *heshouwu* e óleo de semente de pêssego. Efeitos são notados em alopecia androgenética como em alopecia total, mas sem estudos profundos.

O Iamin® foi aprovado em 1996 pela Food and Drug Administration (FDA). Os pacientes relatavam que os cabelos existentes se tornavam mais fortes, então a companhia que o fabricava lançou o Tricomin®, outro peróxido dismutase, formulado especialmente para a queda de cabelos. Lançou também o GrafCyte®, que nada mais é que o Iamin® modificado. Folligen®, Tricomin® e outros peróxidos dismutases são utilizados após transplante de cabelos para evitar que os folículos transplantados passem para a fase de repouso e o crescimento seja mais rápido, antes das oito semanas. São realizadas compressas locais com o produto por 1h, quatro vezes por dia, durante quatro dias consecutivos ao procedimento cirúrgico. Sabe-se que os radicais superóxidos inibem o óxido nítrico, levando os fios à fase telógena. Então, usam-se os peróxidos dismutases para surtir o efeito contrário, melhorando a fase anágena. A L-arginina é importante para a manutenção do óxido nítrico.

Tanto o polissorbato 60 quanto o 80 são desengordurantes e como os aminoácidos não agem definitivamente melhorando a queda dos cabelos. Dutasterida (0,5mg/dia) reduz a queda de cabelos em uso por um ano[12].

Alguns autores orientam a tratar a deficiência de ferro, com ou sem anemia[13]. A biotina e o ácido fólico também não são eficazes e o excesso também podem promover a alopecia.

Minoxidil a 5% é mais efetivo no tratamento do que a 2%[14]. Tem mostrado aumento de cabelos, não velo, se usado por 32 semanas ou mais. Cinco por cento das mulheres que o utilizam apresentaram hipertricose facial. Auxina tricógena pode ser usada para complementar a ação do Minoxidil.

O extrato de proteínas marinhas (cartilagem de peixes) associado à sílica estabiliza o processo de queda capilar e engrossa mais o cabelo[15].

17-alfa-estradiol aplicado topicamente inibe a produção da 5α-R e acelera a produção de células capilares. Turosterida age também sobre essa enzima. O aminexil revela que recupera o folículo que sofreu fibrose. O potássio estimula a síntese do ácido desoxirribonucleico (DNA, *deoxyribonucleic acid*); o BRL34915 (Cromakalim®) e o pinacidil (Pindac®) beneficiam os calvos. Também são utilizados agentes inibidores da aromatase, como a aminoglutetimida (Cytadren®) *liposomal gene therapy*, obtida a partir de extrato de cultura de células, capaz de estacionar a calvície, engrossar os cabelos e fazer os cabelos brancos recuperarem a cor original, pois ocorre o estímulo da melanogênese. Omexin melhora a oxigenação folicular. Fazem parte do arsenal medicamentoso para calvície os agentes que melhoram a circulação sanguínea.

CONSIDERAÇÕES FINAIS

Ainda não existe uma medicação ideal para o tratamento da calvície. A literatura demonstra existirem inúmeras drogas sendo comercializadas e outras sendo testadas. Muitas delas com grandes esperanças e outras sem a menor expressão. Com certeza, várias serão descartadas pelo próprio tempo. Muitas que suportarem a pressão da evolução natural da alopecia androgenética abrirão novas portas para o esclarecimento da etiopatogenia da doença, logo, com maior possibilidade de descoberta da cura. Acreditamos que a calvície é desencadeada pelos hormônios masculinos, porém, sua evolução depende de vários outros fatores, principalmente o emocional. Nunca devemos esquecer que em qualquer tratamento proposto para a alopecia androgenética o controle com placebo também apresenta melhora expressiva. Uma medicação única no tratamento da calvície talvez seja inviável. As associações de medicações que interfiram em vários setores provavelmente seja o caminho natural para o controle da alopecia androgenética.

QUESTÕES

1. Qual a porcentagem dos fios de cabelo no couro cabeludo em cada fase do ciclo de vida de um folículo piloso?
2. Qual o sinal patognomônico na alopecia *areata* (em áreas)?
3. O que a crioterapia promove na alopecia *areata*?
4. Por que após o uso de secadores de cabelo quentes e de pranchas térmicas os cabelos podem quebrar?
5. Dê três exemplos de antiandrogênios utilizados no tratamento da alopecia androgenética.

REFERÊNCIAS

1. MOORE, K. L. *Embriologia Clínica*. 4. ed. Rio de Janeiro: Guanabara-Koogan, 1990. cap. 20, p. 330-331.
2. MICHAEL, H.; ROSS, J.; LYNN, J.; ROMREL, L. *Histologia (Texto e Atlas)*. 2. ed. Buenos Aires: Panamericana, 1993. p. 358-359.
3. MARIANO, S. H. *Di Fiore Atlas de Histologia*. 7. ed. Rio de Janeiro: Guanabara-Koogan, 1986. p. 196.
4. COTSARELIS, G.; MILLAR, S. E. Towards a molecular understanding of hair loss and its treatment. *Trends in Mol. Med.*, v. 7, n. 7, p. 293, 2001.
5. RADMANESH, M.; SHAFIEI, S.; NADERI, A. Isolated eyebrow and eyelash trichotillomania mimicking alopecia areata. *Int. J. Dermatol.*, v. 45, n. 5, p. 557, 2006.
6. RAMOS E SILVA, M. Alopecia cicatricial de histologia desconhecida. *Dermatol. Atual.*, v. 4, n. 3, p. 6-10, 1998. *Apresentado no Simpósio sobre Alopecias no LI Congresso Brasileiro de Dermatologia, Recife, 1996.*
7. DIAS, T. C. S. *Análise da Eficácia Condicionante de Substâncias Cosméticas Incorporadas em Alisante Capilar à Base de tioglicolato de Amônio*. São Paulo: USP, 2004, 114 f. Dissertação (Mestrado) – Universidade de São Paulo, 2004.
8. RIVITTI, E. A. Alopecia areata: revisão e atualização. *An. Bras. Dermatol.*, v. 80, n. 1, p. 57-68, 2005.
9. MELDANE, F. H. B.; KUHL, I. C. P.; WEISSBLUTH, M. L.; BAKOS, L. Uso de difenciprona no tratamento da alopecia areata: estudo preliminar. v. 73, n. 3, p. 203-207, 1998.
10. FONSECA, A. P. M.; BONA, S. H.; FONSECA, W. S. M. et al. Follicular mucinosis: literature review and case report. *An. Bras. Dermatol. [online]*, v. 77, n. 6, 2002. Disponível em: <http://www.scielo.br/scielo.php?script=sci_arttext&pid=S0365-05962002000600007&lng=en&nrm=iso>.
11. SHINMYO, L. M. Calvície. In: FERREIRA, L. M. (ed.). *Guias de Medicina Ambulatorial e Hospitalar UNIFESP-*

-EPM – *Cirurgia plástica*. São Paulo: Manole, 2007. cap. 91, p. 737-743. (Série Nestor Schor).

12. STOUGH, D. Dutasteride improves male pattern hair loss in a randomized study in identical twins. *J. Cosmet. Dermatol.*, v. 6, n. 1, p. 9-13, 2007.

13. TROST, L. B.; BERGFELD, W. F.; CALOGERAS, E. The diagnosis and treatment of iron deficiency and its potential relationship to hair loss. *J. Am. Acad. Dermatol.*, v. 54, n. 5, p. 824-844, 2006.

14. OLSEN, E. A. et al. A randomized clinical trial of 5% topical minoxidil versus 2% topical minoxidil and placebo in the treatment of androgenetic alopecia in men. *J. Am. Acad. Dermatol.*, v. 47, n. 3, p. 377-378, 2002.

15. PEREIRA, J. M. Alopecia. *Revista Brasileira Médica*, v. 55, p. 87-93, 1998.

LEITURA COMPLEMENTAR

DI SALLE, E.; GIUDICI, D.; BRIATICO, G.; ORNATI, G.; PANZERI, A. Hormonal effects of turosteride, a 5 alpha-reductase inhibitor, in the rat. *J. Steroid Biochem. Mol. Biol.*, v. 46, n. 5, p. 549-555, Nov. 1993.

Capítulo 99

Calvície

Young Sinn Lee ♦ José Fabio Saad ♦ Munir Miguel Curi

SUMÁRIO

A calvície de padrão masculino ou alopecia androgênica, é o tipo mais comum de perda capilar em ambos os sexos. A alopecia só ocorre nos folículos pilosos suscetíveis à ação dos androgênios. A alopecia androgênica é controlada por um gene simples, dominante, ligado ao sexo, atingindo somente folículos pilosos suscetíveis à ação dos androgênios.

Nas áreas do couro cabeludo destinadas à calvície, seja pela hereditariedade ou pela idade, os pelos que caem primeiro são substituídos por outros com crescimento menos vigoroso e assim por diante. Os fios vão ficando cada vez mais finos até a calvície completa.

Como se trata de um problema que atinge ambos os sexos, os tratamentos estão cada vez mais evoluídos.

A melhor resposta ao tratamento ocorre no início da perda de cabelos e as principais drogas usadas são: minoxidil (anti-hipertensivo oral, cujo efeito colateral foi o desenvolvimento de pelos indesejáveis por todo o corpo) e a finasterida (inibidor competitivo da enzima 5α-redutase que impede a conversão da testosterona para di-hidrotestosterona).

O tratamento cirúrgico baseia-se em técnicas nas quais se utilizam retalhos, expansores de pele, cirurgias para diminuição da área calva por ressecções parceladas e os enxertos.

HOT TOPICS

- A haste do pelo é composta de queratina e é essencialmente uma coleção de células mortas em forma de fio.
- O folículo piloso consiste em duas camadas: uma dérmica e outra epidérmica.
- A ação do músculo eretor do pelo é elevar o pelo e fazer a expressão da secreção sebácea para o duto da glândula.
- O couro cabeludo é composto de cinco camadas: pele, tecido subcutâneo, epicrânio, espaço subepicraniano e pericrânio.
- A maior parte do suprimento sanguíneo do couro cabeludo e os nervos encontram-se no escalpo.
- Quando há um índice alto de pelos em fase telógena, existe uma quantidade anormal de perda de pelos.
- A alopecia só ocorre nos folículos pilosos suscetíveis à ação dos androgênios.
- As principais drogas usadas no tratamento da calvície são: minoxidil e finasterida. Suas reações adversas são: disfunção erétil, redução do volume ejaculado e diminuição da libido.
- As principais técnicas para o tratamento cirúrgico da calvície são: rotação de retalhos, uso de expansores de pele, ressecções parceladas e uso de enxertos.

INTRODUÇÃO

A calvície é um problema que atinge grande parte dos homens e algumas mulheres. Ao tentar solucioná-la, visto que a ela se dá muita importância, surgem novas técnicas clínicas e cirúrgicas para seu tratamento.

ANATOMIA DO PELO

A haste do pelo é composta de queratina e é essencialmente uma coleção de células mortas "cimentadas" juntas em forma de fio. É um produto final proteico de uma estrutura viva, o folículo piloso, que é uma depressão em forma de bolsa ou invaginação da epiderme na derme. Na base, os folículos têm dilatação em forma de cebola, chamada bulbo. Este é escavado na sua base, formando um envelope em torno de um remanescente dérmico chamado de papila dérmica. Quando o pelo tem comprimento considerável, o folículo continua em direção ao tecido subcutâneo.

O folículo piloso consiste em duas camadas: uma dérmica ou camada externa e uma epidérmica ou camada interna. A camada dérmica é contínua com o cório e é composta de tecido fibroso. É altamente vascularizada e tem numerosos filamentos nervosos.

O eretor do pelo é um músculo simples. Há um para cada folículo piloso no escalpo. Esses músculos, que têm vários pontos de origem no cório, são inseridos nos folículos pilosos logo abaixo de seu pescoço e abaixo da entrada do duto da glândula sebácea. A ação desse músculo é elevar o pelo e fazer a expressão da secreção sebácea para o duto da glândula.

ANATOMIA DO COURO CABELUDO

O couro cabeludo é composto de cinco camadas: pele, tecido subcutâneo, epicrânio, espaço subepicraniano e pericrânio.

A pele é grossa e ligada por densos septos fibrosos à aponeurose e ao músculo subjacente, o que permite o seu movimento. Contém muitos pelos e numerosas glândulas sudoríparas e sebáceas.

O tecido subcutâneo é uma camada fibrogordurosa firme e densa, com vários septos fibrosos intimamente ligados à pele e ao epicrânio adjacente. Os vasos sanguíneos estão em sua camada profunda. Quando há infecção, esta fica localizada por causa da existência dos septos fibrosos; quando uma coleção é formada, ocorre dor por compressão local.

O epicrânio é uma camada larga, musculofibrosa, que cobre o topo do couro cabelo. É ligado posteriormente à linha nucal superior do osso occipital, lateralmente à fáscia temporal e anteriormente às fibras dos músculos orbiculares. É formado pelos músculos frontal e occipital interligados pela aponeurose epicranial.

O espaço subepicraniano é uma camada frouxa de tecido conectivo alveolar entre a gálea e o periósteo do pericrânio. É uma camada de fácil dissecção, nível em que os retalhos geralmente são elevados. Esse espaço contém vasos sanguíneos pequenos, que suprem o pericrânio, e veias emissárias. Estas últimas conectam os sinusais venosos intracranianos com as veias superficiais do escalpo. E, por último, o pericrânio, que corresponde ao periósteo do crânio.

O couro cabeludo é uma estrutura única. Suas três camadas externas são intimamente ligadas e se movem sobre o esqueleto como uma unidade de contração dos músculos frontal e occipital.

O suprimento sanguíneo maior e os nervos entram no escalpo pela periferia. Esses vasos atravessam o tecido subcutâneo e se interconectam pelo couro cabeludo, local em que ocorrem várias anastomoses. Portanto, trata-se de uma circulação rica que permite a confecção de vários retalhos. O suprimento sanguíneo principal é derivado da carótida externa, por meio de quatro ramos: temporal superficial, occipital, maxilar interno e auricular posterior. Há também dois ramos da carótida interna por caminho da oftálmica: supratroclear e supraorbital.

As veias acompanham as artérias e desembocam na jugular externa, com exceção das veias emissárias que drenam o seio sagital superior. As veias frontal e supraorbital esvaziam-se primeiro nas veias oftálmicas e depois no seio

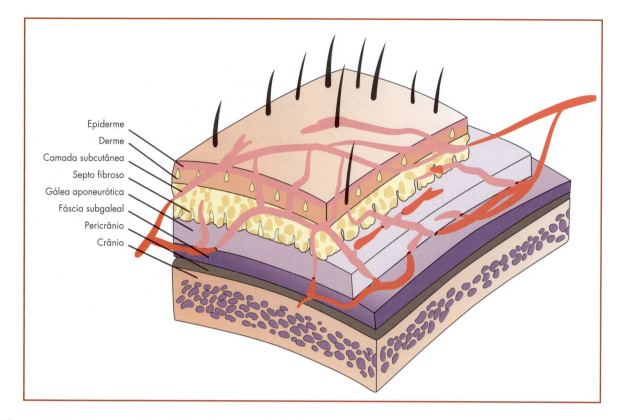

Figura 99.1 – Estrutura histológica do couro cabeludo.

cavernoso. Esses dois últimos sistemas venosos são de particular importância, já que a infecção pode convergir do couro cabeludo e da porção superior da face diretamente para o interior do crânio.

A inervação é rica e sua distribuição permite o bloqueio anestésico, especialmente nas áreas frontal, temporoparietal e occipital do couro cabeludo. A região frontal é suprida por ramos do nervo frontal, ramo da divisão frontal do nervo trigêmeo, nervos supraorbital e supratroclear; a região temporoparietal, pelos nervos zigomaticotemporal e auriculotemporal; e a região occipital pelos nervos occipitais maior e menor e auricular magno (Fig. 99.1).

CONCEITO DE UNIDADE FOLICULAR

Ao contrário do que se supõe, os cabelos não se dispõem no couro cabeludo um a um.

Com os trabalhos de Headington, foi possível entender a lógica de preservação da unidade folicular, uma estrutura individualizada no couro cabeludo. É separada das outras por um tecido colágeno que encerra no seu interior as raízes de couro cabeludo, a glândula sebácea, os vasos e os nervos. Isso a torna uma estrutura única e que não pode ser separada em fios únicos, com risco de se destruir os enxertos confeccionados.

CICLO DE CRESCIMENTO DO PELO

As células vivas da base do folículo piloso apresentam atividade mitótica de crescimento. Vão se multiplicando e formando uma coluna compacta, que se estende em direção à superfície da pele. A zona de queratinização forma-se diretamente acima das células que se dividem ativamente. As células tornam-se desidratadas, morrem e são convertidas em uma massa de queratina. Os filamentos de queratina são "cimentados" juntos por uma matriz de cisteína.

Uma média de 100 mil pelos compõem o couro cabeludo dos adultos e a média de crescimento de cada pelo é de 0,35mm/dia ou de 1cm/mês.

A papila dérmica, situada abaixo das células com atividade mitótica no folículo, tem papel vital no controle regulatório do ciclo de crescimento do pelo.

O ciclo de vida do pelo é dividido em três fases: anágena, catágena e telógena.

A fase anágena é um período de crescimento intenso do pelo. As células estão se multiplicando e se queratinizando ativamente; 90% dos pelos estão nesta fase. Dura aproximadamente três anos.

Na fase catágena, a base do pelo torna-se queratinizada para formar um bastão e os melanócitos mudam e cessam a produção de melanina. Um filamento constrito de epiderme permanece unindo a papila dérmica à haste do pelo, que se move em direção à superfície, completando esta fase.

O folículo bulbar é largamente destruído, deixando o folículo muito pequeno. A fase catágena dura aproximadamente de uma a duas semanas.

Finalmente, a papila dérmica torna-se liberada de seu revestimento epidérmico assim que o folículo passa para a fase telógena. Um mamilo pequeno, de tecido indiferenciado, conhecido como germe secundário, é deixado. Essa fase dura aproximadamente de três a quatro meses. Durante esse período, o folículo é inativo e o crescimento capilar cessa. Quando a ligação do pelo à base do folículo é enfraquecida, o pelo é perdido. Aproximadamente 10% dos pelos estão na fase telógena. A perda diária média é de 100 pelos. Quando o índice de perda capilar é maior que o índice de regeneração, ocorre afinamento do couro cabeludo com alopecia.

A fase anágena começa quando o germe secundário se alonga e se invagina em direção à papila dérmica.

O fio de cabelo apresenta características histológicas próprias durante as fases anágena e telógena. Assim, existe a possibilidade de se determinar o índice anágena/telógena. O exame é feito arrancando-se vários pelos e examinando-os ao microscópio. Quando há alto índice de pelos em fase telógena, existe uma quantidade anormal de perda de pelos. Nas áreas de couro cabeludo destinadas à calvície, seja pela hereditariedade ou pela idade, os pelos que caem primeiro são substituídos por outros com crescimento menos vigoroso e assim por diante. Os fios vão ficando cada vez mais finos até a calvície completa. Biópsias realizadas nas áreas calvas mostram folículos persistentes que são muito menores do que o normal.

Aparentemente não há diminuição do número de folículos. Esse fato tem levado alguns investigadores a acreditar que os folículos podem retomar sua função de crescimento capilar se o efeito androgênico no folículo for eliminado.

FATORES QUE INFLUENCIAM O CRESCIMENTO CAPILAR

A calvície de padrão masculino ou alopecia androgênica é o tipo mais comum de perda capilar em ambos os sexos. A alopecia androgênica é controlada por um gene simples, dominante, ligado ao sexo.

Apesar da predisposição à calvície, esta não acontece se não houver a ação dos agentes causadores. Por outro lado, se não houver tal tendência, os agentes, como os androgênios, não provocam calvície.

A alopecia só ocorre nos folículos pilosos suscetíveis à ação dos androgênios. Os mais suscetíveis são os da região frontal e do ápice do couro cabeludo. Os folículos apresentam a tendência de acordo com a área de origem, portanto, não são afetados pela área em que são colocados, ou seja, o cabelo transplantado na área receptora possui as mesmas características da área doadora.

TRATAMENTO CLÍNICO DA CALVÍCIE

Quando se trata de tratamento para a calvície, sempre houve associação com o charlatanismo. Das drogas estudadas, as que são utilizadas atualmente são:

- *Minoxidil*: anti-hipertensivo oral (vasodilatador), cujo efeito colateral foi o desenvolvimento de pelos indesejáveis por todo o corpo. Desenvolveu-se a solução hidroalcoólica de minoxidil a 2% para aplicação tópica de uso diário, com diminuição da perda de cabelo e certa melhora em sua textura. A melhor resposta ocorre no início da perda de cabelos e testes não demonstraram toxicidade sistêmica, apenas ocasionais irritações locais. O uso crônico é necessário e, se houver interrupção do tratamento, ocorre perda rápida de todos os benefícios. O minoxidil tópico não substitui métodos cirúrgicos, mas é útil na alopecia androgênica precoce. Previne ou retarda a progressão da calvície. Pode ser utilizado no pós-operatório de cirurgias de implantes.

- *Finasterida*: inibidor competitivo da enzima 5α-redutase que impede a conversão da testosterona em di-hidrotestosterona (DHT). Não afeta ligações da testosterona ou DHT ao receptor androgênico, por isso não tem efeitos feminilizantes. Provoca diminuição do nível sérico do antígeno prostático específico. É utilizada no tratamento da hiperplasia benigna de próstata, tendo a produção de pelos como efeito colateral. Como reações adversas, apresenta disfunção erétil (0,7%), redução do volume ejaculado (0,2%) e diminuição da libido (1,1%). Tais efeitos desaparecem quando o uso é interrompido. A dose é de 1mg ao dia e os efeitos se iniciam com três meses de uso. Ocorre diminuição da progressão da perda na maior parte da população e a produção de novos fios em outra parcela.

TRATAMENTO CIRÚRGICO DA CALVÍCIE

Existem técnicas nas quais se utilizam retalhos, expansores de pele, cirurgias para diminuição da área calva por ressecções parceladas e os enxertos:

- *Rotação de retalhos*: consiste na elevação de um segmento de couro cabeludo com cabelo, que será posicionando no local da área calva, a qual será ressecada. Por causa da grande rede vascular do couro cabeludo, muitos retalhos possíveis já foram descritos. Essa técnica é útil em casos de calvície pequena ou alopecias, já que o resultado não é muito natural.
- *Uso de expansores de pele*: consiste na colocação de uma bolsa de silicone abaixo da pele de uma área com cabelo. Soro fisiológico é introduzido semanalmente nessa bolsa, que vai se enchendo e expandindo a pele. Quando bem cheia, o expansor é retirado e a pele expandida é utilizada para substituir a área calva. Também é muito útil em casos de queimadura. No tratamento da calvície, o grande problema é o aspecto que fica enquanto é feita a expansão, situação que exige muitas vezes a reclusão da pessoa.
- *Ressecções parceladas da área calva*: são retirados pequenos fusos da área calva e suturadas as bordas. São também feitas apenas em áreas calvas pequenas.
- *Enxertos*: consistem na retirada de fragmentos de couro cabeludo de uma área com grande densidade de pelos para outra sem pelos. No princípio, foram utilizados os *punchs*, aparelhos para biópsias de pele. Assim, fragmentos com alguns fios de cabelos eram retirados e colocados na região clava. Depois de aproximadamente três meses, os cabelos começavam a crescer. Esses primeiros casos não ficavam bons, já que pareciam cabelos de boneca.

As técnicas foram se desenvolvendo e hoje existem os mini e microimplantes. Os mini-implantes são fragmentos com dois ou três fios e os microimplantes, com apenas 1. Dessa forma, resultados muito mais naturais são conseguidos.

A técnica consiste na retirada de uma ilha de pele da área com cabelo. Após a retirada, a área doadora é suturada de borda a borda. Esse fragmento de couro cabeludo é cortado em vários mini e microenxertos e estes são, então, colocados fazendo-se pequenas incisões.

O tratamento da calvície vem se desenvolvendo cada vez mais, permitindo resultados cada vez melhores.

QUESTÕES

1. Como se dá a vascularização do couro cabeludo?
2. Como é a inervação do couro cabeludo?
3. Como se divide o crescimento do pelo?
4. Quais fatores causam a calvície?
5. Quais os tratamentos da calvície?

LEITURA COMPLEMENTAR

MC CARTHY, J. G. *Plastic Surgery*. Philadelphia: Saunders, 1990. p. 1514-1537.

SAMPAIO, S. A. P.; RIVITTI, E. A. *Dermatologia*. São Paulo: Artes Médicas, 1998. p. 328-329.

Capítulo 100

Transplante Capilar

Munir Miguel Curi ♦ José Fabio Saad ♦ Young Sinn Lee

SUMÁRIO

Entre as técnicas de tratamento cirúrgico, a mais utilizada e que possibilita os melhores resultados estéticos é a que se utiliza dos mini e microenxertos capilares.

A cirurgia é realizada sob anestesia local associada à sedação. É retirada uma faixa de couro cabeludo da região occipital. Os mini e microenxertos são preparados a partir dessa faixa com o auxílio de lupas e microscópios e são colocados na área calva com o auxílio de pinças de relojoeiro e agulhas.

Com cuidados pós-operatórios, as crostas caem até o décimo quinto dia pós-cirurgia e os cabelos iniciam seu crescimento três meses após a cirurgia.

HOT TOPICS

- As principais técnicas para o tratamento cirúrgico da calvície são: rotação de retalhos, enxertos lineares, redução da área da calva e expansores de pele.
- O anestésico local geralmente usado na cirurgia é a lidocaína associada a um vasoconstritor como a adrenalina.
- No pós-operatório imediato não se deve utilizar ácido acetilsalicílico (AAS) e bebidas alcoólicas, nem realizar atividades físicas; deve-se evitar exposição solar.
- A partir do terceiro dia de pós-operatório, a higiene diária do couro cabeludo é necessária para evitar qualquer processo infeccioso local.
- Os pontos de sutura são retirados em torno do décimo dia de pós-operatório e o crescimento dos novos fios se inicia a partir do terceiro mês.
- Após oito meses a um ano da cirurgia, novo procedimento pode ser realizado.

INTRODUÇÃO

O tratamento da calvície masculina, seus princípios e técnicas foram descritos inicialmente por Norman Orentreich em 1946. O princípio básico, no entanto, foi descrito por Okuda em 1939, o qual, em razão da eclosão da Segunda Guerra Mundial, não teve seus estudos divulgados.

Entre as técnicas utilizadas para o tratamento cirúrgico da calvície, têm-se:

- *Rotação de retalhos*: consiste na elevação de um segmento de couro cabeludo, que será posicionado no local da área calva. Em razão da grande rede vascular do couro cabeludo, existe a possibilidade de demarcação de vários retalhos. Como complicações e desvantagens podem ocorrer necroses, infecções, alopecias na área doadora, má qualidade de resultados, em razão do direcionamento dos fios associado à ausência de cabelo atrás do retalho.
- *Enxertos lineares*: colocação na área calva da fita inteira retirada da área doadora, sem a separação em micro e minienxertos.

- *Redução da área calva*: realiza-se a ressecção de tecido, principalmente na região da coroa, com fechamento de borda a borda. Vários padrões de retirada podem ser utilizados: vertical, triangular, múltiplas plásticas em Z.
- *Expansores de pele*: consistem na colocação do expansor em lojas criadas abaixo do couro cabeludo, que são periodicamente expandidas por meio de injeções de solução salina. Num segundo procedimento, o expansor é retirado e o couro cabeludo expandido é avançado por sobre a área calva, a qual é ressecada.
- *Micro e minienxertos capilares*: método mais utilizado no transplante capilar, que proporciona resultados mais naturais, com pós-operatório menos traumático e menor índice de complicações. Houve grande refinamento no preparo dos enxertos, pelo uso de microscópios e lentes para a separação em fios únicos, duplos e múltiplos, com mínima perda de folículos.

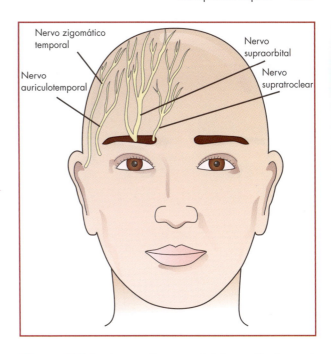

Figura 100.1 – Inervação sensorial da região frontal.

TÉCNICA DE MICROTRANSPLANTE CAPILAR

A cirurgia normalmente é realizada com anestesia local associada a uma sedação. O anestésico local utilizado geralmente é a lidocaína associada a um vasoconstritor como a adrenalina, que diminui o sangramento local, além de prolongar a ação do anestésico.

A infiltração é iniciada com o bloqueio dos nervos supraorbitários e supratrocleares. A seguir, faz-se uma cinta englobando toda a extensão das linhas capilares anterior e lateral. A anestesia é complementada pelo bloqueio da área doadora, zona de inervação do nervo occipital, na região interauricular posterior (Figs. 100.1 e 100.2).

Antes de se iniciar o trabalho de colocação dos enxertos na área receptora, procede-se à infiltração desta área com solução anestésica diluída com vasoconstritor (método tumescente), que será repetido durante a cirurgia, propiciando complementação anestésica, vasoconstrição local e turgor, necessários para a aposição dos enxertos.

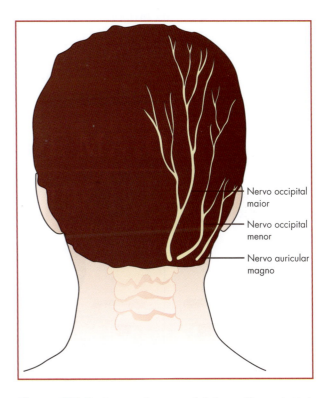

Figura 100.2 – Inervação sensorial da região occipital.

Planejamento da Linha Capilar

O maior desafio é a recriação de uma nova linha capilar que proporcione um resultado estético natural e harmonioso. Essa linha deve ter sime-

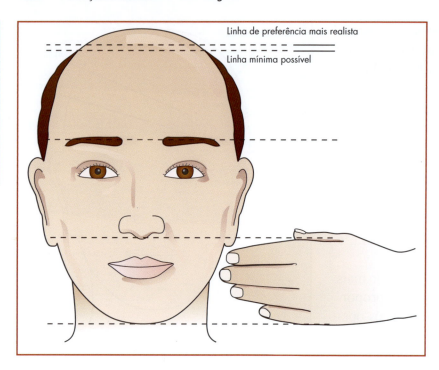

Figura 100.3 – Regra de três em face.

tria, harmonia e a devida proporção em relação à face. Algumas diretrizes são levadas em conta no planejamento da nova linha:

- Ponto médio frontal, a aproximadamente 8cm da glabela.
- Ponto pupilar médio.
- Ápices dos triângulos frontotemporais a aproximadamente 10cm dos cantos laterais dos supercílios.

A linha recriada vista frontalmente deve ser oval e horizontal e, sob vista lateral, levemente angulada.

As dimensões são variáveis de pessoa para pessoa, visto que são baseadas nas características individuais de cada um (Figs. 100.3 e 100.4).

Técnica

O uso dos mini e microenxertos capilares proporcionou a obtenção de resultados mais naturais, com perda do estigma do cabelo de boneca, com tufos grandes, muito marcados, secundários à utilização de *punch* e macroenxertos.

Após o bloqueio anestésico, com o paciente em posição ventral, se inicia o preparo da área doadora na região occipital, com extensão de 12 a 15cm e largura de 1 a 2cm, de acordo com a elasticidade local (Fig. 100.5). Realiza-se ressecção de fita de couro cabeludo, hemostasia local e sutura de borda a borda por planos.

Obtida a fita, procede-se ao preparo dos micro e minienxertos, com o fatiamento inicial da fita de

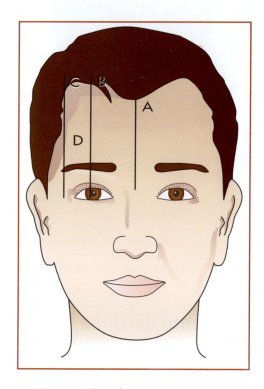

Figura 100.4 – Linhas de orientação.

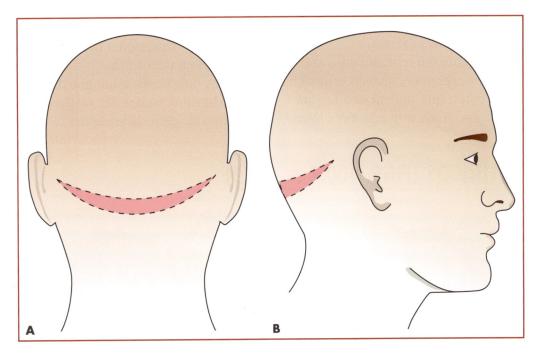

Figura 100.5 – (*A* e *B*) Esquema da área doadora.

couro cabeludo. A seguir, tais fatias são divididas em enxertos com um, dois, três e quatro fios.

Com o paciente novamente em posição dorsal, após o planejamento da nova linha capilar, é realizada a colocação dos enxertos com o auxílio de pinças de relojoeiro e de agulhas de vários calibres (pode-se também utilizar lâminas número 11 e *beaver*). Faz-se uma sequência gradual anteroposterior de colocação dos enxertos menores aos maiores. A colocação deve ser feita em linha quebrada, levando-se em conta a orientação dos fios e dos novos orifícios (Fig. 100.6).

Ao final da cirurgia, realiza-se um curativo com raiom ou morim embebidos em pomada de neomicina e bacitracina, compressas e enfaixamento com ataduras de crepe. Esse curativo é retirado com 24h de pós-operatório e a cabeça do paciente é lavada.

Cuidados Pós-operatórios

O paciente é orientado no pós-operatório imediato a não utilizar AAS e bebidas alcoólicas, não realizar atividades físicas intensas e evitar banhos de sauna e exposição solar.

A partir do terceiro dia de pós-operatório, a higiene diária do couro cabeludo é necessária

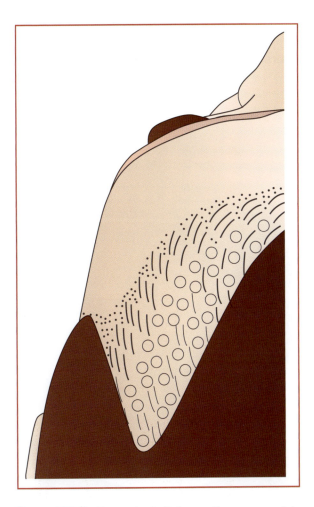

Figura 100.6 – Exemplo de linha capilar com os vários tamanhos de enxertos.

para se evitar qualquer processo infeccioso local, que provoque perda dos enxertos.

Os pontos de sutura são retirados em torno do décimo dia de pós-operatório, quando se aguarda a queda das crostas, que podem ocorrer até o décimo quinto dia. Após a queda das crostas, o paciente é autorizado a retomar suas atividades normais. O crescimento dos novos fios se inicia a partir do terceiro mês.

Após oito meses a um ano da cirurgia, novo procedimento poderá ser realizado, visando ao aumento de densidade capilar.

CASOS CLÍNICOS (FIGS. 100.7 A 100.9)

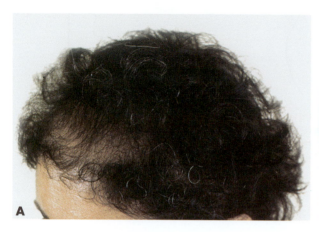
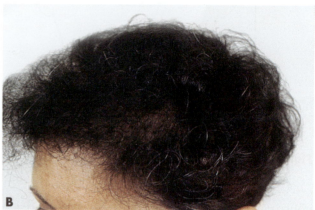

Figura 100.7 – Mini e microenxertos em couro cabeludo feminino: antes (A) e depois (B) do tratamento.

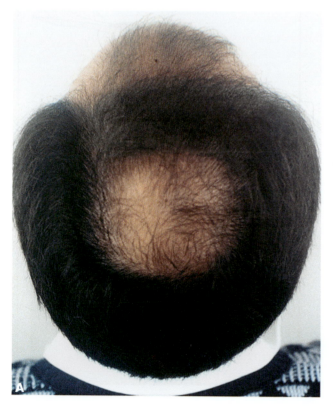
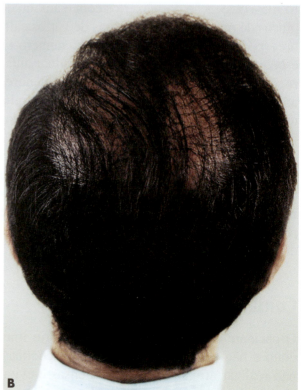

Figura 100.8 – (A e B) Utilização de técnicas com fragmentos de um, dois ou três fios promove maior naturalidade ao transplante capilar.

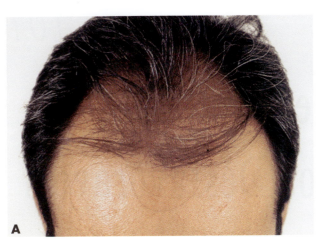
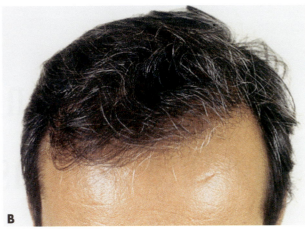

Figura 100.9 – (*A* e *B*) Tratamento com mini e microenxertos promove resultado mais natural.

QUESTÕES

1. Quais são as técnicas utilizadas para tratamento da calvície?
2. Como é feito o bloqueio anestésico do couro cabeludo?
3. Quais são as diretrizes para o planejamento da linha capilar?
4. Como é realizado o procedimento cirúrgico?
5. Quais são os cuidados pós-operatórios?

LEITURA COMPLEMENTAR

ACHAUER, B. M.; ERIKSSON, B.; COLEMAN III, J. J.; RUSSELL, R. C.; KOLK, C. A. V. *Plastic Surgery – Indications, Operations and Outcomes*. St. Louis: Mosby, 2000. v. 5, cap. 139-140.

STONGH, D. B.; HABER, R. S. *Hair Replacement – Surgical and Medical*. St. Louis: Mosby, 1996. p. 81-96, 131-138, 151-194, 229-250, 425-429.

UNGER, W. P. *Hair Transplantation*. 3. ed. New York: Dekker, 1995.

Capítulo 101

Transplante Capilar: Conduta nos Casos Desfavoráveis

José Fabio Saad ♦ Fabio Antonio Naccache
Fabio Paganini

SUMÁRIO

Pacientes submetidos a cirurgias de transplante capilar mal programadas ou mal realizadas evoluem com resultados desfavoráveis que necessitam de novas intervenções para correção. Os problemas incluem alterações tanto em área doadora, como cicatrizes inestéticas ou hipertróficas, quanto em área receptora, como aparência de tufos ou enxertos mal posicionados.

Para correção, em área doadora utilizamos técnicas de correção de cicatrizes e na área transplantada utilizamos técnicas de camuflagem, de remoção de cabelos previamente mal posicionados e de reaproveitamento destes cabelos retirados.

HOT TOPICS

- Inicialmente é imprescindível uma conversa clara com esclarecimento de todas as possibilidades cirúrgicas e de resultados para os pacientes.
- O tratamento da área doadora compreende avaliação das cicatrizes e avaliação da história prévia do paciente com relação à presença de cicatrizes hipertróficas ou queloideanas e à presença de patologias associadas.
- Cicatrizes hipertróficas ou queloideanas devem ser tratadas com ressecção associada à utilização de terapias complementares.
- No tratamento da área receptora, a colocação dos enxertos deve se dar na periferia da região a ser camuflada.
- Os casos de pouca área doadora disponível levam à necessidade de um planejamento mais minucioso.
- A remoção dos enxertos previamente colocados, com redução destes e reaproveitamento, é indicada em casos de enxertos muito grandes na linha anterior.
- O uso de bisturi associado ao fechamento primário das feridas permite a retirada completa do enxerto com melhor manipulação.

INTRODUÇÃO

A cirurgia de restauração capilar é uma modalidade cirúrgica que vem obtendo resultados cada vez mais naturais e satisfatórios.

Entretanto, pacientes submetidos a técnicas obsoletas, ou com erros de planejamento ou técnicos apresentam resultados desfavoráveis, que necessitam de novas intervenções corretivas para a melhora do aspecto.

PROBLEMAS MAIS COMUNS

- Cabelos posicionados em direções incorretas (Fig. 101.1).
- Linha anterior mal planejada, muito brusca ou larga, sem respeito aos recessos temporais (Fig. 101.1).
- Utilização de enxertos muito grandes na linha anterior com consequente aparência de tufos (Fig. 101.1).
- Cicatrizes aparentes ou alargadas e perda de disponibilidade de cabelo na área doadora, consequentes à falta de cuidados na manipulação desta.
- Inabilidade do cirurgião no planejamento da quantidade total de cabelo transplantado necessária para o manejo da perda capilar presente e futura e no planejamento da área doadora necessária.
- Presença de irregularidades aparentes como elevações ou depressões dos enxertos, consequentes à má cicatrização das áreas enxertadas.

PLANEJAMENTO

Inicialmente, é imprescindível uma conversa clara com esclarecimento de todas as possibilidades cirúrgicas e de resultados para os pacientes.

Procede-se a um estudo minucioso do potencial da área doadora, da calvície presente do paciente e do quanto esta poderá evoluir, assim como da presença de deformidades, para que se consiga o maior benefício possível ao paciente.

A seguir, são estabelecidas as prioridades no planejamento, iniciando-se da frente para trás, deixando a coroa por último na lista de prioridades.

TRATAMENTO

Área Doadora

- Avaliação das cicatrizes:
  - Quanto às suas características.
  - Quanto ao seu posicionamento, já que cicatrizes mais baixas tendem a se alargar

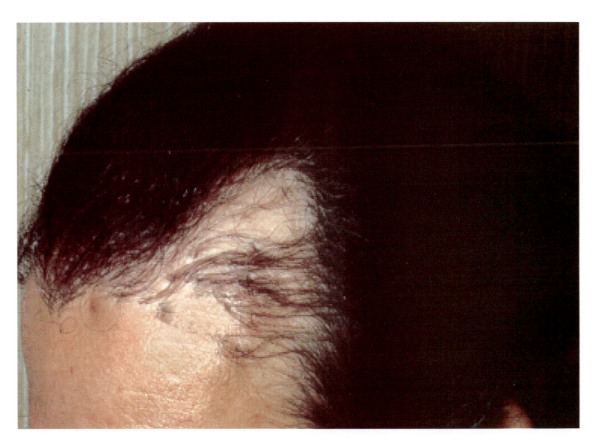

Figura 101.1 – Enxertos mal posicionados, em sentido incorreto, com aparência de tufos.

mais, enquanto cicatrizes muito altas podem ficar aparentes.
- Avaliação da história prévia do paciente com relação à presença de cicatrizes hipertróficas ou queloideanas e à presença de patologias associadas.

No caso dos pacientes que foram submetidos à retirada dos enxertos com *punch*, a cicatrização se deu por segunda intenção, com várias áreas redondas de cicatrizes (Fig. 101.2).

Para tratamento, procede-se à ressecção de uma faixa de couro cabeludo, com redução da área comprometida e aproveitamento dos enxertos, tomando-se cuidado na manipulação deste tecido, que é mais friável.

Cicatrizes lineares podem evoluir com alargamento por retirada de faixas muito largas, ou por manipulação inadequada dos tecidos, ou por retirada da faixa em áreas muito baixas (Fig. 101.3).

A ressecção da cicatriz seguida por um fechamento cuidadoso, obedecendo-se aos planos anatômicos, pode causar melhora dessa aparência.

Cicatrizes hipertróficas ou queloideanas devem ser tratadas com ressecção associada à utilização de terapias complementares, quando necessárias, como infiltração de corticosteroides e betaterapia.

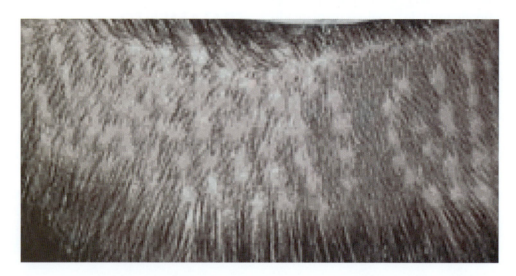

Figura 101.2 – Couro cabeludo com cicatrizes de *punchs*.

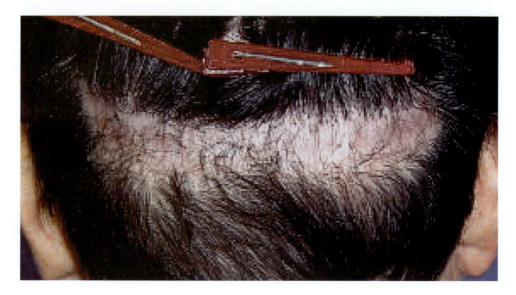

Figura 101.3 – Área doadora com cicatriz alargada.

Área Receptora

No tratamento da área receptora, as técnicas são:

- Camuflagem do problema prévio, através da adição de mais cabelo. Conforme já mencionado, é importante a avaliação da área doadora para previsão da disponibilidade de cabelo.
- Remoção de cabelos previamente transplantados.
- Reaproveitamento dos cabelos retirados.

A colocação dos enxertos deve se dar na periferia da região a ser camuflada. Na linha anterior são colocadas unidades foliculares únicas, seguidas de unidades foliculares com dois fios e progressivamente com enxertos maiores, com três e quatro fios, para que se forme uma zona de transição, que quebre o impacto de linha densa abrupta, com maior leveza resultante. A utilização de linha quebrada na frente auxilia na obtenção de resultados mais naturais (Fig. 101.4).

Os casos de pouca área doadora disponível provocam a necessidade de um planejamento mais minucioso, optando-se por colocar os enxertos na linha anterior e maior densidade do lado em que será feita a risca do cabelo, para que este cresça em direção à área menos densa.

A remoção dos enxertos previamente colocados, com redução destes e reaproveitamento, é indicada em casos de enxertos muito grandes na linha anterior, que provocam densidade muito abrupta, com dificuldade para camuflagem, principalmente em casos de linha anterior com distância muito pequena em relação aos supercílios, o que impossibilita a colocação de enxertos menores em posições ainda mais anteriores para camuflagem (Fig. 101.5).

Esse procedimento também pode ser efetuado em casos de colocações prévias em locais inapropriados, como nas têmporas ou na coroa, com insuficiente cobertura anterior e que agora apresentam também área doadora pobre.

Indicações relativas para esse tipo de procedimento são pacientes que apresentaram cabelos previamente transplantados em direções inadequadas ou em casos de densidades muito elevadas, nos quais apenas a adição de novos enxertos não levará ao resultado desejado.

A remoção desses enxertos poderá ser feita com o uso de *punches*, sendo estes com diâmetro de no máximo 3mm. As áreas cruentas poderão

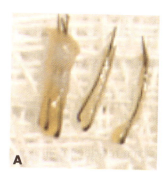
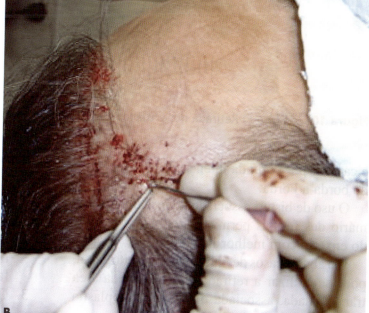

Figura 101.4 – (A e B) Adição de unidades foliculares com um, dois e três fios, progressivamente na periferia da área a ser camuflada.

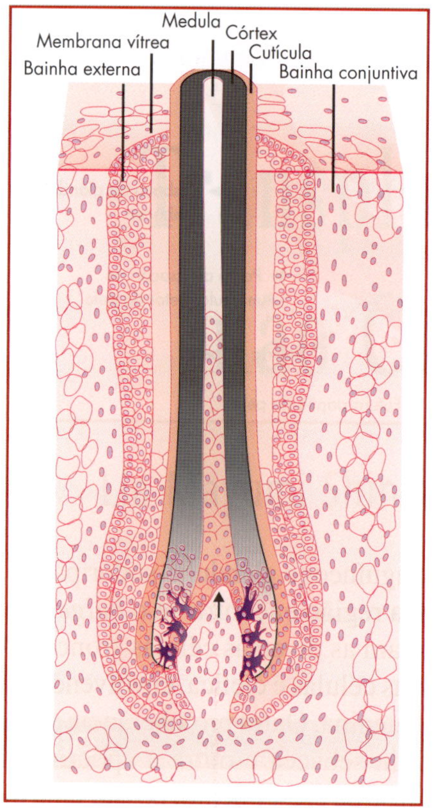

Figura 102.3 – Desenho do pelo e do folículo piloso. Este apresenta uma dilatação terminal, o bulbo, que contém a papila dérmica.

e durável) e o restante de água, pigmentos, lipídeos e oligoelementos. As células vivas da matriz multiplicam-se rapidamente e acima dessa área ocorre a queratinização com desidratação e mudanças químicas que resultam em células mortas, criando a haste capilar. Para se ter um crescimento do folículo, são necessários oxigênio e nutrientes, o que se realiza por uma rede de vasos próxima à base deste folículo. A forma do cabelo se deve a uma estrutura da camada externa, Henle, que se um lado se apresentar mais frágil, alterado anatomicamente, o cabelo crescerá de maneira mais tortuosa. Situam-se em diferentes profundidades na pele. Os pelos estruturalmente modificam-se com o crescimento e na puberdade adquirem características peculiares (barba, axilas, tórax, pernas e genitais). Cada pelo tem seu ciclo de vida, dependendo de sua localização, idade e raça, podendo variar de diâmetro, densidade e velocidade de crescimento. Conclui-se então que o folículo piloso é a unidade mais complexa da pele.

CICLO BIOLÓGICO

O ciclo biológico do pelo ocorre abaixo do músculo eretor do pelo:

- *Fase anágena*: matriz em grande atividade mitótica. É a fase responsável pelo comprimento do cabelo. Em cílios e sobrancelhas é curta e nos cabelos é longa, em torno de dois a cinco anos.
- *Fase catágena*: a matriz cessa a atividade mitótica, o cabelo não cresce e a fixação do cabelo à base vai se enfraquecendo, desprende-se da papila e sobe em direção à superfície. A bainha radicular interna se desfaz; a externa sofre apoptose. Essa fase dura aproximadamente de duas a três semanas.
- *Fase telógena*: chamada de repouso. Em sua fase final ocorre a formação de um novo pelo anágeno. O pelo telógeno fixa-se ao folículo piloso devido à desmogleína e sua queda se dá entre dois e quatro meses.

Os transplantes de sobrancelhas e de região pré-auricular são os mais procurados; os de região peitoral, barba e púbica, menos; e axilar, inexistente. Em relação aos cílios, neste último ano, entrou em discussão na área estética, pois a procura aumentou consideravelmente.

SOBRANCELHAS

As sobrancelhas, como os cabelos, fazem parte do adorno da face. São elementos de proteção, evitando que o suor escorra até os olhos e que os raios solares incidam diretamente nos olhos, além de darem expressão ao rosto. São formadas por entrelaçamento de fibras dos músculos orbicular e occipitofrontal que recobrem o tecido gorduroso e, por cima, apresentam pelos curtos, de crescimento lento e geralmente mais finos que os cabelos. A forma, o comprimento e a coloração acompanham o modismo. Relatos descrevem o uso de *khol* no Antigo Egito. Na Idade Média, a mulher sofria todas as repressões e ter o rosto belo era ser pálida e inexpressiva. Na década de 1920, com a emancipação feminina, cabelos curtos e pele bronzeada. Nos anos 1930, mulheres sedutoras, com sobrancelhas depiladas, tingidas ou redesenhadas a lápis, arqueadas. Em 1940, mulheres sedutoras com sobrancelhas bem desenhadas, arqueadas para diminuir a tristeza da Guerra. Na década de 1950, as sobrancelhas não eram muito depiladas, o terço médio e a cauda, elevados. Em 1960, os olhos eram mais evidenciados que as sobrancelhas. Visual colorido na década de 1970 e, na de 1980, as sobrancelhas continuavam depiladas, sem destaque. Nos anos 1990, época do minimalismo. Neste século valoriza-se o ser individual, buscando realçar os detalhes mais belos e camuflar os defeitos, a era da toxina botulínica, que pode alterar a altura das sobrancelhas, e procedimentos que realizam preenchimentos, trações, blefaroplastias ou ritidoplastias endoscópicas e adereços perfurantes entre os pelos são facilmente encontrados, além de tatuagens.

O historiador de arte Johann Winckelmann (1717-1768) declarou que "a sobrancelha perfeita é formada por um delicado arco logo acima do osso em que ela se apoia"[7].

Algumas contribuições devem ser consideradas:

- Dividindo a sobrancelha em três partes iguais, a parte interna próxima à glabela é marcada no cruzamento de uma linha passando pela lateral da asa nasal até o canto interno do olho, com o osso orbitário (Fig. 102.4, A). O final da cauda (terço lateral) é demarcado passando-se outra linha da lateral da asa nasal, passando pelo canto externo do olho (Fig. 102.4, B).

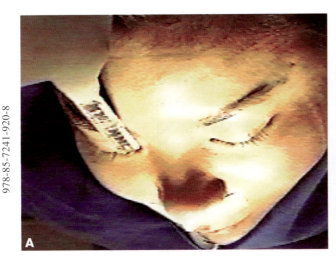
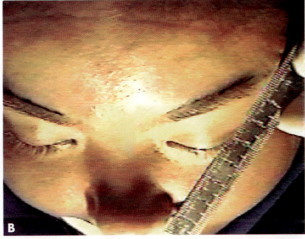
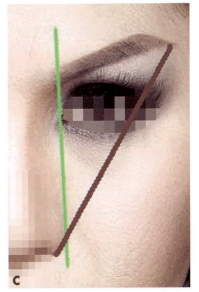
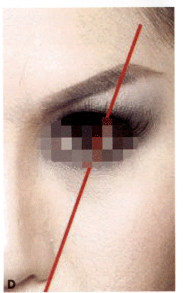

Figura 102.4 – (A a D) Parâmetros de marcação das sobrancelhas.

1312 – Condições Inestéticas e Cronológicas

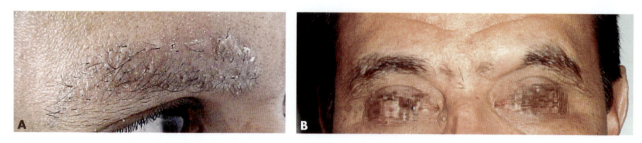

Figura 102.5 – (A e B) Exemplos de falhas de sobrancelhas.

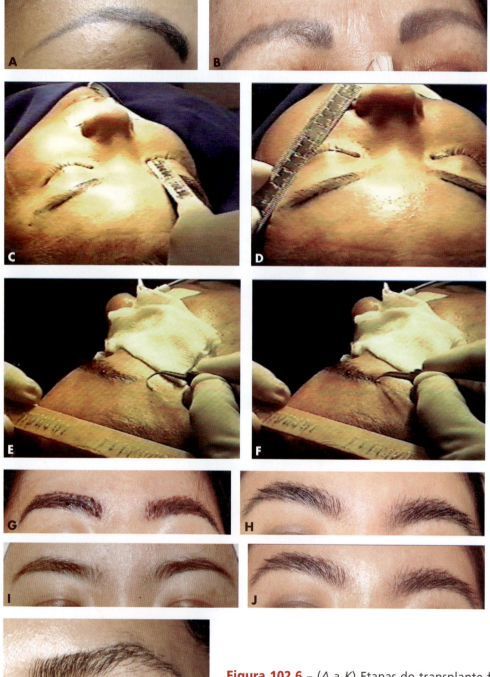

Figura 102.6 – (A a K) Etapas do transplante folicular.

- O início da sobrancelha poderá estar na linha da órbita ou 2mm abaixo desta, caminhando mais lateralmente na sua porção medial, sobre a órbita. O seu terço final poderá seguir o desenho da órbita ou levemente acima desta.
- Caracterizando a sobrancelha masculina, localiza-se mais inferiormente que na mulher e mais horizontal e o terço lateral acompanha o desenho da borda da órbita. Em algumas raças, por exemplo, a árabe, é comum os homens terem a junção das sobrancelhas ao nível da região glabelar.

A queda de pelos nessa região pode ocorrer por traumas locais, como trações mecânicas (depilação) (Fig. 102.5), acidentes, excisão de tumores, queimaduras, endocrinopatias, dermatoses, doenças sistêmicas, anemia, uso de medicamentos, ou qualquer fator que mude o ciclo biológico do pelo. O tratamento varia conforme a etiologia, desde clínico até cirúrgico, com retalhos locais, V-Y, em ilha, microcirúrgicos ou enxertos. Quanto a este último, recomenda-se o transplante folicular por ter um resultado estético melhor[8] (Fig. 102.6). É realizado com anestesia local e sedação, em que a área doadora é a occipital e a região receptora é perfurada num ângulo em torno de 15° com agulha 40 × 16, conforme a marcação realizada. A angulação é essencial para o sentido do nascimento dos pelos (Fig. 102.7).

ALOPECIA TEMPORAL E PRÉ-AURICULAR

Normalmente, é resultado de causa iatrogênica pós-ritidoplastia, em que o retalho é excessivamente tracionado para cima e posteriormente. Outras causas: uso de medicamentos (por exemplo, anabolizantes, antidepressivos), queimaduras, avulsões, alopecia triangular e tabagismo.

Vários são os métodos utilizados para corrigir as falhas, como retalhos, expansores, enxertos com grupos foliculares e até tatuagens. Dentre esses, os enxertos têm a preferência, pelos resultados estéticos naturais.

A região de pilificação pré-auricular localiza-se na região pré-auricular, distando aproximadamente 1cm da borda anterior da linha pré-auricular, com a porção caudal em que se encontra com a linha horizontal da região tragal, perpendicularmente à orelha (Fig. 102.8). Normalmente, a área doadora de cabelos é a occipital. O transplante capilar é realizado com lidocaína a 2% com adrenalina (1:200.000), com unidades foliculares de um e dois folículos, posicionados a 15°, em orifícios realizados com agulha 40 × 16. A direção e a inclinação das unidades foliculares são de suma importância para um resultado final satisfatório, já que os cabelos dessa região e da temporal anterior são orientados em média num ângulo com a epiderme, de 16+/-3° anterior e inferiormente[9]. Em média, são colocados por volta de 30 a 40 enxertos por centímetro

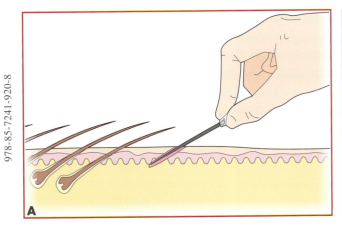
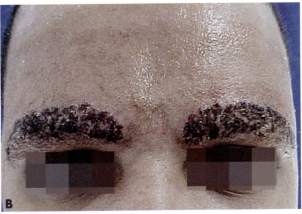

Figura 102.7 – (*A*) Cuidado na inclinação das perfurações. (*B*) Paciente após dois dias do transplante de sobrancelhas. Observar as crostas e, por ser homem, a espessura e o formato das sobrancelhas.

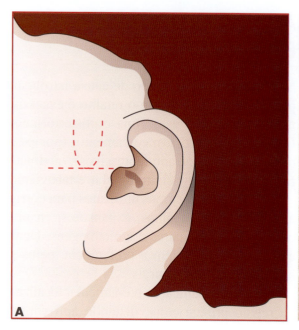
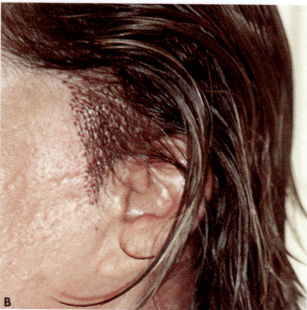

Figura 102.8 – (A) Esquema do implante e (B) pós-operatório imediato do implante.

quadrado conforme a espessura que se quer ter na sobrancelha. Pode-se optar por curativo aberto ou fechado. Lava-se após 48h, suavemente, com xampu neutro. Evitar duchas, secadores de cabelo, água muito quente e pente. Ocorre a formação de crostas, que se desprendem em dez dias. Os cabelos novos crescerão em torno do terceiro mês, atingindo comprimento longo no oitavo mês. Geralmente, com uma sessão o resultado é satisfatório; se necessário, programar uma segunda sessão após seis meses.

PELOS PÚBICOS

Considerados como adorno sexual, os pelos podem falhar por diversas causas, como menopausa, depilações constantes, hipotireoidismo e cicatrizes e mesmo racialmente. É comum a falta de pelos púbicos na raça oriental, não significando alterações patológicas ou hormonais. A densidade dos pelos púbicos situa-se entre 7 e 30 fios por centímetro quadrado em jovens e decresce com o avanço da idade.

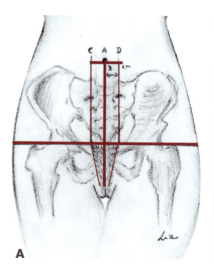
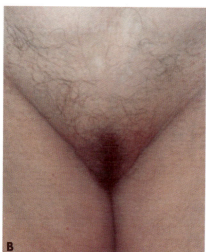
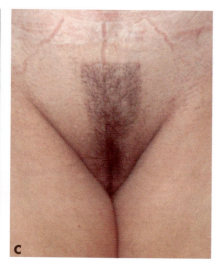

Figura 102.9 – (A) Limites dos pelos púbicos. (B e C) Exemplo de demarcação de região pubiana.

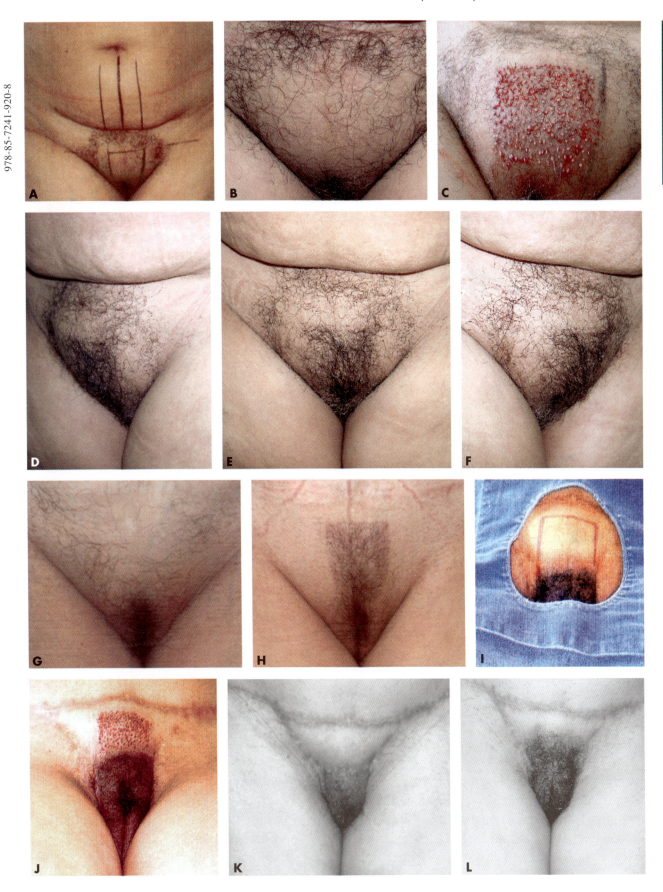

Figura 102.10 – Caso 1: Pré-operatório (*A* e *B*), pós-operatório imediato (*C*) e pós-operatório tardio (*D* a *F*). Caso 2: Pré-operatório (*G* e *H*), intraoperatório (*I*), pós-operatório imediato (*J*) e pós-operatório tardio (*K* e *L*).

Em 1943, Tamura[10] descreveu pela primeira vez esse tipo de transplante com pequenos enxertos. Foram utilizados retalho livre de região temporal fasciocutânea, transferência microcirúrgica da região temporoparietal, microenxertos, minienxertos e unidades foliculares. Shinmyo, Nahas e Ferreira[11] delimitaram a área receptora, em 2006: uma linha mediana (A) é traçada ligando a cicatriz umbilical ao clitóris. Em seguida, traça-se uma linha (B), horizontal, unido os ligamentos inguinais, na altura do trocanter do fêmur, perpendicular à linha mediana. A intersecção dessas linhas foi considerada o limite superior da implantação dos pelos (Figs. 102.9 e 102.10). Para determinar os limites laterais dos pelos, a partir da linha vertical mediana (A), é traçada uma linha paralela a ela, 3cm à direita e à esquerda. Nos pontos de intersecção entre as linhas paramedianas (C e D) e a linha horizontal (B), traça-se uma nova linha em direção aos grandes lábios (E), bilateralmente. Forma-se um desenho triangular com base superior.

A região receptora recebe o mesmo anestésico. Com uma agulha 40 × 16 (16G), perfura-se a região marcada, respeitando-se a distância de 1,5mm entre as perfurações, com inclinação de aproximadamente 20°. Na linha média, os pelos são posicionados em direção ao clitóris e lateralmente, além do ângulo da penetração, convergem delicadamente à direção do nascimento dos pelos para a região mediana, em direção ao clitóris. Os enxertos são posicionados no sentido inferomedial[12]. O curativo é realizado com raiom vaselinado e gaze e retirado dentro de dois dias pela equipe médica. Também há formação de crostas. Os fios crescem como o cabelo e necessitam ser aparados.

CÍLIOS

O transplante ciliar iniciou-se com Krusius em 1914. Em 1939, Okuda o realizava com enxertos não tão pequenos, obtendo resultados insatisfatórios. Fujita descreveu enxertos com um e dois folículos pilosos, melhorando os resultados. Segundo Marrit[13], a cirurgia é realizada com material microcirúrgico. Enxertos com dois ou três folículos são colocados com inclinação adequada para nascerem curvados, evitando futura triquíase. Utiliza-se anestesia local com lidocaína a 2% com adrenalina (1:100.000), hialuronidase na concentração de 1mL para 50mL de lidocaína. Após o transplante, comprime-se a área receptora por 15min e o paciente recebe alta sem curativos. Duas semanas após o transplante podem surgir pequenas pápulas que desaparecem espontaneamente, em torno de oito semanas. Há grande dificuldade de posicionar o enxerto e adequar o tamanho do orifício receptor.

Walter Unger[14] utilizou material de oftalmologia, com lidocaína a 1% com adrenalina 1:100.000. Fixou o enxerto com cianocrilato. Programou após 12 semanas uma nova sessão, pois tecnicamente não é possível realizar um posicionamento de um pelo muito próximo ao outro.

É uma técnica difícil pela localização anatômica e ainda demanda melhor aperfeiçoamento.

BARBA E BIGODE

São um conjunto de pelos que nascem no rosto do homem a partir da puberdade, conotando masculinidade e usados como adorno. Pode ocorrer perda de pelos pelas causas citadas em outras regiões do corpo. Encontra-se citação de transplante inclusive sobre a cicatriz resultante de reparação de lábio leporino[15].

No transplante de pelos nessa região não convém realizar orifícios receptores com *punch*, pois podem deixar cicatrizes hipocrômicas e visíveis.

QUESTÕES

1. Por que os pelos dos cílios e sobrancelhas crescem menos que do cabelo?
2. Quais as avaliações importantes para determinar a altura das sobrancelhas?
3. Quais as causas da alopecia temporal e pré-auricular?
4. Explique por que alguns cabelos são lisos e outros não.
5. Cite três fatores em que se baseia a colocação dos enxertos na região púbica.

REFERÊNCIAS

1. SHINMYO, L. M.; CABRAL, L. M. Transplantes capilares não convencionais. In: DE MAIO, M. (ed.). *Tratado de Medicina Estética*. São Paulo: Roca, 2004. v. 3, cap. 102, p. 1635-1652.
2. GANDELMAN, M.; EPSTEIN, J. S. Hair transplantation to the eyebrow, eyelashes, and other parts of the body. *Facial Plast. Surg. Clin. N. Am.*, v. 12, p. 253-261, 2004.
3. STOUGH, D. et al. Psychological effect, pathophysiology, and management of androgenetic alopecia in men. *Mayo Clin. Proc.*, v. 80, n. 10, p. 1316-1322, 2005.
4. MOORE, K. L. *Embriologia Clínica*. 4. ed. Rio de Janeiro: Guanabara-Koogan, 1990. cap. 20, p. 330-331.
5. PILKUS, M. V. et al. Cyclic dermal BMP signalling regulates stem cell activation during hair regeneration. *Nature*, v. 451, n. 7176, p. 340-344, 2008.
6. JUNQUEIRA, L. C.; CARNEIRO, J. Pele e anexos. In: *Histologia Básica*. 3. ed. Rio de Janeiro: Guanabara-Koogan, 1974. p. 340-352.
7. ROMM, S. Art, love and facial beauty. *Clin. Plast. Surg.*, v. 14, p. 579, 1987.
8. SHINMYO, L. M. *Guias de Medicina Ambulatorial e Hospitalar UNIFESP – Escola Paulista de Medicina*. In: FERREIRA, L. M.; SCHOR, N. (eds.). São Paulo: Manole, 2007. cap. 92, p. 745-751.
9. MOWLAVI, A.; MAJZOUB, R. K.; COONEY, D. S.; WILHELMI, B. J.; GUYURON, B. *Plast. Reconstr. Surg.*, v. 119, n. 6, p. 1891-1895; May 2007, discussion 1896.
10. TAMURA, H. Pubic hair transplantation. *Jpn. J. Dermatol.*, v. 53, p. 76, 1943.
11. SHINMYO, L. M.; NAHAS, F. X.; FERREIRA, L. M. Guidelines for pubic hair restoration. *Aesth. Plast. Surg.*, v. 30, n. 1, p. 104-107, 2006.
12. SHINMYO, L. M. *Guias de Medicina Ambulatorial e Hospitalar UNIFESP – Escola Paulista de Medicina*. In: FERREIRA, L. M.; SCHOR, N. (eds.). São Paulo: Manole, 2007. cap. 93, p. 753-756.
13. MARRIT, E. Review of the literature and a case report – transplantation of the single hairs from the scalp as eyelashes. *J. Dermatol. Surg. Oncol.*, v. 6, n. 4, p. 271-273, 1980.
14. UNGER, W. P.; NORDSTRÖN, R. E. A. *Hair Transplantation*. 2. ed. New York: Marcel Dekker, 1979. cap. 8. p. 316-317.
15. DUSKOVA, M.; SOSNA, B.; SUKOP, A. moustache reconstruction in patients with cleft lip: (final aesthetic touches in clefts-part II). *J. Cran. Fac. Surg.*, v. 17, n. 5, p. 833-836, 2006.

Capítulo 103

Transplante de Cabelo a *Laser*

Rodrigo Gimenez

SUMÁRIO

Para homens e mulheres, o cabelo tem uma relação com a autoestima. Uma das opções mais modernas da medicina para a solução do problema da falta de cabelo é o transplante capilar. O método de restauração utilizado consiste em transplantar da área doadora (região posterior ou lateral do couro cabeludo) para a área calva. Apenas unidades foliculares.

O transplante capilar com a cirurgia a *laser* ficou mais simples e não causa sofrimento ao paciente, pois o *laser* faz os orifícios em que são implantados as raízes do cabelo. Com isso, o resultado é extremamente satisfatório e natural com cicatrização mais rápida.

HOT TOPICS

- O transplante a *laser* traz mais vantagens, como: menor sangramento, menor tempo cirúrgico, menor compressão dos enxertos e aparência mais natural.
- A utilização do *laser* nos transplantes capilares é recomendada nos casos maiores de calvície, áreas completamente calvas e região frontal.
- A região doadora preferencial é a nuca.
- Após a realização de todos os orifícios necessários, inserem-se unidades foliculares com auxílio de pinça microcirúrgica.
- O cabelo cresce cerca de 5mm nas duas primeiras semanas e após este período cai todo, reiniciando seu processo germinativo após quatro meses.
- Não se recomenda a utilização do *laser* para a realização do segundo e do terceiro transplante, pela possibilidade de lesionar os bulbos previamente implantados.

INTRODUÇÃO

A prioridade dos pacientes que se submetem à cirurgia de transplante de cabelo é obter resultado final semelhante ao cabelo natural em relação a crescimento, densidade e aparência[1-3].

A necessidade da obtenção de resultados que se assemelhem ao *natural-looking* e a busca da perfeição técnica levaram a medicina de alta tecnologia a utilizar o *laser* como uma opção óbvia, tendo em vista sua ampla utilização em diversos procedimentos médicos.

Com a introdução do *laser* para o *resurfacing* da pele facial[4,5], surgiu a possibilidade da realização dos orifícios da zona receptora e do transplante de cabelo com o *laser* de CO_2.

A cirurgia de transplante de cabelo foi uma das áreas da medicina que permaneceu à margem das inovações tecnológicas por muito tempo. No caso da utilização do *laser* para essa finalidade, os benefícios da nova técnica devem sobrepujar seu custo elevado e eventuais desvantagens.

O transplante de cabelo a *laser* tem sido associado a vantagens como menor sangramento, menor tempo cirúrgico, menor compressão dos enxertos e aparência mais natural. As desvanta-

Tabela 103.1 – Vantagens e desvantagens do transplante de cabelo a *laser*

Vantagens	Desvantagens
Menor sangramento	Alto custo
Menor tempo cirúrgico	Necessidade de treinamento adicional
Menor compressão dos enxertos	Cuidados com segurança
Redução das complicações no pós-operatório	Atraso do crescimento do cabelo no pós-operatório
Proporciona maior densidade	"Pega" 5% menor que os métodos tradicionais
Resultados mais naturais	Hipopigmentação perifolicular
Menor edema pós-operatório	Eritema persistente

gens desse procedimento são custo elevado, treinamento adicional, cuidados com segurança e atraso no crescimento do cabelo no pós-operatório[6] (Tabela 103.1).

A técnica de transplante de cabelo com *laser* de CO_2 foi introduzida por Unger e David em 1994[7], seguida por Villnow, em 1995[8]. No início, foram verificados resultados pouco satisfatórios com essa técnica, pois se observou a formação de zona de coagulação térmica ao redor dos orifícios produzidos pelo feixe do *laser* na área receptora, prejudicando o desenvolvimento do novo folículo implantado. Com o passar do tempo e com o aperfeiçoamento técnico e a modernização de aparelhos como UltraPulse®* e Silktouch®**, observou-se boa integração dos enxertos transplantados[9].

O *laser* de érbio ítrio alumínio granada (Er:YAG, *erbium-doped yttrium aluminium garnet*) apresenta afinidade pela água 10 a 15 vezes maior do que o *laser* de CO_2 e duração de pulso menor que o tempo de relaxamento térmico da pele, podendo ser considerado praticamente um *coldlaser*[10,11]. Essas propriedades denotam mínimos danos teciduais ao redor dos orifícios realizados na área receptora e alta precisão do *laser*, tornando-o instrumento valioso para cirurgia de transplante de cabelo. Os resultados atuais com a utilização desse *laser* conferem integração dos enxertos de aproximadamente 90%[12].

Outro *laser* da porção do infravermelho do espectro eletromagnético, que chegou a ser sugerido para criação dos orifícios na área receptora em cirurgia de transplante de cabelo, é o hólmio ítrio alumínio granada (Ho:YAG, *holmium-doped yttrium aluminium garnet*). Estudos com esse *laser* demonstraram danos teciduais superiores aos causados pelo *laser* de CO_2, criando orifícios histologicamente incompatíveis para o recebimento dos enxertos[13].

TECNOLOGIA DO *LASER*

O equipamento a *laser* inicialmente utilizado para a realização do transplante de cabelo foi o *laser* de CO_2. Este emite ondas com comprimento de 10.600nm e possui elevada afinidade pela água. Anteriormente ao desenvolvimento do *laser* de CO_2 pulsado de alta energia, a necrose térmica adjacente às incisões destruía os folículos pilosos localizados lateralmente a elas, interferindo também na cicatrização da pele e na vitalidade do folículo implantado[14,15]. Com a utilização dos novos *laser*s de CO_2 como UltraPulse® ou Silktouch®, o dano térmico lateral foi grandemente minimizado.

Os parâmetros recomendados para a utilização do *laser* UltraPulse® são energia de pulso de 200 a 300mJ com a potência variando de 10 a 60W e diâmetro do feixe de 0,2mm criando orifícios de 1mm[16].

Para a utilização do *laser* Silktouch®, recomendam-se regulagem em pulso único, diâmetro do feixe o menor possível (0,8 a 1mm), potência em torno de 55W, com tempo de exposição do feixe de 0,1 a 0,15s, criando orifícios de 3 a 5mm de profundidade[17].

Os parâmetros citados anteriormente estão sujeitos a variações de acordo com a experiência de cada cirurgião. A física que envolve o *laser* para a criação de um orifício ideal na área receptora do transplante de cabelo é diferente daquela utilizada para a realização do *resurfacing* cutâneo.

O Er:YAG está na porção do infravermelho do espectro eletromagnético, emite ondas de comprimento de 2.940nm e possui afinidade pela

---
* Coherent, Palo Alto, Ca.
** Sharplan Laser, Inc., Allendale, NJ.

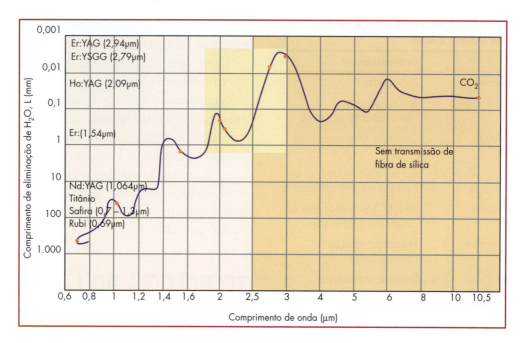

Figura 103.1 – Diagrama mostrando os picos absortivos da água em relação aos *lasers* de érbio ítrio alumínio granada (Er:YAG) e dióxido de carbono (CO_2). Cedido pelo Dr. Carlos Oscar Uebel. Er:YSGG = érbio granada de ítrio, escândio e gálio; Ho:YAG = hólmio ítrio alumínio granada; Nd:YAG = neodímio ítrio alumínio granada.

água 10 a 15 vezes maior que o *laser* de CO_2 (Fig. 103.1). Em decorrência dessas características, o *laser* de Er:YAG produz dano térmico tecidual de cinco a dez vezes menor do que o *laser* de CO_2, o que é de fundamental importância para a sobrevida dos enxertos na área receptora. Verifica-se também que esse *laser* não ocasiona a coagulação dos vasos sanguíneos e não destrói o fibrinogênio, muito importante na produção da fibrina, que promove a aderência dos enxertos nos orifícios da área receptora.

O equipamento utilizado inicialmente foi o Derma 20®, com energia de pulso de 1,7J/pulso, dez pulsos por segundo, cinco repetições, realizando orifícios de 3 a 4mm de profundidade. Com o aperfeiçoamento desse equipamento, em 1997 iniciou-se a utilização de energias maiores (3J/pulso), dez pulsos por segundo, produzindo orifícios de mesmas características com apenas uma repetição. Por meio de estudos histológicos, demonstrou-se que o dano térmico tecidual é o mesmo utilizando-se 1,7J/pulso com cinco repetições e 3J/pulso com apenas uma repetição. A vantagem de se utilizar a energia de 3J/pulso é que o procedimento se torna muito mais rápido[18].

TÉCNICA

Recomenda-se a utilização do *laser* na cirurgia de transplante de cabelo nos casos de calvícies maiores, áreas completamente calvas e região frontal, em que se consegue boa densidade.

O procedimento de transplante de cabelo a *laser* pode ser realizado ambulatorialmente.

O paciente é submetido à sedação endovenosa associada à anestesia local. Para a realização da anestesia local, infiltra-se toda a região coronal e supraorbital com solução de bupivacaína a 0,5% e adrenalina 1:200.000.

A região doadora preferida é a nuca, da qual é retirada uma elipse de 2 × 12cm, o que pode variar de acordo com a necessidade. As unidades foliculares são então preparadas, separam-se grupos de um e dois bulbos (microenxertos) e de três e quatro bulbos (minienxertos).

A região receptora é então infiltrada com técnica tumescente, solução de lidocaína a 0,25% e adrenalina 1:160.000, com a finalidade de se obter vasoconstrição e turgescência necessárias à penetração e à manutenção do microenxerto.

O Er:YAG (Derma 20®) é utilizado com energia de 3J, dez pulsos por segundo, produzindo

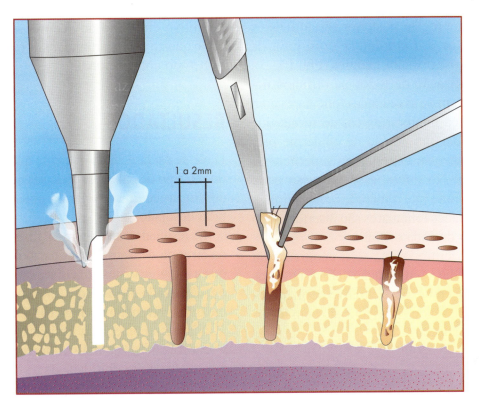

Figura 103.2 – Utilização do *laser* de érbio ítrio alumínio granada com ponteira especial. Cedida pelo Dr. Carlos Oscar Uebel.

orifícios de 1 a 2mm de diâmetro e 3 a 4mm de profundidade, necessários à implantação das unidades foliculares (Fig. 103.2).

Mesmo com a infiltração abundante da área receptora com solução salina associada ao vasoconstritor, observa-se pequeno sangramento dos orifícios produzidos pelo Er:YAG, enquanto nos orifícios produzidos pelo *laser* de CO_2 completamente cauterizados não se observa sangramento, sendo este último *laser* preferido por muitos autores.

O uso do Er:YAG não está indicado para áreas ou regiões que apresentem eflúvio ou calvície incipiente, por causa do risco de se danificar folículos em fase anágena.

Uebel descreve a utilização do Er:YAG com *handpiece* curto, abertura mínima com diâmetro de 1mm e guia rígido de 1cm para apoio na área receptora. Esse guia é de fundamental importância para a realização dos orifícios com a mesma profundidade e abertura em toda a área receptora. Na linha do cabelo realiza-se a implantação de folículos únicos, com auxílio do *handpiece*, com guia rígido de 0,7mm, produzindo orifícios

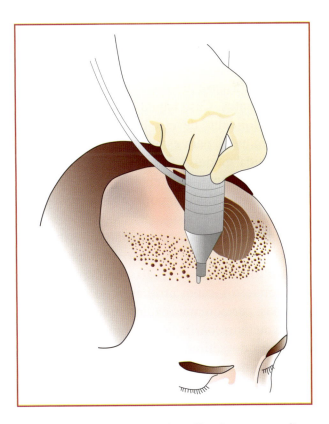

Figura 103.3 – O *laser* sendo utilizado para a realização dos orifícios na região da implantação do cabelo. Cedida pelo Dr. Carlos Oscar Uebel.

menores. Para a região posterior são utilizados os minienxertos e o *handpiece* com guia de 1,2cm, criando-se orifícios maiores (Fig. 103.3).

Após a realização de todos os orifícios necessários, inserem-se as unidades foliculares com auxílio de pinça microcirúrgica, de forma que os folículos com sua porção de epiderme preservada permaneçam expostos na superfície da área receptora. No início, esse processo pode ser mais demorado que o método convencional, em que as unidades foliculares são inseridas logo após a criação de cada orifício.

Ao final da cirurgia, faz-se o curativo com gazes umedecidas com solução salina, envoltas com atadura de crepe. Esse curativo permanecerá por dois dias, sendo então retirado com técnica e cuidado especiais.

PÓS-OPERATÓRIO

Os cuidados gerais nesse período são similares aos realizados com a técnica convencional ou *cold steel* (quando a confecção dos orifícios é feita com bisturi).

O curativo de pós-operatório é removido na clínica, umedecendo-se as gazes e tomando-se cuidado para não extrair os enxertos dos orifícios ainda cruentos. Caso haja a extrusão de alguma unidade folicular, deve-se comprimir a área por alguns minutos para estancar o sangramento e, em seguida, pode-se introduzir o enxerto sem problemas. A partir de então, o paciente deve lavar o couro cabeludo com sabão antisséptico, podendo retornar às suas atividades.

No período pós-operatório não se verifica eritema ou processo inflamatório. O edema observado é discreto e as crostas epidérmicas dos microenxertos caem em cerca de duas a três semanas, período mais extenso que o observado com o método *cold steel* (em torno de oito dias). Por volta do sétimo dia pós-operatório, recomenda-se massagem da área com óleo mineral, para que as crostas se soltem mais facilmente.

O cabelo cresce cerca de 5mm nas duas primeiras semanas e, após este período, cai praticamente todo[19], reiniciando seu processo germinativo após quatro a cinco meses, tornando-se definitivo em torno do décimo segundo ao décimo quarto mês, portanto, mais tardiamente que o método convencional.

RESULTADOS

Deve-se esclarecer ao paciente que, dependendo do seu tipo de calvície, pode ser necessário mais de um procedimento para a obtenção do resultado desejado.

Os resultados atuais com a utilização do Er:YAG na cirurgia de transplante de cabelo demonstram que a integração dos enxertos é da ordem de 90% e a densidade do cabelo é 25% maior do que no método convencional (Fig. 103.4).

Não se recomenda a utilização do *laser* para a realização do segundo ou terceiro transplante por causa da possibilidade de lesionar os bulbos capilares previamente implantados.

COMPLICAÇÕES

Pode-se observar a formação de cistos de retenção, o que ocorre quando se introduz demasiadamente a unidade folicular no orifício feito com o *laser*.

Outra complicação observada é a formação de halos hipocrômicos periorificiais. Estes retomam sua pigmentação normal na maioria das vezes em até seis meses. Recomenda-se o uso de bloqueador solar no período.

CONSIDERAÇÕES FINAIS

Com o avanço tecnológico e a constante modernização dos equipamentos a *laser*, este recurso se torna cada vez mais uma opção que oferece reais benefícios à cirurgia de transplante de cabelo.

O Er:YAG contribuiu grandemente para que essa tecnologia se firmasse como recurso valioso no campo da restauração capilar. Quando associado ao método das unidades foliculares, parece oferecer resultados mais naturais, proporcionando maior satisfação aos pacientes.

Transplante de Cabelo a *Laser* – **1323**

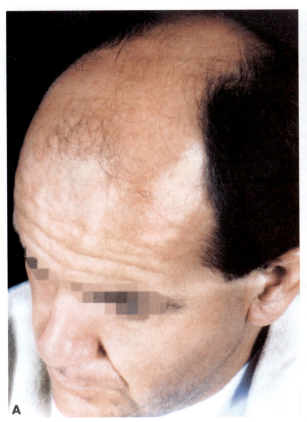
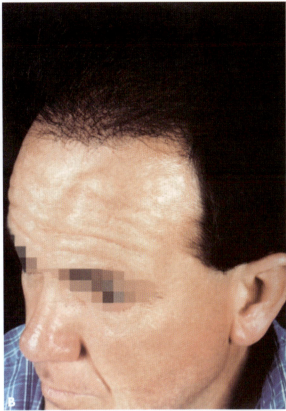
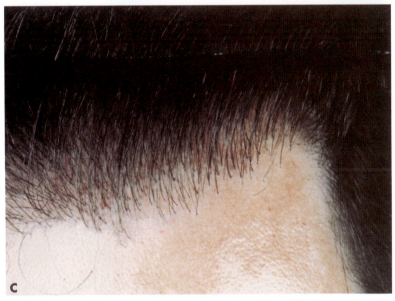

Figura 103.4 – (*A* a *C*) Paciente de 38 anos de idade. Resultado após 12 meses de transplante de cabelo a *laser*. Cedida pelo Dr. Carlos Oscar Uebel.

QUESTÕES

1. Quais são os principais tipos de *laser* utilizados no transplante capilar?
2. Descreva resumidamente a técnica do transplante capilar com a utilização do *laser*.
3. Qual é a contraindicação do uso do *laser* de Er:YAG?
4. Quais são os cuidados pós-operatórios do transplante capilar a *laser*?
5. Quais são as principais complicações no transplante capilar a *laser*?

REFERÊNCIAS

1. LUCAS, M. Recent advances in hair transplantation. *Skin Pharmacol.*, v. 7, p. 105-108, 1994.
2. RASSMAN, W.; POMARANTZ, M. The art and science of minigrafting. *Int. J. Aesthetic Restor. Surg.*, v. 1, p. 27-36, 1993.

3. UEBEL, C. Micrografts and minigrafts: a new approach for baldness surgery. *Ann. Plast. Surg.*, v. 27, p. 476-487, 1991.
4. DAVID, L. M.; LASK, G. P.; GLASSBERG, E. et al. CO_2 laser abrasion for cosmetic and therapeutic treatment of facial actinic damage. *Cutis*, v. 43, p. 583-587, 1989.
5. FITZPATRICK, R. E.; RUIZ-ESPARZA, J.; GOLDMAN, M. P. The depth of thermal necrosis using the CO_2 laser: a comparison of the superpulsed mode and the conventional mode. *J. Dermatol. Surg. Oncol.*, v. 17, p. 340-344, 1991.
6. GREVELINK, J. M. Laser hair transplantation. *Dermatol. Clin.*, v. 15, n. 3, p. 479-486, 1997.
7. UNGER, W. P.; DAVID, L. M. Laser hair transplantation. *J. Dermatol. Surg. Oncol.*, v. 20, p. 515-521, 1994.
8. VILLNOW, M. et al. Laser assisted hair transplanting. In: STOUGH, D.; HABER, R. *Hair Replacement, Surgical and Medical*. St. Louis: Mosby, 1995, p. 365-370.
9. SMITHDEAL, C. D. Carbon dioxide laser-assisted hair transplantation. The effect of laser parameters on scalp tissue – a histological study. *Dermatol. Surg.*, v. 23, p. 835-840, 1997.
10. KAUFMANN, R.; HARTMANN, A.; HIBST, R. Cutting and skin-ablative properties of pulsed mid-infrared laser surgery. *J. Dermatol. Surg. Oncol.*, v. 20, p. 112-118, 1994.
11. KAUFMANN, R.; HIBST, R. Pulsed Er:YAG laser ablation in cutaneous surgery. *Lasers Surg. Med.*, v. 19, p. 324-330, 1996.
12. UEBEL, C. O. A utilização do Erbium:YAG laser na cirurgia do microtransplante capilar. In: BADIN, A. Z. D.; MORAES, L. M.; ROBERTS III, T. L. *Rejuvenescimento Facial a Laser*. Rio de Janeiro: Revinter, 1998, p. 349-372.
13. CHU, E. A.; RABINOV, C. R.; WONG, B. J.; KRUGMAN, M. E. Laser-assisted hair transplantation: histologic comparison between CO_2 and Ho:YAG lasers. *Dermatol. Surg.*, v. 27, n. 4, p. 335-342, 2001.
14. GREEN, H. A.; BORD, E.; NISHIOKA, N. S. et al. Skin graft take and healing after CO_2 laser and 193nm excimer laser ablation of graft beds. *J. Invest. Dermatol.*, v. 92, p. 436, 1998.
15. FLY, T. L.; GERBE, R. W.; BOTROS, S. B. et al. Effects of laser, scalpel, and electrosurgical excision on wound contracture and graft "take". *Plast. Reconstr. Surg.*, v. 65, p. 729-731, 1980.
16. FITZPATRICK, R. E.; MARCHELL, N. L. Laser hair transplantation II. *Dermatol. Surg.*, v. 26, n. 5, p. 419-424, 2000.
17. TSAI, R. Y.; CHEN, D. Y.; CHAN, H. L.; HO, Y. S. Experience with laser hair transplantation in Orientals. *Dermatol. Surg.*, v. 24, n. 10, p. 1065-1068, 1998.
18. UEBEL, C. O. Hair restoration with the Er:YAG laser. In: UEBEL, C. O. *Hair Restoration – Microflaps & Flaps*. São Paulo: OESP, cap. 14, 2001, p. 197-227.
19. UEBEL, C. O. Microtransplante da unidade folicular e a utilização do laser de Er:YAG na cirurgia da calvície. In: HORIBE, E. K. *Estética Clínica e Cirúrgica*. Rio de Janeiro: Revinter, 2000.

Capítulo 104

Hirsutismo

Guilherme O. Olsen de Almeida ♦ Fabia Oppido Schalch

SUMÁRIO

O hirsutismo é uma afecção que acomete entre 5 e 10% da população feminina, caracterizando-se pela presença de pelos terminais, hormônio-dependentes, com distribuição e padrão do sexo masculino. Apresenta-se nos dias de hoje como uma das mais prevalentes causas de consultas dermatológicas nas mulheres em idade fértil. A principal causa é o hiperandrogenismo, por ser a entidade de maior frequência em mulheres na idade fértil, com apenas 20% dos casos considerados idiopáticos. O quadro clínico e a história da paciente hirsuta são os dois fatores de maior importância na avaliação do hiperandrogenismo. Devem-se observar sinais e sintomas que indiquem a presença de síndrome dos ovários policísticos, hiperinsulinemia, síndrome de Cushing, deficiências enzimáticas e tumores. Sempre questionar sobre uso de substâncias e medicações que causem hipertricose e hirsutismo. Sendo afecção de diagnóstico meramente clínico, a única razão para a dosagem dos androgênios seria a pesquisa de tumores secretores. Os testes iniciais a serem solicitados, principalmente quando temos um quadro de aparecimento súbito, são para testosterona, sulfato de desidroepiandrosterona (S-DHEA) e prolactina. Outros testes devem ser solicitados apenas em casos mais específicos.

Quanto à terapêutica, é fundamental que o tratamento seja da paciente hirsuta e não do hirsutismo, orientando-se pelo seu quadro clínico e etiopatogenia. O arsenal terapêutico (cosmiátrico e terapêutico) para o tratamento das pacientes hirsutas é enorme, entretanto, ainda não existe tratamento específico e desprovido de efeitos colaterais. Os contraceptivos orais tornam-se a primeira linha terapêutica a ser adotada com redução do crescimento de pelos de 60 a 100%. Outros tratamentos comentados no capítulo, com as respectivas doses e efeitos colaterais, envolvem espironolactona, finasterida, insulinossensibilizadores e a já consagrada epilação permanente prolongada a *laser*.

HOT TOPICS

- No hirsutismo, o folículo piloso possui uma resposta exacerbada aos hormônios sexuais esteroides.
- O hiperandrogenismo é a principal causa de hirsutismo em mulheres na idade fértil.
- Os androgênios aumentam o tamanho do folículo, o diâmetro da fibra e o tempo da fase anágena e aumentam a queda de cabelo.
- O quadro clínico e a história da paciente são os dois fatores de maior importância na avaliação do hiperandrogenismo.
- Os testes que podem evidenciar o hirsutismo são: testosterona sérica, prolactina e S-DHEA.
- Na presença de sinais e sintomas como obesidade, hipertensão e estrias acompanhando o hirsutismo, suspeita-se de síndrome de Cushing.
- O tratamento do hirsutismo pode ser dividido em cosmiátrico e terapêutico.

- Os tratamentos devem ser iniciados com drogas que possuam pequena dose de estrógeno e um progestágeno não androgênico.
- As drogas insulinossensibilizadoras são as mais recentes novidades terapêuticas no tratamento do hirsutismo.

INTRODUÇÃO

O hirsutismo é uma afecção que acomete entre 5 e 10% da população feminina, caracterizando-se pela presença de pelos terminais, hormônio-dependentes, com distribuição e padrão do sexo masculino. O aumento de pelos de forma localizada ou difusa em regiões da face (supralabial, bucal e mentual) e corporais (mamária, abdominal, suprapúbica e raiz das coxas) pode sugerir a presença de doenças, principalmente endócrinas e gonadais, tornando fundamental a abordagem multidisciplinar das pacientes suspeitas (Fig. 104.1).

No hirsutismo, o folículo piloso possui uma resposta acentuada aos estímulos dos hormônios sexuais esteroides, principalmente os androgê-

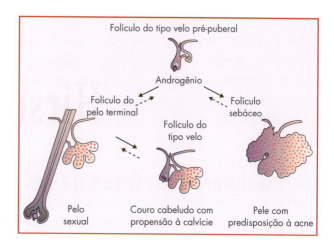

Figura 104.2 – Ação androgênica sobre os pelos.

nios que determinam o tipo e a distribuição dos pelos. Ao entrar na célula, o hormônio sofre a ação da enzima 5-α-redutase, sendo convertido em di-hidrotestosterona (DHT), transformando pelos do tipo velo em pelos terminais, espessos e pigmentados (Fig. 104.2).

O hiperandrogenismo pode ser considerado a entidade de maior frequência em mulheres na idade fértil, sendo a principal causa do hirsutismo, já que apenas 20% dos casos são considerados idiopáticos.

CICLO DE CRESCIMENTO DO PELO

O ciclo de crescimento do pelo é composto de três fases: anágena (fase de crescimento), catágena (fase de involução) e telógena (fase de repouso). Dependendo do local, a regulação hormonal apresenta importante papel no ciclo folicular.

Os androgênios aumentam o tamanho do folículo, o diâmetro da fibra e o tempo da fase anágena, em várias partes do corpo, enquanto causam queda de cabelo e afinamento dos pelos do couro cabeludo.

Embora o excesso de androgênios esteja presente na maioria dos casos de hirsutismo, há apenas uma discreta correlação entre a quantidade de crescimento dos pelos e os níveis androgênicos séricos. Esse fato ocorre porque o crescimento folicular não depende apenas das concentrações de androgênios circulantes, mas

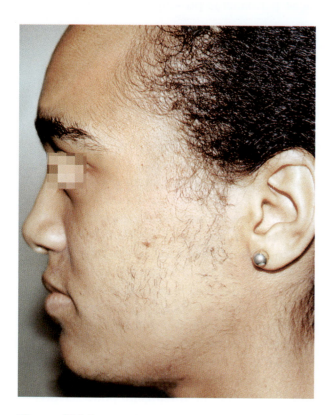

Figura 104.1 – Quadro clínico de hirsutismo.

também de fatores locais e da sensibilidade variável dos órgãos-alvo aos androgênios.

Os mecanismos fisiológicos do hirsutismo podem ser didaticamente divididos quanto à origem e à etiopatogenia em três fases: produção, transporte e metabolização periférica.

PRODUÇÃO

- Ovariana (Figs. 104.3 e 104.4):
  - Síndrome dos ovários policísticos.
  - Tumores (virilizante do ovário, células de Sertoli-Leydig, outros).

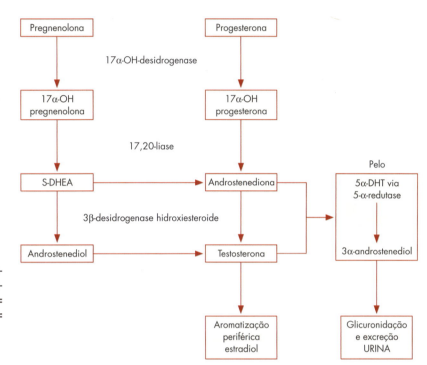

Figura 104.3 – Síntese dos dois maiores androgênios circulatórios: androstenediona e testosterona. 5α-DHT = 5α-di-hidrotestosterona; S-DHEA = sulfato de desidroepiandrosterona.

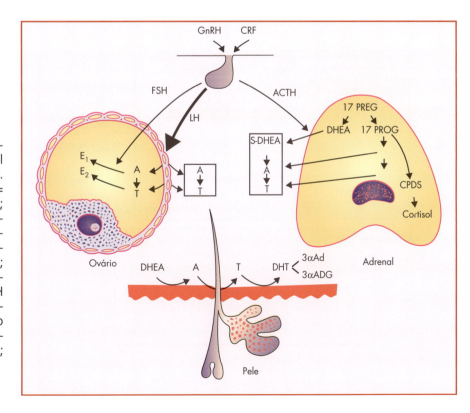

Figura 104.4 – Influência hormonal do ovário e da adrenal sobre a unidade pilossebácea. A = androstenediona; ACTH = hormônio adrenocorticotrófico; CRF = fator de liberação de corticotrofina; DHEA = desidroepiandrosterona; DHT = di-hidrotestosterona; E_1 = estradiol 1; E_2 = estradiol 2; FSH = hormônio folículo-estimulante; GnRH = hormônio liberador de gonadotrofina; LH = hormônio luteinizante; PREG = pregnenolona; PROG = progesterona; T = testosterona.

- Adrenais:
  - Hiperplasia adrenal congênita clássica (deficiência de 17-hidroxiprogesterona).
  - Hiperplasia adrenal congênita não clássica e suas deficiências de 21β-hidroxilase e 11β-hidroxilase.
  - Outros tumores.
- Outras (Fig. 104.5):
  - Genética (duplicação do gene 7 q22-q31).
  - Iatrogênica [danazol/anticontraceptivos orais (ACO), androgênicos/psicotrópicos].
  - Tireóideas (hipotireoidismo).
  - Tumores (hipotalâmico-pituitário).
- Globulina ligadora de hormônios sexuais (SHBG, *sex hormone-binding globulin*):
  - Diminuída na acromegalia.
  - Aumentada no hipertireoidismo.
- Albumina.
- Outras.
- Metabolização periférica.
- Aumento da ação periférica da 5-α-redutase:
  - Tipo I.
  - Tipo II.
  - Ambos.
- Conversão periférica no tecido adiposo (DHEA em S-DHEA).
- Hipersensibilidade dos receptores hormonais.
- Reação cruzada nos receptores hormonais (efeito GH-*like* do hiperinsulinismo).
- Outras.

O quadro clínico e a história da paciente hirsuta são os dois fatores de maior importância na avaliação do hiperandrogenismo. A regularidade menstrual não descarta causas ovarianas; 40% das eumenorreicas possuem ciclos anovulatórios. Pacientes com alterações menstruais de início peripuberal ou com menacma tardia, associado a hirsutismo, acne e alopecia, sugerem a presença da síndrome dos ovários policísticos (Fig. 104.6). *Acantose nigricante* e obesidade centrípeta em pacientes com história familiar de *diabetes melito* não insulino-dependente remetem ao hiperinsulinismo, que muitas vezes ocorre em concomitância com a síndrome dos ovários policísticos.

Quadros clínicos de instalação abrupta, curta duração (menor que um ano), piora progressiva, surgimento após a terceira década, associados a sinais sugestivos de virilização, como diminuição do tecido mamário, aumento de massa muscular, alteração de voz, calvície temporal e hipertrofia de clitóris, podem representar causas mais raras de hirsutismo, como a presença de tumores ovarianos e adrenais. Hipertensão, estrias, diminuição da

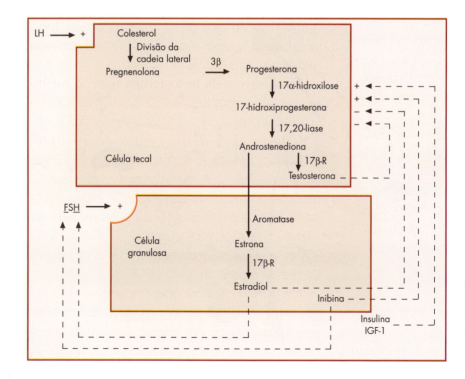

Figura 104.5 – Ação dos hormônios luteinizante (LH) e folículo-estimulante (FSH). IGF-1 = fator de crescimento semelhante à insulina.

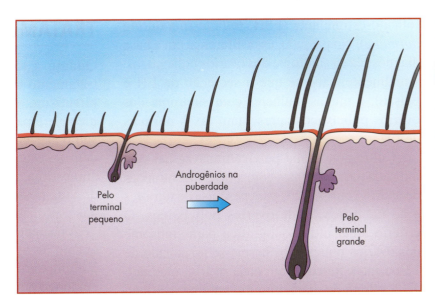

Figura 104.6 – Ação dos androgênios na puberdade.

espessura cutânea, labilidade emocional e rubor facial são indicativos da síndrome de Cushing.

Os critérios clínicos para avaliação da paciente hirsuta são subjetivos, já que a gravidade e o grau de aceitação dependem de fatores raciais, culturais e sociais. É fundamental diferenciar os quadros de hipertricose de origem medicamentosa ou racial, caracterizados por aumento de pelos em regiões hormônio-independentes próprias de cada sexo. Por exemplo, mulheres ibéricas e russas têm pelos faciais e abdominais grossos, já as asiáticas e indianas possuem pelos terminais pequenos nas mesmas localizações.

Na anamnese, deve-se sempre questionar sobre uso de substâncias que provoquem hirsutismo (danazol, anticoncepcionais de alta dosagem hormonal e psicotrópicos) e medicações que causem hipertricose (fenitoína, penicilamina, minoxidil e ciclosporina).

Existem inúmeros trabalhos tentando definir métodos quantitativos. A metodologia mais utilizada é a modificada de Ferriman-Gallwey. A recente evolução tecnológica introduziu câmeras digitais e tricoscópios que, ligados a *softwares* e computadores, avaliam pacientes de forma homogênea.

TESTES LABORATORIAIS

O hirsutismo é uma entidade de diagnóstico clínico, entretanto, os testes que podem evidenciar o hirsutismo são: testosterona sérica, prolactina e S-DHEA, embora outros testes possam ser necessários em casos mais específicos. O S-DHEA é derivado quase que completamente das glândulas adrenais, ao passo que a testosterona é basicamente secretada pelo ovário.

A razão primordial para a dosagem dos androgênios seria a pesquisa de tumores secretores. A concentração de testosterona sérica, medida como testosterona total ou livre, nos dá a melhor estimativa da produção androgênica. A análise da testosterona total é mais bem estabelecida para obtenção de resultados laboratoriais satisfatórios do que para a testosterona livre. Geralmente, valores abaixo de 150ng/dL excluem tumores ovarianos de adrenais.

Na dosagem da testosterona livre, o melhor método seria por diálise de equilíbrio ou pelo cálculo da testosterona total e de SHBG.

Valores de S-DHEA acima de 700µg/dL aumentam a suspeita de tumor adrenal secretante de androgênios. A prolactina sérica deve ser medida nas mulheres hirsutas com ciclos menstruais irregulares. Entretanto, o hirsutismo decorrente de hiperprolactinemia parece ser raro. Valores elevados devem indicar exame de imagem da região hipotalâmica.

Mulheres com síndrome dos ovários policísticos tendem a ter taxas mais elevadas de hormônio luteinizante (LH, *luteinizing hormone*) e concentrações mais baixas ou normais de hormônio folículo-estimulante (FSH, *follicle-stimulating hormone*). No passado, essa diferença era a base diagnóstica da síndrome dos ovários policísticos. Atualmente, sabe-se que a secreção de LH é pulsátil, e muitas mulheres com síndrome dos ovários policísticos apresentam taxas normais de LH.

A ultrassonografia pélvica/transvaginal está indicada para pacientes com altas concentrações de androgênios séricos para pesquisa de tumores e na identificação de ovários policísticos. O critério atual ultrassonográfico para síndrome dos ovários policísticos baseia-se no achado de 12 ou mais folículos em cada ovário, medindo de 2 a 9mm de diâmetro e/ou volume ovariano aumentado (acima de 10mL).

A deficiência tardia de CYP21A2 (21-hidroxilase) deve ser considerada em mulheres com início precoce de hirsutismo, hipercalemia e história familiar de hiperplasia adrenal congênita. A melhor investigação é feita com a dosagem de 17-hidroxiprogesterona, durante a fase folicular do ciclo.

Na presença de sinais e sintomas como obesidade, hipertensão e estrias, acompanhando o hirsutismo, suspeita-se de síndrome de Cushing. O *screening* deve ser realizado com a medida de excreção urinária de cortisol de 24h ou pelo teste de supressão com dexametasona.

Exames de imagem da glândula adrenal, como a tomografia computadorizada ou ressonância nuclear magnética, estão indicados para a pesquisa de tumor adrenal em pacientes com S-DHEA elevado.

O glucuronato de 3α-androstenediol, metabólito da di-hidrotestosterona, reflete a produção androgênica periférica. Está frequentemente elevado nas pacientes hirsutas, mesmo com valores de testosterona total normais. Entretanto, o próprio hirsutismo já é um excelente marcador do alto metabolismo androgênico na pele, tornando a dosagem pouco útil na prática.

O teste de tolerância à glicose oral e/ou endovenosa deve ser realizado em pacientes suspeitas de hiperinsulinismo. Pode ocorrer quadro muitas vezes associado à diminuição de SHBG, aumento sinérgico com LH e, ainda, alterações de receptores androgênicos por GH-*like*.

TRATAMENTO

Quanto à terapêutica, é fundamental que o tratamento seja da paciente hirsuta, e não do hirsutismo, orientando-se pelo seu quadro clínico e etiopatogenia. As pacientes hirsutas são, sob o aspecto biopsicossocial, pessoas que podem apresentar distorção sobre sua imagem e autoestima, afetando diretamente a qualidade de vida pessoal e familiar, nas relações humanas e profissionais.

A paciente deve ser exaustivamente orientada quanto às opções terapêuticas, seus benefícios e efeitos colaterais. Os resultados são obtidos em longo prazo, o que proporciona baixa adesão por parte das pacientes.

Os tratamentos podem ser divididos em:

- Cosmiátricos:
  - Químicos.
  - Físicos.
- Terapêuticos:
  - Tópicos.
  - Sistêmicos:
    - Terapêutica hormonal.
    - Antiandrogênicos.
    - Outros.

O tratamento cosmiátrico pode solucionar quadros de moderada aceitação cosmética ou ser adjuvante em quadros clínicos com manifestações intensas. Os tratamentos químicos se iniciam com a descoloração de pelos com os derivados de hidróxido, peróxido e/ou tinturas (Fig. 104.7). A remoção química de pelos com produtos sulfídicos é rápida, porém, extremamente irritante. Produtos à base de sais do ácido tioglicólico, apesar de não ter efeito imediato, possuem pH menor (menos alcalino) e, consequentemente, são menos irritantes para a pele. Sua ação sobre a queratina, de forma geral, faz com que sua utilização seja em pequenas áreas.

A utilização de métodos físicos inclui depilação com cera, lâmina, pinça, eletrólise e os métodos consagrados de luz pulsada e *laser*.

A cera é um dos métodos mais antigos de que se tem conhecimento, tanto quente como fria. Sua ação é consagrada, entretanto, é provisória, dolorosa e apresenta o risco de foliculites

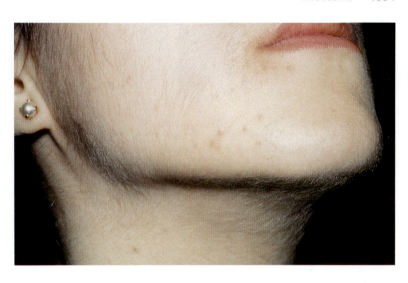

Figura 104.7 – Tratamento químico para descoloração de pelos.

por *Staphylococcus aureus*. A lâmina pode ser considerada excelente em regiões como pernas e axilas, entretanto, na raiz da coxa e na região púbica há risco semelhante de infecção. A pinça tem sua utilidade, principalmente para pequenas regiões corporais e com número restrito de pelos.

Todos os métodos anteriormente mencionados são provisórios. A eletrólise foi a primeira técnica a apresentar resultados parcialmente definitivos, demonstrando uma recidiva em 40% dos casos. Essa porcentagem pode ser diminuída se a paciente for orientada a depilar a região alguns dias antes da eletrólise, aumentando o número de fios na fase anágena. Suas limitações são custo e tempo; profissionais experientes retiram entre 25 e 100 pelos por vez. Seus efeitos colaterais incluem inflamação perifolicular, cicatriz, hiperpigmentação e, raramente, infecção, minimizada pelo uso de agulhas descartáveis.

Recentemente, um grande número de *lasers* e outras formas de luz vem sendo utilizado com o intuito de atingir o folículo piloso. Os *lasers* incluem os de rubi, de alexandrita, de diodo e de neodímio ítrio alumínio granada e outras formas, como a luz pulsada. São máquinas que oferecem uma forma potencialmente rápida, tratando grandes áreas de pelos com efeito duradouro e com eficácia e segurança. Suas limitações são financeiras, sendo aparelhos de alto custo com redução de aproximadamente 20% dos pelos por tratamento. As fontes de luz são direcionadas para a pigmentação dos pelos e seu comprimento de onda correlato, portanto, pacientes com pele clara e pelos escuros obtêm melhores resultados. Seus efeitos colaterais são os mesmos inerentes aos métodos anteriormente descritos (Fig. 104.8).

Outra forma de tratamento das pacientes hirsutas é o cloridrato de eflornitina em creme a 13%. Trata-se de tratamento tópico terapêutico e cosmiátrico que, inibindo a enzima ornitina descarboxilase, retardaria a divisão celular entre outras atividades sintéticas, reduzindo o crescimento de pelos faciais em 47%, em relação ao placebo. É um produto de alto custo, discretamente irritante, devendo ser evitado em casos de hirsutismo associado a acne inflamatória e em gestantes. Seu uso é restrito, sendo recomendado para a face, principalmente nas regiões submentual e supralabial, entretanto, trabalhos recentes sugerem benefícios limitados com sua aplicação em regiões púbicas. A melhora é gradual em quatro a oito semanas.

O arsenal terapêutico para o tratamento das pacientes hirsutas é enorme, mas ainda não existe tratamento específico e desprovido de efeitos colaterais. Tratando-se de pacientes em faixa etária reprodutiva, deve-se sempre orientar métodos de anticoncepção, em razão de risco de teratogenicidade.

Os contraceptivos orais tornaram-se a primeira linha terapêutica a ser adotada com redução do crescimento de pelos de 60 a 100%. Os seus mecanismos, ainda que não totalmente conhecidos, incluem a inibição da secreção de LH com supressão da produção ovariana LH-dependente e estimulação da produção hepática de SHBG, o

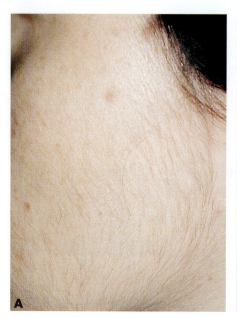 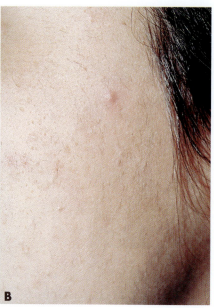

Figura 104.8 – Pré (*A*) e pós-tratamento (*B*) com *laser* para remoção dos pelos.

que resulta na diminuição das concentrações séricas de testosterona livre e outros androgênios.

Os tratamentos devem ser iniciados com drogas que possuam pequena dose de estrógeno e um progestágeno não androgênico. A associação mais comumente utilizada é de 35µg de etinilestradiol associado a 2mg de acetato de ciproterona. A satisfação das pacientes após dois anos chega a 90%, mas as recidivas também são altas, em torno de 80%. O acetato de ciproterona, utilizado de forma isolada em doses maiores de 50 a 100mg, durante dez dias do ciclo, é tanto antiandrogênico como inibidor da secreção de gonadotropina. Quanto aos efeitos colaterais que possuem, são semelhantes aos de outros anticoncepcionais, não sendo dose-dependentes.

Alguns progestágenos inibidores da 5-α-redutase na pele e outros (clormadinona e drospirenona) competem com o androgênio no seu receptor. A drospirenona é um análogo da espironolactona com alguma atividade mineralocorticosteroide e antiandrogênica e é encontrada associada com estrógeno e contraceptivos orais.

Entre os antiandrogênios, o mais utilizado é a espironolactona, antagonista da aldosterona. Compete com o androgênio circulante pelo receptor androgênico e tem efeito importante na biossíntese dos androgênios. A combinação da espironolactona com ACO tem sido indicada como terapia de primeira linha no hirsutismo. Entretanto, nenhum estudo controlado foi realizado comparando a espironolactona com o ACO usado isoladamente. É utilizado na dose de 100 a 200mg/dia e como efeitos colaterais pode apresentar dispepsia, poliúria, fadiga, cefaleia e hipercalemia.

A flutamida hoje não é mais recomendada, apesar de ser antiandrogênio não esteroidal, desprovido de ação endócrina. Provoca diminuição do S-DHEA por inibição da 17α-hidroxilase e produz também diminuição no *clearance* do cortisol. O aumento do cortisol gera a diminuição do hormônio adrenocorticotrófico, que, por sua vez, acarreta a inibição da síntese androgênica pela suprarrenal.

In vitro, é superada pela espironolactona na competição pelo receptor androgênico. *In vivo*, seu metabólito, a 2-hidroxiflutamida, é mais potente por ter meia-vida maior. Foi usada na dose de 250 a 500mg/dia e tem como principal efeito colateral a hepatotoxicidade, a qual em 5% dos casos pode ser fatal. Temos no Brasil a casuística de sete transplantes hepáticos, dos quais cinco resultaram em óbito.

O cetoconazol, antifúngico bastante conhecido, apresenta ação antiandrogênica ao inibir vários passos da esteroidogênese. Na dose de 200mg, duas vezes ao dia, há diminuição do hirsutismo, mas com resultados inferiores aos dos outros androgênios. Como efeitos colaterais, temos hepatotoxicidade grave e, em caso de superdosagem, pode haver insuficiência da suprarrenal e hipocalemia.

A finasterida é um inibidor da 5-α-redutase II, enzima catalisadora da testosterona em DHT, em tecidos como a próstata. Na pele, a enzima predominante é a 5-α-redutase I. Comparada com a espironolactona, apresenta efeito similar ou inferior no tratamento do hirsutismo e sua ação é mais eficaz quando associada ao anticoncepcional. Deve-se advertir quanto ao risco de feminilização do sexo masculino.

Efeitos colaterais: comumente pele seca e raros casos de sensibilidade mamária, alteração na libido.

Há poucos estudos comparativos sobre o uso de antiandrogênios em hirsutismo. Um estudo comparou flutamida (250mg/dia), finasterida (5mg/dia), cetoconazol (300mg/dia) e estradiol com acetato de ciproterona (12,5mg por dez dias, todo mês, por um ano) em 66 mulheres com hirsutismo. Após um ano, a diminuição no escore de Ferriman-Gallwey foi de 60% no grupo estrógeno-ciproterona, 55% no grupo flutamida, 53% no grupo cetoconazol e 44% no grupo finasterida. O grupo cetoconazol foi o que apresentou maior número de efeitos.

Outro estudo comparou a eficácia e a segurança de espironolactona (100mL/dia), flutamida (250mg/dia) e finasterida (5mg/dia) por seis meses em 40 mulheres hirsutas. Os níveis de Ferriman-Gallwey foram similares nos três grupos quando comparados ao placebo.

As mais recentes novidades na terapêutica do hirsutismo estão na área dos insulinossensibilizadores. Estes são agentes que, ao aumentar a sensibilidade do tecido-alvo à insulina, diminuem a resistência a este hormônio.

A metformina tem mecanismo de ação ainda discutido, mas parece diminuir a produção hepática de glicose por inibição de glicogênese e glicólise. Há também possível ação na inibição da absorção intestinal de glicose e no aumento da captação e utilização nos músculos e em outros tecidos.

Clinicamente, vem sendo utilizada nas doses de 200 a 400mg/dia. Na dose de 850mg, duas vezes ao dia, em pacientes com síndrome dos ovários policísticos com resistência insulínica e hiperinsulinemia, melhora a sensibilidade à insulina e regula o ciclo menstrual. Em algumas pacientes, diminui o nível plasmático de androgênios, mas em outras não há alterações. Uma explicação para a diminuição dos androgênios por redução do hiperinsulinismo seria a menor ação da insulina na célula tecal. Outra via de ação é a possível inibição das enzimas que favorecem a esteroidogênese ovariana e adrenal.

Há um consenso de que sua ação é potencializada quando há associação com anticoncepcionais.

Efeitos colaterais: evitar o uso em indivíduos com distúrbios renais ou hepáticos pela possibilidade de acidose lática, náuseas, diarreia, desconforto abdominal, gosto metálico e anorexia. Esses efeitos podem ser reduzidos ao ser ingerida durante as refeições, com diminuição gradual das doses.

Outro grupo de insulinossensibilizadores seria o das tiazolidinedionas. Estas são agonistas seletivos para receptor γ ativado por proliferador de peroxissomo (PPARγ, *peroxisome proliferator-activated receptor gamma*). Dessa forma, atuam na regulação do metabolismo de lipídeos e de carboidratos. Sua primeira representante, a troglitazona, retirada do mercado pela sua hepatotoxicidade, demonstrou melhoras nas pacientes com síndrome dos ovários policísticos. As novas representantes, a rosiglitazona e a proglitazona, usadas na síndrome dos ovários policísticos, diminuem a produção de androgênios, regulam o ciclo menstrual e a frequência ovulatória.

Os dados ainda são contraditórios quanto ao tratamento do hirsutismo com essas drogas. Na maioria dos estudos, os agentes sensibilizadores de insulina apresentam resultados inferiores no tratamento do hirsutismo, quando comparados aos anticoncepcionais e aos antiandrogênios.

Os análogos de hormônio liberador de gonadotrofina, ao produzirem hipogonadismo hipogonadotrófico, também fazem parte do arsenal terapêutico para hirsutismo. Em conjunto com a parada de produção de androgênios, gera hipoestrogenismo e perda da massa óssea, limitando a utilização dessa terapia.

Finalizando nossa abordagem terapêutica biopsicossocial, não devemos esquecer que 80% das pacientes apresentam alguma forma de estresse. Devemos orientar nossas pacientes a pequenas mudanças de vida, esporte, psicoterapia e outros.

QUESTÕES

1. Qual a definição de hirsutismo?
2. Quais são as principais causas do hirsutismo?
3. Quais são os mecanismos fisiológicos do hirsutismo e como eles são divididos quanto à origem e à etiopatogenia?
4. Quais são os principais exames realizados em uma paciente hirsuta?
5. Quais são os recursos cosmiátricos para o tratamento do hirsutismo?
6. Quais são as principais drogas utilizadas no tratamento do hirsutismo?

LEITURA COMPLEMENTAR

AZZIZ, R.; CARMINA, E.; SAWAYA, M. E. Idiopathic hirsutism. *Endocr. Rev.*, v. 21, n. 4, p. 347-362, 2000.

AZZIZ, R.; SANCHEZ, L. A.; KNOCHENHAUER, E. S.; MORAN, C.; LAZENBY, J.; STEPHENS, K. C. et al. Androgen excess in women: experience with over 1000 consecutive patients. *J. Clin. Endocrinol. Metab.*, v. 89, n. 2, p. 453-462, 2004.

BARBIERI, R. L.; EHRMANN, D. A. Pathogenesis and causes of hirsutism. [May 12, 2006]. In: Uptodate: for version 15.3 is current through August 2007. Acesso: 19 dez 2007. Disponível em: <http://www.utdol.com/utd/content/topic.do?topicKey=pri_derm/5885&selectedTitle=1~9&source=search_result>.

CHANG, R. J. A practical approach to the diagnosis of polycystic ovary syndrome. *Am. J. Obstet. Gynecol.*, v. 191, n. 3, p. 713-717, 2004.

DE BERKER, D. The diagnosis and treatment of hirsutism. *Practitioner*, v. 243, n. 1599, p. 493-498, 501, 1999.

FERRIMAN, D.; GALLWEY, J. D. Clinical assessment of body hair growth in women. *J. Clin. Endocrinol. Metab.*, v. 21, p. 1440-1447, 1961.

HINES, G.; MORAN, C.; HUERTA, R.; FOLGMAN, K.; AZZIZ, R. Facial and abdominal hair growth in hirsutism: a computerized evaluation. *J. Am. Acad. Dermatol.*, v. 45, n. 6, p. 846-850, 2001.

KRUSE, B.; RIEPE, F. G.; KRONE, N.; BOSINSKI, H. A.; KLOEHN, S.; PARTSCH, C. J. et al. Congenital adrenal hyperplasia – how to improve the transition from adolescence to adult life. *Exp. Clin. Endocrinol. Diabetes*, v. 112, n. 7, p. 343-355, 2004.

LIMA, M. F. P.; CAETANO, M. R.; BARACAT, E. C. Desmistificação do diagnóstico clínico e laboratorial do hirsutismo. *Rev. Ginecol. Obstet.*, v. 8, n. 4, p. 214-216, 1997.

RANDALL, V. A.; LANIGAN, S.; HAMZAVI, I.; CHAMBERLAIN JAMES, L. New dimensions in hirsutism. *Lasers Med. Sci.*, v. 21, n. 3, p. 126-133, 2006.

ROSENFIELD, R. L. Clinical practice. Hirsutism. *N. Engl. J. Med.*, v. 353, n. 24, p. 2578-2588, 2005.

STANCZYK, F. Z. Diagnosis of hyperandrogenism: biochemical criteria. *Best Pract. Res. Clin. Endocrinol. Metab.*, v. 20, n. 2, p. 177-191, 2006.

TEKIN, O.; AVCI, Z.; ISIK, B.; OZKARA, A.; URALDI, C.; CATAL, F.; ERASLAN, E.; DELIBASI, T. Hirsutism: common clinical problem or index of serious disease? *Med. Gen. Med.*, v. 6, n. 4, p. 56, 2004.

ZACCARELLI, M. A.; GIOIELLI, S. M.; SILVA, R. F. N.; COSTA, K. S. Tumor virilizante de ovário: relato de um caso em paciente de 14 anos. *Pediatr. Mod.*, v. 35, n. 11, p. 914-919, 1999.

Seção 13
Cicatrizes Inestéticas

Capítulo 105

Sequelas de Acne

Ada Regina Trindade de Almeida

SUMÁRIO

As cicatrizes de acne geralmente começam com uma lesão inflamatória. A *gravidade da inflamação*, que está relacionada à *resposta do hospedeiro*, determinará a quantidade, o tipo e a profundidade das sequelas cicatriciais.

Não existe ainda consenso na literatura sobre nomenclatura e classificação dos diferentes tipos de cicatrizes de acne. A classificação mais utilizada no Brasil foi descrita em 2003, por Kadunc e Almeida e inclui três grupos principais: *elevadas* (hipertróficas, queloideanas, papulosas e pontes); *distróficas*; e *deprimidas* [distensíveis (ondulações e retrações) e não distensíveis (rasas, médias e profundas – *ice picks*)].

A grande variedade de tipos de cicatrizes de acne indica que um só método terapêutico não é suficiente para corrigir todos. Sugerem-se várias opções de acordo com o tipo: *hipertróficas*: shaving + compressão; *queloideanas*: exérese em moldura + imunomodulador + compressão; *papulosas*: eletrocauterização suave; *pontes*: shaving; *distróficas*: exérese; *rasas*: nivelamento por dermabrasão, microdermabrasão ou *resurfacing*; *médias*: elevação + nivelamento; *profundas*: *punch grafting*, *chemical reconstruction of skin scars* (CROSS) ou *laser* fracionado; *ondulações e retrações*: subcisão e preenchimentos.

O sucesso no tratamento das sequelas cicatriciais de acne não é tarefa fácil de conseguir. As respostas terapêuticas variam de paciente para paciente e em geral, múltiplas sessões são necessárias para que melhoras significativas sejam observadas.

> **HOT TOPICS**
>
> - A acne é uma patologia comum da unidade pilossebácea.
> - As cicatrizes da acne geralmente começam com uma lesão inflamatória que se rompe dentro do folículo piloso.
> - A gravidade de inflamação, que está relacionada à resposta do hospedeiro, determinará a quantidade, o tipo e a profundidade das sequelas cicatriciais.
> - As cicatrizes elevadas são subdivididas em hipertróficas, queloideanas, papulosas e pontes.
> - As cicatrizes deprimidas podem ser distensíveis ou não distensíveis.
> - Dermabrasão é o método de lixamento da pele, usando-se lixas ou escovas, onde a epiderme e a derme são removidas.
> - O tratamento com *laser* baseia-se na teoria de fototermólise seletiva, em que a luz é absorvida por alvos especiais, sem danos importantes à pele vizinha.
> - Nas cicatrizes profundas e fibróticas, a técnica mais utilizada é a do enxerto de pele total com *punches*.
> - O ácido hialurônico é o preenchedor cutâneo mais usado para as cicatrizes deprimidas distensíveis.
> - As principais complicações do uso de preenchedores cutâneos são eritema, equimose e edema local.

INTRODUÇÃO

A acne é uma patologia comum da unidade pilossebácea, responsável por grande número de consultas dermatológicas. Suas causas incluem:

- Produção excessiva de sebo, por estímulo androgênico.
- Queratinização anormal do folículo, produzindo rolhas ou tampões córneos.
- Crescimento e colonização do *Propionibacterium acnes*.
- Inflamação, secundária à quimiotaxia de leucócitos e à liberação de diversos mediadores inflamatórios[1].

A acne ativa é dividida didaticamente em dois grandes grupos: acne comedoniana ou não inflamatória, em que predominam os comedões (abertos e fechados) e lesões maculares, e acne inflamatória, com pápulas, pústulas, nódulos e cistos.

As cicatrizes de acne geralmente começam com uma lesão inflamatória que se rompe dentro do folículo piloso, formando um abscesso perifolicular. Em condições normais, essa reação inflamatória é encapsulada pela epiderme e pelas estruturas anexiais, reabsorvida em sete a dez dias e a pele recupera-se sem deixar marcas. Quando a reparação falha, o abscesso se rompe e induz a formação de trajetos fistulosos múltiplos. A *gravidade da inflamação*, que está relacionada à *resposta do hospedeiro*, determinará a quantidade, o tipo e a profundidade das sequelas cicatriciais[2].

As cicatrizes de acne podem ser facilmente percebidas em todos os povos e raças. As lesões podem ser superficiais ou atingir toda a derme e até o tecido celular subcutâneo. Geralmente, são múltiplas e, além da profundidade, podem variar na forma e na coloração. São difíceis de contar e igualmente difíceis de fotografar, devido à sua natureza tridimensional[3]. Sua presença representa estigma importante, com impacto negativo na autoimagem de seus portadores, prejudicando suas relações profissionais, sociais e afetivas.

Quando se busca corrigir essas deformidades, a abordagem deve levar em conta tanto a aparência geral da região, como a característica de cada cicatriz, para a escolha da melhor opção terapêutica. Portanto, a identificação dos diferentes tipos de sequelas residuais da acne é fundamental para seu tratamento.

CLASSIFICAÇÃO DAS CICATRIZES DE ACNE

Não existe ainda consenso na literatura sobre nomenclatura e classificação dos diferentes tipos de cicatrizes de acne. Nos últimos anos, vários artigos revisaram o tema, abordaram esse problema e apresentaram propostas de classificação[3-5]. O objetivo comum é que, utilizando os

Quadro 105.1 – Classificação dos tipos de cicatrizes de acne segundo Kadunc e Almeida

- Elevadas:
  - Hipertróficas
  - Queloideanas
  - Papulosas
  - Pontes
- Distróficas
- Deprimidas:
  - Distensíveis:
    - Ondulações
    - Retrações
  - Não distensíveis:
    - Superficiais
    - Médias
    - Profundas

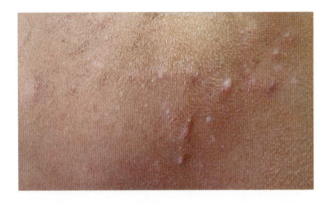

Figura 105.1 – Cicatrizes de acne hipertróficas no arco mandibular.

mesmos termos, métodos terapêuticos possam ser corretamente indicados e comparados entre as diversas publicações. Ellis e Mitchell descreveram os tipos: *ice pick*, crateras, ondulações, túneis, cicatrizes rasas e hipertróficas. Goodman usou os termos macular superficial, dérmica profunda, perifolicular e atrofia gordurosa, ao passo que Jacob, Dover e Kaminer descreveram classificação simplificada com três grupos, incluindo apenas cicatrizes deprimidas: *ice pick*, *boxcar* (em caixa) e *rolling scars* (ondulações)[4].

A classificação mais utilizada no Brasil foi descrita em 2003 por Kadunc e Almeida e inclui três grupos principais[4]: elevadas, distróficas e deprimidas (Quadro 105.1).

As cicatrizes *elevadas* são subdivididas em quatro:

- *Hipertróficas (Fig. 105.1)*: limitadas à área da lesão original e frequentes nas regiões mandibular, malar e glabelar.
- *Queloideanas (Fig. 105.2)*: pacientes com predisposição genética. As dimensões extrapolam as da lesão inicial. Comuns no arco mandibular e nas regiões escapular e esternal.
- *Papulosas (Fig. 105.3)*: são elevações macias que desaparecem à distensão da pele, frequentes na região mentoniana e no tronco.
- *Pontes (Fig. 105.4)*: são cordões fibrosos sobre pele sã.

As sequelas *distróficas* (Fig. 105.5) caracterizam-se pela forma irregular, podendo apresentar fundo branco e atrófico ou áreas fibróticas espessas. Podem ainda reter material sebáceo e ou purulento.

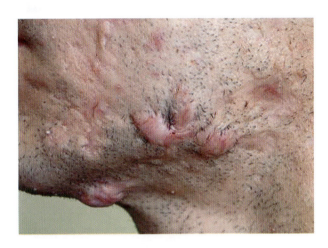

Figura 105.2 – Queloides na região do arco mandibular.

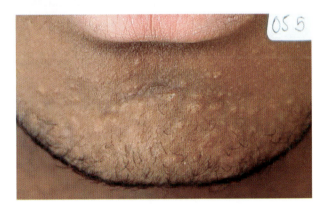

Figura 105.3 – Exemplo de cicatrizes papulosas.

As cicatrizes *deprimidas* podem ser *distensíveis* ou *não distensíveis*. As deprimidas distensíveis se dividem em dois subgrupos:

- *Ondulações ou vales*: desaparecem totalmente após tração da pele.

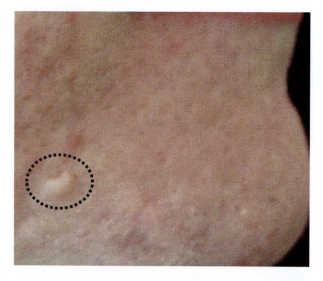

Figura 105.4 – Cicatriz em ponte.

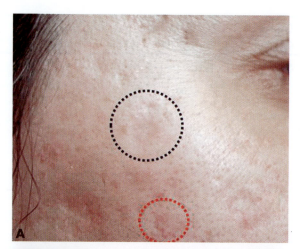

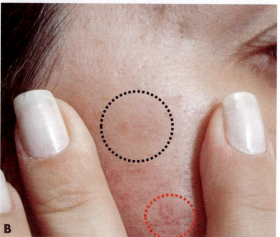

Figura 105.6 – (A e B) Cicatrizes deprimidas distensíveis (*preto*) desaparecem à tração da pele. As não distensíveis (*vermelho*) permanecem inalteradas após tração cutânea.

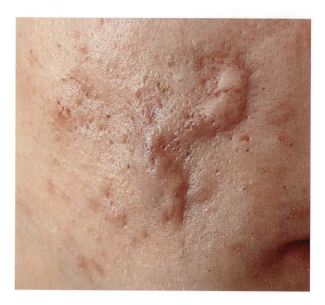

Figura 105.5 – Cicatriz distrófica.

- *Retrações*: após distensão permanecem aderidas em sua porção central (Fig. 105.6).

As *deprimidas não distensíveis* não desaparecem à tração da pele e, por sua vez, se subdividem em:

- Superficiais ou rasas.
- Médias ou crateriformes (Fig. 105.7).
- Profundas fibróticas (*ice picks*) (Fig. 105.8) – estreitas, fibróticas e profundas, atravessam toda a derme e atingem o subcutâneo. Os túneis são representados por duas ou mais cicatrizes tipo *ice pick* interligadas por trato epitelizado.

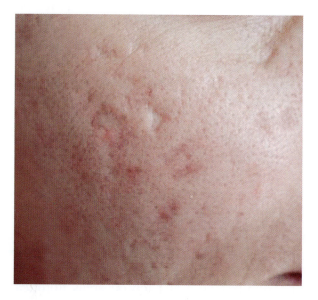

Figura 105.7 – Paciente portadora de múltiplas cicatrizes deprimidas não distensíveis rasas e médias.

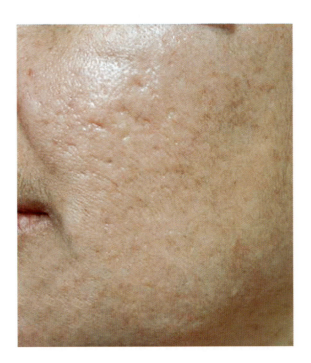

Figura 105.8 – Paciente com múltiplas cicatrizes tipo *ice pick*.

TRATAMENTO

A grande variedade de tipos de cicatrizes de acne indica que um só método terapêutico não é suficiente para corrigir todas. São necessários procedimentos diversos paraa se abordar marcas residuais diferentes e isto requer várias etapas de tratamento. A correção é baseada em um programa com várias fases.

Na primeira delas, procura-se nivelar o máximo de cicatrizes em relação à pele normal, empregando para isto diversas técnicas cirúrgicas complementares. Os procedimentos podem ser realizados em uma ou mais unidades cosméticas no mesmo momento ou em épocas diferentes. Exemplos: elevação de depressões; quimiocauterização de *ice picks*, *shaving* (excisões tangenciais) de cicatrizes elevadas, de bordas altas ou de túneis; subcisão de retrações, enxertos de pele total com *punches* e excisões diretas fusiformes, por W-plastia ou em linha quebrada.

Na segunda etapa, o objetivo é uniformizar a superfície cutânea, minimizando as diferenças de relevo e coloração, usando-se técnicas ablativas como dermabrasão, *resurfacing* com *laser* de dióxido de carbono (CO_2) ou érbio ítrio alumínio granada (Er:YAG, *erbium-doped yttrium aluminium garnet*).

Na última fase, as técnicas de preenchimento estão indicadas para correção de ondulações e finalização do tratamento. O material utilizado pode incluir enxertos de gordura ou de derme autólogas e/ou produtos sintéticos temporários como ácidos hialurônico e polilático, colágeno, etc.

Assim, de acordo com o padrão cicatricial predominante, um paciente poderá ser tratado apenas com preenchimentos ou técnicas ablativas ou ser submetido às três fases do programa[4].

O uso oral da isotretinoína não impede as correções cirúrgicas de pequeno porte, desde que não sejam empregados procedimentos ablativos. Casos com indicação de dermabrasão ou *resurfacing* com *laser* devem aguardar de seis meses a um ano após o término do tratamento, para que possam ser tratados sem riscos de cicatrizes hipertróficas[6].

TÉCNICAS CIRÚRGICAS COMPLEMENTARES

Cicatrizes Hipertróficas e Pontes

São tratadas pela técnica do *shaving* ou excisão tangencial, após infiltração anestésica.

Com movimentos laterais em pêndulo, lâminas de barbear estéreis encurvadas entre os dedos polegar e indicador retiram finas camadas horizontais de pele, nivelando a região. Compressão local com fitas de silicone pode ser usada após a completa reepitelização[4].

Cicatrizes Queloideanas

A incisão não deve atingir a pele vizinha normal, o que poderia estimular novas lesões. O fuso que será excisado deve deixar "moldura" de tecido cicatricial na base e nas laterais e são sugeridas associações de outras terapias, como infiltrações intralesionais de corticosteroides e/ou bleomicina, compressão com fitas de silicone, uso de imiquimode e sessões de radioterapia[3,4].

Cicatrizes Papulosas

Sua superfície deve ser atingida por leves toques com o eletrocautério (bisturi elétrico ou de radiofrequência) ou *laser* de CO_2 em uma ou múltiplas sessões. A cicatrização provocará retração e nivelamento com a pele vizinha[3,4].

Cicatrizes Distróficas

Para um resultado final pouco aparente, a cicatriz deve ficar paralela às linhas de melhor incisão. Quando isso ocorre, a exérese poderá ser em fuso. Caso contrário, a melhor escolha será a excisão em linha quebrada ou W-plastia[4].

Cicatrizes Deprimidas não Distensíveis Rasas

Dermabrasão

Dermabrasão é o método de lixamento da pele com lixas ou escovas, em que epiderme e parte da derme são removidas manualmente ou com motor de alta rotação. A recuperação da pele ocorre a partir das bordas da ferida e da epiderme dos anexos cutâneos, especialmente dos folículos pilosos. Por esse motivo, embora possa ser realizada em qualquer área, está especialmente indicada na face, que é rica nessas estruturas[4,6].

Pode ser realizada com anestesia local, após assepsia e antissepsia, através de infiltrações e bloqueios, ou ser associada à sedação com o auxílio de um anestesista.

Os aparelhos de dermabrasão são compostos de motor (15.000 a 35.000rpm), cabo e ponteira, onde são acopladas as lixas de aço inoxidável e com partículas de diamante coladas à sua superfície. Quanto maior o número de partículas, maior o grau de aspereza e mais fácil a abrasão. As escovas são mais abrasivas, requerendo maior habilidade e experiência do cirurgião[6,7].

A força rotacional do aparelho de dermabrasão espalha partículas aerolizadas de restos teciduais e sangue. Por isso, é de fundamental importância a paramentação adequada da equipe cirúrgica, incluindo máscara facial tipo soldador.

Após a anestesia, o auxiliar deve tracionar e manter firme a área com as duas mãos. Não se deve usar gaze no campo operatório, porque pode "enroscar" na lixa ou na escova, só compressas cirúrgicas. A lixa mais prática e segura é a que tem o formato de bala e maior aspereza (*extra coarse*), porque permite o lixamento em várias direções.

A dermabrasão pode também ser realizada manualmente com a lixa d'água, composta de papel espesso, grãos abrasivos (óxido de alumínio e ou carbureto de silício) e resinas de cobertura e ancoragem, que impedem que a substância abrasiva se desprenda durante o procedimento. Os tipos mais utilizados são das marcas Norton® (T222 ou 223) ou 3M®, em duas ou três variações: mais ásperas (nº 100 a 150) para início da abrasão; depois médias (nº 240 a 330) e mais lisas (nº 400 a 600) para acabamento. Cortadas em quadrados de 6 × 6cm e agrupadas em conjuntos de três ou mais lixas de asperezas diferentes, podem ser colocadas em envelope e autoclavadas.

Qualquer que seja o método escolhido de abrasão cutânea, os parâmetros de profundidade devem ser observados durante o procedimento. Por exemplo, a remoção da pigmentação cutânea significa ausência de epiderme; orvalho sangrante corresponde ao plexo vascular subepidérmico ou derme papilar; pontos amarelados (glândulas sebáceas) e cordões paralelos (fibras colágenas) indicam a derme reticular. Não aprofundar a abrasão além desse ponto (Figs. 105.9 e 105.10).

Microdermabrasão ou *Peeling* de Cristais

Técnica que usa cristais jateados na pele, para promover abrasão cutânea. Os aparelhos de microdermabrasão incluem a*spiração a vácuo* (pressão negativa), através de ponteira que "suga" a pele, mecanismo de *compressão que expele os cristais de óxido de alumínio (corundrum)*, a pressão programada, *reservatório para cristais limpos* e *receptáculo para material contaminado* (cristais usados e restos cutâneos aspirados)[8].

O processo produz microlacerações cutâneas, removendo a camada córnea e promovendo renovação celular. A intensidade do procedimento e da abrasão depende da pressão do vácuo,

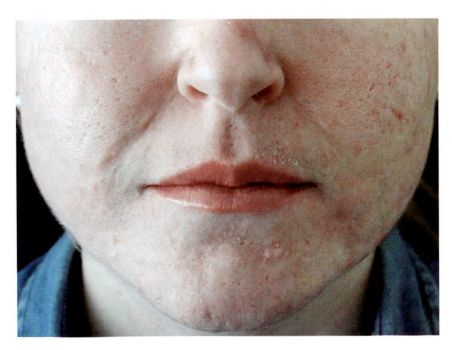

Figura 105.9 – Paciente com múltiplas cicatrizes não distensíveis (rasas, médias e profundas).

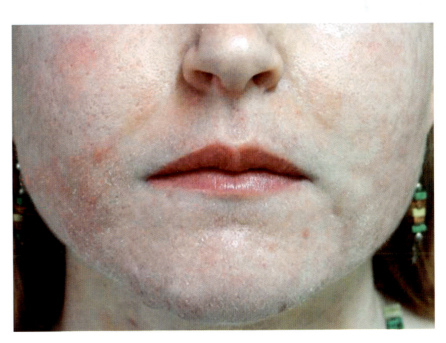

Figura 105.10 – Resultado seis meses após uma sessão de dermabrasão com motor.

da velocidade de jateamento dos cristais, do tamanho das partículas, do número de passadas, além do ângulo do impacto. Os resultados são discretos, geralmente após sessões múltiplas.

Terminado o procedimento, a área deve ser lavada com soro fisiológico, para retirada de restos epidérmicos, e depois coberta por compressas úmidas até o sangramento cessar.

Prefere-se curativo fechado porque mantém úmida a área cruenta e diminui a dor, impedindo que terminações nervosas livres fiquem expostas ao ar[9]. É feito da seguinte maneira: gaze raiom ou tule estéril diretamente na ferida[10], depois creme ou pomada de antibiótico ou vaselina, cobertos por camada de gaze absorvente e, por fim, fitas adesivas ou redes fixadoras. Esse curativo é retirado após 24 a 48h e pode ser substituído por película biológica de hemicelulose (Veloderme®), que formará crosta oclusiva a ser removida após uma semana. Antibióticos, analgésicos e anti-inflamatórios sistêmicos não são usados de rotina.

Em sete a dez dias, o local deverá estar reepitelizado, apresentando-se sensível e eritematoso. Eritema e discreto edema residual podem permanecer por semanas a meses. Lixamentos complementares, em áreas localizadas, podem ser feitos em 30 dias.

Resurfacing com Laser de Dióxido de Carbono

Já foi mais usado no passado. Atualmente, vem sendo substituído pela dermabrasão e pelos *lasers* não ablativos.

O tratamento com *laser* baseia-se na teoria da fototermólise seletiva, que defende ser a luz absorvida por alvos especiais (cromóforos), liberando energia suficiente para alterações locais específicas, sem danos importantes à pele vizinha[6].

Nossa experiência é com o *laser* de CO_2 ultrapulsado (*ultrapulse-coherent*) associado a gerador de padrão computadorizado (CPG, *computerized pattern generator*), que emite pulsos rápidos e precisos após a escolha de padrões de forma e tamanho. Desse modo, a aplicação fica mais uniforme e o procedimento mais rápido e seguro. Os parâmetros utilizados são apresentados na Tabela 105.1.

Com comprimento de onda de 10.600nm (radiação infravermelha), o *laser* de CO_2 reage com a água intracelular, vaporizando-a e deixando resíduos brancos dessecados, que devem ser removidos com gazes embebidas em solução salina. A primeira passada remove a epiderme e expõe a derme superficial, de cor rósea. A cauterização de pequenos vasos cutâneos pelo efeito térmico do *laser* evita sangramentos. A segunda passada remove a derme superficial e provoca contração do colágeno dérmico, que aparece com coloração bege. Passadas adicionais podem ser realizadas, porém, cores amarelada e castanha significam acúmulo de dano térmico e indicam o fim do procedimento.

O curativo e os cuidados pós-operatórios são os mesmos mantidos após dermabrasão.

Cicatrizes Deprimidas não Distensíveis Médias

A terapia de escolha é conhecida como *técnica da elevação*[4]. Inicialmente, aplicam-se cremes anestésicos no local, por cerca de 30min. Após limpeza e marcação cuidadosa do contorno da cicatriz com caneta cirúrgica, seu desenho é incisado superficialmente, com lâmina de bisturi 11 ou minilâminas (lesões irregulares) ou *punches* cilíndricos (lesões redondas e regulares) (Fig. 105.11).

Em seguida, é realizada anestesia infiltrativa e depois se completa a incisão atingindo toda a derme e preservando-se o pedículo subcutâneo (Figs. 105.12 a 105.14).

A base da cicatriz é então elevada até o nível da pele normal vizinha, pela compressão das bordas ou através de pinças delicadas. Espera-se pela coagulação imediata que manterá a cicatriz em sua nova posição. O curativo pode ser feito com Micropore® direto sobre a lesão. Quando se faz abrasão cutânea simultânea, o curativo é feito com tule ou raiom sob gaze e Micropore® ou com película de celulose (Veloderme®) (Figs. 105.15 a 105.18).

Tabela 105.1 – Parâmetros de *resurfacing* com *laser* de dióxido de carbono, aparelho Ultrapulse®, usando o *computerized pattern generator* (CPG)

Área	Forma	Tamanho (mm)	Densidade	Fluência	Passadas
Frontal	3 (retangular)	9	7	300mJ/60W	2 – 3
Malar, temporal, nasal, pré-auricular	3 (retangular)	9	7	300mJ/60W	2 – 3
Palpebral	3 (retangular)	5 – 6	5	125 – 200mJ/40W	1 – 2
Perioral	3 (retangular)	8 – 9	7	300mJ/60W	2 – 3
Linha mandibular	3 (retangular)	9	5	250mJ/40W	1
Bordas de cicatrizes deprimidas	Ponteira colimada	3	–	500mJ/7W	1 – 2

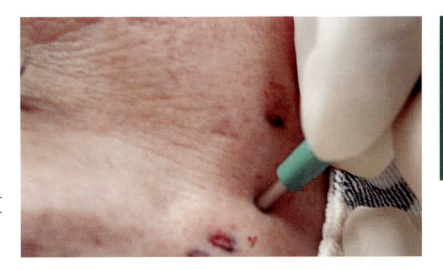

Figura 105.11 – Elevação de cicatrizes: as lesões são cortadas superficialmente em seus contornos.

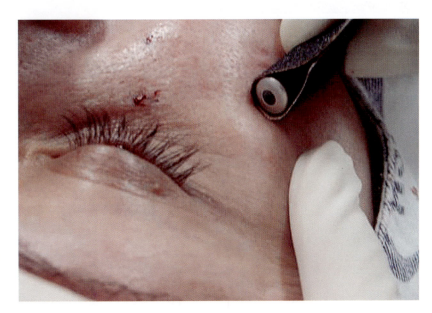

Figura 105.12 – Abrasão localizada de cicatrizes.

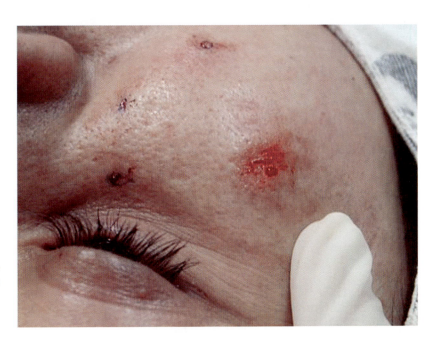

Figura 105.13 – Cicatrizes com contornos incisados e resultado imediato da abrasão localizada.

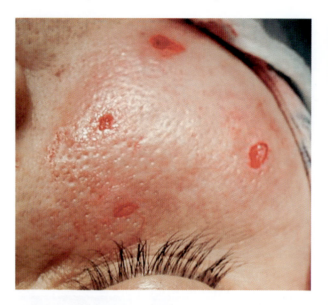

Figura 105.14 – Após a abrasão, as incisões são aprofundadas até a derme reticular.

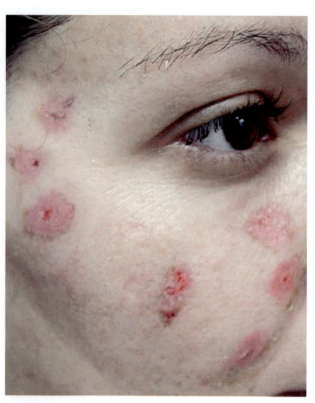

Figura 105.16 – Quarto dia pós-operatório de sessão adicional de elevação de cicatrizes médias.

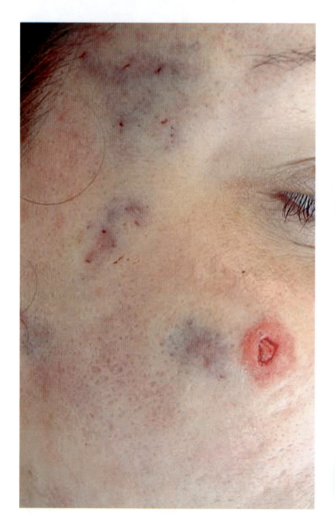

Figura 105.15 – Pós-operatório imediato de subcisão de cicatrizes distensíveis (áreas violáceas) e elevação de cicatriz não distensível média.

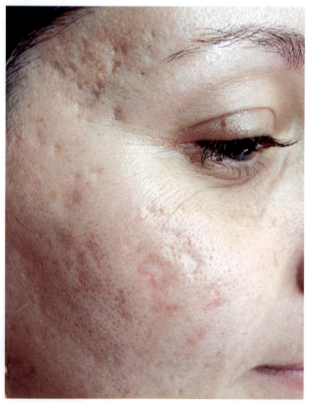

Figura 105.17 – Paciente portadora de múltiplas cicatrizes deprimidas distensíveis e não distensíveis.

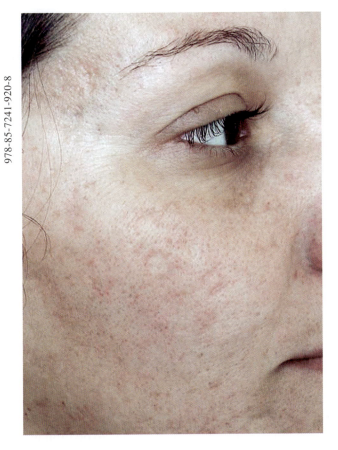

Figura 105.18 – Paciente da Figura 105.17, dois meses após duas sessões técnicas complementares (subcisão e elevações de cicatrizes).

Cicatrizes Profundas e Fibróticas (*Ice Pick* e Túneis)

São as mais difíceis de serem eliminadas. A técnica mais indicada na literatura é a do enxerto de pele total com *punches*[3-6], em que após infiltração anestésica da área receptora as cicatrizes são excisadas completamente com o menor *punch* possível. As excisões são contadas e é anotado o número de cicatrizes retiradas com cada diâmetro de *punch*.

Na área doadora (comumente regiões retroauricular ou mastoide), após anestesia infiltrativa, faz-se a coleta dos enxertos de pele total, em geral imediatamente maiores do que os da área receptora (Tabela 105.2). Os enxertos, separados pelos diferentes tamanhos, são acondicionados em placas de Petri, com solução salina, e depois colocados cuidadosamente em cada orifício receptor, com o auxílio de pinças delicadas.

Tabela 105.2 – Técnica de *punch grafting*: tamanho dos enxertos da área doadora em relação à área receptora

Área receptora	Área doadora
Até 2,5mm	0,25mm maior
De 2,5 a 3,5mm	0,5mm maior
Acima de 3,5mm	0,75mm maior

O curativo é feito com fina camada de gel hidrossolúvel (K-Y®)[11] (Fig. 105.19), que depois de seco transforma-se em filme transparente, mantendo os enxertos no lugar. Sobre o filme é aplicado curativo compressivo (gaze raiom ou tule, gaze normal e Micropore®), deixado por 24 a 48h. Quando retirado, o paciente é orientado a não molhar o local e a reaplicar o gel duas vezes ao dia por uma semana. Depois disso, água corrente dissolve facilmente a película hidrossolúvel. A área doadora é deixada para cicatrizar por segunda intenção.

Enxertos com boa pega estarão róseos ou pretos (crosta hemática) (Fig. 105.20), enquanto os amarelados significam que a depressão continuará presente. As Figuras 105.20 e 105.21 demonstram a técnica e o resultado após seis meses.

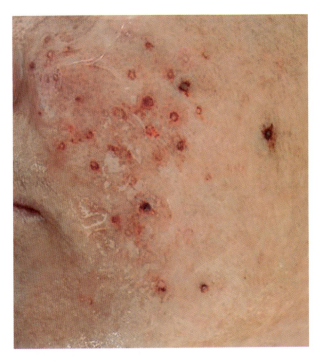

Figura 105.19 – Pós-operatório imediato da técnica de *punch grafting*.

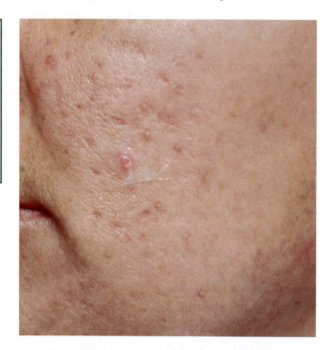

Figura 105.20 – Pós-operatório após o trigésimo dia. Enxertos de aparência papulosa e com eritema discreto.

Outra técnica descrita para estas cicatrizes é chamada de *chemical reconstruction of skin scars* (CROSS)[12] e consiste na aplicação focal de ácido tricloroacético em altas concentrações (50 a 100%) em múltiplas sessões. O objetivo é produzir uma nova cicatriz dentro do cilindro

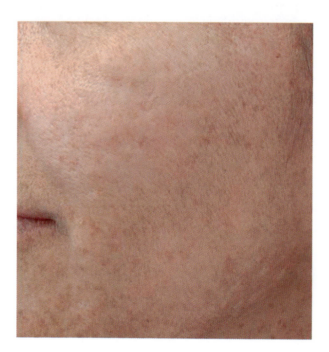

Figura 105.21 – Resultado após seis meses sem lixamento.

cicatricial e assim fazer com que suas paredes se colem e ela se feche. Conceito similar foi descrito com *laser* de CO_2[13] e é esta também a explicação para a melhora dessas cicatrizes após fototermólise fracionada[14].

Cicatrizes Deprimidas Distensíveis Retráteis (Retrações)

Na técnica conhecida como *subcisão*[15] uma agulha hipodérmica de bisel cortante descola as aderências que prendem a cicatriz aos planos profundos. A agulha deve ter calibre proporcional à profundidade da lesão: *superficiais* são tratadas com divulsão transdérmica e agulhas finas (25 a 27G); e *profundas* [atravessam o subcutâneo e aderem a derme ao sistema musculoaponeurótico superficial (SMAS)], com agulhas calibrosas (18G e 16G) ou de Nokor® (contém lanceta na ponta).

No pós-operatório imediato, compressão manual por 2 a 3min previne a formação de grandes coágulos e, posteriormente, de nódulos fibróticos.

Em casos em que haja grande perda de subcutâneo malar ou em que as retrações sejam muito profundas, não se consegue elevação apenas com subcisão e complementa-se com *enxerto de gordura*[16].

Nesse procedimento, a coleta deve ser feita preferencialmente de locais em que a gordura seja resistente à dieta e aos exercícios físicos, como por exemplo: coxas ("culotes" e face interna), nádegas, joelho e, por último, do abdome, após infiltração com solução tumescente (77mL de soro fisiológico gelado, 12,5mL de lidocaína a 2%, 10mL de bicarbonato de sódio a 10% e 0,5mL de adrenalina 1:1.000).

Depois de aguardar cerca de 15min até se observar o "branqueamento" secundário à vasoconstrição da solução anestésica, o material é colhido com cânulas de 2 a 3mm e seringas de 5 a 10mL, sob pressão negativa (vácuo).

A gordura aspirada é decantada na seringa, separada em três fases: superior ou oleosa; média, com gordura amarela e limpa; inferior, com soro fisiológico e sangue. Das três, só a média é aproveitada e após passagem para outra seringa através de transferidor a gordura poderá ser implantada.

A área receptora deve ser deformada minimamente com a infiltração anestésica e por isso são usados bloqueios anestésicos e infiltração circular. A injeção é feita com cânulas delicadas (14 a 18G), em pequenas quantidades e em camadas superpostas (profunda, justa muscular e mais superficial), tentando reproduzir o subcutâneo normal. A cada procedimento, apenas 30% do volume injetado permanece. Correções adicionais, a cada 30 a 60 dias, podem ser feitas, até que se considere o resultado satisfatório.

Cicatrizes Deprimidas Distensíveis (Ondulações)

Podem ser tratadas pelos métodos de *subcisão*[15] ou através de *preenchimentos cutâneos*.

Múltiplas substâncias preenchedoras podem ser usadas para corrigir cicatrizes distensíveis de acne[5]. Algumas pela duração fugaz e alto custo não foram muito usadas no Brasil.

O preenchedor cutâneo mais usado atualmente é o ácido hialurônico, que é componente natural da substância fundamental ou matriz extracelular da pele. Sua forma natural tem meia-vida tecidual de apenas um a dois dias. Portanto, para ser usado como preenchedor temporário e ter uma duração maior depois de injetado, o ácido hialurônico precisa ser estabilizado, sofrendo processos de ligações cruzadas (*cross linking*) em sua manufatura. Torna-se, assim, um gel purificado, hidrofílico, viscoso e transparente, podendo ser injetado superficial e profundamente na derme e na subderme, dependendo da formulação[17].

Existem várias apresentações comerciais disponíveis no Brasil. As mais usadas para correções de cicatrizes de acne são obtidas de culturas bacterianas. Exemplos: linha *Restylane®*, produzida e comercializada pela Q-Med, Suécia; linhas Juvederm® e Surgiderme®, produzidas e comercializadas pela Allergan; linha Theosyal®, produzida pelos Laboratoires Teoxane-France e comercializada pela Cristália; linha Esthélis®, produzida pelo laboratório Anteis, na Suíça, e comercializada pela Dermalis, etc.

Os produtos vêm em seringas prontas, contendo entre 0,8 e 2mL da substância, com agulhas de 29 ou 30G. Não se preconiza a realização de testes cutâneos prévios à aplicação. Para correção das cicatrizes distensíveis de acne, a melhor técnica é a injeção ponto a ponto na derme superficial ou profunda, dependendo do defeito. Em casos de grandes áreas atróficas, prefere-se injeção mais profunda, em bolos, para reposição do volume local perdido. Após aplicação, a substância pode ser moldada. O implante tem duração média de seis meses a um ano, permanecendo mais em locais de pouca movimentação e produzindo resultados muito satisfatórios.

As complicações são pouco frequentes e incluem eritema, equimoses e edema local. Foram também descritos raros casos de reações nódulo-císticas e granulomatosas após aplicações repetidas de ácido hialurônico[18].

Outras opções seriam o ácido polilático (Sculptra®) que agiria estimulando a formação local de colágeno e estaria indicado para corrigir atrofias malares[19]. O polidimetilsiloxano, preenchedor definitivo que já foi muito indicado no passado, atualmente encontra-se proibido em muitos países. Nos Estados Unidos, vem readquirindo popularidade através de indicação *off-label* de produtos aprovados para uso oftalmológico (Silikon 1000®, Alcon, Fort Worth, TX, Estados Unidos; Adato Sil-Ol®, Bausch and Lomb, Rochester, NY, Estados Unidos)[20].

CONSIDERAÇÕES FINAIS

O sucesso no tratamento das sequelas cicatriciais de acne não é tarefa fácil de conseguir. As respostas terapêuticas variam de paciente para paciente e, em geral, múltiplas sessões são necessárias para que melhoras significativas sejam observadas.

O conhecimento da fisiopatologia da acne, dos diferentes tipos de cicatrizes e das opções terapêuticas mais adequadas para cada tipo de sequela, aliadas a uma boa relação entre médico e paciente permitirão melhor abordagem e resultados mais satisfatórios, tanto para o portador como para a equipe médica responsável por seu tratamento.

QUESTÕES

1. Quais são as causas da acne?
2. Quais são os dois grandes grupos de divisão da acne?
3. Qual é a classificação de Kadunc e Almeida para a acne?
4. Quais são as principais fases no tratamento da acne?
5. Como é a técnica do *peeling* de cristais?

REFERÊNCIAS

1. THIELITZ, A.; KRAUTHEIM, A.; GOLLNICK, H. Update in retinoid therapy of acne. *Dermatol. Therapy*, v. 19, p. 271-279, 2006.
2. GOODMAN, G. J. Postacne scarring: a review of its pathophisiology and treatment. *Dermatol. Surg.*, v. 26, n. 9, p. 857-871, 2000.
3. GOODMAN, G.; BARON, J. The management of postacne scarring. *Dermatol. Surg.*, v. 33, p. 1175-1188, 2007.
4. KADUNC, B. V.; TRINDADE DE ALMEIDA, A. R. Surgical treatment of facial acne scars based on morphological classification: a Brazilian experience. *Dermatol. Surg.*, v. 29, p. 1200-1210, 2003.
5. JACOB, C. I.; DOVER, J. S.; KAMINER, M. S. Acne scarring: a classification system and review of treatment options. *J. Am. Acad. Dermatol.*, v. 45, p. 109-117, 2001.
6. FRITH, M.; HARMON, C. Acne scarring: current treatment options. *Dermatol. Nurs.*, v. 18, n. 2, p. 139, 2006.
7. ROENIGK, H. H. Dermabrasion: state of the art 2002. *J. Cosm. Dermatol.*, v. 1, p. 72-87, 2002.
8. BHALLA, M.; GURVINDER, P. T. Microdermabrasion: reappraisal and brief review of literature. *Dermatol. Surg.*, v. 32, p. 809-814, 2006.
9. EAGLSTEIN, W. H. Moist wound healing with occlusive dressings: a clinical focus. *Dermatol. Surg.*, v. 27, p. 175-181, 2001.
10. KADUNC, B. V.; DI CHIACCHIO, N.; TRINDADE ALMEIDA, A. R. Tulle or veil fabric: a versatile option for dressings. *J. Am. Acad. Dermatol.*, v. 47, p. 129-131, 2001.
11. ALMEIDA, A. R. T.; OLIVEIRA, N. I. M.; KADUNC, B. V.; SAMPAIO, S. A. P. Surgical pearl: lubricating jelly as a dressing in punch grafts for pitted acne scars. *J. Am. Acad. Dermatol.*, v. 38, p. 613, 1998.
12. LEE, J. B.; CHUNG, W. G.; KWAHCK, H.; LEE, K. H. Focal treatment of acne scars with trichloroacetic acid: chemical reconstruction of skin scars method. *Dermatol. Surg.*, v. 28, p. 1017-1021, 2002.
13. KOO, S. H.; YOON, E. S.; AHN, D. S.; PARK, S. H. Laser punch-out for acne scars. *Aesthetic Plast. Surg.*, v. 25, p. 46-51, 2001.
14. TAUB, A. F. Fractionated delivery systems for difficult to treat clinical applications: acne scarring, melasma, athropic scarring, striae distensae and deep rhytides. *J. Drugs Dermatol.*, v. 6, n. 11, p. 1120-1128, 2007.
15. ORENTREICH, D. S.; ORENTREICH, N. Subcutaneous incisionless (subcision) surgery for the correction of depressed scars and wrinkles. *Dermatol. Surg.*, v. 21, p. 543-549, 1995.
16. GOODMAN, G. J. Autologous fat transfer and dermal grafting for the correction of facial scars. In: HARAHAP, M. (ed.). *Surgical Techniques for Cutaneous Scar Revision*. New York: Marcel Dekker, 2000. p. 311-349.
17. CARRUTHERS, J.; CARRUTHERS, A. Facial sculpting and tissue augmentation. *Dermatol. Surg.*, v. 31, p. 1604-1612, 2005.
18. SAYLAN, Z. Facial fillers and their complications. *Aesthetic Surg. J.*, v. 23, p. 221-224, 2003.
19. BEER, K. A single center, open label study on the use of injectable poly-L-lactic acid for the treatment of moderate to severe scarring from acne or varicella. *Dermatol. Surg.*, v. 33, p. S159-S167, 2007.
20. BARNETT, J. G.; BARNETT, C. R. Treatment of acne scars with liquid silicone injections: 30-year perspective. *Dermatol. Surg.*, v. 31, p. 1542-1549, 2005.

Capítulo 106

Estrias e Cicatrizes

Aldo Toschi

SUMÁRIO

As estrias são processos benignos cutâneos degenerativos, caracterizados por lesões atróficas e lineares que variam de coloração, ao passo que as cicatrizes atróficas são alargadas e encontradas em indivíduos predispostos. Comuns em mulheres (60%), gestantes, obesos e crianças em fase de estirão, as estrias acometem glúteos, mamas, coxas, pernas, abdome, axila e braços, ao passo que as cicatrizes atróficas são comuns no couro cabeludo, nas mamas, no dorso e no tórax anterior. Possuem etiologia multifatorial e diversas terapias disponíveis.

HOT TOPICS

- Estrias são benignas. São degenerações cutâneas que se caracterizam por lesões atróficas lineares que variam de coloração.
- Cicatrizes atróficas são alargadas e acometem pacientes predispostos e que se submetem a suturas tensas.
- As estrias acometem mulheres em sua maioria (60%) e gestantes, obesas e crianças em fase de estirão.
- Mudanças na estrutura da força tênsil da pele e na elasticidade provocam o afinamento do tecido conectivo, que somado à tensão na pele gera a estria.
- Fatores hormonais, imunológicos e físicos, colagenoses, alergias e uso de corticosteroides predispõem a estrias.
- A diferença da derme sadia e da derme com estria é que nesta última a derme se mostra mais fina e folicular.
- Alfatocoferol, extrato de centelha-asiática, hidrolisados de colágeno e elastina creme diminuem a incidência de estrias.
- Tretinoína tópica a 0,1 ou 0,5%, associada ao ácido glicólico a 20%, é uma boa opção para estrias, pois aumenta a espessura da epiderme e diminui o afinamento da derme.
- O *dye laser* e o *laser* não ablativo (neodímio) não têm boa comprovação científica.
- O médico deve sempre avisar o paciente sobre o tempo do tratamento e os resultados que, na maioria das vezes, ficam aquém de suas expectativas.

DEFINIÇÃO

Estrias, estriações atróficas ou *striae distensae* podem ser definidas como processo degenerativo cutâneo, benigno, caracterizado por lesões atróficas em trajeto linear, que variam de coloração de acordo com sua fase evolutiva[1]. É considerado processo de natureza estética, uma vez que não gera incapacitação física ou alteração da função cutânea. Produz, porém, profundo desagrado em alguns indivíduos, chegando mesmo a tornar-se motivo de depressão psíquica e sentimentos de baixa autoestima[2].

Por cicatrizes atróficas entendemos aquelas que se tornam alargadas, em alguns indivíduos predispostos, que se submetem a suturas tensas[3], ou são decorrentes lesões de acne ou ferimentos.

INCIDÊNCIA

Acometem em sua maioria mulheres (60%)[1] entre 9 e 35 anos de idade. Caráter genético é considerado, uma vez que gêmeos homozigóticos apresentam as estrias de mesmo modo[4].

Gestações em primíparas com ganho de peso acima de 15kg e que têm filhos de maior peso ao nascimento[5] são associadas a estrias. Há relatos[6] de surgimento de estrias em 90% de todas as gestantes, em abdome e/ou mamas. Em outro estudo, 37 de 60 mulheres grávidas[7] (excluídas as gestações patológicas) desenvolveram estrias gestacionais com predomínio da região abdominal em relação às coxas e aos quadris[7].

Na adolescência, indivíduos de ambos os sexos, com 13,8 anos de idade em média, desenvolvem estrias. Somente 11,5% dos casos apresentam histórico familiar em estudo coreano[8]. Glúteos, dorso e joelhos nos homens e glúteos e coxas nas mulheres foram as áreas mais afetadas. Não foi encontrado nesse estudo relação com dermatite atópica, mas com dermatite seborreica facial[8].

Levantadores de peso também são afetados[2]. O uso de contraceptivos em paciente submetida a implante de próteses mamárias e expansores teciduais[9,10], apesar da rara incidência, são tidos como facilitadores para o surgimento de estrias[2,11,12].

Adenomas hipofisários[13] produtores de hormônio adrenocorticotrófico (ACTH, *adrenocorticotrophic hormone*) e prolactina podem causar estrias.

Obesidade[5,14,15] com índice de massa corporal acima de 26 e síndrome plurimetabólica com hiperinsulinemia, hipercortisonismo e hiperandrogenismo[15] são citadas como fatores causais. Relação com o uso de anabolizantes entre os atletas e iatrogenia através de cremes para celulite à base de testosterona e corticosteroides tópicos potentes também devem ser lembradas[16,17].

QUADRO CLÍNICO

São queixas frequentes em consultórios dermatológicos e costumam aparecer em adolescentes que estão em fase de estirão de crescimento, mesmo sem estar associadas à obesidade ou outros fatores mórbidos citados.

Ocorrem, preferencialmente, em glúteos, mamas, coxas e pernas, podendo também surgir em abdome, axilas e braços.

Apresentam-se como linhas de aspecto atrófico central com coloração que oscila do eritema purpúrico nas lesões recentes ao branco nas mais antigas[1]. Prurido é muito frequentemente referido nas fases iniciais. A evolução natural do processo dura de 6 a 12 meses, período no qual as estrias naturalmente esmaecem em coloração, o que dá impressão de melhora e o que torna a avaliação objetiva dos vários tratamentos muito difícil.

Cicatrizes atróficas[3,11] são comumente observadas em pacientes submetidos a suturas posicionadas em áreas de maior tensão, como couro cabeludo, mamas, dorso e tórax anterior.

Uma entidade conhecida como elastose focal linear (EFL) foi descrita por Burket em 1989 como sendo uma afecção predominante em homens[3], com idade entre 17 e 87 anos[14], mais frequente na região lombossacral, na forma de linhas horizontais, amareladas e hipertróficas. Há sugestões de que tenham predisposição hereditária. Quinze casos foram descritos entre 1989 e 1995[3,7,11,18,19].

Hashimoto[2] descreveu um caso de formação de inúmeras linhas de EFL em um homem negro que apresentou esse tipo de estriação após perda importante de peso. Há também relato[20] de mulher idosa que desenvolveu EFL sobre lesões de estrias lombares e, embora faltem dados mais conclusivos, há possibilidade de que se trate de uma forma evolutiva hipertrófica das estrias atróficas.

Algumas delas desenvolveram um cordão queloideano que levou o autor a supor que a fragmentação das fibras elásticas serve de base para a hipertrofia das fibras elásticas. O "queloide de fibras elásticas" é proposto em contrapartida do que ocorre normalmente com o "queloide colágeno".

Striae albae, *striae rubrae*, *striae caeruleae* e *striae nigrae* são os padrões definidos pelos peculiares tipos de hiperpigmentação das estrias distensivas, definidos por dermatoscopia[21].

ETIOLOGIA

A sua patogênese ainda não é plenamente conhecida. Os trabalhos científicos reconhecem sua natureza multifatorial e vêm demonstrando os vários fatores implicados em sua origem. As mudanças das estruturas que suportam força tênsil e elasticidade geram um "afinamento" do tecido conjuntivo que, aliado a maiores tensões sobre a pele, produz as estriações cutâneas.

São unanimemente reconhecidos fatores físicos[12,14], hormonais[13-16,22,23] e imunológicos[2]. Recente estudo[24] do Departamento de Genética Médica da Universidade de Lódz, na Polônia, correlaciona aspectos genotípicos do tipo alterações do cromossomo 15 em uma mulher jovem de 21 anos de idade com fenótipo de alta estatura, obesidade, estrias hipogástricas, ginecomastia bilateral, afastamento mamário e escasso tecido glandular.

Fatores nutricionais[25] podem estar presentes em sua origem, uma vez que anorexia nervosa é causadora de estrias em 12,5% das pessoas analisadas.

A atividade adrenocortical aumentada da doença de Cushing ou hipercortisonismo para tratamento de nefrite[22,23], colagenoses e alergias e uso de corticosteroides tópicos fluorados[26] ou em terapia de oclusão, os elevados níveis de cortisol, estrógeno e demais hormônios envolvidos com a obesidade[15] também são citados como causadores de estrias atróficas.

Há redução da expressão gênica[27] para formação de pró-colágeno I e III, fibronectinas, elastina e beta-actina quando estudados em comparação com áreas de pele normal, o que indica alteração do metabolismo dos fibroblastos nas estrias.

Essas lesões mostram, usualmente, fragmentação e posterior espessamento de fibras elásticas. Há desgranulação mastocitária[18] e elastólise na fase inicial das estrias. As fibras elásticas parecem ser os alvos principais no processo inicial da formação das estrias e, a partir disto, desgranulação de mastócitos e ativação macrofágica intensificam a elastólise. Essas anormalidades foram observadas num raio de 3cm a partir das estrias em áreas de pele aparentemente normal.

Análise ultraestrutural[2] revelou alterações na derme da área com estrias em relação à área de pele normal. Nessas áreas, a matriz dérmica apresentava-se mais fina e flocular.

Os tonofilamentos verticais subjacentes à junção dermoepidérmica, assim como as fibras elásticas da derme papilar, encontravam-se significantemente reduzidos em relação à pele normal.

A orientação das fibras elásticas e das tonofibrilas na derme profunda mostra o realinhamento das fibras que correm paralelamente à junção dermoepidérmica.

A tração contínua da matriz dérmica extracelular, como ocorre na gravidez, pode remodelar o padrão elástico em indivíduos suscetíveis e se manifestar clinicamente como estrias distensivas[13,11,14,19]. O estudo imunoistoquímico demonstrou presença de anticorpos monoclonais contra colágeno de tipos I e II, fibronectina e elastina[2].

TERAPIA

Vários são os princípios ativos propostos no tratamento de estrias (Figs. 106.1 e 106.2). Uma enormidade de produtos cosmeto-farmacêuticos invade o mercado, sempre ávido por curas milagrosas. Dada a evolução natural do processo, que tende a clarear espontaneamente, ser positiva, a correta avaliação dos resultados fica prejudicada.

Alfatocoferol, extrato de *Centella asiatica*, hidrolisados de colágeno e elastina em creme são relacionados com menor incidência de estrias.

Massagens com creme[2], preventivamente sem qualquer princípio ativo incorporado, mostraram redução de estrias em dois terços de gestantes, enquanto que no grupo-controle somente um terço das mulheres grávidas não desenvolveu estrias. Os melhores resultados foram obtidos em mulheres com menor tendência à obesidade.

O lactato de amônio a 12% atenuou significativamente a atrofia da epiderme[28] e da derme, mesmo quando usado com corticosteroides tópicos.

Os trabalhos mais completos e confiáveis, em que se observa maior rigor científico, mencionam o uso de tretinoína tópica[3,29,30] e *dye laser*[30] para o tratamento das estrias.

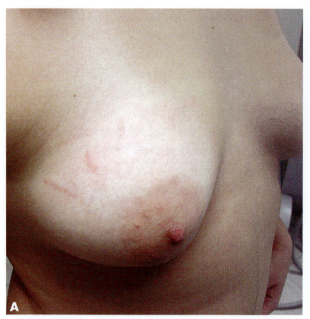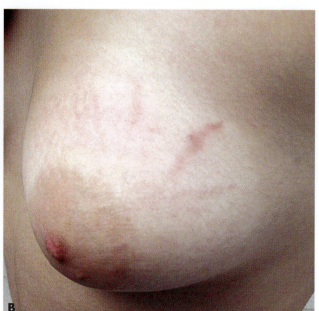

Figura 106.1 – (A e B) Estria recente na região mamária.

A tretinoína tópica a 0,025% por sete meses versus placebo não trouxe benefício estatístico em 11 pacientes estudadas[20] que desenvolveram estrias gravídicas. Já quando usada a 0,1%[29] e 0,05% mostrou-se efetiva em estrias e pôde ser associada ao ácido glicólico a 20%. Ambos os tratamentos aumentam a espessura da epiderme e reduzem o afinamento da derme.

Foi notada a interrupção do processo e a melhora com a interrupção de contraceptivo aliado ao uso de tretinoína tópica em paciente que desenvolveu estrias após implante de prótese mamária[11].

O dye laser 585nm[25,30-33] vem sendo utilizado para tratamento de cicatrizes hipertróficas, queloides e estrias. Apesar de se tratarem de distúrbios antagônicos, parece que um mesmo mecanismo, agindo no processo de remodelação da cicatrização através da regressão de vasos sanguíneos neoformados e, portanto, na migração de fibroblastos da cicatriz, melhora a qualidade tanto das cicatrizes quanto das estrias. Esse ganho não é constante a todos os pacientes, não havendo desaparecimento total[15,32].

Há evidências histológicas de aumento das fibras elásticas e redução clínica das estrias[33] após o uso de dye laser em fluências baixas (3J/cm² e feixe de 10mm de diâmetro).

O laser de dióxido de carbono (CO_2) vem sendo utilizado para vaporizar as cicatrizes hipertróficas, porém, com ressalvas quanto ao agravamento dessas condições[31]. Por essa estimulação do processo de cicatrização, vem sendo utilizado por alguns médicos em cicatrizes atróficas e estrias, sem confirmações estatisticamente razoáveis.

O flashlamp pumped dye laser de 585nm e o laser de CO_2 ultrapulsado em estrias antigas de pacientes com peles de fototipos IV a VI de Fitzpatrick foram estudados por Nouri et al.[34] numa série de apenas quatro pacientes por 20 semanas, resultando em hipercromia e eritema persistente.

Nossa experiência pessoal ocorreu com a utilização do laser de neodímio ítrio alumínio granada (Nd:YAG, neodymium-doped yttrium aluminium garnet) de 532nm, com fluências de 13 a 18J/cm², em feixes de 4mm de diâmetro e pulsos de 30 a 50mseg. Bons resultados em estrias recentes em pacientes com peles claras, fototipos I a III, não bronzeados. As sessões são mensais e normalmente temos realizado uma média de cinco sessões por paciente em cada área tratada. Pacientes com fototipos IV a VI respondem muito pouco em função das menores energias empregadas. Isso ocorre pela maior possibilidade de efeitos colaterais como bolhas, infecção e hipercromia. Os resultados são constantes, embora lentos, sendo sempre notada redução em largura e extensão e textura das lesões que são facilmente perceptíveis pelo paciente e pelo médico.

Bons resultados são obtidos com a luz intensa pulsada, que mostrou clareamento de estrias rubras[35] com confirmação histológica.

A radiofrequência bipolar[36] trouxe respostas comprovadas histologicamente em estrias abdominais e indicada também para flacidez cutânea e rugas, em que promove remodelamento do colágeno, também conhecido por *skin tightening*. O tratamento consiste em seis a oito sessões de aplicações quinzenais.

As respostas de longo prazo ainda são questionadas, assim como o número ideal de sessões. A vantagem de ser não invasivo, indolor, não depender da exposição solar e poder ser feito em peles bronzeadas o vem tornando muito popular.

Os *lasers* não ablativos de Nd:YAG de 1.320nm e pulso longo ou fracionado e a luz infravermelha longa fracionada de mesmo modo seriam absorvidos pelas moléculas de colágeno, as quais, ao se romperem, criariam um estado de remodelagem dérmica com melhor preenchimento das cicatrizes de estrias, acne e demais cicatrizes atróficas. Infelizmente, não existem ainda dados de literatura estudando esses equipamentos para estrias, apesar de inúmeros colegas já os utilizarem.

Citações científicas de *lasers* de CO_2 e érbio fracionados começarão, em breve, a mostrar resultados com esses equipamentos, que se mostram mais seguros que os *lasers* antigos.

Em 2000, dermatologistas brasileiros[37] descreveram a técnica de subcisão ou descolamento dérmico, para o tratamento das depressões da lipodistrofia ginoide. Essa técnica foi aceita em todo o mundo, sendo aplicada também para elevação de cicatrizes atróficas pós-traumáticas[38], em cicatrizes distensíveis de acne isoladamente[39] ou associada ao *Laser* Nd:YAG 1.320nm[40], quando os autores mostraram resultados ainda melhores.

Com relação à subcisão para tratamento de estrias, há um único estudo duplo-cego[41], que não mostrou diferença estatística de melhora entre a subcisão isolada associada ao uso de creme com tretinoína a 0,1% e somente o uso do creme em domicílio. Apesar das estrias terem respondido aos tratamentos reduzindo sua largura, ocorreram três casos de necrose epidérmica em sete pacientes tratados por subcisão, o que nos deve fazer meditar a respeito e considerar a textura da pele do paciente e o plano correto de clivagem em região de glúteos ou coxas em relação às cicatrizes faciais.

As estrias e cicatrizes deformantes assim como o vitiligo, a acne e as malformações vasculares podem ser extremamente estressantes, principalmente na pré-adolescência e na juventude (Fig. 106.2). A queda na qualidade de vida que o isolamento social acarreta implica diretamente em processos psicológicos e psiquiátricos sérios, tais como dismorfofobia e depressão grave.

Nesse contexto a *camouflage*[42] ou maquiagem corretiva pode ter valor inestimável. Novos produtos, opacos, conferem efeito fotoprotetor e mostram-se resistentes à água. O médico deve ter a sensibilidade de analisar o aspecto lesional e o perfil psicológico do paciente e lembrar-se desse que pode ser um adjuvante temporário ou o único recurso para casos difíceis.

Tanto luz ultravioleta B (UVB) como *excimer* UVB *laser* XeCl[43,44] mostraram capacidade de induzir repigmentação das estrias pelo aumento

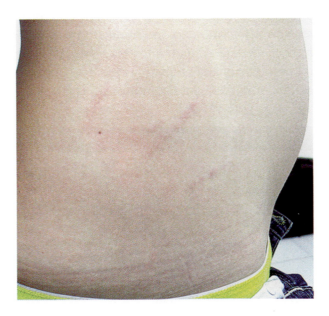

Figura 106.2 – Aparecimento de estrias na pré-adolescência.

do número e da atividade dos melanócitos, o que pode também ser utilizado terapeuticamente para melhora do aspecto estético das estrias.

Relatos clínicos em congressos e publicações não indexadas mostraram resultados animadores através da microdermabrasão isolada ou associada a *peelings* de ácido retinoico, assim como introdução de gás carbônico no espaço subcutâneo num processo denominado carboxiterapia. Estudos controlados encontram-se em fase inicial e somente a análise estatística da melhora clínica que virá com o tempo comprovará seus reais benefícios. Por ora, devemos mencionar os riscos de hipercromia e cicatrizes hipertróficas com as sucessivas microdermabrasões e a grande dor causada pela infiltração de gás carbônico como fatores negativos a serem considerados.

Os tratamentos para estrias e cicatrizes sempre trazem questionamentos sobre resultados e geram grande expectativa por parte dos pacientes. Deve-se adotar posição clara, avisando que as lesões poderão não sumir totalmente e sim estreitar-se.

A documentação fotográfica desses tratamentos muitas vezes não consegue revelar a mesma melhora em função da incidência de luz direta e da rotação do paciente.

O dermatologista deve sempre se certificar de esclarecer os limites dos tratamentos, procurar usar tratamentos consagrados e respaldados em publicações médicas sérias e, sempre que possível, obter termo de consentimento pós-esclarecido, medidas importantes para salvaguardar o bom relacionamento entre médico e paciente, evitando mal-entendidos futuros.

QUESTÕES

1. Qual a diferença entre estrias e cicatrizes atróficas?
2. Cite cinco fatores etiológicos relacionados ao aparecimento de estrias.
3. Cite os locais preferenciais das estrias e cicatrizes atróficas.
4. Quais os tipos de terapias para as estrias e cicatrizes atróficas?
5. Da questão acima, qual tratamento se mostra mais eficaz e por quê?

REFERÊNCIAS

1. SAMPAIO e Rivitti – *Dermatologia Básica*. 2. ed. 2000. p. 259-260.
2. WATSON, R. E.; PARRY, E. J.; HUMPHRIES, J. D.; JONES, C. J.; POLSON, D. W.; KIELTY GRIFFITHS, C. E. *Br. J. Dermatol.*, v. 138, n. 6, p. 931-937, Jun. 1998.
3. *J. Dermatol.*, v. 18, n. 1, p. 47-51, Jan. 1991.
4. DI LERNIA, V.; BONCI, A.; CATTANIA, M.; BISIGHINI, G. *Pediatr. Dermatol.*, v. 18, n. 3, p. 261-262, May/Jun. 2001.
5. ATWAL, G. S.; MANKU, L. K.; GRIFFITHS, C. E.; POLSON, D. W. *Br. J. Dermatol.*, v. 155, n. 5, p. 965-969, Nov. 2006.
6. BERGFELD, W. F. *Int. J. Fertil. Womens Med.*, v. 44, n. 2, p. 83-95, Mar./Apr. 1999.
7. *Ann. Dermatol. Venereol.*, v. 121, n. 3, p. 227-231, 1994.
8. CHO, S.; PARK, E. S.; LEE, D. H.; LI, K.; CHUNG, J. H. *J. Eur. Acad. Dermatol. Venereol.*, v. 20, n. 9, p. 1108-1113, Oct. 2006.
9. ERGÜN, S. S.; OZCAN, R. H.; KURAL, Y. B. *Aesthetic Plast. Surg.*, v. 31, n. 5, p. 606-607, Sep./Oct. 2007.
10. CHAN, W. Y.; AKHTAR, S.; PHIPPS, A. R. *Ann. Plast. Surg.*, v. 57, n. 2, p. 240-241, Aug. 2006.
11. HAR-SHAI, Y.; BARAK, A.; TARAN, A.; WEISSMAN, A. *Ann. Plast. Surg.*, v. 42, n. 2, p. 193-195, Feb. 1999.
12. MAHABIR, R. C.; PETERSON, B. D. *Plast. Reconstr. Surg.*, v. 108, n. 3, p. 753-756, Sep. 2001.
13. MITTELBRONN, M.; PSARAS, T.; CAPPER, D.; MEYERMANN, R.; HONEGGER, J. *Neuro. Endocrinol. Lett.*, v. 27, n. 1-2, p. 89-92, Feb./Apr. 2006.
14. *Wien Klin Wochenschr*, v. 104, n. 2, p. 42-44, 1992.
15. GARCÍA HIDALGO, L. *Am. J. Clin. Dermatol.*, v. 3, n. 7, p. 497-506, 2002.
16. WOLLINA, U.; PABST, F.; SCHÖNLEBE. J. et al. *Acta Dermatovenerol. Alp. Panonica Adriat.*, v. 16, n. 3, p. 117-122, Sep. 2007.
17. NEVE, S.; KIRTSCHIG, G. *Clin. Exp. Dermatol.*, v. 31, n. 3, p. 46146-2, May 2006.
18. SHEU, H. M. N.; YU, H. S.; CHANG, C. H. *J. Cutan. Pathol.*, v. 18, n. 6, p. 410-416, Dec. 1991.
19. *Ann. Plast. Surg.*, v. 34, n. 1, p. 16-22, Jan. 1995.
20. HAGARI, Y.; NORIMOTO, M.; MIHARA, M. *Cutis*, v. 60, n. 5, p. 246-248; quiz 250, Nov. 1997.
21. HERMANNS, J. F.; PIÉRARD, G. E. *J. Eur. Acad. Dermatol. Venereol.*, v. 20, n. 3, p. 282-287, Mar. 2006.
22. LEE, J. H.; LEE, E. K.; KIM, C. W.; KIM, T-J. *Dermatol.*, v. 26, n. 2, p. 122-124, Feb. 1999.
23. EUVRARD, S.; KANITAKIS, J.; COCHAT, P.; CAMBAZARD, F.; CLAUDY, A. *J. Am. Acad. Dermatol.*, v. 44, n. 6, p. 932-939, Jun. 2001.
24. CONSTANTINOU, M.; PLOWÁS, I.; KALUZEWSKI, B. *Cytogenet. Genome Res.*, v. 119, n. 1-2, p. 165-169, 2007.
25. STRUMÌA, R.; VAROTTI, E.; MANZATO, E.; GUALANDI, M. *Dermatology*, v. 203, n. 4, p. 314-317, 2001.
26. MARTALO, O.; PIÉRARD-FRANCHIMONT, C.; SCHEEN, A.; PIÉRARD, G. E. *Rev. Med. Liege*, v. 58, n. 2, p. 73-76, Feb. 2003.
27. PRIBANICH, S.; SIMPSON, F. G.; HELD, B.; YARBROUGH, C. L.; WHITE, S. N. *Cutis*, v. 54, n. 2, p. 121-124, Aug. 1994.

28. LAVKER, R. M.; KAIDBEY, K.; LEYDEN, J. *J. Folha Méd.*, v. 115, n. 1, p. 67-77, Jul./Set. 1997.
29. KANG, S.; KIM, K. J.; GRIFFITHS, C. E.; WONG, T. Y.; TALWAR, H. S.; FISHER, G. J.; GORDON, D.; HAMILTON, T. A.; ELLIS, C. N.; VOORTHESS, J. *J. Arch. Dermatol.*, v. 132, n. 5, p. 519-526, 1996.
30. MCDANIEL, D. H.; ASH, K.; ZUKOWSKI, M. *Dermatol. Surg.*, v. 22, n. 4, p. 332-337, Apr. 1996.
31. ALSTER, T. S. *Dermatol. Clin.,* v. 15, n. 3, p. 419-4129, Jul. 1997.
32. *OSORIO e Torezan – Laser em Dermatologia*, p. 167-168.
33. ASH, K.; LORD, J.; ZUKOWSKI, M.; MCDANIEL, D. H. *Dermatol. Surg.*, v. 24, n. 8, p. 849-856, 1998 Aug. 1998.
34. NOURI, K.; ROMAGOA, R.; CHARTIER, T.; BOWES, L.; SPENCER, J. M. *Dermatol. Surg.*, v. 25, n. 5, p. 368-370, May 1999.
35. HERNÁNDEZ-PÉREZ, E.; COLOMBO-CHARRIER, E.; VALENCIA-IBIETT, E. *Dermatol. Surg.*, v. 28, n. 12, p. 1124-1130, Dec. 2002.
36. MONTESI, G.; CALVIERI, S.; BALZANI, A.; GOLD, M. H. *J. Drugs Dermatol.*, v. 6, n. 9, p. 890-896, Sep. 2007.
37. HEXSEL, D. M.; MAZZUCO, R. *Int. J. Dermatol.*, v. 39, n. 7, p. 539-544, Jul. 2000.
38. GOODMAN, G. J. *Australas J. Dermatol.*, v. 42, n. 2, p. 114-117, May 2001.
39. JACOB, C. I.; DOVER, J. S.; KAMINER, M. S. *J. Am. Acad. Dermatol.*, v. 45, n. 1, p. 109-117, Jul. 2001.
40. FULCHIERO, G. J.; PARHAM-VETTER, P. C.; OBAGI, S. *Dermatol. Surg.*, v. 30, n. 10, p. 1356-3159; discussion 1360, Oct. 2004.
41. LUIS-MONTOYA, P.; PICHARDO-VELÁZQUEZ, P.; HOJYO-TOMOKA, M. T.; DOMÍNGUEZ-CHERIT, J. *J. Drugs Dermatol.*, v. 4, n. 3, p. 346-350, May/Jun. 2005.
42. TEDESCHI, A.; DALL'OGLIO, F.; MICALI, G.; SCHWARTZ, R. A.; JANNIGER, C. K. *Cutis*, v. 79, n. 2, p. 110-112, Feb. 2007.
43. GOLDBERG, D. J.; MARMUR, E. S.; SCHMULTS, C.; HUSSAIN, M.; PHELPS, R. *Dermatol. Surg.*, v. 31, n. 4, p. 385-387, Apr. 2005.
44. SADICK, N. S.; MAGRO, C.; HOENIG, A. J. *Cosmet. Laser Ther.*, v. 9, n. 2, p. 79-83, Jun. 2007.

LEITURA COMPLEMENTAR

JIMÉNEZ, G. P.; FLORES, F.; BERMAN, B.; GUNJA-SMITH, Z. *Dermatol. Surg.*, v. 29, n. 4, p. 362-365, Apr. 2003.

MICHEL, J. L. *J. Cosmet. Laser Ther.*, v. 5, n. 3-4, p. 201-203, Dec. 2003.

ROGALSKI, C.; HAUSTEIN, U. F.; GLANDER, H. J.; PAASCH, U. *Acta. Derm. Venereol.*, v. 83, n. 1, p. 54-545, 2003.

Capítulo 107

Sequelas de Queimaduras

Maurício de Maio

SUMÁRIO

Queimaduras são lesões que acometem a pele e são causadas por agentes físicos e químicos. Uma pele queimada exige cuidados especiais, uma vez que a sua permeabilidade estará alterada e a resposta aos medicamentos poderá ser diferente daquela esperada.

Quanto mais profunda for a queimadura, mais complexo será o tratamento. Lesões além da epiderme formarão um tecido morfológica e funcionalmente diferente da pele não queimada. Ressecamento, descamação e prurido são típicos nos ferimentos com reepitelização recente ou epiderme muito fina. A regeneração da epiderme e a substituição da derme por tecido de granulação e tecido conectivo fibroso e consequente deformação resultam na cicatriz. Esta, por sua vez, não apresenta a camada dérmica, mas sim tecido de granulação ou tecido conectivo denso sem apêndices cutâneos com graves alterações na vascularização e na inervação, somado a alterações na cor e nas propriedades físicas da pele.

As alterações na pigmentação cutânea são frequentes após queimaduras de espessura parcial. As hiperpigmentações são as mais comuns. O processo de cicatrização das queimaduras predispõe à formação de cicatrizes hipertróficas e contraturas, sendo caracterizado pelo importante aumento de vascularização, fibroblastos, miofibroblastos, deposição de colágeno, material intersticial e edema.

A correção das cicatrizes por métodos não cirúrgicos é um trabalho difícil e demorado. Neste capítulo abordaremos as principais técnicas utilizadas para melhorar o aspecto das sequelas resultantes de queimaduras.

HOT TOPICS

- O tegumento resultante da queimadura apresenta características peculiares, uma vez que sofreu inúmeras alterações biológicas.
- Os tipos celulares encontrados na epiderme são: queratinócitos, melanócitos, células de Langerhans e células de Merkel.
- A epiderme submetida a microtraumatismos permanentes, sejam físicos, mecânicos ou químicos, tende a formar espessamento e consequente aumento no número de camadas.
- O estrato córneo está submetido a estresse mecânico contínuo. A distensibilidade está dividida em três fases: elástica, plástica e pós-plástica.
- A umidade e a hidratação cutânea oferecem maior resistência às deformações.
- O sebo possui papel protetor contra a agressão cutânea por solução aquosa ácida.
- A vascularização cutânea é um dos fatores responsáveis pela cor da pele.
- A função primária do colágeno é resistir a tensões aplicadas na direção do seu eixo, e a unidade estrutural é a fibra.

- A pigmentação do tegumento e dos pelos depende da natureza química da melanina sintetizada, da atividade tirosinásica dos melanócitos e da transferência aos queratinócitos.
- A pele queimada apresenta uma gama enorme de alterações, desde os comprometimentos superficiais até os profundos.
- A pele restaurada resulta da regeneração da epiderme, sendo formada a partir de células epiteliais dos anexos cutâneos residuais e da epiderme marginal normal, somada à restauração das porções mais superficiais da derme.
- Os princípios da terapia tópica na pele queimada incluem fotoproteção, correção das alterações pigmentares, redução nos processos cicatriciais/queloideanos, esfoliação, reversão da atrofia dérmica, imunoproteção/imunoestimulação, hidratação/emoliência, aumento na elasticidade e redução de aderências.

INTRODUÇÃO

O tegumento resultante da queimadura apresenta características peculiares, as quais devem ser particularizadas pelos profissionais que atuam nesta área. O conhecimento das alterações biológicas sofridas por esse tecido permite uma atuação mais correta e coerente por se tratar de pele que não responderá igualmente a produtos terapêuticos e cosméticos convencionais. Deve-se adaptar o tratamento a ser realizado e muitas vezes pesquisar novos princípios ativos mais adequados para esses pacientes.

A melhora das condições da pele é importante quando os recursos cirúrgicos se esgotam, bem como no pré-cirúrgico para fornecer um tegumento mais extensível em ressecções cicatriciais e correção de retrações.

Nos casos de alterações discrômicas pós-queimadura, nos enxertos ou retalhos microcirúrgicos pós-ablações tumorais, nota-se também a necessidade de atuação nesta área para fornecer um tratamento mais completo para os nossos pacientes.

Mesmo nos casos em que se opta pela camuflagem com o uso de cosméticos, a melhora das condições locais também é importante para um resultado estético final.

A introdução de novas técnicas sempre é difícil e lenta, com resultados promissores. Essa área de atuação tende a crescer cada vez mais, em razão do descobrimento de novos princípios ativos e agentes tópicos.

O conhecimento da pele é de fundamental importância para que se possa iniciar o trabalho de forma correta.

ORGANIZAÇÃO ESTRUTURAL DA EPIDERME

O folheto epidérmico é variável em espessura segundo a localização, medindo 40µ nas pálpebras e até 160µ nas regiões palmar e plantar.

Os tipos celulares encontrados na epiderme são: queratinócitos, melanócitos, células de Langerhans e células de Merkel.

Os queratinócitos são as células mais numerosas da epiderme e cuja função é a queratinização, isto é, a diferenciação visando formar queratina, elemento constitutivo maior da camada córnea.

A primeira camada, conhecida como basal ou germinativa, é monocelular, repousa sobre a zona de ancoragem e de trocas metabólicas conhecida como junção dermoepidérmica. Apresenta divisões celulares que determinam dois grupos, o proliferativo, que restitui a camada basal, e as células em diferenciação, que migram para a superfície.

O estrato espinhoso ou corpo mucoso de Malpighi apresenta três ou quatro camadas de células unidas por espículas, ou desmossomos. Os tonofilamentos promovem também meio de fixação entre as células.

O estrato granuloso apresenta em torno de três camadas com acúmulo de grânulos para formar a queratina.

O estrato córneo é constituído pela superposição de células queratinizadas, anucleadas, formando lamelas de 0,5 a 0,8µ de espessura e até 30µ de comprimento.

ORGANIZAÇÃO DINÂMICA DA EPIDERME

Normalmente, na epiderme em equilíbrio funcional, a proliferação das células basais compensa a descamação fisiológica das células córneas superficiais. Segundo estimativas, a epiderme humana leva de 30 a 45 dias para se renovar inteiramente, isto é, para que um queratinócito basal se divida, migre na epiderme e descame com a camada córnea superficial.

A epiderme submetida a microtraumatismos permanentes, sejam físicos, mecânicos ou químicos, tende a formar espessamento e consequente aumento no número de camadas.

Após o trauma, evidencia-se em 48 a 72h uma explosão de mitoses e em 24h, início de migração celular nas bordas da ferida[1].

A migração celular tem origem no epitélio marginal e nos anexos cutâneos, na bainha epitelial externa dos folículos pilosos e dos canais sudoríparos. Forma-se então um folheto epidérmico muito fino, que dependerá da maturação das células epiteliais para formar um estrato córneo competente.

FISIOLOGIA DO ESTRATO CÓRNEO

Papel de Barreira

O estrato córneo apresenta uma espessura que varia de 10 a 20μ. É impermeável às proteínas e macromoléculas em geral e muito pouco permeável às pequenas moléculas. Sua impermeabilidade à água não é total. Esse papel de proteção do meio interior se exerce igualmente para o CO_2. As perdas cutâneas de CO_2 são responsáveis em parte pelo poder de neutralização dos alcalinos pela pele e seu pH ácido.

Permeabilidade aos Agentes Externos

O fluxo através do estrato córneo possui várias regras. Constata-se que é sempre proporcional à concentração da substância na face externa do estrato córneo. A penetração de substâncias depende do coeficiente de permeabilidade (Kp), que decresce quando aumenta a espessura da membrana, e do coeficiente de partição (Km) e de um coeficiente de difusão (D) por esta membrana. O coeficiente de permeabilidade é dado pela permeabilidade de determinada substância independentemente da concentração na superfície da pele. O coeficiente de partição é a relação das solubilidades de substância na membrana e no solvente. O coeficiente de difusão é simplesmente a facilidade de passagem da substância através das estruturas ou moléculas da membrana.

Portanto, a escolha dos princípios ativos para obter a ação terapêutica desejada depende do conhecimento das características dessas substâncias e dos parâmetros anteriormente descritos[2].

De forma geral, certas substâncias penetram dificilmente em razão de um D muito fraco. As grandes moléculas penetram pouco em razão de seu volume. A difusibilidade diminui também se o número de grupamentos hidrófilos (OH) da molécula aumenta, por causa das ligações de hidrogênio que contraem no estrato córneo, durante sua travessia.

Os gases permanentes, isto é, aqueles que não se encontram habitualmente no estado líquido, atravessam rapidamente a barreira, pois seu Km e seu D são elevados. No entanto, sua fraca solubilidade na água limita consideravelmente sua penetração. Os íons atravessam dificilmente o estrato córneo, apesar de seu pequeno tamanho, em razão da bainha de molécula de água que os circunda e de sua carga elétrica. Os sólidos podem atravessar o estrato córneo se forem capazes de se dissolver nessa membrana, mesmo em quantidade muito pequena.

O maior índice de permeabilidade está associado a substâncias anfifílicas, que apresentam Km intermediário (um bom equilíbrio hidrófilo/lipófilo), permitindo que estas substâncias transitem neste ambiente mais facilmente por difusão.

A hidratação do estrato córneo aumenta consideravelmente sua permeabilidade. O calor reforça esse efeito.

Os queratolíticos e as substâncias de pH superior a 10, que alteram a queratina, aumentam a permeabilidade de forma não específica e definitiva, bem como os tensoativos que diminuem a quantidade de água ligada ao estrato córneo. Solventes orgânicos de baixo peso molecular (acetona, éter, hexano, etc.) são capazes de extrair os lipídeos do estrato córneo, formando buracos, nos quais a penetração é muito facilitada.

Aspectos Dinâmicos da Absorção

Após a aplicação de determinada substância sobre a pele, o fluxo aumenta rapidamente, passa por um máximo e depois decresce. A água e as substâncias hidrossolúveis caminham por um compartimento hídrico composto de água ligada. As substâncias lipossolúveis transitam na parte lipídica (Fig. 107.1). Para os gases, não existe conduto de passagem, devendo, mesmo as menores moléculas, estar dissolvidas.

A via de absorção transcelular é mais importante do que a via intercelular, visto que o volume dos espaços intercelulares perfaz 5% do estrato córneo total, com Kp muito elevados.

No começo da absorção, antes que seja instalado um fluxo constante, a penetração pode ser transanexial, pelos canais excretores sudoríparos ou pelos folículos pilossebáceos. Apesar de essa via ser muito fraca, seu aparecimento é muito rápido, precedendo o transporte transepidérmico.

PROPRIEDADES BIOMECÂNICAS DO ESTRATO CÓRNEO

Distensibilidade

O estrato córneo está submetido a estresse mecânico contínuo. A distensibilidade está dividida em três fases: elástica, plástica e pós-plástica.

A primeira fase responde como efeito mola: quanto mais é estirado, maior é a resistência. Ao ultrapassar o limiar de resistência, a elasticidade desaparece progressivamente e as deformações permanecem definitivas. Essa fase plástica, com características de viscoelasticidade, sofre transformação da queratina α-helicoidal em queratina β-sinusoidal, por ruptura das pontes de hidrogênio que constituem a mola. Esse fenômeno acarreta modificações arquiteturais do tecido. A fase pós-plástica traduz a ruptura progressiva das estruturas intercelulares.

A umidade e a hidratação cutânea oferecem maior resistência a essas deformações.

Poder Higroscópico

De todas as funções previamente descritas, a hidratação é o elemento regulador fisiológico mais importante. A cinética da captação de água

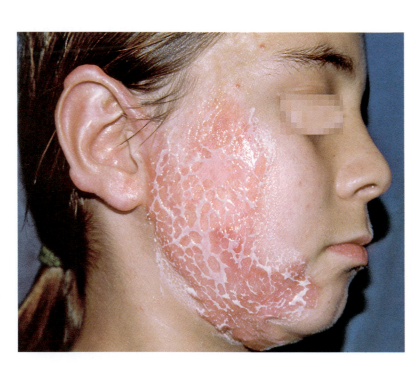

Figura 107.1 – Aplicação do filtro solar de característica lipofílica. Na pele queimada, há alteração do processo de absorção.

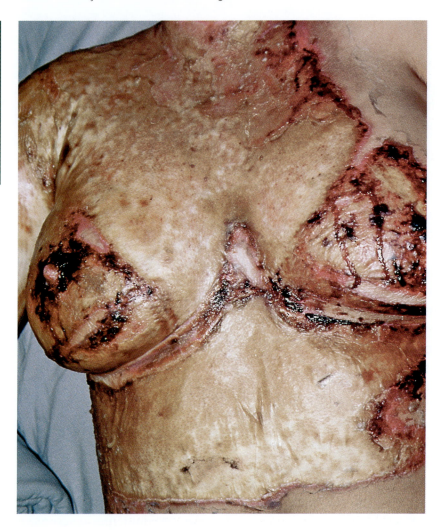

Figura 107.2 – Com a perda da epiderme e, consequentemente, do estrato córneo, há ressecamento importante das camadas mais profundas da pele e da hipoderme.

apresenta duas fases: a primeira corresponde à captação de água ligada à queratina; a segunda, à adsorção de água livre. Parece que somente a água ligada tem relação com a melhora das propriedades biomecânicas e sua taxa tende a diminuir com a idade.

Acredita-se que existam no interior dos corneócitos substâncias hidrossolúveis de forte poder osmótico mantidas no lugar pelo caráter semipermeável da membrana celular. Qualquer alteração dessa membrana por substâncias lipossolúveis ou agressões físicas, químicas ou mecânicas provocaria a fuga desse fator de hidratação natural quando o tecido é imerso, perdendo seu poder higroscópico.

O estrato córneo, apesar de formado por células mortas, atua como estrutura viva, renovando-se, acompanhando o crescimento do indivíduo, sendo fundamental para a integridade do corpo humano (Fig. 107.2).

Sebo

Possui papel protetor contra a agressão cutânea por uma solução aquosa ácida. O nível de conteúdo sebáceo parece estar ligado à flexibilidade e à boa saúde do estrato córneo. As peles secas são ao mesmo tempo pobres em água e em sebo, sendo mais suscetíveis às ações das radiações solares.

DERME

O relevo da superfície cutânea, sua textura, somado ao tônus e à consistência da pele, nos oferece informações importantes sobre as condições do tecido conectivo. Formado por células, substância extracelular amorfa e um conjunto de fibras, que são os principais fatores responsáveis pelas propriedades físicas da pele[3].

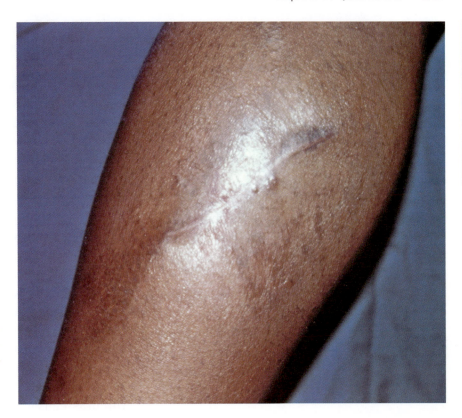

Figura 107.7 – Indivíduos de pele mais escura tendem a desenvolver hipercromia com lesões superficiais.

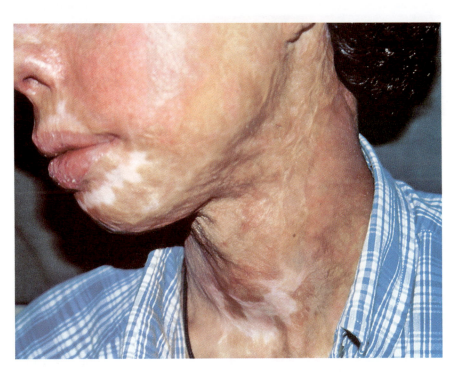

Figura 107.8 – A região cervical é muito suscetível à hipocromia.

nina pelos dendritos, mas à própria migração dos melanócitos, que ocorre em ambiente favorável (Fig. 107.8).

As áreas mais afetadas são aquelas em que a epiderme é mais fina ou a relação melanócito-queratinócito é maior.

As alterações discrômicas são mais importantes nas raças pigmentadas e miscigenadas. A leucodermia pode apresentar ocasionalmente uma pequena melhora na coloração, com o tempo, mas a hipopigmentação quase sempre permanece indefinidamente.

SISTEMA CICATRICIAL

A maioria das queimaduras tem aparência plana satisfatória durante a cicatrização. O processo de cicatrização das queimaduras predispõe à formação de cicatrizes hipertróficas e contraturas, sendo caracterizado por importante aumento na vascularização, fibroblastos, miofibroblastos, deposição de colágeno, material intersticial e edema[12] (Fig. 107.9).

A diferença entre o processo de cura normal e com cicatrizes hipertróficas ou queloides não está somente relacionada à velocidade de formação do colágeno, mas também à forma como o colágeno se dispõe. O processo normal possui um estágio inflamatório precoce com o aparecimento do fibroblasto, tecido de granulação composto de inúmeros capilares e fibras colágenas. O colágeno na derme reticular se dispõe de modo ondulado, paralelamente à pele.

Em geral, após cinco semanas, o número de capilares e de fibroblastos diminui e o colágeno se apresenta como feixes espessos, hialinizados e paralelos[13].

Nas cicatrizes hipertróficas e queloides, a formação do colágeno novo, após a fase inflamatória, é mais lenta se comparada com o processo normal. Mesmo nessa fase inicial se pode encontrar uma disposição do colágeno com padrão nodular. Os nódulos crescem gradualmente até formarem bandas de colágeno espessas, altamente compactadas, hialinizadas e com padrão concêntrico.

Soma-se um menor número de estruturas anexiais e fibras elásticas.

Em razão da ausência de mecanismos reguladores do volume sanguíneo e de pressão, os capilares se tornam muito dilatados. A epiderme que é nutrida por esses capilares não adere suficientemente para evitar deslizamentos ou rupturas causados pelo extravasamento de líquido pela pressão intracapilar. Clinicamente, o tegumento é caracterizado por hipocromia melânica, eritema e púrpura. Vesículas, equimoses, erosões e úlceras também podem surgir nessa epiderme (Fig. 107.10).

A vascularização intensa e duradoura parece influenciar a formação de cicatrizes hipertróficas. Postula-se que o grau de hipertrofia cicatricial após lesão térmica está diretamente relacionado com o grau de regeneração microvascular. Com a dilatação capilar, a contração e o relaxamento da musculatura lisa dos vasos estão mais difíceis, tornando os fenômenos de adaptação microcirculatória mais ineficientes nas cicatrizes hipertróficas[14].

Muitos fibroblastos encontrados nas granulações e cicatrizes hipertróficas avermelhadas têm rica formação de retículos endoplasmáticos rugosos dilatados, indicando alto grau de atividade.

Alterações bioquímicas, como aumento de mucopolissacarídeos e presença de sulfato de condroitina A, geralmente associada a tecidos firmes, como a cartilagem, são encontradas em cicatrizes hipertróficas, em detrimento da presença de sulfato de condroitina B na pele sã[15].

Nas cicatrizes hipertróficas, observa-se a presença de fibroblastos com filamentos contráteis,

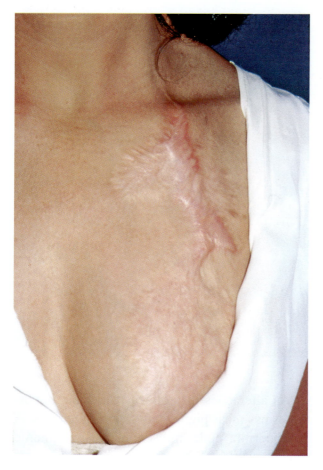

Figura 107.9 – Característica de cicatriz hipertrófica pós-queimadura.

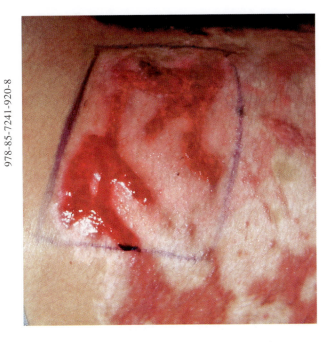

Figura 107.10 – Epiderme friável, eritema e ulcerações com mínimo trauma.

com aspecto irregular da superfície e núcleos profundamente endentados, indicando contração das células. Um maior número de miofibroblastos é visto na porção dérmica mais profunda da cicatriz hipertrófica, próximo aos leitos capilares, com formação de nódulos compactos de colágeno nesta área. O número aumentado de miofibroblastos com suas propriedades contráteis pode exercer força suficiente para causar graves distorções locais.

A cicatriz hipertrófica tem conteúdo aumentado de água, com função linfática inadequada, semelhante a um linfedema localizado.

Quanto às propriedades mecânicas da cicatriz hipertrófica após queimadura, haverá um tecido resultante mais espesso, endurecido e inextensível. Como dito anteriormente, a pele é anisotrópica e viscoelástica, portanto, suas propriedades são dependentes da orientação, da carga e da tensão.

A curva de extensão para a pele normal apresenta uma fase de grande deformação, seguida de rigidez à medida que a extensão aumenta. Esse comportamento inicial está associado ao conteúdo de elastina da pele, enquanto a rigidez é resultado do conteúdo de colágeno que resiste ao estiramento após a fase inicial de realinhamento dessas fibras.

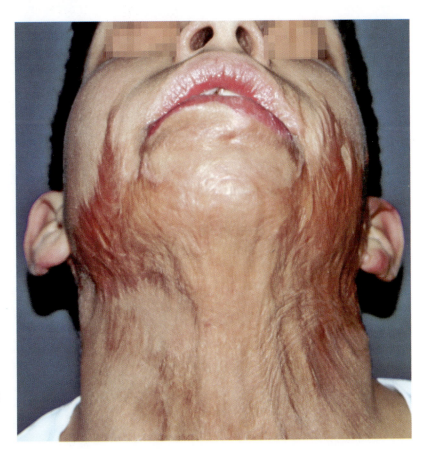

Figura 107.11 – Sequelas funcionais na região cervical.

Nas hipertrofias cicatriciais, a rigidez é abrupta mesmo nas menores cargas, apresentando resposta muito diferente da pele normal, sugerindo arranjo das fibras diferentes na estrutura do colágeno.

O fato anteriormente descrito acarreta inúmeras preocupações, em especial em áreas faciais extremamente móveis ou pouco aderidas como as regiões periorbitais e peribucais. As regiões cervicais e articulares apresentam importantes retrações com sequelas funcionais (Fig. 107.11).

O que já é temeroso no adulto, com seu crescimento corporal já estabelecido, passa a ser desastroso em crianças e adolescentes durante a fase de crescimento craniano e dos ossos corporais. As estruturas ósseas em desenvolvimento não encontrarão uma pele com propriedades mecânicas eficazes, propiciando aparecimento ou agravamento de deformidades (Fig. 107.12).

TERAPÊUTICA POR PRESSÃO

Curativos com pressão ou malhas elásticas que exerçam pressão superior a 25mmHg diminuirão a vascularização, a tensão parcial de oxigênio tecidual, a quantidade de mucopolissacarídeos, especialmente o sulfato de condroitina A, a resposta celular e a consequente deposição de colágeno e reduzirão significantemente o linfedema localizado[16].

As cicatrizes que geralmente melhor respondem a esse tipo de tratamento são as ativas e imaturas, isto é, altamente vascularizadas.

A correção de contraturas cicatriciais por métodos não cirúrgicos é um trabalho difícil e demorado. As hipertrofias cicatriciais geralmente consistem em uma massa firme de colágeno fundido coberta por uma fina camada de epitélio, devendo ser extremamente cuidadosos os procedimentos sobre este epitélio.

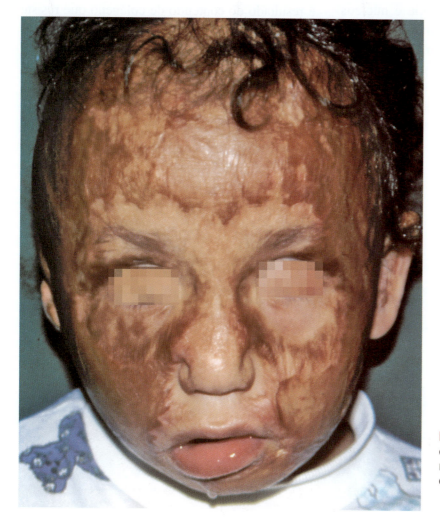

Figura 107.12 – A queimadura em crianças é muito séria, pois pode limitar o desenvolvimento osteomuscular da área afetada.

Está sendo avaliado o uso de silicone em gel (géis oleosos de polimetilssiloxano) em cicatrizes elevadas e endurecidas. Apesar de seu modo de atuação ser ainda incerto, promove-se um curativo oclusivo, que de forma ainda sob investigação promove limitada perda de água por evaporação dos interstícios, auxiliando na hidratação local[17].

PRINCÍPIOS DA TERAPIA TÓPICA ESTÉTICA

A terapia tópica em pacientes com sequela de queimaduras tende a crescer à medida que novos produtos são desenvolvidos[18].

A seguir, podem-se verificar os fundamentos desse tipo de procedimento que visa à melhora estética da pele queimada[19]:

1. Fotoproteção: química, física, bioquímica – crônica de amplo espectro.
2. Correção das alterações pigmentares: hiper e hipopigmentações.
3. Redução nos processos cicatriciais/queloideanos.
4. Esfoliação/bioestimulação/modulação da diferenciação celular.
5. Reversão da atrofia dérmica.
6. Imunoproteção/imunoestimulação.
7. Hidratação/emoliência.
8. Aumento na elasticidade.
9. Redução de aderências.
10. Melhor textura cutânea.
    - Higienização e tonificantes da pele:
        - Produtos que preparem a pele para a aplicação dos princípios ativos.
        - Produtos não iônicos.
        - Baixa detergência.
        - Produtos não alcalinos.
        - Remoção de células mortas, oleosidade, maquilagem, partículas e bactérias.
        - Leve esfoliação para regulagem de pH.
    - Atuação na epiderme:
        - Regulação do processo de queratinização. Formação de uma camada de queratina compacta, macia, translúcida. Melhora de alterações superficiais e textura cutânea.
        - Dispersão de melanossomos dos melanócitos para os queratinócitos, promovendo a dispersão de pigmentos e auxiliando no clareamento de áreas hipercrômicas.
        - Diminuição da sensibilidade cutânea ao ambiente pela melhora da tolerância da pele aos cosméticos e produtos tópicos. A pele se torna mais tolerante por restaurar sua função de barreira.
        - Restauração do *turnover* celular.
        - Restauração dos queratinócitos adequadamente hidratados, evitando o uso de cremes hidratantes inespecíficos.
    - Atuação na derme e na camada basal da epiderme:
        - Processo de estimulação epidérmica:
            - Aumento de mitoses na camada basal, causando aumento do número de queratinócitos e da espessura da epiderme.
            - Diminuição da sensação de ressecamento e hidratação da pele.
            - Restauração da função de barreira, aumentando a tolerância externa.
            - Regulação da função do melanócito, deixando-o mais resistente a fatores irritantes e consequente correção de discromias.
            - Redução do número de melanócitos hiperativos.
    - Processo de estimulação dérmica:
        - Melhora da circulação da pele causa a melhora das funções cutâneas.
        - Estímulo dos fibroblastos em derme papilar criando novas fibrilas de ancoragem, reforçando a membrana basal.
        - Inibição da atividade da colagenase e impedimento que o colágeno neoformado diminua.
        - Estímulo dos mecanismos de reparo da derme e da epiderme. Aumento da velocidade de reepitelização e modulação cicatricial, com efeitos benéficos em cicatrizes e queloides.
        - Melhora da força tênsil da pele, diminuindo a fragilidade cutânea.
    - Processo de controle pigmentar:
        - Clareamento:
            - Uso de despigmentantes que inibam a ação da tirosinase (hidroquinona),

atuando somente na produção de melanina.
- Cuidado com o efeito rebote. Retorno da hiperpigmentação após dois a três dias de suspensão dos clareadores.
− Dispersão:
- Fenômeno que resulta do uso combinado de hidroquinona e ácido retinoico.
- Dispersão regular dos melanossomos pela epiderme.
- Menor necessidade de supressão da tirosinase.
- Estímulo de dispersão para áreas hipocrômicas.

PRINCIPAIS PRINCÍPIOS ATIVOS UTILIZADOS

- Retinoides:
  − Aumento da produção de matriz extracelular.
  − Estímulo à proliferação de queratinócitos.
  − Modulação da diferenciação de melanócitos – regulação da atividade da tirosinase.
  − Inibição da indução da atividade das colagenases.
  − Dados de reversão/prevenção da atrofia cutânea por corticoterapia tópica.
  − Modulação da diferenciação do epitélio escamoso estratificado.
  − Inibição da adesão epitelial (inibição da produção de fibronectina, modulação do cálcio intracelular).
  − Promoção de neovascularização.
  − Reestruturação da junção dermoepidérmica.
- Alfa e beta-hidroxiácidos:
  − Ativação funcional de fibroblastos.
  − Aumento da produção de matriz extracelular, como colágeno tipo I.
  − Aumento nas taxas de proliferação celular.
  − Elevação nas taxas de penetrabilidade/biodisponibilidade tópica de ativos.
  − Realização de *micropeelings* superficiais.
  − Aumento da epiderme viável.
  − Normalização das condições xeróticas/ictiose – evidências de afinamento de estrato córneo, espessamento de epiderme viável e aumento de colágeno e glicosaminoglicanos.
- Despigmentantes:
  − Hidroquinona: inibe a tirosinase em duas etapas do ciclo de neomelanogênese. É citotóxica e alergênica em altas concentrações.
  − Ácido kójico: agente quelante de íons cobre – forma pela qual reduz a atividade melanogênica.
- Fotoproteção:
  − Indispensável: com ou sem tratamento tópico. Diminui a fotossensibilização dos melanócitos às radiações solares.
  − Amplo espectro: alta proteção UVA e UVB.
  − Fator de proteção solar (FPS) estimado 15, a cada 3h.
  − Emulsões hidratantes resistentes à água/transpiração.
  − Objetivo primordial: minimizar a ocorrência de interação/efeito entre pele e radiação UV pigmentante, direta ou indireta, eritemática, inflamatória, imunossupressora, alterações microcirculatórias e degenerações oxidativas, sobretudo de membrana celular, com comprometimento dérmico acentuado, carcinogênico e relacionado ao fotoenvelhecimento.
- Agentes coadjuvantes:
  − Antioxidantes/antirradicais livres: vitamina C, atuação despigmentante e promotora da neocolagênese; vitamina E; *Ginkgo biloba*.
  − Anti-inflamatórios/regeneradores: ácido glicirrízico.
  − Derivados de biotecnologia: β-glicanos – atuação estimulante do sistema imunológico cutâneo, anti-inflamatórios, regeneradores, estimulantes colagênicos.

Depois de descritas algumas características da pele normal, queimada e dos tratamentos utilizados, será descrito um pouco de nossa experiência pessoal.

A adesão dos pacientes ao tratamento foi grande, assim como a expectativa de retorno a uma pele totalmente igual ao normal. Apesar de reuniões, explicações e acompanhamento psicológico, a expectativa do paciente geralmente é grande.

A possibilidade de oferecer uma continuação no tratamento da pele queimada a pacientes cujo tratamento cirúrgico já se esgotou foi muito estimulante para nossa equipe e para os pacientes, que se sentiram revigorados com uma pequena esperança de melhora. Mesmo quanto aos pacientes que necessitavam aguardar os procedimentos cirúrgicos, ora por indicação médica, ora por falta de vagas, percebemos que não se sentiam tão fragilizados quando estavam sendo submetidos a alguma terapia tópica[20].

Relatos informais de colegas que realizaram algumas cirurgias após o tratamento da pele referiram alguma melhora, principalmente na elasticidade e na extensibilidade, o que nos estimulou ainda mais.

Em relação às hipercromias na pele queimada, notamos que são passíveis de clareamento e algumas delas até de erradicação. Contudo, o uso extremamente regular foi sempre necessário. Obtivemos resultados surpreendentes de clareamento após meses de terapia tópica, que se perderam após algumas horas de exposição solar indevida. A conscientização do paciente ainda é tarefa árdua.

As zonas hipocrômicas apresentam as dificuldades inerentes à sua etiologia. Entretanto, estamos conseguindo promover alguma dispersão de melanina de melanócitos vizinhos. Temos a impressão de que a dispersão de melanina dos microenxertos também está ocorrendo mais eficientemente.

O que talvez mais nos tenha impressionado foi o amolecimento das cicatrizes hipertróficas/queloides maduros. O aparente retorno da cicatriz a uma fase de imaturidade permitiu-nos conseguir reduzir sua espessura e aderência a planos profundos. Dessa forma, poderemos, teoricamente, evitar que o crescimento ósseo facial e corporal seja acompanhado por uma cicatriz mais extensível, diminuindo o grau de deformações ósseas faciais e cutâneas.

Essa melhora na elasticidade da cicatriz, ou no tegumento mais endurecido, também proporcionou aos pacientes adultos uma mímica facial mais eficiente e menos mumificada, o que foi enormemente recompensador.

Esse trabalho está sendo desenvolvido por uma equipe multidisciplinar, sem a qual seria impossível realizá-lo.

O apoio e a orientação psicológica são as bases de suporte aos nossos pacientes. A pesquisa de novos princípios ativos pelos farmacêuticos nos garante a renovação constante. As esteticistas, que pela primeira vez se unem aos médicos nesse setor, nos auxiliam em cuidados com a pele, iontoforese, micromassagem e camuflagem, possibilitando um tratamento mais completo.

QUESTÕES

1. Quais as características da pele queimada?
2. Quais as principais alterações pigmentares da pele queimada?
3. Quais os tipos de cicatrizes que podem ser encontrados na pele queimada?
4. O que é a terapia por pressão das cicatrizes?
5. Quais são os principais princípios ativos usados na pele queimada?

REFERÊNCIAS

1. STENN, K. S.; MADRI, J. A.; ROLL, F. J. Migrating epidermis produces AB_2 collagen and requires continued collagen synthesis for movement. *Nature*, v. 277, p. 229-232, 1979.
2. HUNG, V. C.; LEE, J. Y. et al. Topical tretinoin and epithelial wound healing. *Arch. Dermatol.*, v. 125, p. 65-69, 1989.
3. KADLER, K. E. et al. Collagen fibril formation. *Biochem. J.*, v. 316, p. 1, 1996.
4. MAYNO, G. The history of the myofibroblasts. *Am. Surg. Pathol.*, v. 3, p. 535-542, 1979.
5. GRINNELL, F. Fibroblasts, myofibroblasts and wound contraction. *J. Cell Biol.*, v. 124, p. 401-404, 1994.
6. TOOLE, B. P.; GROSS, J. The extracellular matrix of the regenerating new limb: synthesis and removal of hyaluronate prior to differentiation. *Dev. Biol.*, v. 25, p. 57-77, 1971.
7. BESSOU, S.; PAIN, C.; TAÏB, A. Use of human skin reconstructs in the study of pigment modifiers. *Arch. Dermatol.*, v. 133, p. 331-336, 1997.
8. MARIANI, U.; GOMEZ, D. S.; CARVALHO, D. A.; FERREIRA, M. C. The tegument resulting from the healing of burns. *Rev. Hosp. Clin. Fac. Med. S. Paulo*, v. 50, n. 3, p. 140-146, 1995.

9. COHEN, I. K.; DIEGELMANN, R. F. The biology of keloid and hypertrophic scars and the influence of corticosteroids. *Clin. Plast. Surg.*, v. 4, p. 297-299, 1977.
10. CARVALHO, D. A. Discromia pós-queimadura. In: *Queimaduras: abordagem multiprofissional*. São Paulo: Frôntis Editorial, 1998, p. 77-78.
11. UENO, C. M.; SALLES, A. G.; FONTANA, C.; MAIO, M.; FERREIRA, M. C. Tratamento das hipercromias pós-queimaduras em adultos. *Arq. Catar. Med.*, v. 20, n. 1, p. 78-80, 2000.
12. SCHÜRCH, W.; SEEAYER, A.; GABBIANI, G. The myofibroblast – a quarter century after its discovery. *Am. J. Surg. Pathol.*, v. 22, p. 141-147, 1998.
13. KETCHUM, L. D.; COHEN, I. K.; MASTERS, F. W. Hypertrophic scars and keloids: a collective review. *Plast. Reconstr. Surg.*, v. 53, p. 140-151, 1974.
14. TUAN, T.; NICHTER, L. S. The molecular basis of keloid and hypertrophic scar formation. *Mol. Med. Today*, p. 19-24, Jan. 1998.
15. BENTLY, J. P. Rate of chondroitin sulfate formation in wound healing. *Ann. Surg.*, v. 165, p. 186-191, 1967.
16. KISCHER, C. W. The microvessels in hypertrophic scars, keloids and related lesions: a review. *J. Submicrosc. Cytol. Pathol.*, v. 24, p. 281-296, 1992.
17. SPROAT, J. E.; DALCIN, A.; WEITAUER, N.; ROBERTS, R. S. Hypertrophic sternal scars: silicone gel sheet versus kenalog injection treatment. *Plast. Reconstr. Surg.*, v. 90, p. 988-992, 1992.
18. POH-FITZPATRICK, M. B. Skin care of the healed burned patient. *Clin. Plast. Surg.*, v. 19, n. 3, p. 745-751, 1992.
19. MAIO, M. Fundamentos da terapêutica tópica cutânea nas seqüelas de queimaduras. In: *Queimaduras: Abordagem Multiprofissional*. São Paulo: Frôntis Editorial, 1998, p. 79-98.
20. MAIO, M.; RIBEIRO, D. R. Aspectos gerais das queimaduras e atuação no paciente com seqüelas. In: MAUAD JR., R. (org.). *Estética e Cirurgia Plástica: tratamento no pré e pós-operatório*. São Paulo: Senac, 2001, p. 128-160.

Capítulo 108

Dermopigmentação

Alessandra Grassi Salles

SUMÁRIO

A dermopigmentação consiste em uma tatuagem médica utilizada para corrigir pequenas anormalidades ou para fins estéticos. Os pigmentos utilizados são atóxicos e à base de sais de ferro. O tempo de aplicação vai depender do tamanho da lesão e da sensibilidade do paciente.

Neste capítulo será mostrada com detalhes essa técnica, suas principais indicações e possíveis complicações.

HOT TOPICS

- Dermopigmentação é a introdução de pigmentos em tecidos humanos.
- Mesmo com o advento da fototermólise seletiva (*laser*), nenhuma técnica pode ser considerada 100% efetiva na retirada de tatuagens.
- Diversas patologias e sequelas de procedimentos cirúrgicos reconstrutivos podem beneficiar-se da dermopigmentação.
- Os pigmentos utilizados atualmente são à base de sais de metais (insolúveis) em suspensões alcoólicas, glicerinadas ou em água destilada.
- Diferentes cores de pigmentos são misturadas a fim de conseguir o tom mais adequado ao paciente.
- Os pigmentos não costumam ser esterilizados.
- O aparelho de tatuagem ou dermógrafo consiste em um motor que confere movimento a um conjunto de 1 a 14 agulhas não perfuradas.
- Após as perfurações cutâneas, observam-se inicialmente exsudação e formação de coágulo.
- O procedimento, quando realizado sobre áreas restauradas ou cicatriciais, requer pressão maior para a penetração do pigmento na derme.
- Na área de oftalmologia, a dermopigmentação pode ser utilizada em casos de leucoma de córnea.
- Observa-se em alguns casos uma resposta alérgica imediata, geralmente em razão da presença dos sais metálicos.

INTRODUÇÃO

Dermopigmentação, também chamada de microdermopigmentação, dermografia, dermatografia ou tatuagem, é a introdução de pigmentos em tecidos humanos, em especial nas dermes papilar e reticular, por meio de punções, com o objetivo de que permaneçam definitivamente. A prática da tatuagem pôde ser observada em praticamente todas as culturas, desde 8.000 a.C., demonstrando o interesse pela marcação permanente da pele com fins decorativos e/ou rituais[1,2].

O arrependimento após a realização de uma tatuagem é frequente, motivando diversos pacientes a procurar auxílio médico com o objetivo de retirá-la. Mesmo com o advento da fototermólise seletiva (*laser*), nenhuma técnica pode ser considerada 100% efetiva na retirada de tatuagens.

Por outro lado, diversas patologias e sequelas de procedimentos cirúrgicos reconstrutivos podem beneficiar-se da dermopigmentação. São encontrados relatos de utilização da técnica na prática médica desde 1870, com frequência crescente a partir de 1940. Entre as indicações médicas, pode-se citar a reconstrução de aréola da mama, supercílio, lábio e córnea, a demarcação de área para radioterapia, a tatuagem endoscópica do cólon, a tatuagem anal para prurido anal crônico e a camuflagem de cicatrizes[1,2].

Os avanços da cirurgia reconstrutiva permitiram a sobrevida de grande número de pacientes vítimas de tumores, traumas ou queimaduras. Esses pacientes apresentam estigmas responsáveis por baixa autoestima, que dificultam sua reintegração à sociedade, especialmente quando localizados na face. O aspecto estético de retalhos, enxertos ou cicatrizes pode ser melhorado com camuflagem ou dermopigmentação, métodos adjuvantes que muitas vezes não são valorizados pela própria equipe médica.

A camuflagem ou maquilagem é pouco invasiva e permite resultados excelentes. Entretanto, tem a desvantagem de necessitar de realização diária, com retoques durante o dia, envolvendo custo elevado a longo prazo. Tem baixa aceitação por grande parte dos pacientes, especialmente do sexo masculino. A dermopigmentação, pelo seu aspecto definitivo, pode desempenhar importante papel como complemento à cirurgia plástica, na busca de refinamento após a cirurgia de reconstrução. É, obviamente, uma técnica com diversas limitações, mas há várias possibilidades de boas indicações, as quais serão discutidas neste capítulo, bem como uma revisão de literatura das complicações relacionadas às tatuagens decorativas.

TÉCNICA

Pigmentos

Os pigmentos utilizados atualmente são à base de sais de metais (insolúveis) em suspensões alcoólicas, glicerinadas ou em água destilada. A cada sal corresponde uma cor, por exemplo, o pigmento preto pode conter carbono, óxidos de ferro ou de titânio. Pigmentos à base de mercúrio são vermelhos, sais de cromo ou potássio são verdes, cádmio tem cor amarela, cobalto tem cor azul e manganês, cor púrpura[1,3-7].

Diferentes cores de pigmentos são misturadas a fim de conseguir o tom mais adequado ao paciente. Cabe notar que muitas vezes o tom se altera após a introdução na derme[8]. Não existe um controle rígido sobre os fabricantes de pigmentos, que devem ser adquiridos apenas de fornecedores de qualidade conhecida.

Os pigmentos não costumam ser esterilizados. Alguns autores realizaram culturas de pigmentos e não observaram crescimento bacteriano, provavelmente em razão do conteúdo alcoólico ou da alta concentração da solução[8]. O tamanho médio das partículas de pigmento deve ser de 6 a 8μm[1].

Pigmento indiano (*Indian ink*) é de cor preta, de uso frequente e contém carbono e resinas naturais. É considerado muito seguro, sendo utilizado por endoscopistas para tatuagem de cólon e por radiologistas para marcar a pele para radioterapia[7].

Relatos recentes sugerem que a presença de pigmentos baseados em sais de ferro possa prejudicar a realização de exames de ressonância magnética, por causar de dor local e da possibilidade de alteração do campo magnético[9].

Aparelho

A dermopigmentação é um procedimento invasivo. Deve ser realizada com agulhas e materiais descartáveis, com técnica asséptica. O aparelho deve ser esterilizado em autoclave, com óxido de etileno ou outro método. Não é um procedimento completamente estéril, pois os pigmentos não são esterilizados.

O aparelho de tatuagem ou dermógrafo consiste em um motor que confere movimento a um conjunto de 1 a 14 agulhas não perfuradas. O pigmento é colocado sobre a pele e introduzido na derme pelo movimento da agulha a uma profundidade regular (entre 0,5 e 2mm, conforme a espessura da derme). Quando com finalidade médica, é preferencialmente realizada após anestesia local com lidocaína ou bupivacaína.

EVOLUÇÃO CLÍNICA

Após as perfurações cutâneas, observam-se inicialmente exsudação e formação de coágulo. A introdução do pigmento desencadeia uma reação inflamatória, com observação de hiperemia, edema e dor em certa porcentagem de pacientes. Cremes com antibióticos são utilizados até a eliminação espontânea das crostas, que ocorre em média após sete dias. Para prevenir alteração na coloração, filtros solares devem ser utilizados diariamente, em caráter permanente. O tratamento geralmente compreende mais de uma sessão, devendo-se respeitar um período de dois a três meses entre as sessões, no qual grande parte do pigmento é eliminada em decorrência do processo inflamatório.

O procedimento, quando realizado sobre áreas restauradas ou cicatriciais, requer pressão maior para a penetração do pigmento na derme. A retenção de pigmento nessas áreas é menor, com maior necessidade de novas sessões.

O resultado final pode ser permanente ou apresentar um clareamento tardio, necessitando de nova aplicação após cinco a dez anos em média[1,8,10].

HISTOLOGIA

O pigmento desencadeia uma reação de corpo estranho na derme[4]. Após a aplicação, observam-se renovação epidérmica, reação inflamatória variável na derme e gradual assimilação do pigmento por macrófagos.

Tardiamente, a microscopia óptica demonstra grânulos de pigmento nas dermes papilar e reticular, no extracelular e em macrófagos, os quais estão em maior concentração ao redor dos vasos sanguíneos[2]. A reação fibrosa ao redor dos macrófagos faz com que não migrem, garantindo a estabilidade do desenho da tatuagem.

INDICAÇÕES MÉDICAS/ESTÉTICAS

A dermografia é um tratamento sintomático e não etiológico; funciona como uma camuflagem definitiva. Assim, as indicações podem ser variadas[10]:

- *Estéticas puras*: blefaropigmentação.
- *Médico-estéticas*: rarefação dos cílios ou supercílios, lábio senil.
- *Patologias clínicas*: manchas hipocrômicas, vitiligo.
- *Cirúrgicas*: discromia cicatricial em aréolas, queimaduras.

Prefere-se uma separação das indicações por zonas[10]:

- *Zonas juncionais em cor*: lábio e aréola.
- *Zonas pilosas ou juncionais em textura*: supercílios, cílios, bigode, região púbica, couro cabeludo.
- *Zonas na pele glabra*: alterações discrômicas ou cicatriciais na pele.

Zonas Juncionais em Cor

Complexo Aréolo-papilar

Sua reconstrução é complemento fundamental da cirurgia de reconstrução mamária pós-mastectomia[8,11] (Fig. 108.1). Outras indicações de dermopigmentação da aréola são sequelas de queimaduras, traumas e cicatrizes hipocrômicas ou assimétricas pós-mastoplastias (Fig. 108.2).

A reconstrução do mamilo deve ser realizada num primeiro tempo, por técnicas cirúrgicas diversas, como retalhos locais, enxerto de mamilo contralateral, polpa digital ou lóbulo da orelha[8].

A dermopigmentação aréolo-mamilar é uma técnica simples e rápida, que permite boa adequação da coloração desejada, sem morbidade de área doadora, sendo uma boa alternativa ao tradicional enxerto de pele de região inguinal, cuja coloração final é imprevisível. A dermopigmentação é o procedimento de eleição em diversos centros de reconstrução mamária[8,11].

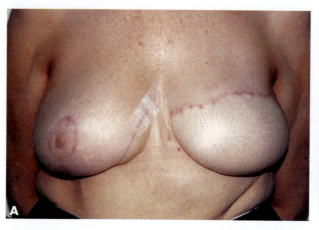
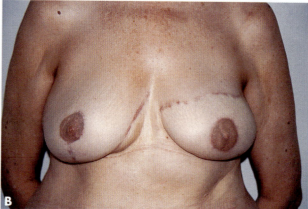

Figura 108.1 – (A e B) Reconstrução do complexo aréolo-papilar após reconstrução mamária com retalho do músculo reto do abdome por meio de retalhos locais na mama reconstruída e dermopigmentação bilateral.

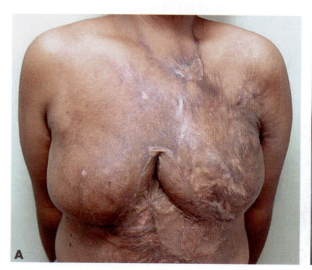
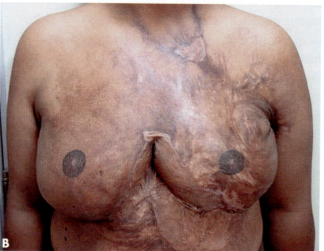

Figura 108.2 – Paciente com sequela de queimadura. Antes (A) e depois (B) da realização de dermopigmentação de aréola bilateral.

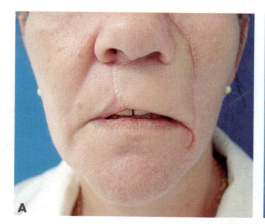
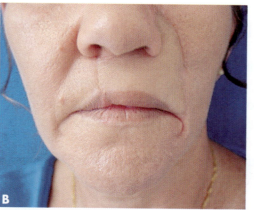

Figura 108.3 – Paciente submetida à reconstrução com retalho antebraquial microcirúrgico após ressecção de carcinoma espinocelular. Antes (A) e depois (B) da dermopigmentação de lábios superior e inferior. A paciente passou a utilizar fotoprotetor com base (pigmento cosmético) com o objetivo de homogeneizar a cor do retalho à da face.

Convém pigmentar ambas as aréolas a fim de evitar diferenças na coloração entre os dois lados.

Lábios

Indicação frequente para pós-queimadura, correção de fissura labiopalatina, retalhos de reconstrução após exérese de tumores e no lábio senil (Fig. 108.3). Descreveu-se no tratamento estético do lábio senil a associação de técnicas como enxerto de gordura e métodos esfoliativos à dermopigmentação, a fim de melhorar a cor do lábio e avançar o vermelhão sobre a pele glabra[12].

A maior preocupação quanto à realização de dermopigmentação nos lábios é a grande frequência de reações adversas descritas com os pigmentos de cor vermelha[5,13,14].

Pacientes com história de herpes devem receber medicamentos antivirais antes e depois da aplicação.

Córnea

Na área de oftalmologia, a dermopigmentação pode ser utilizada em casos de leucoma de córnea[15].

Zonas Pilosas

Supercílios e Pálpebras

A simulação de pelos pode ser realizada em pacientes com perda de cílios ou supercílios por trauma, doenças, retirada inadequada com fins cosméticos e queimaduras (Fig. 108.4). Sugere-se a utilização de mais de uma cor de pigmento a fim de simular um aspecto tridimensional[1,10].

A blefaropigmentação, na qual se realiza a demarcação de uma linha permanente na borda ciliar, como um delineador cosmético, é, na maioria das vezes, realizada por motivos puramente estéticos, por esteticistas (Fig. 108.5).

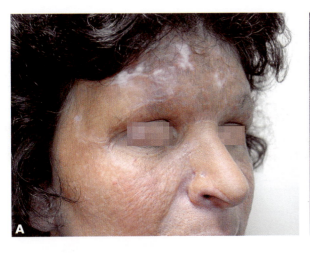
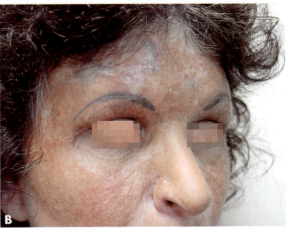

Figura 108.4 – (A e B) Paciente com perda de supercílios e zonas de hipopigmentação em fronte pós-queimadura, submetida à dermopigmentação.

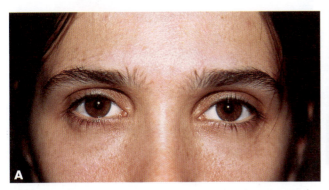
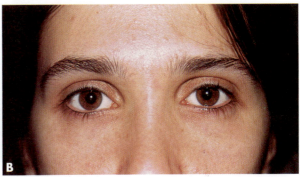

Figura 108.5 – Paciente antes (A) e depois (B) de realização de blefaropigmentação de pálpebras inferiores.

Couro Cabeludo

Em casos de alopecia ou cicatrizes de couro cabeludo, especialmente como técnica complementar à realização de implantes de cabelo, a fim de criar aparência de cabelo mais espesso[1,10].

Face Masculina

Após queimaduras da região pilosa do lábio superior em homens, ou correção de fissura labiopalatina, pode ser realizada uma simulação dos pelos do bigode. O mesmo ocorre com cicatrizes em zona maxilomandibular, simulando pelos da barba (Fig. 108.6).

Região Púbica

Indicação após perda de pelos pós-queimadura, traumas ou malformações genitais, em associação a implantes de folículos pilosos, de maneira semelhante ao couro cabeludo.

Zonas de Pele Glabra

Repigmentação

Inclui a correção de tons de pele em indivíduos com vitiligo, leucodermia, hipo ou hiperpigmentação pós-trauma, cicatrizes, enxertos, retalhos, queimaduras[1,10] (ver Fig. 108.4). São correções consideradas mais difíceis, sendo geralmente preferível buscar a hipocorreção, pois a correção perfeita é quase impossível[10]. Fatores que dificultam a obtenção de bons resultados são a variação de coloração da pele conforme a exposição solar, a época do ano e a possibilidade de variação da cor do pigmento após introdução na derme. Além disso, os pigmentos em tons de pele clara podem escurecer após aplicação de *lasers* para retirada de tatuagens, em razão da redução do óxido férrico a óxido ferroso[16]. Na maioria dos casos é preferível a realização de camuflagem cosmética (ver Fig. 108.3).

Descreve-se também a utilização do aparelho de tatuagem para a realização de múltiplas puncturas com o objetivo de melhorar cicatrizes hipocrômicas ou hipertróficas, sem pigmento, com bons resultados segundo alguns autores[17].

Camuflagem de Tatuagens

A camuflagem de tatuagens[10] consiste na repigmentação sobre tatuagens decorativas com pigmento de cor próximo ao da pele. Há poucos relatos em literatura, não permitindo conclusões definitivas.

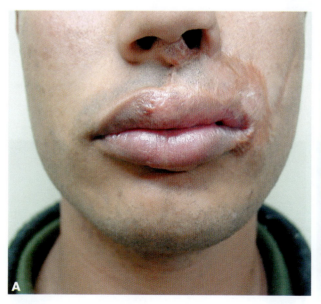 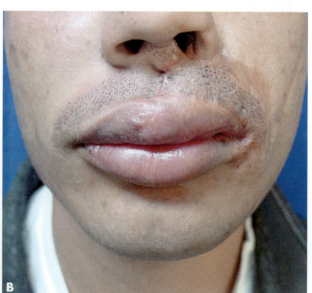

Figura 108.6 – Paciente com sequela de queimadura em lábio superior esquerdo com perda da pilificação local. Antes (*A*) e depois (*B*) de dermopigmentação para simular raízes de folículos pilosos.

COMPLICAÇÕES E REAÇÕES ADVERSAS

Apesar do longo histórico e da popularidade das tatuagens decorativas, descrevem-se inúmeras complicações relacionadas a elas.

A complicação mais comum é o arrependimento. Estima-se que cerca de um quarto da população tenha algum tipo de tatuagem decorativa, adquirida geralmente na faixa etária dos 12 aos 19 anos. Em razão do estigma representado pela tatuagem, a maioria dos indivíduos que procura serviços médicos para sua retirada tem entre 25 e 40 anos de idade[2]. Por esse motivo, os pacientes candidatos à realização de tatuagens médicas devem passar por detalhada anamnese, com avaliação das expectativas em relação ao resultado e explicação sobre os riscos envolvidos.

A segunda complicação mais frequente se relaciona a erros técnicos quanto ao local de aplicação do pigmento, coloração inadequada e clareamento tardio[3,16].

Sendo um método invasivo, existe a possibilidade de transmissão de infecções bacterianas e virais durante a aplicação, como hepatites B e C comprovadamente[18,19] e possivelmente vírus da imunodeficiência humana (HIV, *human immunodeficiency virus*). A realização de tatuagem decorativa há menos de um ano é fator de risco para doação de órgãos e tecidos. Entretanto, estudos bem conduzidos demonstram que não existe maior incidência de transmissão viral nesses indivíduos, quando realizada de acordo com as regulamentações para prevenir a transmissão de doenças pelo contato com o sangue. Existe, por outro lado, maior frequência de comportamentos de risco nessa população, como uso de drogas ilegais e mais de cinco parceiros sexuais por ano[20].

A introdução de corpo ou substância estranha na pele pode causar reações tóxicas ou imunológicas basicamente de três tipos: desenvolvimento de resistência baixa com alterações da pele tipo psoríase, lúpus eritematoso e líquen plano; reação do tipo anticorpo, como sarcoidose; ou hipersensibilidade a um ou mais pigmentos injetados[4,5].

Os pigmentos são inócuos na maioria dos indivíduos. Por outro lado, estão descritos na literatura os vários tipos de reação. Observa-se em alguns casos uma resposta alérgica imediata, geralmente em razão da presença dos sais metálicos. A dermatite de contato, na qual células apresentadoras de antígeno da epiderme desencadeiam a resposta inflamatória, geralmente ocorre com pigmentos à base de sulfeto de mercúrio (cor vermelha), óxido de cromo (verde), sulfeto de cádmio (amarelo), aluminato ou cloreto de cobalto (azul), sais de manganês (púrpura) ou potássio (verde), em ordem decrescente[1,3-7]. Reações ao pigmento preto, que pode conter carbono, óxidos de ferro ou de titânio, são mais raras.

O tratamento clínico com corticosteroides controla a reação na maioria dos casos[6,7]. Há casos, entretanto, como o de um paciente com urticária de contato ao cloreto de cobalto, que somente melhoram após exérese cirúrgica[4]. Nas últimas décadas, a fim de evitar a utilização de mercúrio, tem-se utilizado outros pigmentos de cor vermelha, tais como óxido de ferro hidratado (vermelho-ocre), seleneto de cádmio e pigmentos não metálicos orgânicos; entretanto, as reações após a tatuagem de cor vermelha continuam sendo as mais frequentes[5,13,14]. Sais de cor branca (titânio, alumínio, sílica, cálcio) também estão presentes no pigmento vermelho como diluente da cor, podendo ser responsáveis por reações[15].

Há duas formas de reação granulomatosa a pigmentos de tatuagem: a produção de várias células gigantes contendo grande quantidade de pigmento ou uma aparente reação granulomatosa de hipersensibilidade, caracterizada por agregados densos de células epitelioides, um anel de linfócitos e poucas células gigantes. Esses achados podem ser semelhantes aos de sarcoidose. Ocasionalmente, o infiltrado dérmico pode ser tão denso e nodular que sugere o diagnóstico de linfoma cutâneo (pseudolinfoma)[5].

A reação de hipersensibilidade granulomatosa tardia pode ocorrer após blefaropigmentação com pigmento à base de silicato de alumínio (um tipo de pigmento de cor preta). O tratamento é realizado com corticosteroides tópicos e anti-histamínicos sistêmicos[3].

A blefaropigmentação apresenta diversas complicações descritas, como perda de cílios, necrose da margem palpebral ou dispersão extensa do pigmento até o sulco nasogeniano. Essa última complicação pode ser observada logo após a aplicação. Sugeriu-se inicialmente que pode ser decorrente da colocação de pigmento muito profundamente na derme palpebral; porém, evidências sugerem que seja consequência da penetração do pigmento através do tecido macerado. O pigmento na pálpebra pode mudar de cor com o tempo ou escurecer após aplicação de *laser* de neodímio ítrio alumínio granada (Nd:YAG, *neodymium-doped yttrium aluminium garnet*), em razão da redução do óxido férrico a óxido ferroso[16].

Outras complicações mais raras descritas sobre tatuagens incluem tuberculose cutânea, hiperpigmentação pós-inflamatória, carcinoma basocelular[3,6], verruga plana e sarcoidose[7]. Foram descritos casos de disfunção neuromuscular focal crônica, com possibilidade de envolvimento do plexo braquial por possível desencadeamento de reação imune ou efeito tóxico do pigmento[15]. Especificamente sobre pigmento vermelho foram relatadas colagenose perfurante tardia e granuloma anular perfurante[21].

Sobre uma tatuagem de cor preta descreveu-se o aparecimento de melanoma maligno, dificultando o diagnóstico[22]. O pigmento preto também pode ser encontrado em linfonodos, sendo diagnóstico diferencial de melanoma metastático[23,24].

Pacientes com tendência ao desenvolvimento de queloides e cicatrizes hipertróficas não devem ser submetidos a procedimentos invasivos.

CONSIDERAÇÕES FINAIS

A dermopigmentação é um procedimento adjuvante que pode ser um importante complemento estético da cirurgia reconstrutiva. A atividade deve ser regulamentada por causa das complicações e dos riscos envolvidos no procedimento. A pigmentação pode ser difícil ou mesmo impossível de remover.

Quando realizada em ambiente hospitalar, em casos adequadamente selecionados, com técnica

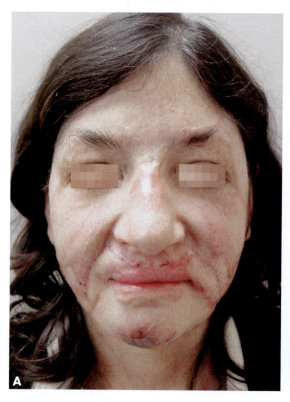
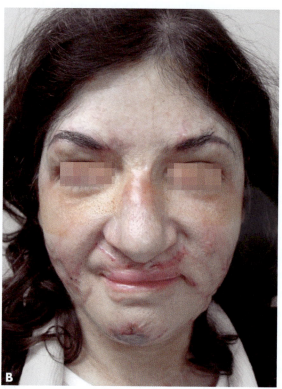

Figura 108.7 – Paciente com sequela de queimadura em face. Antes (*A*) e depois (*B*) de dermopigmentação de supercílios.

asséptica, utilizando pigmentos de qualidade produzidos por companhias conhecidas, o número de complicações é mínimo[10].

As indicações são variadas, em lábios, aréolas, zonas pilosas, entre outras, podendo ajudar a melhorar a autoestima dos pacientes e sua qualidade de vida[1] (Fig. 108.7).

QUESTÕES

1. Qual é a composição dos pigmentos utilizados na dermopigmentação?
2. Em que consiste o dermógrafo?
3. Quais são as principais reações ocorridas na pele do paciente após a perfuração com as agulhas?
4. Em quanto tempo aproximadamente deve ser realizada a reaplicação?
5. Quais são as principais indicações médicas e estéticas da dermopigmentação?
6. Quais são as principais complicações?

REFERÊNCIAS

1. CHURCH, S. C. Microdermal pigmentation. In: ROSE, E. H. *Aesthetic Facial Restoration*. Philadelphia: Lippincott-Raven, 1998. cap. 8, p. 99-104.
2. VAN DER VELDEN, E. M.; WITTKAMPF, A. R. M.; DE JONG, B. D.; VAN DER PUTTE, S. C. J.; VAN DER DUSSEN, M. F. N. Dermatography, a treatment for sequelae after head and neck surgery: a case report. *J. Craniomaxillofac. Surg.*, v. 20, n. 6, p. 273-278, 1992.
3. SCHWARZE, H. P.; GIORDANO-LABADIE, F.; LOCHE, F.; GORGUET, B.; BAZEX, J. Delayed-hypersensitivity granulomatous reaction induced by blepharopigmentation with aluminum-silicate. *J. Am. Acad. Dermato.*, v. 42, n. 5 pt. 2, p. 888-891, 2000.
4. BAGNATO, G. F.; PASQUALE, R.; GIACOBBE, O.; CHIRICO, G.; RICCIARDI, L.; GANGEMI, S.; D'AMBROSIO, F. P. Urticaria in a tattooed patient. *Allergol. et Immunopathol.*, v. 27, n. 1, p. 32-33, 1999.
5. SOWDEN, J. M.; BYRNE, J. P. H.; SMITH, A. G.; HILEY, C.; SUAREZ, V.; WAGNER, B.; SLATER, D. N. Red tattoo reactions: X-ray microanalysis and patch-test studies. *Br. J. Dermatol.*, v. 124, n. 6, p. 576-580, 1991.
6. TREUDLER, R.; TEBBE, B.; KRENGEL, S.; ORFANOS, C. E. Allergic contact dermatitis from black tattoo. *Contact Dermatitis*, v. 37, n. 6, p. 295, 1997.
7. GALLO, R.; PARODI, A.; COZZANI, E.; GUARRERA, M. Allergic reaction to India ink in a black tattoo. *Contact Dermatitis*, v. 38, n. 6, p. 346, 1998.
8. BHATTY, M.; BERRY, R. Nipple-areola reconstruction by tattooing and nipple sharing. *Br. J. Plast. Surg.*, v. 50, n. 5, p. 31-334, 1997.
9. KREIDSTEIN, M.; GIGUERE, D.; FREIBERG, A. MRI interaction with tattoo pigments: case report, pathophysiology, and management. *Plast. Reconstr. Surg.*, v. 99, n. 6, p. 717-1720, 1997.
10. TIZIANO, J. P. La dermographie: complément de la chirurgie esthétique. *Ann. Chir. Plast. Esthét.*, v. 35, n. 6, p. 489-495, 1990.
11. SPEAR, S. L.; CONVIT, R.; LITTLE, J. W. Intradermal tattoo as an adjunct to nipple-areola reconstruction. *Plast. Reconstr. Surg.*, v. 83, p. 907, 1989.
12. FULTON, J. E.; RAHIMI, D. A.; HELTON, P.; WATSON, T.; DAHLBERG, K. Lip rejuvenation. *Dermatol. Surg.*, v. 26, n. 5, p. 470-475, 2000.
13. DUKE, D.; URIOSTE, S. S.; DOVER, J. S.; ANDERSON, R. R. A reaction to a red lip cosmetic tattoo. *J. Am. Acad. Dermatol.*, v. 39, n. 3, p. 488-490, 1998.
14. BOYD, A. S.; SEGER, D.; VANNUCCI, S.; LANGLEY, M.; ABRAHAM, J. L.; KING, L. E. Mercury exposure and cutaneous disease. *J. Am. Acad. Dermatol.*, v. 43, n. 1, pt. 1, p. 81-90, 2000.
15. STEINER, I.; FARCAS, P. Tattoo-related brachial plexopathies with adjacent muscle atrophy. *Ann. Intern. Méd.*, v. 133, n. 2, p. 156-157, 2000.
16. PETERS, N. T.; CONN, H.; CÔTÉ, M. A. Extensive lower eyelid pigment spread after blepharopigmentation. *Ophthalmic Plast. Reconstr. Surg.*, v. 15, n. 6, p. 445-447, 1999.
17. CAMIRAND, A.; DOUCET, J. Needle dermabrasion. *Aesth. Plast. Surg.*, v. 21, p. 48-51, 1997.
18. SEBASTIAN, V. J.; RAY, S.; BHATTACHARYA, S. Tattooing and hepatitis B infection. *J. Gastroenterol. Hepatol.*, v. 7, p. 385-387, 1992.
19. ABILDGAARD, N.; PETERSLUND, N. A. Hepatitis C virus transmitted by tattooing needle. *Lancet*, v. 338, n. 8764, p. 460, 1991.
20. SILVERMAN, A. L.; SEKHON, J. S.; SAGINAW, S. J.; WIEDBRAUK, D.; BALASUBRAMANIAM, M.; GORDON, S. Tattoo application is not associated with an increased risk for chronic viral hepatitis. *Am. J. Gastroenterol.*, v. 95, n. 5, p. 1312-1315, 2000.
21. BEDLOW, A. J.; WONG, E.; COOK, M. G.; MARSDEN, R. A. Perforating collagenosis due to red dye in a tattoo. *Br. J. Dermatol.*, v. 139, n. 5, p. 926, 1998.
22. KHAN, I. U.; MOIEMEN, N. S.; FIRTH, J.; FRAME, D. Malignant melanoma disguised by a tattoo. *Br. J. Plast. Surg.*, v. 52, p. 598, 1999.
23. HANNAH, H.; FALDER, S.; STEELE, P. R. M.; DHITAL, S. K. Tattoo pigment masquerading as secondary malignant melanoma. *Br. J. Plast. Surg.*, v. 53, n. 4, p. 359, Jun. 2000.
24. DHEANSA, B. S.; POWELL, B. W. E. M. Pigmented lymph nodes. *Br. J. Plast. Surg.*, v. 50, n. 7, p. 563-564, 1997.

Seção 14
Lábios, Colo e Mãos

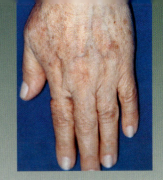

Capítulo 109

Lábios

Maurício de Maio

SUMÁRIO

O lábio esteticamente estruturado traduz beleza e sensualidade para o terço inferior da face. Os pacientes candidatos a aumento dos lábios devem ser criteriosamente analisados e orientados, observando-se expectativas, a fim de evitar resultados insatisfatórios. As substâncias biodegradáveis, apesar da necessidade da reaplicação, apresentam mais segurança e são preferencialmente utilizadas. O tratamento visa melhorar o contorno labial, promovendo sustentabilidade com atenuação das rugas verticais e elevação das comissuras labiais. Uma boa aplicação proporciona resultados bastante favoráveis.

HOT TOPICS

- O aumento volumétrico no tamanho dos lábios em pacientes criteriosamente selecionados pode produzir resultados estéticos muito agradáveis.
- A experiência demonstra que a frequência de preenchimentos com substâncias biodegradáveis diminui com o tempo, pela fibroplasia.
- Pacientes com história de herpes labial devem ser submetidos à medicação antiviral antes do procedimento.
- O bloqueio do nervo infraorbital pode produzir falsa assimetria após o procedimento.

- O preenchimento da comissura do lábio no lábio inferior promove elevação do ângulo da boca e consequente aparência mais jovial.
- Cuidado com qualquer sobrecorreção de preenchimento nos lábios.

INTRODUÇÃO

Os lábios podem ser considerados a pedra fundamental da estética nos rostos masculino e feminino. Tratar esteticamente os lábios compreende atenuar marcas de envelhecimento e melhorar aspectos psicossociais dos indivíduos.

Técnicas para promover aparência mais bela ou sensual dos lábios tornaram-se comuns a partir da década de 1980. O colágeno foi uma das substâncias mais utilizadas para esse fim[1]. Muitas técnicas cirúrgicas também foram desenvolvidas para aumentar ou diminuir o volume dos lábios[2], alterar o comprimento do lábio superior[3] e tentar promover definição estética do vermelhão e do filtro[4].

Lábios cheios promovem sentimentos de suavidade, aquecimento e paixão. Ao contrário, lábios que são finos e achatados por nascimento ou pela idade criam ilusão de frieza emocional ou insensibilidade. A deficiência labial implica idade mais avançada e ausência de atratividade[5].

O processo de envelhecimento da boca está frequentemente associado ao desenvolvimento de sulcos radiais peribucais e perda do aspecto tridimensional dos lábios.

O tratamento do lábio senil deve melhorar a perda de contorno dos lábios e muitas vezes o aumento de volume relacionado ao processo de envelhecimento. A perda de volume muscular ou gordurosa faz com que apareçam as rugas radiais. Pequeno aumento volumétrico no tamanho dos lábios em pacientes criteriosamente selecionados pode produzir resultados estéticos muito agradáveis (Fig. 109.1).

PROPORÇÃO E BELEZA

Como os olhos e o nariz são as estruturas dominantes do terço intermediário da face, a boca e o queixo são os determinantes da atração central do terço inferior[6]. A forma dos lábios é o principal elemento estético desse segmento facial. Lábios cheios e bem definidos simbolizam juventude, saúde, beleza, atração e sensualidade, principalmente nas mulheres[7].

Como qualquer outra estrutura facial, as qualidades presentes na juventude determinam o padrão de beleza dos lábios: forma elevada e bem delineada do arco de cupido; preenchimento e projeção nos lábios superior e inferior; distân-

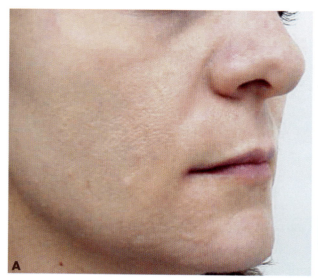 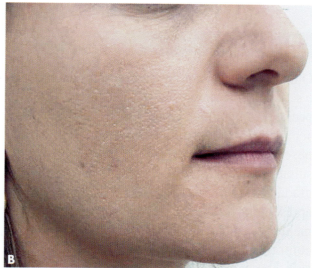

Figura 109.1 – (A) Lábio superior fino antes do tratamento. (B) Lábio superior após o preenchimento. O lábio inferior deve ser tratado para promover equilíbrio.

cia modesta, nem excessiva nem curta, do nariz ao lábio superior. Esses são os aspectos que devem ser almejados no tratamento dos lábios.

A proporção das estruturas faciais obedece aos preceitos gregos e aos conceitos do pai da Ortodontia, Edward Angle.

Classicamente, os sistemas de proporção comparam uma área à outra e tentam definir matematicamente o que seria considerado a relação perfeita entre as estruturas corporais. Em muitos casos, há relações matemáticas perfeitas, mas resultado estético desfavorável[8].

Uma das classificações mais simples é aquela que divide a face em três terços iguais: do tríquio ao supercílio, do supercílio à base do nariz e do nariz ao mento. No caso específico dos lábios, há outra divisão, na qual da base da columela até à comissura se tem um terço e da comissura ao mento, outros dois terços.

Há outro sistema que divide a face em cinco unidades (tamanho do olho) na largura e em oito unidades no comprimento. A parte central dos lábios possui uma unidade, sem contar com a região das comissuras orais (Fig. 109.2). O princípio grego da *proporção dourada* assume a proporção matemática de 1 a 1,618 ou sua recíproca, de 1 a 0,618 para padrões considerados esteticamente agradáveis. No caso dos lábios, a relação lábio superior:lábio inferior está na proporção dourada de 1:1,618. A relação da altura do filtro e a altura conjunta dos lábios superior e inferior é dourada, 1:1,618. A parte central ou corpo do lábio também está na proporção dourada com o comprimento entre as comissuras, sendo de 1:1,618.

Na análise do perfil, o lábio inferior deve estar posicionado posteriormente ao lábio superior, de forma sutil. Essas relações auxiliam muito no planejamento do aumento de lábio.

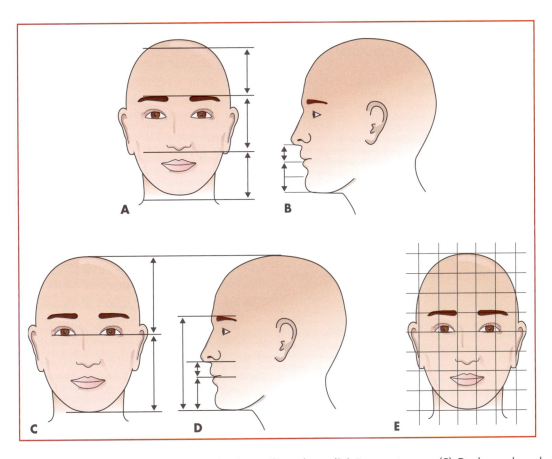

Figura 109.2 – (*A*) Sistema de proporção clássica utilizando a divisão por terços. (*B*) Da base da columela à comissura (um terço) e da comissura ao mento (dois terços). (*C*) A cabeça e a face podem ser divididas em partes iguais por uma linha sobre a qual os olhos repousam. (*D*) O nariz repousa sobre uma linha entre os supercílios e o mento; e os lábios, entre o nariz e o mento. (*E*) O sistema utilizado por artistas, que indica que a face pode ser dividida essencialmente em cinco unidades na largura e oito unidades no comprimento.

Um dos pontos mais relevantes para aumento de lábios é analisar o arco dental. Os lábios projetam-se com auxílio dos arcos dentais superior e inferior, respectivamente para os lábios superior e inferior. De acordo com a classificação de Angle, os pacientes da classe I (normais) são aqueles que mais se beneficiam com procedimentos de aumento de lábio. Os pacientes da classe II, que apresentam protrusão da maxila superior ou hipoplasia da inferior são pacientes que apresentarão resultados inadequados ou nenhum resultado. Os pacientes de classe III, que têm mandíbula proeminente ou hipoplasia de maxila superior também terão resultados insatisfatórios.

INDICAÇÃO

A substância de preenchimento deve ser introduzida nos locais específicos, em que se evidencie alteração das estruturas anatômicas originais. Devem-se avaliar as seguintes estruturas:

- Transição cutaneomucosa.
- Arco de cupido.
- Tubérculo medial.
- Comissura dos lábios.
- Vermelhão.
- Filtro.

A transição cutaneomucosa sofre apagamento com a idade. Há continuidade entre mucosa e pele em decorrência de rugas radiais. Deve-se iniciar o tratamento do lábio senil com a produção de nova linha de transição para que se separe a mucosa da pele. Em consequência do material colocado simultaneamente em submucosa e subderme, há reestruturação do contorno bucal e atenuação das rugas peribucais simplesmente pela presença de suporte subjacente.

TÉCNICA DE PREENCHIMENTO

A experiência demonstra que a frequência de preenchimentos com substâncias biodegradáveis diminui com o tempo, possivelmente pela fibroplasia.

Pacientes com história de herpes labial devem ser submetidos à medicação antiviral antes e após o procedimento, pois o procedimento pode causar aparecimento de lesões.

Geralmente, é necessário bloqueio do nervo infraorbital para maior conforto do paciente. É importante ressaltar que além do bloqueio sensitivo há bloqueio motor, o que pode produzir falsa assimetria. O paciente deve ser notificado desse fato antes do procedimento.

Após a analgesia deve-se proceder à antissepsia cuidadosa da região. A aplicação se inicia no canto direito do lábio inferior. Com o polegar da outra mão deve-se tracionar posteriormente o canto da boca de forma suave. A inclinação da agulha deve ser em torno de 75° da superfície do lábio e a seringa posicionada paralelamente ao lábio inferior. Quando se nota que se atingiu o local adequado, deve-se inclinar a agulha a 45° para o início do preenchimento. Através de retrojeção, devem-se liberar quantidades uniformes de material para não produzir nódulos aparentes. Se houver branqueamento em algum ponto, deve-se aplicar o material mais profundamente e massagear a região.

Na região do vermelhão, deve-se iniciar nos cantos em direção ao centro. O preenchimento da comissura do lábio no lábio inferior promove elevação do ângulo da boca e consequente aparência mais jovial.

O lábio superior deve ser tratado inicialmente a partir do arco de cupido. A aplicação deve ser realizada em W invertido. Uma vez delineada a região do arco de cupido, pode-se tratar o filtro a partir do ápice de cada arco em direção à base da columela. Depois, deve-se proceder à aplicação ao longo da transição cutaneomucosa.

Após realizar a delimitação do vermelhão, pode-se iniciar o aumento do lábio com preenchimento em submucosa e/ou intramuscular. O preenchimento intramuscular deve ser realizado quando se deseja aumento de volume e o submucoso, quando se deseja projeção no perfil.

Além das substâncias de preenchimento, como colágeno e ácido hialurônico, há possibilidade de realizar aumento de lábio com derme autóloga ou de doadores humanos. Essa última é obtida de bancos de tecidos. Os doadores são submetidos a testes rigorosos de sorologia para hepatites B e C, vírus da imunodeficiência humana (HIV, *human immunodeficiency virus*) 1 e 2, vírus linfotrópico humano T tipo 1 (HTLV-1, *human T lymphotropic virus type 1*) e sífilis. O processo é baseado na retirada da epiderme e a derme remanescente é lavada com detergente para remoção dos componentes celulares. A matriz de colágeno é lavada e conservada a frio.

Esse procedimento deve ser realizado por bloqueio dos nervos infraorbitais e mentual. Pode ser necessária sedação para alguns tipos de pacientes. Em geral, coloca-se o dobro do material no lábio superior em relação ao lábio inferior (dois enxertos para o superior e um para o inferior). Para o lábio superior, cada enxerto é colocado através de duas incisões radiais no vermelhão para cada lado: uma medialmente à comissura lateral e a outra no nível do arco de cupido ipsilateral. Dependendo da experiência do médico, podem-se realizar somente as incisões no nível das comissuras. Deve-se realizar a tunelização com descolador de ponta romba e inserir os enxertos com pinça apropriada (tipo jacaré). Para o lábio inferior, é suficiente a colocação de um enxerto só através de duas incisões laterais e uma medial. Os enxertos devem ser colocados no próprio vermelhão, logo abaixo da transição cutaneomucosa. Todas as incisões são fechadas com mononáilon 6-0 e os pontos retirados entre cinco e sete dias. O paciente é orientado a permanecer com gelo por 24 a 48h.

A microlipoenxertia é um método que possibilita preenchimento de lábios. A vantagem é a utilização do próprio tecido do paciente retirado de depósitos de gordura localizada do culote, das coxas, do joelho, do abdome, etc. Pequenas incisões são realizadas em locais escondidos e a gordura é aspirada por cânulas finas de 2 a 3mm, com seringa de 60mL através de vácuo. A gordura é submetida à emulsificação seriada, à purificação e à centrifugação. A gordura "pura" pode ser enxertada na transição cutaneomucosa para definir os limites do vermelhão e na região intramuscular para aumento de seu volume. Podem-se utilizar agulhas de calibre 14 ou 16 ou agulhas apropriadas para a microlipoenxertia. As seringas sobressalentes do paciente são nomeadas e congeladas em temperaturas bastante baixas. Essas seringas podem ser armazenadas por até dois anos[9].

Estudos clínicos e histológicos demonstram a eficácia a longo prazo dos enxertos de gordura[10]. A reabsorção da gordura está em torno de 20 a 30% em um ano, apesar de poder variar de indivíduo para indivíduo. Em geral, deve-se realizar supercorreção durante o procedimento para compensar esse fato. Pequenos nódulos são comuns nos locais da aplicação por sete a dez dias e se amenizam rapidamente com massagens.

QUESTÕES

1. Quais critérios são analisados e respeitados na face antes de se promover aumento dos lábios?
2. Quais estruturas anatômicas dos lábios devem ser preenchidas?
3. Quais as principais substâncias utilizadas no aumento dos lábios?
4. Em quais planos as substâncias são normalmente injetadas?
5. Que efeito não desejável acontece em graus variáveis na microlipoenxertia?

REFERÊNCIAS

1. NICOLLE, F. V. Use of Zyderm in the aging face. *Aesthethic Plast. Surg.*, v. 6, p. 193, 1982.
2. FANOUS, N. Correction of thin lips: "lip lift". *Plast. Reconstr. Surg.*, v. 74, p. 33, 1984.
3. JETER, T. S.; NISHIOKA, G. J. The lip lift: an alternative corrective procedure for iatrogenic vertical maxillary deficiency. Report of a case. *J. Oral Maxillofac. Surg.*, v. 46, n. 4, p. 323-325, 1988.
4. LASSUS, C. Surgical vermillion augmentation: different possibilities. *Aesthetic Plast. Surg.*, v. 16, n. 2, p. 123-127, 1992.
5. FERGUSON, D. B. The aging mouth. *Front Oral Physiol.*, v. 6, p. 1-6, 1987.
6. ELLIS, D. A. F.; PELAUSA, E. O. Cosmetic evaluation of the lower third of the face. *Facial Plast. Surg.*, v. 4, p. 3, 1987.
7. GONZALEZ-ULHOA, G. M. The sensuous lip. *Aesthetic Plast. Surg.*, v. 16, p. 231-236, 1992.
8. HERSEY, G. L. *The Evolution of Allure*. Cambridge: MIT, 1996.
9. SATTLER, G.; SOMMER, B. Liporecycling: immediate and delayed. *Am. J. Cosmet. Surg.*, v. 14, n. 3, p. 311-316, 1997.
10. NIECHAJER, I.; SEVCUK, O. Long term results of fat transplantation: clinical and histological studies. *Plast. Reconstr. Surg.*, v. 94, p. 496-506, 1994.

Capítulo 110

Colo Senil

Cesar Isaac

SUMÁRIO

Fonte de descontentamento de mulheres que "se cuidam", o colo senil até há poucos anos não tinha tratamentos específicos. Sendo, simplesmente, considerada como extensão da face, essa região anatômica recebia os mesmos produtos e procedimentos aplicados no rosto.

Graças à melhor compreensão dos mecanismos de envelhecimento do colo, hoje existem recursos específicos no tratamento do colo senil. Esses procedimentos que incluem *peelings* adequados às características da pele do colo e aplicação de toxina botulínica devolveram, a uma parte do corpo feminino tão valorizada, "ares renascentistas".

As rugas cutâneas que se formam na região pré-esternal (Fig. 110.1) podem ser, didaticamente, classificadas em: *rugas dinâmicas*, *rugas estáticas* e *rugas associadas ou mistas*. As rugas dinâmicas são aquelas visíveis somente quando há contração muscular, ao passo que as rugas estáticas estão presentes mesmo com a musculatura em repouso. A presença de rugas estáticas denota um envelhecimento cutâneo mais avançado, sendo estas mais frequentes a partir da sexta década.

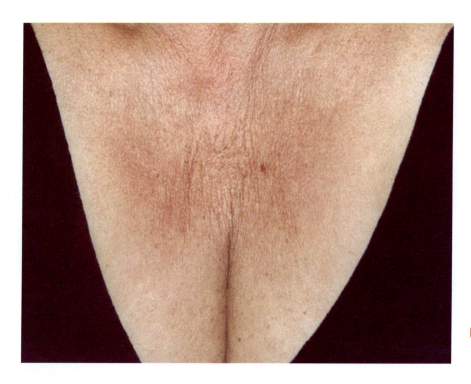

Figura 110.1 – Rugas de colo.

HOT TOPICS

- As rugas cutâneas que se formam na região pré-esternal podem ser dividas em: rugas dinâmicas, rugas estáticas e rugas mistas.
- Os principais critérios para a avaliação cutânea nos procedimentos estéticos são pigmentação e metabolismo lipídico.
- A presença de discromias na pele pode estar associada ao surgimento de processos patológicos como neoplasias, queratoses e elastoses.
- Agentes clareadores são efetivos no tratamento do fotoenvelhecimento, sendo associados à tretinoína.
- O fator primordial no combate do fotoenvelhecimento é a proteção solar contra as radiações ultravioleta (UV).
- A hidroquinona é o agente despigmentante mais utilizado no combate às hipercromias de pele.
- O uso de ácido glicólico na região do colo deve ser cauteloso, uma vez que pode resultar em abrasão química e cicatrizes.
- O uso da toxina botulínica no tratamento das rugas de colo está indicado em portadores de rugas secundárias e terciárias, que apresentem fotoenvelhecimento moderado e idade entre 30 e 50 anos.

AVALIAÇÃO DA PELE DO COLO

A análise da pele deve ser o passo inicial em qualquer procedimento estético cutâneo. Os principais critérios dessa avaliação são pigmentação e metabolismo lipídico. A classificação de Fitzpatrick é mundialmente utilizada na avaliação de pigmentação e potencial para desenvolver queimaduras solares[1]. Essa classificação sugere, ainda, sensibilidade a alguns agentes químicos (*peelings*) e a possibilidade de hiperpigmentação.

Além das variações na coloração cutânea, é necessário avaliar o fotoenvelhecimento e a presença de discromias. Essas alterações estão relacionadas ao surgimento de processos patológicos como neoplasias, queratoses e elastoses de pele.

O mecanismo do fotoenvelhecimento não está completamente elucidado, todavia, acredita-se que as radiações solares (UVA e UVB) provoquem mutações no ácido desoxirribonucleico (DNA, *deoxyribonucleic acid*), aumento na produção de radicais livres, alterações proteicas e enzimáticas e peroxidação lipídica. A radiação UV estimula, ainda, as fosfoquinases que ativam os genes c-Fos e c-Jun, que por sua vez ativariam o fator de transcrição proteína 1 do ativador (AP-1, *activator protein 1*), provocando a lise do colágeno.

O sistema de classificação mais comumente utilizado para avaliar as alterações do fotoenvelhecimento é a classificação de Glogau[2] que se baseia em critérios clínicos.

Discromias são comuns no processo de rejuvenescimento. O grau das alterações pigmentares no fotoenvelhecimento é variável. O exame na lâmpada de Wood demonstra que o pigmento pode se localizar na epiderme ou derme.

A terapêutica correta consiste em selecionar o agente segundo a profundidade de pele que se deseja tratar. Agentes clareadores são efetivos no tratamento do fotoenvelhecimento epidérmico, sendo usualmente associados à tretinoína. *Peelings* com solução de Jessner também são efetivos no combate às manchas epidérmicas. Hiperpigmentação dérmica geralmente necessita de tratamento adicional da derme papilar com agentes como ácido tricloroacético (ATA).

O número de anexos cutâneos na região peitoral é menor que na face, portanto, seu metabolismo hidrolipídico também o será. Isso significa que faces oleosas apresentam a pele do colo mais seca. Esse conhecimento é fundamental na eleição de agentes esfoliantes que promoverão reepitelização a partir desses anexos.

TERAPÊUTICA

Cosmecêuticos

Proteção Solar

O fator primordial no combate ao fotoenvelhecimento é a prevenção aos danos causados pelas radiações UV. Kligman[3] demonstrou que a ausência completa de radiação solar seria capaz de reverter algumas alterações histológicas do fotoenvelhecimento. Embora esse fato seja clinicamente impossível, enfatiza a necessidade cutânea de fotoproteção. A radiação UVB (290 a 320nm) está diretamente relacionada com a carcinogênese e o fotoenvelhecimento cutâneo. A radiação UVA (320 a 400nm) é menos carcinogênica, porém, esta radiação penetra até a camada gordurosa subcutânea e nenhum protetor solar consegue bloqueá-lo completamente.

Alfa-hidroxiácidos

A importância dos alfa-hidroxiácidos (AHA) no combate ao fotoenvelhecimento foi notada quando portadores de queratose facial, tratados com loção de ácido lático a 7%, apresentaram desaparecimento de rugas finas[4].

Os AHA podem ser utilizados em concentrações, acidificações e veículos diversos. Formulações de uso em consultório podem ser acidificadas (pH = 1,5 a 2,75), enquanto formulações de uso domiciliar devem ser ajustadas com solução tampão para que seu pH seja mais próximo ao pH da pele (4,4 a 5,6), diminuindo, assim, a agressividade deste agente sobre a pele.

A ação desses ácidos na epiderme promove diminuição da adesão dos corneócitos graças ao enfraquecimento dos desmossomos. Na derme, sua presença estimula a produção de colágeno e glicosaminoglicanos. *In vitro* observou-se aumento na produção de colágeno em dez vezes quando da presença dos AHA[5]. Fibroblastos dérmicos também apresentam melhora da sua *performance* na presença dos AHA.

Outros estudos demonstraram aumento na síntese de colágeno na presença de ácido glicólico e ácido lático. Van Scott e Yu acreditam que devido à semelhança bioquímica entre o ácido ascórbico e o glicólico (alfa-hidroxiácido-2,4,5,6-tetrahidroxi-3ceto-hexanoico ácido), a participação do ácido glicólico na síntese de colágeno seja semelhante à da vitamina C[6].

Retinoides

A tretinoína ou ácido retinoico é o agente não esfoliativo mais utilizado no rejuvenescimento cutâneo. Kligman *et al.*, em 1986, foram os primeiros a publicar a reversão do processo de fotoenvelhecimento utilizando esse agente em modelo animal. McCullough *et al.* descreveram os efeitos clínicos da utilização dos retinoides na região pré-esternal[7].

Acredita-se que o mecanismo de ação dos retinoides esteja ligado à regulação de receptores nucleares específicos. A ligação do ácido retinoico ao seu receptor causa uma mudança estrutural que expõe os locais de ligação do DNA. Esses receptores nucleares ativados controlarão as funções celulares, modificando diretamente a expressão desses genes modificados. Essa resposta dependerá do tipo e da diferenciação celular.

As aplicações clínicas dos retinoides foram estudadas por Kligman[8] e Leyden que apontam como maiores beneficiárias do uso de tretinoína as peles ressecadas, descamativas, com presença de lentigos, hiperpigmentação difusa e rugas finas. Pacientes com pele sensível ou normal apresentam melhor resposta quando o tratamento se inicia com baixas doses de retinoides ou cremes emolientes. Diversos estudos demonstram que o aumento nas concentrações dos retinoides está relacionado à melhora na *performance* desta substância. Obagi *et al.* sugerem protocolos de tratamento extremamente agressivos para face, pescoço e colo, enfatizando a importância da dose correta de tretinoína na obtenção do rejuvenescimento de pele[9].

Agentes Clareadores

Hidroquinona

A hidroquinona é o agente despigmentante mais utilizado no combate às hipercromias de pele. Derivado do ácido fênico, a hidroquinona (hidroxifenil) age bloqueando a conversão de dopa em melanina graças à inibição da enzima tirosinase[10].

Efeitos adversos incluem dermatite alérgica ou irritativa, hipopigmentação cutânea e ocronose, mais comum em face, porém, podendo manifestar-se também em pescoço e colo[11].

Ácido Azelaico

O ácido azelaico é um ácido dicarboxílico cuja utilização, como agente despigmentante, tornou-se conhecida durante o processo diagnóstico da *ptiríase versicolor*. Sua ação parece ser seletiva nos melanócitos hiperativos ou anormais, em que promove inibição da tirosina, diminuição da atividade da oxirredutase mitocondrial e diminuição na síntese de DNA.

O ácido azelaico mostrou-se tão efetivo quanto tretinoína, peróxido de benzoíla e eritromicina tópica no tratamento de acne facial e corporal.

Reações alérgicas são raras, porém, ocorre prurido, eritema transitório e descamação em 5 a 10% dos pacientes.

Ácido Kójico

Esse ácido produzido por fungos *Aspergillus* e *Penicillium* é outro inibidor da tirosinase. Uma das vantagens do ácido kójico sobre os outros despigmentantes é sua estabilidade química, podendo ser associado a outros ativos em diversas formulações. Todavia, o ácido kójico tem maior incidência de resposta alérgica que outros agentes semelhantes[12].

Terapia combinada de ácido glicólico e kójico foi comparada à associação de ácido glicólico e hidroquinona no tratamento de melasma, em que cada associação foi aplicada em uma hemiface. Em 51% dos pacientes tratados não houve diferença significativa de resultados; 21% destes pacientes obtiveram redução importante das manchas no lado tratado com hidroquinona; e 28% mostraram melhora clínica superior no lado tratado com ácido kójico. Esses resultados sugerem a necessidade de tratamento com múltiplos agentes despigmentantes.

Vitamina C Tópica

O ácido ascórbico é uma arma excelente no combate ao envelhecimento cutâneo graças à sua ação na síntese de colágeno e sua capacidade antioxidante. A absorção cutânea foi demonstrada em modelo animal com pele de porco cujo nível dérmico de ácido ascórbico chegou a 25 vezes o do grupo-controle utilizando-se uma solução tópica aquosa a 10%. Em culturas de fibroblastos, o ácido ascórbico estimula a produção de colágeno tipos I e III, aumentando sua transcrição gênica, efeito este ainda interrogado *in vivo*.

Outro papel importante da vitamina C no combate ao envelhecimento da pele está na sua ação antioxidante. Radicais livres de oxigênio são mediadores das lesões actínicas provocadas pela radiação UV e o ácido ascórbico tem se mostrado um potente antioxidante hidrossolúvel não enzimático. O ácido L-ascórbico reduz a lesão causada por exposição à radiação UV em modelo experimental.

Peelings

Ácido Glicólico

Largamente utilizado no rejuvenescimento facial. A concentração ideal para consultório varia entre 30 e 70%. Esse ácido deve ser usado com cautela na região do colo, pois a abrasão química pode se aprofundar, formando cicatrizes. Formação de lâmina esbranquiçada e endurecida (*frost*) indica necrose epidérmica com inflamação dérmica.

Moy *et al.* descrevem um protocolo de esfoliações com ácido glicólico entre 50 e 70%, semanalmente, durante quatro semanas para tratamento de rugas finas e lesões superficiais da região pré-esternal. Van Scott e Yu propõem o mesmo protocolo por dez meses, demonstrando redução de rugas em 21 das 27 pacientes tratadas[13]. Num estudo duplo-cego apresentado por Newman, *peelings* semanais de ácido glicólico a 50% mostraram-se efetivos no combate a ressecamento e rugas finas no colo, porém, eram pouco efetivos no combate a queratose solar e lentigos[14].

Inicialmente, a expectativa quanto à capacidade de rejuvenescimento promovida pelo ácido glicólico era bastante alta. Estudos recentes demonstram que esses resultados são efetivos, porém, moderados. Os melhores resultados aparecem em pacientes Fitzpatrick I e II com discreto fotoenvelhecimento.

Solução de Jessner

A solução de Jessner contém resorcinol, ácido salicílico, ácido lático e etanol. O resorcinol tem sido utilizado como agente esfoliante há mais de 100 anos e sua associação com outros agentes visa reduzir sua concentração, diminuindo seus efeitos adversos. Essa solução, que cria uma esfo-

Capítulo 111

Tratamento da Mão Senil

Malba Bertino ♦ Danielle M. Bertino

SUMÁRIO

As mãos, como as demais regiões do corpo humano, também envelhecem. Por estarem mais expostas à radiação ultravioleta (UV), são acometidas mais precocemente, ao redor dos 30 anos de idade. O cuidado de fotoproteção diária deve-se iniciar cedo, na mais tenra idade. Neste capítulo serão abordadas as principais causas do envelhecimento das mãos, bem como as principais opções terapêuticas. Dentre elas, podem-se citar tratamento tópico, *lasers*, luz intensa pulsada, esfoliação química e preenchedores cutâneos.

HOT TOPICS

- No dorso da mão senil observa-se diminuição do tecido adiposo com maior vascularização.
- Com a senilidade, a pele fica rugosa, áspera, com presença de melanoses solares, queratoses actínicas, púrpura senil, rugas, leucodermia solar, queratoses seborreicas e neoplasias.
- Os alfa-hidroxiácidos estimulam a produção de ácido hialurônico e de colágeno e diminuem a espessura do estrato córneo.
- A seleção adequada dos pacientes e uma boa orientação antes e depois do procedimento evitam e minimizam as complicações.
- A solução de Jessner é constituída por resorcinol (14%), ácido salicílico (14%) e ácido lático (14%) em etanol a 95%.
- A esfoliação química ideal é aquela que provoca a menor necrose e induz maior formação de tecido novo.
- O *frost* deve-se à coagulação de proteínas da pele.
- Quanto mais intenso o *frost*, mais profundo é o *peeling*.
- A luz intensa pulsada age por mecanismo de fotodermólise seletiva e induz a reestruturação do colágeno.
- As complicações mais comuns são discromias (hiper ou hipocromias) e exulcerações.
- Ácido poli-L-lático age estimulando a neocolagênese.

INTRODUÇÃO

A pele, como os demais órgãos do corpo humano, também envelhece. Alguns fatores contribuem para o envelhecimento cutâneo e podem ser intrínsecos e extrínsecos. O fator intrínseco, genético ou hereditário varia de um indivíduo para outro, de acordo com a raça, o sexo e a cor da pele. O fator extrínseco deve-se principalmente à exposição diária à radiação UV, originando-se daí o termo fotoenvelhecimento. A radiação UV associada ao estilo de vida é a principal responsável por provocar um grau de envelhecimento muito maior nas áreas corporais expostas do que nas áreas não expostas. Existem outros fatores que contribuem para o envelhecimento e que não podem ser esquecidos, como a carência de estrógenos na mulher, as carências vitamínicas, o tabagismo, as agressões do meio ambiente como frio, poeira, poluição e vento e os fatores mecânicos. Portanto, o envelhecimento cutâneo das mãos envolve a associação de fatores intrínsecos e extrínsecos com variações na sua apresentação clínica e no nível de gravidade.

ANATOMIA

A musculatura da mão é muito complexa e se constitui de músculos extrínsecos e intrínsecos. Os extrínsecos originam-se no antebraço e seguem até os dedos, nos quais fazem sua inserção. Os intrínsecos estão na face palmar da mão e dividem-se em três grupos: tenares, hipotenares e lumbricais.

A inervação da mão é feita pelos nervos mediano, ulnar e radial.

A irrigação da mão é feita pelas artérias radial e ulnar. As veias digitais dorsais alimentam as três veias metacárpicas dorsais que se unem para formar uma rede venosa dorsal.

ALTERAÇÕES HISTOLÓGICAS NA PELE DAS MÃOS

Muitas diferenças são apontadas entre a pele jovem e a senil.

No processo de envelhecimento da pele, observam-se alterações na epiderme, na derme e no subcutâneo. A epiderme tem função protetora e atua como uma barreira; já a derme é responsável pela firmeza e elasticidade da pele.

Na sexta década de vida, a velocidade na renovação celular é reduzida à metade. A *epiderme* se torna mais fina, com diminuição da camada córnea, alteração dos melanócitos, alteração das células germinativas, presença de células com atipias nucleares e diminuição do manto hidrolipídico. Há retificação dos cones epiteliais com diminuição da coesão dermoepidérmica, levando clinicamente a uma maior facilidade para a formação de bolhas. As células de Langerhans são reduzidas em torno de 50%, particularmente na pele exposta à luz solar.

As alterações *dérmicas* são as principais responsáveis pelo aspecto da pele do idoso. A derme diminui em espessura e há decréscimo importante de número e tamanho dos mastócitos e fibroblastos. Ocorre degeneração das fibras colágenas, que diminuem principalmente nas áreas de maior exposição à luz solar, fazendo com que a pele se torne mais rígida. As fibras elásticas e reticulares também sofrem alterações; apresentam-se diminuídas e fragmentadas. As glândulas sudoríparas apócrinas e écrinas diminuem de tamanho e produção. As glândulas sebáceas não exibem alterações morfológicas, o mesmo ocorrendo com as terminações nervosas livres. Mas os corpúsculos de Meissner, Vater-Pacini e Merckel se encontram diminuídos em número e volume, o que pode favorecer o aparecimento de lesões traumáticas.

Na *hipoderme*, os adipócitos apresentam-se diminuídos em número e volume.

ALTERAÇÕES CLÍNICAS

Clinicamente, observa-se diminuição na qualidade da elasticidade da pele no dorso das mãos, pois, ao ser tensionada, não retorna rapidamente à sua posição original como ocorre no adulto jovem. Isso se deve às alterações das fibras colágenas e elásticas.

No dorso da mão senil observa-se a diminuição do tecido adiposo com maior visualização da vascularização. A superfície da pele fica mais rugosa e torna-se mais áspera, com a presença de melanoses actínicas, queratoses actínicas, púrpura senil, rugas, leucodermia solar, queratoses seborreicas, sem esquecer os tumores cutâneos malignos como o melanoma e os carcinomas basocelular e espinocelular.

As alterações da mão senil podem acontecer em épocas diferentes da vida e em graus variáveis. Alguns indivíduos apresentam alterações ao final da terceira década de vida, enquanto outros, somente na sexta década. Portanto, o quadro cutâneo vai resultar da interação genótipo-fenótipo associada a fatores ambientais e ao estilo de vida.

De acordo com a gravidade do envelhecimento, a mão senil pode ser classificada em cinco graus distintos. Essa classificação tem a

1398 – Condições Inestéticas e Cronológicas

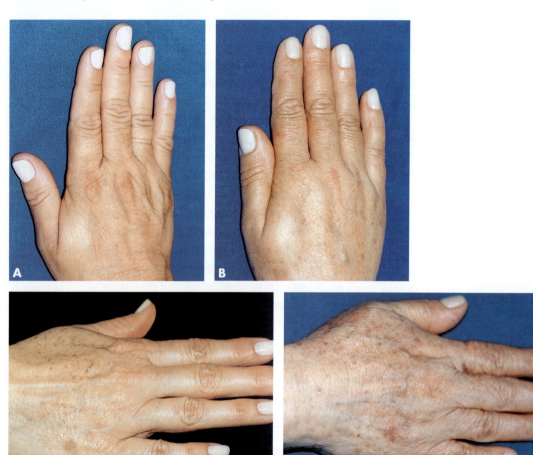

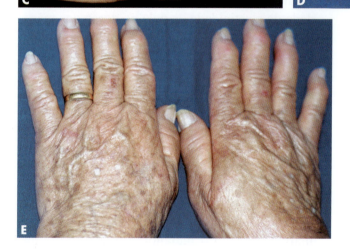

Grau	Rugas	Lesões	Figura
I	Rugas finas	Discretas melanoses actínicas	A
II	Rugas finas	Melanoses actínicas no dorso das mãos Não acomete os quirodáctilos	B
III	Rugas finas	Melanoses actínicas no dorso das mãos, queratoses actínicas palpáveis	C
IV	Rugas mais acentuadas	Melanoses e queratoses actínicas no dorso das mãos e nos quirodáctilos	D
V	Rugas profundas	Ressecamento e atrofia da pele, melanoses e queratoses actínicas em toda a superfície	E

Figura 111.1 – Classificação da mão senil.

finalidade de facilitar o diagnóstico clínico e a conduta terapêutica (Fig. 111.1).

TRATAMENTO

Didaticamente, pode-se dividir o tratamento da mão senil em clínico e cirúrgico. Dependendo do grau de comprometimento, utiliza-se o tratamento clínico, o cirúrgico, ou a associação dos dois.

Tratamento Clínico

O tratamento clínico consiste, inicialmente, nos cuidados diários de fotoproteção, indicando-se o uso isolado de protetores solares que reduzam o dano actínico. Deve-se dar preferência a protetores fotoestáveis, de amplo espectro e resistentes à água. Em associação à fotoproteção, podem-se utilizar os alfa-hidroxiácidos (AHA) como o ácido glicólico e o lactato de amônio, que estimulam a produção do ácido hialurônico e do colágeno, além da diminuição na espessura do estrato córneo. Outra opção é a utilização de retinoides tópicos que irão neutralizar parcialmente a depleção da vitamina A, induzida pela radiação ultravioleta B (UVB), e promover o reparo do dano actínico.

Dentre os retinoides tópicos, os resultados mais consistentes são obtidos com a tretinoína, na concentração a 0,05%, e com a isotretinoína, nas concentrações a 0,05 e 0,1%, em uma única aplicação diária, o que proporciona diminuição das rugas superficiais e diminuição das melanoses e da aspereza da pele. A vitamina C na sua forma ativa, o ácido L-ascórbico, age neutralizando os radicais livres e auxilia na síntese do colágeno novo.

Em mulheres na menopausa, a reposição hormonal com estrógenos é importante, pois essa terapia proporciona redução significativa no ressecamento da pele e nas rugas finas.

A 5-fluoruracila tópica tem sido uma opção para os casos mais graves de fotoenvelhecimento, pois, além dos bons resultados observados, trata lesões que não são evidenciadas clinicamente. O desconforto e a inflamação local são presumíveis, mas podem ser controlados. É importante lembrar que 6% da 5-fluoruracila possuem absorção sistêmica.

Tratamento Cirúrgico

De acordo com o grau de envelhecimento da mão, podemos optar por tratamentos cirúrgicos como esfoliação química (*peeling*), esfoliação mecânica, *laser*, luz intensa pulsada (IPL, *intense pulsed light*), criocirurgia, lipoenxertia e preenchimento cutâneo. No entanto, é importante não se esquecer de selecionar bem os casos a serem tratados, a fim de evitar as complicações que poderão surgir posteriormente, como os êmbolos, quando da realização de técnicas de lipoenxertia ou de preenchimento, ou as cicatrizes inestéticas, após o uso de *laser*, IPL, esfoliações químicas ou mecânicas (microdermabrasão).

Apesar do significativo avanço das técnicas de rejuvenescimento com os *lasers* e a IPL, as esfoliações químicas ainda possuem a sua importância, sendo eficazes para tratar o envelhecimento cutâneo das mãos, com a vantagem do baixo custo. Constituem uma excelente opção, contudo, alguns indivíduos podem apresentar complicações que podem ser evitadas ou minimizadas da melhor forma possível, começando-se com uma seleção adequada do paciente e das orientações para antes e depois do procedimento.

Existem algumas situações em que se devem contraindicar as esfoliações químicas, que podem ser relativas ou absolutas. As contraindicações relativas poderão ser contornadas/administradas. Entre elas estão as expectativas irreais, a fotoproteção inadequada, a irradiação prévia, o verão, a utilização de isotretinoína via oral e o fototipo IV (classificação de Fitzpatrick). Já as contraindicações absolutas são aquelas em que o procedimento não deve ser efetuado, em hipótese alguma, e nelas se incluem os indivíduos com pele de fototipo V (classificação de Fitzpatrick), história de queloides, estresse grave e escoriações.

> *Importante*: Antes de se optar pelo tratamento da mão senil, é importante que sejam lembradas algumas condições que não devem ser ignoradas. É fundamental saber quando indicar um procedimento, mas, principalmente, saber quando contraindicá-lo.

Quinze dias antes do procedimento, a pele deve ser preparada com tretinoína tópica, associada ou não a despigmentantes como a hidroquinona. O ácido glicólico e a vitamina C podem ser utilizados e o mais importante é a adesão ao esquema de fotoproteção diária. O paciente deve ser bem orientado quanto aos benefícios e limitações do tratamento, evitando-se expectativas irreais.

O rejuvenescimento das mãos através da esfoliação química promove remoção controlada da pele fotoenvelhecida, em que a epiderme alterada é substituída e, na derme, ocorre estímulo para a produção de colágeno. Clinicamente, observa-se a diminuição das rugas finas, a diminuição das hipercromias e a melhora na textura da pele, que se apresenta mais uniforme. Os agentes químicos esfoliantes mais utilizados são o ácido tricloroacético (ATA), o ácido glicólico, a solução de Jessner e a tretinoína.

Sendo assim, a esfoliação química ideal é aquela que provoca a menor necrose e induz à maior formação possível de tecido novo. Esse é o conceito que suporta a ideia de que repetidas esfoliações superficiais e médias são preferíveis às esfoliações mais profundas, pois estas envolvem maiores riscos de complicações e períodos mais longos de recuperação. Tais esfoliações repetidas apresentam baixo risco e criam benefícios cumulativos superiores aos resultados de uma única esfoliação. Existe ainda uma tendência atual em combinar mais de um agente na realização desses procedimentos, também objetivando melhores resultados com menores riscos.

A solução de Jessner é uma combinação de resorcinol (14%), ácido salicílico (14%) e ácido lático (14%) em etanol a 95%. É utilizada isoladamente ou em associação com outros agentes. É chamada de esfoliação combinada, cuja função é aumentar a penetrabilidade e a uniformidade do agente, além de dar maior segurança durante a sua aplicação. A solução de Jessner pode ser associada ao ATA, ao ácido glicólico e à tretinoína.

A tretinoína como agente químico esfoliante é utilizada nas concentrações de 1 a 5% em propilenoglicol. A técnica é semelhante à das outras esfoliações químicas, recomendando-se deixar o produto em contato com a pele por um período de 6h. O efeito esfoliante é discreto, correspondendo macroscopicamente a uma decapagem córnea, entretanto, histologicamente, seu efeito é compatível com as alterações histológicas do tratamento crônico com retinoides tópicos, provocando diminuição da camada córnea, aumento na espessura da epiderme com maior organização do estrato de Malpighi e alongamento das cristas epidérmicas. Na esfoliação clínica, observa-se diminuição da hiperpigmentação e melhora da elasticidade e do turgor da pele.

Utiliza-se o ATA nas concentrações a 20 e 30% em solução aquosa e a 11, 16,9 e 20% em forma de pasta.

A *pasta de ATA* foi desenvolvida em veículo creme que contém na sua composição substâncias calmantes, neutralizantes e umectantes, permitindo que o dermatologista trabalhe com mais segurança e tranquilidade, além de oferecer maior conforto ao paciente (Fig. 111.2). A sensação de ardor é mais discreta, comparando-se ao uso de ATA em solução aquosa. A técnica de aplicação é a mesma das "esfoliações" faciais, iniciando-se com o desengorduramento prévio da pele com álcool. Em seguida, aplica-se a pasta com uma espátula, espera-se de 3 a 5min e remove-se com gaze embebida em álcool. A partir daí, observa-se um *frost* discreto que posteriormente é substituído por eritema. O *frost*, coloração esbranquiçada da pele após a aplicação do ácido, deve-se à coagulação das proteínas da pele e quanto mais intenso for aquele, mais profundo é o *peeling* (Fig. 111.3).

Dois dias após o procedimento, a pele começa a descamar suavemente e o processo se completa ao final de 7 a 15 dias. A principal orientação é a utilização de filtros solares diariamente e a não exposição prolongada à luz solar por um período de 30 dias. Esse procedimento pode ser repetido com intervalos de 20 a 30 dias, aconselhando-se de uma a três sessões.

Importante: Nas áreas não faciais, as unidades pilossebáceas estão em menor número. Portanto, a reepitelização é mais demorada e os riscos de complicações são maiores.

O sucesso do tratamento depende de uma boa orientação após o procedimento. É importante

Tratamento da Mão Senil – **1401**

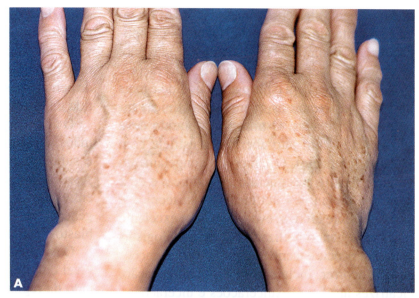

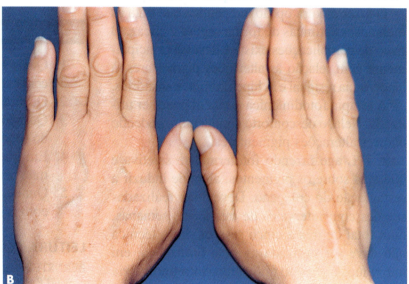

Figura 111.2 – Antes (A) e depois (B) da pasta de ácido tricloroacético.

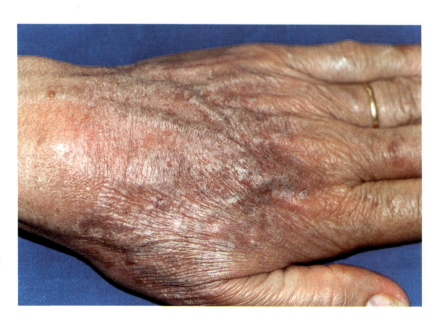

Figura 111.3 – *Frost* após pasta de ácido tricloroacético.

Seção 15

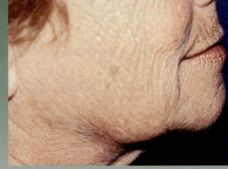

Terapias Antienvelhecimento

Capítulo 112

Nutracêuticos

Luiz Gustavo Martins Matheus ♦ Henry Okigami

SUMÁRIO

Nas últimas décadas, a expectativa de vida da população tem aumentado, principalmente pela evolução de cuidados médicos e alimentares das pessoas. Estima-se que atualmente mais de 24% da população mundial tenha acima de 65 anos de idade. No Brasil, estima-se que em 2030 teremos mais de 25% de pessoas acima de 50 anos de idade para uma população de mais de 260 milhões de habitantes.

O que fica evidente é que os hábitos de vida estarão confirmando ou não essas estimativas, uma vez que, a cada dia que passa, a exposição ao sol é mais intensa e o estresse imposto pelo mundo moderno provoca alterações nas estruturas celulares que, somadas aos desequilíbrios da matriz extracelular, aceleram o envelhecimento e geram um organismo debilitado que com certeza não chegará às expectativas de vida anteriormente informadas.

Um estilo de vida mais adequado ao organismo, assim como uma alimentação focada nas necessidades de cada indivíduo, pode ser considerado ação fundamental para qualidade de vida aceitável. Alimentação frequente de vitaminas, sais minerais, proteínas, ácidos graxos e carboidratos é mandatória para suprir as reais necessidades de cada indivíduo. É claro que não podemos esquecer dos prebióticos e probióticos, considerados alimentos auxiliares na manutenção das funções intestinais, assim como na absorção de micronutrientes dedicados ao bom funcionamento das atividades bioquímicas do organismo.

Não podemos esquecer dos fitoquímicos, fonte principal da grande maioria das pesquisas em alimentos funcionais, chamados de nutracêuticos. A biodiversidade vegetal trabalha tanto na manutenção como na recuperação da saúde, por seus efeitos benéficos no equilíbrio das funções bioquímicas e fisiológicas do organismo humano. A cada dia descobrimos novas moléculas em produtos de origem vegetal que mostram benefícios funcionais no organismo, mas precisamos ter paciência, pois as pesquisas em muitos casos não são conclusivas estatisticamente. Por outro lado, a legislação brasileira precisa acompanhar essa evolução de forma mais rápida e globalizada. Não vamos esquecer que hoje estamos almoçando em algum Estado do Brasil e amanhã podemos estar nos alimentando em outro país do outro lado do planeta.

HOT TOPICS

- Nutracêuticos correspondem ao estudo dos alimentos e dos mecanismos pelos quais o organismo ingere, assimila e utiliza os nutrientes.
- O envelhecimento da pele parece ocorrer com o decréscimo da síntese de colágeno e/ou com o aumento da proteólise.
- O suplemento de carotenoides por uso oral mostrou a proteção parcial da pele contra o eritema produzido pelas radiações ultravioleta B (UVB) e ultravioleta A (UVA).
- Uma formulação dietética contendo colágeno é segura e eficaz para o tratamento do envelhecimento facial em mulheres.
- Os polifenóis do chá verde têm propriedades anti-inflamatórias e anticarcinogênicas e estes efeitos correlacionam-se com as propriedades antioxidantes destes produtos.
- As vitaminas são essenciais para o crescimento, o desenvolvimento e a manutenção da saúde, sendo obtidas de fonte dietética. São essenciais, uma vez que não são produzidas pelos tecidos.
- Os minerais mais utilizados em suplementos são: magnésio, cálcio, potássio, ferro, zinco, selênio, cobre, manganês, cromo e vanádio.
- Os aminoácidos considerados essenciais são: valina, leucina, isoleucina, lisina, histidina, fenilalanina, triptofano, treonina e metionina.
- Os ácidos graxos poli-insaturados são ômega-3 e ômega-6 e estão presentes nos óleos. Diminuem o nível de colesterol no sangue, sendo benéficos contra os processos de aterosclerose e trombose.

INTRODUÇÃO

Com o passar dos anos, a aplicação dos alimentos na promoção da saúde do organismo tem sido cada vez mais frequente, o que levou os órgãos reguladores internacionais a desenvolverem regras quanto aos benefícios propostos nas rotulagens de produtos alimentícios.

É importante ressaltar que o termo *nutracêuticos*, difundido pelo mundo, tenta exprimir o estudo dos alimentos e dos mecanismos pelos quais o organismo ingere, assimila e utiliza os nutrientes que nos fornecem a energia necessária para mantê-lo saudável. Até em produtos cosméticos se nota esse conceito na forma de "pílulas de beleza" ou mesmo pelo termo "*cosmetofood*". De qualquer forma, todos esses conceitos mostram benefícios estéticos e por isso vamos falar um pouco da pele e onde estes benefícios acontecem.

PELE E ANTIOXIDANTES

A pele é considerada um órgão de proteção ao corpo, atuando como barreira física, química e microbiológica na inter-relação com o meio ambiente. Essa função de barreira da pele a torna exposta a agressões externas constantes, dentre as quais a mais importante é a radiação ultravioleta (UV). Essa radiação induz a formação de radicais livres, bem como lesiona diretamente moléculas absorvedoras do comprimento de onda UV, provocando alterações químicas, bioquímicas e consequentemente fisiológicas e anatômicas associadas com o envelhecimento[1].

Como outros órgãos, a pele passa continuamente por algumas modificações fisiológicas com o avanço da idade. No processo de envelhecimento do indivíduo estão envolvidos fatores intrínsecos e extrínsecos. O envelhecimento intrínseco da pele é evidenciado, dentre outras alterações, pela diminuição da síntese de colágeno, de elastina e de outras macromoléculas, pela menor regeneração celular, diminuição das defesas antioxidantes, espessamento dos vasos, alterações nas fibras de colágeno que se tornam quebradiças, alterações nas fibras de elastina que se fragmentam e pelo aumento da degradação da matriz extracelular. Com base nas evidências atualmente disponíveis, o envelhecimento da pele parece ocorrer em paralelo com o decréscimo da síntese de colágeno e/ou com o aumento da proteólise. Então, o processo de envelhecimento não está ligado somente às estruturas celulares, mas também a uma disfunção macromolecular na matriz extracelular, gerando reações de glicação, alteração da elasticidade e da sustentação do tecido[1].

Já o envelhecimento extrínseco é representado principalmente pelo fotoenvelhecimento. A pele fotoenvelhecida usualmente mostra uma variedade de manifestações clínicas, incluindo textura irregular, rugas, descoloração, telangiectasia, pigmentação irregular e uma variedade de neoplasmas malignos e pré-malignos. A pele idosa fotoenvelhecida tem aumento da flacidez, acentuação nas dobras e aparência de dano actínico. As diferenças histológicas entre os dois estados são dramáticas, com envelhecimento intrínseco geralmente demonstrando perda geral da matriz extracelular e o fotoenvelhecimento demonstrando aumento seletivo, como de elastina[1].

Neste contexto, a proteção solar por mecanismos externos ou internos é indicada na prevenção do envelhecimento da pele.

O estilo de vida, somado com alterações internas, leva a modificações estruturais inestéticas na pele, dentre as quais as mais importantes são as rugas e a descoloração.

Em seguida, descreveremos os trabalhos técnicos em que suplementos alimentares e/ou fitoquímicos foram utilizados com sucesso na prevenção do envelhecimento da pele e na correção de problemas inestéticos da pele[2].

SUPLEMENTOS

Lee et al.[3] avaliaram o efeito de suplemento de carotenoides por uso oral como proteção solar. Com base no fato de que carotenoides se depositam na pele, bem como no fato de que o principal radical livre gerado pela radiação solar é o oxigênio *singleto*, neutralizado pelos carotenoides, os autores suplementaram 22 indivíduos (11 homens e 11 mulheres) com carotenoides naturais, 20mg por dia, durante oito semanas. A dose foi progressivamente aumentada em 30mg a cada oito semanas, de 30 a 90mg ao dia. Áreas da pele foram expostas a doses crescentes de luz UV para determinar a dose eritematosa mínima. A dose eritematosa mínima foi definida pelo aparecimento de coloração rosa de bordas bem definidas e as leituras da dose eritematosa mínima foram obtidas em inspeções visuais 24h após a irradiação. Amostras de sangue foram colhidas durante a suplementação para determinar nível sérico e peroxidação lipídica. Após 24 semanas de suplemento, níveis séricos de betacaroteno aumentaram de forma significativa de 0,22 para 1,72µg/mL. Peroxidação lipídica sérica foi significativamente inibida de forma dependente da dose, e o resultado mostrou que suplemento com carotenoides naturais pode parcialmente proteger a pele de eritema induzido por irradiação UVB e da irradiação UVA, porém, a magnitude dos eleitos é modesta[3].

Em revisão, Fuchs[4] avaliou o uso de antioxidantes na pele. Exposição ao sol tem sido ligada a dano da pele, como queimaduras, fotoimunossupressão, fotoenvelhecimento e fotocarcinogênese. Uma das hipóteses para a gênese das patologias da pele é a exposição solar com aumento da formação de radicais oxidantes e falha no sistema de defesa antioxidante. Por esse motivo, antioxidantes orais que neutralizam radicais oxidativos e modulam estado redox intracelular podem ser úteis para fotoproteção sistêmica e problemas associados com uso tópico de filtros solares. Estudos pré-clínicos mostram efeitos de suplementos antioxidantes, particularmente alfatocoferol, L-ascorbato e betacaroteno, entretanto, evidências clínicas destes antioxidantes ainda têm que ser avaliadas. O trabalho de Fuchs fontes externas. Normalmente, as vitaminas são classificadas por sua solubilidade em hidrossolúveis e lipossolúveis.

Bioquímica

As vitaminas desempenham papéis-chave no metabolismo humano, e cada vitamina participa de inúmeros passos metabólicos, a maioria atuando como cofator em passos enzimáticos importantes. Nessa função, a vitamina é requerida em baixas concentrações.

Farmacologia

Algumas vitaminas, além de participarem de passos bioquímicos importantes, guardam efeitos que podemos considerar farmacológicos. Essas atividades podem ou não estar ligadas à sua função bioquímica. Para essas atividades, são requeridas doses maiores dessas vitaminas.

Ácido Ascórbico

É um cofator em inúmeras reações enzimáticas envolvendo a biossíntese de colágeno, carnitina e neurotransmissores. O ácido ascórbico é um antioxidante específico e também é utilizado para reduzir o tocoferol oxidado, atuando assim no controle da tensão oxidativa[12].

Complexo B

As vitaminas do complexo B atuam como coenzimas em reações bioquímicas, como o ciclo do ácido tricarboxílico, o ciclo da pentose e também em alguns passos do metabolismo intermediário. Fazem parte desse grupo: tiamina, riboflavina, niacina, ácido pantotênico, ácido lipoico, biotina, colina, inositol, piridoxina, ácido fólico e cianocobalamina.

Tocoferol (Vitamina E)

Atua como antioxidante primariamente contra radicais de oxigênio. Por ser lipossolúvel, o alfa-tocoferol tem seu efeito principalmente localizado nas membranas das células, atuando como primeira linha de defesa contra a peroxidação lipídica.

Carotenoides

São importantes para os seres humanos como precursores de vitamina A e retinoides. Em adição ao seu efeito antioxidante, imunoestimulante, inibidor da mutagênese e inibidor de lesões pré-malignas, a ingestão elevada de carotenoides na dieta está associada com diminuição na incidência de degeneração macular senil e catarata, alguns tipos de câncer e alguns eventos cardiovasculares.

MINERAIS

São elementos requeridos em grande quantidade na dieta normal e, em parâmetros de concentração, estão em nível inferior apenas quanto aos átomos principais que compõem a matéria orgânica: carbono, hidrogênio, oxigênio e nitrogênio. Exceto o enxofre e o fósforo, os minerais são encontrados nos alimentos como formas inorgânicas. O enxofre, particularmente, está presente na forma de aminoácidos sulfurados e glicosaminoglicanos sulfatados e o fósforo, na forma de nucleotídeos e fosfolipídeos. A seguir, serão comentados os minerais mais utilizados em suplementos.

Magnésio

É um mineral importante em inúmeras reações metabólicas, como transferência de fosfato, contração muscular e condução nervosa. É um cofator importante em reações que têm nucleotídeos como cofator ou substrato. Possui ação no tratamento de arritmias cardíacas, síndrome pré-menstrual, hipertensão arterial e inibição da formação de trombose dependente de plaquetas[13].

Cálcio

Sua presença é essencial para a integridade do sistema muscular e nervoso, função cardíaca normal e permeabilidade da célula. Atualmente, é utilizado como adjuvante no tratamento de osteoporose. Trabalhos recentes têm sugerido um papel para o cálcio no tratamento de tensão pré-menstrual e na obesidade.

Potássio

É o principal cátion intracelular, participa da manutenção do tônus celular, da transmissão de impulsos nervosos, da contração cardíaca e do músculo esquelético e liso e do equilíbrio ácido-básico. Tem sido utilizado no tratamento de hipertensão arterial. O recente consenso de potássio sugere reposição rotineira de potássio em pacientes hipertensos, utilizando diuréticos espoliadores, mesmo que usem dieta rica em potássio.

Ferro

Tem inúmeras funções no nosso organismo, desde o transporte de oxigênio na hemoglobina até a participação em mecanismos enzimáticos complexos. Está associado ao transporte de elétrons em várias enzimas, principalmente ligadas à fosforilação oxidativa.

Zinco

Importante na manutenção da estrutura de enzimas, além de participar ativamente do metabolismo celular e da divisão celular. Em níveis fisiológicos, tem demonstrado atividade imunoestimulante (Tabela 112.1).

Selênio

Tem como principal atividade bioquímica sua participação na enzima glutationa peroxidase, importante mecanismo de defesa contra radicais livres.

Cobre

Cofator em enzimas oxigenases como citocromo oxidase e superóxido dismutase. É parte ativa da enzima lisil oxidase, responsável pela ligação cruzada entre moléculas de colágeno e elastina, o que auxilia na manutenção da estrutura extracelular da pele.

Manganês

Está associado com inúmeras enzimas em várias áreas metabólicas, incluindo piruvato e acetil coenzima A carboxilases e isocitrato desidrogenase no ciclo de Krebs.

Cromo

É parte essencial na formação e composição do fator de tolerância à glicose.

Vanádio

Estimula a lipogênese, inibe a lipólise e aumenta a liberação de lipoproteína lipase.

AMINOÁCIDOS

São classificados com base na capacidade que o organismo tem de sintetizá-los ou não. Essen-

Tabela 112.1 – Benefício de doses fisiológicas (RDA) do zinco na resistência a infecções em humanos

Tempo de tratamento	Condição	Redução nas infecções (%)
2 meses	Síndrome de Down (bronquite, infecções gastrointestinais)	50
2 meses	Desnutrição (infecções gastrointestinais)	35
2 meses	Diarréia crônica (Salmonella)	30
1 mês	Infecções agudas do trato respiratório inferior (bronquite)	35
2 meses	Queimaduras (infecções de pele, broncopneumonia)	30
1 mês	Aids (Candida albicans, Pneumocystis carinii, Toxoplasma gondii, Cytomegalovirus, Cryptococcus, Salmonella, Mycobacterium tuberculosis)	5
1 – 3 meses	Idosos (bronquite obstrutiva crônica, broncopneumonia)	30
2 meses	Gripe (tosse, febre, secreções das vias respiratórias)	50

Fonte: Mechanisms of Ageing and Development. 121: 21-35, 2000.

ciais são os aminoácidos que necessitam ser ingeridos na dieta. Os aminoácidos considerados essenciais são: valina, leucina, isoleucina, lisina, histidina, fenilalanina, triptofano, treonina e metionina. Dentre os não essenciais mais importantes no metabolismo humano, temos principalmente: arginina, prolina, glutamina, cisteína, serina e glicina. A seguir, um breve relato de alguns deles.

L-arginina

É importante no ciclo da ureia, desintoxicação de amônia, liberação de hormônio de crescimento, aumento da resposta imunológica celular e produção de elastina, colágeno e tecido cartilaginoso.

L-carnitina

Tem papel na transferência de ácidos graxos através da membrana plasmática. Também atua na melhora da *performance* muscular em pacientes debilitados.

L-cisteína

Tem atividade antioxidante. Não é um aminoácido essencial, sendo produzida no organismo a partir de fontes de metionina, via metabolismo de s-adenosilmetionina, homocisteína e cistationina, que necessita de vitaminas do complexo B (ácido fólico, vitamina B_{12}, vitamina B_6) como cofatores.

Creatina

É um suplemento dietético com a finalidade de aumentar a produção física e a massa magra. Estudos recentes têm demonstrado que a creatina pode ser utilizada com benefícios em doenças de Huntington e de Parkinson, distrofia muscular de Duchenne e várias outras desordens musculares.

L-glutamina

A glutamina é importante no transporte de amônia e é parte integrante da glutationa. O uso de glutamina em atletas fornece proteção contra infecções[14].

L-triptofano

Sua importância no metabolismo humano baseia-se na sua participação como precursor de serotonina, um neurotransmissor importante em estados de depressão e dor.

ÁCIDOS GRAXOS POLI-INSATURADOS

Ômega-6

Presente em óleos utilizados comumente na dieta, como óleo de milho, girassol e prímula, ricos em ácidos graxos linoleicos e derivados. Diminui o nível de colesterol do sangue. Clinicamente, os ácidos graxos ômega-6, em particular o ácido gamalinolênico, têm sido utilizados no tratamento de síndrome de tensão pré-menstrual e eczema atópico[15].

Ômega-3

Está presente nos óleos de peixe e de canola. Tem papel benéfico em aterosclerose e trombose. É metabolizado em ácidos eicosapentaenoico e docosaexaenoico, que podem ser obtidos pelo consumo de peixes, como sardinhas e salmões[15].

PROBIÓTICOS E PREBIÓTICOS

Probióticos são microrganismos vivos componentes de alimentos, por exemplo, *Bifidum bacterium bifidus*, *Lactobacillus acidofilus*, *Lactobacillus bulgaricus*, entre outros. Os prebióticos são definidos como ingredientes alimentares não digeríveis, como , as fibras insolúveis e solúveis.

A associação de prebióticos e probióticos é denominada simbiótica. Essa associação possui benefícios à saúde, como diminuição na incidência de câncer de cólon e de diarreia em crianças após antibioticoterapia, melhora da absorção de minerais e da intolerância à lactose e diminuição de sintomas em doença inflamatória intestinal (Quadro 112.1).

Quadro 112.1 – Benefícios dos probióticos ao organismo

- Diarreia
  - Induzida por antibióticos
  - Diarreia do viajante
  - Infantil
- Constipação
- Colite
- Infecções por Salmonella ou Shigella
- Intolerância a lactose
- Flatulência
- Outras desordens
  - Vaginite
  - Doença hepática induzida pelo álcool
  - Câncer
  - Hipercolesterolemia
- Outros usos
  - Estabilização da flora
  - Recolonização após terapia com antibióticos
  - Tratamento de intolerância alimentar
  - Adjuvante de vacina
  - Aumento de ganho de peso durante desenvolvimento (animais)
  - Melhora da absorção de cálcio, ferro e zinco

Fonte: *British Journal of Nutrition*. 80 (Suppl. 2): S203–S207, 1998.

QUESTÕES

1. Quais as alterações fisiológicas da pele fotoenvelhecida?
2. De que forma os nutracêuticos atuam no combate ao envelhecimento precoce?
3. Quais são as vitaminas antioxidantes?
4. Qual a importância da L-glutamina no organismo?
5. Explique como atuam os prebióticos e os probióticos promovendo a saúde do indivíduo?

REFERÊNCIAS

1. CHIU, A.; KIMBALL, A. B. Topical vitamins, minerals and botanical ingredients as modulators of environmental and chronological skin damage. *British Journal of Dermatology*, v. 149, p. 681-691, 2003.
2. BOELSMA, E.; HENDRIKS, H. F. J.; ROZA, L. Nutritional skin care: health effects of micronutrients and fatty acids. *Am. J. Clin. Nutr.*, v. 73, p. 853-864, 2001.
3. LEE, J.; JIANG, S.; LEVINE, N.; WATSON, R. R. Carotenoid supplementation reduces erythema in human skin after simulated solar radiation exposure. *PSEBM*, v. 223, 2000.
4. FUCHS, J. Potentials and limitations of the natural antioxidants RRRalpha-tocopherol, L-ascorbic acid and β-carotene in cutaneous photoprotection. *Free Radical Biology & Medicine*, v. 25, n. 7, p. 848-873, 1998.
5. HEINRICH, U.; GARTNER, C.; WIEBUSCH, M.; EICHLER O.; STAHL, H. Supplementation with β-carotene or a similar amount of mixed carotenoids protects humans from UV-induced erythema. *J. Nutr.*, v. 133, p. 98-101, 2003.
6. BAREL, A.; CALOMME, E. M.; TIMCHENKO, A.; PAEPE, K. D.; ROGIERS, E. V.; CLARIS, P.; BERGHE, V. Effect of oral intake of choline-stabilized orthosilicic acid on skin, nails and hair in women with photodamaged skin. *Arch. Dermatol. Res.*, v. 297, p. 147-153, 2005.
7. BRUNO, C.; MORGANTI, P.; GIARDINA, A. Gelatin-cystine in hair treatments. *Journal of Applied Cosmetology*, v. 7, p. 63-68, 1989.
8. ROSEMBERG, S. W.; OSTER, K. B. Gelatin in the treatment of brittle nails. *Connecticut State Medical Journal*, v. 19, 1995.
9. KANTAR, I. et al. Results of a study evaluating the use of a dietary supplement formula in the management of age related skin changes in women with moderate to severe wrinkling of the periorbital area. *JANA*, v. 5, n. 2, p. 10-19, 2002.
10. KATIYAR, S. K.; AHMAD, N.; MUKHTAR, H. Green tea and skin. *Arch. Dermatol.*, v. 136, p. 989-994, 2000.
11. CACCIALANZA, M.; PERCIVALLE, S.; PICCINNO, R.; BRANBILLA, R. Photoprotective activity of oral polypodium leucotomos extract in 25 patients with idiopathic photodermatoses. *Photodermatol. Photoimmunol. Photomed.*, v. 23, p. 46-47, 2007.
12. FREI, B. et al. On the role of vitamin C and other antioxidants in atherogenesis and vascular dysfunction. *PSEBM*, v. 222, p. 196-204.
13. SARIS, N. L.; MERVALA, E. et al. Magnesium: an update on physiological, clinical and analytical aspects. *Clin. Chim. Acta*, v. 294, p. 1-26.
14. CASTELL, L. M.; NEWSHOLME, E. A. The effects of oral glutamine supplementation on athletes after prolonged, exhaustive exercise. *Nutrition*, v. 13, p. 738-742.
15. SPRECHER, H. Metabolism of highly unsaturated n-3 and n-6 fatty acids. *Bioch. et Biophy Acta*, v. 11486, p. 219-231.

modifica a percepção do sabor dos alimentos e, com a idade, muitas vezes, o doce predomina. A simples mudança de dieta e estilo de vida pode ser a melhor arma contra doenças do estresse.

Quanto mais rápida e melhor a nossa capacidade de absorção dos alimentos, mais HGH e outros hormônios serão produzidos.

Da mesma forma, é muito importante conhecer a qualificação dos alimentos, pois existem os que são aceleradores do envelhecimento e outros conservadores.

O que se pode fazer então:

- Aceitar que o estresse faz parte da sua vida e nem todo estresse é ruim.
- Numa situação de estresse, respire fundo de duas a quatro vezes, pare e analise a situação e, em vez de focá-la, pense numa viagem, no pôr-do-sol ou em algum lugar realmente relaxante.
- Dieta antienvelhecimento: diminua a ingestão de alimentos aceleradores do envelhecimento (de origem animal), mudando para aqueles saudáveis.
- Durma bastante.
- Reserve um tempo para relaxar e para exercícios.

Teoria dos Radicais Livres

Esse conceito foi desenvolvido pelo Dr. Denham Harman da University of Nebraska, College of Medicine.

Os radicais livres podem ser definidos como moléculas instáveis que têm elétrons não pareados em sua camada externa. Essas moléculas procuram sua estabilidade tomando elétrons de outras moléculas. Com o envelhecimento, o corpo humano torna-se cada vez mais vulnerável aos radicais livres. Os radicais livres penetram através da membrana celular e, em seu interior, desenvolvem uma reação destrutiva em cadeia, atingindo o ácido desoxirribonucleico (DNA, *deoxyribonucleic acid*) e outros componentes celulares vitais. Entretanto, as células são protegidas pelos potentes antioxidantes representados pelas enzimas e pelos nutrientes. Os cientistas acreditam que os radicais livres danifiquem receptores hormonais, enzimas e proteínas, induzindo o desenvolvimento de doenças degenerativas relacionadas ao envelhecimento. Noventa e oito por cento do oxigênio que inalamos é utilizado na produção de energia-oxidação de glicose e gorduras. Entretanto, uma pequena porcentagem de oxigênio é convertida em radicais livres.

Segundo Richard Passwater, quatro são os principais mecanismos que danificam e degeneram o corpo:

- *Peroxidação lipídica*: as gorduras ficam rançosas quando atacadas pelos radicais livres. Visto que muitas gorduras participam do transporte e da recepção dos hormônios na membrana celular, é fácil entender como esse fenômeno reduz a atividade destes.
- Cross-linking: os hormônios e muitas das estruturas internas são constituídos de proteínas cujas estruturas podem ser alteradas pelos radicais livres, provocando uma fusão entre si, tornando-as inviáveis para as funções antes destinadas, como na síntese do HGH.
- *Lesão da membrana celular*: a membrana celular funciona como uma barreira protetora, que pode ser desequilibrada pela ação dos radicais livres.
- *Lesão do lisossomo*: dentro de cada célula existe essa potente enzima digestiva e, sob ação dos radicais livres que destroem a membrana celular, essa organela pode sair da célula e danificar a matriz extracelular.

Quanto mais radicais livres, maiores serão os danos, acelerando mais o processo de envelhecimento. Alguns radicais livres são subprodutos do metabolismo celular normal, enquanto muitos outros resultam de dietas inadequadas e exposição a toxinas.

Agentes Causais

Poluição Ambiental

O mundo hoje está cheio de toxinas que são respiradas ou introduzidas no corpo. Muitas dessas toxinas ou contêm radicais livres ou estimulam sua produção.

Dióxido de nitrogênio, fumaça de cigarro e ozônio são exemplos de toxinas no ar inalado. Radiação, pesticidas e substâncias químicas são geradores de radicais livres pelo alimento.

Sendo mais difícil reduzir os efeitos da poluição do ar, deve-se fazer um esforço para diminuir a ingestão de alimentos geradores de radicais livres.

Teoria Neuroendócrina

É a teoria na qual a capacidade do sistema neuroendócrino declina com o envelhecimento. Assim, hormônios como melatonina, HGH e desidroepiandrosterona (DHEA) diminuem 10% a cada década. O decréscimo da secreção desequilibra as funções imunológica, metabólica e sexual. A modulação hormonal promove aumento das atividades, melhorando muitos dos processos fisiológicos.

Os hormônios podem ser classificados em quatro grupos:

- Peptídeos.
- Esteroides.
- Análogos aos aminoácidos.
- Derivados de ácidos graxos essenciais.

Os peptídeos são secretados pela pituitária, pela paratireoide e pelo pâncreas.

Os esteroides são derivados do colesterol, como os hormônios produzidos pelas adrenais – DHEA, cortisol, cortisona, etc. – e pelas gônadas – estrógeno, testosterona.

Os análogos de aminoácidos incluem os hormônios tireóideos e outros grupos de hormônios, secretados pelas adrenais, chamados catecolaminas (noradrenalina e adrenalina).

Os derivados de ácidos graxos essenciais são as prostaglandinas, recentemente referidas como eicosanoides.

Os hormônios são produzidos de precursores, compostos e enzimas, por um processo bioquímico. Se algum desses elementos faltar, o corpo pode falhar na produção do hormônio. Entretanto, o declínio da produção hormonal com o envelhecimento é relacionado à incapacidade digestiva de absorver, assimilar ou utilizar um ou mais dos seguintes precursores:

- Fragmentos de proteínas hidrolisadas – peptídeos bioativos importantes na produção do HGH.
- Aminoácidos na produção de hormônios análogos a eles.
- Ácidos graxos essenciais na produção de esteroides.

O declínio prematuro do efeito hormonal afeta pele, cabelo, composição de gordura corporal, músculo e osso.

A suplementação hormonal sem a compreensão da resposta celular (saúde, pH e estado nutricional) pode não ter qualquer efeito.

Os hormônios trabalham juntos e existe um sinergismo entre vários hormônios e o sistema nervoso. Os sistemas nervoso e endócrino orquestram a função de 50 bilhões de células; o processo é chamado de orquestra neuroendócrina. A glândula pituitária funciona como condutora da orquestra, mantendo todos os outros hormônios em equilíbrio. Nos jovens, esse sistema está sob rígido controle. Mas, com o envelhecimento, esse equilíbrio é perdido, a glândula pituitária entra em exaustão e o nível de HGH cai drasticamente. Nesse momento, o córtex da glândula adrenal tenta compensar, influenciando gônadas e pâncreas. Esse mecanismo tem quatro limitações:

1. O córtex adrenal não é capaz de regular a tireoide adequadamente.
2. A glândula pineal desativa-se.
3. O declínio funcional da pituitária promove o envelhecimento com redução dos órgãos e dos sistemas.
4. A superestimulação das adrenais ativa a depleção proteica do fígado e do aparelho digestivo, diminuindo as proteínas destinadas à produção hormonal.

CONTROLE GENÉTICO DO ENVELHECIMENTO

Pesquisas mostram que as doenças do envelhecimento são evitáveis, fato bastante promissor na expansão e na qualidade de vida. Muitas doenças atribuídas ao envelhecimento são produtos da nossa omissão ou incapacidade de decidir o que é melhor para o nosso corpo.

Existem muitas civilizações no mundo em que as pessoas vivem mais de 110 anos sem perder a audição ou mesmo a visão.

O sequenciamento do genoma humano abriu um novo caminho para conhecer as estruturas moleculares dos genes, possibilitando identificar suas modificações e doenças associadas a elas. O projeto nanotecnológico poderá, entre outras possibilidades, facilitar a troca de moléculas alteradas por normais, de grande impacto na prevenção das doenças.

A compreensão da química molecular no envelhecimento permite restaurar a parte danificada e assim interromper o processo de envelhecimento precoce.

Entender o mecanismo de produção dos hormônios poderia resolver o grande quebra-cabeça da biologia – por que e como se dá o envelhecimento.

Desde 1950, as pesquisas genéticas têm sido concentradas em encontrar as causas do envelhecimento. Mudanças nos genes, conhecidas como mutações, e o *cross-link* proteico impedem o processo metabólico vital, obstruindo a passagem de nutrientes e restos para dentro e fora das células. Essas alterações provocam erro na formação de novas estruturas moleculares.

O *cross-link* de tecidos, tendões, ligamentos, cartilagem e pele promove seu enrugamento. Os cientistas estão descobrindo novos métodos para controlar o relógio genético, como as terapias nutricional e hormonal.

A teoria de Hayflick refere que a vida é limitada à capacidade celular de dividir e, em 1997, os cientistas descobriram um segmento de DNA localizado na extremidade dos cromossomos, telômeros, que diminui a cada divisão celular e, quando atinge determinado comprimento, a célula para de se dividir. Há suspeita de que essa estrutura tenha a chave genética do envelhecimento celular e os cientistas tentam descobrir uma enzima, a telomerase, que sintetizaria o DNA dos telômeros, mantendo assim a divisão celular.

Geneticistas descobriram novos genes que causam catarata, câncer de próstata, Alzheimer, etc. As mutações gênicas podem dar origem à produção de proteínas anormais. As proteínas podem ser danificadas pelo excesso de consumo de hidratos de carbono (*cross-link*). Os nutrientes trabalham como uma equipe e as células dependem de todos os nutrientes. A escassez ou o excesso de um deles pode reduzir a eficiência de todos os outros.

O sistema neuroendócrino comunica-se eletromagneticamente. Como um sinal eletrônico, as células comunicam-se via oscilações, conhecidas como biofótons, dentro do centro de controle genético. Assim, as oscilações que os remédios homeopáticos promovem excitam as células a realizarem seu trabalho com eficiência. Dessa forma, a orquestra neuroendócrina necessita de alimentos e, entre estes, os energéticos para ressonar apropriadamente.

Existe evidência de que o DNA armazena os fótons que controlam atividade enzimática, reparação e controle genético de transcrição e de replicação do DNA. Dr. Popp e outros físicos mostraram que o fóton, atravessando a célula, promove o que pode ser o mecanismo fundamental de controle genético e homeostase.

IMPACTO SOCIOLÓGICO DA LONGEVIDADE

Enquanto a população mundial cresce a uma razão de 1,7% ao ano, a população acima de 65 anos de idade cresce 2,5% ao ano. Assim, por volta do ano 2025, a Organização Mundial da Saúde e Envelhecimento estima que 30% da população global terá 80 anos ou mais, além do crescimento demográfico. Esses fatos serão, sem dúvida, os grandes desafios que se têm pela frente. A expectativa de vida, que era de 18 anos nos tempos pré-históricos, é hoje, na França, de 73 anos para o sexo masculino e 81 anos para o sexo feminino. Segundo recentes dados americanos, o menino que nasceu no ano 2000 pode agora ter uma expectativa de vida de 74,1 anos e a menina, 79,5 anos.

A longevidade com menor dependência física e mental é a busca da Medicina Antienvelhecimento.

Diminuição dos Desempenhos

É muito raro encontrar pessoas com perfeita saúde. As capacidades físicas e mentais da maior parte dos indivíduos desenvolvem-se progressivamente e começam a declinar relativamente cedo.

O que acontece com o envelhecimento precoce? A produção de HGH pela glândula pituitária declina, elevando o nível de insulina e causando atrofia muscular e acúmulo de gordura, principalmente a gordura visceral. O sistema imunológico decresce sua atividade defensiva. No cérebro, milhões de células perecem; a massa muscular é reduzida; diminuem as capacidades cardíaca e pulmonar. No fígado, os receptores de lipoproteínas de baixa densidade (LDL, *low density lipoproteins*) diminuem, bem como sua capacidade desintoxicante. A permeabilidade intestinal enfraquece as funções digestivas. A diminuição da capacidade de absorção do cálcio promove o enfraquecimento ósseo. Os hormônios sexuais diminuem e a pele perde sua elasticidade.

O restabelecimento do hormônio do crescimento ao nível ótimo para idade e sexo possibilita trazer muitas das funções fisiológicas de volta ao nível de jovens. Assim, quando o nível plasmático de fator de crescimento semelhante à insulina 1 (IGF-1, *insulin-like growth factor 1*) aumenta, as pessoas relatam uma extraordinária mudança: aumenta a energia, melhora a função sexual, aumenta a imunidade, há atenuação ou remoção de rugas cutâneas, a memória melhora, decresce a gordura, aumenta a massa muscular e melhora a digestão.

Declínio do Sistema Cardiovascular

A arteriosclerose é a doença mais ligada à idade e mais difundida, principalmente nos países industrializados. É a causa direta ou indireta mais frequente dos óbitos registrados entre 60 e 70 anos de idade. Citam-se, como fatores predisponentes, dieta rica em gorduras, tabagismo, estresse, diabetes, hipertensão e vida sedentária.

Declínio do Aparelho Respiratório

Entre as grandes funções do organismo, a função respiratória é, incontestavelmente, a que declina mais rapidamente com a idade. A capacidade vital – o volume de ar armazenado numa inspiração profunda pelos dois pulmões – diminui rapidamente nas pessoas idosas.

A elastina e o colágeno constituem a base de formação dos alvéolos pulmonares, promovendo sua elasticidade e resistência. Estudos mostram que as fibras elásticas se alteram com a idade, perdendo progressivamente a elasticidade.

Declínio Cerebral

Claramente mais lenta e mais tardia que o declínio das outras funções fisiológicas, a diminuição das capacidades funcionais atribuídas ao cérebro ou ao sistema nervoso central chama hoje a atenção, por causa do aumento de casos de demência senil. E isso é decorrente do aumento da expectativa de vida e do conhecimento neuropsicológico.

Os testes psicométricos revelam declínio da memória a curto prazo e da velocidade das reações associativas. A memória a longo prazo é, em compensação, pouco afetada.

O declínio da visão e da audição é muito frequente, podendo ser prevenido pela prática de adequado exercício que, conforme se admite, mantém as conexões nervosas assegurando as funções.

Declínio da Pele

A pele, o órgão mais volumoso do corpo humano, exerce um papel muito importante de proteção. O seu envelhecimento, influenciado pelos fatores ambientais e internos, é muitas vezes considerado como revelador da saúde de todo o organismo.

As fibras elásticas sofrem alterações características. A pele jovem apresenta uma fronteira dermoepidérmica sinuosa, com fibras elásticas que formam uma rede densa vertical, que sobe para as papilas dérmicas. Com a idade, essas papilas se esbatem, a fronteira dermoepidérmica se alonga, a camada epidérmica se adelgaça e a rede elástica vertical se fragmenta, sem que por isso a sua densidade diminua.

SEGREDOS DO ANTIENVELHECIMENTO

As pessoas são o que ingerem. A saúde começa aqui – pela dieta.

No mundo tóxico de hoje, aumentar a reserva energética ou proporcionar uma capacidade fisiológica extra da orquestra neuroendócrina deve ser o primeiro objetivo.

Com a idade, a massa magra perde para a massa gorda. Hoje, sabe-se que os povos que mais vivem têm uma dieta simples; consomem durante toda a vida o mesmo tipo de alimento. Suas refeições são de baixa caloria, baixo teor de gorduras e muitas vezes pouco produto animal; a maioria é vegetariana.

A dieta antienvelhecimento deve proporcionar:

- Nutrição proteica que beneficie a função bioativa de peptídeos e aminoácidos análogos aos hormônios. Atualmente, existem evidências de que além dos aminoácidos, os peptídeos bioativos, conhecidos como secretagogos, têm também uma ação antienvelhecimento, alterando o metabolismo celular ou agindo como hormônios ou neurotransmissores.
- Lipídeos e ácidos graxos essenciais que aumentem a formação dos hormônios esteroides.

Assim como é necessária a boa qualidade de proteínas, na forma de peptídeos bioativos, também é necessária a boa qualidade de gordura.

Existem evidências de que muitos distúrbios do envelhecimento são causados pela deficiência do metabolismo de gordura ácida. Os processos modernos de processar gorduras e óleos criaram formas tóxicas, rançosas e gordura transácida, que causam deficiência em ômega-3, ômega-6 e prostaglandinas, conhecidos como hormônios eicosanoides. Os hormônios e as membranas das células usam a gordura para fabricar e transportar hormônio. A deficiência de ômega-6 tem sido apontada como a principal causa dos processos inflamatórios e de outras doenças. Curiosamente, no organismo, os eicosanoides têm duas forças antagônicas: as promotoras do envelhecimento e as protetoras.

Nutrição Antioxidante

Os antioxidantes combatem os radicais livres, impedindo o ataque a células, DNA e material genético. A qualidade do nosso sistema redox refere-se a esse processo pelo qual os radicais livres são neutralizados. E, assim, precisamos de uma suplementação diária de nutrientes adequados a essa função. Os seguintes antioxidantes, quando utilizados em conjunto, realizam essa função eficazmente:

- Vitamina E.
- Coenzima Q10.
- Glutationa.
- N-acetilcisteína – precursor da glutamina.
- Ácido lipoico.
- Vitamina B_2.
- Zinco.
- Enzimas antioxidantes.
- Nutrição energética.

Com a energização de nossas células, aumenta sua capacidade em utilizar todos os nutrientes. A rede elétrica do corpo é constituída de meridiano invisível e de conexões nervosas que dão vida e função a todo o corpo. Diferentes fatores ambientais podem provocar um curto-circuito nessa rede, promovendo disfunção e degeneração de órgãos e tecidos.

Daí a necessidade de manter essa estrutura adequadamente, a fim de evitar os efeitos indesejáveis do envelhecimento.

Programa de Mudança de Estilo de Vida

Uma grande descoberta é que o modo como o indivíduo vive e pensa contribui mais que a genética para o envelhecimento. O estilo de vida e a atitude podem sobrepujar a genética, tornando-o mais jovem ou mais velho.

Noventa por cento da saúde dependem de hábitos sobre os quais o médico não tem controle, como fumo, estresse, nutrição e exercício. Desde que se possam controlar esses hábitos, sua influência sobre a saúde e a longevidade será nove vezes maior que a de um médico.

Prevenir a doença por meio de um estilo de vida saudável é muito mais efetivo do que tratá-la.

O propósito é essencial para um envelhecimento saudável. Aqueles que permanecem jovens têm senso de humor, são amorosos, entusiásticos, responsáveis, informados e comprometidos.

QUESTÕES

1. Quais são as principais teorias do envelhecimento?
2. Quais são os principais mecanismos que danificam e degeneram o corpo?
3. O que acontece com o envelhecimento precoce?
4. Como ocorre o declínio da pele com o envelhecimento?
5. O que deve conter a dieta antienvelhecimento?

LEITURA COMPLEMENTAR

CAMPOS, S. *Medicina Biomolecular e Radicais Livres*. São Paulo: YM, 1996.
GIAMPAPA, C. V. *Quantum Longevity*. San Diego: Promotion, 1997.
HELLER, R.; VAGNINI, F. *The Carbohydrate Addict's*. New York: Ballantine, 1999.
JAMIESON, J.; MARRIOT, V. *Growth Hormone*. East Canaan: Safegoods and Lynn, 1997.
KLATZ, R. *Ten Weeks to a Younger You*. Chicago: Sports Tech Labs, 1999.
KLATZ, R.; GOLDMAN, R. *7 Anti-aging Secrets*. Chicago: ESM, 1996.
LADISLAS, R. *O Envelhecimento – Medicina e Saúde*. São Paulo: Instituto Piaget, 1994.
LORENZ, H. P.; CHANG, J. et al. The impact of biomolecular medicine and tissue engineering on plastic surgery in the 21st century. *Plast. Reconstr. Surg.*, v. 105, n. 7, p. 2467-2481, 2000.
ROIZEN, M. F. *Idade Verdadeira*. Rio de Janeiro: Campus, 1999.
SMITH, T. J. *A Revolução Antienvelhecimento*. Rio de Janeiro: Campus, 1988.

Capítulo 114

Reposição Hormonal Masculina e Feminina

Dirceu Henrique Mendes Pereira

SUMÁRIO

A menopausa é causada pelo declínio da produção dos hormônios estrogênio e progesterona pelos ovários. A terapia de reposição hormonal (TRH) nas mulheres consiste na restituição dos hormônios que deixaram de ser produzidos pelos ovários.

A falta de hormônios ovarianos causa vários problemas, como ondas de calor, ressecamento vaginal e na pele, dores nas articulações, entre outros desconfortos. A continuidade dessa deficiência sem um tratamento adequado pode contribuir para o aumento do colesterol e doenças cardiovasculares.

O hormônio sexual masculino é conhecido pelo nome de testosterona, que é responsável pelos caracteres que identificam o homem: voz, barba, pelos, musculatura, entre outros.

Com o passar dos anos os níveis de testosterona disponível também tendem a cair de maneira lenta e progressiva. Importante notar que a maioria dos homens idosos não apresenta sintomas e não necessita de reposição hormonal. Os sintomas associados com a queda de testosterona incluem diminuição da libido, fadiga, irritabilidade, diminuição de massa e força muscular e diminuição da densidade óssea. Dessa forma, a decisão de realizar reposição hormonal deve ser feita após cuidadosa avaliação por um médico urologista.

HOT TOPICS

- O envelhecimento acompanha-se de alterações de secreção, metabolismo e capacidade de resposta de diferentes hormônios.
- No homem há uma disfunção gonadal de menor magnitude do que na mulher.
- O hormônio do crescimento (GH, *growth hormone*), a testosterona, a desidroepiandrosterona (DHEA) e os estrógenos são os principais hormônios afetados no processo do envelhecimento.
- O tratamento com testosterona nos homens aumenta a libido, incrementa a memória, aumenta a massa musculoesquelética e a força.
- A adrenopausa é o fenômeno do envelhecimento que afeta o córtex da adrenal.
- A somatopausa é o declínio progressivo da secreção de GH, principalmente a partir dos 65 anos de idade.
- A insuficiência hormonal decorrente do envelhecimento deixa o indivíduo mais suscetível a infecções e agressões celulares.
- O nível mínimo de testosterona nos homens é de 11nmol/mL.
- A maior contraindicação para a terapia com a testosterona é a presença de carcinoma prostático.

- Nas mulheres, a deficiência de estrógeno predispõe a doenças cardiovasculares, alterações no metabolismo ósseo e alteração da cognição.
- Câncer de mama, insuficiência hepática ou renal e diabetes melito descompensado são alguns casos de contraindicação à terapia hormonal.

INTRODUÇÃO

Uma lei da física, chamada entropia, enuncia que todos os corpos do universo, ao longo do tempo, vão sofrendo transformações progressivas. A dissipação de energia e a influência de fatores externos impossibilitam a perpetuação dos corpos, ou seja, toda a matéria do universo está em constante transformação e por isso nenhum corpo é eterno.

Existem várias teorias sobre o envelhecimento, sendo uma delas a teoria endocrinológica. Segundo essa visão, o envelhecimento é decorrente da diminuição de hormônios importantes para a regulação do metabolismo do corpo e estimulantes do crescimento e da renovação celular. Com sua redução, há diminuição do metabolismo e da renovação dos tecidos, contribuindo para o envelhecimento.

A velhice causa perdas importantes e ainda que autores a descrevam de forma otimista como um caminho para a "liberdade criativa, para um maior desenvolvimento, alegria e capacidade de gozar a vida", não conseguem afastar o temor da deterioração da saúde, da condição social e da segurança, da menor capacidade de trabalho, bem como pelas desvantagens no controle das decisões, pela diminuição da agudeza dos sentidos, da força muscular, dos reflexos e atrativos físicos.

A intensidade da síndrome do climatério varia segundo o estrato cultural, o que torna evidente a presença de um componente psicossocial. Por um lado, a mulher de classe socioeconômica alta e sem atuação profissional apresenta, em geral, muito mais sintomas que a profissional, que encontra sentido em sua vida laborativa dedicada não somente ao lar, mas também aos sinais relacionados ao seu corpo. Por outro lado, a mulher de estrato social inferior encontra novos papéis quando os filhos se dedicam ao trabalho e para ela deixam a incumbência de cuidar do lar e dos netos, adquirindo um sentido de vida gratificante.

A maioria das mulheres sente temor da menopausa, ao vislumbrá-la como o primeiro anúncio da velhice, percebida como perda de idoneidade e capacidade e não como um bem baseado na experiência, intuição e sagacidade. No entanto, paradoxalmente, muitas mulheres ignoram o verdadeiro risco que se inicia com a menopausa, ao considerá-la um fenômeno natural.

A sacralização do arquétipo mãe, que a nossa cultura outorga à mulher, induzindo-a a dirigir quase toda a sua afetividade aos filhos, faz com que, ao vivenciar a menopausa, ela passe por uma fase cada vez mais cheia de nostalgia e vazia de realidade. É natural que os filhos assumam novos papéis, no âmbito social, deixando para trás o lar de nascimento.

Durante as etapas evolutivas do climatério, tais como queda da fertilidade, menopausa, manifestações de atrofia progressiva dos tecidos e envelhecimento, o hipoestrogenismo, manifesto em graus variáveis, é o denominador comum que condicionará a mulher a ritmos distintos e graus diferentes de declínio fisiológico. Por essa razão, a idade cronológica não tem correspondência direta com a idade fisiológica; e ainda que a menopausa não seja equivalente à velhice, pode se constituir em contundente marco do seu início.

Isso posto, a mulher pós-menopáusica requer ajuda médica específica e um conhecimento mais amplo e profundo de seus problemas fundamentais, com o objetivo de prevenir as patologias associativas e que limitarão posteriormente sua qualidade de vida. Uma das ações médicas que tem demonstrado, com maior êxito, modificações favoráveis do processo fisiológico do envelhecimento é a (TRH), cujo êxito é decorrente da adoção de modelo racional de intervenção.

O conceito próprio do tratamento da menopausa implica em aceitá-la como uma endocrinopatia e encarar os fenômenos do envelhecimento como fisiológicos. O compromisso da paciente para um tratamento a longo prazo deve ser consolidado por educação continuada, aconselhamento e controles adequados.

Idealmente, a mulher climatérica deve ser acompanhada por equipe multidisciplinar composta de médico, fisioterapeuta, nutricionista, psicólogo, etc. O médico deve ser suficientemente livre de preconceitos e seguro para desprender-se da consciência de si mesmo e de sua idiossincrasia pessoal, para vincular-se autenticamente à sua paciente vivenciando uma experiência mútua e enriquecedora.

"A velhice é pior que a morte porque mutila aquilo que fomos."
SIMONE DE BEAUVOIR

LONGEVIDADE E DEMOGRAFIA

Projeções indicavam que na América Latina e no Caribe deveriam existir 41 milhões de idosos no ano 2000, o que significa 7,2% da população total, e que em 2025 aumentará para 10,8%. Como o genótipo feminino tem maior longevidade, a maioria das pessoas idosas será de mulheres que requerem uma atenção polarizada em suas características próprias. Os condicionantes sociais, econômicos e éticos são de tal importância que podem chegar a solapar a infraestrutura e a capacidade sanitária de alguns países. Poderia resultar que uma proporção ampla da humanidade, os idosos e, particularmente, as mulheres, se encontrassem em uma situação de absoluta pobreza e com qualidade de vida miserável.

EVOLUÇÃO E ENVELHECIMENTO

A evolução animal se caracteriza por diversas trocas orgânicas com a finalidade de propagar a linha germinativa, ou seja, a perpetuação da espécie em termos darwinianos. Existe um equilíbrio entre reprodução e longevidade, muito evidente nos animais inferiores, mas possivelmente também em mamíferos e no ser humano.

O estudo comparativo apoia a teoria evolucionista e revela que o envelhecimento humano, ainda que muito similar ao que ocorre em outros mamíferos, tem aspectos característicos, como a menopausa, que resultam das evoluções biológica e social. O ser humano é único, em comparação com outros primatas, a dispor de um período prolongado de sobrevivência depois que termina o período reprodutivo. De todas as flutuações hormonais, a mais preocupante é a menopausa. Mas isso também está mudando e a suposta "menos-valia" vem se transformando em "aumento de poder" feminino.

Não se conhece com exatidão a causa precisa do climatério e da menopausa. Possivelmente seja o envelhecimento dos precursores do óvulo, que não são capazes de continuar sua evolução de produzir hormônios em quantidades suficientes para manter o ciclo ovulatório, ou o esgotamento de receptores intracelulares, induzido pela diminuição dos estrógenos.

MECANISMOS RELACIONADOS AO ENVELHECIMENTO

As mudanças relacionadas à idade em níveis molecular, celular e orgânico são heterogêneas em função do tempo e da intensidade. As teorias do envelhecimento são numerosas, embora nenhuma seja suficientemente convincente. Não está claro se decorre de programação inexorável ou de acúmulo aleatório de alterações celulares.

Alterações Genômicas

O envelhecimento tem componente genético que possivelmente afeta um número reduzido de genes. A teoria do envelhecimento genômico embasa-se no princípio de que a capacidade de reparação do ácido desoxirribonucleico (DNA, *deoxyribonucleic acid*) diminui com a idade e/ou ocorre pelo acúmulo de produtos metabólicos, resultando na expressão de genes aberrantes. O relógio que controla a divisão celular se encontra na parte terminal dos cromossomos, mais precisamente nos telômeros. Diferentemente das células somáticas, as células cancerosas adquirem a propriedade de ativar a telomerase, assegurando a imortalidade da estirpe.

Radicais Livres

Vários estudos têm procurado associar o envelhecimento à atuação dos radicais livres.

A melatonina tem capacidade para conferir proteção a diferentes moléculas como DNA, lipídeos de membrana e proteínas do "citosol" ante a agressão dos radicais livres. Estudos *in vitro* demonstram que a melatonina protege o DNA da agressão dos radicais livres e pode ser considerada um agente na prevenção do envelhecimento.

O óxido nítrico (NO) é um radical endógeno cuja participação em numerosos processos tem sido amplamente investigada. Alguns estudos indicam que é citotóxico, enquanto outros demonstram efeitos protetores em diferentes condições biológicas. Apresenta mínimos efeitos tóxicos *in vitro* e modula a toxicidade de certos agentes, como os radicais livres. A formação de NO a partir da L-arginina é uma via sintética amplamente utilizada e implicada na regulação cardiovascular, no sistema nervoso central e periférico e nos mecanismos de homeostase. O NO também participa nas reações imunológicas de defesa e na fisiopatologia de certas enfermidades. Em geral, pode-se considerar o NO, em pequenas concentrações, como um antídoto da toxicidade mediada por peróxidos.

Os hormônios esteroides têm efeitos antioxidantes modestos em concentrações fisiológicas, contribuindo para potencializar os efeitos sobre outros parâmetros de risco cardiovascular. São necessárias ainda investigações que aclarem a interação dos estrógenos com os antioxidantes endógenos, os efeitos sobre a saturação dos ácidos graxos e a possível inibição da oxidação intra-arterial.

Restrição Calórica

Há muito tempo se sabe que a restrição alimentar em roedores (50% de calorias) retarda significativamente o envelhecimento em comparação com os animais que não sofrem privação calórica. As causas desse surpreendente fenômeno se relacionam a modificações genéticas e do meio interno. A redução de calorias altera o funcionamento de vários genes relacionados ao metabolismo e à reparação de proteínas. Ao que parece, a restrição calórica evita a deterioração celular progressiva e preserva os mecanismos de reparação proteica.

A oxidação de proteínas musculares contribui para as deteriorações musculoesquelética e cardíaca. O exercício físico regular pode retardar o envelhecimento e aumentar a vida em dois anos.

Estresse e Alterações Degenerativas

O acúmulo de toxinas decorrente de situações de estresse pode se expressar em vários órgãos, sobretudo no sistema nervoso.

A etiologia da morte neuronal, que ocorre nas enfermidades neurodegenerativas, é desconhecida. Essas enfermidades têm começo insidioso, curso inexorável e gradualmente progressivo. As mais frequentes e conhecidas são a doença de Alzheimer, o mal de Parkinson e a esclerose lateral amiotrófica (ELA). Na etiopatogenia dessas degenerações participa, possivelmente, a toxicidade dos radicais livres.

Declínio Hormonal

O envelhecimento é um fenômeno deletério que afeta todos os seres vivos, com o passar do tempo, consequência da interação entre o programa genético e o meio ambiente. A deterioração é progressiva em níveis celular, tecidual e orgânico. O envelhecimento acompanha-se de alterações de secreção, metabolismo e capacidade de resposta de diferentes hormônios. Na espécie humana, manifesta-se de forma muito evidente por meio da menopausa e do climatério com numerosos desequilíbrios e ajustes. No homem, há uma involução funcional gonadal, ainda que de menor magnitude que na mulher. A partir dos 60 anos de idade, a insuficiência androgênica masculina é de 35%.

Diferentes hormônios estão relacionados especificamente ao envelhecimento, entre eles: GH; fator de crescimento semelhante à insulina 1 (IGF-1, *insulin-like growth factor 1*); testosterona (andropausa); DHEA; e estrógenos (menopausa).

Todos esses hormônios foram utilizados terapeuticamente, aplicando-se os mais diferentes protocolos e, em consequência, os fundamentos e resultados foram desiguais. Alguns desses tratamentos são criticáveis e pouco aconselháveis por carecerem de base científica.

A TRH tem múltiplos benefícios sobre sintomas agudos, alterações a médio prazo e prevenção de patologias óssea e cardiovascular. Doses, combinações, vantagens e inconvenientes foram amplamente estudados. A influência dos hormônios esteroides sobre o envelhecimento neuronal e a demência tipo Alzheimer é fonte de controvérsia e requer estudos com metodologia rigorosa.

No homem idoso hipogonádico, o tratamento hormonal substitutivo com testosterona, além de melhorar a libido, também incrementa a memória, aumenta a massa musculoesquelética e a força. No entanto, há alguns inconvenientes associados ao tratamento, como aumento do hematócrito e do antígeno prostático específico (PSA, *prostate-specific antigen*) durante o tratamento prolongado.

A adrenopausa é o fenômeno do envelhecimento que afeta o córtex da adrenal. Essa glândula alcança a máxima produção de DHEA entre 25 e 35 anos de idade e sua secreção se reduz a partir de 35 anos no homem e entre 40 e 45 anos na mulher. A diminuição de DHEA é mais acentuada quando aumenta o cortisol, como nas situações de estresse e enfermidades. A DHEA é precursora tanto dos androgênios como dos estrógenos e mantém a eficácia do sistema imunológico, aumentando o número e a efetividade dos linfócitos. Ademais, parece que existe uma relação entre a DHEA e a capacidade funcional das pessoas adultas e a sensação de bem-estar.

Nos últimos anos tem havido interesse crescente pelo uso de tratamento hormonal substitutivo adrenal. Nos Estados Unidos, há um consumo descontrolado de DHEA com base em resultados experimentais e escassa informação clínica. A relação que existe entre esses dados e a fisiologia dos primatas é mínima. No estágio atual, recomenda-se cautela para prescrever o uso de DHEA, tendo em vista a carência de estudos controlados envolvendo população expressiva de indivíduos.

A secreção de GH declina progressivamente a partir dos 65 anos de idade, fenômeno este denominado somatopausa. Evidência preliminar parece indicar que o tratamento com GH pode aumentar a massa muscular, diminuir a quantidade de gordura e reduzir os níveis de colesterol. Os efeitos adversos a longo prazo, como ginecomastia e síndrome do túnel do carpo, aparecem em alguns casos. Tratamentos com hormônio liberador de GH e secretagogos farmacológicos podem constituir outras opções terapêuticas, no futuro.

O tratamento combinado com GH e testosterona pode ser considerado em idosos com fragilidade física, ainda que sejam necessários estudos controlados até que se obtenham resultados sobre seus benefícios.

No ser humano, a melatonina tem ritmo circadiano e sazonal sensível a numerosas drogas e condições patológicas. Apresenta efeito sedativo leve e tem sido usada, com bons resultados, na sincronização do ciclo sono-vigília em pacientes com insônia. Aventa-se a possibilidade de a melatonina ter propriedades oncolíticas e antienvelhecimento e efeitos antioxidantes em função da ampla distribuição de receptores específicos em todo o organismo. No entanto, a informação disponível deve ser considerada com cautela, visto que existem numerosas lacunas científicas que requerem elucidação mais rigorosa.

A insuficiência hormonal no envelhecimento condiciona alterações no sistema imunológico, deixando o indivíduo mais suscetível a infecções e agressões celulares em todos os sistemas. As turbulências hormonais diminuem a saúde, aumentam a vulnerabilidade do organismo a agentes externos e incrementam os fenômenos degenerativos e neoplásicos.

Em contraste com as recentes atenções dadas à saúde da mulher idosa, no que diz respeito ao homem, esses cuidados têm sido relativamente negligenciados. O homem continua a ter altas taxas de morbidade e mortalidade, sendo a expectativa de vida significativamente menor em relação à mulher.

A "andropausa", definida como o equivalente masculino da menopausa, não existe. O envelhecimento no homem não é, habitualmente, acompanhado de abrupta ou drástica alteração da função gonadal, podendo a fertilidade estar preservada até idade muito avançada. Alguns dados, ainda limitados, sugerem que o envelhecimento acarreta apenas influência limitada na qualidade dos espermatozoides e na sua capacidade de fertilização. As alterações dos parâmetros seminais estão essencialmente limitadas à diminuição do volume ejaculado e da motilidade dos espermatozoides.

Atualmente, sabe-se que os níveis de testosterona sérica decrescem progressivamente em homens idosos e sadios. Mais de 20% dos homens aparentemente sadios acima dos 60 anos de idade apresentam nível de testosterona abaixo do normal, comparados com os níveis de adultos jovens. Além disso, esse declínio na produção de androgênios, dependente da idade, pode ser acentuado por doenças intercorrentes com efeitos transitórios ou permanentes na função das células de Leydig. A extensão de quanto o hipoandrogenismo relativo contribui, em idosos do sexo masculino, para os sinais e sintomas clínicos do envelhecimento ainda se mantém como assunto largamente inexplorado que certamente merece atenção futura.

CRITÉRIOS PARA A TERAPIA DE REPOSIÇÃO HORMONAL EM HOMENS

A queda dos níveis de testosterona com a idade traz à tona o problema de sua substituição em idosos: quem deve ser tratado, como e por quanto tempo?

Respondendo à primeira pergunta, parece evidente que homens idosos com níveis androgênicos perto da normalidade não necessitam, *a priori*, de suplementação hormonal. Mas quais seriam os níveis normais de testosterona em homens idosos? Em geral, aceita-se o limite mínimo de 11nmol/mL (320ng/dL). Com base em valores obtidos em adultos jovens, níveis abaixo desse são observados em apenas 1% dos homens sadios, com idade entre 20 e 40 anos, mas em 20% dos homens acima de 65 anos. Como sinais objetivos de deficiência relativa androgênica têm-se declínio de massa e força musculares, com concomitante aumento da gordura corporal central e osteoporose. Queda da libido, perda de memória, dificuldade de concentração, esquecimento, insônia, irritabilidade, depressão e perda de autoestima são sentimentos subjetivos, difíceis de se avaliar e diferenciar de causas não hormonais. Queixa de suor excessivo e ondas de calor são comuns, em hipogonadismo, raras em idosos com deficiência parcial de androgênios. A reposição androgênica poderia ser considerada apenas na presença de níveis de androgênio sérico abaixo do limite mínimo (11nmol/L de testosterona total ou 0,25nmol/L de testosterona livre) para indivíduos jovens, junto com sinais e sintomas inequívocos de carência hormonal. A decisão dependerá do equilíbrio entre os riscos e benefícios do tratamento. As contraindicações devem ser ponderadas minuciosamente.

Os possíveis benefícios são melhora do bem-estar, libido, força muscular e declínio da massa gordurosa. Até o momento, não existem dados conclusivos sobre um possível efeito benéfico na densidade mineral óssea. Alguns efeitos negativos importantes da reposição androgênica devem ser analisados. Só serão levados em consideração os riscos da terapia androgênica em doses fisiológicas e não os efeitos de doses farmacológicas maciças como as utilizadas por halterofilistas. Podem ocorrer complicações trombóticas por inibição da prostaciclina e aumento de tromboxano B_2 estimulando a agregação plaquetária (se bem que a testosterona tem efeito fibrinolítico), policitemia, exacerbação da apneia noturna, ginecomastia (raramente), principalmente em obesos, e retenção de sódio e água. Pode ocorrer efeito adverso na próstata, que é um órgão androgênio-dependente. Considerando a hiperplasia prostática benigna (HPB) vários estudos não conseguiram observar crescimento prostático. Os níveis de PSA, um parâmetro de estimulação androgênica do tecido prostático, têm aumento moderado durante o tratamento, retornando seus valores após a interrupção da terapia. O carcinoma prostático, sem sombra de dúvida, é um tumor sensível ao androgênio, sendo completamente contraindicada a suplementação de testosterona quando de sua presença. Carcinoma subclínico, somente detectável por biópsia prostática e indetectável por procedimento bioquímico ou clínico, é encontrado em mais de 50% dos homens acima de 70 anos de idade. Somente uma minoria dessas lesões subclínicas se desenvolve ao estado clínico, existindo poucas informações sobre a influência da testosterona nessa evolução. Em todo caso, antes de iniciar a suplementação de testosterona, deve-se excluir cuidadosamente a presença de carcinoma prostático por exame retal e PSA. Quando necessário, complementar com ecografia periodicamente.

A testosterona não tinha efeito por via oral (VO) e a administração era feita em bastões subcutâneos ou utilizava-se um produto sintético, a 17-alfa-metiltestosterona. Em 1950, a modalidade preferida na terapêutica aplicada era a injeção de testosterona de ação prolongada. No final da década de 1970, o undecanoato de testosterona foi introduzido para uso clínico. Finalmente, a formulação transdérmica aplicada à pele escrotal foi introduzida em 1994 e em 1995 o uso transdérmico passou a ser utilizado em qualquer local do corpo.

Atualmente, podem ser encontrados preparados de testosterona para uso clínico VO, injetável e transdérmica. Praticamente não há estudos disponíveis comparando as várias preparações, com o intuito de identificar qual a melhor via de administração. Enquanto as antigas preparações injetáveis, que ainda são as mais usadas nos dias de hoje, produzem níveis séricos de testosterona suprafisiológicos, as preparações mais recentes alcançam níveis fisiológicos. Muito pouco é conhecido sobre o nível sérico necessário para atingir ação biológica e evitar efeitos colaterais. Pouco se conhece sobre os efeitos a longo prazo. O objetivo principal de uma terapia de reposição de testosterona seria chegar o mais próximo possível das concentrações fisiológicas.

A testosterona, quando ingerida oralmente na sua forma livre, é bem absorvida pelo intestino, mas é metabolizada e inativada no fígado, antes de atingir os órgãos-alvos. Somente quando se ingere a dose de 200mg, o que supera em mais de 30 vezes a quantidade de testosterona produzida diariamente por um homem normal, é que a capacidade de metabolização do fígado é superada. Com essa dose, pode ser observado um aumento nos níveis sanguíneos periféricos de testosterona, bem como os efeitos clínicos.

Pacientes que têm algum distúrbio hepático devem receber doses menores. Para um homem com hipogonadismo e função hepática normal, deve ser usada a dose oral diária de 400 a 600mg.

Muitas tentativas foram feitas para modificar a molécula de testosterona com o intuito de diminuir a metabolização hepática; levando isto em consideração, o derivado da testosterona conhecido há mais tempo é a 17-alfa-metiltestosterona, sendo rapidamente absorvida e com níveis sanguíneos apicais observados de 90 a 120min após sua ingestão. Alguns efeitos colaterais, como aumento das enzimas hepáticas no soro, foram observados. A fluoximesterona, que contém um grupo 17-alfa-metil e também apresenta risco de hepatotoxicidade, não está mais em uso. O undecanoato de testosterona faz parte do tratamento de hipogonadismo. Após a ingestão oral de uma cápsula de 40mg, são alcançados níveis séricos apicais após 2 a 6h. Com isso, no hipogonadismo, podem-se alcançar níveis adequados de substituição com duas a quatro cápsulas por dia. Outras formas de administração hormonal são sublingual, retal e nasal.

A terapia de substituição de testosterona mais largamente utilizada é a injeção intramuscular (IM) utilizando "ésteres" de testosterona. Em resumo, pode-se usar propionato de testosterona a cada dois ou três dias, enquanto a utilização de enantato de testosterona, em doses de 200 a 250mg, permite espaçamento de injeções a cada duas semanas. Dois outros ésteres de testosterona disponíveis são o cipionato e o ciclo-hexanocarboxilato, exibindo propriedades similares ao enantato, podendo ser utilizados nas mesmas doses e intervalos. A desvantagem desses compostos é que produzem inicialmente níveis suprafisiológicos de testosterona que podem exceder em demasia os níveis normais e declinar vagarosamente, fazendo com que antes da próxima injeção os níveis séricos estejam muito baixos. Os pacientes reconhecem as oscilações dos níveis hormonais mediante variações do bem-estar geral, atividade sexual e estabilidade emocional. Apesar dessas desvantagens, o enantato e o cipionato são utilizados rotineiramente. As drogas podem ser incorporadas em microesferas biodegradáveis que, quando injetadas por via IM, promovem liberação controlada da substância por várias semanas ou mesmo meses.

A pele absorve facilmente esteroides e outras drogas, sendo a aplicação transdérmica de testosterona largamente utilizada. Diferentes áreas da pele apresentam taxas variáveis de absorção e a pele escrotal é a que apresenta o melhor índice. As preparações transdérmicas de testosterona devem ser usadas como primeira escolha, sendo muito úteis para pacientes que apresentem sintomas da flutuação dos níveis do hormônio causada pela injeção de enantato de testosterona. Outra vantagem desse sistema é a sua autoaplicação. A preparação para uso escrotal consiste em um filme contendo de 10 a 15mg de testosterona natural, que é aplicado diariamente e alcança níveis séricos significativos. Os sistemas transdérmicos aplicados em outra parte do corpo também resultam em níveis fisiológicos, dependendo do número de adesivos aplicados.

A maior contraindicação para a terapia com a testosterona é a presença de carcinoma prostático, que deve ser excluído antes de se iniciar a terapia. O paciente que estiver fazendo uso da terapia deve ser acompanhado regularmente com exploração digital, PSA, ultrassom transretal e biópsia, se necessário.

Modos de aplicação e dosagens das preparações de testosterona:

- Em uso clínico:
  - Enantato de testosterona, IM, 200 a 250mg, a cada duas ou três semanas.
  - Cipionato de testosterona, IM, 200mg, a cada duas semanas.
  - Undecanoato de testosterona, VO, duas a quatro cápsulas de 40mg por dia.
  - Adesivo de testosterona, pele escrotal, um adesivo por dia.
  - Adesivo de testosterona, não escrotal, um a dois adesivos por dia.
  - Implantes de testosterona, subcutâneo abdominal, três a seis implantes de 200mg, a cada seis meses.
- Em desenvolvimento:
  - Testosterona ciclodextrina, sublingual, 2,5 a 5mg, duas vezes por dia.
  - Undecanoato de testosterona, IM, 1g, a cada oito a dez semanas.
  - Buciclato de testosterona, IM, 1g, a cada 12 a 16 semanas.
  - Microesferas de testosterona, IM, 315mg, a cada 11 semanas.
- Obsoletos:
  - 17-alfa-metiltestosterona, VO, 25 a 50mg por dia.
  - Fluoximesterona, sublingual, 10 a 25mg por dia; VO, 10 a 20mg por dia.

TRATAMENTO DE REPOSIÇÃO HORMONAL FEMININO

Apesar de o declínio da função ovariana ser um fenômeno fisiológico inevitável, para as mulheres suas consequências podem se tornar patológicas. Dessa forma, a racionalização do tratamento de reposição hormonal fundamenta-se no alívio da sintomatologia própria da deficiência hormonal e na prevenção das principais doenças que dela decorrem. Destina-se fundamentalmente à manutenção das condições de saúde e da qualidade de vida das mulheres em períodos do climatério e pós-menopáusico.

Indicações e Contraindicações ao Tratamento de Reposição Hormonal

Na perimenopausa, a correção dos distúrbios menstruais é necessária para prevenir o efeito do estímulo estrogênico persistente, próprio dos ciclos anovulatórios, que pode determinar lesões proliferativas ou hiperplásicas no endométrio, ou para diminuir a quantidade e a duração do sangramento menstrual.

Os sintomas vasomotores são, em geral, as alterações mais denominativas de hipoestrogenismo, próprio do climatério, e também os mais desconfortáveis, ainda que respondam à estrogenioterapia em poucas semanas de tratamento. Igualmente, as alterações neuropsíquicas (depressão, insônia, nervosismo, etc.) podem se iniciar ou se intensificar no climatério, sendo em geral sensíveis ao tratamento hormonal.

A sexualidade pode estar comprometida por alterações decorrentes do hipoestrogenismo, tais como dispareunia, diminuição da libido ou sangramento ao coito. Desconforto, ardor e infecções vaginais recidivantes podem decorrer da atrofia genital. Essas perturbações são atenuadas ou revertidas com a reposição hormonal.

Do mesmo modo, por causa da atrofia urogenital, podem ocorrer sintomas urinários, como perda de urina ao esforço, disúria, nictúria, urgência miccional, polaciúria, sensação de esvaziamento vesical incompleto e quadros de infecções urinárias de repetição.

O prolapso genital (uretrocistocele, retocele e prolapso uterino) também pode se acentuar, após alguns anos de hipoestrogenismo, determinado por frouxidão ligamentar dos aparelhos de suspensão e sustentação. O tratamento hormonal pode reverter ou atenuar essas alterações, uma vez que o uroepitélio e o tecido de revestimento dos ligamentos têm receptores de estrógenos.

A pele, tecido de revestimento de todo o corpo, é um dos órgãos mais completos do nosso organismo, visto que se compõe de vários tipos celulares, glândulas e fâneros. A estrogenioterapia participa do combate ao envelhecimento da pele e de seus anexos, uma vez que a atividade dos fibroblastos, células produtoras de colágeno, está intimamente relacionada aos estrógenos. O colágeno, por seu turno, corresponde à principal molécula associada a turgor, elasticidade e resistência da superfície cutânea.

Por outro lado, as mulheres pós-menopáusicas estão expostas a consequências silenciosas da deficiência estrogênica: doenças cardiovasculares, alterações do metabolismo ósseo e distúrbios cognitivos.

A doença coronariana é uma das principais causas de óbito, principalmente nos países desenvolvidos. Nos Estados Unidos, é a mais frequente, superando as mortes por câncer, acidentes automobilísticos e diabetes melito. A incidência de doenças cardiovasculares aumenta progressivamente nas mulheres pós-menopáusicas ou em jovens com insuficiência ovariana prematura, podendo ultrapassar a incidência em relação aos homens, em razão dos efeitos sobre a aterotrombogênese mediados pelo hipoestrogenismo subjacente.

Outrossim, após a menopausa, 30% das mulheres apresentam perda da massa óssea determinando osteopenia ou osteoporose com risco de fraturas. Essa perda ocorre, predominantemente, no osso trabecular (coluna lombar, colo do fêmur, rádio distal) e acentua-se nas mulheres de risco (raças branca, hispânica e asiática, com história familiar, baixa estatura, magras, dieta pobre em cálcio ou vitamina D, café, tabagismo, álcool, sedentarismo, corticosteroides, etc.).

A deficiência estrogênica promove maior reabsorção óssea por meio da ação aumentada do osteoclasto. A reposição estrogênica visa prevenir essa perda de massa óssea nas mulheres de risco e naquelas que já apresentam perda acentuada do conteúdo mineral ósseo, atuando na estabilização da perda ou, em alguns casos, na formação da matriz óssea, por manutenção da função do osteoblasto e/ou atenuação da atividade do osteoclasto.

Os estudos referentes aos esteroides sexuais vêm permitindo reconhecer outros benefícios do tratamento hormonal, a exemplo da prevenção de doenças degenerativas do sistema nervoso central, como a doença de Alzheimer. Contribuem para menor incidência de câncer de cólon e melhoram a saúde oral, evitando gengivite e descalcificação ou perda de dentes.

Admite-se como perspectiva que, além dos efeitos mencionados, devam existir outros ainda por serem desvendados, que possivelmente devam interferir na saúde das mulheres no período do climatério.

Atualmente existem poucas *contraindicações* à TRH na pós-menopausa. Entre essas, estão as pacientes com câncer de mama ou endométrio, as portadoras de insuficiência hepática ou renal grave ou, ainda, doença em atividade nestes órgãos, diabetes melito descompensado e aquelas que apresentam fenômenos tromboembólicos na vigência de tratamento hormonal. As pacientes com antecedentes pessoais de tromboembolismo, miomas uterinos, endometrioses ou colelitíase merecem análise individual. A utilização em pacientes tratadas de câncer de endométrio ou mama, com longo intervalo livre de doença, constitui ainda motivo de controvérsia, parecendo prevalecer a corrente que sistematicamente contraindica o seu uso nestas circunstâncias.

Doses, Vias e Esquemas Terapêuticos – Vantagens e Desvantagens

Empregam-se habitualmente em TRH os estrógenos, os progestágenos e os androgênios usados isoladamente ou em associação. Com os avanços nas pesquisas metabólicas, endócrinas, bioquímicas e de biologia molecular, certos preceitos foram estabelecidos:

- Os estrógenos a serem utilizados deverão ser naturais e em doses fisiológicas.
- Os esquemas terapêuticos devem conter sempre estrógenos e progestágenos em mulheres com útero, com a finalidade de bloquear a ação de proliferação excessiva pelo uso isolado dos estrógenos sobre o endométrio.
- Os androgênios podem ser empregados, em casos e situações específicos.
- As vias de administração dos hormônios dependem da melhor aceitação pelas pacientes, dos efeitos colaterais e de doenças associadas (dislipidemias, diabetes, etc.).

Deve-se destacar, ao se considerar a TRH no climatério, a bioequivalência dos estrógenos e progestágenos sobre os diferentes órgãos, tecidos-alvos e aspectos metabólicos.

Assinale-se que os efeitos observados são dependentes de dose, tempo de uso, associação e vias de administração.

Vias de Administração, Doses e Esquemas Terapêuticos

Recentemente, tem-se discutido muito a respeito da via de administração de estrógenos e progestágenos. Essencialmente, duas são as vias de administração: VO e parenteral, representada, a última, pelas vias transdérmica, percutânea, vaginal, IM, nasal e sublingual e implantes.

A via vaginal de estrógenos é utilizada visando ao tratamento da atrofia urogenital. Às vezes, também é utilizada em associação com os esquemas estroprogestativos, em que se observa secura vaginal. Usa-se o estriol (1 a 2mg/dia) ou o promestrieno (10mg/dia) durante 30 a 60 dias, inicialmente, e depois a depender da evolução, para manutenção, de duas a três vezes por semana.

Os efeitos dos esteroides nos tecidos-alvos dependem de absorção, metabolismo e quantidade administrada. Variam de paciente para paciente e, às vezes, na mesma mulher, a depender de alimentação, via de administração e horário de ingestão, recomendando-se sempre a utilização de doses fisiológicas e hormônios naturais. Os regimes combinados cíclicos (estrógenos e progestágenos) são mais utilizados na perimenopausa e pós-menopausa, enquanto os combinados contínuos, preferencialmente, são utilizados depois de decorridos alguns anos de pós-menopausa. A administração cíclica dos progestágenos acarreta, em boa parte das pacientes, como referido, o retorno do fluxo menstrual, não aceito por algumas, que tendem por esta razão a descontinuar o tratamento. Ademais, esses hormônios, a par de alguns inconvenientes metabólicos citados, podem produzir efeitos colaterais, por vezes dificilmente contornáveis. Alinham-se, entre esses, sintomas desagradáveis como depressão, irritabilidade, distensão abdominal e cefaleia, similares aos observados na síndrome de tensão pré-menstrual (tipo e dose-dependentes).

Assim, associação de estrógenos contínuos e série de progestágenos a cada três ou quatro meses tem sido proposta a pacientes com intolerância ao uso mensal cíclico de progestágenos ou que não aceitem ritmo de sangramentos mensais. Recomenda-se administrar o progestágeno a cada três ou quatro meses para que esses inconvenientes se tornem menos frequentes. Deve ser observado que, nesse esquema, o progestágeno é administrado em maior dose e por 14 dias. Não se observou aumento de hiperplasia endometrial com esse esquema.

Os efeitos antimitóticos dos progestágenos e o seu uso continuado, à semelhança do observado em usuárias de contraceptivos hormonais orais combinados, causam atrofia endometrial. Essa constatação oferece a base de racionalidade para o emprego contínuo de progestágenos em associação com estrógenos em TRH. Ao tornar-se atrófico o endométrio, a paciente deverá se manter em amenorreia, pois, em teoria, não há tecido para descamar. Denominam-se esses esquemas de combinados-contínuos.

Outro fator importante é que a atrofia endometrial pode ser conseguida com pequenas doses de progestágenos. As pequenas doses desses hormônios podem minimizar seu impacto metabólico desfavorável e seus efeitos colaterais indesejáveis, físicos e psicológicos.

Embora seja esperado que as pacientes se mantenham em amenorreia com esses esquemas terapêuticos, a maioria dos estudos relata que de um terço à metade das pacientes apresenta sangramento vaginal acíclico nos três primeiros meses desses esquemas terapêuticos. O sangramento tende a ser de pequena intensidade, mas pode ser inaceitável para algumas pacientes, o suficiente para o abandono dessa modalidade terapêutica. Em raros casos, o sangramento pode ser de maior intensidade, contribuindo para o mesmo desfecho. O sangramento tende a ser maior também nas pacientes mais próximas da menopausa.

É preciso ressaltar, por outro lado, que a pós-menopausa, a par da queda da produção estrogênica em cerca de 80%, ocorre simultaneamente à diminuição da produção androgênica em mais ou menos 50%, comparada ao período reprodutivo. Nas mulheres ooforectomizadas bilateralmente, a queda de estrógenos e androgênios é mais intensa. Nesses casos, estrógenos e androgênios podem ser administrados combinados e continuamente. A testosterona transdérmica, em forma de adesivo, está sendo submetida a testes clínicos. O gel hidroalcoólico, bem como a preparação em creme a 1% têm sido utilizados na Austrália, demonstrando resultados animadores sobre a libido, o bem-estar e a energia física.

A associação estroandrogênica é utilizada, especialmente, quando a paciente tem sintomas resistentes à estrogenioterapia isolada, quando se deseja aumento da libido e do bem-estar geral e melhora de energia e em pacientes ooforectomizadas bilateralmente. Assinala-se a necessidade de adição de progestágenos ao esquema, por 12 a 14 dias, mensalmente, em pacientes com útero.

A tibolona também pode ser empregada em terapêutica de reposição hormonal. É um progestágeno derivado do noretinodrel que, ao ser metabolizado, dá origem a um composto com ações estrogênica, progestogênica e androgênica. É empregada continuamente, na dose de 2,5mg/dia. A maioria das mulheres fica em amenorreia e aproximadamente 10% apresentam sangramento uterino acíclico. Observam-se melhora da sintomatologia climatérica e aumento da densidade óssea em pacientes pós-menopáusicas.

FITO-HORMÔNIOS

Ultimamente tem havido demanda crescente para o uso de fito-hormônios, em decorrência do temor em relação às neoplasias malignas. Dados epidemiológicos relacionam menor incidência de câncer de mama, endométrio e retossigmoide nas mulheres do oriente asiático, bem como de câncer de próstata nos homens. Cogita-se que a dieta concentrada em soja e vegetais ricos em isoflavonas possa estar determinando efeito protetor em relação a estados neoplásicos nessa população. Nos Estados Unidos e na Europa, o uso dessas substâncias tem sido estimulado graças à inserção na mídia eletrônica.

A dieta constitui um dos pilares mais importantes na orientação global para a mulher climatérica e pós-menopáusica, pois os vegetais constituem as fontes mais ricas em fito-hormônios (substâncias dotadas de leve ação estrogênica e que ocupam os receptores locais). Essas substâncias agem com moduladores seletivos de receptores estrogênicos atuando com efeito agonista ou antagonista, dependendo do estado hormonal do indivíduo. Dentre os alimentos que contêm mais fito-hormônios destacam-se: grãos de soja ou derivados, semente de linho, nozes, grãos integrais, maçã, alfafa, salsão, aipo, couve, etc.

A soja merece atenção especial em razão do consumo cada vez maior nos Estados Unidos. Vários relatos conferem a essa leguminosa a propriedade de atuar sobre os fogachos e a desidrose vaginal e proteger a paciente contra os cânceres de mama e de cólon. Foram identificadas duas substâncias mais importantes na sua composição: a ginesteína e a daidzeína (isoflavonas), que produzem efeito estrogênico leve. Uma xícara de soja contém 300mg de isoflavona, cujo efeito biológico equivale a 0,45mg de estrógenos conjugados. Portanto, aquelas pacientes com risco epidemiológico de câncer ou temerosas em relação ao uso de estrógenos podem se beneficiar do uso de isoflavona (soja). Habitualmente, a dose preconizada é de 750mg/dia.

Outras fontes naturais, do reino vegetal, com ação similar à do estrógeno são:

- *Angelica sinensis* (*Dong Quai*).
- Alcaçuz (*Glycyrrhiza glabra*).
- Semente de uva-casta (*Vitex agnus castus*).
- *Cimicifuga racemosa*.
- *Ginkgo biloba*.

Como se pôde observar, existe a possibilidade de atuar de forma holística sobre os sintomas do envelhecimento. O médico não deve adotar postura radical em relação às alternativas terapêuticas, mas sim individualizar a orientação consoante dados clínicos epidemiológicos, cultura e estilo de vida da paciente. A medicina integrativa aplicada ao envelhecimento resulta da combinação de técnicas terapêuticas, sem preconceito, que visa, em última instância, ao bem-estar físico, mental e social da mulher e do homem.

QUESTÕES

1. Quais as alterações endócrinas que envolvem o homem idoso?
2. Quais as teorias do envelhecimento?
3. Qual a relação dos níveis de testosterona com o comportamento e o estilo de vida do idoso?
4. Quais as consequências silenciosas da deficiência estrogênica?
5. Quais as principais contraindicações à TRH na pós-menopausa?

LEITURA RECOMENDADA

ALDERCREUTZ, H.; MAZUR, W. Phyto-estrogens and Western diseases. *Ann. Med.*, v. 29, p. 95-120, 1997.

BAUMGARTNER, R. N.; ROSS, R. R.; WATERS, D. L. et al. Serum leptin in elderly people: associations with sex hormones, insulin, and adipose tissue volumes. *Obes. Res.*, v. 7, p. 141-214, 1999.

BOTSARIS, A. S. *Segredos Orientais da Saúde e do Rejuvenescimento*. Rio de Janeiro: Nova Era, 1999.

BUTLER, R. N.; DAVIS, R.; LEWIS, C. B.; NELSON, M. E.; STRAUSS, E. Physical fitness: exercise prescription for older adults. *Geriatrics*, v. 53, p. 52-54, 1998.

HOLMES, G. E.; BERNSTEIN, C.; BERNSTEIN, H. Oxidative and other DNA damages as the basis of aging: a review. *Mutat. Res.*, v. 275, p. 305-315, 1992.

LABRIE, F.; BELANGER, A.; VAN, L. T. et al. DHEA and the intracrine formation of androgens and estrogens in peripheral target tissues: its role during aging. *Steroids*, v. 63, p. 322-328, 1998.

LAMBERTS, S. W.; VAN DEN BELD, A. W.; VAN DER LELY, A. J. The endocrinology of aging. *Science*, v. 278, p. 419-424, 1997.

LEE, C. K.; KLOPP, R. G.; WEINDRUCH, R.; PROLLA, T. A.; PROLLA, T. Gene expression profile of aging and its retardation by caloric restriction. *Science*, v. 285, p. 1390-1939, 1999.

LIEBERMAN, A. S.; HOFFMAN, A. R. The somatopause: should growth hormone deficiency in older people be treated? *Clin. Geriatr. Med.*, v. 13, p. 671-684, 1997.

LUNENFELD, B. Aging male. *Aging Male*, v. 1, p. 1-7, 1998.

RAPPAPORT, E. La mujer que envejece. In: CONTRERAS CASTRO, P.; GONZÁLEZ-CAMPOS, O. (eds.). *La Menopausia, una Endocrinopatia Fisiologica Tratable*. Santiago de Chile: Sociedad Médica de Chile, 1989. p. 31-34.

RODRIGUES DE LIMA, G.; BARACAT, E. C. Síndrome do climatério. In: RODRIGUES DE LIMA G.; BARACAT, E. C. (eds.). *Ginecologia Endócrina*. São Paulo: Atheneu, 1995. p. 253.

SARREL, L.; SARREL, P. M. Helping women decide about hormone replacement therapy: approaches to counselling and medical practices. In: *The Modern Management of the Menopause. A Perspective for the 21st Century*. London: The Partenon, 1994. p. 499-509.

SHWENKE, D. C. Aging, menopause, and free radicals. *Semin. Reprod. Endocrinol.*, v. 16, p. 281-308, 1998.

WINK, D. A.; COOK, J. A.; PACELLI, R.; LIEBMANN, J.; KRISHNA, M. C.; MITCHELL, J. B. Nitric oxide (NO) protects against cellular damage by reactive oxygen species. *Toxicol Lett.*, v. 82-83, p. 221-226, 1995.

INTERAÇÃO MULTIDISCIPLINAR

PARTE V

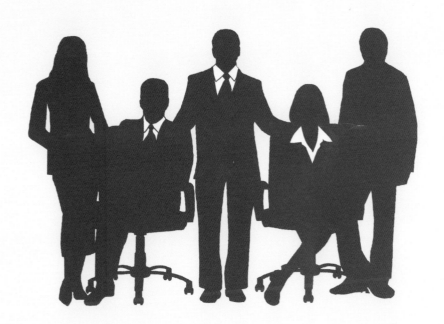

Seção 16
Introdução

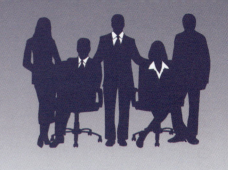

Capítulo 115

Importância da Interação Multidisciplinar em Medicina Estética

Maurício de Maio

SUMÁRIO

A multidisciplinaridade corresponde a um grupo de indivíduos com contributos distintos com uma metodologia compartilhada ante um objetivo comum. Cada membro da equipe assume claramente as suas próprias funções, assim como os interesses comuns do coletivo, e todos os membros compartilham suas responsabilidades e seus resultados.

A formação de cada profissional que atua em equipes multidisciplinares deverá fornecer competências e habilidades que, somadas, possibilitarão a eficiência e a eficácia do trabalho.

Na área estética, essa reunião de profissionais voltados para o bem-estar e a satisfação do paciente contribuirá para uma recuperação mais rápida e resultados mais eficientes.

HOT TOPICS

- A determinação de supervisão é transmitida do médico ao administrador e deste para a equipe.
- O manual da equipe deve ser preparado como documento das ações da clínica.
- A descrição das atividades é essencial, pois informa as responsabilidades dos componentes da equipe.
- A descrição de atividades também funciona como base para a avaliação da produtividade da equipe.

- Todas as informações pessoais devem ser confidenciais nos arquivos de pessoal.
- Salários mais competitivos levam em conta a responsabilidade da função e a avaliação do mercado.
- Os direitos dos funcionários devem constar do manual do funcionário, que deve ser apresentado na fase de treinamento.
- O período de orientação deve durar o tempo necessário para estabelecer uma relação de sucesso entre os funcionários novos e a equipe.
- As reuniões de planejamento e as discussões de estratégias e problemas devem ser curtas e objetivas.
- O desenvolvimento profissional deve incluir seminários de educação continuada e material por escrito.

INTRODUÇÃO

A equipe multidisciplinar em medicina estética deve conhecer os objetivos, as atividades profissionais, as informações sobre salários e benefícios, bem como direitos e deveres.

DETERMINAÇÃO DE OBJETIVOS

Os objetivos devem ser apresentados a todos os novos funcionários durante o período de adaptação. É importante a inclusão dos objetivos e das propostas no manual administrativo da clínica, que deve ser lido por toda a equipe. Os objetivos devem ser definidos claramente para garantir que as expectativas sejam obtidas com a prática.

RELACIONAMENTO COM A HIERARQUIA

É importante para toda a equipe estar ciente sobre a posição que cada um ocupa na organização. Um esboço visual, contendo a hierarquia de comando, deve estar disponível a todos os funcionários. Em uma clínica com mais de seis funcionários deve haver o cargo de administrador, que verifica as atividades diárias da equipe. Esse administrador serve de elo entre os médicos e a equipe. A determinação de supervisão é passada do médico ao administrador e deste para a equipe.

MANUAL DO FUNCIONÁRIO

A equipe tem o direito de saber o que é esperado dela. É importante para a organização implementar diretrizes à equipe, determinando o que é aceitável e o que não é. Além de saber o que é esperado, a equipe deve estar ciente de benefícios, horários de trabalho, férias e feriados, plano de saúde e direitos trabalhistas. O manual da equipe deve ser preparado como documento das ações da clínica. Todo integrante deve receber uma cópia do manual no período de treinamento. É interessante que a equipe assine um documento comprovando que o manual foi lido.

O manual da equipe deve incluir: os objetivos da organização; um resumo do manual; a classificação do trabalho, com uma explicação do período probatório; detalhes sobre a compensação das ações, com o programa de salários e horas extras; um resumo sobre remuneração de férias e feriados, seguros, aposentadoria, hierarquia de autoridade, funcionários com invalidez e padrão de condutas. O manual deve incluir diretrizes sobre as oportunidades iguais de trabalho, assédio sexual e discriminação.

DESCRIÇÃO DAS ATIVIDADES

A descrição das atividades é essencial, pois informa as responsabilidades dos componentes da equipe. Embora haja certo grau de interação entre os funcionários, é fundamental que cada um tenha sua responsabilidade específica. A descrição das atividades deve incluir a estimativa de tempo necessário para cada trabalho, bem como uma descrição detalhada dos deveres. Deve, também, incluir espaço livre para novas responsabilidades. O funcionário deve receber a descrição de suas atividades durante o período de orientação. É responsabilidade do supervisor ou do médico informar sobre obrigações e responsabilidades. A descrição de atividades também funciona como base para a avaliação da produtividade da equipe.

ARQUIVOS DE PESSOAL

Os arquivos de pessoal são importantes para o desenvolvimento dos funcionários e da própria equipe. Devem conter documentação sobre experiência profissional, educação e certificados técnicos ou de especialização. Também devem incluir informações sobre seguro de saúde, vacinação, etc. O desempenho dos funcionários deve ser guardado nesses arquivos com as atividades de educação continuada. Todas as informações pessoais devem ser confidenciais e incluir a documentação salarial e os benefícios. Esses dados devem ser atualizados com frequência. Os arquivos de pessoal devem ser mantidos por cinco anos após a saída do funcionário.

SALÁRIOS E BENEFÍCIOS

A maioria dos profissionais de alto desempenho prefere ambientes de trabalho que lhes possibilitem recebimento de "prêmios". Apresentar as possibilidades e os benefícios aos novos funcionários serve como boa fonte de entusiasmo. Uma das primeiras perguntas desse tipo de funcionário é sobre o salário. Salários mais competitivos levam em conta a responsabilidade da função e a avaliação do mercado. Não se deve esquecer que o salário varia amplamente de acordo com a região geográfica.

DIREITOS DO FUNCIONÁRIO

Os funcionários devem compreender seus direitos dentro da organização. Esses direitos incluem segurança no local de trabalho, incentivo para debater as queixas com o supervisor e possibilidade de possuir voz ativa nas decisões que afetem as normas e os procedimentos. Os direitos dos funcionários devem constar do manual do funcionário, que deve ser apresentado na fase de treinamento.

ORIENTAÇÃO E TREINAMENTO

Todos os funcionários devem receber orientação apropriada. No primeiro dia de trabalho, o funcionário deve receber uma cópia do manual do funcionário e ser estimulado a discuti-lo com o supervisor. A orientação deve incluir visita às dependências, apresentação da equipe, explicação detalhada sobre o trabalho do funcionário, acordo de confidencialidade, demonstração dos equipamentos e apresentação dos direitos do paciente e do funcionário. Deve haver treinamento da brigada de fogo sobre segurança e procedimentos de evacuação. Todo funcionário deve realizar exame médico admissional.

O período de orientação deve durar o tempo necessário para estabelecer uma relação de sucesso entre os funcionários novos e a equipe.

REUNIÃO

As reuniões de planejamento e as discussão de estratégias e problemas devem ser curtas e objetivas. Uma vez que cada funcionário sabe sua função, ideias de melhoramento em cada setor podem ser levantadas e discutidas em equipe. O funcionário treinado deve ser capaz de encontrar soluções para suas atividades. Devem-se evitar a todo custo reuniões improdutivas. Além de consumir tempo de trabalho, elas são desestimulantes e poderão comprometer o desempenho da equipe.

A discussão de temas polêmicos e muito variados também poderá acarretar improdutividade. Uma pauta de reunião bem estabelecida e focada produz, em geral, melhores resultados. A equipe é estimulada a colocar os pontos de vista, porém é necessário evitar suposições teóricas irreais que não possam ser colocadas em prática.

DESENVOLVIMENTO PROFISSIONAL

Uma equipe altamente eficiente e motivada deve partir em busca de melhora contínua. A maioria dos funcionários quer a oportunidade de aumentar o conhecimento e desenvolver habilidades. O empregador que participa ativamente do desenvolvimento profissional dos funcionários será recompensado. O desenvolvimento profissional deve incluir seminários de educação continuada e material por escrito. Os funcionários devem ser estimulados a aprender sobre a especialidade na qual trabalham.

Não se pode esquecer que o desenvolvimento pessoal e a interação entre os profissionais podem acontecer em velocidade distinta daquela prevista pela organização. Nesses casos, deve-se avaliar a qualidade do profissional e investir.

QUESTÕES

1. Quais são os principais objetivos de uma equipe multidisciplinar em medicina estética?
2. Qual é a função dos arquivos de pessoal?
3. Como deve ocorrer a orientação do funcionário no primeiro dia de trabalho?
4. Qual é a importância do desenvolvimento profissional para o crescimento da equipe?
5. Como devem ser as reuniões de planejamento com toda a equipe?

Seção 17
Enfermagem

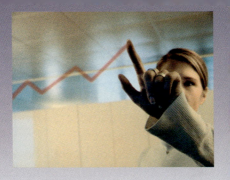

Capítulo 116

Funções Gerenciais

Maria Helena Sant'Ana Mandelbaum

"A beleza das coisas concretas pode mudar ou desaparecer, pode ser patente a uns e não a outros."
Platão

SUMÁRIO

No Brasil, nas últimas décadas, o enfermeiro vem ampliando suas áreas de atuação e, dentre elas, estão a medicina estética e a cirurgia plástica, nas quais atua efetivamente como membro da equipe multiprofissional.

A importância do papel do enfermeiro nessas áreas está em uma garantia de segurança para o paciente e uma autonomia em relação ao médico.

HOT TOPICS

- A enfermagem pode desempenhar atividades de natureza independente, interdependente e dependente.
- A enfermagem atua como elo entre os diversos membros da equipe multidisciplinar.
- Os procedimentos estéticos realizados em situação de emergência são raros.
- Tratamentos de longa duração envolvem a adesão do paciente, além da continuidade e do envolvimento entre equipe e paciente.
- Na medicina estética, o paciente procura os profissionais com uma queixa bastante objetiva.
- A sistematização das ações da enfermagem garante melhora da assistência e proteção contra eventuais processos jurídicos.
- A anamnese realizada consta de dois momentos importantes: inspeção geral e exame específico das lesões.

- O planejamento assistencial da enfermagem estabelecerá diversos procedimentos e intervenções.
- As documentações escrita e fotográfica são extremamente necessárias para avaliação de técnicas e procedimentos.

INTRODUÇÃO

É crescente a demanda por tratamentos estéticos e reparadores em todas as áreas e especialidades de saúde, como comprovam publicações especializadas e noticiam os diversos órgãos da imprensa. De forma análoga, aumenta a exigência por profissionais preparados para atuar de forma competente nas diversas etapas dos variados procedimentos médicos e odontológicos, cirúrgicos e não cirúrgicos, pois o resultado efetivo destes procedimentos é cada vez mais dependente de um conjunto sincronizado e harmônico de ações multiprofissionais, do qual a enfermagem é parte integrante e essencial. A mudança no perfil da população brasileira, o aumento da longevidade e a busca por melhor qualidade de vida, o maior acesso aos recursos de saúde que propiciam a realização de procedimentos e cirurgias para a reversão de inestetismos, genéticos ou adquiridos após acidentes, têm elevado de forma considerável a criação de novas modalidades de atenção, com a criação de hospitais-dia, clínicas e unidades descentralizadas e áreas especializadas dentro dos hospitais, buscando-se ampliar ao máximo o atendimento ambulatorial após a realização destes procedimentos, reduzindo-se o tempo de internação.

Tal mudança implica a necessidade de profissionais capacitados para o atendimento imediato e mediato destes pacientes após a realização dos procedimentos médicos, desde a realização de curativos especializados, como a implementação de medidas que promovam a cicatrização das lesões e reduzam a possibilidade de complicações e sequelas, como infecções, deiscências e cicatrizes inestéticas que podem comprometer os resultados e frustrar expectativas, tanto dos clientes como dos profissionais.

A enfermagem contemporânea está cada vez mais empenhada e comprometida em assumir a efetiva participação e responsabilidade do enfermeiro nos diversos níveis e modalidades de programas de assistência à saúde com qualidade, como integrante da equipe multiprofissional.

Buscando acompanhar e atender permanentemente as novas demandas da sociedade, a enfermagem evoluiu significativamente nas últimas décadas, ampliando suas responsabilidades em áreas tradicionalmente conhecidas da assistência à saúde, e tem criado novas modalidades e propostas assistenciais em sintonia com os avanços registrados nas diversas especialidades das ciências da saúde, entre as quais se encontra a medicina estética[1].

A especialização da enfermagem em medicina estética, como uma área da enfermagem em dermatologia, é recente em nosso país, embora seja uma prática corrente nos Estados Unidos[2].

Os primeiros registros de atuação de enfermeiros na área da estética em nosso país revelam que este processo se iniciou na década de 1980, a partir do trabalho de Mandelbaum com adolescentes portadores de acne, em que se chamava a atenção para a necessidade de maior participação e envolvimento da enfermagem com essa população, dentro de uma proposta de atuação multidisciplinar[3].

Nesse trabalho, demonstrou-se que a participação do enfermeiro, por intermédio da pré e pós-consulta médica e de consultas de enfermagem intercaladas às consultas médicas, permitia implementar ações educativas, com o objetivo de obter maior adesão do paciente ao tratamento médico e, com isso, otimizar recursos e alcançar resultados mais satisfatórios.

Nessa fase não existiam cursos de nível superior voltados à formação e à especialização de enfermeiros em estética. Assim, os interessados em atuar nessa área faziam sua formação em cursos de estética de nível técnico[4].

Ainda na década de 1980 ocorreram algumas tentativas de se criar programas de especialização para enfermeiros em estética, visando atender a crescente demanda por profissionais capacitados em decorrência do significativo avanço nos recursos tecnológicos e científicos, não só na medicina, mas também em áreas como nutrição, farmacologia, cosmiatria e fisioterapia, como consequência da crescente procura por esta modalidade de tratamento por parte da população.

Em alguns países da Europa e nos Estados Unidos, a enfermagem passou por um rápido processo evolutivo nessa época e conquistou significativo avanço no campo da Estética. Em decorrência, algumas sociedades de especialistas, como a Dermatology Nursing Association, passaram a oferecer, dentro de seus programas de capacitação, módulos específicos voltados à área de estética dentro da dermatologia, da cirurgia plástica e da medicina estética. A crescente demanda por tais profissionais gerou não só o aparecimento de sociedades específicas de enfermeiros em estética, como desencadeou um movimento para maior definição das competências exigidas dos profissionais para atuar nesta área. Importante contribuição nesta direção foi o trabalho conduzido pelo Royal College of Nursing, com a criação de um grupo de trabalho para estabelecer tais competências, o qual resultou em importante documento intitulado "*Competencies: an integrated career and competency framework for nurses in aesthetic medicine*", publicado em 2007 e que está disponível no *site* da organização.

No Brasil, apenas na década de 1990, com a participação de enfermeiros brasileiros em congressos e simpósios promovidos pela Dermatology Nursing Association, é que algumas universidades e centros de formação começaram a se preocupar com a inclusão desse tipo de conhecimento nos cursos de graduação em enfermagem, dentro de disciplinas da área cirúrgica, mas restrito a procedimentos realizados no contexto hospitalar.

Em 1998, por ocasião da criação da Sociedade Brasileira de Enfermagem em Dermatologia (SOBENDE), Monetta refere que um dos objetivos da entidade seria o "de promover o desenvolvimento científico, didático e operacional dos enfermeiros ligados à dermatologia preventiva, curativa e estética, para a melhoria do atendimento dermatológico"[5].

Entretanto, no âmbito da enfermagem em dermatologia, tanto a produção de conhecimento quanto o foco do processo de capacitação, formação e educação continuada foram dados à área de tratamento de feridas agudas e crônicas, com enfoque nos modelos de assistência curativa[5].

Ao final da década de 1990, com a crescente pressão do mercado e em decorrência da consolidação da medicina estética, alguns cursos de graduação em enfermagem passaram a oferecer essa modalidade de experiência, como uma opção, dentro da disciplina de enfermagem médico-cirúrgica. Buscando ampliar essa experiência, passaram a oferecer também a oportunidade de participação em procedimentos oferecidos tanto à clientela internada quanto para tratamento ambulatorial.

Quando se pensa na atuação da enfermagem em áreas especializadas e interdisciplinares, como a medicina estética, é preciso considerar a especificidade e a complexidade cada vez maior dos procedimentos e recursos médicos, utilizados para diagnóstico e tratamento e, consequentemente, a necessidade do adequado preparo e atualização profissional contínua do enfermeiro, a fim de acompanhar tais avanços.

Outro aspecto de grande importância é que essa formação não só envolve um acurado cuidado técnico-científico, com elevada preocupação com o desenvolvimento de habilidades técnicas altamente especializadas, mas também exige o estabelecimento de um perfil apropriado de profissional, com características pessoais que lhe permitam profunda compreensão do significado psicológico e social de sua atuação com esta clientela e, ainda, a capacidade de atuar como parte de uma equipe multidisciplinar, respeitando os mais elevados princípios de ética, como também os limites conferidos pela legislação profissional vigente[6].

FASES DA ASSISTÊNCIA DE ENFERMAGEM EM MEDICINA ESTÉTICA

A enfermagem em medicina estética compreende uma série de subáreas altamente especializadas. Nessas subáreas, a enfermagem desempenha atividades que podem ser de natureza:

- *Independente*: atividades próprias do profissional, de acordo com a legislação vigente e mediante adequado preparo técnico, super-

visão e reciclagem contínua (por exemplo, procedimentos relativos ao preparo da pele para a realização de procedimentos).
- *Interdependente*: atividades realizadas em colaboração e cooperação com os diversos membros da equipe multidisciplinar (por exemplo, atividades educativas relacionadas a cuidados com a pele antes e após procedimentos).
- *Dependente*: atividades que dependem de indicação ou prescrição médica, ou são delegadas mediante protocolos autorizados, sempre em consonância com a legislação (por exemplo, administração de medicamentos prescritos).

Tais atividades, dentro da área de medicina estética, poderão ocorrer nas diversas fases dos processos de assistência: pré, intra e pós-procedimentos.

Hoje não se questiona a importância do *papel integrador* desempenhado pela enfermagem para a garantia de continuidade da assistência, com relação tanto às diversas fases anteriormente citadas, quanto à sua responsabilidade e atuação como elo de ligação *entre os diversos membros da equipe multidisciplinar* para uma assistência integral ao paciente[7,8].

Dentre as diversas *atribuições* do enfermeiro em medicina estética, como membro da equipe multidisciplinar, podemos citar:

- Participar ou colaborar em tratamentos e técnicas para correção de perturbações estéticas congênitas e adquiridas.
- Planejar, implementar e avaliar a assistência de enfermagem aos pacientes em todas as fases e nas diversas etapas dos procedimentos realizados em medicina estética.
- Elaborar adequados instrumentos de comunicação que permitam o planejamento de ações integradas e a delegação de atribuições à equipe de enfermagem de forma a garantir ações integradas e contínuas.
- Participar e colaborar na aplicação de procedimentos de ordem terapêutica, cirúrgica, de recuperação ou reabilitação para tratamento de fotoenvelhecimento da pele.
- Atuar de forma cooperativa em microcirurgias estéticas, cirurgias com utilização de *laser*, fototerapia (psoraleno + raios ultravioleta A [PUVA]) e tecnologias avançadas.
- Realizar ou colaborar em procedimentos para melhoria da lipodistrofia ginoide, como membro da equipe multidisciplinar.
- Realizar e colaborar nos diversos procedimentos realizados para tratamentos estéticos multidisciplinares nas diversas regiões corporais, sejam clínicos ou cirúrgicos.
- Realizar e colaborar na aplicação de procedimentos realizados na pele e em anexos para correção de problemas inestéticos.
- Atuar e colaborar na administração de princípios ativos para correção de alterações inestéticas.
- Orientar o paciente sobre cuidados pré e pós-procedimentos.
- Promover a educação do paciente e da população sobre aspectos relativos à prevenção e recuperação de problemas de ordem estética (fotoproteção, campanhas de prevenção de câncer de pele, prevenção de queimaduras e acidentes domésticos, prevenção de sequelas).
- Aplicar medidas de promoção, prevenção e recuperação da saúde na área de medicina estética.
- Implementar medidas de biossegurança em todos os procedimentos.
- Aplicar medidas atualizadas para prevenção e controle de infecções em procedimentos.
- Gerenciar de forma competente os recursos humanos e materiais, liderando a equipe de enfermagem, promovendo sua constante atualização.
- Assegurar o adequado estado de funcionamento e manutenção de equipamentos e aparelhagens.
- Assegurar ambiente adequado ao paciente e à família, com atendimento humanizado e de respeito, durante todo o processo de tratamento.
- Documentar todos os procedimentos de enfermagem, por escrito e com documentação fotográfica.
- Atuar em equipe, de forma cooperativa e dentro da legislação vigente.

Nesta perspectiva, faz-se necessária, como destacam inúmeros autores, a utilização de instrumentos adequados para o levantamento das necessidades do paciente e o estabelecimento de uma sistematização das ações de enfermagem para *efetiva continuidade do processo assistencial em suas diversas fases*, assim como para *adequada comunicação entre os diversos profissionais envolvidos*[9].

Como parte da equipe multiprofissional, cabe ao enfermeiro o papel de *cuidar do ser humano*, utilizando seus conhecimentos e habilidades com o objetivo de cooperar com toda a equipe, integrando ações e pessoas de forma cooperativa, para que o processo assistencial tenha continuidade, consistência e resulte numa assistência de qualidade e satisfação para o paciente.

INTEGRAÇÃO ASSISTENCIAL E ABORDAGEM INTEGRADA DAS DIVERSAS FASES DA ASSISTÊNCIA DE ENFERMAGEM EM MEDICINA ESTÉTICA

A otimização de recursos humanos e materiais é um dos desafios da assistência à saúde, principalmente em áreas especializadas, como a medicina estética, em que *os custos são cada vez mais elevados e os recursos disponíveis, cada vez mais exíguos*, seja nas áreas pública ou privada.

Inúmeros trabalhos têm comprovado que a *preocupação com a relação custo-benefício* das diversas modalidades de assistência é fator decisivo para a universalização da oferta desse direito às populações, particularmente nas áreas especializadas, que exigem maior tecnologia.

Os *modelos de assistência* vigentes revelam em sua operacionalização uma visão *fragmentada* e altamente desconexa das diversas partes envolvidas, com uma multiplicidade de ações e recursos. Este fato se reflete na formação profissional e, em última instância, nas práticas desses diversos profissionais com a população[5].

Assim como em outras áreas especializadas, a medicina estética acaba sofrendo os reflexos dessa situação e, com isso, faz-se cada vez mais necessária a busca de novos paradigmas de atuação e formação de recursos humanos que procurem *racionalização*, *integração* e *continuidade*.

Embora medidas de ordem conjuntural sejam indiscutivelmente necessárias, muitas ações locais podem ser realizadas nessa direção.

Como referem alguns autores, grandes mudanças podem ser disparadas a partir de pequenos gestos.

Nessa direção, é possível, quando se inicia a estruturação ou reformulação de um serviço que atenda na área de medicina estética, aplicar alguns princípios que permitam um trabalho integrado.

Uma das opções é a criação do *prontuário único*, integrado, que acompanha os pacientes desde o momento em que buscam, pela primeira vez, o atendimento, até que tenham total resolutividade de seu problema, tanto no âmbito ambulatorial, quanto de internação ou mesmo de atendimento em domicílio.

Tal instrumento de documentação não só acompanha o paciente em todas as fases dos procedimentos como também integra os diversos profissionais envolvidos, inclusive nos casos em que o paciente realiza diversos tipos de procedimentos complementares, em diferentes épocas de sua vida.

Como comprovam diversos estudos, um dos fatores que mais contribuem para a elevação dos custos com a assistência à saúde é a descontinuidade do atendimento, pela interrupção por parte do paciente ou pela fragmentação de ação por parte dos especialistas.

UTILIZAÇÃO DE INSTRUMENTOS DE COMUNICAÇÃO PARA SISTEMATIZAR AÇÕES DE ENFERMAGEM EM MEDICINA ESTÉTICA

Em sua maior parte, os *procedimentos* realizados em medicina estética *são planejados* com relativa antecedência; a maioria dos pacientes apresenta boas condições físicas, pois são raros os procedimentos estéticos realizados em situações de emergência.

Além disso, muitos dos problemas *exigem tratamento de média e, até mesmo, longa duração* (semanas, meses e, por vezes, alguns anos), com retornos periódicos, o que implica *adesão do paciente, com continuidade e envolvimento entre equipe e paciente*.

A abordagem do paciente em medicina estética tem aspectos singulares que devem ser considerados pela enfermagem.

Diferentemente de algumas outras especialidades, em que o diagnóstico e o tratamento são propostos ao paciente pelo médico, a partir de sintomas ou sinais revelados pelo paciente, em medicina estética, o paciente procura os profissionais com uma queixa bastante objetiva e, por vezes, já demonstra ter alguma informação ou conhecimento sobre as opções de tratamento, mesmo que incorretas.

Em medicina estética é frequente a procura de atendimento em função de publicidade em revistas leigas, nas diversas formas de mídia ou por indicação de amigos e familiares, visto que os problemas estéticos estão ligados à autoimagem, aos valores culturalmente aceitos e difundidos em relação à beleza e expectativas pessoais.

Esse aspecto é extremamente importante, pois, desde os primeiros contatos com o paciente, a enfermagem deve estar atenta a todas as expectativas manifestadas por ele, para que possam ser devidamente trabalhadas e ajustadas dentro da equipe multidisciplinar.

É bastante comum, entre os pacientes que procuram os serviços de atendimento em medicina estética, a manifestação de expectativas irrealistas nessa fase de contatos iniciais, tanto com relação aos resultados esperados do tratamento, como em relação aos procedimentos em si.

Um exemplo de expectativa irrealista bastante frequente é o de pessoas que se referem aos tratamentos estéticos como procedimentos indolores, sem reações adversas ou sem contraindicações. Ou, ainda, aqueles que imaginam que alguns procedimentos resolvam de forma definitiva algum tipo de problema, em uma única etapa ou sessão. Esse caso é bastante frequente quando se atendem pacientes que procuram tratamento para remoção de pelos, por meio de raio *laser*.

Todas essas ponderações visam reforçar a necessidade de adoção de um *instrumento único* para registro de dados por todos os profissionais da equipe, visto que o paciente reage como um todo, mesmo quando atendido pelos diversos profissionais da equipe.

Nem sempre, como mostra a prática, as questões relacionadas à esfera psíquica e emocional são colocadas pelo paciente no momento da consulta com o psicólogo, mas, ao contrário, podem ser detectadas durante um procedimento de enfermagem, ou de um exame laboratorial ou, até mesmo, no momento da realização de um procedimento, em uma sala cirúrgica.

A sistematização das ações de enfermagem em medicina estética, assim como em outras áreas especializadas da enfermagem é uma preocupação recente, sua utilização em nosso país é muito restrita, ao contrário do que vem ocorrendo nos Estados Unidos.

A crescente preocupação entre enfermeiras norte-americanas com o elevado número de ações legais por parte de pacientes tem levado as sociedades de especialistas a realizarem um enorme esforço para treinamento e garantia de utilização desses instrumentos por parte dos profissionais, como forma não só de melhorar a qualidade da assistência, mas também de se protegerem na eventualidade de processos jurídicos[5].

O processo de enfermagem proposto por Horta[10] em seus componentes: histórico, diagnóstico, prescrição e avaliação, tem-se mostrado, ao longo destes anos, uma metodologia que permite ao enfermeiro atingir esses objetivos, garantindo-lhe maior poder de ação, o chamado "domínio do fazer", pois sua utilização permite a demonstração de conhecimentos que revelam o "domínio do saber" em enfermagem.

Inúmeros trabalhos demonstram que é bastante heterogênea a situação nas instituições de saúde. Tais trabalhos revelam, também, que é cada vez maior a preocupação dos enfermeiros com o diagnóstico de enfermagem, o que, sem dúvida, representa um sensível avanço, como refere Carpenito[11].

Desde 1986, a National Association of Nursing Diagnostic Application (NANDA) vem desenvolvendo um trabalho extremamente criterioso e suas publicações representaram um sensível avanço nesse sentido[12].

A publicação mais recente dos diagnósticos de enfermagem da NANDA, no ano 2000, demonstra claramente que o enfermeiro precisa receber uma formação acadêmica básica e um processo de educação continuada, que lhe permita dominar a utilização dessa taxonomia para uma atuação em equipe reconhecida[12].

Farias[13] afirma que a conquista de novas competências e áreas de responsabilidade e a ampliação do poder de decisão do enfermeiro no futuro do processo de cuidar dependerão cada vez mais da sua capacidade de assumir a responsabilidade pela avaliação e consequente seleção de intervenções de enfermagem, as quais possam atingir objetivos almejados e tenham resultados eficazes no processo assistencial dentro da equipe multiprofissional.

Alguns autores têm utilizado a expressão "fazer a diferença significante" para exprimir a necessidade dessa evidência na prática profissional do enfermeiro.

SISTEMATIZAÇÃO DA ASSISTÊNCIA DE ENFERMAGEM EM MEDICINA ESTÉTICA

Na última década, como se analisará adiante, a preocupação com o diagnóstico de enfermagem já se revela uma tendência, como parte do processo do cuidar. Mas é importante salientar que essa etapa não pode ser desconectada da primeira, qual seja, o histórico de enfermagem[14].

Por sua evolução histórica, pela natureza intrínseca do seu foco de trabalho, a enfermagem é essencialmente holística, mesmo quando exercida em áreas especializadas.

Da mesma forma que na enfermagem geral, ao se atuar em áreas especializadas como a enfermagem em medicina estética e enfermagem dermatológica, é preciso lembrar que a assistência ao paciente deve estar inserida numa visão holística do ser humano[15].

Isso implica que, como enfermeiros, tenhamos como nosso enfoque o ser humano, com todas as suas características, expectativas e necessidades biológicas, psicológicas, sociais e espirituais.

Nosso foco especializado de atenção deve estar sempre inserido numa percepção global do paciente e não apenas em suas lesões ou regiões anatômicas onde ocorrerão os procedimentos médicos.

Embora possa parecer uma postura filosófica pouco aplicável à prática diária, veremos que é possível, mesmo dispondo de poucos recursos humanos ou de tempo, fazer com que o enfermeiro possa utilizar instrumentos práticos de avaliação, os quais lhe possibilitem este enfoque, pois a pele, além de ser o maior órgão do corpo humano e de percorrê-lo em toda sua extensão, tem propriedades de visibilidade e acessibilidade que podem e devem ser utilizadas sistematicamente pela enfermagem. Esse aspecto é de grande importância, visto que a maior parte dos procedimentos em medicina estética é realizada em pele e anexos, ou utiliza a pele como via de acesso.

Ao realizar qualquer procedimento ou intervenção em um paciente, o enfermeiro sempre terá chance de observar, colher informações, verificar alterações, detectar modificações objetivas ou subjetivas e utilizar tais elementos para o estabelecimento do diagnóstico de enfermagem e a proposição de intervenções preventivas ou curativas.

Planejamento e Avaliação

Para implementação de um processo sistematizado de assistência de enfermagem em medicina estética é preciso:

- Um processo sistemático para avaliação das necessidades do paciente, de acordo com o tipo de procedimento a que será submetido e de acordo com a etapa (pré, intra ou pós-procedimentos).
- Estabelecimento do diagnóstico de enfermagem.
- Intervenções de enfermagem consubstanciadas no plano assistencial.
- Avaliação de resultados, num processo dinâmico de *feedback* contínuo.

Como referido inicialmente, a maior parte dos procedimentos utilizados em medicina estética é realizada na pele ou utiliza a pele como via de acesso. Além disso, a visualização dos problemas de ordem estética para o paciente ocorre a partir de seu contato visual ou de sua sensação tátil com a superfície de seu corpo. Também, como foi referido, diferentemente de outras especialidades, a queixa do paciente em medicina estética é sempre objetiva, localizada e identificada por ele de forma bastante precisa.

Isto implica, para a enfermagem, considerar que a anamnese será constituída por dois momentos, igualmente importantes:

- Inspeção geral.
- Exame específico das lesões.

O *exame geral* da pele é uma etapa fundamental do processo de avaliação e, para sua realização, é preciso conhecimento sobre as características da pele normal, das variações normais e das alterações.

Um grande número de variantes normais pode ocorrer na pele em decorrência da idade, fatores genéticos, influência do meio ambiente. Essas variantes normais podem alterar as características da cor, turgor, tato, temperatura e vascularização. Por exemplo, pessoas que trabalham em áreas expostas ao sol podem apresentar alterações na coloração, espessura e vascularização da pele.

Pessoas idosas apresentam alterações como espessamento da derme, maior desidratação e modificações na vascularização, intrínsecas ao processo de envelhecimento.

O exame geral da pele é muito importante, pois alterações gerais em algum parâmetro podem significar doença de caráter sistêmico.

A identificação de alterações, na etapa de atendimento pré-procedimentos, é muito importante para o planejamento de medidas na fase intraprocedimentos e para orientação e educação do paciente na fase pós-procedimentos (por exemplo, orientar fotoproteção e umectação da pele para melhor cicatrização, etc.).

O exame específico da lesão também requer conduta sistematizada. Para um ótimo exame, é fundamental *leitura visual acurada**, com boa iluminação, preferencialmente natural e, se artificial, com o mínimo possível de modificações e interferência.

Não se pode esquecer que a cicatrização da pele e sua recuperação, após os diversos procedimentos, consistem em processo que depende de fatores intrínsecos e extrínsecos e que, ao avaliar-se o paciente, é preciso identificar alterações nesses parâmetros, como: estado nutricional, hidratação da pele, presença de processos infecciosos ou parasitários nas áreas adjacentes, parâmetros laboratoriais, as quais são de grande importância para a avaliação de adequadas condições do paciente para se submeter a tratamentos e procedimentos.

Metodologias – Com Base no Processo de Enfermagem[10]

Dados Subjetivos

Histórico

Iniciar tendo como base as próprias palavras do paciente com relação a sua condição ou, quando não for possível, com as informações fornecidas pelo acompanhante, pelas pessoas que encaminharam ou que pediram a avaliação.

Exemplos:

- Paciente M, sexo feminino, refere que "se sente envelhecida demais para sua idade e que deseja orientação sobre o que poderia fazer para melhorar sua aparência".
- Jovem de 16 anos procura orientação e refere que "seu rosto ficou todo marcado e cheio de furinhos depois que teve espinhas, e isso o deixa muito complexado".
- Gestante, no primeiro trimestre da gravidez, procura orientação e refere que "gostaria de saber o que poderia fazer para melhorar as estrias que estão começando a aparecer".
- Arquiteta que trabalha com paisagismo procura o atendimento e refere que "a pele está ficando muito manchada e que algumas áreas estão ficando mais ásperas e com muitas linhas de expressão".
- Dona de casa queixa-se de que "sofreu queimadura no rosto, com gotas de óleo quente e que a pele ficou escura nestes locais".

---

* A maior parte dos diagnósticos em dermatologia pode ser feita, com grande margem de acerto, pelo exame visual da lesão.

- Jovem procura atendimento "queixando-se de aparecimento de pelos escuros no rosto e desejando orientação sobre o que fazer para ficar livre desses pelos indesejáveis".

Essas primeiras informações devem desencadear uma série de outras, que visam tornar mais claro o processo de aparecimento desse problema e, ainda, identificar as expectativas do paciente com relação à correção dessa alteração.

A partir dessas informações iniciais, faz-se o direcionamento com perguntas, como, por exemplo:

- Há quanto tempo esse problema o incomoda?
- Consegue se lembrar de como começou?
- Sente coceira, dor ou algo que o incomoda no local?
- Usou alguma coisa no local?
- Lembra-se da aparência logo no começo?
- Está usando alguma coisa diferente, como medicamentos novos, produtos novos, alimentos, cremes, tinturas, etc.?
- Mudou seus hábitos neste período?
- Consegue associar algum fato importante na sua vida com o aparecimento deste problema?
- Tomou ou está tomando algum medicamento? Passando algo?
- Alguém mais da família está apresentando o problema?
- Tomou sol?
- Usou alguma coisa e sentiu alguma melhora? O quê?
- Gostaria de acrescentar alguma informação que acha importante?
- O que espera do tratamento?
- O que gostaria de perguntar sobre o tratamento e os procedimentos?

Antecedentes Pessoais e Familiares

Nesta parte do histórico é muito importante o levantamento de informações acerca de:

- Ocupação/atividade.
- Estilo de vida.
- Estado psicoemocional.
- História de vida recente: estresse, perdas, regimes, gravidez, cirurgias, doenças.

Dados Objetivos

Esta etapa compreende o exame visual da pele/região em que será realizado o procedimento, unhas e cabelos como um todo e das lesões ou alterações presentes.

- *Pele*: cor, tom, uniformidade, hidratação, temperatura, textura, espessura, turgor, higiene, alterações.
- *Unhas*: configuração, consistência, cor, aderência ao leito ungueal.
- *Cabelos*: características superficiais, cor, textura, distribuição, volume.

Diagnóstico de Enfermagem

Como já mencionado, a literatura comprova que esta etapa está cada vez mais inserida na corrente americana atual (Berger), e mesmo na literatura brasileira[8,13].

A palavra diagnóstico, derivada do grego, significa distinguir, reconhecer. Ou seja, trata-se da análise e interpretação dos dados, objetivos e subjetivos, coletados no histórico, preferencialmente pela utilização de adequados instrumentos de coleta, com documentação destes[13].

Elderton, citado por Farias[13], considera que a utilização de um diagnóstico de enfermagem tem, pelo menos, seis benefícios:

1. Permite que o enfermeiro utilize seu saber e suas competências e lhe gera credibilidade aos olhos dos demais membros da equipe multiprofissional.
2. Fornece uma terminologia que lhe permite agrupar observações no prontuário do paciente utilizando linguagem clara, profissional e cientificamente irrefutável.
3. Permite avaliar a qualidade da assistência, realizar estudos e pesquisas e alterar protocolos (auditoria qualitativa).
4. Permite a prestação de cuidados que respondam efetivamente aos problemas de saúde dos pacientes com continuidade. Isso gera satisfação bilateral.
5. Melhora a comunicação entre enfermeiro-paciente-equipes.

6. Oferece proteção legal em caso de ações jurídicas (nos Estados Unidos é cada vez maior o número de ações contra pessoal de enfermagem e, no Brasil, essa cultura está começando a se consolidar).

O diagnóstico de enfermagem, embora faça parte do processo de enfermagem, é seu elemento fundamental, uma vez que influencia a qualidade dos cuidados a serem prestados e contribui para o desenvolvimento de um corpo de conhecimentos próprios.

Muitos são os modelos conceituais que podem servir de base para a estrutura dos instrumentos a serem utilizados para a documentação do processo assistencial de enfermagem.

Em nossa prática, utilizamos o Modelo Conceptual de Virginia Henderson[14], o qual considera o ser humano como um todo, indivisível, em suas dimensões biológica, psicológica, cultural e espiritual, e o *Processo de Enfermagem*, de Horta[10], adaptado.

São consideradas as 14 necessidades básicas descritas por Henderson[14] e utiliza-se a nomenclatura NANDA para estabelecimento dos diagnósticos, com base no modelo de Carpenito[11], classificando-as em independentes, interdependentes e dependentes:

- S: dados subjetivos.
- O: dados objetivos.
- A: análise/diagnóstico.
- P: plano.
- I: implementação.
- E: avaliação (*evaluation*).

Segundo Carpenito, o diagnóstico aponta os problemas da dimensão independentemente da atuação do enfermeiro, incluindo: diagnosticar, prescrever, tratar; selecionar intervenções para prevenir, reduzir ou amenizar o problema; direcionar o planejamento assistencial[11].

Os diagnósticos de enfermagem devem ser hierarquizados em:

- *Diagnósticos de enfermagem atuais*: necessitam de intervenções terapêuticas (curativas). Crianças com lesões bolhosas, decorrentes de queimadura solar, necessitam de medidas que devolvam a integridade cutânea, previnam infecções, promovam reidratação e evitem complicações.
- *Diagnósticos de enfermagem potenciais*: visam à promoção da saúde e necessitam de intervenções preventivas.

Exemplos:

- *Potencial risco para câncer de pele*: educação da criança/família.
- *Potencial para alterações na pigmentação da pele*: orientar fotoproteção e cuidados após realizar procedimentos.

Diagnóstico de Enfermagem e Plano Assistencial

A realização do diagnóstico de enfermagem é uma etapa fundamental da assistência de enfermagem em medicina estética e dermatologia. Embora exista variada nomenclatura para ele e diferentes instrumentos, é importante que o enfermeiro utilize-o, na sua prática diária, independentemente de sua área de atuação (hospitalar, ambulatorial, domiciliar, adultos, crianças ou idosos).

Cada profissional deve avaliar sua realidade e desenvolver instrumentos próprios ou adaptados, testá-los, alterá-los, submetê-los aos colegas em eventos. Um bom diagnóstico de enfermagem é o melhor caminho para o planejamento assistencial.

O planejamento assistencial de enfermagem, para as várias etapas dos procedimentos realizados em medicina estética e dermatologia, estabelecerá os diversos procedimentos e intervenções de enfermagem, tanto na fase pré, quanto intra e pós-procedimentos.

Esse plano assistencial, individualizado, adaptado a cada uma das referidas fases e procedimentos é, hoje, um instrumento não só de avaliação da qualidade da assistência, como também um instrumento de ordem legal.

Não só na Europa e nos Estados Unidos, é cada vez maior o número de ações judiciais envolvendo profissionais da área da saúde e, em muitos casos, são pagos valores extremamente elevados pelas seguradoras, em decorrência de registros inadequados, incompletos.

Como refere Berger: "Mais vale um diagnóstico correto, por mais simples que seja, do que uma intervenção incorreta, por mais espetacular que possa parecer".

Documentar adequadamente as diversas fases é um requisito de extrema importância quando o enfermeiro atua em medicina estética e dermatologia, pois, nessas especialidades, alterações aparentemente pequenas na cor e na textura podem ter um grande significado clínico para o médico e grande impacto psicológico para o paciente.

A documentação escrita e, sempre que possível, a fotográfica são ferramentas de grande valia para avaliação de técnicas e procedimentos, assim como para o acompanhamento da evolução do tratamento e de sua qualidade.

Em medicina estética e dermatologia, em que estão envolvidos fortes componentes ligados à imagem corporal, autoestima e expectativas, a documentação fotográfica tem importante papel para o enfermeiro garantir a adesão de pacientes a tratamentos de média e longa duração, como em caso de queimados, lesões extensas, remoção de pelos, que requerem várias sessões e variados procedimentos, pois permite visualizar as modificações ao longo das diversas fases.

Algumas vezes, o paciente tem dificuldade de perceber essas mudanças e o resultado dos tratamentos, pois nem todas as pessoas possuem memória fotográfica, assim como, em razão de características pessoais, grau de ansiedade e expectativa, algumas pessoas têm dificuldade de se lembrar da aparência exata da área ou região antes do tratamento, ou acabam por misturar dados da realidade com imagens fantasiosas.

No próximo capítulo serão abordados de forma mais específica os cuidados e as orientações que devem ser considerados pela enfermagem nos diversos tipos de procedimentos realizados em medicina estética.

Entretanto, independentemente do problema, da área ou região corporal a ser tratada, ou do procedimento escolhido pela equipe, alguns aspectos devem ser considerados de forma geral:

- Avaliar cuidadosamente as condições gerais do paciente e as condições específicas da área ou região em que será realizado o procedimento. Verificar presença de afecções locais ou gerais, que possam interferir em algum tipo de procedimento ou impedir sua realização. Se necessário, encaminhar para avaliação médica ou de outro profissional da equipe, para orientação e indicação de tratamento prévio. Um exemplo é a verificação da presença de herpes simples ou tendência para o quadro em pacientes que serão submetidos a procedimentos como *peelings* e uso de *laser*.
- Orientar de forma clara o paciente sobre o procedimento que será realizado, os cuidados e preparos necessários antes e após sua realização, preferencialmente por folhetos escritos, utilizando ilustrações, desenhos, esquemas, sempre adequados ao nível cultural e à idade do paciente. Garantir que o paciente tenha pleno conhecimento sobre risco-benefício, efeitos adversos, efeitos considerados normais, efeitos indesejados e como preveni-los.
- Identificar, com muito cuidado, alterações psíquicas e emocionais, expectativas, sentimentos de frustração, manifestados de forma verbal ou não verbal.
- Documentar todos os procedimentos e assegurar a assinatura do paciente ou responsável nos termos de consentimento e em todos os documentos que assim o exigirem.
- Fazer o adequado preparo do paciente, do material e do ambiente, de acordo com o tipo de procedimento, dentro das mais rigorosas normas de biossegurança, ética e respeito.
- Manter sigilo, postura ética e garantir a privacidade do paciente.

QUESTÕES

1. Quais são as atribuições do enfermeiro na medicina estética?
2. Qual é a finalidade da criação de um prontuário único?
3. O que é preciso para a implementação de um processo sistematizado de assistência de enfermagem?
4. Como é realizado o exame geral da pele?
5. Qual é a importância do diagnóstico da enfermagem?

ANEXOS

Anexo I – Protocolo de Avaliação de Pele

Tipo de Pele

- 0. Albino
- I. Ruivo
- II. A. Loiro, polaco, olhos claros, não bronzeia
  B. Loiro que bronzeia
- III. A. Cabelo castanho, pele branca, olhos claros, tendência a sardas
  B. Cabelo mais escuro, bronzeia fácil, olhos castanhos
- IV. Latino (paraguaio)
- V. Mulato
- VI. Negro

História Familiar

Tendência a manchas, cicatrizes hipertróficas/queloides

História de herpes

História de tratamento com Accutane:
- quanto tempo tratou
- há quanto tempo parou

Tratamento prévio:
- *peelings*
- dermabrasão
- injeção de silicone/cirurgias da face

Alergias cutâneas (pele sensível)

Estilo de vida:
- trabalho
- esportes
- exposição ao sol

- As lesões podem ser amenizadas com o *laser*?
- Expectativas realistas
- Como soube do *laser*?

Tipos de rugas	Pontuação
I. Superficiais	1 – 3
II. Finas e moderadamente profundas	4 – 6
III. Superficiais e profundas • numerosas linhas • dobras da pele mais ou menos redundantes	7 – 9

Anexo II – Termo de Consentimento
Cirurgia a Laser CO_2

Nome do paciente: _____
Data: _____/_____/_____
Diagnóstico: _____
Tratamento proposto e localização: _____
_____
_____
_____

1. Eu, _____, autorizo o Dr. _____, CRM _____, a realizar em mim o procedimento acima (citado).

2. Estou ciente das alterações que ocorrerão no pós-operatório, tais como edema, descamação e eritema (pele vermelha).

3. Estou ciente também de que algumas intercorrências poderão ocorrer, como: alergia a substâncias ingeridas ou tópicas, infecção, herpes simples, indurações na pele e hiperpigmentação (manchas escuras) transitórias. Em qualquer dessas eventualidades, devo comunicar ao médico assistente.

4. Eu entendo que, mesmo nas mãos dos cirurgiões mais experientes, as seguintes complicações podem raramente ocorrer:
   - cicatrizes
   - alterações de pigmentação (hipo ou hiperpigmentação)
   - demarcação dos limites entre as áreas tratadas e não tratadas
   - remoção incompleta das rugas ou cicatrizes

5. EU ENTENDO QUE DEVO EVITAR TODA E QUALQUER EXPOSIÇÃO AO SOL E CALOR, E USAR FILTRO SOLAR, RENOVANDO-O A CADA 3 HORAS, MESMO NOS DIAS NUBLADOS E CHUVOSOS, DURANTE 6 MESES.

6. Declaro ter recebido por escrito todas as orientações, passo a passo, do período pré-operatório, e que foram esclarecidas todas as minhas dúvidas a respeito do tratamento proposto.

7. Eu consinto a realização de fotografias com a finalidade de avaliação pré e pós-operatória e a utilização destas em trabalhos científicos.

8. Tenho consentimento de todos esses riscos e entendo que a prática da medicina não é uma ciência exata, dependendo de reações individuais de cada organismo e do meu cuidado pós-operatório.

_____   _____
Cirurgião   Paciente

REFERÊNCIAS

1. ALDERMAN, M. C. Nursing in the new millenium: challenges and opportunities. *Dermatology Nursing*, v. 13, n. 1, p. 44-51, 2001.

2. HILL, M. J. *Dermatology Nursing Essentials – A Core Curriculum*. New Jersey: DNA, 1998. Cap. 2, p. 15-41.

3. MANDELBAUM, M. H. S. Acne da adolescência – Relato de experiência da atuação como enfermeira durante 15 anos. *Revista Pelle Sanna*, v. 4, p. 5-9, 1999.

4. MANDELBAUM, M. H. S. Novas perspectivas de atuação do enfermeiro: trabalho autônomo. In: XXXIII CONGRESSO BRASILEIRO DE ENFERMAGEM, 1981. Manaus. *Anais do XXXIII Congresso Brasileiro de Enfermagem*, 1981.

5. MONETTA, L. Discurso de posse. *Revista Pelle Sanna*, v. 1, n. 1, p. 12-14, 1998.

6. CONSELHO REGIONAL DE ENFERMAGEM DE SÃO PAULO (COREn). *Documentos Básicos de Enfermagem*. São Paulo: Coren, 2001.

7. ANGELO, M. Educação em enfermagem: a busca da autonomia. *Rev. Esc. Enf. USP*, v. 28, n. 1, p. 11-14, 1994.

8. CIANCIARULLO, T.; AMARA, I. *Instrumentos Básicos para o Cuidar. Um Desafio para a Qualidade da Assistência*. São Paulo: Atheneu, 1996. 154p.

9. DOENGES, M. E.; MOORHOUSE, M. F. *Diagnóstico e Intervenção em Enfermagem*. 5. ed. Porto Alegre: Artmed, 1999.

10. HORTA, W. A. *Processo de Enfermagem*. São Paulo: EPU, 1979.

11. CARPENITO, L. J. *Manual de Diagnósticos de Enfermagem*. 8. ed. Porto Alegre: Artmed, 2001.

12. NATIONAL ASSOCIATION OF NURSING DIAGNOSTIC APPLICATION (NANDA). *Diagnósticos de Enfermagem da NANDA – Definições e Classificação*. São Paulo: Artmed, 1999-2000.

13. FARIAS, J. N. *Diagnóstico de Enfermagem. Uma Abordagem Conceitual e Prática*. João Pessoa: Santa Marta, 1990.

14. HENDERSON, V. *Princípios Básicos sobre Cuidados de Enfermagem*.

15. WALDOW, V. R. *Cuidado Humano: o resgate necessário*. Porto Alegre: Sagra Luzzatto, 1998. 204p.

Capítulo 117

Funções Assistenciais

Maria Helena Sant'Ana Mandelbaum

SUMÁRIO

A competência profissional na área da enfermagem é fator importante para elevar o nível de saúde da população, o qual depende do alcance do profissional para evitar problemas de saúde ou para resolver os que se apresentam. Faz-se necessário que o enfermeiro conheça sua área de atuação diante da prevenção e dos diferentes fatores que determinam as condições de saúde do indivíduo.

Neste capítulo será abordada a atuação da enfermagem nos diversos tipos de procedimento em medicina estética.

HOT TOPICS

- A enfermagem na medicina estética exige constante atualização e incorporação de novas técnicas.
- É fundamental que o enfermeiro saiba reconhecer as características das lesões de pele provocadas pelo sol.
- A enfermagem possui contato íntimo com o paciente durante os preparos pré, intra e pós-operatório.
- A enfermagem deve orientar o paciente para evitar a automedicação.
- A ação da enfermagem contribui significativamente na recuperação do paciente.

INTRODUÇÃO

No capítulo anterior foram caracterizadas as atribuições e responsabilidades da enfermagem nas diversas fases dos tratamentos e procedimentos em medicina estética, ressaltando-se a importância da sistematização das ações de enfermagem como ferramenta essencial para a integração das diversas ações e das pessoas envolvidas no processo assistencial ao paciente.

Essas recomendações gerais devem ser seguidas como princípios de ação, para que sejam atingidas expectativas e necessidades do paciente e se alcancem os objetivos da equipe, assegurando-se de que a assistência proporcionada atinja os níveis de qualidade esperados, assim como considere o paciente como um todo, independentemente do tipo de tratamento ou procedimento aplicado.

A medicina estética, aqui compreendida em seu sentido mais amplo, o qual inclui todo o corpo de conhecimentos, técnicas, recursos humanos e materiais, é uma especialidade que sofre mudanças rápidas em curto período de tempo.

Esse processo de mudanças se dá tanto em relação à atualização dos procedimentos já estabelecidos, quanto pela agregação constante de novas modalidades e opções terapêuticas de diversas naturezas.

Isso representa um desafio para todos os profissionais da equipe, visto que se faz necessária uma constante reciclagem, com a revisão de técnicas, procedimentos, abordagens, protocolos e cuidados na preparação do paciente e, também, permanente revisão de rotinas relacionadas ao preparo do material, equipamentos e ambiente.

Essa consideração deve ser feita, visto que os procedimentos descritos a seguir devem ser contextualizados, adaptados às diversas realidades de acordo com as estruturas de pessoal, material e equipamento do serviço ou clínica, e permanentemente atualizados, à luz dos novos conhecimentos e avanços na área.

É oportuno ponderar que seria extremamente pretensioso de nossa parte tentar esgotar tão vasto assunto em apenas um capítulo desta obra. Entretanto, não se pode deixar de registrar que a preocupação em abordar de forma ampla e com um enfoque multiprofissional o atendimento em medicina estética representa um sensível avanço e uma visão inovadora entre as publicações desta área.

A enfermagem em medicina estética exige daqueles que a exercem constante *atualização, com a modificação de técnicas e procedimentos*, seja pela incorporação de novas tecnologias e descarte de procedimentos obsoletos, seja pela revisão constante de princípios ante os novos conhecimentos nos diversos campos ligados a esta área.

As rápidas mudanças nesta especialidade requerem *agilidade* por parte de toda a equipe e, consequentemente, da enfermagem, com a incorporação das técnicas e rápida revisão de protocolos de atendimento.

Os *recursos da tecnologia da informação* devem ser permanentemente utilizados pela enfermagem para subsidiar sua conduta. Para atualização constante de condutas, a equipe de enfermagem requer que os profissionais estejam permanentemente atualizados não só por meio de participação em programas regulares de especialização, congressos, simpósios e feiras. Tal atualização pode e deve ser buscada com as modernas tecnologias de aprendizagem atualmente disponíveis no campo da educação, seja pela internet ou processos de aprendizagem eletrônica (*e-learning*), *sites* de busca e pesquisa. As diversas instituições e serviços devem facilitar o acesso dos profissionais a essas tecnologias para garantia de um trabalho com efetiva qualidade.

ATUAÇÃO DA ENFERMAGEM NOS DIVERSOS TIPOS DE PROCEDIMENTOS EM MEDICINA ESTÉTICA

Como referido no capítulo anterior, a trajetória da enfermagem brasileira no campo da medicina estética é fato recente. Desta forma, muitos procedimentos ainda precisam de mais detalhamento, pesquisa e aprofundamento para sua efetiva consolidação.

A delimitação das áreas de atribuição entre os membros da equipe de enfermagem, assim como a definição das funções do enfermeiro na área de medicina estética, ainda necessitam de maior detalhamento.

Sendo esta a primeira obra a tratar desse assunto, as recomendações e os procedimentos aqui selecionados baseiam-se em nossa experiência particular e nos estudos realizados ao longo dos últimos 20 anos.

Serviram também de base as recomendações da Dermatology Nursing Association, associação norte-americana que congrega enfermeiras especializadas em dermatologia clínica, cirúrgica e estética, e que conta com um subgrupo específico para a formação de enfermeiros na área da estética[1] e o documento do Royal College of Nursing sobre competências essenciais para atuação do enfermeiro em medicina estética[2].

Atuação da Enfermagem nos Tratamentos para Fotoenvelhecimento Cutâneo

Como abordado no Capítulo 14, o fotoenvelhecimento da pele é um processo que decorre de inúmeros fatores, os quais são basicamente classificados em intrínsecos e extrínsecos.

O conhecimento acerca dos efeitos dos diversos tipos de radiação sobre o organismo humano teve grande evolução nas últimas duas décadas e trouxe maior compreensão sobre o efeito das várias formas de radiação para o envelhecimento cutâneo[3].

Da mesma forma, tais conhecimentos têm contribuído para a oferta cada vez maior de tecnologias, tratamentos e recursos terapêuticos, com o objetivo não só de reverter tais efeitos, como também de propiciar ao paciente uma pele mais saudável, com aspecto mais jovem e com melhores características (coloração, textura, elasticidade, rugas, etc.).

A utilização desse recurso propicia a melhora no aspecto da pele e, o que é muito importante, promove a recuperação de suas funções, pois os danos provocados pelas radiações não se restringem aos aspectos estéticos e de aparência, mas alteram as estruturas funcionais da pele e até mesmo podem acarretar perdas irreversíveis sobre elas. Este é um dos aspectos que cabe ao enfermeiro compreender, para que possa orientar os pacientes que procuram os tratamentos a fim de melhorar a aparência.

Muitos trabalhos têm demonstrado a eficácia do uso prévio de retinoides em áreas que serão submetidas a cirurgias ou procedimentos e seu efeito para a melhora do processo de cicatrização e recuperação da pele nessas regiões previamente tratadas.

Ao proceder-se à anamnese, é fundamental que o enfermeiro saiba reconhecer as características das lesões de pele provocadas pela ação do sol e inclua no planejamento assistencial informações e orientações que visem prevenir tais danos.

Os padrões atuais de beleza que valorizam o bronzeado da pele como um atributo levam à superexposição, sem as devidas medidas de proteção. Por isso, mesmo após os tratamentos, é fundamental que o paciente tenha uma perfeita compreensão do processo de evolução das lesões da pele, e que medidas de proteção sejam implementadas para seu controle e reversão[1].

A responsabilidade legal pela prescrição e mesmo aplicação da grande maioria dos procedimentos utilizados para a reversão do fotoenvelhecimento da pele é do médico.

A enfermagem desempenha importante papel, colaborando durante a realização de tais procedimentos e orientando o paciente sobre os cuidados e preparos necessários em cada uma das modalidades de tratamento[4].

Os tratamentos realizados para o fotoenvelhecimento da pele devem sempre buscar atuar em dois focos: prevenção e recuperação.

Na esfera *preventiva*, como já referido, a enfermagem pode contribuir de forma sistemática para a divulgação de medidas que incentivem a *mudança dos hábitos da população com relação à exposição solar*, tanto coletiva como individualmente, durante a realização de procedimentos de enfermagem.

A enfermagem tem contato contínuo e íntimo com o paciente durante os preparos pré, intra e pós-procedimentos.

Essa aproximação permite que a enfermagem possa, no momento da avaliação ou de realização desses procedimentos (banhos, tricotomias), introduzir pequenos conteúdos e informações, que certamente contribuirão a longo prazo.

Muitas são as opções de tratamento atualmente disponíveis para a reversão do fotoenvelhecimento cutâneo. Essas modalidades podem ser utilizadas de forma simples ou combinadas, de acordo com o grau de fotoenvelhecimento. Em alguns casos, quando os danos são extremamente graves, são necessários tratamentos médicos a longo prazo, por vezes bastante agressivos, exigindo orientação do paciente, persistência e adesão, como já referido[4].

A cada dia são lançados no mercado novos cosméticos e medicamentos e criam-se novas técnicas de "rejuvenescimento" da pele. Atualmente, o médico dispõe de muitas opções (retinoides, alfa e beta-hidroxiácidos, entre outros).

A enfermagem deve estar sempre atualizada sobre essas diferentes possibilidades, a fim de promover a adequada orientação do paciente e da população sobre sua aplicação, indicações e para encaminhar o paciente para tratamento médico.

A grande variedade de recursos abrange desde formulações para uso tópico, medicações sistêmicas, até complexos procedimentos realizados com uso de *laser* e tecnologia avançada, passando pelos diferentes tipos de *peelings* (alfa e beta-hidroxiácidos, tricloroacético, solução de Jessner, resorcina, ácido salicílico, fenol e outros).

A enfermagem precisa conhecer cada uma dessas modalidades, suas indicações e aplicações, assim como preparar adequadamente o paciente que irá submeter-se a elas.

Um aspecto importante a ser lembrado é a preocupação da enfermagem em orientar os pacientes para que evitem a automedicação e procurem sempre um especialista, mesmo em se tratando da utilização de cosméticos, cosmecêuticos ou outras opções terapêuticas[1].

A legislação brasileira estabelece claramente a necessidade de prescrição e supervisão médica para utilização desses recursos e proíbe não só sua livre comercialização, como indicação, venda e aplicação por pessoas não habilitadas.

Procedimentos de Enfermagem

- Informar detalhadamente sobre o tipo de procedimento, explicando o que vai acontecer (se ocorrerá descamação, se a pele ficará com eritema – "vermelhidão", se será necessário o uso de algum tipo de anestesia ou curativo) (Fig. 117.1).
- Orientar o paciente sobre os preparos prévios necessários: suspender o uso de medicações tópicas e cosméticos, exames laboratoriais necessários, preparo prévio da área.
- Em alguns casos, pode ser necessária a administração de medicações para prevenir o aparecimento de herpes. Neste caso, deve haver indicação médica.
- Orientar a utilização de batom ou protetor labial durante o dia para proteger os lábios da ação das substâncias químicas.
- Preparar todo o material necessário, de acordo com a técnica e o tipo de procedimento.
- Em alguns casos há necessidade de sedação do paciente, o que requer equipamento e material para esta finalidade.
- Preparar o ambiente, garantindo que todos os equipamentos estejam em ordem. O local deve dispor de toda infraestrutura para atender intercorrências e emergências, em relação tanto a equipamentos e aos medicamentos, quanto ao preparo de pessoal para essas situações.
- Estar ao lado e apoiar o paciente durante os procedimentos, explicando o que está sendo feito, para tranquilizá-lo e obter sua colaboração.
- Aplicar as medidas, após os procedimentos, relativas aos cuidados com a área tratada e com o tipo de rotina estabelecida.
- Orientar o paciente, detalhadamente, sobre os cuidados após o procedimento e no domicílio.
- Agendar retorno.

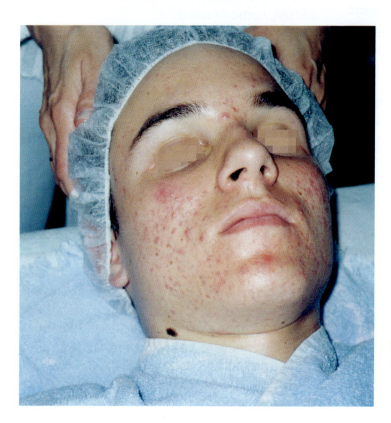

Figura 117.1 – Paciente com acne deve ter sido avisado sobre descamação e eritema após o procedimento.

Atuação da Enfermagem nos Procedimentos com Uso de *Laser*

A utilização do *laser* para os tratamentos de rejuvenescimento teve início na década de 1990, com as formas ablativas, com os *laser* de dióxido de carbono e érbio.

Mais recentemente foram introduzidas as formas não ablativas, as quais permitem que os resultados sejam alcançados de maneira mais eficaz, com um tempo significativamente menor de recuperação pós-operatória.

A indicação precisa e a adequada seleção dos pacientes para essa modalidade de tratamento são alguns dos primeiros aspectos a serem considerados pela equipe.

Todos podem colaborar com o médico no processo de coleta de dados, o que lhe permitirá indicar ou não essa modalidade de intervenção.

A enfermagem deve, como já foi ressaltado, estar atenta para as expectativas manifestadas pelos pacientes com relação ao *laser*, devendo atuar em equipe para que expectativas irrealistas sejam revertidas, como salientam Romero e Alster[5,6].

Preparação Pré-operatória

- Orientar cuidadosamente o paciente sobre o tratamento, explicando como funciona o *laser*.
- Detectar suas expectativas e colaborar para que sejam as mais realistas possíveis.
- Informar ao paciente que os resultados aparecerão gradativamente e, em alguns casos, serão necessárias várias sessões (efeito gradual do tratamento).
- Esquematizar o agendamento para os retornos dentro dos prazos indicados, de acordo com o número de sessões.
- Documentar com fotos antes do tratamento.
- Coletar dados para o planejamento assistencial, conforme referido no capítulo anterior, anotar alergias e incompatibilidades do paciente.
- Orientar sobre preparo prévio e uso de anestésico tópico com base na prescrição médica. Os cremes e anestésicos devem ser removidos antes do procedimento.
- Preparar o material necessário: anestésico tópico, gazes secas e úmidas, óculos de proteção para a equipe, protetores oculares e óculos de proteção para o paciente, luvas, antisséptico e sabonete líquido, protetor auricular para o operador, faixas ou toucas para prender os cabelos, cotonetes pequenos e espátulas envolvidas com algodão, papel-alumínio cortado, água destilada ou soro fisiológico, *ice globes*.
- Pigmentos corantes e demarcadores, abaixadores de língua, colírio, seringas, palito de madeira com ponta fina para marcação, sonda nasogástrica fina.
- Os equipamentos devem ter sido previamente testados e estar posicionados: aparelho de *laser*, aspiradores e instrumentais cirúrgicos (foscos).

Durante a Aplicação

- Colaborar com a equipe, garantindo que todo o material e o equipamento funcionem adequadamente.
- Manter secas as áreas que receberão aplicação.
- Apoiar o paciente, garantindo-lhe conforto físico, segurança e bem-estar.
- Documentar os procedimentos.
- Atender intercorrências.
- Realizar o curativo, se necessário, com a cobertura mais indicada em função da região e do tipo de lesão final. Preferencialmente, utilizamos coberturas de filmes transparentes ou apenas colocamos protetores cutâneos em *spray*.

Após a Aplicação

Uma das reações mais frequentes após a aplicação de *laser* é o eritema. Ele pode ser minimizado com a aplicação de compressas embebidas em loções descongestionantes à base de água, com extrato de calêndula, arnica, azuleno e matricária. Podem-se ainda aplicar *ice globes* sobre as regiões, protegidas com gaze. Isso promove uma sensação de bem-estar e melhora o aspecto da pele, o que é positivo em termos psicológicos para o paciente[1].

- Avaliar o local diariamente, trocar os curativos e anotar as reações.
- Orientar o paciente sobre fotoproteção.
- Orientar sobre utilização de hidratantes, umectantes suaves, para atenuar a sensação de repuxamento e pele seca, referida por muitos pacientes (loções cremosas em base aquosa, tipo Aquaphor®).
- Agendar retornos e acompanhar a evolução, fazendo documentação fotográfica.

Atuação da Enfermagem nos Procedimentos com Utilização de Toxina Botulínica e Preenchedores Cutâneos

Preenchimento Cutâneo

Esta técnica é utilizada pelo médico para correção de sulcos, rugas e cicatrizes. Consiste na injeção de substâncias sob a área em que existe a depressão, promovendo sua elevação e melhorando sua aparência.

As substâncias utilizadas são basicamente o ácido hialurônico, o colágeno animal e o metacrilato. Existe ainda o autoenxerto de gordura, que é uma variante dessa técnica.

Este procedimento é bastante simples, rápido e não exige internação.

Os principais aspectos a serem considerados quando o paciente se submete a esse tipo de procedimento são:

- Antes do procedimento:
  - Suspender a utilização de derivados salicílicos e medicamentos com ação anticoagulante, anti-inflamatórios, vitamina C e vitamina E, conforme orientados, uma semana antes de se submeter ao procedimento, para evitar sangramentos.
  - Aplicar o anestésico local, em curativo oclusivo, duas horas antes do procedimento.
  - Suspender a utilização de queratolíticos dois dias antes.
  - Preparar o material necessário ao tipo de procedimento, de acordo com as especificações do produto a ser utilizado. Existem diferentes tipos de preenchedores, com diferentes formas de diluição. São necessárias seringas de insulina, gaze e antisséptico para pele.
- Após o procedimento:
  - Orientar o paciente sobre os cuidados que deve ter: evitar atividade física, não usar cremes, não tomar sol.
  - Aplicar compressas frias ou *ice globes*.
  - Realizar massagens suaves e delicadas, preferencialmente drenagem linfática, conforme o tipo de preenchedor utilizado.

Toxina Botulínica

Outro recurso bastante utilizado para atenuação das rugas dinâmicas tem sido a toxina botulínica, em suas diferentes apresentações comerciais.

Todos os aspectos já referidos relativos à acurada anamnese e coleta de dados sobre o paciente devem aqui ser considerados na fase de pré-aplicação do procedimento.

Alguns cuidados específicos devem ser tomados quando o paciente se submete à aplicação de toxina botulínica. Essa substância deve ser mantida sob refrigeração, ao abrigo de luz e calor e, durante o transporte, deve ser acondicionada em embalagem com isolamento térmico.

- Antes da aplicação:
  - Orientar o paciente a suspender o uso de antibióticos, principalmente os aminoglicosídeos, para evitar interação medicamentosa.
  - Orientar quanto à necessidade de suspender o uso de derivados salicílicos uma semana antes do procedimento.
  - Remover cremes e cosméticos antes da aplicação.
- Após a aplicação:
  - Orientar e observar para que o paciente não se deite ou se recoste para os lados, durante 4h após o procedimento, a fim de evitar migração da substância para outras áreas.
  - Orientar o paciente a suspender exercícios físicos intensos (correr, pular, nadar, jogos de equipe) por 24h após o procedimento.
  - Orientar técnicas para exercitar a musculatura facial (mímica, expressão facial, caretas), com o intuito de facilitar a fixação da toxina no músculo injetado.

- Orientar o paciente sobre possíveis reações e como proceder em cada caso.
- Acompanhar e documentar o processo, as reações normais e intercorrências.

Lipodistrofia Ginoide

A lipodistrofia ginoide (LDG) é uma afecção típica do sexo feminino, de causa multifatorial e que ainda não dispõe de cura efetiva.

Os tratamentos para LDG requerem abordagem multiprofissional, por seu caráter multicausal, devendo incluir: avaliação acurada dos fatores predisponentes, reeducação alimentar e mudança de hábitos de vida, orientação sobre importância da atividade física e implementação de programas contra o sedentarismo. Outros aspectos são a orientação sobre o fumo, efeitos da alimentação e da hidratação.

A enfermagem pode colaborar tanto por implementação de medidas de educação dos pacientes, como também participando com a equipe nas diversas modalidades de tratamento:

- Subcisão:
  - Preparar o material necessário ao procedimento: agulhas, anestésico local, seringa de Carpule.
  - Preparar material para curativo compressivo após aplicação e colocação de meias elásticas de compressão após o procedimento.
  - Orientar quanto a medidas para atenuar as equimoses nos locais da aplicação (regridem em torno de 20 dias).
- Mesoterapia: preparar o material e colaborar com a equipe durante a aplicação, que é de responsabilidade médica.

Tratamentos Estéticos com o Uso de Correntes Elétricas, Massagens ou Combinações

Dentre estas modalidades de tratamento, podem-se citar: eletrolipoforese, drenagem linfática, endermologia, massagens manuais ou com aparelhos, com diversos tipos de corrente elétrica. Em muitos destes tratamentos são muito utilizados os chamados "cremes redutores" ou bandagens com princípios ativos que, em alguns casos, exigem supervisão médica, e também a supervisão de um enfermeiro.

Muitas destas modalidades de tratamento ainda carecem de mais comprovação de seus efeitos e estudos padronizados metodologicamente. Apesar disso, a população as tem procurado e é crescente sua oferta dentro do mercado brasileiro.

A enfermagem pode realizar uma série de procedimentos que auxiliam na preparação prévia e contribuem na recuperação dos pacientes, desde que habilitada para tal, mediante cursos e permanente reciclagem, pois cabe ao enfermeiro a supervisão e a coordenação da equipe de enfermagem, sendo exigida sua presença em toda instituição em que se realizam ações de enfermagem. É importante lembrar que muitos destes procedimentos são autorizados a profissionais de nível técnico, que fazem formação técnica na área de estética. É fundamental, como reforça o Royal College of Nursing[2], que sejam realizados trabalhos de pesquisa bem conduzidos, de forma a acumular evidências científicas que possam dar consistência e consolidar a atuação dos enfermeiros no campo da medicina estética, o que resultará na ampliação de horizontes de atuação da profissão e elevará significativamente a qualidade da assistência oferecida à população. Um dos desafios importantes é o reconhecimento por parte dos médicos da necessidade da presença do enfermeiro como parte importante da equipe que presta esta assistência, principalmente nas clínicas e nos ambulatórios.

Depilação Definitiva

Este problema estético é um dos mais frequentes entre a população feminina, e cresce dia a dia a demanda pela depilação definitiva.

Muitas são as modalidades de tratamento atualmente disponíveis. Uma das responsabilidades da enfermagem é auxiliar a equipe médica na identificação das possíveis causas do hirsutismo ou excesso de pelos. Em muitos casos podem existir fatores hormonais, decorrentes de problemas endocrinológicos, que precisam ser concomitantemente atacados, enquanto se utilizam métodos locais de redução desses pelos indesejados.

Entre as diversas modalidades de tratamento médico podem ser usados: *laser* de rubi, de diodo e luz pulsada. Na área médica, existem, ainda, os tratamentos à base de hormônios.

Existem, também, aparelhos que utilizam correntes elétricas ou radiofrequência, que são convertidas em calor pela eletrólise, e podem ser utilizados por profissionais devidamente habilitados, sob indicação médica.

Outros métodos mais simples como utilização de ceras frias e quentes são popularmente conhecidos, mas não resolvem de forma definitiva o problema. A enfermagem desempenha importante papel no acolhimento dos pacientes e na sua orientação, ajudando em sua adesão ao tratamento, pois em alguns casos o tempo exigido é longo, gerando abandono e frustração.

QUESTÕES

1. Qual é o papel da enfermagem nos diversos procedimentos em medicina estética?
2. Quais são os principais procedimentos da enfermagem para o fotoenvelhecimento?
3. Quais são os principais procedimentos da enfermagem para tratamentos a *laser*?
4. Quais são os principais procedimentos da enfermagem para tratamentos de toxina botulínica?
5. Quais são os principais procedimentos da enfermagem para tratamentos de preenchedores cutâneos?

REFERÊNCIAS

1. FORMICA, K.; ALSTER, T. Cutaneous laser resurfacing: a nursing guide. *Dermatology Nursing*, v. 9, n. 1, p. 19-22, 1997.
2. ROYAL COLLEGE OF NURSING. *Competencies: an integrated career and competency framework for nurses in aesthetic medicine*. United Kingdom: Royal College of Nursing, 2007. Disponível no *site*: www.rcn.org.uk.
3. BURRIS, L. M.; ROENIGK, H. Chemical peels as a treatment for skin damage. *Dermatology Nursing*, v. 9, n. 2, p. 99-104, 1997.
4. HILL, M. *Dermatology Nursing Essentials – A Core Curriculum*. 2. ed. New Jersey: Jannetti Editors and DNA, 2000.
5. ALSTER, T. S.; WEST, T. B. Human derived and new synthetic injectable materials for soft-tissue augmentation. *Plastic and Reconstructive Surgery*, v. 105, p. 2515-2525, 2000.
6. ROMERO, P.; ALSTER, T. Skin rejuvenation with cool touch 1320 nm: YAG laser: the nurse's role. *Dermatology Nursing*, v. 13, n. 2, p. 122-127, 2001.

LEITURA COMPLEMENTAR

FLORES, C. S. The sun's damaging effects. *Dermatology Nursing*, v. 13, n. 4, p. 279-286, 2001.

LE ROY, L. Laser resurfacing: the nurse's role. *Dermatology Nursing*, v. 9, n. 3, p. 173-175, 1997.

MCCULLOUGH, J.; SHULL T. Reducing wrinkles and other signs of aging. *Dermatology Nursing*, v. 12, n. 6, p. 385-390, 2000.

Capítulo 118

Materiais e Equipamentos

Kazuko Uchikawa Graziano

SUMÁRIO

A qualidade do processamento dos materiais utilizados na assistência à saúde representa um dos pilares do controle e da prevenção das infecções hospitalares, particularmente na realização de procedimentos invasivos, quando tais artigos são intensamente utilizados, e que entram em contato com mucosas e tecidos subepiteliais normalmente isentos de microrganismos. A sua importância refere-se não apenas à garantia de terem sido submetidos a processos de redução ou destruição microbiana (limpeza, desinfecção ou esterilização), mas também à sua funcionalidade e integridade, no sentido de não provocar danos e, assim, contribuir para a diminuição das defesas do organismo durante sua utilização e favorecer ainda mais a transmissão de infecções.

O processamento adequado dos materiais utilizados na assistência nos estabelecimentos de saúde depende de estrutura física, recursos tecnológicos e humanos que permitam execuções de ações seguras baseadas em conhecimentos científicos atualizados. Para cada uma das etapas principais do processamento, limpeza, preparo/acondicionamento e desinfecção ou esterilização, foram abordadas as práticas recomendadas abrangendo estrutura, processo de trabalho e avaliação dos resultados.

HOT TOPICS

- Os materiais usados na medicina estética podem ser classificados como críticos (entram em contato com tecidos não colonizados), semicríticos (entram em contato com a mucosa íntegra colonizada) e não críticos (não entram em contato direto com o paciente).
- A carga microbiana nos materiais utilizados na assistência à saúde é variável após o uso.
- Quanto menor for a carga microbiana inicial, maior será o nível de segurança da esterilidade atingido no material.
- A maioria dos processos de esterilização e de desinfecção precisa do contato direto do agente antimicrobiano com o material.
- Limpeza é definida como um processo de remoção física por ação mecânica das sujidades, realizado com água, sabão ou detergente, de forma manual ou automatizada.
- Os três objetivos principais da limpeza são: remoção da sujidade, remoção ou redução de microrganismos, remoção ou redução de substâncias pirogênicas.
- A desinfecção corresponde ao processo de destruição de microrganismos na forma vegetativa, presentes em superfícies inertes, mediante aplicação de agentes químicos e físicos.
- Os princípios ativos usados como desinfetantes são aldeídos, ácido peracético, compostos fenólicos, quaternários de amônia, cloro e álcool.
- Esterilização é o processo de destruição de todas as formas de vida microbiana (bactérias na forma vegetativa e esporulada).
- O controle de segurança dos processos de esterilização é multifatorial e depende do tipo

- de equipamento, da natureza do material processado, do acondicionamento e do carregamento do material no equipamento.
- Na introdução de novas tecnologias devem sempre ser analisados segurança, eficácia, impacto social e relação custo-benefício.

INTRODUÇÃO

À luz dos conhecimentos atuais, os processos infecciosos de origem endógena são os mais valorizados. Porém, os de origem exógena, cujas fontes podem ser os profissionais da área da saúde, os materiais utilizados na assistência à saúde e o ambiente também merecem atenção no contexto do controle das infecções.

Na dinâmica agitada de uma clínica de medicina estética, o processamento adequado dos materiais utilizados às vezes pode ser subestimado, quando se compara com a atenção dada às modernas e sofisticadas tecnologias a serviço da assistência ao paciente que procura um tratamento estético. A limpeza, a desinfecção e a esterilização desses materiais utilizados na assistência são vistas, frequentemente, como um simples processo, não recebendo a atenção devida, quando comparadas ao todo, o que é um risco, caso se considere a gravidade de uma infecção, como as micobacterioses de crescimento rápido que, recentemente, tomaram conta do país em forma de surtos.

Os fatores de risco de infecções aos pacientes, inerentes ao processamento dos materiais de múltiplo uso utilizados na assistência à saúde – assuntos específicos deste capítulo –, são aqueles nos quais se pode exercer um maior controle. São áreas que atualmente contam com conhecimentos e tecnologias avançadas a serviço dos profissionais. A equipe de enfermagem, que atua na medicina estética, dentre vários assuntos do seu domínio, não poderá deixar de incluir, como objeto de seu interesse, uma fundamentação atualizada para o processamento adequado dos materiais utilizados na assistência, a fim de executá-lo com segurança. Com isso, exageros que redundam em desperdícios de tempo e recursos devem ser urgentemente abandonados, investindo-se nas práticas que realmente garantam a segurança aos pacientes e aos profissionais que lhes prestam assistência.

PROCESSAMENTO DOS MATERIAIS UTILIZADOS NA MEDICINA ESTÉTICA

Classificação dos Materiais Utilizados na Assistência à Saúde segundo seu Potencial de Contaminação

Sempre que se aborda o assunto sobre como processar adequadamente os materiais de múltiplo uso utilizados na assistência à saúde, a clássica divisão em críticos, semicríticos e não críticos, segundo seu potencial de contaminação preconizado por Spaulding[1], é lembrada com simplificações e adaptações. Os *críticos* são aqueles que entram em contato com tecidos não colonizados do corpo humano e, portanto, estéreis, sendo o requisito necessário a *esterilização* desses, após a limpeza cuidadosa. Como exemplo, na medicina estética, têm-se os instrumentos cirúrgicos para intervenções diversas da especialidade. Os *semicríticos* são aqueles que entram em contato com mucosas íntegras colonizadas e exigem, minimamente, uma desinfecção em nível intermediário, sempre após rigorosa limpeza, por exemplo, as lâminas dos laringoscópios. Os materiais não críticos são aqueles que não entram em contato direto com o paciente ou, quando o fazem, é somente com a pele íntegra. Estes exigem, como processamento mínimo, a limpeza entre um uso e outro, entendendo-se por limpeza a remoção da sujidade visível. Até o momento, não há evidências de aquisição de infecções através da pele íntegra. Como exemplo dessa categoria de materiais pode-se citar a comadre, o papagaio, o termômetro axilar, o manguito do esfigmomanômetro, o sensor do oxímetro de pulso, entre outros.

Essa consagrada classificação subsidia uma diretriz, porém não é única. Por exemplo, a unidade respiratória de manutenção das vias aéreas (AMBU, *airway maintenance breathing unit*), os circuitos de respiradores, umidificadores do respirador, que não entram em contato direto com o paciente e, portanto, seriam materiais não críticos pela classificação de Spaulding[1], não são assim considerados na prática, sendo desinfetados de um uso ao outro. Esse procedimento está fundamentado no ressurgimento do bacilo da tuberculose, resistente ao tratamento convencional, e pela gravidade das pneumonias que, de uma forma geral, quando instaladas, trazem graves repercussões aos pacientes e ao sistema de saúde.

Limpeza

Antes da abordagem dos processos de desinfecção e esterilização é importante ressaltar que a limpeza é o passo fundamental no processamento dos materiais de múltiplo uso utilizados na assistência à saúde. Nenhum processo substitui a limpeza, mesmo os de desinfecção de alto nível ou de esterilização.

Os parâmetros estabelecidos para os processos de desinfecção e esterilização são para uma carga microbiana máxima esperada. Na esterilização, ela é da ordem de 10^6 de densidade de contaminação, tanto que é essa a quantidade dos esporos bacterianos nos indicadores biológicos para a validação dos processos de esterilização. Se os materiais estiverem com uma carga microbiana muito alta (e isso pode acontecer se um material não foi bem limpo), os ciclos normais de desinfecção e esterilização não apresentarão os resultados esperados, porque os microrganismos não morrem todos ao mesmo tempo frente à maioria dos processos microbicidas, em razão de suas resistências variadas. Sua morte se dá em curva exponencial, na qual, num primeiro tempo, chamado de valor D_{10}, 90% dos microrganismos morrem. Em um segundo tempo de valor D_{10}, 90% dos 10% que restaram serão eliminados e, assim, sucessivamente. O tempo de exposição dos materiais ao processo de esterilização deverá garantir um nível de segurança de morte microbiana na ordem de 10^{-6}, no qual por 12 vezes o valor D_{10} foi aplicado a um material contaminado. Entende-se por valor D_{10} o tempo de exposição necessário para reduzir em um logaritmo a concentração de microrganismos submetidos a um agente desinfetante ou esterilizante específico.

Sabe-se que a carga microbiana nos materiais utilizados na assistência à saúde é variável após o uso. Rutala *et al.*[2,3] e Chu *et al.*[4] realizaram trabalhos para dimensionar o nível da carga microbiana sobre os instrumentos cirúrgicos após o uso clínico. Esses estudos mostraram que os instrumentos utilizados nas áreas estéreis continham uma carga microbiana relativamente baixa (de aproximadamente 10^2 por instrumento), quando comparada aos instrumentos utilizados em áreas não estéreis (10^5 a 10^9 por instrumento).

Essas pesquisas reforçam a importância dos processos eficientes de limpeza prévia à esterilização e à desinfecção. Quanto menor for a carga microbiana inicial, maior será o nível de segurança da esterilidade atingido no material. Nos ciclos normais de esterilização, onde há a redução de 12 logaritmos de uma população microbiana, a probabilidade de encontrar uma vida microbiana viável será tanto menor quanto mais baixo for o contingente microbiano inicial, obtido após uma limpeza bem realizada.

Além disso, os detritos presentes nos materiais podem proteger e nutrir os microrganismos. A maioria dos processos de esterilização e de desinfecção precisa do contato direto do agente antimicrobiano com o material. A sujidade, quando presente, impede esse contato.

A limpeza dos materiais utilizados na assistência à saúde deve ser realizada numa área própria, a do expurgo. Apesar de ser uma área onde se concentram atividades importantes, observa-se que nem sempre esta área recebe a devida atenção. Muitas vezes, seu dimensionamento é insuficiente e os recursos necessários para o trabalho são negligenciados, tanto na construção física das pias com dispositivos especiais, quanto no equipamento do setor com os maquinários necessários para um trabalho qualificado.

Outra inadequação é considerar a limpeza dos materiais utilizados na assistência à saúde uma atividade simples, que requer pequeno treinamento dos profissionais que a executam e pouca reciclagem e supervisão. Por essa visão, os processos de limpeza são, muitas vezes, indevidamente delegados a pessoas não qualificadas e não treinadas.

A impossibilidade de se estabelecer uma relação entre o paciente que adquiriu uma infecção com as deficiências nos processos de esterilização, responsabilizadas pelas falhas na limpeza, certamente pouco sensibiliza a valorização dessa atividade numa instituição.

Nenhum funcionário pensaria em reduzir o tempo de esterilização ou de desinfecção, porém, há sérias dúvidas se não seria capaz de encurtar o tempo e o cuidado dispensado à limpeza para diminuir o tempo total empregado no processamento.

Como conceito, pode-se afirmar que a limpeza é o processo de remoção física por ação mecânica das sujidades, realizado com água, sabão ou detergente, de forma manual ou automatizada. Ela é a primeira e a mais importante etapa para a eficácia dos procedimentos de desinfecção ou esterilização dos materiais utilizados na assistência à saúde.

O processo de limpeza dos materiais possui três objetivos principais:

- Remoção da sujidade.
- Remoção ou redução de microrganismos.
- Remoção ou redução de substâncias pirogênicas.

Sendo a limpeza realizada de forma manual ou automatizada, alguns cuidados devem ser tomados para garantir sua segurança e eficácia.

É sempre recomendado o uso de equipamentos adequados de proteção do trabalhador, que minimizem o risco do contato direto da pele e das mucosas com qualquer material contaminado e com os produtos químicos utilizados nesse processo. As vestimentas para a proteção constituem-se de luvas (butílicas ou nitrílicas) de cano longo, protetor ocular ou facial, máscara, avental com mangas impermeáveis, gorros e botas ou coberturas impermeáveis para os sapatos.

A limpeza deve começar tão logo quanto possível após o uso, a fim de evitar o ressecamento do sangue e outros fluidos corporais sobre os materiais. Quanto mais ressecada a matéria orgânica na superfície dos materiais, mais difícil será o processo de limpeza, além de possibilitar a indução à resistência dos microrganismos presentes sobre as superfícies dos materiais e formação dos biofilmes.

Limpeza Manual

A limpeza manual é ainda bastante usual no nosso meio e tem sua indicação para os materiais de conformação complexa, por exemplo, equipamentos e acessórios para videocirurgia laparoscópica. Nenhuma lavadora é capaz de particularizar a limpeza dos locais de difícil acesso. Em relação ao pessoal que manipula os materiais, deve ser reforçada a necessidade do uso das vestimentas de proteção individual adequadas e outras práticas conhecidas como precauções-padrão, onde se destaca a higiene das mãos.

Na limpeza manual, todos os recursos que facilitem a remoção da sujidade estão indicados. Os recursos que melhoram o desprendimento da sujidade depositada na superfície do material, como os detergentes enzimáticos (com protease, amilase e lipase), estão recomendados. Eles trazem bons resultados na redução dos microrganismos, quando da limpeza de instrumentos e materiais utilizados na assistência à saúde, contribuindo substancialmente para a diminuição dos riscos ocupacionais, uma vez que os materiais serão menos manipulados durante a limpeza.

Descôteaux et al.[5] estudaram o alcance da limpeza manual em três categorias de materiais cirúrgicos: laparoscópios reutilizáveis, laparoscópios descartáveis reprocessados e instrumentais cirúrgicos convencionais. O objetivo do estudo foi identificar, por meio de inspeção visual e exame microscópico, partículas residuais, manchas ou líquidos nos materiais processados. As pesquisadoras estudaram 32 materiais selecionados aleatoriamente na central de material e esterilização (CME). Sob inspeção visual, 90,6% (29/32) dos materiais aparentaram estar limpos. O exame microscópico por sistema de microfotografia, entretanto, revelou sujidade residual em 84,3% (27/32) dos materiais. A quantidade de sujeira residual em ambos os tipos de laparoscópios foi equivalente. Os instrumentais convencionais continham menos sujidade residual que os laparoscópios. Os locais que acumularam sujidade incluíam as junções entre o revestimento do isolamento e de ativação do instrumento laparoscópico e nas articulações e ranhuras das pinças. Fica claro nesse estudo como pode ser falha a inspeção visual, único método possível, na prática, para a conferência da limpeza.

Por isso, cabe aqui ressaltar que, mesmo com o uso dos detergentes enzimáticos, não deve ser dispensada a ação mecânica da limpeza, seja ela manual ou automatizada, por meio de escovação ou das máquinas lavadoras e/ou ultrassônicas, principalmente nas regiões críticas, como articulações, ranhuras e lúmens. Os detergentes enzimáticos reduzem a necessidade da escovação, porém não a eliminam.

Na limpeza manual devem ser utilizadas escovas com cerdas macias, não se utilizando, jamais, materiais abrasivos como palhas de aço e recursos do tipo saponáceos, que, certamente, irão causar danos à superfície dos materiais.

A associação enzima-detergente promove rapidamente uma facilitação química da limpeza em locais de difícil acesso como em lúmens longos e estreitos, devendo-se utilizar na limpeza de materiais com essas conformações escovas próprias, maleáveis e adaptáveis aos diferentes diâmetros e comprimentos do material.

O risco da exposição ocupacional dos funcionários aos aerossóis formados durante a limpeza manual pode ser reduzido pela prática do uso adequado das vestimentas de proteção individual e a escovação com o material submerso, em vez de realizá-la sob água corrente, que é o fator que propicia a formação dos aerossóis. "Revólveres" de jatos de água sob pressão também ajudam na remoção da sujidade, sendo um complemento importante na limpeza de materiais com lúmens e espaços internos.

Limpeza Automatizada

Modernamente está indicado o uso de lavadoras automatizadas de vários modelos e recursos, conhecidas como "lavadoras termodesinfetadoras", que operam em diferentes condições de temperatura e tempo, funcionando, a maioria, com o auxílio dos detergentes enzimáticos próprios (antiespumantes) e jatos de água sob pressão, que promovem a limpeza.

A limpeza assim realizada diminui sensivelmente a exposição dos profissionais aos riscos ocupacionais de origem biológica, especialmente aos vírus das hepatites tipos B e C e da imunodeficiência humana (HIV, *human immunodeficiency virus*), que podem ser decorrentes dos acidentes com materiais perfurocortantes durante a limpeza manual. Adicionalmente, há a vantagem de garantir um padrão de limpeza e enxágue dos materiais processados em série.

Um recurso tecnológico, também de grande impacto, para complementar a limpeza dos materiais com lúmens e outras conformações complexas são as lavadoras ultrassônicas, que removem a sujidade das superfícies dos materiais pelo processo de cavitação (inúmeras bolhas, produzidas por oscilações de ondas ultrassônicas em meio líquido, implodem na superfície dos materiais, criando pressões negativas do tipo "ventosas", que desprendem, dissolvem e dispersam os resíduos aderidos à superfície dos materiais).

É importante lembrar que, antes dos instrumentos serem colocados na lavadora ultrassônica, deve-se retirar a sujidade grosseira, pois a presença de resíduos volumosos irá absorver a energia sonora emitida pelo equipamento, podendo tornar o processo ineficaz.

Desinfecção

A desinfecção é definida como o processo de destruição de microrganismos na forma vegetativa, presentes em superfícies inertes, mediante a aplicação de agentes químicos e físicos. Alguns princípios químicos ativos desinfetantes têm ação esporocida, porém o tempo de contato preconizado para a desinfecção não garante a eliminação de todos os esporos, sendo classificados como desinfetantes de alto nível.

Ao contrário dos agentes antibióticos, que exibem um grau de seletividade para determinadas espécies bacterianas, os desinfetantes são altamente tóxicos para todos os tipos de células. A efetividade de um agente químico em particular é determinada pela concentração do produto, tempo de exposição, pH, temperatura, natureza do microrganismo e presença de matéria orgânica.

Alguns autores empregam o termo desinfecção também para pele e mucosa, o que não ocorre em nosso meio, sendo empregado o termo antissepsia para estes procedimentos.

A desinfecção pode ser obtida mediante a aplicação de agentes físicos e químicos. A desinfecção por agentes físicos pode ser feita em lavadoras termodesinfetadoras ou em equipamentos denominados pasteurizadoras ou, ainda, imersão do material em água fervente durante 30min. É evidente que essa escolha tem por princípio a resistência do material à temperatura elevada e à umidade. Esse processo é letal para a maioria das bactérias na forma vegetativa, alguns esporos e vírus. Na prática, o processo de imersão dos materiais em água fervente é considerado obsoleto e complicado operacionalmente. Em nosso meio, quando se fala em processo de desinfecção, o uso de agentes químicos é o mais lembrado, apesar dos métodos térmicos reunirem maiores vantagens como: não deixar resíduos químicos tóxicos no material, menores danos à saúde ocupacional e não poluir o planeta com seu descarte. Os princípios ativos permitidos pelo Ministério da Saúde (Portaria nº 15, de 23 de agosto de 1988)[6] são: aldeídos, fenólicos, quaternários de amônia, compostos orgânicos liberadores de cloro ativo, iodo e derivados, álcoois e glicóis, biguanidas e outros, desde que atendam à legislação específica.

Spaulding, embasado no nível de ação germicida, definiu três categorias de desinfetantes: alto, médio e baixo níveis.

No seu espectro de ação, a *desinfecção de alto nível* deve incluir a eliminação de alguns esporos, o bacilo da tuberculose, todas as bactérias vegetativas, fungos e todos os vírus. A desinfecção de alto nível é indicada para itens semicríticos. Os agentes químicos atualmente disponíveis para desinfecção de alto nível são o glutaraldeído e o ácido peracético. Na *desinfecção de nível intermediário* não é esperada ação alguma sobre os esporos bacterianos, mas ação tuberculicida, fungicida, virucida e que atue sobre todas as células vegetativas bacterianas. Cloro, fenólicos e álcoois pertencem a esse grupo. Na *desinfecção de baixo nível* não há ação sobre os esporos ou sobre o bacilo da tuberculose, mas ela é capaz de eliminar a maioria das bactérias em forma vegetativa e vírus de tamanho intermediário, nos quais se incluem os vírus das hepatites B e C e o HIV. Compostos com quaternários de amônia e hipoclorito diluído a 0,02% são exemplos de desinfetantes de baixo nível.

Essa classificação leva em conta a ordem decrescente de resistência microbiana aos agentes químicos germicidas apresentada na Figura 118.1. Ressalta-se que o vírus da hepatite B, um dos microrganismos mais resistentes ao processo de esterilização por calor seco, pertence ao grupo mais suscetível ao agente químico germicida, assim como o HIV.

Apesar da grande oferta de produtos químicos desinfetantes no mercado, a escolha do mais adequado não é uma tarefa fácil. Várias características devem ser consideradas nessa seleção:

- Amplo espectro de ação antimicrobiana.
- Inativar rapidamente os microrganismos.
- Não ser corrosivo para metais.
- Não danificar materiais ou acessórios de borracha, plásticos ou equipamentos ópticos.
- Sofrer pouca interferência de matéria orgânica em sua atividade.
- Não ser irritante para pele e mucosas.
- Possuir baixa toxicidade.

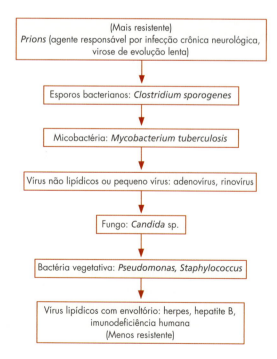

Figura 118.1 – Ordem decrescente de resistência microbiana aos agentes químicos germicidas.

- Tolerar pequenas variações de temperatura e pH.
- Ter ação residual sobre as superfícies quando aplicado no ambiente.
- Manter sua atividade mesmo sofrendo pequenas diluições.
- Ser um bom agente umectante.
- Ser de fácil uso.
- Ser inodoro ou ter odor agradável.
- Ter baixo custo.
- Ser compatível com sabões e detergentes.
- Ser estável quando concentrado e diluído.

Após a seleção do agente químico, devem-se observar os seguintes aspectos na sua utilização:

- *Contato efetivo entre agente químico e microrganismo*: o contato exigido ocorre com a submersão total do material limpo no agente químico, preenchendo o lúmen de tubulações e espaços internos do material. Muitas vezes, por ser a densidade do material menor do que a da solução química, haverá a necessidade de cobrir o material com uma compressa cirúrgica para garantir sua imersão total.
- *Tempo ou período de exposição*: é o período em que o material necessita permanecer em contato efetivo com o agente químico para que ocorra a destruição microbiana. Após imergir o material no produto químico escolhido, não acrescentar outros materiais até que seja completado o tempo de exposição, evitando a perda do controle e inadvertidamente ser usado um material sem a devida exposição ao agente químico pelo período recomendado pelo fabricante.
- *Enxágue, secagem e armazenamento do material*: após o tempo de exposição, o material deve ser enxaguado em água corrente potável, no caso de processo de desinfecção de nível baixo ou intermediário; se o processo utilizado for de desinfecção de alto nível ou esterilização, o enxágue deve ser feito em água esterilizada utilizando técnica asséptica. A garantia da completa remoção do agente químico é de extrema importância. Há, na literatura, vários registros de iatrogenias atribuídas à irritação causada por resíduos de agentes químicos nos materiais. A secagem também deve obedecer regras diferentes para desinfecção e esterilização.

O armazenamento é a etapa de maior discussão e dificuldade na utilização dos agentes químicos, sendo, portanto, recomendável que os materiais sejam prontamente utilizados. Exceção é feita para os materiais semicríticos e não críticos desinfetados, que podem ser secos e guardados em embalagens porosas, sem a necessidade de maiores cuidados. Deve-se estar atento à secagem rigorosa, pois os fungos e algumas bactérias vegetativas proliferam rapidamente em ambientes abafados e úmidos.

Percebe-se que a utilização dos agentes químicos é trabalhosa ao se observar todas as etapas do processo. Deve-se lembrar que os agentes químicos têm uma concentração predeterminada para sua ação efetiva. Este alerta é importante para as soluções frequentemente reutilizadas como o glutaraldeído e o ácido peracético. Há que se certificar que a concentração recomendada está garantida na solução a cada reuso.

Pela legislação brasileira (Portaria nº 15, de 23 de agosto de 1988), qualquer germicida a ser lançado no mercado nacional necessita de autorização para sua comercialização[6]. Para tanto, o agente químico é submetido a testes físico-químicos, microbiológicos e toxicológicos no Instituto Nacional de Controle de Qualidade em Saúde (INCQS) ou em laboratórios credenciados para a comprovação da eficácia da solução e a determinação do seu uso como desinfetante ou esterilizante, atendendo à metodologia padronizada pela Association of Official and Analytical Chemists (AOAC), Estados Unidos, oficialmente adotada pelo Ministério da Saúde do Brasil.

Para o consumidor, os dados constantes no rótulo, número de registro do produto na Divisão de Saneantes da Agência Nacional de Vigilância Sanitária (ANVISA) do Ministério da Saúde, finalidade do uso, modo de utilização, número do lote, período de validade e informações adicionais, como perigos potenciais e limitações de uso, deverão nortear a escolha, a aquisição e a utilização dos produtos desinfetantes.

Princípios Ativos Usados como Desinfetantes de Materiais

Os princípios ativos permitidos como desinfetantes pelo Ministério de Saúde são apresentados, a seguir, levando em consideração o mecanismo de ação e o uso dessas soluções.

Aldeídos

Apresentam como mecanismo de ação a alquilação dos radicais sulfidril, hidroxil, carboxil e amino das proteínas, incluindo os ácidos nucleicos.

O glutaraldeído é o agente mais utilizado para desinfecção de alto nível, na concentração de 2% e 3,4%, por um período de exposição variado de 20, 30, 40min, dependendo da indicação do fabricante explicitada no rótulo do germicida. Não danifica metais, borrachas, lentes e outros materiais, podendo ser utilizado para desinfecção de aparelhos com lentes e fibras ópticas. O enxágue do material deve ser feito abundantemente em água corrente potável. O funcionário, ao manipular o glutaraldeído, deve usar luvas (butílicas ou nitrílicas) de cano longo, protetor ocular ou facial, máscara contra vapores do glutaraldeído, avental com mangas impermeáveis, gorros e botas ou coberturas impermeáveis para os sapatos.

Recentemente, em fevereiro de 2007, a Secretaria da Saúde do Estado de São Paulo publicou a Resolução SS-27 – Norma Técnica, que institui medidas de controle sobre o uso do glutaraldeído, na qual se destacam as seguintes recomendações:

- Manter a vigilância à saúde dos trabalhadores expostos.
- Controle da concentração e pH nos casos de reutilização da solução.
- Sempre que possível, substituir o glutaraldeído por um método menos tóxico.
- Artigos de uso em terapêutica ventilatória não devem ser processados pela utilização de glutaraldeído, exceto para o processamento de componentes metálicos incompatíveis com processos térmicos ou processamento por soluções germicidas à base de cloro inorgânico ou por agentes oxidantes.
- A sala específica para o processamento de materiais por meio do glutaraldeído deve dispor, no mínimo, de:
  - $4m^2$ de área construída, conforme a Resolução da Diretoria Colegiada (RDC) da ANVISA nº 50/02.
  - Sistema de ventilação local exaustora com captor lateral do tipo frestas ou capela de exaustão, dotado de sistema de filtro para retenção ou inativação química dos vapores de glutaraldeído. Deve ser prevista a reposição do ar exaurido da sala.

Em março de 2007, a Anvisa e o Ministério da Saúde publicaram um Informe Técnico (nº 04/07) dispondo sobre fundamentos para a utilização do glutaraldeído em estabelecimento de assistência à saúde, com conteúdo na mesma direção da resolução SS-27[7].

O glutaraldeído alcalino (pH 7,5 a 8,5) mantém atividade por 14 dias após sua ativação. O glutaraldeído ácido (pH 3 a 4) é estável por um período maior, porém é mais corrosivo para o metal.

O uso mais difundido do glutaraldeído é para desinfecção de materiais semicríticos e instrumentos sensíveis ao calor. Não deve ser usado para a desinfecção de superfícies ambientais, por seu teor tóxico e fator econômico. Há relatos de hipersensibilidade de funcionários ao manipular o glutaraldeído, como sensibilidade na pele, irritação ocular e das vias aéreas, principalmente quando utilizado em áreas pouco ventiladas.

O formaldeído pode ser usado em estado líquido e gasoso. Como desinfetante, seu uso foi praticamente abandonado. Na impossibilidade de um recurso melhor, pode ser utilizada a formalina, solução em água a 10% ou em álcool a 8%, sendo bactericida, tuberculicida, fungicida e viruscida, após exposição por 30min. O mecanismo de ação é a inativação microbiana pela alquilação de grupos amino e sulfidril das proteínas. É corrosivo, tóxico, irritante de vias aéreas, pele e olhos. Por muito tempo foi indicado para a desinfecção de capilares do sistema dialisador do mesmo paciente, na concentração de 4% por 24h.

Ácido peracético

Um desinfetante de alto nível para materiais termossensíveis à base de ácido peracético em variadas concentrações e formulações está disponível em nosso meio. Este produto tem ação comprovada contra os principais contaminantes envolvidos nos procedimentos endoscópicos, incluindo *Helicobacter*, *Candida*, *Mycobacterium* e até esporos do *Clostridium difficile* em tempo de exposição de 10min. Como nos demais desinfetantes, é exigida a limpeza prévia do material a ser desinfetado, apesar da propriedade do ácido peracético de remover a sujidade residual. A toxicidade dessa solução é considerada baixa para os colaboradores que manipulam a solução, porém, conforme a formulação, pode ser corrosiva para os materiais e equipamentos que tenham como matéria-prima aço, bronze, latão e ferro galvanizado. A solução, após a ativação, pode ser reutilizada mediante a monitoração da concentração do princípio ativo. O enxágue é fácil, contrastando com a dificuldade apresentada pelo glutaraldeído. Pelas vantagens apresentadas pelo ácido peracético, este vem se mostrando promissor, podendo ser uma alternativa interessante ao emprego de glutaraldeído em unidades de endoscopia e outras como a unidade de terapia intensiva (UTI). Reforça-se a importância de se atentar para as especificidades das diferentes formulações atualmente comercializadas quanto às incompatibilidades apresentadas com as matérias-primas dos materiais e equipamentos, vantagens e limitações.

Compostos fenólicos

Os fenólicos são conhecidos desde 1860 como germicidas introduzidos por Lister. Desde 1960, há o incentivo da indústria química para a obtenção de novas formulações que sejam menos tóxicas; as associações sintéticas têm alcançado essas características. Atuam penetrando no protoplasma celular e precipitando as moléculas proteicas ou, ainda, inativando o sistema enzimático das células microbianas. Seu uso é recomendável para a desinfecção de nível médio ou intermediário, sendo o período de exposição de 10min para superfícies e 30min para materiais. Têm como vantagens sua ação residual e a pouca reatividade na presença de matéria orgânica.

Por penetrar em materiais porosos e ter ação residual não é indicado para materiais que entrem em contato com vias respiratórias e alimentos; objetos de borracha, látex e acrílico. Rutala[2,3] e Crow *et al.*[8] relatam que os derivados fenólicos não devem ser usados em berçários para a desinfecção de berços e incubadoras, pois há trabalhos demonstrando a ocorrência de hiperbilirrubinemia em crianças quando esses produtos foram utilizados.

Quando da manipulação da solução, devem ser tomados os cuidados: utilizar aventais impermeáveis, luvas grossas de borracha com punhos longos, óculos protetores e máscara. Há pesquisas relatando despigmentação da pele, se não forem observadas essas recomendações.

Quaternários de amônia

Têm como mecanismo de ação a inativação de enzimas, desnaturação de proteínas e ruptura das membranas celulares. Geralmente são utilizados em associação com outros desinfetantes. Têm como vantagem a baixa toxicidade; quando utilizados isoladamente, não têm ação micobactericida. Os compostos de quaternários de amônia são usados para a desinfecção de baixo nível por um período de contato de 30min em superfícies, equipamentos e áreas onde são manipulados alimentos.

Cloro

Há diversas controvérsias quanto ao uso dos compostos clorados. Como todo agente químico, esses compostos são difíceis de serem validados, são tóxicos, têm odor característico, são facilmente inativados na presença de matéria orgânica e são corrosivos para metais.

Rutala[2,3] relata que baixas concentrações de cloro livre (25ppm) produzem efeito biocida no micoplasma e em bactérias sob a forma vegetativa e na ausência de matéria orgânica. Altas concentrações (1.000ppm) foram eficientes para inativar *M. tuberculosis* na técnica preconizada pela AOAC. Em estabelecimentos de assistência à saúde, recomenda-se o uso em:

- *Superfícies contaminadas*: 10.000ppm/10min.
- *Superfícies limpas*: 250ppm/10min.
- *Lactários, cozinhas, inaloterapia e oxigenoterapia*: 200ppm/60min.
- *Manequins de treinamento de ressuscitação cardiorrespiratória*: 500ppm/10min.
- *Respingos de sangue*: 10.000ppm/10min.
- *Material de laboratório*: 500ppm.

Importante: 1% de cloro livre corresponde a 10.000ppm.

Na análise das recomendações do Ministério da Saúde, o hipoclorito é o escolhido para desinfecção e descontaminação de superfícies, como o expurgo do centro de material, lavanderia, lactário, copa, cozinha, banheiras de hidromassagem, balcões de laboratório, banco de sangue, pisos, berços e incubadoras de acrílico, cadeiras de áreas especiais e caixas d'água.

O uso da cloração da água é outro ponto preocupante pesquisado insistentemente pelos órgãos governamentais dos Estados Unidos. Dychdala relata que há resíduos de cloro no tratamento da água, mas não há processo alternativo, sendo a cloração o procedimento ainda recomendado. Esse mesmo autor relata trabalhos que demonstraram a resistência de alguns microrganismos ao hiploclorito de sódio, especialmente *Listeria monocytogenes*, *Campylobacter jejuni*, *Yersinia enterocolitica*, *Staphylococcus aureus*, *Enterococcus faecium* e *Proteus vulgaris*.

Álcool

O álcool etílico a 70% é amplamente usado como desinfetante no âmbito hospitalar por ter atividade germicida com menor custo e baixa toxicidade. O mecanismo de ação é a desnaturação de proteínas. É recomendado para a desinfecção de nível médio dos materiais e das superfícies, com tempo de exposição de 30s, o que se obtém com três aplicações intercaladas pela secagem natural. Não é recomendado para borrachas, plásticos e cimento de lentes.

As evidências de que o álcool etílico mais diluído apresenta maior efetividade microbicida são antigas. Kroning, em 1894, *apud* Price, constatou que o álcool etílico a 95% era ineficaz contra *Staphylococcus aureus in vitro*; Ahfeld, em 1896, *apud* Price, concluiu que o microrganismo deve estar hidratado para que o álcool etílico tenha efetividade como microbicida. Ele utilizou o termo "energia de difusão" para a ação da água no álcool etílico para potencializar sua ação microbicida.

Harrington, em 1903, *apud* Price, demonstrou que a concentração de 60 a 70% do álcool etílico é mais efetiva contra as formas vegetativas mais comuns de espécies bacterianas, matando-as em 5min, ou menos, à temperatura ambiente.

Beyer, em 1911, *apud* Price, apontou uma importante diferença na ação germicida do álcool etílico quando a concentração era calculada por volume e peso. Mostrou a grande superioridade da solução alcoólica a 70%. Demonstrou que esta solução é 30 e 40 vezes, respectivamente, mais poderosa que as soluções a 60 e 80%. Demonstrou também que soluções inferiores a 50% ou superiores a 80% praticamente não têm ação desinfetante. Gregersen, em 1915, e Christiansen, em 1918, *apud* Price, repetiram os experimentos de Beyer com modificações e concluíram que a concentração de 70% das soluções alcoólicas são as mais eficazes. Frey, em 1912, *apud* Price, chamou a atenção para o fato da ação máxima do álcool etílico sobre a desnaturação da albumina ocorrer na concentração de 70%.

Crow et al.[8] apontam alguns problemas no uso de desinfetantes químicos: impossibilidade de monitoração do processo e do empacotamento do material antes do seu uso; possibilidade de erro humano quanto à diluição da solução; colocação do material na solução; tempo de exposição e riscos para a equipe, como a ventilação inadequada do setor e a falta de vestimentas de proteção individual.

A Portaria nº 15 de 1988 determina que os germicidas sejam analisados segundo sua finalidade de uso, devendo apresentar ação antimicrobiana específica[6]. No Quadro 118.1 são listadas as finalidades de uso dos germicidas e os respectivos microrganismos-teste diante dos quais deverão comprovar efetividade.

A maioria dos países não tem normas oficiais para a avaliação dos agentes antimicrobianos. Os Estados Unidos foram os pioneiros na padronização dos métodos, seguidos por Reino Unido, Alemanha, Holanda e França. Em alguns países foram estabelecidas definições e critérios, mas testes não foram propostos. Até o momento, não existe método padronizado e aceito internacionalmente. No Brasil, o Ministério da Saúde aprovou, por meio da Portaria nº 67, de 21 de fevereiro de 1985, as normas para o registro de saneantes domissanitários com ação antimicrobiana, incluindo definições, classificação e requisitos específicos[9]. Esta Portaria reconhece a importância dos testes microbiológicos na análise dos agentes químicos desinfetantes e esterilizantes segundo os testes da Association of Official and Analytical Chemists, o mesmo adotado pela Environmental Protection Agency (EPA) dos Estados Unidos.

Princípios Ativos Usados como Desinfetantes de Ambiente

> *Os procedimentos de limpeza reduzem de modo conclusivo o risco de infecção veiculada por ambiente, contanto que boas práticas de controle de infecção estejam presentes. Desinfetantes não corrigem falhas técnicas grosseiras!*
> APECIH, 2001

Quadro 118.1 – Microrganismos-teste para o uso de germicidas

- Desodorizantes:
  - *Staphylococcus aureus*
  - *Salmonella choleraesuis*
- Desinfetantes para uso geral:
  - *Staphylococcus aureus*
  - *Salmonella choleraesuis*
- Desinfetantes para indústria alimentícia:
  - *Staphylococcus aureus*
  - *Escherichia coli*
- Desinfetantes para piscinas:
  - *Streptococcus faecalis*
  - *Escherichia coli*
- Desinfetantes para lactários:
  - *Staphylococcus aureus*
  - *Salmonella choleraesuis*
- Desinfetantes hospitalares para áreas:
  - *Staphylococcus aureus*
  - *Salmonella choleraesuis*
  - *Pseudomonas aeruginosa*
- Desinfetantes hospitalares para artigos semicríticos:
  - *Staphylococcus aureus*
  - *Salmonella choleraesuis*
  - *Pseudomonas aeruginosa*
  - *Trichophyton mentagrophytes*
  - *Mycobacterium smegmatis*
  - *Mycobacterium bovis*

O ambiente, como fator de risco de infecção, é muitas vezes equivocadamente hipervalorizado. Este, definitivamente, se constitui em baixo risco, considerando que os microrganismos eventualmente ali presentes precisam ser carreados até um local de entrada no paciente, numa quantidade capaz de garantir sua sobrevivência. Desta forma, garantindo-se as boas práticas de controle de infecção na unidade de trabalho de medicina estética, o uso de desinfetantes em superfícies fixas do ambiente como piso, parede e teto (superfícies não tocadas durante os procedimentos assistenciais) é dispensável, bastando limpeza com água, detergente e ação mecânica, que garanta a remoção da sujidade. Vale reforçar que os microrganismos não vivem sós e soltos no ambiente, mas sim aderidos a substratos constituídos de matéria orgânica e outras sujidades. Deste modo, ao remover-se o substrato, a redução do contingente microbiano presente é expressiva.

Quando se pensa em desinfecção do ambiente (bancadas de trabalho e outras superfícies tocadas durantes os procedimentos assistenciais), as soluções germicidas à base de agentes liberadores de cloro ou soluções à base de quaternário de amônia estão recomendadas por sua baixa toxicidade. Devido à sua natureza catiônica e tensoativa, os quaternários de amônia têm propriedades detergentes concomitantemente à sua ação desinfetante. As soluções à base de quaternários de amônia são inativadas na presença de matéria orgânica e absorvidas (e, portanto, neutralizadas) por várias matérias-primas, como o algodão, a madeira e o carvão. Outro fator desfavorável é a solução contaminar-se facilmente por bactérias Gram-negativas. Os clorados, conforme já foi discutido, são de baixo custo, ativos contra um largo espectro de microrganismos, incluindo vírus, porém são consideravelmente neutralizados pela matéria orgânica e têm ação descolorante e corrosiva sobre os metais. Apesar do odor, é um produto de baixa toxicidade quando diluído. Pós ou pastilhas de dicloroisocianureto de sódio são mais estáveis que o cloro inorgânico. Para a desinfecção de ambiente é recomendada a apresentação de cloro ativo a 1% (10.000ppm) por 10min.

O álcool etílico a 70% também pode ser usado para a desinfecção das superfícies, nas mesmas condições anteriormente discutidas para o uso nos materiais. Pode ser usado em desinfecção concorrente, entre cirurgias e exames, em mobiliário e outros. Deve-se friccionar a superfície, deixar secar naturalmente e repetir três vezes o procedimento.

Esterilização

Pela conceituação clássica, entende-se por esterilização o processo de destruição de todas as formas de vida microbiana, ou seja, bactérias, na forma vegetativa e esporuladas, fungos e vírus, mediante a aplicação de agentes físicos ou químicos. Entretanto, considerando o comportamento dos microrganismos num meio de cultura e sob a ação de um agente esterilizante (morte em curva logarítmica), o processo de esterilização assume um entendimento mais complexo. Sendo assim, esterilização é o processo pelo qual os microrganismos são mortos a tal ponto que não seja mais possível detectá-los no meio de cultura padrão no qual previamente haviam proliferado. Convencionalmente, considera-se um material estéril quando a probabilidade de sobrevivência dos microrganismos que o contaminam for inferior a 1:1.000.000 (10^{-6}). Esse critério é o princípio básico dos indicadores biológicos usualmente empregados para controlar os processos de esterilização.

A segurança da esterilização é expressa pela probabilidade dos microrganismos poderem sobreviver a este processo, e corresponde ao tratamento proporcional que um material deve receber, de acordo com seu risco potencial de causar infecções. O nível de segurança da esterilização varia de acordo com a finalidade de uso do material. A probabilidade de sobrevivência de 10^{-6} de microrganismos é requisito para a classificação de material esterilizado para procedimentos que requerem assepsia cirúrgica. O requisito menos rigoroso, $10^{2,3}$, é direcionado a materiais não críticos, que entram em contato apenas com a pele íntegra. A padronização mais rigorosa é a de 10^{-12}, para a probabilidade de que o esporo de *Clostridium botulinum* possa sobreviver, e é aplicada para o tratamento de esterilização de alimentos enlatados não ácidos. A padronização de 10^{-4} foi determinada como nível de exigência de esterilização para os veículos de exploração espacial utilizados na busca de evidências de vida extraterrestre no planeta Marte.

Os métodos de esterilização podem ser físicos, químicos e físico-químicos. Nas instituições de saúde, os métodos de esterilização disponíveis rotineiramente para o processamento dos materiais são o calor, sob a forma úmida e seca, e os agentes químicos sob as formas líquida, gasosa e plasma.

Vapor Saturado sob Pressão

O calor é o mais antigo e o mais conhecido agente esterilizante, apresentando-se sob forma úmida ou seca. O calor úmido, na forma de vapor saturado sob pressão, é o processo de esterilização mais seguro, eficiente, rápido e econômico. O desenvolvimento de equipamentos para se alcançar temperaturas mais elevadas que a água em ebulição foi um grande avanço na busca dos métodos efetivos de esterilização. O primeiro esterilizador a vapor e pressão, a autoclave – que tornou possível a obtenção de temperatura de 120°C ou mais – foi desenvolvido por Charles Chamberland, aluno e colaborador de Pasteur, por volta de 1880.

O mecanismo de esterilização pelo vapor saturado sob pressão está relacionado ao calor latente e ao contato direto do material com o vapor, promovendo a coagulação das proteínas microbianas. O calor latente pode ser compreendido como o calor recebido por um dado material durante uma mudança do estado físico da água, mantendo-se a mesma temperatura. Durante o processo de esterilização, o vapor saturado sob pressão, em contato com a superfície fria do material que está disposto na câmara interna da autoclave, sofre uma condensação (transformação da água do estado gasoso para o líquido), que libera calor latente molhando e aquecendo, simultaneamente, o material. Assim, esse calor latente, por meio da termocoagulação das proteínas microbianas, provocará a morte dos microrganismos e a esterilização ocorre pela troca de calor entre o meio e o objeto a ser esterilizado. A condensação de um grama de vapor libera 524 calorias.

É necessário o estabelecimento de padrões no preparo e no acondicionamento dos materiais a serem autoclavados, além do perfeito funcionamento do equipamento. O acondicionamento dos materiais deve ser feito com embalagens permeáveis ao vapor, além de resistentes às condições úmidas e secas, flexíveis e que não permitam a penetração do microrganismo após o processo de autoclavação; não devem conter na sua composição produtos tóxicos, corantes ou liberar resíduos; devem favorecer o fechamento ou selagem e apresentar facilidade na abertura sem ocasionar risco de contaminação do seu conteúdo.

Para que ocorra o contato do vapor com o material, há a necessidade da remoção do ar presente na câmara e também de dentro dos pacotes, pois sendo o ar um bom isolante térmico, ele impedirá a penetração do vapor nos materiais, reduzindo a eficácia ou impossibilitando o processo de esterilização. A remoção do ar da autoclave pode ser prejudicada pelo tamanho e posição dos pacotes, embalagens muito apertadas e carga excessiva.

A busca de modelos de autoclaves mais aperfeiçoadas e que permitam a máxima remoção do ar tem sido uma preocupação constante. O ar pode ser removido da autoclave de várias formas: por simples deslocamento, por gravidade (autoclave gravitacional) ou por pressão negativa pulsante com deslocamento por gravidade (autoclave com pré-vácuo). Este último método é considerado o mais eficiente, no qual o vapor é ministrado com ar ao mesmo tempo que uma bomba mantém um vácuo em valor predeterminado; o ar é, então, removido por gravidade, permanecendo com baixa pressão parcial no interior da carga. O sistema é pressurizado novamente, aumentando a pressão do ar dentro da carga. Ao evacuar a câmara, o ar no interior da carga se expande e o vapor condensado dentro da carga evapora de novo, devido ao vácuo; ele é retirado juntamente com o ar, quando nova injeção de vapor é efetuada. As técnicas modernas optam por realizar vários vácuos parciais, em lugar de um só, pois o ar residual nesse processo é consideravelmente menor, ao mesmo tempo que permite usar uma bomba de vácuo menos exigente.

A combinação tempo de exposição-temperatura adotada nos ciclos de esterilização é condição essencial para a garantia da eficácia desse processo. O tempo de exposição abrange três componentes: tempo de penetração do vapor, tempo de esterilização e intervalo de confiança. O tempo de penetração do vapor é o intervalo necessário para que a carga atinja a temperatura da câmara, o que varia com o tipo de autoclave, a natureza do material a ser esterilizado e o tamanho dos pacotes. O tempo de esterilização é o menor intervalo de tempo necessário para a destruição de todas as formas de vida microbiana, variando com a temperatura empregada e o *bioburden* (carga microbiana) do material; intervalo de confiança é o período adicional, geralmente igual à metade do tempo de esterilização, adotado na autoclavação de materiais.

A Comissão Permanente da Revisão da Farmacopeia Brasileira propõe as combinações entre temperatura e tempo de esterilização representadas na Tabela 118.1.

Rutala e Shafer[10] propõem tempos de esterilização de acordo com o tipo de autoclave e das condições de acondicionamento do material (Tabela 118.2).

Deve-se ressaltar, entretanto, que essas combinações e outras porventura empregadas devem ser avaliadas e adotadas, desde que sua eficiência seja comprovada por meio da validação térmica do ciclo de esterilização, obedecendo a norma International Organization for Standardization/Norma Brasileira (ISO/NBR) 11134.

As autoclaves hospitalares, de simples vasos de pressão com drenagem por gravidade, operadas manualmente, evoluíram para aparelhos com câmaras com pré-vácuo, totalmente automáticas, com controles integrados de tempo e temperatura. Entretanto, esses equipamentos automáticos, sofisticados, não dispensam o operador qualificado, pois

Tabela 118.1 – Relação tempo de esterilização-temperatura sugerida para os ciclos de esterilização por vapor saturado sob pressão

Temperatura (°C)	Tempo de exposição (min)
115 – 118	30
121 – 124	15
126 – 129	10
134 – 138	3

Tabela 118.2 – Tempos de esterilização em diferentes tipos de autoclave

	Tempo de penetração	+	Tempo de esterilização	+	Intervalo de confiança	=	Tempo de exposição*
Autoclave gravitacional							
Embalados: 121°C	12		12		6		30min
Embalados: 133°C	12		2		1		15min
Não embalados: 133°C (somente metal e vidro)	–		2		1		3min (Flash)
Não embalados: 133°C (borrachas)	7		2		1		10min (Flash)
Autoclave pré-vácuo							
Embalados: 133°C	1		2		1		4min

* O tempo de exposição apresentado não inclui o tempo requerido para atingir a temperatura nem o tempo de exaustão e secagem.

este é, e continuará sendo, o fator de maior importância na segurança do processo de esterilização.

Calor Seco

A esterilização pelo calor seco é feita em estufas elétricas equipadas com termostato e ventilador, a fim de promover um aquecimento mais rápido, controlado e uniforme dentro da câmara. A circulação do ar quente e o aquecimento dos materiais fazem-se de forma lenta e irregular, requerendo longos períodos de exposição e temperatura mais elevada do que o vapor saturado sob pressão, a fim de se alcançar a esterilização.

Esse processo deve ser restrito aos materiais os quais não convém que sejam esterilizados por meio do vapor saturado sob pressão, pelo dano que a umidade pode lhes causar, como para instrumentos de ferro niquelado ou quando os materiais a serem esterilizados forem incompatíveis com a umidade, como a vaselina, os óleos e os pós. A utilização do calor seco tem também por objetivo a despirogenação, quando realizada numa temperatura de 200 a 220°C, por um período de exposição não inferior a 2h.

A inativação dos microrganismos pelo calor seco é resultante de oxidação e dessecação. O processo de esterilização por calor seco, embora seja simples, exige cuidados como propiciar a livre circulação do ar quente por toda a estufa e entre as caixas e observar rigorosamente a relação tempo de exposição-temperatura, a fim de assegurar sua eficácia. O tempo de exposição deve ser considerado apenas quando a temperatura predeterminada for alcançada, sem incluir o tempo gasto para o aquecimento. O estabelecimento de parâmetros de tempo de exposição e temperatura tem sido uma preocupação constante entre os profissionais responsáveis pela esterilização, dado a diversidade de informações disponíveis.

As combinações sugeridas por Perkins[11] estão apresentadas na Tabela 118.3.

Keene[12] aborda a falta de consenso da temperatura e respectivo tempo de exposição para esterilização pelo calor seco, afirmando que, nos Estados Unidos, o parâmetro adotado para produtos farmacêuticos é de 170°C de temperatura por 2h de tempo de exposição, ao passo que a Farmacopeia Britânica considera eficaz a temperatura de 150°C por 1h de exposição. Deve-se ressaltar que a relação tempo de exposição-temperatura é determinada pelo processo de validações física e microbiológica, variando conforme o tipo de material a ser esterilizado.

O Ministério da Saúde do Brasil recomenda:

- *Pós (100g)*: 160°C por 120min.
- *Óleo*: 160°C por 120min.
- *Metais*: 160°C por 120min ou 170°C por 60min.

Tabela 118.3 – Relação tempo de exposição–temperatura sugerida para os ciclos de esterilização por calor seco

Temperatura (°C)	Tempo de exposição (min)
170	60
160	120
150	150
140	180

Uma pesquisa desenvolvida por Moura[13], com o objetivo de verificar a eficácia do método de esterilização pelo calor seco, contribuiu para a avaliação da utilização desse método. A autora padronizou caixas cirúrgicas contendo três quantidades diferentes de instrumentos cirúrgicos e estabeleceu seis pontos na estufa onde essas caixas foram colocadas para a esterilização. O experimento iniciou-se com a exposição desses instrumentos à temperatura de 170°C, registrados no termômetro padrão, por um período de exposição de 2h. Concluiu que as temperaturas nos diferentes pontos de estufa não foram iguais, quando comparadas com o termômetro padrão ou entre si; e a temperatura real, encontrada dentro das caixas de instrumental, variou inclusive com a posição onde esta caixa foi colocada dentro do equipamento, assim como com a quantidade de instrumentos que ela continha. Recomenda-se que os profissionais que atuam com os processos de esterilização, realizem métodos de qualificação e validação, tanto dos equipamentos como dos processos, estabelecendo parâmetros adequados e seguros de esterilização.

Por todos os problemas evidenciados, a recomendação atual é o abandono do uso das estufas elétricas como método rotineiro para a esterilização dos materiais em estabelecimentos de saúde.

Agentes Químicos e Físico-químicos

Os esterilizantes químicos, cujos princípios ativos são autorizados pela Portaria nº 15/88 do Ministério da Saúde são aldeídos, óxido de etileno e outros, desde que atendam à legislação específica.

Aldeídos

O agente químico mais utilizado na esterilização é o glutaraldeído a 2 e 3,4% por um período de exposição de 8 a 12h, dependendo da formulação química do produto. Há atualmente disponível no mercado nacional uma formulação química à base de glutaraldeído a 2%, cujo período de exposição do material para a esterilização é de apenas 1h. As formulações de glutaraldeído são associadas a componentes antioxidantes para não dissolver o cimento das lentes. São indicados para a esterilização de materiais críticos com componentes termossensíveis como acrílico, náilon, silicone, Teflon, policloreto de vinila (PVC) e outros.

Deve ser usado em recipiente fechado, com a imersão completa do material a ser esterilizado, com o preenchimento dos lúmens e outros espaços internos. O material deve ser enxaguado em água destilada esterilizada e o colaborador, ao realizar esse procedimento, deve estar devidamente paramentado com luvas (butílicas ou nitrílicas) de cano longo, protetor ocular ou facial, máscara contra vapores do glutaraldeído, avental com mangas impermeáveis, gorro e botas ou coberturas impermeáveis para os sapatos. A possibilidade de recontaminação do material é expressiva, na medida em que a manipulação durante o enxágue é grande. O material deve ser seco com compressa esterilizada e usado imediatamente, pois a guarda desse material sob o rótulo "esterilizado" é praticamente impossível.

O formaldeído líquido, atualmente em desuso, pode também ser usado como esterilizante químico. O tempo mínimo de esterilização deve ser de 18h, tanto para a solução alcoólica a 8% quanto para solução aquosa a 10%. Seu uso é limitado pelos vapores irritantes, carcinogenicidade em potencial, odor característico desagradável, mesmo em baixa concentração (1ppm). A utilização desse agente químico exige o uso de vestimentas de proteção. Já o formaldeído no estado gasoso vem se destacando de forma crescente.

Vários cientistas de renome consagraram-se por seus estudos sobre a avaliação das condições de esterilização por meio do formaldeído gasoso, como Alder et al.[14], que despertaram um novo interesse, baseado no método de esterilização pelo formaldeído gasoso, utilizando a temperatura de 80°C, conhecido internacionalmente pela sigla LTSF (esterilização a vapor de baixa temperatura e formaldeído [*low temperature steam and formaldehyde sterilization*]).

Esse avanço tecnológico dos equipamentos esterilizantes já é uma realidade com a qual se pode contar em nosso meio. Tem como vantagens principais: processo concluído em aproximadamente 5h, monitoração química e microbiológica da efetividade do ciclo, compatibilidade com uma gama grande de matérias-primas, incluindo celulose, difusibilidade comprovada, não havendo restrições de comprimento e diâmetro de materiais com lúmens, e aeração do material processado automaticamente, podendo este ser prontamente usado após o ciclo.

Considerando a heterogeneidade dos recursos dos hospitais brasileiros, que nem sempre dispõem de inovações tecnológicas adequadas para atender à demanda da esterilização dos materiais termossensíveis e incompatíveis com a imersão em meio líquido, como uma alternativa, pode-se lançar mão das pastilhas de paraformaldeído que, usadas sob determinadas condições, mostram-se eficazes como agente esterilizante.

Trabalhos realizados por Graziano[15-18] comprovaram a eficácia esterilizante das pastilhas de paraformaldeído, se usadas em recipientes fechados e aquecidos a 50°C por um período de exposição de 4h, com uma quantidade de pastilhas equivalente a 3% do volume do recipiente ($3g/100cm^3$) e na presença de umidade máxima relativa do ar. O mesmo grupo de pastilhas de paraformaldeído demonstraram manter a ação esterilizante em até 12 ciclos de reutilizações nas mesmas condições anteriormente citadas. O cálculo da quantidade das pastilhas de paraformaldeído deve ser obtido por meio da aplicação de regra de três, considerando a relação de 3g para cada $100cm^3$ de volume do recipiente no qual o material é processado; a umidade máxima relativa do ar dentro do recipiente deve ser garantida colocando-se um chumaço de algodão suficientemente embebido com água destilada (± 3mL), para que mantenha a umidade mesmo no final das 4h de exposição a 50°C. O recipiente deve ser lacrado com fita crepe para minimizar o escape do gás formaldeído, que é sublimado das pastilhas durante o processo. O material deve ser utilizado após remoção do resíduo do paraformaldeído com compressa cirúrgica úmida em água destilada esterilizada. Graziano[15-18] constatou em um outro estudo que se a temperatura e a umidade relativa não forem incluídas no processo, o efeito microbicida atingido, mesmo prolongando o tempo de exposição para 12h, é o de desinfecção de alto nível e não mais de esterilização.

Ácido Peracético

O *ácido peracético* é um agente químico utilizado como esterilizante para alguns materiais termossensíveis, como equipamentos e acessórios para videocirurgia. A Portaria nº 15, de 23 de agosto de 1988, inclui no subanexo 1, alínea I, este princípio ativo para o uso com finalidades desinfetante e esterilizante. É reconhecido como esporocida em baixas concentrações, variadas segundo diferentes formulações, e tem como principal vantagem o fato de os produtos de sua decomposição serem menos tóxicos, a saber: ácido acético, água, oxigênio e peróxido de hidrogênio. Em altas concentrações, o ácido peracético é volátil e tem odor pungente de vinagre. Pode ser corrosivo para os materiais e equipamentos que tenham como matéria-prima aço, bronze, latão e ferro galvanizado, caso não tenha proteção antioxidante eficaz na composição da solução. Atualmente há quatro formulações distintas do ácido peracético disponíveis no mercado nacional com vantagens e desvantagens peculiares que merecem ser analisadas.

Seu mecanismo de ação não é completamente esclarecido, entretanto, como é agente oxidante, atua na desnaturação das proteínas, perda da permeabilidade da membrana celular e oxida o radical sulfidril e sulfur de proteínas, enzimas e outros metabólitos. Apresenta ações bactericida e fungicida com 5min de exposição nas concentrações de até 100ppm, na ausência de matéria orgânica, ou de 200 a 500ppm, na presença destas. A propriedade viruscida já é demonstrada nas concentrações de 12ppm, mas necessita de 15min a 2.500ppm para inativar vírus hidrofílicos, como o da poliomielite. Os esporos são inativados em até 20min de exposição, nas concentrações de até 10.000ppm.

Já disponível no mercado nacional, há o equipamento automático à base do ácido peracético tamponado com anticorrosivo e detergente (Steris System1®), a fim de esterilizar equipamentos com fibras ópticas rígidas ou flexíveis. O equipamento é computadorizado, iniciando com uma pré-lavagem dos materiais seguida de esterilização com ácido peracético diluído a 0,2%, com pH de aproximadamente 6,4 e rinçado com água filtrada esterilizada. O equipamento é provido de conectores que permitem a passagem da solução química através dos canalículos dos endoscópios. O processo de esterilização realiza-se em apenas 20min numa temperatura que oscila entre 50 e 56°C.

Processos Automatizados de Esterilização em Baixa Temperatura (Métodos Físico-químicos Gasosos)

Óxido de Etileno

É um gás inflamável, explosivo, carcinogênico e, quando misturado com gás inerte e sob determinadas condições, é ainda uma das principais e a mais antiga opção para a esterilização de materiais termossensíveis. Na legislação brasileira há diretrizes para as instalações de equipamentos que utilizam do óxido de etileno como agente esterilizante e para o controle de saúde dos funcionários que ali trabalham. Seu mecanismo de ação é a alquilação das cadeias proteicas microbianas, impedindo a multiplicação celular. Seu uso é indicado para materiais termossensíveis, desde que obedecidos alguns parâmetros relacionados à concentração do gás, sua temperatura, umidade e tempo de exposição.

A concentração mínima do gás, recomendada por Perkins[10], para a esterilização em um período razoável de tempo é de 450mg/L, a umidade relativa, de 20 a 40% e a temperatura empregada, geralmente entre 49 e 60°C, que pode, às vezes, danificar os materiais muito sensíveis ao calor. Nesse caso, pode-se adotar a temperatura de 30 a 38°C, sendo necessário um período de exposição mais longo ou uma concentração mais elevada do óxido de etileno. O tempo de exposição, como se pode perceber, está relacionado com os parâmetros adotados de concentração, umidade relativa e temperatura. Longhi[19] adota os seguintes parâmetros de esterilização: concentração do gás de 450mg/L, umidade relativa de 45%, temperatura de 50°C, para um tempo de exposição de 4h. No entanto, deve-se ressaltar que os parâmetros precisam ser controlados levando em consideração a calibragem do equipamento utilizado e a validação do processo. O cuidado imprescindível a ser tomado é a aeração do material, uma vez que a toxicidade do óxido de etileno é indiscutível tanto por contanto quanto por inalação. Essa fase consiste na remoção do óxido de etileno absorvido pelos materiais durante o processo de esterilização e deve obedecer à seguinte sequência:

- *Aeração mecânica ou forçada*: ocorre dentro da câmara de esterilização, após o ciclo, com trocas de ar, por 5h, a 60°C de temperatura, seguidas da aeração ambiental.
- *Aeração ambiental*: área fechada, com sistema de ventilação e exaustão, exigida pela Portaria Interministerial nº 4, por 12h, a 25°C de temperatura.

A Portaria Interministerial nº 482/99 dos Ministérios da Saúde e do Trabalho e Emprego, em relação à aeração dos materiais esterilizados por óxido de etileno, não determina tempo e outras condições preestabelecidas, mas sim que o executante do processo de esterilização valide todas as suas etapas, inclusive a aeração, não devendo os resíduos ultrapassarem os limites estabelecidos nessa portaria (Tabela 118.4).

Rutala e Shafer[10] recomendam como opções de tempo de aeração para materiais processados por óxido de etileno:

- 7 dias, a 20°C, em ar ambiente.
- Ou aeração forçada em câmara por 12h, a 49-50°C ou 8h a 60-62°C.

Preocupados com a agressão ambiental do clorofluorcarboneto (CFC) na destruição da camada de ozônio, em 1987 foi assinado o Protocolo de Montreal, pelo qual os países devem deixar de usar o CFC como gás inerte diluente do

Tabela 118.4 – Limites máximos de resíduos (ppm) de óxido de etileno e derivados em correlatos, segundo a portaria interministerial nº 482/99

Correlato	ETO	ETCH	ETG
Implante pequeno (10g)	250	250	5.000
Implante médio (10 a 100g)	100	100	2.000
Implante grande (> 100g)	25	25	500
Dispositivos intrauterinos	5	10	10
Lentes intraoculares	25	25	500
Correlatos que contatam a mucosa	250	250	5.000
Correlatos que contatam o sangue	25	25	250
Correlatos que contatam a pele	250	250	5.000
Esponjas cirúrgicas	25	250	500

ETCH = etileno cloridrina; ETG = etilenoglicol; ETO = óxido de etileno.

óxido de etileno. Em substituição, os gases alternativos hidroclorofluorcarboneto (HCFC) e óxido de etileno a 100% estão sendo utilizados. Diante dos problemas inerentes ao uso do óxido de etileno, as novas tecnologias para a esterilização a baixa temperatura têm merecido estudos e pesquisas. No continente europeu, há várias décadas foi abolido o uso de óxido de etileno e o equipamento de esterilização que usa gás formaldeído com vapor a baixa temperatura (LTSF) tem ampla utilização na esterilização de materiais termossensíveis.

Esterilizadores por Peróxido de Hidrogênio na Forma Gás-plasma

O peróxido de hidrogênio na forma gás-plasma é gerado do vapor de peróxido de hidrogênio numa câmara de vácuo pela aplicação de ondas de rádio, resultando em radicais livres reativos que eliminam os microrganismos incluindo esporos. A temperatura do processo é inferior a 50°C e o tempo requerido para o processo é de 50 a 75min. Este processo tem sido desenvolvido desde 1993 como Sterrad 100 Sterilization System® por Advanced Sterilization Products. Esporos de *Bacillus subtilis* variação *niger* são usados como indicadores biológicos. Esse processo de esterilização apresenta, dentre as vantagens, os produtos não tóxicos da sua decomposição: água e oxigênio, não necessitando, portanto, de aeração. Não é significativamente corrosivo para os metais e outros materiais, incluindo lentes, exceto o náilon. A grande desvantagem da esterilização pelo peróxido de hidrogênio gás-plasma é sua limitada difusibilidade. A Food and Drug Administration (FDA) aprovou o uso do Sterrad 100 Sterilization System® para materiais com lúmens ou canalículos com mais de 6mm de diâmetro e não mais longos que 31cm de comprimento. Para sanar esta limitação tem sido disponibilizado pelo fabricante da tecnologia o uso de adaptadores (*booster*) para garantir a esterilização da parte interna dos lúmens mais estreitos e longos que os limites preconizados. Outra grande desvantagem do peróxido de hidrogênio gás-plasma é sua inativação quando em contato com celulose, devido à alta absorção do gás por essa matéria-prima. Assim sendo, embalagens como papel grau cirúrgico e o crepado não podem ser utilizadas como invólucros, restringindo-se a Tyvek® e polipropileno.

Vale ressaltar que as novas tecnologias de esterilização nem sempre visam a substituição dos processos já existentes, mas sim a complementação de tais processos, o que permite atender às demandas crescentes de materiais a serem reprocessados em tempos cada vez mais exíguos, os quais são impostos pelos usuários dos materiais.

Controle da Eficácia da Esterilização

O controle da segurança dos processos de esterilização é multifatorial e depende do tipo do equipamento, da natureza do material processado, do acondicionamento e do carregamento do material no equipamento. Parâmetros físicos e testes químicos e biológicos podem monitorar o processo. Por exemplo, a observação e o registro do vácuo, da temperatura, da pressão e dos temporizadores monitoram o funcionamento de autoclaves e esterilizadores por gases a cada ciclo.

Testes Químicos

Os testes químicos podem indicar falha potencial no processo de esterilização por meio da mudança na coloração dos indicadores. A grande variedade comercialmente disponível oferece subsídios diferenciados. Alguns são capazes de avaliar a temperatura atingida pelo equipamento sem se alterar com o tempo de exposição; outros respondem ao resultado da associação do tempo com a temperatura. A vantagem do uso dos testes químicos é a leitura imediata após o processamento do material, desde a do tipo classe 1 (que monitora se o material foi exposto ao agente esterilizante, sem contudo indicar eficácia da esterilização) até ao classificado como de classe 6 (conhecido como simulador ou emulador). Existem diferentes tipos de indicadores químicos para diferentes métodos de esterilização.

O teste químico de Bowie-Dick (classe 2) é especialmente útil para observar a remoção do ar nas autoclaves com pré-vácuo e, assim, garantir a penetração uniforme do calor nos materiais. Esse teste deve ser realizado diariamente no primeiro ciclo do aparelho.

Os integradores (classe 5) monitoram a segurança da esterilização para autoclaves a vapor (que operam em diferentes condições: *flash*, por gravidade e alto vácuo) e por outros métodos. São definidos como um monitor de esterilização que permite uma leitura definida e instantânea por acessar todas as variáveis imprescindíveis para a segurança da esterilização e, portanto, com equivalência à sensibilidade e à especificidade dos indicadores biológicos.

Recomenda-se a colocação do indicador químico (classe 5 ou 6) no centro geométrico dos pacotes densos e observar o resultado antes da liberação da carga do material esterilizado. Por integrarem todos os requisitos aos processos de esterilização são indubitavelmente recursos adicionais úteis no controle da sua segurança.

Indicadores Biológicos

São preparações padronizadas de microrganismos na forma esporulada, numa concentração do inóculo em torno de 10^6, comprovadamente resistentes e específicos para um particular processo de esterilização para demonstrar a efetividade do processo.

Os indicadores biológicos evoluíram muito nos últimos anos. Na década de 1970, as tiras de papel embebidas em caldo de cultura de esporos microbianos eram inoculadas, após a exposição ao processo de esterilização, em meios de cultura no laboratório de microbiologia e incubados por 7 dias, obtendo-se daí a leitura com resultados.

Hoje, o avanço tecnológico permite uma resposta biológica da segurança do processo em 3h. O indicador Attest 1292 Rapid Readout® detecta a presença da enzima associada à germinação do esporo sobrevivente ao método de autoclavação, D-glucosidase, e permite a avaliação da efetividade da esterilização. Esse indicador emprega tiras contendo 10^5 esporos de *B. stearothermophilus* American Type Culture Collection (ATCC) 7953. O meio de cultura contém um substrato não fluorescente, 4-metilumbeliferil – D-glucoside, que converte para uma substância fluorescente pela reação com D-glucosidase; esta reação ocorre a 60°C.

As diferentes espécies de bactérias na forma esporulada são indicadas conforme o grau de resistência ao processo empregado. Assim, segundo a Comissão Permanente de Revisão da Farmacopeia Brasileira e a Universidade de São Paulo (USP) XXII[20] indicam como indicadores biológicos as espécies referidas na Tabela 118.5.

A Association of Operating Room Nurses, o Center for Disease Control and Prevention (CDC), a Association for the Advancement of Medical Instrumentation e a Joint Commission on Accreditation of Health Care Organization (JCAHO) têm recomendado a monitoração biológica, pelo menos semanalmente e a cada carga, nos casos de processamento de materiais para implantes. Recentemente, a JCAHO modificou a sua padronização para recomendar que cada instituição hospitalar defina sua política quanto ao uso e à frequência apropriados dos indicadores químicos ou dos testes biológicos para todos os esterilizadores.

CONSIDERAÇÕES FINAIS

Muitas vezes, a opção por material descartável pode ser incentivada para não se ter preocupações com tantos detalhes apontados neste capítulo. Entretanto, devem-se ponderar as consequências e os efeitos dessa tomada de decisão. Se por um lado, momentaneamente, há um problema resolvido, relacionado aos métodos de limpeza, desinfecção e esterilização, por outro, haverá o aumento no custo do tratamento de saúde e ainda o lixo gerado pode trazer efeitos deletérios para a vida na terra.

Tabela 118.5 – Espécies bacterianas usadas como indicadores biológicos de acordo com o processo de esterilização

Bacilo	Processo	Temperatura de incubação
B. stearothermophilus ATCC 7953	Vapor saturado sob pressão	56°C
B subtilis variação *niger* ATCC 9372	Calor seco e óxido de etileno	37°C
B. pumilus E 601	Radiação gama	37°C

Na introdução das novas tecnologias para o processamento dos materiais médico-hospitalares, os seguintes aspectos devem ser sempre analisados:

- *Segurança*: toda tecnologia a ser incorporada na assistência à saúde deve ser primariamente segura.
- *Eficácia*: as respostas devem mostrar ganhos qualitativos.
- *Impacto social*: o impacto social de uma tecnologia deve ser percebido a curto ou longo prazo no indivíduo, na família, nos cuidados, no ambiente, no sistema de saúde e na sociedade.
- *Relação custo-benefício*: a análise da relação custo-benefício de uma tecnologia deve extrapolar os âmbitos individual e familiar e atingir o social. Questões éticas devem fazer parte da análise.

É dever deixar um alerta para todos os profissionais da saúde acerca da necessidade do conhecimento e do aprofundamento nas questões relacionadas ao reprocessamento dos materiais de múltiplo uso utilizados na assistência à saúde. Existe um padrão a ser seguido visando ao bem e à segurança do profissional e dos pacientes que os utilizam e do meio ambiente que sofre as consequências dos processos resultantes das escolhas feitas.

QUESTÕES

1. O procedimento de limpeza é um dos principais fatores que reduzem a carga microbiana dos artigos. Em artigo hipoteticamente contaminado com 1.000.000 de unidades formadoras de colônias (UFC), se a carga microbiana foi reduzida em 4 log por meio de uma limpeza cuidadosa, o nível de segurança de esterilidade desse material após um ciclo de autoclavagem será de:
   a) 10^{-6}.
   b) 10^{-7}.
   c) 10^{-8}.
   d) 10^{-9}.
   e) 10^{-10}.

2. As medidas relativas à esterilização e à desinfecção dos materiais utilizados na assistência à saúde, devem ser compreendidas e implementadas pela categorização dos graus de risco para a aquisição de infecções. Que diretriz você daria como procedimento mínimo para os materiais abaixo relacionados, após limpeza cuidadosa? Relacione a primeira coluna com a segunda e responda a alternativa correta.
   1. Artigo crítico ( ) Tubo endotraqueal
   2. Artigo semicrítico ( ) Placa neutra de bisturi elétrico
   3. Artigo não crítico ( ) Espéculo vaginal
   ( ) Lâminas de laringoscópio
   ( ) Artroscópio
   ( ) Colonoscópio
   ( ) Laparoscópio
   a) 2, 3, 2, 2, 1, 2, 1.
   b) 1, 3, 1, 2, 1, 1. 1.
   c) 2, 2, 2, 2, 1, 1, 1.
   d) 2, 2, 1, 2, 2, 2, 2.
   e) 1, 2, 2, 2, 2, 2, 2.

3. "... destrói todos os microrganismos com exceção de alto número de esporos", refere-se ao processo de:
   a) Esterilização.
   b) Desinfecção de alto nível.
   c) Desinfecção de nível intermediário.
   d) Desinfecção de baixo nível.
   e) Antissepsia.

4. Supondo que todos os recursos estejam disponíveis, qual a melhor indicação para a desinfecção de alto nível dos materiais de inaloterapia e os de ventilação mecânica:
   a) Glutaraldeído a 2%.
   b) Ácido peracético a 0,2%.
   c) Ortoftaldeído a 0,5%.
   d) Termodesinfecção.
   e) Plasma de peróxido de hidrogênio.

5. Informes técnicos recentes da Agência Nacional de Vigilância Sanitária (ANVISA) vêm alertando sobre o uso do glutaraldeído em estabelecimentos de saúde como

desinfetantes e esterilizantes. Assinale a alternativa correta:
a) Indicação para o abandono do uso do glutaraldeído pela ineficácia comprovada frente ao *Mycobacterium abscessus*, responsável atual pelos surtos em procedimentos laparoscópicos nos estabelecimentos de saúde do Brasil.
b) Proibição com força de lei devido a riscos ocupacionais graves.
c) Alerta para a obrigatoriedade dos controles essenciais da solução durante o período da sua reutilização, especialmente da concentração da solução.
d) Substituição imediata do glutaraldeído pelo ácido peracético.
e) Abandonar os métodos de desinfecção e esterilização química, substituindo-os pelos gasosos.

6. Supondo que haja possibilidade de acesso a todas as tecnologias atualmente disponíveis para a esterilização em um estabelecimento de saúde, qual a tomada de decisão mais segura diante de uma solicitação para o processamento de um artigo crítico termossensível, de propriedade do cirurgião, para ser utilizado dentro de uma hora:
a) Autoclave ciclo *flash* de mesa.
b) Autoclave com pré-vácuo no ciclo *flash*.
c) Glutaraldeído 2%, por 45min, com enxágue asséptico com revezamento.
d) Plasma de peróxido de hidrogênio.
e) Vapor a baixa temperatura e formaldeído.

7. Supondo que haja possibilidade de acesso a todas as tecnologias atualmente disponíveis para Esterilização no Brasil, qual a tomada de decisão mais segura e ao mesmo tempo econômica e factível diante da necessidade de um hospital esterilizar cateteres de 1,2m de comprimento e 1mm de diâmetro:
a) Plasma de peróxido de hidrogênio.
b) Vapor à baixa temperatura e formaldeído.
c) Óxido de etileno.
d) Radiação não ionizante.
e) Radiação ionizante.

8. Ao se deparar com um integrador químico, dentro de uma caixa de instrumental, com viragem de cor duvidosa, a conclusão é que:
a) O instrumental está contaminado.
b) O instrumental está apenas desinfetado.
c) O instrumental está descontaminado.
d) Não houve alcance de todos os requisitos para a esterilização no interior daquela caixa cirúrgica.
e) Não permite chegar a conclusões para tomada de decisões.

Respostas corretas: 1. e, 2. a, 3. b, 4. d, 5. c, 6. d, 7. c, 8. d.

REFERÊNCIAS

1. SPAULDING, E. H. Chemical disinfection of medical and surgical materials. In: LAWRENCE, C. A.; BLOCK, S. S. *Disinfection, Sterilization and Preservation*. Philadelphia: Lea & Febiger, 1968. Cap. 32, p. 517-531.
2. RUTALA, W. A. Draft APIC guideline for selection and use of disinfectants. *Amer. J. Infect. Control.*, v. 23, n. 3, p. 35A-67A, 1995.
3. RUTALA, W. A. Selection and use of disinfection in health care. In: MAYHALL, C. G. *Hospital Epidemiology and Infection Control*. Baltimore: Williams & Wilkins, 1996. Cap. 69, p. 913-954.
4. CHU, N. S.; CHAN-MYERS, H.; GHAZANFARI, N.; ANTONOPLOS, P. A. Levels of naturally occurring microorganisms on surgical instruments after clinical use and after washing. *AJIC*, v. 27, p. 315-319, 1999.
5. DESCÔTEAUX, J. G.; POULIN, E. C.; JULIEN, M.; GUIDOIN, R. Residual organic debris on processed surgical instruments. *AORN*, v. 62, n. 1, p. 23-30, 1995.
6. BRASIL. Portaria nº 15, de 23 de agosto de 1988. Dispõe sobre o regulamento para o registro de produtos saneantes domissanitários e afins, com ação antimicrobiana. *Diário Oficial da União*. Seç. 1, Brasília, Set., p. 17041-17043, 1988.
7. BRASIL. ANVISA. *Informe Técnico nº 04/07. Dispõe sobre Fundamentos para a Utilização do Glutaraldeído em Estabelecimento de Assistência à Saúde*. Brasília: Ministério da Saúde, março de 2007.
8. CROW, S.; PLANCHOCK, N. Y.; HEDRICK, E. Antisepsis, disinfection, and sterilization. In: SOULE, B. M.; LARSON, E. L.; PRESTON, G. A. *Infections, and Nursing Practice – Preventions and Control*. St. Louis: Mosby, 1995. Cap. 7, p. 129-150.
9. BRASIL. Portaria nº 67 de 21 de fevereiro de 1985. Dispõe sobre normas complementares específicas para registro de saneantes domissanitários, com ação antimicrobiana. *Diário Oficial da União*. Seç. 1, Brasília, Fev., p. 3180-3184, 1985.
10. RUTALA, W. A.; SHAFER, K. M. General information on cleaning, disinfection, and sterilization. In: ASSOCIATION FOR PROFESSIONALS IN INFECTION CONTROL AND EPIDEMIOLOGY (APIC). *Infection Control and Applied Epidemiology*. St. Louis: Mosby, 1996. Cap. 15, p. 15-17.
11. PERKINS, J. J. *Principles and Methods of Sterilization in Health Sciences*. 2. ed. Springfield: Charles Thomas, 1982.

12. KEENE, J. H. Sterilization and pasteurization. In: MAYHALL, C. G. *Hospital Epidemiology and Infection Control.* Baltimore: Williams and Wilkins, 1996. Cap. 70. p. 937-946.
13. MOURA, M. L. P. *Estudo sobre a Eficácia do Método de Esterilização pelo Calor Seco, Usando o Forno de Pasteur-Estufa.* Rio de Janeiro, 1990. Tese (Livre Docência). Escola de Enfermagem do Centro de Ciências Biológicas e de Saúde, Fundação Universidade do Rio de Janeiro, 71p.
14. ALDER, V. G. A. M.; GILLESPIE, W. A. Disinfection of heat sensitive material by low temperature steam and formaldehyde. *J. Clin. Pathol.,* v. 19, n. 1, p. 83-89, 1966.
15. GRAZIANO, K. U. *Avaliação "in vitro" da Atividade Antimicrobiana das Pastilhas de Paraformaldeído Segundo a Metodologia da AOAC, Reproduzindo as Condições de Uso nas Instituições de Saúde do Brasil.* São Paulo: USP, 1999, 94p. Tese (Livre-docência) – Escola de Enfermagem da Universidade de São Paulo.
16. GRAZIANO, K. U. *Avaliação da Atividade do Paraformaldeído.* São Paulo: USP, 1989, 62p. Dissertação (Mestrado) – Escola de Enfermagem da Universidade de São Paulo.
17. GRAZIANO, K. U. et al. Limpeza, desinfecção, esterilização e anti-sepsia. In: FERNANDES, A. T. *Infecção Hospitalar e suas Interfaces na Área da Saúde.* São Paulo: Atheneu, 2000. Cap. 11, p. 266-305.
18. GRAZIANO, K. U. *Reutilização das Pastilhas de Paraformaldeído: avaliação da sua atividade esterilizante.* São Paulo: USP, 1993, 94p. Tese (Doutorado) – Escola de Enfermagem da Universidade de São Paulo.
19. LONGHI, L. F. Controle e validade do processo de esterilização por óxido de etileno. In: I CONGRESSO BRASILEIRO DE ENFERMAGEM EM CENTRO CIRÚRGICO, 1993. São Paulo. *Anais do Congresso Brasileiro de Enfermagem em Centro Cirúrgico.* São Paulo: Sociedade Brasileira de Enfermeiros de Centro Cirúrgico, 1994. p. 81-83.
20. THE UNITED STATES PHARMACOPEIA (USP). 22. Ed. Rockville, 1990. p. 1625-1712.

LEITURA COMPLEMENTAR

ASSOCIATION OF OPERATIVE ROOM NURSES INC. (AORN). Recommended practices for the care and cleaning of surgical instruments and powered Equipment. In: *AORN Standards, Recommended Practices, and Guidelines.* Denver: Association of Operative Room Nurses, 2006. p. 261-266.

BRASIL. MINISTÉRIO DA SAÚDE. *Processamento de Artigos e Superfícies em Estabelecimento de Saúde.* 2. ed. Brasília: Coordenação de Controle de Infecção Hospitalar, 1994.

COMISSÃO PERMANENTE DE REVISÃO DA FARMACOPÉIA BRASILEIRA. *Farmacopéia Brasileira.* 4. ed. São Paulo: Atheneu, 1988. Parte 1.

GARDNER, J. F.; PEEL, M. M. *Introduction to Sterilization, Disinfection and Infection Control.* Livingstone: Melbourne, 1991. p. 15-30.

PADOVEZE, M. C.; DEL MONTE, M. C. C. Limpeza e desinfecção de materiais. In: MOLINA, E. et al. (eds.). *Limpeza, Desinfecção de Artigos e Áreas Hospitalares e Anti-sepsia.* São Paulo: Associação Paulista de Estudos e Controle de Infecção Hospitalar, 1999. p. 4-26.

PRICE, P. B. Surgical antiseptics. In: LAWRENCE, C. A.; BLOCK, S. S. *Disinfection, Sterilization and Preservation.* Philadelphia: Lea & Febiger, 1971.

RUTALA, W. A.; GERGEN, M. F.; WEBER, D. J. Levels of microbial contamination on surgical instruments. *AJIC,* v. 26, M. 2, p. 143-145, 1998.

RUTALA, W. A.; JONES, S. M.; WEBER, D. J. Comparison of a rapid redont biological indicator for steam sterilization with four conventional biological indicators and five chemical indicators. *Infect. Control Hosp. Epidem.,* v. 17, M. 7, p. 423-428, 1996.

RUTALA, W. A.; WEBER, D. J. Clinical effectiveness of low--temperature sterilization technologies. *Infect Control Hosp. Epidemiol.,* v. 19, p. 798-804, 1998.

SECRETARIA ESTADUAL DE SAÚDE DE SÃO PAULO. Resolução SS-27. Norma Técnica que institui medidas de controle sobre o uso do glutaraldeído. São Paulo, fevereiro de 2007.

Capítulo 119

Nutrição

Cinthia Roman Monteiro Sobral

SUMÁRIO

A obesidade é, hoje, considerada um problema de saúde pública e sua prevalência tem aumentado nas últimas décadas. Mudanças na economia, intensa industrialização, urbanização, ocidentalização e rápida globalização, associadas à pressão das indústrias de alimentos e da mídia, são consideradas as principais responsáveis pela substituição dos bons hábitos alimentares da população por uma alimentação inadequada e menos saudável. O aumento de peso contribui para o desenvolvimento de determinadas doenças, incluindo desde condições debilitantes (incapacidade física) até aquelas mais graves como as doenças crônicas não transmissíveis (DCNT), como doenças cardiovasculares, diabetes e certos tipos de câncer que acabam afetando a qualidade de vida dos indivíduos acometidos.

A classificação da obesidade mundialmente aceita é o peso/altura^2 (P/A^2), com peso expresso em kg e altura em metros, ou índice de massa corporal (IMC). Antes de qualquer tratamento para a perda de peso, deve-se levar em consideração que os pacientes obesos apresentam, conjuntamente, complicações metabólicas e funcionais causadas por desequilíbrios nutricionais. No intuito de garantir uma alimentação equilibrada e saudável, mesmo entre aqueles que estão fazendo dietas para emagrecimento, as orientações devem seguir a Pirâmide dos Alimentos.

Uma nutrição adequada, além de ocasionar perda de peso, traz benefícios para a pele e para os músculos, aumentando seu tônus e sua força. Alguns nutrientes parecem exercer funções importantes e específicas sobre determinadas condições estéticas corporais. É fundamental a ingestão de alimentos que contenham compostos, cuja função seja promover benefícios tanto na prevenção quanto no tratamento dos distúrbios estéticos.

HOT TOPICS

- A obesidade é resultado da deposição de tecido adiposo em decorrência de um balanço positivo entre ingestão e gasto energético por um longo período.
- A classificação da obesidade mundialmente aceita é o peso/altura^2 (P/A^2), com peso expresso em kg e altura em metros, ou IMC.
- Além das dobras cutâneas, as circunferências corporais têm sido muito empregadas na avaliação antropométrica.
- Para que haja diminuição da massa corporal, é necessário um balanço energético negativo, ou seja, o gasto deve superar o consumo de energia.
- Além da quantidade de calorias, qualquer dieta prescrita deve se basear nas preferências alimentares do paciente, no aspecto financeiro e no estilo de vida.
- As dietas muito restritivas, artificiais e rígidas podem até fornecer algum resultado no que diz respeito à perda de peso, porém não são sustentáveis.

- Estudos têm indicado que o aumento da ingestão proteica pode favorecer a perda de peso e evitar a recuperação do que foi eliminado.
- O índice glicêmico é um parâmetro utilizado para classificar os alimentos ricos em carboidratos de acordo com a resposta glicêmica que provocam após sua absorção.
- O alto consumo de lipídeos saturados e de um ácido graxo essencial – o ácido linoleico – está diretamente relacionado com menor sensibilidade à insulina em função da produção de substâncias inflamatórias.
- Existe uma importante relação entre o aumento da formação de radicais livres (RL) e o envelhecimento da pele.
- Os ácidos graxos presentes nas gorduras *trans* também podem favorecer o aparecimento da acne, porque competem com os ácidos graxos essenciais na síntese de prostaglandinas, potencializando a formação de substâncias pró-inflamatórias.
- Como resposta natural ao desuso ou à imobilização da musculatura esquelética, pela inatividade física, somado ao desequilíbrio alimentar e ao envelhecimento, ocorre a perda do tônus ou da força do músculo.
- A ingestão diária de carboidratos deve estar entre 60 e 70% do valor energético da dieta e a de lipídeos não deve ultrapassar 30% deste valor energético ou 1g/kg de peso por dia.

cina, foi o grande divisor de águas quando abordou a relação entre a concepção de saúde com o equilíbrio entre homem e meio. Desde a antiguidade, já se valorizava os hábitos dos pacientes, o local onde viviam e, principalmente, a alimentação como terapêutica de alto nível.

Hoje, a ciência da nutrição tomou proporções maiores no mundo científico. Com as descobertas das funções dos nutrientes, muitas pesquisas foram sendo desenvolvidas em diversas áreas, e mais atualmente na estética. Na realidade, estética tem como definição o estudo que determina o caráter do belo nas produções naturais e artísticas, bem como a presença harmônica das formas corporais[1].

Nos dias atuais, ter um corpo bonito, com traços perfeitos, é sinônimo de grandes conquistas. Entretanto, os problemas estéticos são frequentes e seus fatores são os mais variados possíveis, destacando-se a má qualidade da alimentação como uma das causas. É neste ponto que o nutricionista exerce seu papel de prevenir e/ou tratar por meio de uma dieta balanceada. De maneira geral, os distúrbios em estética costumam ser tratados por uma equipe multidisciplinar. Assim, este capítulo tem como objetivo transmitir os principais tópicos discutidos em nutrição e estética aos profissionais da área da saúde comprometidos não somente com a estética, mas também com a saúde.

INTRODUÇÃO

Este capítulo tem como objetivo transmitir a forma com que a nutrição, seja em alimentos, suplementos alimentares ou fitoterápicos, pode afetar, prevenir e até tratar alguns distúrbios estéticos como excesso de peso, envelhecimento cutâneo, acne, lipodistrofia ginoide e flacidez muscular.

Cuidar da saúde sempre foi considerado assunto de extrema importância desde o princípio da existência humana. Nos primórdios, o entendimento de saúde era um conceito mais místico ligado às divindades. Estas seriam as únicas responsáveis pela doença e pela cura. Por sua vez, Hipócrates (460-377 a.C.), o pai da medi-

OBESIDADE E ASPECTOS NUTRICIONAIS NO EMAGRECIMENTO

A obesidade é, hoje, considerada um problema de saúde pública e sua prevalência tem aumentado nas últimas décadas. Em 2000, estimava-se que mais da metade dos americanos estivessem com sobrepeso e, destes, 20% eram obesos com IMC maior que 30kg/m^2, refletindo uma elevação de 61% somente nos últimos 10 anos[2]. No Brasil, os estudos mostram a mesma realidade. A última pesquisa nacional que fez um levantamento do estado nutricional da população brasileira, a Pesquisa de Orçamentos Familiares[3] (POF), em 2002-2003, verificou uma prevalência de 40% dos brasileiros com excesso de peso, dos quais 8,9% dos homens e 13,1% das mulheres apresentavam obesidade. Em 2004, estimava-se que, no mundo, havia 315 milhões de pessoas obesas. Nos dias atuais, pesquisadores acreditam que estes números tenham aumentado e, nos próximos anos, espera-se que a quantidade de indivíduos nestas condições quase duplique.

Comparando as estimativas da POF 2002-2003 com as encontradas em pesquisas anteriores realizadas no Brasil, como o Estudo Nacional de Despesas Familiares (ENDEF) de 1974-1975 e a Pesquisa Nacional sobre Saúde e Nutrição (PNSN) de 1989, é possível verificar que os déficits ponderais são de declínio contínuo para ambos os gêneros; ao passo que o sobrepeso e a obesidade aumentaram contínua e intensamente na população masculina. A prevalência do excesso de peso mais do que duplicou entre a primeira (18,6%) e a segunda (29,5%) pesquisa, ao passo que a obesidade mais que triplicou, passando de 2,8% para 8,9% na POF 2002-2003. Entre as mulheres, a evolução de sobrepeso é distinta nos dois primeiros períodos, apresentando uma prevalência de 28,6% em 1974-1975, aumentando para 40,7% em 1989 e mantendo-se estável em 2002-2003 (39,2%). Em relação à obesidade, também não houve muitas mudanças da segunda para a terceira pesquisa, sendo então observadas as seguintes porcentagens da primeira em diante: 7,8%, 12,8% e 13,9%, respectivamente[3].

Mudanças na economia, intensa industrialização, urbanização, ocidentalização e rápida globalização, associadas à pressão das indústrias de alimentos e da mídia, são consideradas as principais responsáveis pela substituição dos bons hábitos alimentares da população por uma alimentação inadequada e menos saudável. É caracterizada pelo alto consumo de alimentos ricamente energéticos e de carboidratos refinados e pela baixa ingestão de fibras e de ácidos graxos poli-insaturados, acompanhado de uma vida mais sedentária. Todas estas mudanças contribuíram para a elevação da prevalência do excesso de peso[2]. Segundo a Organização Mundial da Saúde (OMS), a quantidade de alimento disponível em todo mundo aumentou ao longo dos anos. Em média, uma mulher necessita um consumo de 2.000kcal por dia para manter seu peso, e o homem, por volta de 2.500kcal. Em 1961, o número de calorias disponíveis por pessoa por dia era 2.300kcal. Este valor aumentou para 2.800kcal em 1998 e estima-se que exceda 3.000kcal em 2015.

O aumento de peso contribui para o desenvolvimento de determinadas doenças, incluindo desde condições debilitantes (incapacidade física) até aquelas mais graves como as DCNT, como doenças cardiovasculares, diabetes e certos tipos de câncer que acabam afetando a qualidade de vida dos indivíduos acometidos[2].

A obesidade é resultado da deposição de tecido adiposo em decorrência de um balanço positivo entre ingestão e gasto energético por longo período. Os lipídeos estocados dentro dos adipócitos são provenientes dos próprios lipídeos da dieta, da síntese a partir dos carboidratos ou de uma mistura de ambos[4].

Avaliação Nutricional e Diagnóstico da Obesidade

A obesidade é diagnosticada por meio de avaliação corporal. Este tipo de avaliação busca quantificar os componentes do organismo humano: ossos, músculos e tecido adiposo e, a partir disso, traçar o perfil corporal. Existem diversos métodos para se fazer esta estimativa, com diferentes níveis de precisão, custo e dificuldade de aplicação[5].

A classificação da obesidade mundialmente aceita é o peso/altura^2 (P/A^2), com peso expresso em kg e altura em metros, ou IMC, cujos resultados podem ser classificados de acordo com os pontos de corte propostos pela OMS. Conforme aumenta os valores de IMC, maiores são os riscos de complicações e morbidades[6] (Tabela 119.1).

Mais da metade da gordura corporal está depositada sob a pele, e a porcentagem aumenta com a elevação de peso. A espessura dessa gordura subcutânea pode ser medida em vários locais anatômicos com o uso de compassos

Tabela 119.1 – Classificação do índice de massa corporal (IMC) segundo a Organização Mundial da Saúde em 1998[6]

Classificação	IMC (kg/m²)	Risco de comorbidades
Baixo peso	< 18,5	Baixo (porém com aumento de outros problemas clínicos)
Peso normal	18,5 – 24,9	Médio
Sobrepeso	24,9 – 29,9	Ligeiramente aumentado
Obeso	≥ 30	
Grau I	30 – 34,9	Moderado
Grau II	35 – 39,9	Grave
Grau III	≥ 40	Muito grave

padronizados. Estas medidas são úteis para estimar o percentual de gordura corporal dos indivíduos. Para isso, são utilizadas equações validadas a partir da somatória dos valores encontrados nas dobras cutâneas. Na Tabela 119.2 estão indicadas as referências para percentuais de gordura obtidas pela soma das dobras: abdominal, suprailíaca, subescapular e tricipital[7].

Além das dobras cutâneas, as circunferências corporais têm sido muito empregadas na avaliação antropométrica. A partir destas medidas, é possível classificar o indivíduo, conforme padrões populacionais dentro de grupos etários e gênero. Em especial, a circunferência abdominal pode ser utilizada para quantificar o risco de complicações metabólicas associadas com a obesidade[5]. Os valores de referência estão especificados na Tabela 119.3[8].

Vale lembrar que a avaliação das dobras cutâneas de indivíduos obesos é de difícil aferição, implicando maiores chances de erros. Assim, podem-se utilizar protocolos que levem em consideração a medida das circunferências corporais, como a proposta por Weltman et al.[9] e Weltman et al.[10].

- Para homens obesos de 24 a 68 anos:
  - Porcentagem de gordura corporal = 0,31457 (circunferência abdominal) – 0,10969 (peso em kg) + 10,8336.
- Para mulheres obesas de 20 a 60 anos:
  - Porcentagem de gordura corporal = 0,11077 (circunferência abdominal) – 0,17666 (estatura em cm) + 0,14354 (peso em kg) + 51,03301.

A porcentagem de gordura também pode ser avaliada a partir da impedância elétrica. Esta se caracteriza pela passagem de uma corrente elétrica alternante através do corpo que flui entre dois eletrodos. A avaliação baseia-se no fato de que os tecidos com elevado conteúdo de água e de eletrólitos apresentam elevada capacidade de condução elétrica, ao passo que os tecidos com baixa concentração de água apresentam alta resistência à passagem da corrente. A obtenção dos resultados ocorre de forma rápida, porém deve-se atentar aos cuidados anteriores à sua aplicação, como, por exemplo, jejum pelo menos 4h antes da medição, abstenção de exercícios físicos nas últimas 24h da realização da medida e esvaziamento da bexiga pelo menos 30min antes, entre outros. Os resultados obtidos de porcentagem

Tabela 119.2 – Valores de referência para percentuais de gordura corporal para a somatória das quatro dobras cutâneas (abdominal, suprailíaca, subescapular e tricipital)[7]

Classificação	% de gordura corporal	
	Homens	Mulheres
Risco de doenças e distúrbios associados à desnutrição	≤ 5	≤ 8
Abaixo da média	6 – 14	9 – 22
Média	15	23
Acima da média	16 – 24	24 – 31
Risco de doenças associadas à obesidade	≥ 25	≥ 32

Tabela 119.3 – Classificação do risco de doenças associadas à obesidade a partir da circunferência abdominal, segundo gênero e etnia[8]

Homens	Obesidade abdominal (cm)
Brancos de origem europeia e negros	≥ 94
Sul-asiáticos, ameríndios e chineses	≥ 90
Japoneses	≥ 85
Mulheres	
Brancas de origem europeia, negras, sul-asiáticas, ameríndias e chinesas	≥ 80
Japonesas	≥ 90

de gordura são interpretados, conforme apresentado na Tabela 119.4[11].

São utilizadas outras medidas para estimar a gordura corporal; entretanto, tais medidas são mais precisas, mais caras, necessitam de pessoal especializado e de cuidados específicos na manutenção e operação dos equipamentos. Dentre estes métodos, destacam-se: tomografia computadorizada (TC), ultrassonografia, ressonância nuclear magnética (RNM), absorciometria de raios X de dupla energia e pletismografia[5].

Terapia Nutricional na Obesidade

Antes de qualquer tratamento para a perda de peso, deve-se levar em consideração que os pacientes obesos apresentam, conjuntamente, complicações metabólicas e funcionais causadas por desequilíbrios nutricionais (Fig. 119.1), além de alterações hormonais, imunológicas, enzimáticas e hipotalâmicas que podem dificultar o emagrecimento[12].

Para que haja diminuição da massa corporal, é necessário um balanço energético negativo, ou seja, o gasto deve superar o consumo de energia. Assim, os estoques são consumidos para sustentar os processos metabólicos, levando, então, à perda de peso. Entretanto, há muitas divergências na forma de como conduzir esta redução na ingestão. É oportuno enfatizar que o tratamento dietético é mais bem-sucedido quando aliado a um programa de modificação comportamental, que deve ser mantido por toda a vida. Além da quantidade de calorias, qualquer dieta prescrita deve se basear nas preferências alimentares do paciente, no aspecto financeiro e no estilo de vida. Deve-se tomar cuidado especial com a ingestão de micronutrientes, devendo ser condizente com as recomendações diárias[4].

Tabela 119.4 – Classificação do sobrepeso ou obesidade pela porcentagem (%) de gordura[11]

Obesidade	Mulheres (%)	Homens (%)
Leve	25 – 30	15 – 20
Moderada	30 – 35	20 – 25
Elevada	35 – 40	25 – 30
Mórbida	> 40	> 30

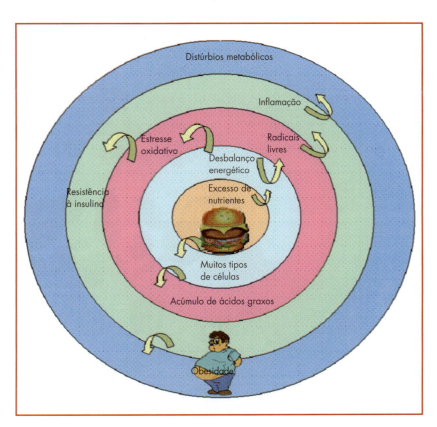

Figura 119.1 – Representação das alterações metabólicas na obesidade[12].

As recomendações atuais que devem ser utilizadas como parâmetro se referem à ingestão dietética de referência (DRI, *dietary reference intake*). Elas consideram quatro valores de referência, que são: necessidade média estimada (EAR, *estimated average requirement*), ingestão dietética recomendada (RDA, *recommended dietary allowance*), ingestão adequada (AI, *adequate intake*) e limite superior tolerável de ingestão (UL, *tolerable upper intake level*). A EAR examina a possibilidade de inadequação; a RDA é utilizada para conferir se há baixa probabilidade de inadequação, quando os valores encontrados estiverem acima deste nível; a AI é usada para analisar a baixa probabilidade de inadequação, quando os valores encontrados na dieta forem iguais ou acima do recomendado; e, por último, a UL, que se refere aos riscos de efeitos adversos para o indivíduo, quando os valores da ingestão estiverem acima deste nível[13]. As recomendações podem ser encontradas no endereço eletrônico http://www.nap.edu.

No intuito de garantir uma alimentação equilibrada e saudável, mesmo entre aqueles que estão fazendo dietas para emagrecimento, as orientações devem seguir a Pirâmide dos Alimentos[14] (Fig. 119.2). Esta é uma representação gráfica dos grupos de alimentos separados em níveis, agrupados por tipos de nutrientes e quantificados em porções. A maneira como os alimentos foram distribuídos na pirâmide, bem como as sugestões de porções diárias e o valor energético de cada porção, está apresentada adiante.

- *Grupo do arroz, massa, pão, batata e mandioca*: 5 porções no mínimo e 9 no máximo. Cada porção equivale a 150kcal.
- *Grupo das verduras e legumes*: 4 porções no mínimo e 5 no máximo. Cada porção equivale a 15kcal.
- *Grupo das frutas*: 3 porções no mínimo e 5 no máximo. Cada porção equivale a 70kcal.
- *Grupo das carnes e ovos*: 1 porção no mínimo e 2 no máximo. Cada porção equivale a 190kcal.

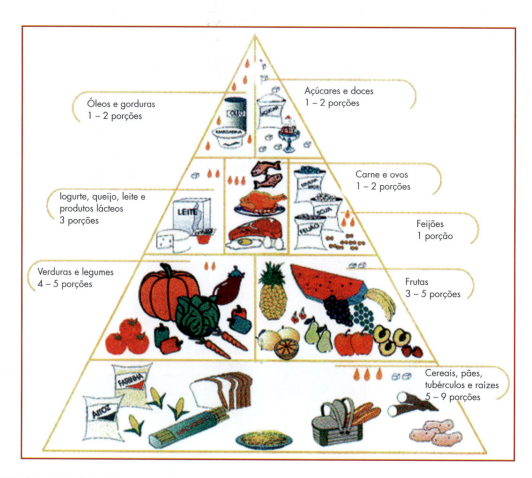

Figura 119.2 – Pirâmide Alimentar Adaptada é composta de quatro níveis e oito grupo de alimentos[14].

- *Grupo do leite, queijo e iogurte*: 3 porções. Cada porção equivale a 120kcal.
- *Grupo dos feijões*: 1 porção. Cada porção equivale a 55kcal.
- *Grupo dos óleos e gorduras*: 1 porção no mínimo e 2 no máximo. Cada porção equivale a 73kcal.
- *Grupo dos açúcares e doces*: 1 porção no mínimo e 2 no máximo. Cada porção equivale a 110kcal.

A quantidade de porções estabelecidas para cada indivíduo deve levar em consideração as necessidades energéticas totais (NET). Ao longo dos anos, muitos métodos de medida do gasto energético foram sendo descobertos, variando em complexidade, custo e precisão. Entretanto, dentre os existentes, o mais comumente utilizado na prática clínica é o cálculo por meio de equações. Para tanto, primeiramente é necessário encontrar o valor do gasto energético basal (GEB), que corresponde à medida de energia gasta para a manutenção das funções orgânicas normais e da homeostase e, posteriormente, multiplicar este valor por um fator atividade (FA), que se refere a uma estimativa da energia gasta em exercícios voluntários e a atividade física involuntária. Sendo assim, a fórmula geral é:

$$NET = GEB \times FA$$

As equações padronizadas para o cálculo do GEB seguem nas Tabelas 119.5 e 119.6 e os valores dos FA na Tabela 119.7. Para calcular o NET, também segue uma fórmula mais atual, proposta pelo Comitê DRI de Energia, recomendado para indivíduos saudáveis maiores de 19 anos (Quadro 119.1) e seus respectivos valores do coeficiente de atividade física (CAF)[15,16] (Tabela 119.8).

As dietas muito restritivas, artificiais e rígidas podem até fornecer algum resultado no que diz respeito à perda de peso, porém não são sustentáveis. Aquelas que encorajam práticas irracionais podem ser perigosas; entretanto, a população é incentivada a realizá-las por promoção da mídia ou porque celebridades as estão fazendo ou ainda porque são consideradas novidades. Na percepção popular, a velocidade e a quantidade

Tabela 119.5 – Equações padronizadas para o cálculo do gasto energético basal[15]

Idade	Homem	Mulher
18 – 30	15,3 × P + 679	14,7 × P + 496
30 – 60	11,6 × P + 879	8,7 × P + 829
> 60	13,5 × P + 487	10,5 × P + 596

Peso (P) em quilos.

Tabela 119.6 – Equações padronizadas para o cálculo do gasto energético basal[15]

Idade	Homem	Mulher
10 – 18	16,6P + 77A + 572	7,4P + 482A + 217
18 – 30	15,4P – 27A + 717	13,3P + 334A + 35
30 – 60	11,3P + 16A + 901	8,7P – 25A + 865
> 60	8,8P + 1128A – 1.071	9,2P + 637A – 302

Peso (P) em quilos, altura (A) em metros.

Tabela 119.7 – Fatores recomendados para indivíduos de todas as idades e que mantêm a atividade ocupacional[15]

	FA Geral		
	Leve	*Moderado*	*Pesado*
Homens	1,55	1,78	2,1
Mulheres	1,56	1,64	1,82
Sedentários	1,40	–	–

FA = fator atividade.

Quadro 119.1 – Fórmulas propostas pelo Comitê de Ingestão Dietética de Referência de Energia, recomendadas para indivíduos saudáveis maiores de 19 anos[16]

- Homens:
  - NET (kcal/dia) = 662 – 9,53 × idade + CAF × (15,91 × peso + 539,6 × estatura)*
- Mulheres:
  - NET (kcal/dia) = 354 – 6,91 × idade + CAF × (9,36 × peso + 726 × estatura)*

* Idade em anos, peso em quilos e estatura em metros.
CAF = coeficiente de atividade física; NET = necessidades energéticas totais.

Tabela 119.8 – Valores dos coeficientes de atividade física (CAF)[16]

Sexo	Homens	Mulheres
Nível de atividade física	*CAF*	*CAF*
Sedentário	1,0	1,0
Leve	1,11	1,12
Moderado	1,25	1,27
Intenso	1,48	1,45

de perda de peso geralmente são confundidas com o sucesso da dieta. Por isso, o plano alimentar deve basear-se nas NET com planejamento de déficit entre 500 e 1.000kcal. Assim, estima-se uma redução de 0,5 a 1kg por semana[4].

É importante salientar que o valor energético é derivado do consumo de carboidratos, proteínas e lipídeos presentes nos alimentos, os quais devem estar dispostos segundo recomendações propostas pela Sociedade Brasileira de Alimentação e Nutrição (SBAN), OMS ou DRI[17-19] (Tabela 119.9).

Além das recomendações mais comuns dentro dos princípios da nutrição para se estabelecer os programas de emagrecimento, existem estudos que focam outras propostas, como aumentar o teor de proteína da dieta ou moldar conforme o índice glicêmico para levar à perda de peso. Estas serão apresentadas a seguir.

Dieta com Alto Teor de Proteína para o Emagrecimento

As proteínas são moléculas formadas a partir da ligação peptídica entre dois aminoácidos com ampla diversidade funcional. Estudos têm indicado que o aumento da ingestão proteica pode favorecer a perda de peso e evitar a recuperação do que foi eliminado. Este efeito pode estar associado ao fato de as proteínas apresentarem alto efeito termogênico e favorecer o aumento da saciedade.

O efeito termogênico dos alimentos corresponde ao gasto energético associado à ingestão de alimentos e representa, aproximadamente, 10% do GEB, incluindo os custos de energia de absorção, metabolismo e armazenamento. Essa termogênese induzida pela dieta (TID) é maior e mais prolongada após a ingestão das proteínas, correspondendo em torno de 20 a 30% em relação ao consumo de carboidratos (5 a 10% da TID) e de lipídeos (0 a 3% da TID). Atribui-se esta maior capacidade às proteínas devido ao aumento da síntese proteica e do consumo de trifosfato de adenosina (ATP, *adenosine triphosphate*) para formar as ligações peptídicas, além de estar relacionada a outros aspectos do aumento do *turnover* proteico associado a uma maior ingestão deste macronutriente. As proteínas são ainda capazes de estimular a secreção da insulina e melhorar sua sensibilidade, que parece estar relacionada com a liberação dos hormônios incretinas (peptídeo 1 tipo glucagon [GLP-1, *glucagon-like peptide-1*] e peptídeo inibidor gástrico [GIP, *gastric inhibitory peptide*]) e com o efeito insulinotrópico de alguns aminoácidos no plasma no período pós-prandial, como leucina, valina, lisina e isoleucina. O tipo de proteína também pode influenciar a TID. Parece que as de origem animal apresentam efeito termogênico maior do que as de origem vegetal[20].

De maneira geral, Westerterp-Plantenga *et al.*[21] mostraram que a ingestão de 48,2g/dia de proteínas (o equivalente a 18 a 20% das NET), por três meses, levou a um menor ganho de peso em relação aos que consumiram uma dieta padrão.

Assim, a alta ingestão de proteínas pode limitar o ganho e/ou reganho de peso pelo seu maior efeito sobre a saciedade e no maior gasto energético para a metabolização das proteínas, além de melhorar os níveis glicêmicos. Embora alguns estudos tenham mostrado efeitos benéficos no emagrecimento, outros ainda não encontraram diferenças significantes. É de fundamental importância atentar para a quantidade excedente de proteína na alimentação, porque a alta ingestão deste macronutriente a longo prazo pode aumentar a sobrecarga renal pela maior excreção de ureia, provocar cetose sanguínea e aumentar o risco de doenças cardiovasculares.

Dieta com Alimentos de Baixo Índice Glicêmico para o Emagrecimento

Estudos têm mostrado que a alta ingestão de alimentos ricos em carboidratos de alto índice glicêmico pode levar à intolerância à glicose e

Tabela 119.9 – Recomendações de macronutrientes segundo a Sociedade Brasileira de Alimentação e Nutrição (SBAN), a Organização Mundial da Saúde (OMS) e a ingestão dietética de referência (DRI)[17-19]

Nutrientes	SBAN[17]	OMS[18]	DRI – AMDR[19]
Proteínas	10 – 12%	10 – 15%	10 – 35%
Lipídeos	20 – 25%	15 – 30%	20 – 35%
Carboidratos	60 – 70%	55 – 75%	45 – 65%

AMDR = faixa de distribuição aceitável de macronutrientes.

à resistência à insulina e existem evidências de que a obesidade abdominal seja um fenótipo característico desse processo. O índice glicêmico é um parâmetro utilizado para classificar os alimentos ricos em carboidratos de acordo com a resposta glicêmica que provocam após sua absorção. É definido como a área formada abaixo da curva de resposta glicêmica após o consumo de 50g de carboidratos de um alimento-teste, dividida pela área abaixo da curva de resposta glicêmica de um alimento referência (pão branco ou glicose) contendo a mesma quantidade de carboidratos[22].

Evidências indicam que uma dieta modulada em relação à glicemia e à insulinemia pode ter um efeito importante na perda de peso. Jenkins et al.[23] constataram que uma alimentação com alto índice glicêmico apresenta menor poder de saciedade, o que leva a uma maior ingestão e, consequentemente, aumento de peso. Esses alimentos também alteram o perfil lipídico e a secreção insulínica, favorecendo o aparecimento de doenças como as cardiovasculares e diabetes melito. Por outro lado, alimentos com baixo índice glicêmico podem reduzir a secreção de hormônios proteolítico, estimulando a síntese proteica. Acredita-se que eles possam diminuir a expressão de genes como o *ob,* por exemplo, e reduzir a secreção insulínica pós-prandial.

Um estudo *cross-over* realizado com 11 indivíduos não diabéticos teve como objetivo verificar o efeito da ingestão de alimentos com alto e baixo índice glicêmico no metabolismo da glicose e de lipídeos, bem como na massa de gordura corporal após cinco semanas. Não foram encontradas diferenças no peso corporal, mas o grupo que ingeriu a dieta com baixo índice glicêmico obteve redução da gordura corporal e aumento de massa magra. Neste mesmo grupo, houve diminuição do ácido ribonucleico mensageiro (mRNA, *messenger ribonucleic acid) ob* e redução em 38% da concentração da lipase lipoproteica (LLP) no tecido subcutâneo abdominal, ao passo que o grupo com alto índice glicêmico apresentou aumento de 48% desta enzima. Estes resultados foram atribuídos à redução da expressão da enzima lipase hormônio--sensível (HSL, *hormone-sensitive lipase*), observada entre os indivíduos que ingeriram uma refeição com baixo índice glicêmico[24].

Pelo fato de a classificação dos alimentos por índice glicêmico considerar apenas a qualidade de carboidratos e não a quantidade, surgiu a necessidade de associar este valor a outro critério que ponderasse a quantidade deste macronutriente em uma mesma refeição, criando-se, então, o termo carga glicêmica. Esta é calculada a partir da multiplicação da quantidade de carboidratos disponíveis na porção do alimento--teste pelo seu índice glicêmico e dividindo-se o resultado por 100. Dessa forma, encontrou--se um meio de ajustar o índice glicêmico ao tamanho da porção. Na Tabela 119.10 segue uma lista de alimentos com seus valores de índice glicêmico e carga glicêmica. Para um alimento ter alto índice glicêmico, ele deve apresentar valores acima de 70; para ter médio índice, entre 56 e 69; e para ter baixo índice, 55 ou menos. Em relação à carga glicêmica, os de alta carga devem ter valores acima de 20; média carga, entre 11 e 19; e baixa carga, menores que 10[25,26].

Ao se tratar de índice glicêmico, é importante destacar as características do próprio alimento, como, por exemplo, o teor de amilose e amilopectina dos carboidratos ingeridos. Quanto maior o teor de amilopectina, mais alto é o índice glicêmico. Os fatores presentes na refeição, assim como as formas físicas de preparo do alimento, também podem interferir. Na forma inteira, o alimento apresenta menor índice, mas, quando ele é transformado em purê ou suco, seu índice eleva-se. Os cozidos têm maior índice do que aqueles na forma crua, porém aqueles que sofreram cocção, logo após foram resfriados e cozidos novamente apresentam a quantidade de amido resistente aumentada e, consequentemente, redução de seu índice glicêmico. O amadurecimento da fruta transforma o amido em frutose e, por isso, também reduz o índice glicêmico. O processamento do grânulo de amido também é uma forma de alterar estes valores. Quanto mais o alimento for processado, maior é o índice, ao passo que, quanto maior for a quantidade de fibras alimentares, menor é o índice. A acidez da refeição também pode reduzir a resposta glicêmica, por provocar retardo no esvaziamento gástrico. Alimentos que contenham açúcar elevam o índice; porém, quando estão na presença de outros macronutrientes como proteínas ou lipídeos, reduzem estes valores[27].

Tabela 119.10 – Índice glicêmico (IG) e carga glicêmica (CG) de alguns alimentos consumidos no Brasil[25]

Alimentos	Porção (g/mL)	IG*	IG**	CG***
Pão branco	30	70 ± 0	101 ± 0	10
Pão baguete	30	95 ± 15	136	15
Torrada de pão branco	30	73	104 ± 5	11
Pão de trigo-sarraceno com 50% de trigo branco	30	47	67 ± 10	10
Bolo de chocolate	111	38 ± 3	54	20
Arroz branco	150	64 ± 7	91 ± 9	23
Arroz integral	150	55 ± 5	79 ± 6	18
Espiga de milho cozida (2min)	150	68	97 ± 5	9
Cereal matinal All-bran® (Kellogg's)	–	30	43 ± 3	4
Cereal matinal Cornflakes® (Kellogg's)	30	81 ± 3	116 ± 5	21
Müsli	30	66 ± 9	94	17
Aveia	10	55 ± 5	78 ± 6	3
Mingau de aveia	250	58 ± 4	83 ± 5	13
Tapioca com leite	250	81	115 ± 9	14
Bolacha *cream-cracker*	25	65 ± 11	93	11
Bolacha de água	25	71 ± 8	101 ± 11	13
Espaguete cozido (10 a 15min)	180	44 ± 3	64 ± 5	21
Pipoca de micro-ondas	20	72 ± 17	103 ± 24	8
Batata assada	150	60	85 ± 4	18
Batata frita de micro-ondas	150	75	107 ± 6	22
Abóbora	80	75 ± 9	107	3
Beterraba	80	64 ± 16	91	5
Cenoura crua	80	16	23	1
Feijão	150	29 ± 9	40 ± 12	9
Abacaxi	120	59 ± 8	84 ± 11	7
Banana	120	52 ± 4	74 ± 5	12
Laranja	120	42 ± 3	60 ± 5	5
Kiwi	120	53 ± 6	75 ± 8	6
Maçã	120	38 ± 2	52 ± 3	6
Mamão papaia	120	59 ± 1	84 ± 2	10
Manga	120	51 ± 5	73 ± 8	8
Melancia	120	72 ± 13	103	4
Pera	120	33	47	4
Uva	120	46 ± 3	66 ± 4	8
Suco de laranja	250	46 ± 6	66	12
Leite integral	250	27 ± 4	38 ± 6	3
Leite condensado	250	61 ± 6	87 ± 9	83
Leite desnatado	250	32 ± 5	46	4
Iogurte de frutas com baixo teor de gordura	200	14 ± 4	20	2
Iogurte de frutas com baixo teor de gordura com açúcar	200	33 ± 7	47	10
Sorvete (metade de chocolate e metade de baunilha)	50	61 ± 7	87 ± 10	8
Yakult® (bebida láctea fermentada com *Lactobacillus casei*)	65	46 ± 6	66	6

* Índice glicêmico em relação à glicose = 100.
** Índice glicêmico em relação ao pão branco = 100.
*** Carga glicêmica = índice glicêmico × quantidade de carboidratos em 100g.

Vale lembrar que o tratamento da obesidade, baseado na ingestão de alimentos de baixo índice glicêmico, seja norteado pelo alto consumo de frutas, verduras e legumes, pois são ricos em fibras alimentares e de baixo valor calórico. Ao mesmo tempo, devem-se reduzir os alimentos ricos em carboidratos simples e refinados. Estas orientações são as próprias recomendações da OMS[2] e, mais atualmente, do Ministério da Saúde, publicadas no *Guia Alimentar para a População*, em 2005.

Papel dos Ácidos Graxos Essenciais para o Emagrecimento

O alto consumo de lipídeos saturados e de um ácido graxo essencial – o ácido linoleico – está diretamente relacionado com menor sensibilidade à insulina em função da produção de substâncias inflamatórias. A presença de ambos os ácidos graxos leva à diminuição da atividade da enzima Δ5-desaturase, alterando a cascata de síntese do ácido araquidônico, resultando em maior produção de eicosanoides pró-inflamatórios[28]. Na obesidade, ainda, é comum os adipócitos produzirem citoquinas inflamatórias, tais como: fator de necrose tumoral alfa (TNF-α, *tumor necrosis factor* α), interleucinas (IL-6 e IL-1), leptina, adiponectina e resistina, que potencializam este efeito. Por isso, uma alimentação rica em ácidos graxos essenciais, que promova ação anti-inflamatória, contribui com as dietas de emagrecimento pela diminuição da síntese destas citoquinas e a melhora da sensibilidade à insulina[29].

O ácido gamalinolênico (GLA, *gamma-linolenic acid* 18:3 ω-3), presente em quantidades-traço em vegetais de folhas esverdeadas, nozes e óleo de prímula, reduz a produção de substâncias pró-inflamatórias e é metabolizado em ácido di-homo-gamalinolênico, que é substrato para a ciclo-oxigenase (COX) e a lipo-oxigenase (LOX), enzimas fundamentais para a síntese de eicosanoides anti-inflamatórios (prostaglandinas da série 1 e leucotrienos da série 3). Nos programas de perda de peso, sugere-se o consumo deste ácido graxo entre 1 e 2,4g por dia para que seja suficiente na mediação dos efeitos imunológicos em humanos[30].

Além do GLA, os ácidos graxos eicosapentaenoico (20:5 ω-3) e docosa-hexanoico (22:6 ω-3), encontrados em peixes de água fria, diminuem o conteúdo de ácido araquidônico, reduzindo, assim, os eicosanoides provindos deste último ácido graxo. Em contrapartida, aumentam a síntese de substratos provindos dos ácidos eicosapentaenoico e docosa-hexanoico, que produzem substâncias anti-inflamatórias[31]. A recomendação para a suplementação de ω-3 é de 3 a 4g ao dia, sempre acompanhado de vitamina antioxidante, por exemplo, a vitamina E (100UI).

É oportuno destacar que a Food and Agriculture Organization (FAO) estabelece como recomendação uma proporção de ω-6/ω-3 em torno de 5-10:1. Já a International Society for the Study of Fatty Acids and Lipids (ISSFAL) estabelece uma AI para o consumo de ácido linoleico de 4,44g por dia (ou 2% do total de energia ingerida) e para o ácido linolênico de 2,22g por dia (ou 1% do total de energia ingerida). As fontes alimentares de ácidos graxos ω-6 são óleos de girassol, milho e soja; ao passo que o ω-3 é abundante nos óleos de linhaça e de canola e em pescados marinhos (cavala, arenque, sardinha, salmão, atum, truta e linguado).

Novos Estudos Relacionados ao Emagrecimento e à Suplementação Nutricional na Obesidade

Papel do Cálcio

Estudos recentes têm mostrado que o cálcio e outros componentes dos produtos lácteos podem contribuir para a perda de peso. Este efeito foi observado pela primeira vez por acaso em uma pesquisa que tinha como objetivo investigar os efeitos anti-hipertensivos destes produtos em homens afro-americanos obesos. Os autores verificaram que uma ingestão de 2 xícaras (aproximadamente 437mL) de iogurte, diariamente, por um ano, reduziu a pressão sanguínea, porém, inesperadamente, houve uma diminuição de 4,9kg de massa gordurosa[32].

Heaney *et al.*[33] concluíram que a ingestão de 300mg de cálcio, provinda dos produtos lácteos (aproximadamente uma porção diária), estava associada com redução de 0,11 a 0,16kg por ano em média. Se a ingestão aumentasse para 600mg ao dia, poderia reduzir em até 70% as chances de desenvolver sobrepeso em indivíduos adultos e mulheres de meia-idade.

A explicação para a relação do cálcio com emagrecimento pode estar fundamentada no fato de que a baixa ingestão deste mineral aumenta os níveis de 1,25-di-hidroxivitamina D [1,25 (OH)$_2$D], que, por sua vez, promove um influxo de cálcio nos adipócitos. Sabe-se que estas células contêm receptores para o hormônio [1,25 (OH)$_2$D], ou seja, vitamina D (VDR, *vitamin D receptors*), sendo, então, capaz de controlar o metabolismo lipídico. Quando ligado ao receptor, consegue ativar a expressão e a atividade da enzima ácido graxo sintetase, que promove a lipogênese, e reduzir a lipólise, provocando aumento dos estoques de lipídeos. Quando há aumento da ingestão de alimentos ricos em cálcio, como leite e seus derivados, os níveis de [1,25 (OH)$_2$D] diminuem. Assim, esses efeitos são inibidos, havendo queda no armazenamento de gordura e aceleração da perda de peso, especialmente quando associada à restrição calórica[32].

Benefícios do Chá Verde

Oriundo da planta *Camellia sinensis*, muito consumido no Japão e na China, o chá verde possui propriedades estimulantes, ativa a circulação sanguínea e promove resistência a determinadas doenças. Vem sendo muito estudado por conferir benefícios quanto à prevenção do câncer e às doenças cardiovasculares. Possui, ainda, propriedades anti-inflamatórias, antiartríticas, antibacterianas, antiangiogênica, antioxidante, antiviral e neuroprotetora. Esta bebida é rica em polifenóis, principalmente em dois subgrupos de compostos – flavanóis e flavonóis –, os quais representam aproximadamente 30% do peso seco da folha fresca. Dentre os principais flavanóis presentes no chá verde estão as catequinas, sendo as mais importantes: epigalocatequina galato (EGCG), epigalatocatequina (EGC) e epicatequina galato (ECG)[31].

Acredita-se que sejam as catequinas as responsáveis pelos efeitos na redução do tecido adiposo e na melhora dos níveis de lipídeos séricos (reduzir a lipoproteína de baixa densidade [LDL, *low density lipoprotein*] e aumentar a lipoproteína de alta densidade [HDL, *high density lipoprotein*]) e de glicose. Evidências mostram que estes benefícios são provenientes da presença da EGCG, que reduz o acúmulo de triacilglicerol no pré-adipócito, durante o processo de diferenciação e proliferação em adipócitos, e tem a capacidade de estimular a termogênese e a oxidação lipídica[34].

Wolfram *et al.*[31] atribuem esta função pelo fato de a EGCG ser capaz de controlar os mecanismo de *downregulation* da expressão do mRNA de vários genes lipogênicos no tecido adiposo sob o efeito dose-dependente em ratos. Os autores constataram ainda uma melhora da tolerância à glicose, bem como redução da resistência à insulina. Além da redução do tecido adiposo, esses efeitos benéficos são importantes para os indivíduos obesos, em especial aqueles com elevados níveis de glicemia.

Em humanos, Westerterp-Plantenga *et al.*[35] observaram que os indivíduos com alto consumo de uma mistura de chá verde e cafeína conseguiram prevenir o ganho de peso por maior estímulo da termogênese e da oxidação lipídica, além de conseguirem reduzir os níveis de leptina. Sabe-se que o aumento deste hormônio no plasma está correlacionado positivamente com o aumento da insulina plasmática, com o percentual de gordura e com o IMC.

Efeitos do Ácido Linoleico Conjugado

O ácido linoleico conjugado (CLA, *conjugated linoleic acid*) representa um conjunto de isômeros do ácido linoleico (18:2 ω-6), sendo o 9-*cis*, 11-*trans* o de maior ocorrência e o que é incorporado à membrana plasmática. Consegue ser produzido pela bio-hidrogenação das bactérias no intestino de ruminates. Apesar de muito controverso, muitos estudos vêm sendo realizados com o objetivo de entender seus efeitos como agente antiobesidade e suas possíveis propriedades moduladoras no metabolismo lipídico. A função termogênica do CLA pode estar relacionada com a ligação aos receptores ativados por proliferadores de peroxissomos (PPAR, *peroxisome proliferator-activated receptors*), com os fatores de transcrição que controlam a betaoxidação, com as vias de transporte dos ácidos graxos e, por fim, com a diferenciação em adipócitos[36].

Acredita-se que os suplementos agonistas do PPAR possam controlar o ganho de peso e que o CLA seja um exemplo deste agonista. O PPAR foi identificado, inicialmente, em 1990, na primeira pesquisa de clonagem em roedores. É considerado como fator de transcrição da família dos receptores nucleares ligantes dependentes que regulam a expressão do gene-alvo pela ligação a específicos elementos responsivos dos proliferadores de peroxissomo (PPRE, *peroxisome proliferators response elements*) localizados em sítios regulatórios de cada gene. Dessa forma, o receptor liga-se ao PPRE, formando um heterodímero, juntamente com um fator proteico adicional, o receptor do ácido 9-*cis* retinoico – receptor retinoide X (RXR, *retinoid X receptor*) –, que resulta em aumento da transcrição gênica. Os PPAR correspondem a uma família com quatro tipos diferentes. Dentre eles, o PPARγ2 é expresso no tecido adiposo e acredita-se que ele seja responsável pela diferenciação dos pré-adipócitos, pelo acúmulo de triacilgliceróis neste tecido e pelos efeitos regulatórios de sensibilidade à insulina. Isso porque pode induzir a expressão de muitos elementos responsivos à proliferação de peroxissomos de genes envolvidos no metabolismo lipídico[37].

Podem ser considerados como ligantes para os PPAR os ácidos graxos e derivados, como os eicosanoides e prostaglandinas. Assim, Tsuzuki *et al.*[38] concluíram que o CLA e o ácido decosaenoico, ambos sendo ácidos graxos, poderiam reduzir o tamanho do adipócito e, possivelmente, aumentar os níveis de colágeno.

Muitas dúvidas ainda permanecem em relação aos efeitos do CLA e, por isso, ainda são necessários mais estudos a fim de investigar seus reais mecanismos de ação para melhor avaliação da hipótese de aumento da lipólise e/ou redução da lipogênese[36]. Estes mesmos autores, em uma importante revisão brasileira sobre os efeitos dos ácidos graxos sobre a composição corporal, verificaram alguns resultados efeitos indesejáveis em humanos e ratos, tais como: aumento da resistência à insulina e da glicose plasmática de jejum, elevação da peroxidação lipídica, dentre outros.

Sendo assim, com o intuito de proteger e promover a saúde da população brasileira, o uso do CLA isolado ou como ingrediente alimentar não deve ser feito no Brasil até serem atendidas as exigências de registros legais que comprovem sua segurança de uso, mecanismo de ação e eficácia, segundo a Agência Nacional de Vigilância Sanitária do Ministério da Saúde (ANVISA/MS, 2007).

Suplementação com Picolinato de Cromo

Desde 1950, dois pesquisadores, Schwarz e Mertz, têm demonstrado o papel do cromo na manutenção da normalidade na tolerância à glicose e que sua deficiência pode prejudicar a utilização deste monossacarídeo. Apesar de vários anos de estudo, ainda se discute sua função também na regulação da massa magra, no percentual de gordura e na redução do peso. Ele é capaz de aumentar a sensibilidade à insulina e reduzir seus níveis circulantes por meio do complexo fator de tolerância à glicose (GTF, *glucose tolerance factor*). Sob a forma de picolinato, o cromo tem especial tropismo pelo tecido muscular, o que faz aumentar a utilização da glicose, além de apresentar grande capacidade de incrementar a formação de tecido adiposo marrom. Em forma de suplemento, as doses médias recomendadas são de 200µg, no máximo, duas vezes ao dia[39].

Pittler *et al.*[40] realizaram metanálise dos efeitos do picolinato de cromo sobre a obesidade. Eles concluíram que os efeitos sobre a massa magra não apresentaram resultados significantes; porém, para o percentual de gordura, foram muito importantes. Além disso, os autores verificaram efeitos colaterais após a suplementação. Dessa forma, introduzir alimentos ricos em cromo pode ser uma boa opção no que diz respeito à melhora da resposta glicêmica. É importante destacar que seu conteúdo pode aumentar ou diminuir com o processamento. Os açúcares e grãos perdem cromo quando são refinados e os alimentos mais ácidos acumulam o mineral durante o preparo. Os grãos e cereais integrais contêm maiores quantidades do que frutas e vegetais. A maioria dos produtos perecíveis possui baixos valores e fornece menos de 0,6µg/porção. As carnes bovinas, de aves e de peixes contêm de 1 a 2µg/porção.

Em relação às recomendações de cromo, existem poucos indicadores utilizados e confiáveis para se estimar as necessidades. Considerando as DRI, o que existem hoje são as AI, conforme gênero e faixa etária. Os adultos do sexo masculino de 19 a 50 anos apresentam AI de 35µg/dia, ao passo que o sexo feminino, nesta mesma faixa etária, 25µg/dia. Com mais de 51 anos, a recomendação é de 30µg/dia para homens e 20µg/dia para mulheres.

A Importância dos Fitoestrógenos

O estrógeno é um hormônio produzido pelos ovários com a função de desenvolver os órgãos sexuais femininos, mamas, além de conferir várias características sexuais secundárias como o acúmulo de gordura na região glúteo-femoral. Estudos mostram que a LLP desta região está muito mais ativa do que nas células da região abdominal em mulheres com função ovariana normal. Ao contrário, a atividade da lipase hormônio sensível (HLS, *hormone-sensitive lipase*) está mais aumentada na região abdominal do que na glúteo-femoral[41].

O tecido adiposo também produz estrogênio pela ação da aromatase P450, que atua sobre os pré-adipócitos e adipócitos, estimulada pela ação da insulina e do cortisol. Nas mulheres, sabe-se que a atividade desta enzima é mais potente nas células da região glúteo-femoral, contribuindo para as características sexuais do padrão da distribuição da gordura, onde sua deposição é maior[42].

No sentido de equilibrar o excesso de estrogênio produzido pela ação da enzima aromatase e evitar o ganho de gordura nessa região, há o fornecimento fitoestrógenos por meio da alimentação. As principais fontes encontradas na dieta são as isoflavonas da soja e as lignanas da linhaça. Estudos têm mostrado que estas substâncias são capazes de estimular a secreção de glucagon, levando à redução de enzimas lipogênicas e, consequentemente, à redução na produção de estrógeno e na deposição de gordura[41].

Avaliando a eficácia de uma dieta hipocalórica à base de soja durante doze semanas em 100 indivíduos com idades entre 35 e 65 anos, com sobrepeso ou obesos (IMC entre 28 e 41kg/m^2), foi verificada redução de 7kg do peso corporal com diminuição de tecido adiposo e dos níveis de LDL[43].

Suplementos Acessórios: Coenzima Q10 e L-tirosina

A coenzima Q10 é um importante antioxidante que participa diretamente do processo de transferência de elétrons na cadeia respiratória mitocondrial, de fundamental importância para o controle do uso do oxigênio e de seu fluxo no ambiente intracelular. Seu uso em programas de emagrecimento tem sido bastante discutido, pois se sabe que os indivíduos obesos apresentam níveis reduzidos deste antioxidante[39].

Estudos indicam que a suplementação com doses entre 30 e 120mg por dia pode incrementar os níveis de energia, favorecendo a utilização da gordura armazenada e a perda de peso. Entretanto, é mais efetivo quando acompanhado de dieta hipocalórica associada à prática de exercícios físicos. É oportuno destacar que, apesar de a coenzima Q10 ser sintetizada pelo organismo humano, ela também pode ser oferecida via alimentos como carnes bovinas, sardinha, salmão, espinafre, nozes e amendoim[44].

Em relação a L-tirosina, um aminoácido não essencial, sintetizado a partir da fenilalanina, ela é precursora das catecolaminas e de hormônios tireoidianos. É conhecida por suas propriedades antidepressivas e tem se mostrado efetiva no controle da ansiedade ou depressão, podendo ser usada até no tratamento da obesidade. A dose usual é de 500mg ao dia[39].

PELE E SEUS CUIDADOS NUTRICIONAIS

A pele compreende o maior órgão do corpo humano e representa, aproximadamente, 12% do peso corporal. É um sistema complexo de órgãos em que há interações celulares e moleculares de agressões provindas do meio ambiente. É constituída por vários tipos de células interdependentes, responsáveis pela manutenção da sua estrutura normal. Pelo fato de ela ser prontamente visualizada, é importante manter sua integridade em perfeitas condições[45].

Assim como outros órgãos, a pele também passa pelo processo de envelhecimento, que é contínuo e ocasionado por uma combinação de fatores como idade, meio ambiente e estilo de vida (exposição ao sol, cigarro e estado nutricional). Durante o envelhecimento, é importante salientar que tanto a função da pele quanto a aparência são afetadas. Isto porque ocorrem modificações no material genético que, por sua vez, levam às alterações proteicas e ao decréscimo da proliferação celular. Consequentemente, o tecido perde a elasticidade, a capacidade de regular as trocas aquosas e a replicação acaba se tornando menos eficiente. Os sinais mais visíveis são rugas, pigmentação irregular, atrofia, elastose, telangectasia, descamação e efélides que podem modificar a aparência e trazer efeitos negativos para a autoestima e para o bem-estar social[46].

Envelhecimento e Teoria dos Radicais Livres

Existe uma importante relação entre aumento da formação de radicais livres (RL) e o envelhecimento da pele. Estes são espécies químicas constituídas de um ou mais elétrons desemparelhados na sua órbita mais externa. Para se manterem instáveis, esta situação implica alta instabilidade energética e cinética, precisando doar ou compartilhar elétrons de outra molécula. Todo sistema biológico que utiliza o oxigênio como aceptor de elétrons produz oxidantes (ERO, espécies reativas de oxigênio), denominado estresse oxidativo. Dessa forma, vão ocorrendo várias reações em cadeia que levam às alterações de proteínas extracelulares e modificações celulares. Todo este processo pode resultar no desenvolvimento de doenças crônicas, tais como: aterosclerose e doenças relacionadas a problemas vasculares, mutagênese e câncer, neurodegeneração, distúrbios imunológicos e, inclusive, envelhecimento do tecido epitelial[47].

O mecanismo responsável que atua na contenção da formação destes RL é denominado sistema antioxidante. Estes são substâncias que direta ou indiretamente protegem as células das substâncias pró-oxidantes geradas no metabolismo, cuja reatividade é muito alta com outras biomoléculas, podendo ocasionar peroxidação lipídica, oxidação do ácido desoxirribonucleico (DNA, *deoxyribonucleic acid*), ácido ribonucleico (RNA, *ribonucleic acid*) e outras proteínas e carboidratos[48].

No envelhecimento, os RL podem acelerar o processo por provocar danos ao DNA e por sofrerem desidrogenação, hidroxilação ou glicação proteica, especialmente no colágeno e em proteoglicanas responsáveis pela estrutura da pele, resultando, portanto, em alterações da membrana e aumento da flacidez.

O sistema antioxidante do organismo envolve o sistema enzimático endógeno e o sistema não enzimático, que, por sua vez, pode ser endógeno ou exógeno. O grupo enzimático endógeno corresponde a um número limitado de enzimas, incluindo a superóxido dismutase (SOD), catalase, glutationa peroxidase e a glutationa redutase, as quais detoxificam os RL. Os endógenos não enzimáticos constituem a glutationa, o ácido lipoico, a albumina, a coenzima Q10 (ubiquinona), o ácido úrico, as metalotioneínas, a transferrina e a ceruloplasmina. Já os exógenos são provenientes da dieta e destacam-se as vitaminas E e C, carotenoides e flavonoides[48].

Sendo assim, boa parte das vitaminas e dos minerais confere um papel importante no processo de defesa antioxidante do organismo. Para evitar o estresse oxidativo é de fundamental importância que a nutrição celular seja adequada. Assim, estes nutrientes são necessários em quantidades adequadas na dieta ou em forma de suplementos.

Importância dos Antioxidantes Endógenos para a Pele

Apesar de ser constituído por enzimas, a relação da nutrição com o sistema enzimático endógeno é de que este necessita de certos nutrientes, com função de cofator ou de coenzima. Dentre eles, destacam-se: manganês (Mn), zinco (Zn) e cobre (Cu), pois a SOD mitocondrial é manganês-dependente e a SOD citoplasmática é zinco-cobre-dependente. Já a catalase depende do ferro (Fe) para agir e a glutationa peroxidase, do selênio (Se). O magnésio (Mg) é o cofator de enzimas do ciclo das pentoses (fosfato de dinucleotídeo de nicotinamida e adenina – forma reduzida [NADPH, *nicotinamide adenine dinucleotide phosphate – reduced form*]) que participam da regeneração da glutationa reduzida. Muitas vezes, a suplementação da N-acetilcisteína pode ser importante para regular a formação desta glutationa. Além disso, seu poder é aumentado quando em sinergia com o selênio ou com a vitamina E[48].

Considerado este sistema antioxidante, os alimentos indispensáveis são as fontes de manganês: cereais integrais, nozes, folhas e chás. As fontes de zinco são: proteínas de origem animal, exceto leite e derivados. As fontes de cobre são: verduras, nozes, mariscos, cereais, leguminosas e pescados. Já as fontes de ferro são: carnes em geral, feijões e verduras verde-escuras. As fontes de selênio se encontram em alimentos como castanha-do-pará, peixes, fígado e carnes.

Em relação aos antioxidantes endógenos não enzimáticos, merece destaque a coenzima Q10, que pode ser encontrada em alguns alimentos ou ingerida em forma de suplementos[48].

Importância dos Antioxidantes Exógenos para a Pele

Vitaminas E e C

Vários estudos têm apontado a vitamina E como importante antioxidante lipossolúvel na prevenção do envelhecimento cutâneo. A atividade desta vitamina é desempenhada pelos tocoferóis (alfa, beta, gama e delta) e pelos tocotrienóis. É regenerada pela vitamina C, pela glutationa e também pela coenzima Q10. Naturalmente, os tocoferóis estão presentes nos óleos vegetais, sementes oleaginosas e cereais integrais. Boas fontes também são aspargos, abacate, frutas vermelhas, vegetais de folhas verde-escuras, alfafa e semente de linhaça. Os tocotrienóis estão presentes em óleos vegetais, cevada e aveia.

Na pele, o ácido ascórbico ou desidroascórbico, também conhecido como vitamina C, tem múltiplas funções, tanto como antioxidante quanto como coenzima ou cofator. Nesta última função de extrema importância para o envelhecimento é que a vitamina C participa do metabolismo do tecido conectivo. Esta atividade foi reconhecida, sobretudo, a partir do século XVI, quando o escorbuto começou a ser prevenido por meio da ingestão de frutas cítricas. Seu papel é participar como um cofator fundamental das enzimas responsáveis pela hidroxilação da prolina e da lisina, dois aminoácidos essenciais para a estrutura e a função do colágeno, principalmente o da pele. Os alimentos indispensáveis fontes de vitamina C são frutas e verduras, principalmente as cítricas (laranja, limão, tangerina, acerola, entre outras), araçá, goiaba, tomate e derivados (sucos e molhos), couve e pimenta.

Em ampla revisão, estudando os efeitos fotoprotetores das vitaminas E e C, verificou-se que, em duas décadas, foram publicados apenas quatro estudos clínicos demonstrando os efeitos de ambas as vitaminas sobre a pele. Em um destes estudos pôde-se avaliar que indivíduos cuja ingestão de 2g de alfa-tocoferol diariamente e 3g de ascorbato por 50 dias obtiveram maior proteção da pele contra as queimaduras provocadas pelos raios solares[49]. Vale ressaltar o efeito sinérgico entre as duas vitaminas e que as doses administradas foram mais altas do que comumente se ingere em uma dieta.

Carotenoides

São pigmentos lipossolúveis de origem vegetal que propiciam cores alaranjadas, amareladas ou avermelhadas de frutas, verduras e legumes, além de vegetais verde-escuros. Alguns deles podem ser convertidos em vitamina A e, por isso, são conhecidos como pró-vitamina A, incluindo alfa, beta e gamacaroteno e β-criptoxantina. Existem ainda aqueles que não são precursores desta vitamina e estão neste grupo: o licopeno, a luteína e a zeaxantina.

De maneira geral, alguns carotenoides apresentam capacidade de alterar as características absortivas da pele e de conferirem efeitos imunomodulatórios em todo o organismo. Estudos indicam que sua eficiência absortiva é baixa, contudo acredita-se que alta ingestão, especialmente de alimentos ricos em betacaroteno, parece mudar a coloração da pele para uma tonalidade mais amarelada, devido ao aumento da quantidade deste carotenoide no interior dos melanócitos. É importante destacar que o excesso pode levar a uma tonalidade amarela intensa, processo conhecido por hipercarotenemia[48].

Em relação à sua função antioxidante, os carotenoides mostraram-se eficientes contra os radicais livres, e estudos indicam que o licopeno seja o de maior atividade no combate ao oxigênio singleto. Este carotenoide é encontrado em alimentos mais avermelhados como goiaba, melancia e tomate.

O ácido retinoico, uma das formas da vitamina A, é originado a partir dos carotenoides, ainda dentro dos enterócitos. Após esta transformação, ele é absorvido e transportado via plasma ligado à albumina sérica até as células. Nestas, liga-se aos receptores nucleares em seu interior, sendo responsável por codificar a síntese de proteínas com diversas funções, dentre elas destaca-se a queratina, principal proteína que reveste a pele, a qual é indispensável na regulação da proliferação e da diferenciação celular. Dessa forma, justifica-se sua importância para a manutenção e renovação das células da pele.

Vale reforçar que para os carotenoides se transformarem em vitamina A são necessários zinco e vitamina C; por isso, deve-se atentar na ingestão dos alimentos fontes destes nutrientes[48].

Flavonoides

Os flavonoides, uma subclasse dos polifenóis, são metabólitos secundários encontrados em muitas frutas e vegetais. Eles são responsáveis pelo aspecto colorido das folhas, das flores e de outras partes das plantas e conferem efeitos benéficos à saúde. A presença destes compostos nos vegetais contribui para sua conservação, evitando a deterioração provocada pela radiação ultravioleta do sol e permitindo maior resistência a patógenos e parasitas.

Estudos têm mostrado que os flavonoides, em especial os do grupo flavanóis, presentes no cacau, exercem efeitos de fotoproteção sobre a pele. Neukam et al.[50] administraram uma bebida contendo 329mg de flavonoides do cacau e verificaram aumento da microcirculação sanguínea no tecido cutâneo. No estudo de Heinrich et al.[51], contendo a mesma quantidade de flavonoides descrita anteriormente na bebida, identificaram efeitos de fotoproteção pela redução da formação de eritema após a exposição ao sol. Além de ter sido observado aumento da circulação sanguínea no tecido cutâneo e subcutâneo, foi vista melhora da estrutura e da textura da pele em relação à densidade e à espessura. Entretanto, há necessidade de mais pesquisas, a fim de avaliar os mecanismos de ação destes compostos sobre a pele.

Importância de outros Nutrientes não Antioxidantes para a Pele

Muitos estudos sugerem que os ácidos graxos poli-insaturados ω-3, particularmente o ácido eicosapentaenoico, podem promover efeitos fotoprotetores à pele por sua ação anti-inflamatória, conferida pela redução na produção de mediadores lipídicos pró-inflamatórios, como as prostaglandinas e os leucotrienos. Este ácido graxo é encontrado em óleos e peixes de água fria, além dos óleos de linhaça e canola. Estudando 10 indivíduos alimentados com dieta enriquecida com óleo de peixe contendo 2,8g de ácido eicosapentaenoico e 1,2g de ácido docosa-hexanoico durante quatro semanas, houve aumento na proteção da pele contra raios solares[52]. Rhodes et al.[53], avaliando os efeitos do ácido eicosapentaenoico, ofereceram 4g deste ácido graxo por três meses e verificaram maior proteção em nível celular e redução do estresse oxidativo.

A ingestão de ácidos graxos monoinsaturados, em especial óleo de oliva, parece também exercer efeito positivo sobre a pele, pois seu conteúdo é aumentado na epiderme, podendo reduzir o estresse oxidativo.

O envelhecimento cutâneo é regulado pela carga genética do indivíduo e por fatores ambientais, principalmente pela exposição à luz solar e pelas deficiências nutricionais. Vale ressaltar que grande parte dos estudos já apresentados mostrou ingestão acima do habitualmente consumido na dieta. Convém lembrar, porém, que a simples reposição de todos estes nutrientes não terá o efeito desejado se não estiver associada a orientações de alimentação balanceada, a horas adequadas de sono e à prática de exercícios físicos regulares.

Fatores Nutricionais na Acne Vulgar

A acne vulgar é um distúrbio dermatológico comum e afeta 80% das pessoas entre 11 e 30 anos de idade. Embora seja uma doença de adolescentes, 8% dos acometidos estão na faixa dos 25 a 34 anos e 3% entre 35 e 44 anos. É uma dermatose crônica dos folículos pilossebáceos da face, do tórax ou das costas, ocasionada por vários fatores, dentre os quais destacam-se: aspectos genéticos ou hormonais, hiperprodução sebácea, hiperqueratinização folicular e, ainda, aumento da colonização pelo microrganismo anaeróbico *Propionibacterium acnes* no duto glandular. É considerada uma doença inflamatória que ocorre em todas as raças, sendo menos intensa em orientais e em afrodescendentes.

O aparecimento da acne pode provocar profundos efeitos físicos, psicológicos e até comprometer o bem-estar social dos pacientes. A maneira como afeta a qualidade de vida para alguns indivíduos pode levá-los à depressão, à dismorfofobia e até ao suicídio.

Até os últimos 30 ou 40 anos havia um consenso geral dentro da comunidade de dermatologia de que a alimentação não exercia nenhum papel na etiologia da acne. Os artigos mais frequentemente citados não apresentavam evidências conclusivas do papel da dieta no desenvolvimento desta doença, ainda mais porque a metodologia dos estudos apresentava falhas, imprecisão e dados inconsistentes. Até 2003, não havia evidências de como os alimentos poderiam influenciar no seu desenvolvimento e quais deles seriam importantes tanto na prevenção quanto no seu tratamento.

Cordain[54] acreditava na possibilidade de que a alimentação poderia, sim, influenciar no aparecimento da acne, tanto de maneira direta quanto indireta, atuando especialmente no balanço da síntese dos hormônios esteroides, na proliferação e diferenciação folicular dos queratinócitos e na inflamação. A autora ressalta ainda que muitas pesquisas reforçam a influência da hereditariedade na patogênese da doença, porém deixa claro sua relação direta com os padrões familiares e étnicos que determinam as escolhas alimentares.

Escalante-Jibaja e Saettone-León[55] verificaram que alguns indivíduos acometidos pela acne referiram piora do quadro quando ingeriam determinados alimentos, sendo os mais citados: chocolate, nozes, produtos lácteos e aqueles com alta quantidade de lipídeos ou os muito condimentados. Hoje em dia, já existem mais discussões a respeito da possível relação entre a qualidade da alimentação com o desenvolvimento da acne, que será explorada a seguir.

Dietas com Alto Índice Glicêmico e Aparecimento da Acne

Observando a prevalência no desenvolvimento de acne em indivíduos de países não industrializados como Kitava, na Papua-Nova Guiné, na Oceania, comparado aos países do Ocidente, como a cidade de Aché, no leste do Paraguai, a doutora Loren Cordain, professora da Universidade do Estado do Colorado, sugeriu a hipótese de que havia alguma relação entre dieta com alto índice glicêmico e aumento da incidência da acne. Os alimentos que elevam rapidamente a glicemia provocam hiperinsulinemia aguda que induz a ativação de uma cascata endócrina e afeta as glândulas sebáceas, bem como a queratinização folicular. Este processo está relacionado com o envolvimento do fator de crescimento semelhante à insulina 1 (IGF-1, *insulin-like growth factor 1*), da proteína transportadora 3 do fator de crescimento insulínico (IGFBP-3), dos hormônios andrógenos e dos retinoides endógenos. A hiperinsulinemia aumenta os níveis de IGF-1 e reduz os de IGFBP-3. O IGF-1, estando livre no plasma, apresenta potente ação mitótica e provoca a hiperqueratinização folicular, contribuindo para a formação da acne. Por outro lado, a redução do IGFBP-3 eleva os níveis de insulina sérica e, concomitantemente à ingestão de alimentos ricos em carboidratos de alta carga glicêmica, contribui para a desregulação da proliferação celular no folículo, já que atua como um fator inibitório de crescimento, impedindo a ligação do IGF-1 em seus receptores[56].

Os retinoides endógenos correspondem aos ácidos transretinoico e 9 *cis*-retinoico. Estes são responsáveis por inibir a proliferação celular e induzir a apoptose, atuando mediante a união de duas famílias de receptores nucleares: os receptores para o ácido retinoico (RAR) e os RXR. Sabe-se que o IGFBP-3 é um ligante para o RXR e a queda de seus níveis plasmáticos pode reduzir a efetividade dos retinoides endógenos, os quais são responsáveis por ativar os genes, levando, possivelmente, a uma limitação da proliferação celular folicular[55].

Ocorre, ainda, maior estimulação na produção da secreção sebácea, provocada pela hiperinsulinemia como consequência do aumento dos níveis de IGF-1. Esta maior produção é potencializada pela ação da própria insulina e do IGF-1, que também agem sobre os ovários e os testículos, passando a produzir mais hormônios andrógenos. Além disso, inibem a síntese da globulina ligadora de hormônios sexuais (SHBG, *sex hormone-binding globulin*) no fígado e, portanto, estes hormônios andrógenos acabam ficando livres no plasma. Não estando ligados aos seus transportadores, passam a agir diretamente na produção sebácea, aumentando sua produção[56].

Um estudo realizado com 43 indivíduos do sexo masculino entre 15 e 25 anos e tratados com alimentação contendo baixa carga glicêmica (25% de energia proveniente de proteínas e 45% da energia proveniente dos carboidratos), durante doze semanas, mostrou que este tipo de dieta levou a uma diminuição no desenvolvimento da acne estatisticamente significante ($p = 0,03$) em relação ao grupo que não havia feito nenhuma restrição alimentar[57]. Neste mesmo grupo, foi verificada pequena redução dos hormônios andrógenos livres no plasma, redução do IGF-1, bem como aumento do IGFBP-3 nos indivíduos com dieta de baixo índice e carga glicêmicos.

Não se pode esquecer da relação do estado nutricional no aparecimento da acne. Normalmente, os indivíduos obesos mostram-se mais suscetíveis por apresentarem hiperinsulinemia crônica.

Considerando, então, os possíveis efeitos dos alimentos com alto índice e carga glicêmica na formação da acne, recomenda-se ingestão moderada de alimentos ricos em carboidratos refinados e com alta carga glicêmica. Na Tabela 119.10, segue uma lista de alimentos, seus valores de índice glicêmico e sua carga glicêmica.

Efeitos dos Produtos Lácteos no Desenvolvimento da Acne

Há indícios de que exista alguma associação entre a ingestão de produtos lácteos no aparecimento da acne, pois estes produtos contêm uma quantidade aumentada de hormônios e moléculas bioativas. Algumas substâncias consideradas importantes que podem levar a esta dermatose são: progesterona derivada da placenta, precursores da di-hidrotestosterona (DHT), prolactina, somatostatina, hormônio do crescimento, hormônios gonadotróficos, luteinizante, estimulante da tireoide e liberador da tirotrofina, numerosos esteroides, além de insulina e IGF-1. Grande parte destes hormônios interfere nas unidades pilossebáceas, estimulando uma maior produção sebácea.

Esta associação pode estar relacionada também com o conteúdo de iodo presente no leite. Vários estudos mostraram níveis significantes deste micromineral no leite em função da fortificação da ração animal com iodo e do uso de produtos sanitizantes iodóforos. Em 1967, já havia publicações mostrando a relação da ingestão de iodo na exacerbação do desenvolvimento da acne[58].

Para tanto, a recomendação média estimada de iodo para indivíduos adultos acima dos 20 anos de idade é de 95μg ou 0,75μmol. Suas principais fontes alimentares são: peixes e frutos do mar como cavala, mexilhão, bacalhau, salmão, pescada, sardinha, camarão, arenque, truta, atum e linguado. Outros grupos de alimentos também são fontes como, por exemplo, cerveja, ovos, fígado, rim, *bacon* e vários tipos de queijos.

Além dos fatores alimentares, é oportuno comentar que as condições do meio ambiente como clima, exposição ao sol, trabalho, estresse, prática de atividade física e presença de bactérias locais são fatores importantes a serem considerados no aparecimento da acne. Não existe, porém, uma dieta que possa ser capaz de curá-la quando já instalada; entretanto, vale ressaltar a necessidade de uma alimentação saudável, rica em frutas, verduras e legumes.

Efeitos dos Ácidos Graxos no Desenvolvimento da Acne

Com a expansão dos estudos relacionados aos ácidos graxos essenciais nas últimas duas décadas, foi possível verificar, com mais clareza, as alterações na composição lipídica da produção sebácea de indivíduos acometidos pela acne quando comparados aos sãos. De todos os componentes, o ácido linoleico – ácido graxo essencial da família ω-6 – é o que está em menor quantidade na produção sebácea de indivíduos acneicos. A falta dele desprotege a parede glandular, a qual passa ser agredida por ácidos graxos livres, provenientes da hidrólise dos triacilgliceróis, ocasionada pela ação das lipases do *P. acnes*, acarretando hiperqueratinização e inflamação dérmica.

Os ácidos graxos essenciais constituem as substâncias mais estudadas quando se aborda o tema acne. Costa et al.[59] conduziram um estudo randomizado duplo-cego com 31 voluntários e com objetivo de verificar a possibilidade da melhora clínica da acne mediante a utilização de um produto rico em ácidos graxos essenciais. Foi possível verificar uma possível melhora da resposta histopatológica entre aqueles que consumiram três cápsulas de 1.000mg de ácidos graxos poli-insaturados de origem vegetal associados a 3mg de vitamina E durante os três meses de estudo.

Cordain[56], observando as diferenças no padrão alimentar entre dois povos, um do Ocidente, na América do Sul (Aché, no Paraguai), e outro no Oriente (Papua-Nova Guiné, na Oceania), notou uma ingestão muito inferior do ácido graxo ω-3 em relação ao ácido graxo ω-6 e de gorduras *trans* entre os indivíduos do segundo grupo. Com base nestas análises, a autora levantou a hipótese de que os ácidos graxos ω-3 também seriam importantes na prevenção da acne. Acredita-se que este ácido graxo possa aumentar os níveis de IGFBP-3 e reduzir os de IGF-1, sendo favorável na prevenção da hiperqueratização dos folículos pilossebáceos. Além disso, o ω-3 apresenta propriedades anti-inflamatórias, entre elas a inibição do leucotrieno B_4 (LTB_4), substância envolvida com os processos inflamatórios das lesões da acne.

Os ácidos graxos presentes nas gorduras *trans* também podem favorecer o aparecimento da acne, porque competem com os ácidos graxos essenciais na síntese de prostaglandinas, potencializando a formação de substâncias pró-inflamatórias. Este tipo de gordura é formado a partir do processo tecnológico denominado hidrogenação, especialmente de óleos vegetais, para a obtenção das gorduras vegetais hidrogenadas. São encontradas em alimentos industrializados e suas principais fontes são constituídas por gorduras vegetais hidrogenadas, margarinas sólidas ou cremosas, cremes vegetais, biscoitos e bolachas, sorvetes cremosos, pães, batatas fritas comerciais preparadas em *fast-food*, pastelarias, bolos, tortas, massas ou qualquer outro alimento que contenha gordura vegetal hidrogenada entre seus ingredientes. Dessa forma, sua ingestão deve ser monitorizada. No Brasil, esse controle é mais facilitado, uma vez que sua inclusão nos rótulos de alimentos embalados é obrigatória, segundo as resoluções nos 359/03 e 360/03, de dezembro de 2003, da ANVISA/MS.

TRATAMENTO NUTRICIONAL NA LIPODISTROFIA GINOIDE

A lipodistrofia ginoide, comumente conhecida como celulite, é uma alteração da topografia da pele de etiologia multifatorial que ocorre principalmente em mulheres na região pélvica, membros inferiores e abdome. É caracterizada por aparência de casca de laranja, não é considerada condição patológica, mas sim um distúrbio que forma depressões na pele. O termo celulite foi utilizado pela primeira vez em 1920, por Alquier e Paviot, para descrever uma alteração inestética da superfície cutânea. Desde então, vários nomes foram sugeridos, tais como: lipoesclerose nodular, paniculopatia edemato-fibroesclerótica, paniculose, dentre outros.

Etimologicamente, é definida como um distúrbio metabólico do tecido subcutâneo, a qual provoca alterações no formato do corpo feminino. Acredita-se que entre 80 e 90% das mulheres apresentem pelo menos algum grau da celulite em alguma fase da vida. Apesar desta alta prevalência, as investigações científicas a respeito da sua fisiopatologia não são muito extensas[60].

De maneira geral, ocorrem modificações em quatro unidades funcionais do tecido adiposo: na matriz intersticial, na microcirculação, na parte neurovegetativa e no tecido adiposo. São vários os fatores que levam a estas interferências, destacando-se os genéticos, os hormonais e as características do estilo de vida, que são inatividade física e alimentação inadequada. A matriz intersticial é formada por fibroblastos, células responsáveis pela síntese de fibras colágenas, elásticas e reticulares, bem como pela substância fundamental amorfa constituída de proteoglicanos, glicoproteínas e ácido hialurônico. A lipodistrofia ginoide tem início quando ocorre a despolimerização dos componentes presentes na substância fundamental amorfa, que faz aumentar o poder hidrofílico, provocando a retenção hídrica e formação de edema. Esta alteração comprime os vasos, podendo até ocasionar hipóxia. Pela falta de oxigênio, ocorre alteração do metabolismo aeróbico da glicose, resultando na produção de ácido lático e, ao mesmo tempo, em processo inflamatório pelo aumento na produção de citoquinas. Este processo provoca malformação das fibras colágenas, que, por sua vez, perdem suas funções fisiológicas e estruturais, desorganizando todo o tecido conectivo[37].

A participação do sistema neurovegetativo é refletida no nível dos adipócitos. A lipólise e a lipogênese são processos parcialmente mediados pelo sistema nervoso, através da estimulação dos receptores adrenérgicos α e β presentes no tecido adiposo. Os fatores que estimulam os receptores β promovem a lipólise, e os que ativam os receptores α reduzem esta quebra. Ambos os receptores respondem ao sistema enzimático adenilato ciclase e às mudanças nos níveis de monofosfato cíclico de adenosina (cAMP, *cyclic adenosine monophosphate*), os quais são necessários para a hidrólise dos triacilgliceróis. Algumas substâncias de conhecimento popular são estimuladoras dos beta-adrenérgicos, como, por exemplo: teobromina, teofilina, cafeína, adrenalina e aminofilina. Outras são estimuladoras dos alfa-adrenérgicos, como a ioimbina e piperoxano. Somado aos efeitos lipolíticos, a adrenalina pode ainda produzir efeitos diretos e indiretos. Dentre os diretos, são observados vasodilatação de alguns seguimentos arteriolares e vasoconstrição de outros, além de diminuição do tônus parietal das vênulas. Enquadram-se entre os indiretos a hipertrofia adipocitária com consequente expansão territorial, aumento da pressão intracapilar, bloqueio do leito capilar, estase humoral intersticial e deficiência nos retornos venoso e linfático, além de insuficiência linfática por sobrecarga humoral hipertônica do tecido intersticial, o que gera efeitos negativos sobre a celulite[39].

Importância da Perda de Peso e de Alimentação Saudável no Tratamento da Lipodistrofia Ginoide

Pelo fato de haver alterações no tecido adiposo, propõem-se que a perda de peso seja um dos tratamentos mais eficazes contra a celulite e um dos mais empregados na atualidade[38].

Smalls *et al.*[61] estudaram 51 mulheres com celulite visível a olho nu recrutadas para um programa de perda de peso, mas com o objetivo de verificar se havia redução desta formação inestética, durante seis meses. Como medidas para redução de peso foram realizados quatro procedimentos diferentes: um grupo fez cirurgia bariátrica e outro, apenas controle com medicamentos; uma parte adotou dieta líquida e outra, dieta com baixa quantidade de lipídeos. Foi observado que todas apresentaram perda de peso e redução de IMC. O grupo com maior perda foi o da cirurgia bariátrica, e a melhora das deformações foi proporcional à redução da porcentagem de gordura no tecido subcutâneo.

Uma dieta hipercalórica, rica em carboidratos simples, estimula maior liberação de insulina e consequente aumento da lipogênese pela maior ação da atividade da LLP. Portanto, estes alimentos devem ser evitados. Já as metilxantinas podem aumentar a lipólise por inibir a fosfodiestarese e, por isso, são indicadas. A ingestão excessiva de sal pode provocar retenção de líquido e piora o quadro da celulite. É recomendada ingestão inferior a 5g de cloreto de sódio (sal) diariamente. As refeições pobres em fibras alimentares podem levar à constipação intestinal e aumentar a resistência venosa dos membros inferiores, ocasionando estase e aumento da permeabilidade capilar. Para prevenir e tratar a celulite, sugere-se alimentação balanceada individual, contendo 12% das calorias totais provenientes de proteínas, menos de 20% originadas dos lipídeos, sendo aconselhável dar preferência aos ácidos graxos poli-insaturados.

No tratamento da celulite, é importante que o indivíduo apresente bom funcionamento intestinal, uma vez que diminui a pressão abdominal exercida nesta região, favorecendo o sistema circulatório dos membros inferiores e auxiliando no *clearance* do estrogênio. O trato intestinal desempenha também uma função importante no balanço deste hormônio, porque a via biliar é uma das formas de ele ser excretado quando conjugado. Se o trânsito estiver mais lento, isso favorecerá a ação das β-glicuronidases produzidas pelas bactérias intestinais, acarretando sua desconjugação, transformando-se em sua forma mais ativa e fácil de ser reabsorvida[39]. É necessário lembrar que o estrógeno está associado ao aumento da gordura na região glúteo-femoral, podendo intensificar a aparência das depressões na pele.

Ao se tratar de bom funcionamento intestinal, além das fibras alimentares, ressalta-se a importância de se introduzir os alimentos probióticos. Termo proveniente do grego, que significa *para a vida*, é um tipo de alimento que contém microrganismos vivos, os quais exercem efeitos benéficos para a saúde do hospedeiro, pois promovem equilíbrio da microbiota intestinal. Dentre as ações dos probióticos, destacam-se: auxílio no processo digestório, antagonista de bactérias patogênicas, estímulo da imunidade, contribuição na síntese e na absorção de algumas vitaminas, correção de distúrbios intestinais e estudos ainda indicam que podem atuar na redução do colesterol. Há uma variedade de probióticos, sendo os mais importantes *Lactobacillus acidophilus (casei, bulgaricus, lactis, plantarum)*, *Estreptococo termófilo*, *Enterococcus faecium e faecalis* e *Bifidobacterium bifidum (longus* e *infantis)*. Estes podem ser encontrados em produtos industrializados como leites fermentados, iogurtes, sorvetes, queijos, sucos fortificados, fórmulas infantis ou em pó, na forma de cápsulas ou sachês.

Contribuindo, ainda, com o trânsito intestinal é adequado indicar alimentos prebióticos. Estes são definidos como os componentes alimentares não digeríveis que também afetam beneficamente o hospedeiro, por estimularem seletivamente a proliferação ou a atividade de bactérias desejáveis no cólon e por inibirem a multiplicação das patogênicas. Eles contêm substâncias (inulina e fruto-oligossacarídeos) fermentadas pela microbiota colônica, produzindo ácidos graxos de cadeia curta – acetato, propionato e butirato. Os dois primeiros são transportados ao fígado e usados para a produção de energia e para a redução dos níveis de glicose plasmática. Já o butirato é o principal substrato dos colonócitos, que promovem maior proliferação e diferenciação destas células, além de conferir melhor maturação das células epiteliais. Assim, alimentos como chicória, banana, cevada, morango, cebola e alho devem estar presentes na alimentação.

Suplementos Orais e Fitorápicos Utilizados na Lipodistrofia Ginoide

Além de uma alimentação balanceada, são usados também suplementos orais contra a celulite, especialmente aqueles que ajudam no controle de peso e melhoram a circulação. Alguns já sugeridos para o emagrecimento, como o CLA, por exemplo, são importantes na prevenção e no tratamento da lipodistrofia ginoide.

Embora não tenha sido testado com intuito de verificar seus efeitos sobre a celulite, os extratos de chá verde (*Camellia sinensis*) podem reduzir a obesidade. Como abordado anteriormente, suas folhas são ricas em flavonoides, em especial catequinas, que estimulam a termogênese e a oxidação lipídica. Além das catequinas, o chá verde contém cafeína, que é uma metilxantina, cuja função é estimular a lipólise pela inibição da fosfodiesterase e aumentar a concentração de cAMP, permitindo maior hidrólise dos triacilgliceróis. As folhas contêm, ainda, estimuladores dos beta-adrenérgicos, como a teobromina e teofilina, que agem da mesma forma que as metilxantinas[34].

O silício é um mineral-traço, cuja principal função é formar cartilagens e participar da cicatrização de feridas. É elemento estrutural do tecido conectivo, regularizador e normalizador do metabolismo da divisão celular. Sua principal função é promover a formação de pontes entre aminoácidos hidroxilados do colágeno e das fibras elásticas. É componente também dos glicosaminoglicanos, na forma de sinalonato de mucopolissacarídeos, e se liga a diferentes cadeias de polissacarídeos, podendo contribuir na reorganização das glicoproteínas e proteoglicanos da substância fundamental amorfa. Por fazer parte da enzima prolina hidroxilase, facilita a formação de glicosaminoglicanos e de colágeno e, por isso, em situações de depleção, pode ocorrer diminuição da concentração de ambas as substâncias no tecido conectivo. É importante garantir a ingestão de alimentos ricos em silício no tratamento da celulite; sendo assim, destacam-se como fontes grãos integrais, concentrados de fibras e cerveja. A erva *Equisetum arvense*, conhecida popularmente por cavalinha, é também uma excelente fonte deste mineral. As doses recomendadas são de 300 a 900mg por dia na forma de extrato[39].

Já mencionada anteriormente, a coenzima Q10 é responsável pelo processo de transferência de elétrons na cadeia respiratória mitocondrial e, por isso, controla o fluxo de oxigênio no ambiente intracelular, reduzindo a hipóxia. Esta coenzima contribui com o uso da gordura armazenada, podendo levar à perda de peso. A importância do cromo, também exposta em capítulos anteriores, especialmente na forma de picolinato, apresenta um tropismo importante sobre os músculos, melhorando o uso da glicose por este tecido, além de conferir um importante poder de incrementar a formação de tecido adiposo marrom. Ambos exercem efeitos consideráveis no emagrecimento e, consequentemente, favorecem uma melhora dos aspectos da celulite.

Os flavonoides, pigmentos de numerosas frutas, verduras e legumes, são antioxidantes contra radicais livres, melhoram a permeabilidade capilar e aumentam a resistência dos microvasos por conferir efeito antagonista ao processo inflamatório. Dentre os principais empregados no tratamento da celulite está a rutina, que possui potente ação sobre o endotélio vascular. Esta substância é capaz de provocar vasoconstrição e resistência das veias, diminuindo a permeabilidade capilar e atuando na prevenção de possíveis rupturas dos vasos. Assim, sua utilização é importante na prevenção do extravasamento de água para o meio extracelular, evitando a retenção hídrica, melhorando o edema. São recomendadas doses de, no mínimo, 50mg (até 500mg) ao dia em forma de suplemento[39].

A arnica (*Arnica montana*) também é uma importante fonte de rutina e, por isso, é bastante usada na indústria para a produção de produtos específicos para a pele, com finalidade de prevenir a retenção hídrica e a celulite.

Centella asiatica

Outros tratamentos de uso oral também são indicados para a melhora do aspecto da celulite. Hachem e Borgion[62] verificaram que extratos de *Centella asiatica* (60mg), administrados uma vez ao dia, durante três meses, levavam a uma redução do diâmetro dos adipócitos, especialmente da região glúteo-femoral e uma redução da fibrose interadipócitos.

É uma planta utilizada há milhares de anos pelas populações de Índia, África e Oceania no tratamento de afecções cutâneas. Possui vários princípios farmacológicos, dentre os quais citam-se saponinas triterpênicas, como o ácido asiático, o ácido madecássico e o asiaticosídeo que, além de conferirem função lipolítica, normalizam a produção do colágeno e de fibronectina, promovendo o restabelecimento de uma trama colágena normal e mais flexível. Os extratos de *Centella* permitem ainda maior troca metabólica entre a corrente sanguínea e os adipócitos, por meio da melhora na circulação venosa. Seu consumo por via oral é bem tolerado e o tratamento é de, no mínimo, três meses consecutivos, devendo proceder a um intervalo de 30 dias após este período. As doses recomendadas são de 60 a 120mg ao dia, sendo composta de: 40% de asiaticosídeo, 30% de ácido asiático, 30% de ácido madecássico e 2% de madecassoside[39].

Melilotus officinalis

O extrato de *Melilotus* contém como princípios ativos cumarina e melilotoside, precursoras de cumarina, ácido cumárico e hidrocumarina. A cumarina possui ação anti-inflamatória e antiedematosa, por aumentar a quebra de proteínas acumuladas no interstício e o número de macrófagos. Assim, é bastante utilizada no tratamento da lipodistrifia ginoide. Entretanto, os indivíduos que fazem uso de *Melilotus* correm o risco de apresentar problemas de hepatoxicidade. Por isso, é contraindicado para pacientes com problemas hepáticos ou que tenham enzimas hepáticas elevadas. Estende-se esta restrição para aqueles com úlcera gástrica e duodenal ou entre os que fazem uso de anticoagulantes ou hemostáticos. A recomendação é de 15 a 20% de cumarina, em forma de comprimido, que deve ser ingerido uma vez ao dia[40].

Sementes de Uva (*Vitis vinifera*)

O extrato seco das sementes de uva (*Vitis vinifera*) possui alta concentração de proantocianidinas, substâncias pertencentes ao grupo dos flavonoides. Além destas, o extrato contém ácido linoleico e vitamina E, que possuem ação antioxidante. Seus princípios têm a capacidade de estabilizar as fibras colágenas, prevenir a desestabilização do tecido conectivo e manter a integridade do endotélio vascular, decorrente da capacidade de inibirem as enzimas colagenases, elastases e hialuronidases. São recomendadas doses do extrato seco, padronizado a 90% de polifenóis, equivalentes a 50mg, até três vezes ao dia[40].

Em resumo, pelo fato de a lipodistrofia ginoide aparecer em decorrência a múltiplas causas, seu tratamento deve abranger várias condutas, dentre as quais alimentação saudável, prática de exercícios físicos regulares, cuidados com a pele e boa hidratação.

FLACIDEZ, HIPOTONIA E ENRIJECIMENTO MUSCULAR

O corpo humano contém mais de 400 músculos esqueléticos voluntários, representando em torno de 40 a 50% do peso corporal total. Estes são formados por fibras musculares individuais que são os "elementos formadores" do sistema muscular. Tais fibras, por sua vez, são constituídas de miofibrilas divisíveis em filamentos individuais. Estes são formados por proteínas contráteis, entre elas, actina, miosina, tropomiosina e troponina.

Como resposta natural ao desuso ou à imobilização da musculatura esquelética pela inatividade física, somado ao desequilíbrio alimentar e ao envelhecimento, ocorre a perda do tônus ou da força do músculo. Este processo desenvolve a denominada flacidez muscular. O envelhecimento e o emagrecimento demasiado podem provocar também flacidez de pele. Considerando ambos os tipos de flacidez, é importante destacar que existem grandes discussões a respeito das diferenças existentes. Alguns autores definem como sendo uma entidade única e outros, como processos independentes. Entretanto, qualquer intervenção somente será possível no caso de hipotonia muscular, pois, no caso de pele, somente a cirurgia plástica resolverá o problema.

Um recurso bastante utilizado para a prevenção ou mesmo combate à flacidez, quando se refere à hipotonia muscular, é a atividade física regular com exercícios realizados contra uma resistência mecânica aplicada por aparelhos que variam de carga e peso. O sistema musculoesquelético reage, sofrendo hipertrofia em resposta a estas forças e sobrecargas aplicadas. A prática de exercícios também é benéfica, pois aumenta o fluxo sanguíneo muscular pela elevação nas demandas de oxigênio e provoca maior estimulação elétrica dos músculos.

Em relação à alimentação, não existe nenhuma evidência de que o aumento do consumo de alimentos ricos em proteínas possa melhorar a flacidez de pele. Já para a muscular, é normal que este macronutriente seja utilizado para a síntese de massa muscular e de novos compostos proteicos induzidos pelo treinamento físico. No caso de indivíduos que realizam treinamentos de força, as proteínas atuam como material estrutural, especialmente na hipertrofia muscular. Por isso, muitos atletas e praticantes de atividade física aumentam substancialmente sua ingestão proteica sem haver realmente necessidade. O resultado disso é uma sobrecarga do organismo, implicando prejuízos das funções renais e hepáticas em função do aumento de ureia[5].

Ainda é bastante discutida a recomendação proteica para os atletas, mas já é estabelecido que as quantidades necessárias são maiores do que para indivíduos sedentários, ou seja, 0,8g/kg de peso corporal. Para os atletas de força, a ingestão diária de proteínas deve estar entre 1,4 e 1,8g/kg de peso corporal[63].

Vale reforçar que os alimentos proteicos não devem ser consumidos muito próximos do início da atividade, porque sua digestão é mais demorada e pode provocar desconforto estomacal durante o exercício. Também não é indicado logo após, pois sua cadeia carbônica pode ser aproveitada na gliconeogênese e incorporada ao glicogênio. Dessa forma, os alimentos proteicos devem ser consumidos distante dos horários de treino e de forma fracionada, para um melhor aproveitamento dos aminoácidos pelos tecidos, principalmente o muscular.

Os outros dois macronutrientes também são importantes para a prática de exercícios físicos. Os carboidratos são substratos energéticos indispensáveis à realização das atividades, porque fornecem energia a partir do catabolismo da glicose presente na corrente sanguínea e na forma de glicogênio. Os lipídeos também são utilizados como fonte energética quando há liberação dos ácidos graxos do tecido adiposo em razão da depleção das reservas corporais de carboidratos[5].

A ingestão diária de carboidratos deve estar entre 60 e 70% do valor energético da dieta e a de lipídeos não deve ultrapassar 30% deste valor energético ou 1g/kg de peso por dia[63].

Os exercícios de alta intensidade e curta duração, muito utilizados nos exercícios para hipertrofia muscular, somente usam o sistema trifosfato de adenosina-creatina fosfato (ATP-CP, *adenosine triphosphate-creatine phosphate*) como fonte de energia, não havendo utilização do oxigênio. Dessa forma, acredita-se que a suplementação de creatina apenas, ou associada às formulações que apresentem efeitos ergogênicos, provoque aumento da creatina muscular, contribuindo para a aceleração da sua ressíntese durante os intervalos dos exercícios, promovendo maior produção de energia e, consequentemente, ganho de massa muscular.

O uso da suplementação dos aminoácidos de cadeia ramificada (BCAA, *branched chained amino acids*) é bem discutido para os exercícios de longa duração, pois representam um papel importante na instalação do quadro de fadiga central durante o exercício, além de poupar glicogênio muscular. Discute-se também que a suplementação de BCAA pode também promover o anabolismo proteico de forma indireta, pois estimula a liberação do hormônio do crescimento, de insulina e de testosterona[5].

Os aminoácidos isolados têm sido utilizados por indivíduos que desejam aumentar a massa muscular. Dentre estes, a arginina e a ornitina atuam como estimuladores da liberação endógena de hormônio do crescimento. No entanto, a maioria dos protocolos experimentais não obteve resultados positivos.

Ao determinar o uso de suplementos, é importante verificar sua segurança, efetividade, bem como sua situação legal. É válido enfatizar uma alimentação equilibrada, concomitantemente com a prática de exercícios físicos, o fortalecimento dos músculos e a redução da flacidez muscular.

CONSIDERAÇÕES FINAIS

Alguns nutrientes parecem exercer funções importantes e específicas sobre determinadas condições estéticas corporais. Entretanto, pesquisas nesta área ainda são escassas, e algumas apresentam resultados imprecisos e muito questionados. Por isso, a função mais importante dos profissionais de saúde é orientar os pacientes quanto à dieta saudável, variada, rica em vegetais, frutas e grãos integrais, com pouca quantidade de gorduras saturada e *trans*. É fundamental estimular a ingestão de alimentos que contenham compostos, cuja função seja a de promover benefícios tanto na prevenção, quanto no tratamento dos distúrbios estéticos.

Contudo, parece prudente a indicação mínima regular de 400g ou 5 porções ao dia de frutas, verduras e legumes dentre as mais variadas possíveis, conforme recomendações do MS, em 2005. Estes alimentos são ricos em substâncias capazes de prevenir doenças e promover uma boa saúde.

Mais estudos devem ser realizados com a finalidade de se reconhecer as funções dos nutrientes, bem como seus possíveis mecanismos de ação sobre os principais problemas estéticos encontrados na prática clínica.

QUESTÕES

1. A obesidade é um problema de saúde pública de grande importância, pois aumenta

as chances dos indivíduos acometidos desenvolverem DCNT. Além dos fatores estéticos, faz-se necessário programar a perda de peso para melhorar as condições de saúde. Quais passos devem ser seguidos para se elaborar uma dieta de emagrecimento, ao mesmo tempo saudável e balanceada, enquadrando-se dentro dos princípios da nutrição. Leve em consideração os dados da paciente M. A. C., branca, 43 anos, peso atual 102kg, estatura 172cm, 101cm de cintura, 40,5% de gordura corporal e sedentária. Além do excesso de peso, apresenta queixa de "celulite" na região glúteo-femoral. Espera-se que, durante a perda de peso, o aspecto da lipodistrofia ginoide melhore. Como o emagrecimento pode favorecer na melhora do aspecto desagradável da celulite?

2. A pele requer cuidados nutricionais especiais no que diz respeito à prevenção do envelhecimento. Os alimentos-fontes de antioxidantes ganham destaque neste processo. Dessa forma, cite quais nutrientes estão envolvidos e explique a participação de cada um deles para manter a pele mais saudável e menos envelhecida.

3. Cientistas preocupados com o problema da obesidade estão constantemente desenvolvendo novas pesquisas que auxiliam os programas de perda de peso. Dentre estes novos achados, a atuação do cálcio proveniente de produtos lácteos sobre a obesidade está cada vez mais sendo discutida. Diante disso, explique como este mineral age no emagrecimento. Discorra também sobre a afirmativa: "O uso de suplementos à base de cálcio exerce os mesmos efeitos do cálcio de produtos lácteos".

4. O índice glicêmico é um parâmetro utilizado para classificar os alimentos ricos em carboidratos conforme sua resposta glicêmica. Os pesquisadores têm discutido o uso de dietas com baixo índice glicêmico para promover o emagrecimento e evitar o aparecimento da acne. Como é possível introduzir este tipo de plano alimentar na prática?

5. Entre os indivíduos que querem prevenir ou reduzir a flacidez de pele ou muscular, é muito comum fazer uso de cápsulas de colágeno/gelatina. Considerando o que foi discutido a respeito do tema, o consumo destas cápsulas contribuiria para reduzir este problema?

REFERÊNCIAS

1. RUSSO, R. Imagem corporal: construção através da cultura do belo. *Movimento & Percepção*, v. 5, p. 80-90, 2005.
2. WORLD HEALTH ORGANIZATION. *Expert Consultation on Reducing Risks, Promoting Healthy Life. Report.* Geneva: WHO, 2002 (WHO – Technical Report Series, 814).
3. INSTITUTO BRASILEIRO DE GEOGRAFIA E ESTATÍSTICA (IBGE). *Coordenação de Índices de Preços. Pesquisa de Orçamentos Familiares 2002-2003. Análise da Disponibilidade Domiciliar de Alimentos e do Estado Nutricional no Brasil: Brasil e grandes regiões.* Ministério do Planejamento, Orçamento e Gestão. Rio de Janeiro: Instituto Brasileiro de Geografia e Estatística, 2004.
4. SOCIEDADE BRASILEIRA DE ENDOCRINOLOGIA E METABOLOGIA. *Obesidade: tratamento dietético.* Projeto Diretrizes. Brasília: Associação Médica Brasileira e Conselho Federal de Medicina, 2005.
5. VIEBIG, R. F.; NACIF, M. A. L. Nutrição aplicada à atividade física e ao esporte. In: SILVA, S. M. C. S.; MURA, J. D. A. P. (eds.). *Tratado de Alimentação, Nutrição e Dietoterapia.* São Paulo: Roca, p. 215-234, 2007.
6. WORLD HEALTH ORGANIZATION (WHO). *Obesity: preventing and managing the global epidemic.* Geneva: WHO, 1998.
7. LOHMAM, T. G. *Advances in Body Composition Assessment.* Champaign: Human Knetics, p. 150, 1992.
8. SOCIEDADE BRASILEIRA DE CARDIOLOGIA. *IV Diretriz Brasileira sobre Dislipidemias e Prevenção da Aterosclerose.* São Paulo: SBC – Departamento de Aterosclerose, 2007.
9. WELTMAN, A.; SEIP, R. L.; TRAN, Z. V. Practical assessment of body composition in adult obese males. *Hum. Biol.*, v. 59, p. 523-555, 1987.
10. WELTMAN, A.; LEVINE, S.; SEIP, R. L.; TRAN, Z. V. Accurate assessment of body composition in obese females. *Am. J. Clin. Nutr.*, v. 48, p. 1179-1183, 1988.
11. NATIONAL INSTITUTE OF DIABETES AND KIDNEY DISEASES (NIDDK). *Understanding Adult Obesity.* Rockville: National Institutes of Health, 1993.
12. WISSE, B. E.; KIM, F.; SCHWARTZ, W. An integrative view of obesity. *Science*, v. 318, p. 928-929, 2007.
13. COZZOLINO, S. M. F. *Biodisponibilidade de Nutrientes.* 2. ed. Barueri: Manole, p. 12-37, 2007.
14. PHILIPPI, S. T.; LATERZA, A. R.; CRUZ, A. T. R.; RIBEIRO, L. C. Pirâmide alimentar adaptada: guia para escolha dos alimentos. *Rev. Nutr.*, v. 12, p. 65-80, 1999.
15. FOOD AND AGRICULTURE ORGANIZATION. *Necessidades de Energia y de Proteínas.* Roma: FAO/OMS, 1985 (Série de informes técnicos, 724).
16. INSTITUTE OF MEDICINE (IOM). *DRIs – Dietary Reference Intakes for Energy, Carbohydrate, Fiber, Fat,*

Fatty Acids, Cholesterol, Protein, and Amino Acids. Washington, D.C.: National Academy Press, 2002. Disponível em: http://www.nap.edu.
17. VANNUCCHI, H.; MENEZES, E. W.; CAMPANA, A. O.; LAJOLO, F. M. *Aplicações das Recomendações Nutricionais Adaptadas à População Brasileira.* Ribeirão Preto: Regis Suma (SBAN), 1990.
18. WORLD HEALTH ORGANIZATION. *Diet, Nutrition and the Prevention of Chronic Disease.* Report. Geneva: WHO, 2003 (Technical Report Series, 916).
19. INSTITUTE OF MEDICINE (IOM). *DRIs – Dietary Reference Intakes for Energy, Carbohydrate, Fiber, Fat, Fatty Acids, Cholesterol, Protein, and Amino Acids.* Washington, D.C.: National Academy Press, 2002. Disponível em: http://www.nap.edu. Acesso em 06/jan/08.
20. WESTERTERP, K. R. Diet induced thermogenesis. *Nutr. Metab.*, v. 1, p. 5, 2004.
21. WESTERTERP-PLANTENGA, M. S.; ROLLAND, V.; WILSON, S. A. J.; WESTERTERP, K. R. Satiety related to 24h diet-induced thermogenis during high protein/carboydrate vs high fat diets measured in a respiration chamber. *Eur. J. Clin. Nutr.*, v. 53, p. 495-502, 1999.
22. WOLEVER, T. M. S. Dietary carbohydrates and insulin action in humans. *Br. J. Nutr.*, v. 83, p. S97-S102, 2000.
23. JENKINS, D. J.; KENDALL, C. W.; AUGUSTIN, L. S. A. et al. Glycemic index: overview of implications in health and disease. *Am. J. Clin. Nutr.*, v. 76, p. 266S-73S, 2002.
24. BOUCHÉ, C.; RIZKALLA, S. W.; JING, L.; VIDAL, H.; VERONESSE, A.; PACHER, N. et al. Five-week, low-glycemic index diet decreases total fat mass and improves plasma lipid profile in moderately overweight nondiabetic men. *Diabetes Care*, v. 25, p. 822-828, 2002.
25. FOSTER-POWELL, K.; HOLT, S. H. A.; BRAND-MILLER, J. C. International table of glycemic index and glycemic load values: 2002. *Am. J. Clin. Nutr.*, v. 76, p. 5-56, 2002.
26. COUTINHO, V. F.; MENDES, R. R.; ROGERO, M. M. Bioquímica e metabolismo dos carboidratos. In: SILVA, S. M. C. S.; MURA, J. D. A. P. (eds.). *Tratado de Alimentação, Nutrição e Dietoterapia.* São Paulo: Roca, p. 21-53, 2007.
27. PI-SUNYER, F. X. Glycemic index and disease. *Am. J. Clin. Nutr.*, v. 76, p. 290S-298S, 2002.
28. VESSBY, B. Dietary fat and insulin action in humans. *Br. J. Nutr.*, v. 83, S91-S6, 2000.
29. CALDER, P. C. Dietary modification of inflammation with lipids. *Proc. Nutr. Soc.*, v. 61, p. 345-358, 2002.
30. RAKESH, K.; YUNG-SHENG, H. Gamma linoleic acid: an antiinflammatory omega-6 fatty acid. *Curr. Pharmaceut. Biotechnol.*, v. 7, p. 531-534, 2006.
31. WOLFRAM, S.; RAEDERSTORFF, D.; PRELLER, M. et al. Epigallocatechin gallate supplementation alleviates diabetes in rodents. *J. Nutr.*, v. 136, p. 2512-2518, 2006.
32. ZEMEL, M. B.; GREER, B.; DIRIENZO, D.; ZEMEL, P. C. Regulation of adiposity by dietary calcium. *FASEB J.*, v. 14, p. 1132-1138, 2000.
33. HEANEY, R. P.; DAVIES, K. M.; BARGER-LUX, J. Calcium and weight: clinical studies. *J. Am. College of Nutr.*, v. 21, 152S-155S, 2002.
34. KAO, Y. H.; HIIPAKKA, R. A.; LIAO, S. Modulation of obesity by a green tea catechin. *Am. J. Clin. Nutr.*, v. 72, p. 1232-1233, 2000.
35. WESTERTERP-PLANTENGA, M. S.; LEJEUNE, M. P. G. M.; KOVACS, E. M. R. Body weight loss and weight maintenance in relation to habitual caffeine intake and green tea supplementation. *Obes. Res.*, v. 13, p. 1195-1204, 2005.
36. MOURÃO, D. M.; MONTEIRO, J. B. R.; COSTA, N. M. B.; STRINGHETA, P. C.; MINIM, V. P. R.; DIAS, C. M. G. C. Ácido linoléico conjugado e perda de peso. *Rev. Nutr.*, v. 18, p. 391-399, 2005.
37. RAWLINGS, A. V. Cellulite and its treatment. *J. Cosmet. Sci.*, v. 28, p. 175-190, 2006.
38. TSUZUKI, T.; KAWAKAMI, Y.; NAKAGAWA, K.; MIYAZAWA, T. Conjugated docosahexaenoic acid inhibits lipid accumulation in rats. *J. Nutr. Biochem.*, v. 17, p. 518-524, 2006.
39. AYOUB, M. E. Terapia nutricional na lipodistrofia ginóide. In: SILVA, S. M. C. S.; MURA, J. D. A. P. (orgs.). *Tratado de Alimentação, Nutrição e Dietoterapia.* São Paulo: Roca, p. 633-654, 2007.
40. PITTLER, M. H.; STEVINSON, C.; ERNST, E. Chromium picolinate for reducing body weight: meta-analysis of randomized trials. *Int. J. Obes. Metab. Disord.*, v. 27, p. 522-529, 2003.
41. NAVES, A. Fisiopatologia e Regulação Funcional da Obesidade. In: SILVA, S. M. C. S.; MURA, J. D. A. P. (eds.). *Tratado de Alimentação, Nutrição e Dietoterapia.* São Paulo: Roca, p. 591-619, 2007.
42. WAJCHENBERG, L. B. Tecido adiposo como glândula endócrina. *Arq. Bras. Endocrinol. Metab.*, v. 44, p. 13-20, 2000.
43. ALLISON, D. B.; GADBURY, G.; SCHWARTZ, L. G.; MURUGESAN, R.; KRAKER, J. L. et al. A novel soy-based meal replacement formula for weight loss among obese individuals: a randomized controlled clinical trial. *Eur. J. Clin. Nutr.*, v. 57, p. 514-522, 2003.
44. KENDALL, R. Aplicações clínicas da coenzima Q10. *Rev. Oxidol.*, v. 3, p. 1, 1994.
45. HIRATA, L. L.; SATO, M. E. O.; SANTOS, C. A. M. Radicais livres e o envelhecimento cutâneo. *Acta Farm. Bonaerense*, v. 23, p. 418-424, 2004.
46. COSGROVE, M. C.; FRANCO, O. H.; GRANGER, S. P.; MURRAY, P. G.; MAYES, A. E. Dietary nutrient intakes and skin-aging appearance among middle-aged American women. *Am. J. Clin. Nutr.*, v. 86, p. 1225-1231, 2007.
47. CASTRO, L.; FREEMAN, B. A. Reactive oxygen species in human health and disease. *Science*, v. 119, p. 623-626, 1954.
48. CARREIRO, D. M. Terapia nutricional no estresse oxidativo. In: SILVA, S. M. C. S.; MURA, J. D. A. P. (orgs.). *Tratado de Alimentação, Nutrição e Dietoterapia.* São Paulo: Roca, p. 611-622, 2007.
49. FUCHS, J.; KERN, H. Modulation of UV-light-induced skin inflammation by D-alpha-tocopherol and L-ascorbic acid: a clinical study using solar simulated radiation. *J. Free Radic. Biol. Med.*, v. 25, p. 1006-1012, 1998.
50. NEUKAM, K.; STAHL, W.; TRONNIER, H.; SIES, H.; HEINRICH, U. Consumption of flavanol-rich cocoa acutely increases microcirculation in human skin. *Eur. J. Nutr.*, v. 46, p. 53-56, 2007.
51. HEINRICH, U.; NEUKAM, K.; TRONNIER, H.; SIES, H.; STAHL, W. Long-term ingestion of high flavanol cocoa provides photoprotection against UV-induced erythema and improves skin condition in women. *J. Nutr.*, v. 136, p. 1565-1569, 2006.

52. ORENGO, J. F.; BLACK, H. S.; WOLF, J. E. Influence of fish oil supplementation on the minimal erythema dose in humans. *Arch. Dermatol. Res.*, v. 284, p. 219-221, 1992.
53. RHODES, L. E.; DURHAM, B. H.; FRASER, W. D.; FRIEDMANN, P. S. Dietary fish oil reduces basal and ultraviolet B-generated PGE2 levels in skin and increase the threshold to provocation of polymorphic light eruption. *J. Invest Dermatol.*, v. 105, p. 532-535, 1995.
54. CORDAIN, L. Implication for the role of diet in acne. *Semin. Cutan. Med. Surg.*, v. 24, p. 84-91, 2005.
55. ESCALANTE-JIBAJA, E.; SAETTONE-LEÓN, A. Acne y dieta. *Dermatol. Peru*, v. 16, p. 61-65, 2006.
56. CORDAIN, L.; LINDEBERG, S.; HURTADO, M.; HILL, K.; EATON, B. et al. Acne vulgaris: a disease of western civilization. *Arch. Dermatol.*, v. 138, p. 1584-1590, 2002.
57. SMITH, R. N.; MANN, N. J.; BRAUE, A.; MÄKELÄINEN, H.; VARIGOS, G. A. A low-glycemic-load diet improves symptoms in acne vulgaris patients: a randomized controlled trial. *Am. J. Clin. Nutr.*, v. 86, p. 107-115, 2007.
58. ARBESMAN, H. Dairy and acne – the iodine connection. *J. Am. Acad. Dermatol.*, v. 53, p. 1102, 2005.
59. COSTA, A.; ALCHORNE, M. M. A.; MICHALANY, N. S.; LIMA, H. C. Acne vulgar: estudo piloto de avaliação uso oral de ácidos graxos essenciais por meio de análises clínica, digital e histopatológica. *An. Bras. Dermatol.*, v. 82, p. 129-134, 2007.
60. PAVICIC, T.; BORELLI, C.; KORTING, H. C. Cellulite – das gröbte hautproblem des Gesunden? Eine Annäherung. *JDDG*, v. 4, p. 861-870, 2006.
61. SMALLS, L. K.; HICKS, M.; PASSARETTI, D.; GERSIN, K.; KITZMILLER, W. J. et al. Effect of weight loss on cellulite: gynoid lypodystrophy. *Plast. Reconstr. Surg.*, v. 118, p. 510-516, 2006.
62. HACHEM, A.; BORGOIN, J. Y. Etude anatomo-clinique des effects de l'extrait titre de centella asiatica dans la lipodystrophic localisee. *La Med. Prat.*, v. 12, p. 17-21, 1979.
63. TIRAPEGUI, J. *Nutrição, Fundamentos e Aspectos Atuais*. São Paulo: Atheneu, p. 284, 2000.

Seção 18
Fisioterapia

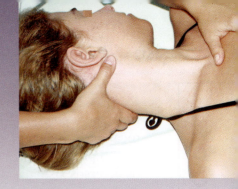

Capítulo 120

Técnicas Manuais nas Condições Inestéticas

Rogério Eduardo Tacani ♦ Pascale Mutti Tacani

... nossas mãos, consideradas como uma vanguarda do cérebro, sensoriais e táteis; mãos que sentem, que acariciam, que riem, que amam, que protegem e que conhecem, mãos com todas as bondades e maldades; em definitivo, mãos humanas...
IBÁÑEZ[1]

SUMÁRIO

As técnicas manuais com finalidade estética têm como objetivo desobstruir os poros e deixar a pele hidratada e mais delicada. Atuam sobre as células mortas, apressando sua eliminação, e estimulam a circulação sanguínea pela hiperemia local resultante. Agem na eliminação de retenção de líquido devido à sua atuação também no sistema linfático.

Quando adequadamente aplicadas, agregam a utilização de cosméticos lipolíticos cujos efeitos benéficos são intensificados.

Neste capítulo serão estudadas as diferentes técnicas manuais utilizadas na correção e na melhora de condições inestéticas.

HOT TOPICS

- Massagem corresponde à ação de esfregar, roçar e friccionar os tecidos moles do corpo com o propósito de produzir efeitos sobre os diversos sistemas do organismo.
- A duração e a frequência do tratamento dependem da área a ser tratada, da idade do paciente, do tamanho dele e da patologia específica.
- O amassamento corresponde à compressão e à apreensão dos músculos superficiais e dos tecidos subcutâneos, associadas a deslizamentos suaves e progressivos.
- As manobras antiaderentes são: fricção, rolamento da pele e os traços circulares ou espiralados.
- A vibração é uma manobra opcional que possui como objetivo a sedação de zonas dolorosas, o aumento do retorno linfático e o estímulo à contração reflexa dos músculos abdominais.
- Os efeitos reflexos fisiológicos são os mais importantes produzidos pela ação da massagem.
- A massagem aumenta a extensibilidade do colágeno, reduz fibroses e melhora o trofismo do tecido conectivo.
- O alívio da dor é um efeito psicológico legítimo da ação da massagem.
- As principais contraindicações da massagem são: infecções ou inflamações agudas, erupções de pele, enfermidades tumorais e vasculares, áreas de hiperestesia grave e condições febris.
- A drenagem linfática é uma forma especial de massagem destinada a melhorar as funções essenciais do sistema linfático.

INTRODUÇÃO

Diversas técnicas de massagem e terapias manuais têm sido usadas ao longo dos tempos para tratar condições inestéticas, porém, observam-se na prática clínica certas aplicações inadequadas, muitas vezes de maneira iatrogênica, à margem do conhecimento científico, contribuindo para seu descrédito e desvalorização perante a sociedade leiga e científica.

Neste capítulo são apresentadas as técnicas manuais utilizadas em fisioterapia dermatofuncional: massagem clássica estética, massagem do tecido conectivo (MTC), manobras de palpar-rolar ou Wetterwald, drenagem linfática manual (DLM), *pompages* e outras manobras específicas, atualizando conceitos e fundamentos fisiológicos e discutindo a aplicabilidade em estética.

MASSAGEM CLÁSSICA ESTÉTICA

Conceituação

O termo massagem vem do grego *massien*, que traduz a ação de esfregar, friccionar, roçar[2], tendo o significado de manipular os tecidos moles do corpo, mais eficazmente aplicada com as mãos e administrada com o propósito de produzir efeitos sobre os sistemas nervoso, muscular, respiratório e circulatório sanguíneo e linfático, local e sistêmico[3].

Associando essa conceituação à estética, pode-se descrever a massagem clássica estética como um conjunto de manipulações terapêuticas realizadas com as mãos com o objetivo de estimular diferentes sistemas orgânicos, recuperando suas funções e, assim, harmonizar as formas e os contornos corporais.

Para uns a massagem é arte, inclusive um Dom, para outros é uma ciência. Para uns se destina a certos tecidos, para outros ao ser humano em sua totalidade.
DUFOUR[2]

Filogenia e Breve Histórico

O uso das mãos com fins terapêuticos parte de uma época tão ou mais primitiva que o próprio homem.

A aplicação das mãos em regiões feridas, o esfregar ativo local após uma contusão e o golpear intermitente sobre uma zona corporal congelada ou anestesiada são exemplos considerados como gestos manuais e naturais, com um padrão cerebral filogenético, característico não apenas dos homens primitivos e civilizados, mas também de animais, especialmente os mamíferos[1].

Os movimentos instintivos humanos foram convertendo-se de forma gradativa em técnicas terapêuticas, estando as referências mais antigas de massagem em um grande tratado médico chinês, por volta de 2760 a.C., e também nos livros Ayurveda da sabedoria, na Índia[4].

As citações referentes à aplicação da massagem com fins estéticos aparecem em 1800 a.C., relatando que os hindus a usavam para redução de peso, indução de sono, combate a fadiga e relaxamento[5], assim como as mulheres egípcias se deleitavam com as massagens embelezadoras e "emagrecedoras", especialmente na corte do Faraó e nas classes sociais altas[4].

Os gregos foram responsáveis pela grande aceitação social da massagem, de exercícios e banhos em casas especializadas, utilizando-se da massagem para manter o vigor físico e promover uma beleza duradoura[1].

Na Idade Média, muitos aspectos da cultura e das práticas antigas foram abandonados[2], sendo a massagem utilizada com unguentos e pomadas por magos, físicos e curandeiros, muitas vezes com resultados catastróficos, voltando a ser empregada somente no século XVI, por Ambroise Paré, nos cotos dolorosos de amputados, em cicatrizes retráteis e em músculos atrofiados de feridos de guerra, com fins terapêuticos e verdadeiro êxito[4].

Apesar dos avanços no conhecimento da anatomia e fisiologia humanas neste período, a exemplo da descoberta da circulação sanguínea por Harvey em 1628, que contribuiu para aumentar a aceitação da massagem como medida terapêutica, esta obteve a influência mais famosa e duradoura por meio do sueco Per Henrik Ling no início do século XIX, que criou um sistema de massagem e exercícios com quatro tipos de ginástica (educacional, militar, medicinal e estética)[1].

Outros autores do final do século XIX e início do século XX são descritos por contribuírem para o desenvolvimento da literatura da massagem, mas citaremos apenas Lucas Championnière, da França, que apresentou uma técnica mais leve que as utilizadas anteriormente, e James B. Mennel, da Inglaterra, que teve grande influência na massagem usada atualmente na Inglaterra e nos Estados Unidos, "cujas contribuições fizeram da ciência da massagem o que ela é hoje", mostrando técnicas racionais baseadas na fisiologia humana[3], descrevendo em seu livro (publicado em 1920) os benefícios da massagem no tratamento de ferimentos de guerra[5].

Trabalhos desenvolvidos por Gertrude Beard, E. Dickie, Kohlrausch, Vodder, Cyriax[7] e outros tantos autores ampliaram o rol de técnicas manuais disponíveis.

A massagem terapêutica desapareceu da cena médica americana, por volta da revolução farmacêutica (década de 1940)[8], ao mesmo tempo em que a Segunda Guerra Mundial presenciou o surgimento de uma nova profissão, fazendo com que a massagem isolada se tornasse menos importante, à medida que outros recursos de reabilitação se desenvolviam e a massagem evoluía para muitas formas de mobilização manual[4].

Com o advento das terapias manuais e cinesioterapêuticas modernas, que utilizam o conceito das cadeias musculares e da globalidade, a fisioterapia manual experimenta atualmente uma grande evolução e em especial com o surgimento da fisioterapia dermatofuncional é que se tem questionado a utilização aleatória e empírica de recursos manuais em condições inestéticas.

Componentes da Massagem Clássica Estética

A correta execução da massagem clássica estética deve seguir alguns princípios embasados na massagem clássica, porém, com certas modificações pelo fato de a primeira ter como objetivo estimular as funções de tecidos mais superficiais.

Direção

Desde Hipócrates, a direção dos movimentos de massagem se faz centripetamente, assim como Mennell preconizava, para o deslizamento profundo, seguir o fluxo venoso e linfático[3]. Por outro lado, as manobras que não tenham objetivos circulatórios podem seguir outras direções, como seguir as linhas de tensão da pele, sentido antigravitário e, no abdome, sentido circular horário.

Pressão

Considerando que em estética os tecidos a serem manipulados têm localização mais superficial (embora não exclusivamente), preconiza-se realizar pressões mais leves, porém precisas, a fim de se atingir os objetivos previamente estipulados na avaliação fisioterapêutica.

A propósito da pressão, Boigey[9] coloca: "convém que a massagem seja administrada com infinita moderação, paciência e suavidade, para que nenhuma alteração ou ruptura ocorra na rede das paredes conjuntivas (do tecido subcutâneo)". Torres[10] acrescenta que as manobras da massagem não devem ser bruscas e violentas, nem produzir dor, levando-se em conta a sensibilidade cutânea e vascular dos pacientes.

Velocidade e Ritmo

A velocidade das manobras depende do efeito desejado, sendo, de modo geral, os movimentos lentos mais relaxantes e os movimentos rápidos mais estimulantes[1,4]. Mennell preconizava movimentos regulares e rítmicos para produzir estímulos regulares e evitar resposta reflexa protetora[3].

Duração e Frequência do Tratamento

A duração do tratamento depende da área a ser tratada (quanto maior, mais longa será a duração), da frequência dos movimentos, da idade do paciente (crianças e idosos, segundo Mennell, devem receber massagem em tempo menor), tamanho do paciente (para indivíduos pequenos, a quantidade de tecidos a ser manipulada é relativamente menor), mudança dos sintomas e da patologia específica[3].

Cawley[11] revisou 14 artigos nos quais o tempo de aplicação da massagem variou de 3min a 1h, não estabelecendo um tempo destinado às mesmas regiões e colocou que nos estudos há a necessidade de uniformizar a área de aplicação e o fisioterapeuta que administra.

Diversas autoridades reconhecem a variabilidade de aplicação e a dificuldade de especificar doses de massagem. Para tratamentos localizados, a exemplo de redução de uma tumefação crônica de tornozelo, pode-se levar de 10 a 15min, ao passo que uma massagem geral pode se prolongar por 45min ou mais[4].

Além disso, há de se verificar o programa fisioterapêutico estabelecido, ou seja, quais as outras modalidades que serão utilizadas na mesma sessão.

Quanto à frequência do tratamento, a massagem pode ser utilizada diariamente ou até algumas vezes ao dia, mas na prática esta indicação pode ser limitada por vários fatores, inclusive por motivos de ordem econômica[3].

Posição do Fisioterapeuta e do Paciente

A posição do fisioterapeuta é um aspecto essencial da técnica a ser utilizada, para uma perfeita aplicação dos movimentos, sem utilizar demasiadamente força física e posturas viciosas. A conscientização de uma postura adequada deriva de uma combinação de posição do corpo, descarga de peso corporal e direção da pressão, adaptados à estrutura corporal do praticante, ao tamanho da maca utilizada e ao método usado[5].

O fisioterapeuta deve ter movimentação livre dos braços, na posição de pé, com os membros inferiores levemente afastados, utilizando oscilações para frente e para trás com os joelhos e tornozelos flexionados, evitando inclinações excessivas da coluna vertebral, aproveitando parte da descarga de seu peso nos movimentos de massagem que permitem pressões um pouco maiores. A boa mecânica corporal é essencial para a prevenção de lesões no profissional[4].

Quanto ao paciente, este deve ser posicionado confortavelmente por meio de apoios adequados, para induzir e facilitar um estado de máximo relaxamento muscular. Nos casos em que se deseja aumentar o retorno venoso e linfático de membros, adotam-se posturas em elevação destes segmentos, desde que não sejam excessivas.

Manobras da Massagem Clássica Estética

Apesar de as técnicas de massagem variarem consideravelmente entre os terapeutas, a massagem clássica consiste em algumas manobras básicas, as quais têm permanecido essencialmente ao longo dos séculos; estas técnicas são referidas como originárias da massagem sueca[12].

As cinco manobras básicas usadas na massagem clássica são: *effleurage* (deslizamento), *pétrissage* (amassamento), *friction* (fricção), *tapôtement* (tapotagem ou percussão) e *vibration* (vibração)[12].

A partir dessa sequência básica, algumas manobras foram adaptadas e outras foram acrescidas para compor a massagem clássica estética, devido, principalmente, à necessidade de mobilização dos tecidos mais superficiais e frágeis e de estimulação das respostas musculares reflexas. Dessa forma, as manobras utilizadas são as básicas (deslizamento superficial, profundo e amassamento), as antiaderentes (traços espiralados, amassamento superficial ou rolamentos de pele) e as estimulantes (pinçamentos alternados, tamborilamento com os dedos e *tapping*).

Após avaliação fisioterapêutica dermatofuncional detalhada, são traçados os objetivos do tratamento de acordo com a necessidade de cada paciente, bem como a utilização das manobras da massagem clássica estética, selecionando se a técnica será utilizada visando efeitos antiaderentes e/ou estimulantes e em quais regiões deverá ou não ser aplicada.

Manobras Básicas

Deslizamento Superficial

Definição

É o deslizar rítmico da região palmar das mãos e dos dedos, realizado com pressão extremamente leve. O início e a interrupção do contato da mão com a pele devem ser suaves e gradativos, o menos perceptível ao paciente e as mãos devem estar relaxadas e amoldadas aos contornos da superfície corporal (Fig. 120.1).

Objetivos/Efeitos

- Adaptar o paciente ao contato manual.
- Iniciar a avaliação dos tecidos mais superficiais quanto à sensibilidade, temperatura, elasticidade, edema e tônus muscular[3,5].
- Iniciar um processo de relaxamento global[1,4,5].
- Produzir relaxamento muscular por respostas reflexas[1,3,5].
- Reduzir a dor (mecanismo de controle de portão para a dor)[5].
- Dessensibilizar tecidos mais superficiais[9].
- Aplicar e espalhar um cosmético que eventualmente deva ser utilizado[6].
- Servir de manobra de ligação ou de união das sequências de outros movimentos[4].

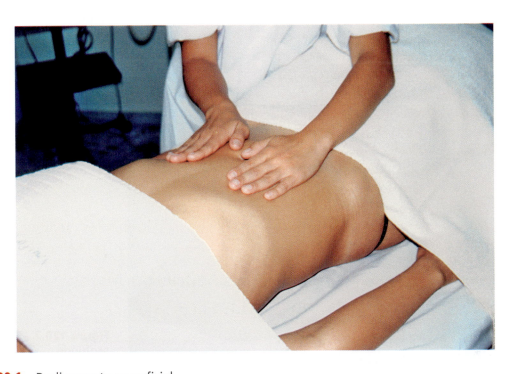

Figura 120.1 – Deslizamento superficial.

Componentes Específicos

- *Direção e sentido*: não são preestabelecidos, pois é uma manobra que não atua em nível circulatório[3].
- *Pressão*: sempre leve.
- *Velocidade*: lenta para produzir sedação ou relaxamento[6]. Rápida para produzir efeito estimulante nas terminações nervosas sensitivas, gerando um efeito generalizado de revigoramento[4].

Deslizamento Profundo

Definição

É o deslizar rítmico da região palmar das mãos e dos dedos, realizado com pressão maior que a manobra anterior, de maneira crescente o suficiente para produzir efeitos mecânicos significativos no retorno venoso e nos fusos musculares e órgãos tendinosos de Golgi dos músculos superficiais tratados. No retorno do movimento pode ser mantido contato superficial com os tecidos (Fig. 120.2).

Objetivos/Efeitos

- Continuar a avaliação dos tecidos palpados (manipulados).
- Continuar o processo de relaxamento global.
- Produzir relaxamento muscular e alívio da dor[1,4,5].
- Estimular o retorno venoso[3-5].
- Promover dilatação das arteríolas (vasodilatação cutânea e muscular)[5].
- Mobilizar líquidos teciduais e aumentar a reabsorção de edemas ou de produtos do catabolismo tecidual[5].
- Restaurar a mobilidade dos tecidos superficiais[4,6].
- Em estética, reestruturar os contornos corporais e amenizar as irregularidades dermo-hipodérmicas.

Componentes Específicos

- *Direção e sentido*: deve ser centrípeta. O sentido dos movimentos a ser adotado é de distal para proximal (nos membros) e caudo-cefálico para o tronco, acompanhando a circulação venosa ou as fibras musculares e com finalidade estética; a direção pode seguir as linhas de tensão da pele, sentido antigravitário e, no abdome, sentido circular horário, conforme o predomínio dos objetivos traçados.
- *Pressão*: também deve ser leve, embora um pouco maior que no deslizamento superficial. Deve ser adequada aos tecidos tratados, evitando-se pressão excessiva a fim de não lesionar estruturas superficiais como vasos sanguíneos e linfáticos superficiais, nódulos linfáticos, tendões, ligamentos, nervos, dentre outros; e para não produzir reflexo protetor de espasmo muscular[3]. Nas protuberâncias ósseas e regiões mais sensíveis à palpação, a pressão deve ser reduzida, muitas vezes ao nível do deslizamento superficial.

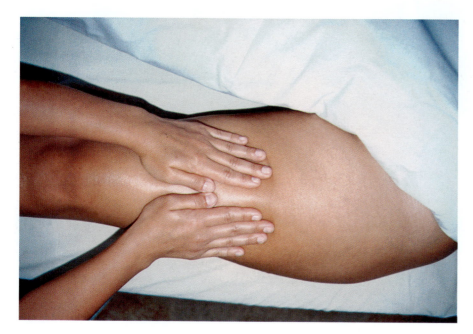

Figura 120.2 – Deslizamento profundo.

- *Velocidade*: lenta para atingir os objetivos almejados. Não há vantagem na rapidez do movimento[3] e a partir de certa pressão atingida, os movimentos rápidos podem ser lesivos.

Amassamento (*Pétrissage* ou *Kneading*)

Definição

Compressão e apreensão de músculos superficiais e tecidos subcutâneos, de maneira alternada e intermitente, que pode ser realizado com uma ou ambas as mãos, com a região palmar, polegar e dedos, ou somente com estes dois últimos, associada a deslizamentos suaves e progressivos, para áreas adjacentes (Fig. 120.3).

Objetivos/Efeitos

- Informar o estado de tensão muscular e de aderências teciduais.
- Produzir relaxamento muscular e alívio da dor[1,5].
- Aumentar o retorno venoso[1,3,5].
- Promover vasodilatação na pele, na tela subcutânea e em grupos musculares[1,5].
- Aumentar a reabsorção de restos metabólicos[1,9].
- Melhorar a aparência e a mobilidade do tecido subcutâneo[6].
- Aumentar a extensibilidade e o alongamento do tecido conectivo[6].
- Provocar efeitos reflexos somatoviscerais[7].
- Em estética, reestruturar os contornos corporais e amenizar as irregularidades dermo-hipodérmicas.

Componentes Específicos

- *Direção e sentido*: idem ao deslizamento profundo, exceto quando se deseja tratar apenas aderências do tecido subcutâneo e da pele, em que se pode obedecer ao sentido/direção de menor mobilidade.
- *Pressão*: depende da profundidade a ser atingida e da região a ser tratada. Pressões excessivas frequentemente produzem lesões. Ao objetivar tratamento de grupos musculares, evita-se "beliscar" a pele. Ao tratar tecido subcutâneo e pele, devem-se utilizar pressões menores que as usadas em tecidos mais profundos.
- *Velocidade*: idem ao deslizamento profundo, com especial atenção porque os movimentos bruscos gerados pelo aumento excessivo de velocidade podem romper facilmente as frágeis trabéculas do tecido subcutâneo.

Manobras Antiaderentes

Fricção (*Friction*)

Em estética, o uso dessa manobra vem sendo substituído por rolamentos da pele e traços espiralados porque a pressão direta em certas áreas do tecido subcutâneo pode causar muita dor e não produzir o principal efeito de diminuição de aderências entre as camadas teciduais mais superficiais.

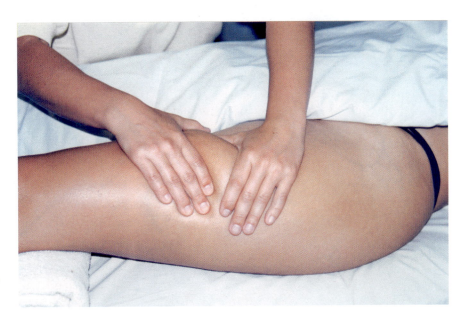

Figura 120.3 – Amassamento.

Amassamento Superficial[1] ou Rolamentos de Pele[4]

Essa manobra é descrita por Ibáñez[1] separadamente do amassamento convencional, chamada de rolamentos da pele por De Domenico e Wood[4] e também faz parte da MTC de Dickie[4].

Definição

É o pinçamento com a formação de uma prega cutânea e seu deslocamento, mobilizando apenas a pele e a tela subcutânea, poupando músculos, tendões, aponeuroses, ligamentos, dentre outros[1,4], sendo realizada com os dedos de ambas as mãos (primeiro, segundo e terceiro) e aplicada em pontos específicos ou em zonas topográficas determinadas[4] (Fig. 120.4).

Objetivos/Efeitos

- Avaliar zonas de infiltração celulítica e fibrose do tecido celular subcutâneo ou pontos de projeção de dor referida[1].
- Elevação de temperatura da pele, com vasodilatação significativa (devido à liberação de histamina), com consequente aumento do metabolismo celular e eliminação de restos metabólicos celulares da zona estimulada[1].
- Analgesia da região estimulada e efeitos reflexos no sistema nervoso simpático e parassimpático, principalmente dos órgãos de correlação metamérica das regiões estimuladas[1].
- Indicações: na terapêutica de celulalgias e anomalias fibrosas da pele e da tela subcutânea; utiliza-se também em cicatrizes retráteis, especialmente as causadas por queimaduras[1].

Componentes Específicos

- *Direção e sentido*: pode ser realizada no sentido das linhas de tensão da pele ou para onde se deseja mobilizar o tecido de acordo com as aderências apresentadas.
- *Pressão*: com intensidade suficiente para mobilizar o tecido, porém, respeitando-se o limiar de dor do paciente.
- *Velocidade*: lenta, não há efetividade na sua execução de forma rápida.

Traços Circulares ou Espiralados

Definição

São manobras inspiradas nos traços da MTC de Dickie[4] e manobras de fricção tradicionais, que são feitas com as polpas do terceiro e quarto dedos das mãos em movimentos de deslizamentos circulares, formando espirais pequenas, com deslocamento no sentido distal para proximal, na direção do retorno venoso e linfático. No início do movimento (da manobra) a mão é apoiada levemente na superfície do segmento tratado na região tenar com o punho em extensão (45°) com leve desvio radial, metacarpofa-

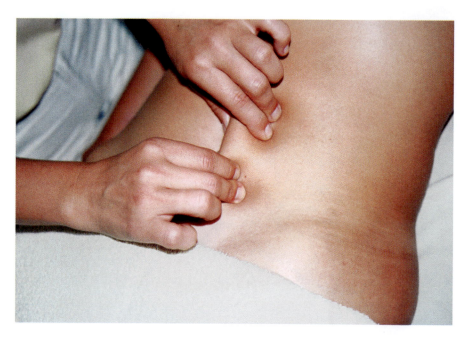

Figura 120.4 – Amassamento superficial ou rolamentos de pele.

langeanas flexionadas (90°) e flexão leve de interfalangeanas distais; durante a execução da manobra realizam-se discretos movimentos de desvios ulnares e radiais, coordenados com deslizamentos circulares (Fig. 120.5).

Objetivos/Efeitos

Redução de aderências entre a tela subcutânea e a fáscia muscular e aumento da reabsorção de restos metabólicos destes tecidos, do retorno venoso e vasodilatação periférica também podem ser esperados, além de outros, provocados pelas manobras tradicionais de fricção superficial.

Componentes Específicos

- *Direção e sentido*: pode ser realizada no sentido das linhas de tensão da pele ou para onde se deseja mobilizar o tecido de acordo com as aderências apresentadas.
- *Pressão*: a pressão torna-se profunda na primeira metade do círculo, sendo superficial na segunda metade deste, com movimentos progressivos e deslocamentos no sentido distal-proximal, na direção do retorno venoso e linfático. É utilizada pequena quantidade de lubrificante para evitar tracionamento excessivo e consequente lesão das estruturas manipuladas. Realizada com intensidade suficiente para mobilizar o tecido, porém, respeitando-se o limiar de dor do paciente.
- *Velocidade*: lenta; não há efetividade na sua execução de forma rápida.

As observações clínicas, segundo a experiência dos autores, mostram que as pacientes portadoras de fibroedema geloide (celulite) em regiões posteriores e laterais de pernas, coxas e glúteos, de consistência compacta em graus moderados, com queixa de aumento de sensibilidade dolorosa, experimentam subjetiva sensação de alívio (melhora dos sintomas e do aspecto de "casca-de-laranja").

Manobras Estimulantes

Pinçamentos Alternados

Definição

São manobras inspiradas nos *pellizcos de Jacquet*[13], nas quais se realizam suaves pinçamentos com o polegar e segundo e terceiro dedos ou com todos os dedos em movimento de pinça, dependendo da área a ser estimulada, sem gerar importante tração ou beliscamento (Fig. 120.6).

Objetivos/Efeitos

- Estimular respostas reflexas musculares.
- Produzir vasodilatação periférica.

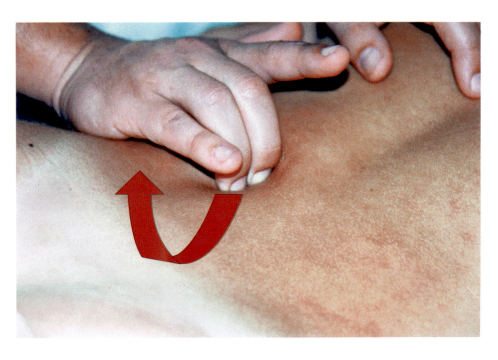

Figura 120.5 – Traços circulares ou espiralados.

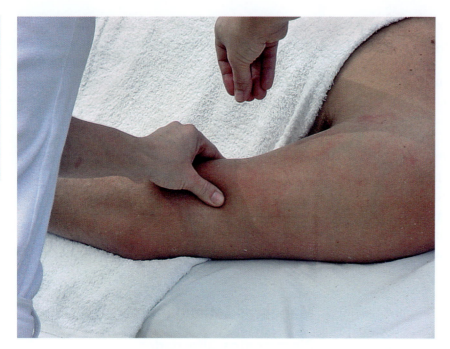

Figura 120.6 – Pinçamentos alternados.

Componentes Específicos

- *Direção e sentido*: distal para proximal.
- *Intensidade de pressão*: sempre leve, cuidando para não tracionar ou beliscar a pele, principalmente em áreas cutâneas com fragilidade capilar.
- *Velocidade*: rápida para ser estimulante.

Tapping

Definição

São manobras inspiradas no conceito neuroevolutivo de Bobath[14] e nas manobras de "palmadas" (*palmoteo*) descritas por Ibáñez[1], nas quais se realizam deslizamentos com toda a extensão dos dedos e das palmas das mãos, com os punhos relaxados, no sentido das fibras musculares a serem estimuladas, sem causar dor (Fig. 120.7).

Objetivos/Efeitos

- Estimular respostas reflexas musculares (ou provocar reflexos musculares e tendinosos, facilitando a atividade muscular pela estimulação proprioceptiva)[1,4,15].
- Provocar efeito estimulante geral[1] ou como massagem estimulante antes da prática desportiva[1,8].
- Produzir vasodilatação periférica[1,5,8].

Componentes Específicos

- *Direção e sentido*: no sentido da fibra muscular que se quer estimular.
- *Intensidade de pressão*: sempre leve, cuidando para não fixar os punhos, pois a manobra pode ser dolorosa.
- *Velocidade*: rápida para ser estimulante.

Observação: não utilizar essas manobras em pacientes com fragilidade das paredes dos vasos sanguíneos, portadores de veias varicosas ou telangiectasias e regiões dolorosas ou mais sensíveis.

Manobras Opcionais

Vibração

Definição

É uma técnica vibratória constante e rítmica de algumas articulações, feitas com as mãos do terapeuta que realiza contrações isométricas dos músculos do braço e antebraço, gerando movimentos vibratórios finos e transmitindo-os aos tecidos tratados (Fig. 120.8).

Objetivos

- Sedação de zonas topográficas dolorosas (acalma e diminui a excitabilidade dos nervos)[1,9].

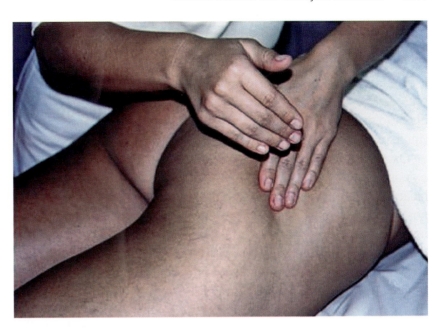

Figura 120.7 – *Tapping*.

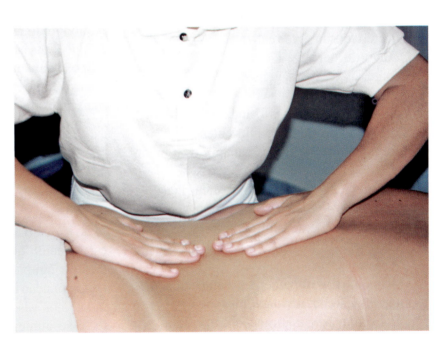

Figura 120.8 – Vibração.

- Aumentar retorno linfático e diminuição do edema[5].
- Estimular contração reflexa dos músculos lisos das vísceras abdominais[5].

Componentes Específicos

- *Direção e sentido*: não há deslocamento nessa manobra.
- *Intensidade de pressão*: sempre leve.
- *Velocidade*: lenta para produzir sedação ou relaxamento. Não há como fazê-la de modo rápido com as mãos.

Muitas das manobras utilizadas em massagens estéticas são preconizadas por gerações sem questionar seus efeitos adversos. A exemplo disso, descrevemos algumas dessas manobras, das quais não recomendamos o uso devido ao seu caráter lesivo e iatrogênico, como os deslizamentos profundos executados com a face dorsal das mãos, utilizando as articulações metacarpofalangeanas e interfalangeanas por serem regiões com menor sensibilidade tátil desenvolvida pelos terapeutas e pela possibilidade de causar lesões nos tecidos superficiais.

Efeitos Fisiológicos

Os efeitos da massagem são obtidos a partir da estimulação mecânica nos tecidos por meio de pressão e estiramento ritmicamente aplicados, que irão produzir efeitos mecânicos, fisiológicos (inclusive reflexos) e psicológicos[4].

Os efeitos reflexos são os mais importantes e ocorrem de modo indireto, a partir da estimulação da rede de receptores, que produzirá respostas provenientes da interação entre sistema nervoso periférico e central[5].

Esses efeitos ainda não são compreendidos ou definidos em sua totalidade. Muitos são baseados na experiência clínica através de relatórios objetivos ou em racionalização de hipóteses estruturadas no conhecimento de anatomia e fisiologia humanas; outros, em estudos laboratoriais cuidadosamente realizados[3].

De acordo com De Domenico e Wood[4], os efeitos gerais da massagem são:

- Aumento da circulação sanguínea e linfática.
- Aumento do fluxo de nutrientes.
- Remoção dos produtos catabólitos e metabólicos.
- Estimulação do processo de cicatrização.
- Resolução do edema e do hematoma crônico.
- Aumento da extensibilidade do tecido conectivo.
- Alívio da dor.
- Aumento dos movimentos das articulações.
- Facilitação da atividade muscular.
- Estimulação das funções autonômicas e viscerais.
- Promoção do relaxamento local e geral.
- Reestruturação dos contornos corporais e amenização das irregularidades dermo-hipodérmicas.

Pele

A massagem pode melhorar a textura e a aparência da pele, bem como aumentar todas as funções da pele melhorando seu trofismo e elasticidade, elevar a temperatura local, estimular a circulação sanguínea e linfática, atuar sobre as terminações nervosas produzindo sedação ou excitação e aprimorar as secreções sebáceas e sudoríparas, descongestionando-as e melhorando a absorção de certas substâncias[4].

Tecido Conectivo

A massagem pode aumentar a extensibilidade do colágeno, reduzir fibroses, melhorar o trofismo do tecido conectivo e estimular o processo de reparo[1].

Shack et al.[16] observaram efeito trófico na pele e no tecido subcutâneo de suínos após 20 sessões de endermologia, demonstrado por um aumento médio de 27% no estroma colagenoso cutâneo e subcutâneo verificado por análises histológicas.

Tecido Adiposo

Ao longo do tempo, muitos relatos foram feitos de que a massagem remove depósitos de tecido adiposo subcutâneo. Até os dias atuais ainda há controvérsia em relação a esse tema, que será mais bem discutido no item *Adiposidades Localizadas*, adiante.

Circulação Sanguínea

O aumento do fluxo sanguíneo em decorrência da massagem foi demonstrado no final do século XIX por Brunston e Tunnicliffe, em 1894[1]. É estabelecido que a massagem aumenta a circulação sanguínea (arterial e venosa) e linfática, tanto por ação mecânica quanto reflexa, especialmente nos vasos superficiais. Consequentemente, esse aumento auxilia na troca de líquidos teciduais, aumenta a nutrição dos tecidos e ajuda na remoção de catabólitos[1].

Morhenn[17] observou que deslizamentos profundos realizados com a superfície palmar dos dedos no terço médio da face aumentaram a temperatura cutânea e produziram um eritema 2+ (escala de Fisher), a partir do quinto minuto, perdurando até 40min pós-massagem, em oito indivíduos caucasianos saudáveis entre 23 e 57 anos de idade. Segundo a autora, a estimulação de nociceptores desencadeou reflexos neurais, provocando o aumento do fluxo sanguíneo por vasodilatação, possivelmente provocada pela liberação de substância P e não de histamina, pois o eritema induzido pela massagem não foi inibido pela administração exógena de anti-histamínico nesse mesmo experimento.

Segundo Lund et al.[18], a massagem manual a uma velocidade de 20cm/s, com frequência de 0,67Hz e pressão de 100mmH$_2$O, com duração de 5min, reduziu a pressão arterial em 20mmHg em ratos, tendo este efeito perdurado por 3 a 4h após a estimulação.

Olney[19] observou em 14 pacientes hipertensos distribuídos em grupo-controle submetido a 10min de autorrelaxamento e em grupo de tratamento submetido a 10min de massagem nas costas uma diferença significativa entre os grupos, referente à redução das pressões sistólicas e diastólicas, mostrando a influência da massagem na diminuição da pressão arterial, provavelmente pela redução dos níveis de cortisol e estimulação de baroceptores carotídeos e aórticos.

Sistema Neuromuscular

Boigey[9] relata que a massagem prepara o sistema muscular para o exercício, devido aos efeitos circulatórios e de ligeiro aquecimento, além de produzir respostas reflexas musculares, melhorando a contratilidade muscular. Após a atividade física, a massagem favorece a eliminação de resíduos metabólicos e induz ao relaxamento.

Ogai et al.[20] avaliaram o efeito da manobra de *petrissage* durante 10min em 11 ciclistas jovens, em um estudo autocontrolado, obtendo diferença significante ($p < 0,05$) na recuperação muscular e na percepção de fadiga, concluindo que a massagem favoreceu o desempenho esportivo.

Alguns estudos têm demonstrado que a pressão da massagem apresenta um efeito inibidor sobre os motoneurônios, produzindo redução do tônus muscular ou relaxamento muscular[5]. Goldberg et al.[21] verificaram em indivíduos sadios a redução das amplitudes de pico a pico do reflexo de Hoffmann (*H-reflex*), reflexo que mede a excitabilidade dos motoneurônios, de 39% para pressões leves e de 49% para pressões mais profundas. Em outro estudo[22], os mesmos autores observaram redução do *H-reflex* após o uso de massagem em indivíduos com lesão da medula espinal, mas não mantida a longo prazo.

MacGregor et al.[23] observaram que a massagem diminuiu a frequência de reflexos de estiramentos anormais nos músculos soleares de cinco adolescentes com diplegia espástica, após dez sessões de massagem clássica, assim como apontam a melhora das condições mecânicas da musculatura e *feedback* sensorial, permitindo um comprimento "ótimo" dos sarcômeros, facilitando o ganho de amplitudes de movimento e controle muscular para atividades funcionais.

Vísceras Abdominais

Alguns autores relatam que a massagem em região abdominal favorece as funções do sistema digestivo e das vísceras abdominais, principalmente do intestino grosso, por suas características anatômicas, podendo-se mover mecanicamente seu conteúdo, além de estimular as contrações peristálticas[5] e amenizar sintomas como distensão abdominal e flatulências, com retorno às funções intestinais normais em quatro a seis semanas[24], melhorando a motilidade, a percepção sensorial retal e a qualidade de vida[25].

Dor

Conforme já descrito, acredita-se que desde os primórdios da humanidade o homem se utilize da fricção com as mãos em uma região corporal lesionada para alívio da dor. Esse movimento mecânico na pele produz estímulos aferentes que são capazes de provocar bloqueio da transmissão dos sinais nociceptivos ou dolorosos, de acordo com a teoria de Melzack e Wall[4].

Imamura et al.[26], em uma revisão do manejo da dor crônica lombar, relatam, além da teoria das comportas, que o aumento do fluxo sanguíneo e da oxigenação muscular, a atividade neural ao nível da medula espinal e dos núcleos subcorticais e a liberação de endorfina e serotonina influenciam no limiar de dor e no humor. Cita que existem evidências científicas da eficácia da massagem no tratamento da dor lombar crônica não específica, embora a experiência do terapeuta tenha importante influência nos resultados e deva ser citada em futuros ensaios clínicos de alta qualidade.

Sistema Psíquico

Em efeito, a massagem se caracteriza pela sua relação não só com os tecidos que possuem qualidades mecânicas identificáveis e com um teclado sensorial que modifica continuamente os dados, mas também com uma integração gratificante, com ressonâncias psicoafetivas difíceis de se delimitar...
DUFOUR[2]

Muitos dos efeitos fisiológicos possuem um componente psicológico significativo. Dentre esses, o alívio da dor é o mais contundente, visto que a dor depende intensamente da percepção do paciente. Então, o alívio da dor se trata também de um efeito psicológico legítimo da ação da massagem.

Outros efeitos relatados são: relaxamento físico, alívio da ansiedade e do estresse, estimulação da atividade física e sensação geral de bem-estar[4].

Uma análise sistemática de massagem nos pés com o uso de óleos essenciais[27] demonstrou a diminuição da ansiedade e a melhora da sensação de bem-estar de pacientes com câncer e pacientes em terapia intensiva, corroborando com a metanálise realizada por Moyer *et al.*[28] realizada com 37 estudos, referindo que a "simples" aplicação de massagem reduz ansiedade, pressão sanguínea e batimentos cardíacos. Recentemente, Field *et al.*[29] observaram diminuição significativa da dor lombar crônica e seus sintomas psicológicos associados (depressão, ansiedade, distúrbio do sono, humor), bem como aumento da amplitude de movimento em 30 indivíduos com idade média de 41 anos, por meio de massagem clássica de 30min na região dorsal, abdominal e membros inferiores, duas vezes por semana, durante cinco semanas.

A atenção direcionada ao paciente e as agradáveis sensações físicas da massagem geram com frequência uma relação pessoal de proximidade e confiança, o que contribui positivamente para a relação fisioterapeuta–paciente e sua reabilitação no âmbito físico-estético-funcional.

Indicações

- Reduzir dor[1,4,6,26], edema, sintomas musculoesqueléticos e tensão muscular[1,4,6].
- Aliviar constipação intestinal[4,5,6,24,25].
- Dessensibilizar a pele[6].
- Melhorar a imagem corporal[6].
- Diminuir estresse[4,6], ansiedade[4,6,27-29] e depressão[29].
- Promover relaxamento e bem-estar[4-6,27].
- Facilitar a comunicação e a intimidade[6].
- Coadjuvante no tratamento de fibroedema geloide, adiposidades localizadas, pós-operatórios de cirurgias plásticas reparadoras e estéticas em fases tardias[30].
- Prevenir e tratar aderências teciduais, fibroses e cicatrizes patológicas[1,4,6,30].

Contraindicações[4,6]

- Infecções e inflamações agudas.
- Erupções e lesões de pele.
- Enfermidades tumorais.
- Enfermidades vasculares (flebites, tromboflebites, veias varicosas).
- Áreas de hiperestesia grave.
- Qualquer condição febril.

MASSAGEM DO TECIDO CONECTIVO OU *BINDEGEWEBSMASSAGE*

Conceituação e Breve Histórico

Desde o final do século passado é conhecido que uma doença visceral pode causar alterações na pele, em áreas bem definidas do corpo, denominadas zonas de Head, tendo sido este o primeiro a descrevê-las em 1889[4]. Em nível embrionário, o corpo humano é derivado de 33 somitos mesodérmicos que originam raízes nervosas de medula espinhal, dando origem aos conceitos de dermátomos, miótomos e esclerótomos (áreas de pele, músculos e ossos, respectivamente, que são inervadas pela mesma raiz nervosa)[6]. Vários órgãos e seções de tecidos conectivos são inervados também por pares de nervos segmentares, dando origem a áreas de representação na região posterior do tronco[4].

Em 1929, Elizabeth Dickie (fisioterapeuta alemã), idealizou a técnica de MTC, ao experimentar em si mesma uma melhora significativa de uma patologia obliterante arterial em seu membro inferior direito (em que uma amputação já havia sido considerada), por meio de manipulações em áreas dolorosas da região lombar e, posteriormente, em regiões trocantéricas e laterais de coxa. Esse ocorrido gerou muitos estudos clínicos na época, conduzidos pela própria Dickie e outros autores, tais como Kohlrausch, Teirich-Leube, Glaeser e Dalicho, Vogler, Grossi, Ebner[31], também desenvolveram um sistema de MTC, com base na ação sobre o sistema nervoso autônomo, que por ação reflexa pode corrigir alguns desequilíbrios das funções vegetativas do organismo[3].

Atualmente, a MTC é mais realizada na Europa[32], especialmente na Alemanha, não sendo muito conhecida na América do Norte[1]. No Brasil, poucos fisioterapeutas se utilizam deste método.

Procedimentos

Esse método utiliza inicialmente uma investigação diagnóstica pela observação de relevos e depressões anormais da região posterior de tronco (com o paciente sentado e desnudado nesta região) e pela palpação (deslocamento da pele e tela subcutânea sobre os tecidos subjacentes) destas zonas, realizando-se um mapeamento das alterações encontradas, relacionando-as com outros sinais e sintomas relatados pelo paciente[4]. Após esse mapeamento, procede-se a várias manobras semelhantes para mobilizar a pele e a tela subcutânea das regiões alteradas[4].

Manobras e Efeitos

As manobras são compostas de elevação de pregas cutâneas com tração suficiente (rolamento da pele) e movimentos de deslocamentos de pregas cutâneas com a polpa dos dedos (segundo e terceiro ou terceiro e quarto) realizando movimentos em tiras[4] ou em traços retos[31], que se iniciam nas regiões sacral, glútea e lombar e avançam para regiões mais superiores com o paciente sentado, em decúbito lateral ou em decúbito ventral. Essas manobras podem provocar sensações de cortar ou arranhar, acompanhadas de intenso eritema, desencadeando o mecanismo reflexo[32].

Indicações

No tratamento de condições inestéticas, essa técnica pode ser aplicada nas zonas reflexas correlacionadas, permitindo manipulações distantes de regiões frágeis e/ou hipersensíveis, como tecidos acometidos pelas celulites dolorosas, lipedemas e/ou alterações vasculares importantes e localmente deve ser adequada à sensibilidade dolorosa e à resistência cutânea de cada paciente para evitar lesões.

MANOBRA DE PALPAR-ROLAR OU MANOBRA DE WETTERWALD

Conceituação

É um despregueamento da pele (e não do músculo) ou um pinçamento cutâneo que evidencia pontos nervosos hiperálgicos (ou pontos de celulalgia), que foram mapeados por Felix Wetterwald em 1910, a partir da exploração palpatória topográfica de neuralgias, ou seja, de pontos dolorosos que têm correlação segmentar com determinada raiz nervosa ou nível segmentar do sistema nervoso central (Fig. 120.9).

Apresenta sua terapêutica na própria palpação, em que há efeitos reflexos a partir da zona segmentar que estimulam filetes nervosos e repercutem sobre centros bulbares[31].

Descrição da Manobra

É uma manobra que compreende a formação de uma prega cutânea com a progressão em um

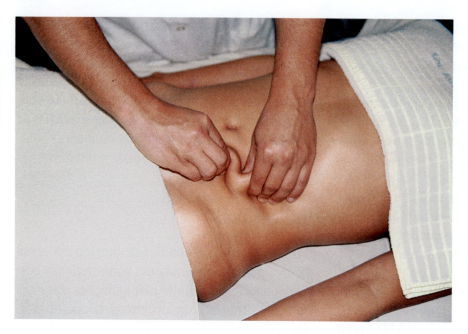

Figura 120.9 – Manobra de palpar-rolar ou de Wetterwald.

movimento sincrônico ou assincrônico e Ibáñez[1] diferencia esta manobra do amassamento de pele (ou rolamento de pele) por descrever em seu movimento a realização de torções em S, sendo realizadas com as polpas dos dedos, principalmente dos polegares, segundos e terceiros dedos.

Efeitos[33]

- Liberação de aderências.
- Ação química pelo afluxo de neuromediadores e de substâncias vasodilatadoras.

Indicações[33]

- No tratamento de cicatrizes retráteis de grande extensão.
- Para redução de aderências do tecido subcutâneo.
- Essa técnica possui uma ação radicular que pode ser utilizada nas síndromes celulomiálgicas.

A aparente vantagem dessa manobra em relação ao amassamento superficial parece ser uma maior mobilização mecânica dos tecidos envolvidos, por isso, deve-se ter o cuidado de evitar aplicá-la em regiões dolorosas ou muito frágeis[33].

DRENAGEM LINFÁTICA MANUAL

Conceituação

A palavra linfa provém do latim *limpidus* que significa limpo, claro. Foi denominada como o conteúdo dos vasos linfáticos (*vasa lymphatica*) por Bartholin (em 1637), pelo aspecto limpo ou de água clara que tem, além de possuir o poético significado de "água de manancial"[33,34].

A drenagem linfática é uma das inúmeras funções do organismo[35] com os objetivos de reabsorver proteínas plasmáticas que continuamente abandonam o leito capilar em direção ao interstício, de manter a composição estável do líquido intersticial e de contribuir na resposta imunológica ao produzir linfócitos e ceder lugar à fagocitose macrofágica nos linfonodos, dentre outras[33].

A DLM é uma forma especial de massagem destinada a melhorar as funções essenciais do sistema linfático por meio de manobras precisas, leves, suaves, lentas e rítmicas, que obedecem ao trajeto das estruturas linfáticas superficiais[28,33]. Diferencia-se de outros métodos de massagem, especialmente da massagem clássica, por não produzir vasodilatação arteriolar superficial (hiperemia) e por ser realizada com pressões manuais extremamente suaves (de até 30 a 40mmHg) e lentas (em média de 12 vezes por minuto)[33].

Breve Histórico

Somente no fim do século XIX, em 1892, foi descrito o primeiro método de DLM por Winiwarter, professor de cirurgia de origem austríaca, que desenvolveu um método de tratamento para os linfedemas de extremidades, baseando-se na combinação de massagem suave, aplicação de medidas compressivas e elevação postural das extremidades afetadas para favorecer o retorno linfático. Apesar de resultados positivos, seu método caiu em esquecimento durante anos[36,37].

Em 1912, Alexis Carrel conseguiu o prêmio Nobel de medicina por demonstrar a regeneração contínua de células de frango na linfa que era constantemente renovada[36]. Esse achado inspirou Emil Vodder, no início da década de 1930, a criar e a desenvolver um método especial de massagem.

Ele e sua esposa, Estrid Vodder, trabalhavam como fisioterapeutas na França e muitos pacientes que atendiam possuíam enfermidades crônicas das vias respiratórias superiores, a maioria apresentando os gânglios do pescoço inchados e duros, quando lhe ocorreu intuitiva e empiricamente a ideia de massagear estes gânglios de maneira suave[36,37].

Repetiu suas experiências em vários desses casos e obteve efeitos favoráveis, fato que levou o casal Vodder a aprofundar as possibilidades de uso do novo método e, assim, nasceu o que conhecemos hoje como DLM, apresentada pela primeira vez em 1936, em um congresso sobre beleza, *Santé et Beauté*, em Paris[36].

Apesar de Vodder ter desenvolvido um recurso revolucionário, adotava certas ideias empíricas e filosóficas, como atribuir à linfa certo papel nutritivo, o que contribuiu para que não tivesse boa aceitação por grande parte da classe médica por muitos anos, até 1958, quando foi convidado a apresentar seu método em um congresso médico na Alemanha, despertando grande interesse de alguns investigadores[33].

A partir de então, esse grupo de pesquisadores especialistas em linfologia, dentre eles Mislin, Collard, Vorlander, Asdonk, Földi, Leduc[38], Kunke e Casley-Smith, formaram uma associação com o objetivo de comprovar o método, ampliando os conhecimentos a respeito do sistema linfático e dos efeitos da DLM em um nível mais científico[37].

A descrição detalhada da anatomia do sistema linfático, em especial dos linfotomas e suas vertentes linfáticas, por Kubik, em 1985, possibilitou ampliar o uso da técnica de DLM em diferentes situações terapêuticas[39].

A DLM foi e continua sendo aperfeiçoada, adquirindo hoje um lugar de destaque no tratamento de edemas e linfedemas, integrando a Fisioterapia Complexa Descongestiva (*Complex Physical Therapy*), que também inclui enfaixamento compressivo funcional, cinesioterapia específica, cuidados com a pele, automassagem linfática e uso de contenção elástica, método reconhecido pela Sociedade Internacional de Linfologia como o mais eficaz para o tratamento do linfedema[40].

No Brasil, uma grande contribuição para o tratamento e a prevenção dos linfedemas foi dada pelas fisioterapeutas e pesquisadoras Ângela G. Marx e Márcia C. Camargo, merecendo destaque histórico, ao desenvolverem um método conhecido como Linfoterapia®, que também se utiliza de vários recursos fisioterapêuticos baseados na *Complex Physical Therapy* e na fisiologia do sistema linfático[40].

Outra contribuição de extremo valor foi dada por Carlucci na década de 1980 ao criar a denominada "Drenagem Linfática Reversa", por observar a presença de edema pericicatricial após o uso da DLM em sentido fisiológico após cirurgias plásticas estéticas de retalhos longos. Apesar do termo "reversa" dar uma falsa impressão de inversão do fluxo da linfa, esse método procura direcionar esse edema para as vias que se mantêm íntegras após as incisões cirúrgicas, até a reconstituição dos vasos[30].

Procedimentos da Drenagem Linfática Manual

A DLM é baseada em dois conceitos ou procedimentos básicos:

- *Evacuação*: é o conjunto de manobras aplicadas em vias linfáticas adjacentes à zona edemaciada[40], visando seu esvaziamento ou descongestionamento, criando reservatórios

vazios para o posterior direcionamento da linfa[41], realizados longe da região infiltrada[35].
- *Captação*: é o conjunto de manobras aplicadas sobre a região afetada (edemaciada), visando absorver e drenar o líquido acumulado no interstício[40].

Os objetivos da evacuação são "descongestionar" ou "preparar" as regiões que receberão o líquido da região edemaciada e a captação pode ser considerada como a drenagem "propriamente dita", em que ocorre o aumento da reabsorção do edema nos linfáticos iniciais e o início do transporte deste pelos vasos linfáticos seguintes.

Componentes da Drenagem Linfática Manual

A DLM sofreu numerosas transformações desde a sua origem e, atualmente, podemos abordar a drenagem de diferentes modos, mas os autores concordam que se deve respeitar regras em comum para a correta execução da técnica[33,35-37,40-43].

Direção e Sentido

Respeitar a anatomia das áreas de drenagem (Fig. 120.10), conhecendo as diversas divisórias linfáticas que delimitam os quadrantes linfáticos e os locais dos principais grupos de linfonodos superficiais[37], pois as manobras da DLM devem ser feitas na direção e no sentido destes nódulos linfáticos do quadrante linfático a ser drenado[43].

Quando houver barrreiras que impeçam a drenagem natural linfática, estas deverão estimular a mudança de direção e sentido da linfa para quadrantes sadios[37,41].

A DLM deve ser realizada sempre de proximal para distal[41] e ser iniciada pela evacuação do *terminus* e, em seguida, nos nódulos linfáticos[37].

Realizar inicialmente os processos de evacuação ou descongestionamento de vias linfáticas adjacentes ou próximas às desembocaduras superficiais. Um maior tempo deve ser dedicado às áreas mais edemaciadas, durante a captação[37].

Pressão

Suave, de até 30 ou 40mmHg, sem produzir hiperemia ou dor. Pressões excessivas são capazes de lesionar os capilares linfáticos por estes serem muito frágeis[30,33,35,37,40-44].

Velocidade e Ritmo

Respeitar a velocidade de contração dos linfangions (em média, 12 vezes por minuto) utilizando manobras lentas, monótonas, intermitentes e rítmicas[30,33,35,37,40-44].

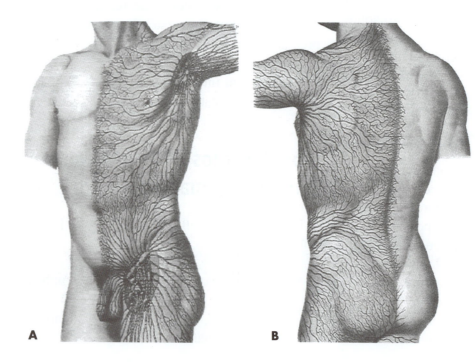

Figura 120.10 – (*A* e *B*) Áreas de drenagem fisiológica: direção dos principais coletores linfáticos superficiais.

Duração e Frequência do Tratamento

Serão estabelecidas de acordo com os objetivos do tratamento, os quais serão baseados na condição edematosa, dependendo da consistência, ou seja, se é edema ou linfedema, do volume ou grau, se é maior ou menor, e da localização, se é sistêmica ou regional e, além disso, idade, tamanho e evolução do quadro também devem ser considerados, para a execução de 30 a 60min[44].

Com relação à frequência, recomendam-se sessões diárias durante a fase de redução do linfedema, diminuindo gradativamente durante a fase de manutenção[37,40]. Para as demais condições edematosas/inestéticas, consideram-se mais vezes por semana quanto maior for a gravidade, até a melhora do quadro com diminuição gradativa durante a manutenção, sendo duas vezes por semana no mínimo[37].

Posicionamento do Terapeuta e do Paciente

O paciente, durante a aplicação de DLM, deve estar em uma posição confortável, preferencialmente deitado com somente a região a ser tratada totalmente desnuda e posicionada de modo que a pele não fique tensa[37]. A elevação do segmento corporal também é indicada, uma vez que a gravidade influencia no fluxo linfático[40], e deve-se propiciar ambiente tranquilo e reservado, a fim de favorecer a estimulação do sistema nervoso parassimpático[37].

Quanto ao fisioterapeuta, valem as mesmas medidas citadas anteriormente para massagem clássica.

Manobras da Drenagem Linfática Manual

As manobras utilizadas nas técnicas de DLM iniciam-se sempre em regiões ganglionares, de preferência nos segmentos livres de edema, de onde se avança com as mãos para as regiões mais distantes da rede ganglionar, porém, sempre empurrando o conteúdo líquido no sentido destas regiões ganglionares, ou seja, sempre estimulando no sentido de propulsão fisiológico da linfa, seguindo a anatomia topográfica do sistema linfático superficial[33] (Fig. 120.11).

As manobras empurram tangencialmente a pele até o seu limite elástico, sem que haja deslizamento ou fricção sobre ela[37].

Todas as manobras basicamente consistem em três fases: a primeira é o apoio da mão e dos dedos sobre a pele da paciente, seguido pela fase ativa, que é empurrar o fluido, e a terceira é a fase de repouso, na qual a pele volta sozinha

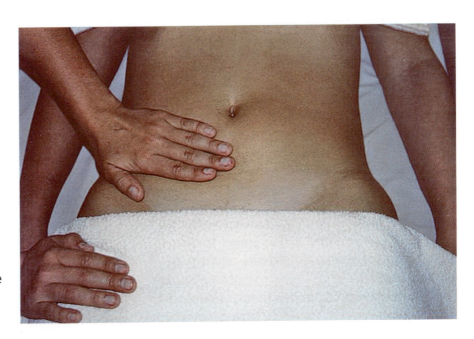

Figura 120.11 – Manobra de drenagem linfática manual.

a sua posição inicial. Dessa forma, os vasos linfáticos terão tempo para relaxar, encher-se e possibilitar uma melhor mobilização ao fluido, que normalmente apresenta um fluxo lento[35,37,40-44].

As manobras devem ser sempre leves, superficiais, lentas, pausadas e repetitivas, drenando apenas o líquido intersticial dos tecidos mais superficiais do corpo, sendo a circulação profunda ativada apenas pelas intercomunicações existentes e pelo efeito da drenagem da superfície. Devido a isso, a pressão exercida sobre a pele do paciente deve ser de 30 a 40mmHg[30,33,35,37,40-44].

Jamais devem produzir dor e eritema ou qualquer outra reação cutânea[30,33-45], pois o eritema é decorrente do aumento do aporte sanguíneo local, que tem como consequência o aumento da filtração capilar, indesejado em quadros edematosos[41].

Não serão citadas descrições de tipos de manobras de DLM, pois existem vários métodos com diferentes imposições e movimentos manuais, que podem ser obtidos em literatura especializada[35,37,40-42].

Efeitos Fisiológicos

Definida a partir de experimentos realizados com animais, a ação da DLM foi em seguida verificada por numerosos estudos na clínica humana[35]:

- Move o fluido tecidual para dentro dos linfáticos iniciais (aumenta a formação de linfa)[41].
- Favorece a evacuação de macromoléculas[35].
- Estimula o peristaltismo dos coletores linfáticos[33].
- Aumenta a capacidade de transporte do sistema linfático[37].
- Previne a formação de fibrose (pela remoção de proteínas)[41].
- Dissolve fibroses linfostáticas (presentes em linfedemas mais exuberantes)[40].
- Aumenta a reabsorção de uma fração do edema no nível do capilar venoso sanguíneo[35].
- Exerce efeito vagotônico com ação sedativa e analgésica sobre as estruturas tratadas, devido à ativação do sistema nervoso parassimpático[36,37,45].
- Produz relaxamento das fibras musculares esqueléticas[36,45].
- Aumenta a contratilidade da musculatura lisa, não só dos coletores linfáticos, mas também dos intestinos e dos esfíncteres pré-capilares[37].
- Melhora da resposta defensivo-imunitária*[37,45].

Indicações

A DLM está indicada como parte integrante do tratamento de uma grande quantidade de transtornos, sendo validada cientificamente nos edemas de origem linfática (linfedemas)[34-45]:

- Linfedemas (primários ou secundários)[33,35-45].
- Fleboedemas (insuficiência venosa crônica, pós-varicectomia, etc.)[38,41].
- Lipedemas[34,37,42,44,45].
- Na associação de dois ou mais desses[37,42].
- Úlceras varicosas[33].
- Edemas pós-operatórios[33,38,42].
- Edemas pós-traumáticos[33,3,42].
- Enfermidades crônicas das vias respiratórias (rinites, sinusites, faringites, amigdalites, etc.)[33,38].
- Enfermidades crônicas da pele (acne, rosácea, eczemas crônicos, telangiectasias)[36,37].
- Para facilitar a cicatrização e evitar suas complicações[36].
- Celulite (fibroedema geloide)[33,34,38].
- Cicatrizes hipertróficas e queloides[33,36,42].
- Edemas faciais idiopáticos[33,37,42].
- Tratamentos de rejuvenescimento facial[36,37].

Contraindicações

Apesar de ser um método leve, suave e superficial, a DLM possui algumas precauções e restrições quanto ao seu uso, totais em alguns casos e parciais para outros[36,37,42]:

- Distúrbios do ritmo cardíaco e acidentes cardíacos recentes[36,37,40,42].
- Edemas oriundos de insuficiência cardíaca descompensada, insuficiências renais ou hepáticas[37,40,42].

---

* Alguns autores acreditam nesta hipótese (mesmo sem ter sido demonstrada, ainda, cientificamente), pelo fato dedutivo de que, melhorando-se a evacuação de líquidos e dejetos do interstício, facilita-se a informação e a resposta dos elementos protetores imunológicos, tanto celulares quanto humorais.

- Distúrbios e afecções imunitárias[36].
- Edemas por infecções e inflamações agudas[36,40,42].
- Tumores malignos ativos[33,37,42].
- Flebites, tromboses, tromboflebites[33,38].
- Síndrome ou hipersensibilidades do seio carotídeo[37].
- Hipertireoidismo (em edemas de cabeça e pescoço)[36,37,42].

POMPAGES

Conceituação

Oriundas dos osteopatas clássicos, as *pompages* foram recuperadas para a sua utilização em fisioterapia por Marcel Bienfait. É um termo transportado do inglês para o francês e deste para o português sem tentativa de tradução[46], por já fazer parte do vocabulário profissional entre os fisioterapeutas brasileiros. São manobras capazes de tensionar lenta, regular e progressivamente um segmento corporal. É o procedimento de tratamento das fáscias por excelência[47].

Anatomicamente, a palavra fáscia designa uma membrana de tecido conectivo fibroso de proteção de um órgão ou de um conjunto orgânico e, também, os tecidos conectivos de nutrição (*fascia superficialis*, fáscia própria)[46].

Considerada um conjunto membranoso muito extenso, no qual todo o tecido conectivo está ligado em continuidade, como uma entidade funcional constituindo uma peça única, trouxe a noção de globalidade, sobre a qual se apoiam todas as técnicas modernas de terapia manual: o menor tensionamento, seja ativo ou passivo, repercute sobre o conjunto[46].

Dentre as fáscias mais importantes destacam-se a *fascia superficialis* e a *aponeurose superficial*. Esta última recobre e divide a musculatura e dá ao corpo sua morfologia. A *fascia superficialis* compreende a pele e o tecido subcutâneo, pelos quais caminham vasos e nervos. É uma fáscia frouxa, um "laboratório" embebido de linfa intersticial, que é sede de uma intensa atividade metabólica, com grande número de células nutritivas e macrófagos, o que lhe confere lugar de primeiro plano nas funções de nutrição celular e eliminação: "É o ponto de partida de todos os vasos linfáticos periféricos"[47].

Segundo Bienfait[47], toda imobilidade ou bloqueio da fáscia acarreta uma estase líquida. A exemplo disso, os edemas decorrentes da imobilização podem ser considerados como manifestações evidentes e importantes, porém, pequenas e numerosas estases locais são frequentes e não tão facilmente reconhecidas, muitas vezes representadas pela célebre "celulite".

Procedimentos

Os procedimentos de *pompage* são baseados em tensionamentos e relaxamentos sucessivos, suaves e progressivos, realizados em três tempos, na seguinte ordem[47]:

1. Tensionamento do segmento.
2. Manutenção do tensionamento.
3. Retorno à posição inicial.

Os dois últimos tempos variam em duração conforme os objetivos que se pretende atingir[46].

Objetivos

Os objetivos das *pompages* são[47]:

- Relaxamento muscular, devolvendo o comprimento total do músculo, quando realizado no sentido das fibras musculares.
- Favorecimento da circulação, liberando os bloqueios e estimulando a circulação lacunar dos tecidos conectivos.
- Regeneração (nutrição) articular, separando duas superfícies articulares, descomprimindo-as, provocando a entrada de mais líquido sinovial. Não é capaz de recuperar desgastes já instalados, mas pode retardar a evolução da degeneração.

Efeitos

Ressalta-se a importância dos efeitos circulatórios, na liberação de bloqueios e estases, podendo complementar de forma muito eficiente as manobras de massagem[47].

Em especial, as *pompages* mobilizam as fáscias, promovendo aumento da circulação lacunar (pré-linfática)[47], podendo servir como técnica complementar ou introdutória para as manobras de DLM.

Indicações

Com base nesses dados, as pompages abrem uma nova perspectiva de uso para potencializar os efeitos das técnicas manuais em tratamentos fisioterapêuticos estéticos corporais e faciais (Fig. 120.12).

APLICAÇÕES DAS TÉCNICAS MANUAIS EM CONDIÇÕES INESTÉTICAS

Pós-operatório de Cirurgias Plásticas Estéticas

Com o crescimento da cirurgia plástica estética no Brasil e no mundo e com o desenvolvimento da fisioterapia dermatofuncional nos últimos anos, os fisioterapeutas têm observado um au-

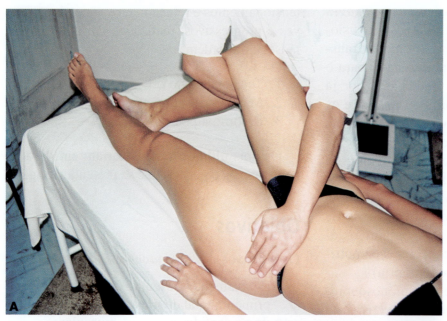

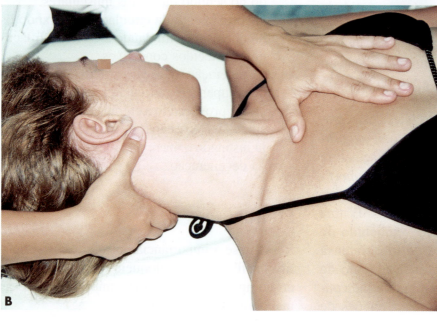

Figura 120.12 – (*A* e *B*) Manobras de *pompage*.

mento da procura de pacientes recém-operados por tratamentos que objetivem minimizar as consequências passageiras ou as complicações advindas das intervenções cirúrgicas estéticas[48].

Segundo Silva[49], a eficiência de uma cirurgia plástica não depende somente do seu planejamento cirúrgico, mas também os cuidados no pré e pós-operatório têm demonstrado ser fatores preventivos de possíveis complicações e promover um resultado estético mais satisfatório.

Para Avelar[50] e Ribière[51], o tratamento pós-operatório de cirurgia plástica estética torna-se importante para os próprios pacientes, pois estes são bem motivados e exigentes e não toleram muitas complicações e transtornos promovidos pela cirurgia.

A fisioterapia dermatofuncional, fundamentada em conceitos científicos sólidos, muito tem contribuído tanto no pré quanto no pós-operatório, prevenindo e/ou tratando essas consequências ou complicações, possibilitando também a diminuição da ansiedade pós-operatória[30]. Ademais, vem agregando notável importância a esse segmento por meio de seus recursos terapêuticos que objetivam preparar os tecidos à intervenção cirúrgica, acelerar a recuperação pós-operatória, além de prevenir e controlar algumas complicações comuns[49].

A realização de fisioterapia no pré-operatório pode oferecer ao paciente uma recuperação mais rápida, eficiente e funcional[30]. Nesse período, diversas técnicas fisioterapêuticas podem melhorar as condições fisiológicas dos tecidos que serão submetidos ao procedimento cirúrgico, melhorar a função pulmonar, a circulação arterial e o retorno venoso e linfático, melhorar a mecânica e a consciência postural, além de reduzir a tensão e a ansiedade do paciente.

Para isso, também é importante para o paciente que se submeterá ao procedimento cirúrgico pela primeira vez receber um treinamento com a simulação de sensações e movimentos contraindicados durante certo período no pós-operatório[52].

Nas primeiras 24h após a cirurgia, a fisioterapia pode colaborar para a prevenção da trombose venosa profunda e melhorar a função pulmonar[30]. Após a fase aguda, objetiva-se prevenir complicações cicatriciais tais como fibroses, aderências, hipertrofias e alargamentos, amenizar sintomas pós-operatórios como dor miofascial, desconforto, edemas e linfedemas e melhorar as amplitudes de movimento, os comportamentos posturais compensatórios e as atividades funcionais.

Lipoaspiração

A lipoaspiração é o processo cirúrgico de remoção do excesso de tecido adiposo subcutâneo por meio de cânulas que deslocam e destroem mecanicamente células adiposas, aspiradas por um sistema de vácuo[53], causando lesões celulares e vasculares, produzindo um conjunto de eventos pós-operatórios, caracterizados por quadro inflamatório, edema, hematomas, desconforto e dor[54].

Outros riscos e possíveis complicações (não comuns) envolvem hemorragias e inchaços incomuns, contornos irregulares, seromas e disestesias[55]. Os contornos irregulares podem ser corrigidos por "retoques" cirúrgicos de revisão ou não cirúrgicos, tais como DLM, endermologia e modalidades similares de remodelamento manual[55].

Os edemas que ocorrem pós-lipoaspiração, conforme Klein[54], são por destruição (não permanente) dos capilares linfáticos do tecido adiposo e por excesso da filtração capilar.

Os vasos linfáticos lesionados não conseguem transportar o fluido intersticial para o sangue e esta insuficiência linfática pode causar grave aumento de volume e edema e com a persistência do extravasamento das proteínas plasmáticas aumenta a pressão osmótica intersticial atraindo mais fluido para fora dos capilares[54].

A filtração capilar excessiva é influenciada pelo aumento da permeabilidade capilar, diminuindo a pressão osmótica plasmática e aumentando a pressão hidrostática capilar. A diminuição da primeira ocorre por perda de proteínas pela ruptura de capilares, consumo de proteínas pró-coagulantes, hemodiluição iatrogênica (com necessária reposição de cristaloides) e possível hemorragia. O aumento da pressão hidrostática pode ocorrer como resultado de anestesia geral, imobilização secundária dos membros e perda do tônus vascular simpático[54].

Os edemas de natureza hiperproteica (linfedemas) podem evoluir para fibroescleroses, formando "placas" duras no tecido subcutâneo, alterando a mobilidade tecidual e os contornos corporais[37]. A extensão e a duração dos linfedemas podem ser significativamente reduzidas por cuidados pós-operatórios racionais[54].

Uma das formas de se prevenir a formação de fibroses ou fibroescleroses é a redução precoce do edema (ou linfedema) presente, sendo justificada a indicação da DLM neste período, devido às suas características antiedematosas[49].

Rubin, Hoefflin e Rubin[56] apontam a DLM como um dos métodos mais importantes de eleição no pós-operatório de cirurgias plásticas, para aumentar a reabsorção dos edemas pelos capilares linfáticos e venosos em regiões íntegras, incluindo o uso do ultrassom associado à DLM, que diminui o volume do edema e amolece o tecido subcutâneo, resultando em menor tempo de recuperação e com menos efeitos pós-operatórios negativos como edema, lesão tecidual, formação de seroma e possível retração/contratura de pele. Os pacientes se beneficiam por apresentarem menor tempo de cicatrização e menor desconforto pós-operatório e por uma agradável experiência cirúrgica.

Outros recursos fisioterapêuticos também são importantes para prevenção e minimização dos eventos teciduais pós-operatórios, tais como ultrassom, crioterapia, estimulação elétrica nervosa transcutânea (TENS, *transcutaneous electrical nerve stimulation*), estimulação elétrica neuromuscular (NMES, *neuromuscular electrical stimulation*), vacuoterapia, endermologia, manobras de massagem clássica, *laser* e cinesioterapia[30], porém, não serão aqui explorados por motivos de contexto. Para maiores informações, o leitor poderá procurar a literatura especializada[30,57].

No entanto, verifica-se no cotidiano clínico que alguns pacientes submetidos à lipoaspiração não são encaminhados ou orientados ao tratamento fisioterapêutico pós-operatório, ou em algumas situações são encaminhados em fases tardias do período pós-operatório (trigésimo ou quadragésimo dia pós-operatório), apresentando processos de fibroses exuberantes com alterações da mobilidade tecidual e irregularidades do contorno corporal, muitas vezes com características não reversíveis em sua totalidade.

Com o objetivo de acompanhar o percurso de encaminhamento para tratamento de pacientes pós-lipoaspirados, Tacani *et al.*[58] realizaram um estudo observacional exploratório descritivo, com 33 cirurgiões plásticos da região do ABC paulista, relacionados no anuário de endereços da Sociedade Brasileira de Cirurgia Plástica (SBCP) e que consentiram em participar do estudo. O instrumento utilizado foi o *Formulário Investigativo das Perspectivas Atuais do Encaminhamento a Tratamentos Pós-operatórios de Lipoaspiração*, que contém variáveis que investigam os aspectos deste tipo de encaminhamento.

Os autores verificaram que 84,8% dos cirurgiões plásticos encaminham os pacientes submetidos à lipoaspiração a tratamentos pós-operatórios, o que significa que grande parte julga essencial a realização de tratamentos complementares neste período, tendo a DLM 92,8% de indicação, demonstrando a importância dada pelos cirurgiões plásticos ao uso de tal técnica, destacada por Silva[49], Rubin, Hoefflin e Rubin[56] e outros autores.

Observaram que 64,2% (n = 18) dos cirurgiões plásticos recomendam outras técnicas de tratamento, especialmente o ultrassom, que aparece como o segundo tipo de tratamento mais comum, com 53,5% (n = 15), sugerindo a preocupação desta parcela da amostra com a redução da fibrose já instalada[58].

Os objetivos visados pelos cirurgiões plásticos para tal encaminhamento, em ordem de importância, foram redução do edema ou linfedema (96,4%), prevenção de fibroses (75%), encurtamento do período pós-operatório (67,8%) e prevenção de contornos irregulares (60,7%)[58]. Entretanto, aponta-se, também, que não houve uniformidade na utilização de critérios para realizar o encaminhamento, o que denota ausência de consenso sobre este aspecto.

Outros objetivos preconizados pela literatura para o uso da DLM em pós-operatórios de cirurgias plásticas, tais como favorecer a reconstrução de capilares linfáticos danificados, a regeneração da pele e dos tecidos afetados, amenizar a angústia e a ansiedade pós-operatória, aliviar a dor, reduzir hematomas e prevenir edema/linfedema, foram menos apontados pela amostra pesquisada[58].

A ação sedativa da DLM foi destacada apenas por 39,2% (n = 11) dos cirurgiões plásticos, como sendo um dos objetivos de indicação da técnica e, de acordo com Viñas[37] e Kasseroler[43], as queixas de dores e hiperestesias provenientes do pós-operatório são aliviadas instantaneamente após a aplicação da DLM. Por esse motivo, Tacani *et al.*[58] sugerem que essa ação da DLM deva ser mais divulgada aos cirurgiões plásticos.

A opinião dos cirurgiões plásticos quanto à capacidade da DLM em encurtar o período pós-operatório e quanto à efetividade desta técnica foi amplamente reconhecida nesse estudo, no qual 96,4% (n = 27) afirmam que a DLM ajuda a encurtar o período pós-operatório de lipoaspiração e 96,4% (n = 27) a consideram uma técnica efetiva, reforçando a teoria de que todos os pacientes submetidos à lipoaspiração podem ser encaminhados à fisioterapia[58].

Além disso, o período de encaminhamento ocorre em sua maioria entre o sexto e o décimo quinto dia pós-operatório, ou seja, na fase proliferativa do processo cicatricial e não em fases mais recentes ou precoces, quando os pacientes apresentam de maneira mais exuberante os sintomas de dor, edemas e hematomas[58].

Assim, o período pós-operatório ou a fase do processo de cicatrização em que o paciente é encaminhado a tratamentos pós-operatórios interfere diretamente na eleição e na eficácia das condutas fisioterapêuticas[58].

Os professores Hetter e Herhahn[59] observaram, em 1983, época ainda recente para as técnicas de lipoaspiração, que os pacientes que eram submetidos a terapias manuais no pós-operatório, apresentavam menor número de reclamações por demandas emocionais nos consultórios dos cirurgiões em relação ao grupo de pacientes não tratados. Os autores sugerem que essas terapias podem diminuir a ansiedade e a instabilidade emocional pós-operatória.

De fato, observa-se no cotidiano clínico que muitos pacientes se sentem ansiosos pelo resultado final e para retornar às suas atividades normais. O fisioterapeuta é um profissional que acompanha esse paciente e por meio do vínculo terapêutico pode ser um grande colaborador, haja vista a característica de aproximação da relação fisioterapeuta–paciente.

Pompages ou Estiramentos Suaves de Pele

A partir dos conceitos propostos por Bienfait[60] de que o fator excitante para a secreção de colágeno é o tensionamento do tecido, assim como

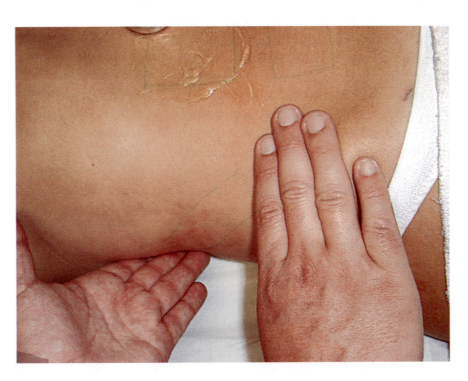

Figura 120.13 – *Pompage* ou estiramento suave de pele.

ocorre nas aponeuroses e fáscias musculares, postula-se que tensionamentos contínuos e prolongados da pele e da tela subcutânea podem favorecer o adequado remodelamento de colágeno, estimulando sua secreção em série, tornando o tecido menos rígido e mais elástico.

Como ilustra Noorlander, *apud* Altomare e Machado[57], quando o tecido em cicatrização é submetido a tensões mecânicas, ocorre maior elasticidade deste em comparação ao tecido não estimulado.

Somando-se a esses efeitos, as *pompages* também estimulam a circulação lacunar (pré-linfática), reduzindo estases e facilitando ou complementando a redução dos edemas[47].

Esses aspectos sugerem, então, que as manobras de *pompage* adaptadas à pele e à tela subcutânea, denominadas por Altomare e Machado[57] *liberação tecidual funcional*, são imprescindíveis na redução e prevenção das fibroses pós-operatórias de lipoaspiração, desde que aplicadas precocemente, mas não na fase aguda e sim a partir da fase proliferativa (terceiro ao quinto dia pós-operatório), com intensidades de estiramento proporcionais à resistência que o tecido oferece, mediadas também pela sensibilidade do paciente (Fig. 120.13).

Abdominoplastia

A abdominoplastia é um conjunto de procedimentos cirúrgicos com o objetivo de corrigir deformidades de ordem funcional e estética da parede abdominal provocadas por acúmulo excessivo de tecido adiposo, flacidez cutânea e/ou musculoaponeurótica, com ou sem diástase do músculo reto abdominal, e que são causadas respectivamente por obesidade, flutuações de peso, uma ou múltiplas gestações e enfraquecimento muscular. Outros distúrbios como hérnias e eventrações também podem comprometer o aspecto funcional da parede abdominal[61].

Em um estudo retrospectivo, Pitanguy *et al.*[61] analisaram 1.306 pacientes submetidos à abdominoplastia entre 1955 e 1994, observando que as indicações foram correção da flacidez musculoaponeurótica (70,5%), tratamento de adiposidades localizadas ou generalizadas (53,6%), sequelas de outras intervenções abdominais (24,1%), revisão de abdominoplastias primárias (10,2%), correção de hérnias e eventrações (3,4%), tratamento de sequelas por trauma (principalmente por queimaduras) ou infecção (0,8%).

Jatene *et al.*[62] verificaram em 424 abdominoplastias realizadas de 1984 a 2003 a ocorrência das seguintes complicações: seromas (8%), hematomas (1,6%), deiscências (0,7%), necrose (0,4%) e trombose venosa profunda (0,7%) e, de acordo com os autores, apenas o índice de seromas esteve alto em relação à literatura.

Em outro estudo[63], os autores identificaram em pacientes no pós-operatório de dermolipectomia, um tipo de abdominoplastia, a presença de edema, equimoses, dor e parestesia em graus variáveis de intensidade em toda a amostra estudada (100%), além da presença de aderências cicatriciais em 39,71% e seromas em 28,57% dos pacientes.

Os eventos pós-operatórios são caracterizados também por diminuição da expansibilidade torácica e respiração apical, aumento da pressão no abdome e subsequente compressão de estruturas abdominais, como da veia cava inferior, produzindo estagnação do retorno venoso com possível desenvolvimento de trombose venosa profunda[64].

Outras sensações como ardência na incisão, "repuxamento" abdominal, dorsolombalgia com contratura muscular e hipoestesia são igualmente relatadas[63].

Os sintomas do pós-operatório podem ser reduzidos por meio de recursos fisioterapêuticos, como DLM ou mecânica, observando-se rapidamente diminuição de edema e hematomas, com favorecimento da neoformação vascular e nervosa, além de prevenir ou minimizar a formação de cicatrizes hipertróficas ou hipotróficas, retrações e queloides.

Com o objetivo de comparar os efeitos da DLM com a drenagem linfática mecânica (DLME) em pacientes submetidos a abdominoplastia-dermolipectomia, foi realizado um ensaio clínico randomizado com 14 mulheres de 35 a 45 anos de idade, entre o oitavo e o vigésimo dia pós-operatório. Foram avaliadas antes e após um período de dez sessões, por meio de perimetria, relato de sintomas e análise do grau de satisfação do paciente e do pesquisador em relação aos tratamentos empregados[63].

Os autores averiguaram melhora dos sintomas do pós-operatório e sua intensidade, nos dois grupos de tratamento. A DLM mostrou-se mais eficaz que a DLME na redução do edema, especialmente na perimetria abdominal (p = 0,01), assim como na análise subjetiva do investigador e dos pacientes, com maior índice de aceitação para a DLM, 57,1% e 85,7%, respectivamente. Portanto, a DLM mostrou-se mais eficiente do que a DLME no pós-operatório das pacientes submetidas a abdominoplastia-dermolipectomia[63].

Cuidados Específicos da Drenagem Linfática Manual no Pós-operatório de Dermolipectomias

Pacientes pós-operados não devem ser submetidos a apenas um tipo de tratamento ou recurso fisioterapêutico pré-determinado, já que diversos fatores influenciam a cicatrização cutânea. Todo procedimento deve ser baseado nas características clínicas apresentadas em conformidade com as fases do processo de reparo e não apenas em datas específicas[57].

Dessa forma, nos pacientes submetidos a procedimentos de cirurgia plástica, em especial às técnicas de descolamento, as manobras de DLM devem ser aplicadas com grande refinamento e cuidado, principalmente durante toda a fase proliferativa e início da fase de remodelamento da cicatrização, enquanto a resistência tênsil dos tecidos manipulados cirurgicamente ainda não estiver bem estabelecida.

Dentre esses cuidados, deve-se evitar o componente de tração (com exceção dos locais de fibrose) e as pressões utilizadas devem ser ainda menores que as usuais para não comprometer a adequada cicatrização. De acordo com o estabelecimento da resistência tênsil e o amadurecimento cicatricial, gradativamente o fisioterapeuta poderá normalizar essas características das manobras, porém, somente após este período é que poderão ser instituídas manobras mais profundas e, ainda assim, evitando-se tracionar as cicatrizes no sentido de seu alargamento transversal.

Em relação à direção das manobras de drenagem linfática, sugere-se adequá-las ao tipo de procedimento cirúrgico. Nas lipoaspirações adota-se a direção fisiológica (Fig. 120.14), conforme as áreas de drenagem superficiais, ao passo que nas cirurgias de descolamento e com utilização de retalhos cirúrgicos orienta-se observar o local de origem do retalho e sua posição atual para se readequar à direção da drenagem (Fig. 120.15).

Bassalobre, Altomare e Oliveira[65] descrevem um estudo de caso com o objetivo de avaliar o sentido da drenagem linfática do abdome de uma paciente submetida a lipoabdominoplastia. Para isso, foi realizada linfocintilografia com injeção subcutânea de tecnécio (Tc 99m) na região do abdome inferior, uma em cada altura da crista ilíaca anterossuperior e uma abaixo da cicatriz umbilical, observando-se estes pontos e a progressão do marcador pelo seguimento, 4h depois.

Os resultados mostraram que no pré-operatório houve presença de linfonodos inguinais e ausência dos axilares (conforme as áreas de drenagem fisiológicas), porém, após 30 dias e 72 dias, respectivamente, o exame apontou o inverso do pré-operatório, encontrando-se somente os linfonodos axilares e não mais os inguinais[65].

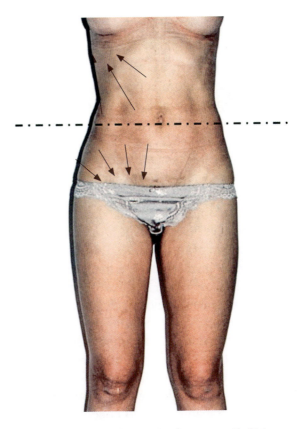

Figura 120.14 – Direção da drenagem linfática manual em pós-lipoaspiração.

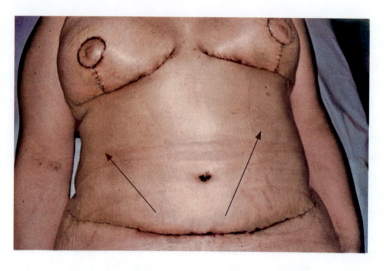

Figura 120.15 – Direção da drenagem linfática manual em pós-dermolipectomia.

Esse estudo sugere que a direção das manobras no pós-operatório de dermolipectomia ou lipoabdominoplastia (ao menos até o septuagésimo segundo dia pós-operatório) deve ser para os nódulos axilares e não para os inguinais, corroborando o preconizado por Carlucci[30] ao indicar o uso da drenagem linfática reversa.

Cicatrizes Patológicas

Vários são os recursos fisioterapêuticos que podem ser utilizados para o tratamento das cicatrizes anormais. Dentre eles, as técnicas manuais têm particular importância, ocupando 52% de todas as terapêuticas utilizadas[66], em especial a DLM, as manobras tradicionais de amassamento e fricção da massagem clássica, de amassamento superficial ou rolamentos de pele, de palpar-rolar ou Wetterwald por seus efeitos e objetivos já apresentados.

A utilização dessas técnicas deve ser a mais precoce possível e associada a outros recursos fisioterapêuticos (a exemplo do ultrassom e do *laser* de baixa intensidade) e a tratamentos clínicos ou cirúrgicos[33]. Para Roques[66], a profilaxia é a melhor forma de manejo em cicatrizes hipertróficas e queloides, cujas medidas devem ser aplicadas imediatamente após a completa epitelização.

Nas cicatrizes mais recentes, o edema dá lugar a uma série de condições que dificultam a cicatrização normal; dentre estas, pode propiciar maior proliferação de tecido conectivo (devido às macromoléculas proteicas presentes no interstício), resultando em cicatrização excessiva[30].

Devido a isso, a DLM possui indicação preventiva com os objetivos de reabsorver o edema presente, eliminando as macromoléculas e os dejetos metabólicos e garantindo melhor nutrição tecidual[30,33], sendo a técnica mais utilizada no primeiro mês – aproximadamente 80% dos centros de reabilitação a utilizam, de acordo com Roques[66].

Com a evolução da cicatrização (primeira intenção), espera-se leve aderência entre os tecidos; entretanto, se houver persistência tardia e agravamento deste evento, considera-se como uma complicação e, portanto, deve ser tratada por manobras diretas na cicatriz, que executem mobilização transversal (manobras em S), assegurando em todos os instantes a união das bordas[30,40].

Em cicatrizes de feridas traumáticas e queimaduras, além da DLM em regiões adjacentes à lesão, pode-se utilizar sobre elas (quando totalmente epitelizadas) manobras de amassamento, fricção, rolamentos de pele e de Wetterwald[30] com pequenas quantidades de lubrificantes para preservar a integridade da epiderme e favorecer a hidratação da pele[67], com objetivos de reduzir aderências[30,40], dor e prurido[67], estimular a vascularização, melhorar a flexibilidade tecidual ou a amplitude de movimento articular (quando se localizarem próximas a articulações)[40].

Outra manobra indicada é a vibração, para a redução de fenômenos hiperestésicos[33].

Para cicatrizes hipertróficas e queloides, recomendam-se[30,40,66] as mesmas condutas, associadas em seguida à compressão por malhas e outros recursos fisioterapêuticos, adaptados aos procedimentos clínicos ou cirúrgicos.

Atiyeh[67] acrescenta que além de a massagem melhorar a qualidade da cicatriz, auxilia na recuperação emocional do paciente pós-queimadura, diminuindo sua raiva, depressão e ansiedade, melhorando o humor e favorecendo a aceitação da lesão.

Patiño et al.[68] analisaram os efeitos da automassagem em 30 pacientes que sofreram queimaduras envolvendo 30% de superfície corporal, tendo o grupo-controle feito uso apenas de malha compressiva por 23h diárias e o grupo-experimento feito o mesmo uso da malha associado a 10min de automassagem (manobras de fricção) com creme, diariamente, durante três meses. Não houve diferenças significantes entre os grupos com relação à qualidade da cicatriz, vascularização, flexibilidade e altura.

Os autores justificam que, pela diminuição na quantidade de fibras elásticas na cicatriz hipertrófica, os efeitos fisiológicos da massagem não tenham sido alcançados como em peles normais; ou que a massagem pode ter produzido uma isquemia transitória local; ou, ainda, que os 10min propostos foram insuficientes para produzir efeitos importantes[68].

Apesar disso, a massagem promoveu diminuição do prurido, preparou o paciente para a cinesioterapia, favoreceu a hidratação adequada antes do uso da malha, além de ter facilitado a aceitação da queimadura[68].

Bourgeois et al.[69] realizaram um estudo com endermologia em mulheres após mastectomia e radioterapia unilateral, nas quais dez foram o grupo-controle e não receberam tratamento e dez foram o grupo-experimento e receberam 10min de massagem mecânica no quadrante superior interno do tórax, três vezes por semana, totalizando 15 sessões.

Observaram melhora do ressecamento da pele, do eritema, do infiltrado, do prurido e da dor, sem diferenças significantes, porém, a análise da elasticidade foi significativa, mostrando importante diminuição no endurecimento e aumento na maleabilidade da pele, assim como pela análise profilométrica tridimensional, que também mostrou diferença significante quanto à uniformização dos microcontornos da pele[69].

Os autores concluíram que a técnica usada foi eficaz como terapêutica antifibrose e melhorou o conforto das pacientes[69].

Envelhecimento Cutâneo

A massagem clássica facial é uma forma de tratamento extremamente popular nos cuidados estéticos e com o intuito de melhorar o aspecto da pele. Observa-se ainda o uso frequente do termo *massagem rejuvenescedora*, o qual não se aconselha por questões óbvias.

Um estudo realizado por Iida e Noro[70] analisou as propriedades dinâmicas da pele da bochecha, o metabolismo desta superfície cutânea e a musculatura bucinadora de 86 indivíduos com idades entre 20 e 75 anos, notando-se nos indivíduos mais velhos a redução da elasticidade cutânea e a ausência da produção de sebo.

Todos os indivíduos foram submetidos a um sistema de tratamentos faciais com cremes e massagens por 30 dias e reavaliados. Observaram-se melhora significante no grupo que apresentava perda de maciez e de elasticidade, com mais de 30 anos de idade, sugerindo sua recuperação por meio de tratamentos com massagem[70].

Tratamentos para minimizar os efeitos do envelhecimento ou para a prevenção deste geralmente consistem em massagens faciais com cremes, vapor sobre a face massageada e aplicação de máscara térmica.

Os efeitos benéficos, bem como os indesejados dessas práticas têm sido questionados por alguns autores, como observam Kanna e Gupta[71] em seu estudo com mulheres jovens, as quais se queixavam de nódulos faciais na região das bochechas após terem sido submetidas a tratamentos de beleza facial.

Para investigar melhor essa questão, as autoras selecionaram 36 mulheres e um homem, com idades entre 21 e 56 anos (média de 32 anos), sendo todos questionados sobre suas lesões e apenas oito submetidos à biópsia destas. Todos os pacientes relataram o início de suas lesões após três a oito semanas de terem se submetido ao tratamento de beleza facial[71].

Os tipos de lesões predominantes foram nódulos profundos e comedões fechados e muitas lesões tardaram em cicatrizar e algumas se hiperpigmentaram. A região das bochechas foi afetada em todos os pacientes (100%) e as regiões do mento e da fronte em quase 50% destes e o estudo histopatológico revelou predominantemente uma infiltração dérmica com linfócitos e polimorfonucleares[71].

Para as autoras, essas erupções precoces são descritas como acne cosmética, inicialmente inflamatória, indolente e que se forma após a primeira automassagem com creme e provavelmente em razão de a massagem vigorosa bloquear os dutos pilossebáceos, com sua consequente destruição[71].

Em outro estudo, Kanna e Gupta[72] analisaram 142 mulheres entre 27 e 63 anos de idade, submetidas a tratamentos faciais com massagem, vapor e máscara em três diferentes institutos de beleza, em um deles tendo sido realizada a extração de comedões com extrator mecânico (41 mulheres, 24,3%).

Essas mulheres foram examinadas nas primeiras 6h em intervalos de 2h, por seis dias (de forma alternada), durante 11 semanas. Foram questionadas com relação à presença de lesões na face, incluindo história de acne, cloasma ou erupções cutâneas e predisposição a alergias pelos agentes tópicos usados e avaliadas quanto a edema, eritema, dermatites, pigmentação e erupção acneiforme[72].

Os resultados mostraram que 36,1% (61) das pacientes desenvolveram eritema e inchaço 15min a 2h após o tratamento e o eritema perdurou por mais 2h associado a sensação de calor e ardor na face e 7,1% (12) apresentaram eritema persistente, particularmente ao redor do nariz e do sulco nasolabial, associado ao uso do extrator (em todos os casos) e a procedimentos mais vigorosos[72].

Outros 2,4% (4) das mulheres desenvolveram pequenas lesões pustulares ao redor do nariz e do sulco nasolabial, duas a três semanas após o tratamento, e 4,7% (8) evoluíram com dermatite branda na forma de eritema e leve exsudação, dois a sete dias após o tratamento; além disso, foram submetidas ao *patch test* e quatro delas (50%) apresentaram reação alérgica aos produtos.

Das 142 mulheres, 33,1% (47) desenvolveram erupções acneiformes três a dez semanas após o tratamento facial – 27,7% (13) se submeteram pela primeira vez a este tipo de tratamento e 72,3% (34) tinham história de desenvolver erupções acneiformes após massagem facial, pois em nem todos os episódios foram tão intensas. As lesões predominantes foram nódulos profundos e comedões espalhados, as que demoraram a cicatrizar se hiperpigmentaram e as biópsias realizadas em 14 mulheres revelaram linfo-histiocitose dérmica, infiltração perifolicular e resposta granulomatosa em 6 mulheres (42,9%)[72].

Apesar dos resultados citados anteriormente, os benefícios mencionados pelas pacientes incluíram sensação de frescor e rejuvenescimento em 84 (59,1%) destas, manutenção da flexibilidade da pele e calor e firmeza da pele em 71 (50%) e um subjetivo retardo na formação de vincos e rugas em 21 (14,8%).

Os tratamentos de beleza facial são procedimentos relaxantes e calmantes que resultam em benefícios, mas existem complicações em quase um terço dos pacientes, na forma de dermatites e erupções acneiformes[72], e por estes motivos os autores não sugerem o uso da massagem clássica facial em indivíduos com peles oleosas e acneicas, nas quais a DLM pode apresentar melhores indicações e resultados, evitando a ocorrência de efeitos adversos.

Assim como para o envelhecimento cutâneo, recomenda-se o uso da DLM por favorecer a eliminação de estases e resíduos metabólicos, promovendo homeostase e reequilíbrio metabólico[33,36,37].

Dermatoses e Transtornos Cutâneos

Por sua ação antiedematosa e descongestionante, alguns autores[33,36,37] recomendam o uso da DLM como terapêutica auxiliar em transtornos cutâneos como acne vulgar, rosácea, eritema facial e edemas faciais idiopáticos.

Nas acnes comedônicas, a DLM é empregada após a extração dos comedões, seguida de uma máscara anti-inflamatória e secante, que não contenha substâncias irritantes nem hiperemiantes. Em acnes pápulo-pustulosas, nas quais estão presentes reações inflamatórias visíveis[37], preconiza-se o uso da DLM antes da extração das lesões (especialmente em regiões ganglionares cervicais e submandibulares). Porém, nos casos em que há predomínio de pústulas, recomenda-se a DLM após a extração, com compressas frias sobre as lesões, embebidas de uma infusão de plantas anti-inflamatórias e cicatrizantes[37].

Em acne *conglobata*, utiliza-se a DLM no início do tratamento, não sobre as lesões, mas somente nas regiões ganglionares, dando lugar então aos procedimentos médico-dermatológicos intensivos[37].

A rosácea é um transtorno cutâneo crônico comum que envolve a região central da face, caracterizado por congestão vascular, moderado eritema e presença de telangiectasias (estágio I), persistência por várias semanas e formação de pápulas e pústulas inflamatórias (estágio II), grandes nódulos inflamatórios, hiperplasia tecidual ou rinofima, ou a combinação dos três. Isso pode provocar uma distorção da face, com aspecto de "casca-de-laranja"[73].

Formas que apresentem linfedema associado a essa condição são raras, porém, Harvey, Fenske e Glass[73] descrevem a presença de um infiltrado edematoso firme à palpação com mínimo eritema e resistente à terapia. A etiopatogenia exata do linfedema induzido por rosácea ainda permanece obscura, porém, especulações sugerem que resulte de inflamação crônica e estase linfática prolongada, pela obstrução dos canais linfáticos e pela presença de mastócitos que provocam reação fibrótica[73].

Alguns autores têm sugerido o envolvimento de bactérias, fazendo-se necessário o uso de antibioticoterapia. O sucesso do tratamento pode ser bastante difícil e são utilizadas terapias por irradiação, máscaras elásticas compressivas, DLM, injeções de gama-interferon, isotretinoína, anti-histamínicos, corticoesteroides, antibióticos e excisões diretas[73].

Lipedema

O lipedema foi descrito pela primeira vez por Allen e Hines, em 1940, como sendo um acúmulo de gordura na perna, associado a um edema ortostático[74]. Fairbairn observou uma condição de simetria e bilateralidade, respeitando quase sempre os pés, e Merlen acrescentou a presença de hipotermia e dor espontânea, do tipo tensional, associada a sensações de "beliscões" ou "agulhadas", além de um aspecto típico, denominado por ele de *"coluna egípcia"*, devido ao clássico aumento de volume do tecido supra e inframaleolar e normalidade na região de união entre os pés e os tornozelos[74].

Em outro artigo publicado pelos mesmos autores, são citadas mais duas características: alteração do apoio plantar e sinal de Stemmer negativo. Para eles, a etiologia e a patogênese dessa doença ainda são objetos de estudo e o sucesso do tratamento é de difícil alcance[75].

Herpertz[44] refere que o lipedema ou "fatedema" acomete exclusivamente as mulheres e é condicionado por uma combinação de leve obstrução mecânica de pequenas veias e vasos linfáticos com aumento da permeabilidade arterial devido ao crescimento do tecido adiposo, como se refere Cornely[76] a uma lipo-hiperplasia dolorosa pelo aumento do número de células e 60% de seus pacientes também apresentam alterações nos membros superiores.

O tratamento para o lipedema deve se basear em abordagem dietética, endocrinológica, física e psicológica para essas sobrecargas adiposas, podendo ainda acrescentar, em alguns casos, abordagem cirúrgica, como exérese por lipoaspiração ou lipectomia[37].

A DLM pode remover essa condição de edema[44], embora não como uma técnica isolada eficaz[37], podendo estar associada a bandagens compressivas[37,77].

Fibroedema Geloide (Celulite)

A ideia muito difundida, há uns 20 anos, de amassar os nódulos e as placas de celulite através de beliscão energético, indo até a equimose, é a prova de um incurável obscurantismo.
HECKEL *APUD* BOIGEY[9]

Essa "ideia difundida" citada por Heckel *apud* Boigey[9] na década de 1930 demonstra como certos conceitos empíricos que norteiam o uso das técnicas manuais resistem ao longo dos tempos. Na prática clínica é comum observar relatos de pacientes que já se expuseram a tratamentos manuais "bastante intensos", em que prevaleciam hematomas e dores difusas nos locais massageados. A alegação para o uso dessas técnicas parece ser: quanto mais nódulos forem "quebrados" ou "dissolvidos" e quanto mais dor houver, mais efetivas seriam.

Infelizmente, depara-se muito ainda com pacientes que buscam tratamentos manuais vigorosos para "eliminar" celulite ou adiposidades circunscritas.

Parece haver quase um consenso na literatura quanto à pressão a ser utilizada para o tratamento da celulite, que segue as orientações de Heckel *apud* Boigey[9]: "a massagem para a celulite deve ser leve, superficial, branda e agradável". Ao menos, as pressões das manobras devem ser suficientemente leves para não produzir dor, nem hematomas, equimoses ou outras lesões[9]. Conforme será exposto, a massagem vigorosa não apresenta subsídios fisiológicos para o seu uso. Sánchez[78] recomenda que a massagem para a celulite deva evitar manobras bruscas e inadequadas e nunca deve produzir dor. Para ele, toda a manipulação brusca do tecido subcutâneo produz ruptura de fibras elásticas e formação de processos inflamatórios, que agravam mais o estado frágil dos tecidos afetados.

Para Soriano e Busquets[79]: "a aparição de hematomas e relaxamento do tecido conjuntivo que resultam de uma massagem violenta não tendem a ser mais que inconvenientes funcionais e estéticos". Segundo eles, a massagem anticelulítica deve ser personalizada, adaptada a cada indivíduo, em função de:

- Tipo (edematosa, flácida, compacta), distribuição, localização.
- Características próprias da paciente (sedentária, atleta, depressiva, estressada).
- Presença de patologias ou alterações associadas (varizes, osteoartrites, retenção hídrica, etc.).
- Evolução progressiva do tratamento (à medida que o tratamento avança, a celulite tende a se modificar, devendo a massagem se adaptar a tal condição).
- Casos ou circunstâncias especiais que constituam contraindicação para qualquer técnica de massagem.

Reinharez[80] refere que as formas de massagem reflexa (com pressões brandas ou moderadas) e de DLM devem evitar manobras intempestivas e brutais, a fim de não destruir as fibras elásticas frágeis e distendidas do tecido conectivo.

Vigourt[81] sugere que as manobras de palpar-rolar dos tecidos superficiais são técnicas de eleição para o tratamento da celulite. Holey e Cook[6] colocam que a massagem de DLM e a MTC são técnicas que podem melhorar o aspecto das irregularidades teciduais produzidas pela celulite, por renovar os líquidos intersticiais (removendo toxinas e líquido excedente) e restaurar a mobilidade e o comprimento do tecido fibroso.

Estão aconselhadas inicialmente as manobras de DLM para favorecer a reabsorção e a drenagem de líquidos e dejetos metabólicos intersticiais (diminuindo a tendência para a fibrose), exercer efeito analgésico nas celulites dolorosas e ativar o sistema nervoso parassimpático, promovendo estado de relaxamento[79].

Progressivamente, segundo a evolução do processo, preconiza-se acrescentar manobras de outras técnicas de massagem, especialmente o amassamento superficial e/ou o palpar-rolar, que ativarão a circulação sanguínea, melhorando a nutrição e a oxigenação dos tecidos e a eliminação de toxinas, produtos catabólitos e edemas, favorecendo as trocas celulares.

Além disso, essas manobras produzem mobilização dos tecidos, contribuindo para a redução de aderências fibroedematosas e a diminuição das redes fibrosas. Como consequência, há descompressão das terminações nervosas e redução de quadros álgicos em celulites dolorosas. Exercem também uma ação sedante, produzindo efeito psíquico de relaxamento e bem-estar, benéficos para a redução do estresse.

As manobras de percussão são contraindicadas no início do tratamento e, após sua evolução, em uma grande variedade de casos[79], especialmente naqueles que apresentem alterações vasculares (telangiectasias, veias varicosas, etc.), sensibilidade dolorosa aumentada e excessiva flacidez cutânea.

Rawlings[82] refere que a massagem é utilizada no tratamento da celulite, pois diminui o edema tecidual, porém, é provável ter efeitos em nível celular pela estimulação de fibroblastos e queratinócitos enquanto diminui a atividade adipocitária.

Existem poucos experimentos que investigam a eficácia da massagem na redução da celulite. Com o desenvolvimento da endermologia, alguns trabalhos foram realizados na tentativa de demonstrar a funcionalidade dessa terapêutica, na qual se postula promover efeitos semelhantes com as manobras manuais de palpar-rolar, de amassamento superficial e outras manobras de descolamento subcutâneo.

Collis et al.[83] realizaram um experimento em 52 pacientes do sexo feminino, portadoras de celulite, distribuídas randomicamente em três grupos: as pacientes do grupo 1 usaram creme de glicoaminofilina (aminofilina a 2% e ácido glicólico a 10% – para facilitar a penetração), duas vezes ao dia em uma coxa e um creme placebo na outra, sem o uso de manobras de automassagem que produzissem efeitos circulatórios; o grupo 2 recebeu endermologia em uma coxa, duas vezes por semana durante 10min; o grupo 3 recebeu endermologia em ambas as coxas e usou o creme como o grupo 1.

As pacientes foram submetidas a avaliações de auto-opinião subjetivas, de exame físico (índice de massa corporal [IMC] e perimetria) e de aferição do tecido subcutâneo por ultrassonografia. Os autores concluíram, pelos achados estatisticamente não significativos, que nenhum desses dois tratamentos foi efetivo para melhorar a aparência da celulite[83].

Draelos e Marenus[84] discordam dessas afirmativas, pois apesar de acreditarem que a celulite não pode ser eliminada pela endermologia, referem que pode ter a aparência melhorada, pois o edema tecidual é removido.

Leduc et al.[85] sugerem que a endermologia é desnecessária e ineficaz na ativação da circulação linfática superficial do membro inferior quando não realizada na direção do fluxo linfático.

A ação da massagem da endermologia aparenta aumentar a circulação sanguínea e linfática no tecido adiposo, enquanto separa ou amolece o tecido conectivo[86]. Nesse mesmo artigo é comentado um estudo de 85 mulheres submetidas à endermologia, que demonstrou redução média das circunferências de cintura, quadril, coxas, joelhos e panturrilha de 1cm após 7 sessões e de 1,75cm após 14 sessões.

A endermologia foi aprovada pela Food and Drug Administration (FDA) em 1998, mas com a seguinte recomendação: "redução temporária da aparência da celulite". A endermologia diminui o aspecto da celulite durante o tratamento[87].

Outro estudo publicado por Lucassen et al.[88] investigou a efetividade da massagem de palpar-rolar produzida por um aparelho de vácuo (semelhante ao utilizado na endermologia), com pressões de 200mbar, formando pregas cutâneas de no máximo 18mm, em movimentos ascendentes (do joelho até a cintura), em ambas as coxas de 20 mulheres saudáveis (sem patologias associadas), com sintomas moderados de celulite (graus 1 e 2, segundo a classificação de Curri), durante três meses, três vezes por semana.

Como método de avaliação foram utilizadas imagens tridimensionais de ultrassom (20MHz) para acompanhar as mudanças do aspecto de irregularidade das junções dérmico-hipodérmicas. Em média, foram encontradas reduções relativas das superfícies irregulares em 34 (±3%), 50 (±3%) e 56 (±2%) após um, dois e três meses; após 2,6 meses o tratamento ser descontinuado, observou-se piora destas irregularidades[88].

Esses autores concluíram que o "alisamento" dessas camadas indicou uma melhora em direção a uma normalização da celulite (de até 60%) no período de tratamento, mas que estes efeitos da massagem são temporários e dependentes da frequência e da duração do tratamento[88].

Devido às características multifatoriais etiológicas e fisiopatológicas da celulite, outros recursos fisioterapêuticos devem ser associados em sua terapêutica, juntamente com outras abordagens do ponto de vista médico, nutricional[30] e psicoterapêutico (em alguns casos)[89].

Adiposidades Localizadas

Ao longo do tempo, diversos relatos foram feitos a respeito da ação "emagrecedora" de diferentes técnicas manuais, sendo, até os dias atuais, um tema bastante controverso na literatura.

Para facilitar a compreensão do leitor, dividimos as evidências da ação das técnicas manuais em três subitens, como segue.

Nenhum Efeito Lipolítico Primário das Técnicas Manuais sobre o Tecido Adiposo

Rosenthal realizou um experimento na parede abdominal de animais, utilizando manobras vigorosas e por meio de análise microscópica não identificou qualquer alteração no tecido adiposo entre as regiões tratadas e as não tratadas[3].

Krusen *apud* Ibáñez[1], com base em observações clínicas, relata que são vãs as tentativas de reduzir depósitos de tecido adiposo e Wrigth (1939) e Kalb (1944) *apud* Wood e Becker[3] fizeram relatos semelhantes em seus estudos.

Para Fricker *et al.* "a massagem faz emagrecer o massagista" e pode ser aplicada no tecido subcutâneo apenas para melhorar o trofismo e a aparência, assim como Holey e Cook[6] afirmam que ainda não há evidência convincente e base teórica plausível para a opinião popular de que a massagem pode produzir um colapso do tecido adiposo e reduzir seu volume.

Em um estudo com endermologia, Benelli *et al.*[90] realizaram 40min de massagem mecânica no abdome e nas coxas de dez pacientes obesas com médias de peso (93,9kg), altura (162,6cm), IMC (35,5kg/m²) e idade (33,7 anos), não observando alterações significativas de níveis plasmáticos que indicassem a ocorrência de lipólise, porém, sugerem que este método pode melhorar os contornos corporais e o aspecto do tecido adiposo subcutâneo.

Efeito Lipolítico Secundário das Técnicas Manuais (Associadas com Dieta e Atividade Física) sobre o Tecido Adiposo

Nórlan *apud* Tacani e Cervera[33] baseada em observações clínicas refere que a massagem modifica as massas adiposas e facilita a sua absorção e eliminação, porém, associada à dietoterapia e atividade física concomitantes.

Ruffier *apud* Tacani e Cervera[33] endossa o uso da massagem para facilitar a desidratação e a eliminação das gorduras metabolizadas pelo exercício, mas, se praticada isoladamente sem a associação de dieta, sua ação é nula. Esse autor refere que a massagem realizada no tecido subcutâneo normal serve para manter ou aumentar a sua flexibilidade e assegurar adequada circulação sanguínea e linfática neste tecido.

É improvável que a massagem denominada redutora dê resultados satisfatórios se for utilizada como tratamento único. Indiretamente, atua sobre a diminuição do tecido adiposo, já que intensifica a circulação e o metabolismo local, auxiliando na reabsorção das gorduras, mas deve ser acompanhada por dieta adequada[33].

Efeito Lipolítico Primário das Técnicas Manuais sobre o Tecido Adiposo

Ibáñez[1] coloca que a ação da massagem sobre esse tecido é duvidosa, mas pode facilitar a absorção de líquidos ou edemas intersticiais nesse nível, porém, segundo o tipo de massagem e sua intensidade, pode-se eliminar algo de tecido adiposo em uma zona topográfica muito pequena.

Para Cassar[5], a manobra de amassamento tende a produzir um efeito de emulsificação da gordura dos tecidos superficiais, melhorando a absorção linfática e o seu metabolismo.

Pedini e Zaietta[91] analisaram a ação de faixas de vibromassagem sobre o tecido adiposo de 12 voluntários submetidos por 14 dias a sessões diárias de 20min, observando em 10 dos 12 casos, aumento significativo do glicerol plasmático e da concentração de ácidos graxos livres.

Os autores concluíram que o estímulo mecânico parece modificar a situação funcional do tecido adiposo por configurar uma ação genérica de estresse, que pode produzir aumento da liberação das catecolaminas; o aumento do fluxo circulatório sanguíneo e linfático aumenta o aporte de oxigênio e substâncias metabolicamente ativas que podem aumentar a hidrólise dos triglicerídeos intra-adipocitários e, como hipótese mais sugestiva, que o estímulo mecânico pode modificar o ambiente físico dos processos biológicos, variando a pressão intracelular e a dos líquidos intersticiais, a temperatura tecidual, a velocidade de troca das membranas celulares e, eventualmente, a do equilíbrio ácido-básico[91].

Tanabe *et al.*[92] realizaram um estudo *in vitro* com pré-adipócitos submetidos a estiramentos cíclicos uniaxiais de 110 a 175% de seu comprimento a uma frequência de 1Hz, a fim de verificar a sua diferenciação em adipócitos e observaram cerca de 60% menos diferenciação adipocitária no grupo estimulado. Os autores sugerem que exercício e massagem atuam diretamente sobre os pré-adipócitos pela mobilização

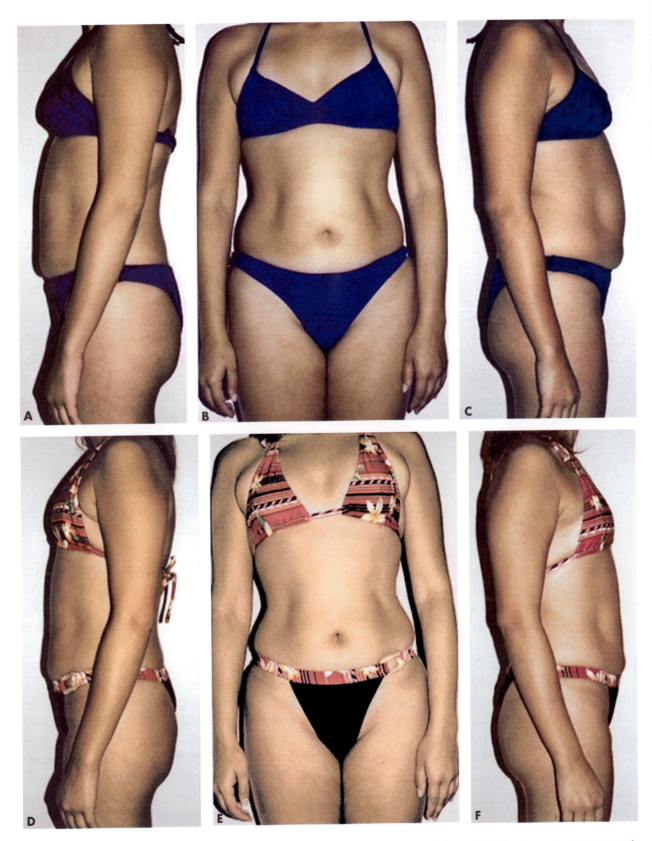

Figura 120.16 – Caso tratado por dez sessões de drenagem linfática manual. (*A* a *C*) Pré-tratamento (05/05/2004). (*D* a *F*) Pós-tratamento (07/06/2004)[93].

mecânica, fornecendo uma base molecular para o significado fisiológico da aplicação local destes estímulos.

Com o objetivo de investigar a influência de um protocolo de DLM sobre a lipodistrofia abdominal de mulheres jovens, Pancelli et al.[93] selecionaram dez estudantes universitárias (entre 18 e 25 anos de idade), eutróficas, de biotipo andróide, sedentárias, saudáveis e não praticantes de dietoterapia, as quais foram submetidas a avaliações pré e pós-tratamento compostas por IMC, impedância bioelétrica tetrapolar, perimetria abdominal e adipometria (dobras tricipital, subescapular e abdominal), realizadas por um avaliador experiente, e os dados foram analisados por meio do *teste t de Student*, com 5% de hipótese de nulidade.

O tratamento consistiu em dez sessões de DLM – método Leduc, duas vezes por semana, durante 30min, em todo o tronco anterior (quadrantes superiores e inferiores) seguindo o sentido fisiológico do sistema linfático superficial, com velocidade lenta (em torno de 20 manobras/min) e pressões médias de 30 a 40mmHg (executadas por um único fisioterapeuta experiente)[93].

Os resultados obtidos demonstraram redução significativa do IMC (média de 1,127kg/m^2) e perimetria (abdome superior: 1,6cm; abdome médio: 0,95cm; abdome inferior: 0,8cm), ao passo que os métodos de impedância bioelétrica e adipometria não apresentaram redução significante[93].

As reduções observadas em perimetria e IMC podem ser explicadas pela remoção de um edema discreto e pelo aumento da motilidade intestinal, entretanto, verificou-se que a massa adiposa e as dobras cutâneas não se modificaram, demonstrando que a DLM não reduziu o tecido adiposo, provavelmente pela ativação do sistema nervoso parassimpático, que contrariamente ao simpático não promove descarga adrenérgica[93].

Ademais, um questionário de impressão subjetiva também foi aplicado e 100% das voluntárias referiram aumento da excreção urinária e da motilidade intestinal (com maior excreção fecal), além de acreditarem que houve redução da gordura abdominal, pela melhora dos contornos corporais e plena satisfação com o tratamento[93] (Fig. 120.16).

Dessa forma, concluiu-se que, pelos resultados obtidos, apesar da alta satisfação apontada pelas pacientes, o tratamento proposto pode ser utilizado apenas como uma terapêutica coadjuvante no processo de redução das adiposidades abdominais.

TÉCNICAS MANUAIS IATROGÊNICAS

Diversas técnicas de massagem têm sido aplicadas de forma inadequada, sem embasamento técnico científico e/ou preparo por parte dos profissionais, causando riscos e danos à saúde de muitos pacientes e indivíduos saudáveis.

A literatura é clara ao descrever que as manipulações realizadas nos tecidos superficiais acometidos por fibroedema geloide e por adiposidades localizadas devem ser executadas de forma leve, superficial, branda e agradável, respeitando-se sua integridade para não produzir hematomas, equimoses e tampouco dor excessiva[9,33], porque a ruptura de fibras elásticas e a formação de processos inflamatórios pioram ainda mais o estado dos tecidos comprometidos[33].

A situação se agrava ainda mais quando se trata da DLM, pela grande popularidade que esta possui atualmente, devido ao crescimento e interesse por tratamentos estéticos. Ademais, vem sendo oferecida em muitos serviços ou por profissionais não especializados, que se utilizam falsamente do nome DLM, mas de maneira equivocada aplicam massagens agressivas, vigorosas e iatrogênicas, contribuindo para ampliar entre o público leigo a errônea ideia de que esta técnica causa dor, hematoma e extensas equimoses[45].

Reafirmando essa questão, Eliska e Eliskova[94] submeteram seis indivíduos saudáveis e oito cães saudáveis a 10min de massagem e dois pacientes do sexo masculino com edema venoso pós-trombótico e quatro cães com linfedema experimental nas patas traseiras a 3 a 5min de massagem, utilizando deslizamentos com os dedos por um único fisioterapeuta treinado a aplicar pressões de 70 a 100mmHg, em uma área de 10 a 13cm, na direção do fluxo linfático, a uma velocidade de 25 deslizamentos por minuto. Por meio de microscopia eletrônica averiguaram lesões no endotélio dos capilares linfáticos, fendas artificiais nos coletores e pré-coletores, frouxidão do tecido subcutâneo e alargamento de canais teciduais.

Para Casley-Smith[41] uma drenagem linfática mal aplicada é um dos piores impedimentos para a função do sistema linfático e, além disso, apresenta contraindicações que, se não observadas, oferecem alto risco para a saúde[33,36,37,40-45].

Complicações clínicas graves causadas pelo uso inadequado e inadvertido das técnicas de massagem têm sido relatadas, como a aplicação de massagem profunda e calor em lesões recentes, contrariando os protocolos que preconizam apenas o uso da drenagem linfática em regiões vizinhas e não sobre a lesão[95].

Trotter[96] ilustra com propriedade essa problematização ao descrever o caso de uma mulher de 39 anos de idade submetida à massagem corporal profunda, incluindo o quadrante superior abdominal, e que após 24h apresentou desconforto abdominal vagal, náuseas e dores no ombro direito, sendo hospitalizada com alterações graves de hematócrito, células brancas, albumina, enzimas hepáticas e tempo de protrombina e, ao exame de tomografia computadorizada, foi detectado um grande hematoma de 14 × 18cm no lobo hepático direito. Em seguida, foi tratada com transfusão de sangue e nos seis meses seguintes emagreceu 10,4kg em razão de náuseas e estado febril.

Outras sequelas, como necrose de tecido adiposo[97], perda auditiva neurossensorial após massagem no músculo trapézio, lesão da artéria vertebral[95], deslocamento ureteral, síndrome interóssea anterior e pseudoaneurisma arterial poplíteo[98], também vêm sendo referidas, mesmo que de forma isolada e em número reduzido.

Entretanto, esses casos não podem ser negligenciados[95,98], merecendo destaque e atenção da população e das autoridades, principalmente porque parecem estar relacionados com inabilidade tátil-cinestésica por parte daqueles profissionais que já se julgam hábeis, mas que ainda necessitam de supervisão prática e adquirir um profundo conhecimento em anatomia, fisiologia e outras disciplinas básicas[95,98].

CONSIDERAÇÕES FINAIS

Apesar de haver a necessidade de se produzirem mais pesquisas a fim de ampliar os conhecimentos a respeito das diferentes formas de massagens e determinar seu verdadeiro papel e efetividade, as técnicas manuais encontram lugar de destaque na terapêutica e propedêutica de diversas alterações estéticas.

Se somadas a outras modalidades terapêuticas interdisciplinares, podem indefectivelmente contribuir não apenas para a melhora das condições inestéticas, mas especialmente para complementar a qualidade de vida do ser humano em todos os seus aspectos: social, profissional, emocional e físico.

Utilizadas com as suas bases cada vez mais enraizadas no modelo científico atual e por profissionais que detêm profundo conhecimento em anatomia, fisiologia e fisiopatologia das lesões e sequelas que afetam a estética humana, as técnicas manuais garantem lugar insubstituível por qualquer máquina ou engenharia feita pelo homem.

Para o encerramento, os autores adaptam a colocação dos fisioterapeutas Elizabeth Wood e Paul Becker[3]: "a não ser que as técnicas manuais sejam utilizadas racionalmente em estética, o seu uso torna-se empírico".

QUESTÕES

1. Quais são os principais componentes da massagem clássica estética?
2. Quais são as cinco manobras básicas usadas na massagem clássica?
3. Quais são os componentes específicos da manobra de deslizamento superficial?
4. Quais são as manobras estimulantes?
5. Quais são os efeitos gerais da massagem?

REFERÊNCIAS

1. IBÁÑEZ, S. C. *Técnicas Manuales: masoterapia.* 2. ed. Barcelona: Ediciones Científicas y Técnicas, 1993.
2. DUFOUR, M. Massages. *Encycl. Méd. Chir. (Elsevier, Paris-France), Kinésitherapie – Rééducation fonctionelle,* v. 26-100-A-10, 1996, 32p.

3. WOOD, E. C.; BECKER, P. D. *Massagem de Beard.* 3. ed. São Paulo: Manole, 1990.
4. DE DOMENICO, G.; WOOD, E. C. *Técnicas de Massagem de Beard.* 4. ed. São Paulo: Manole, 1998.
5. CASSAR, M. P. *Manual de Massagem Terapêutica.* São Paulo: Manole, 2001.
6. HOLEY, E. A.; COOK, E. M. Therapeutic effects. In: *Therapeutic Massage.* London: WB Saunders Company, 1997. cap. 3, p. 21-38.
7. CYRIAX, J. *Ortopedia Clínica: tratamiento por manipulaciones, masajes e infiltraciones.* Buenos Aires: Editorial Médica Panamericana, 1973.
8. FIELD, T. M. Massage therapy effects. *Am. Psychol.*, v. 53, p. 1270-1281, 1999.
9. BOIGEY, M. *Manual de Massagem.* São Paulo: Organização Andrei, 1986. 204p.
10. TORRES, L. El masaje estetico. In: VIGLIOLIA, P. A.; RUBIN, J. *Cosmiatria II.* 4. ed. Buenos Aires: Artres, 1996. cap. 28, p. 366-374.
11. CAWLEY, N. A critique of the methodology of research studies evaluating massage. *European Journal of Cancer Care*, v. 6, p. 23-31, 1997.
12. CALLAGHAN, M. J. The role of massage in the management of the athlete: a review. *Br. J. Sports Med.*, v. 27, p. 28-33, 1993.
13. AZZOLIN, R. La cosmetologa ante la cliente menopausica. In: VIGLIOLIA, P. A.; RUBIN, J. *Cosmiatria III.* Buenos Aires: AP Americana de publicaciones, 1997. cap. 8, p. 80-84.
14. BOBATH, K. *Uma Base Neurofisiológica para o Tratamento de Paralisia Cerebral.* São Paulo: Manole, 1989.
15. ALLEN, D. D.; WIDENER, G. L. Tone abnormalities. In: CAMERON, M. H. *Physical Agents in Rehabilitation.* Philadelphia: Sanders, 2003. cap. 4, p. 73-110.
16. ADCOCK, D.; PAULSEN, S.; JABOUR, K. et al. Analysis of the effects of deep mechanical massage in the porcine model. *Plastic & Reconstructive Surgery*, v. 108, p. 233-240, 2001.
17. MORHENN, V. B. Firm stroking of human skin leads to vasodilatation possibly due to the release of substance P. *J. Dermatol. Sci.*, v. 22, p. 138-144, 2000.
18. LUND, I.; LUNDBERG, T.; KUROSAWA, M. et al. Sensory stimulation (massage) reduces blood pressure in unanaesthetized rats. *J. Autonom. Nerv. System*, v. 78, p. 30-37, 1999.
19. OLNEY, C. M. The effect of therapeutic back massage in hypertensive persons: a preliminary study. *Biol. Res. Nurs.*, v.7, p. 98-105, 2005.
20. OGAI, R.; YAMANE, M.; MATSUMOTO, T.; KOSAKA, M. Effects of petrissage massage on fatigue and exercise performance following intensive cycle pedaling. *Br. J. Sports Med.*, v. 2, 2008.
21. GOLDBERG, J.; SULLIVAN, S. J.; SEABORNE, D. E. The effect of two intensities of massage on-reflex amplitude. *Physical Therapy*, v. 72, p. 531-539, 1992.
22. GOLDBERG, J.; SEABORNE, D. E.; SULLIVAN, S. J. et al. The effect of therapeutic massage on-reflex amplitude persons with a spinal cord injury. *Physical Therapy*, v. 74, p. 728-737, 1994.
23. MACGREGOR, R.; CAMPBELL, R.; GLADDEN, M. H. et al. Effects of massage on the mechanical behavior of muscles in adolescents with spastic diplegia: a pilot study. *Developmental Medicine & Child Neurology*, v. 49, p. 187-191, 2007.
24. PREECE, J. Introducing abdominal massage in palliative care for the relief of constipation. *Complementary Therapies in Nursing & Midwifery*, v. 8, p. 101-105, 2002.
25. HARRINGTON, K. L.; HASKVITZ, E. M. Managing a patient's constipation with physical therapy. *Phys Ther.*, v. 86, p. 1511-1519, 2006.
26. IMAMURA, M.; FURLAN, A. D.; DRYDEN, T. et al. Evidence-informed management of chronic low back pain with massage. *The Spine Journal*, v. 8, p. 121-133, 2008.
27. COOKE, B.; ERNST, E. Aromatherapy: a systematic review. *British Journal of General Practice*, v. 50, p. 493-496, 2000.
28. MOYER, C. A.; ROUNDS, J.; HANNUM, J. W. A meta-analysis of massage therapy research. *Psychological Bulletin*, v. 130, p. 3-18, 2004.
29. FIELD, T.; HERNANDEZ-REIFA, M.; DIEGO, M. et al. Lower back pain and sleep disturbance are reduced following massage therapy. *Journal of Bodywork and Movement Therapies*, v. 11, p. 141-145, 2007.
30. GUIRRO, E. C. O.; GUIRRO, R. R. J. *Fisioterapia Dermato-Funcional: fundamentos, recursos e patologias.* 3. ed. São Paulo: Manole, 2002.
31. GALLOU, J.; GRINSPAN, F. Massage réflexe et autres méthodes de thérapie manuelle réflexe. *Encycl. Méd. Chir. (Elsevier, Paris-France), Kinésitherapie – Médicine physique – Réadaptation*, v. 26-130-A-10, s.d. 12p.
32. ROOZEBOOM, H. Connective tissue massage: a review. *The Journal of the Hong Kong Physiotherapy Association*, v. 8, p. 26-29, 1986.
33. TACANI, R. E.; CERVERA, L. Técnicas manuais. In: DE MAIO, M. (ed.). *Tratado de Medicina Estética.* 1. ed. São Paulo: Roca, 2004. p. 1881-1918.
34. NIETO, S. *Linfedema: Tratamiento Médico.* Buenos Aires, 1994.
35. LEDUC, A.; LEDUC, O. *Drenagem Linfática: teoria e prática.* São Paulo: Manole, 2000.
36. GALLEGO, V.; EXPÓSITO, M. *El Masaje Drenaje Linfático Manual.* Madrid: Mandala, 1993.
37. VIÑAS, F. *La linfa y su drenaje manual.* 4. ed. Barcelona: Integral, 1998.
38. TRAISSAC, B.; SAGARDOY, G.; LUCAS, J. F. Le drainage lymphatique manuel en angiologie. *Phlebologie*, v. 41, p. 471-476, 1988.
39. BORIS, M.; WEINDORF, S.; LASINSKI, B. Lymphedema reduction by complex lymphedema therapy. *Oncology*, v. 8, p. 95-106, 1994.
40. CAMARGO, M. C.; MARX, A. G. *Reabilitação no Câncer de Mama.* São Paulo: Roca, 2000.
41. CASLEY-SMITH, J. R.; BORIS, M.; WEINDORF, S. et al. Treatment for lymphedema of the arm – The Casley-Smith method: A noninvasive method produces continued reduction. *Interdiscipl. Intern. J. Am. Cancer Soc.*, v. 83, p. 2843-2860, 1998.

42. FÖLDI, M.; STRÖBENREUTHER, R. *Foundations of Manual Lymph Drainage*. 3. ed. St Louis: Elsevier Mosby, 2005.
43. KASSEROLLER, R. G. The Vodder School: the Vodder method. *Cancer*, v. 83, p. 2840-2842, 1998.
44. HERPERTZ, U. *Edema e Drenagem Linfática: diagnóstico e terapia do edema*. São Paulo: Roca, 2006.
45. GODOY, J. M. P.; BELCZACK, C. E. Q.; GODOY, M. F. G. *Reabilitação Linfovenosa*. Rio de Janeiro: Dilivros, 2005.
46. SANTOS, A. *Fisioterapia Estática*. São Paulo: Novartis Biociências, s.d.
47. BIENFAIT, M. *Fáscias e Pompages: estudo e tratamento do esqueleto fibroso*. São Paulo: Summus, 1999.
48. TACANI, R. E. *Tratamentos Fisioterapêuticos Propostos por Cirurgiões Plásticos a Pacientes Submetidos à Lipoaspiração*. Guarulhos: UNG, 2003. 80p. Dissertação (Mestrado) – Programa de Mestrado Profissionalizante em Ciências do Movimento da Universidade de Guarulhos, 2003.
49. SILVA, D. B. A fisioterapia dermato-funcional como potencializadora no pré e pós-operatório de cirurgia plástica. *Fisio & Terapia*, v. 28, p. 13-15, 2001.
50. AVELAR, J. M. *Cirurgia Plástica – Obrigação de Meio e Não Obrigação de Fim ou de Resultado*. São Paulo: Hipocrátes; 2000.
51. RIBIERE, J. Place de la massokinésithérapie dans la chirurgie esthétique et réparatrice. *Encycl Méd Chir (Editions Scientifiques et Médicales Elsevier SAS, Paris), Kinésithérapie-Médecine physique-Réadaptation*, v. 26-280-A-10, 8p, 2000.
52. LOUREIRO, N. O.; GIANOTTI, M. M. Abordagem fisioterapêutica nas cirurgias plásticas estéticas. In: I CONGRESSO BRASILEIRO DE FISIOTERAPIA ESTÉTICA, 1998. Campinas. *Anais do I Congresso Brasileiro de Fisioterapia Estética*, 1998.
53. MATARASSO, A.; HUTCHINSON, O. H. Z. Liposuction. *JAMA*, v. 285, p. 266-268. 2001.
54. KLEIN, J. A. Post-tumescent liposuction care: open drainage and bimodal compression. *Dermatologic Clinics*, v. 17, p. 881-889, 1999.
55. GINGRASS, M. K. Lipoplasty complications and their prevention. *Clinics in Plastic Surgery*, v. 26, p. 341-353, 1999.
56. RUBIN, A.; HOEFFLIN, S. M.; RUBIN, M. Treatment of postoperative bruising and edema with external ultrasound and manual lymphatic drainage. *Plast. Reconstr. Surg.*, v. 109, p. 1469-1471, 2002.
57. ALTOMARE, M.; MACHADO, B. Cirurgia plástica: terapêutica pré e pós. In: BORGES, F. S. *Dermato-Funcional: modalidades terapêuticas nas disfunções estéticas*. São Paulo: Phorte, 2006.
58. TACANI, R. E.; GIMENES, R. O.; ALEGRANCE, F. C.; ASSUMPÇÃO, J. D. Investigação do encaminhamento médico a tratamentos fisioterapêuticos de pacientes submetidos à lipoaspiração. *O Mundo da Saúde*, v. 29, 2005.
59. HETTER, G. P.; HERHAHN, F. Experience with "lipolysis": the Illouz technique of blunt suction lipectomy in North America. *Aesthetic Plast. Surg.*, v. 7, p. 69-76, 1983.
60. BIENFAIT, M. *As Bases da Fisiologia da Terapia Manual*. São Paulo: Summus, 2000.
61. PITANGUY, I.; SALGADO, F.; MURAKAMI, R.; RADWANSKI, H. N.; MAUAD JÚNIOR, R. Abdominoplastia: classificação e técnicas cirúrgicas. *Revista Brasileira de Cirurgia*, v. 85, p. 23-44, 1995.
62. JATENE, P. R. S.; JATENE, M. C. V.; BARBOSA, A. L. M. Abdominoplastia: experiência clínica, complicações e revisão da literatura. *Rev. Soc. Bras. Cir. Plást.*, v. 20, p. 65-71, 2005.
63. SOARES, L. M. A.; SOARES, S. M. B.; SOARES, A. K. A. Estudo comparativo da eficácia da drenagem linfática manual e mecânica no pós-operatório de dermolipectomia. *RBPS*, v. 18, p. 199-204, 2005.
64. RAMIREZ, O. M. Abdominoplasty and abdominal wall rehabilitation: a comprehensive approach. *Plast. Reconst. Surg.*, v. 105, p. 425-435, 2000.
65. BASSALORE, M.; ALTOMARE, M.; OLIVEIRA, J. T. M. Drenagem linfática de abdome pré e pós-cirurgia de lipo-abdominoplastia: análise por linfocintilografia. *Fisioterapia Ser*, v. 1, p. 293-296, 2006.
66. ROQUES, C. Massage applied to scars. *Wound Repair and Regeneration*, v. 10, p. 126-128, 2002.
67. ATIYEH, B. S. Nonsurgical management of hypertrophic scars: evidence-based therapies, standard practices, and emerging methods. *Aesth. Plast. Surg.*, v. 31, p. 468-492, 2007.
68. PATIÑO, O.; NOVICK, C.; MERLO, A. et al. Massage in hypertrophic scars. *Journal of Burn Care & Rehabilitation*, v. 20, p. 268-271, 1999.
69. BOURGEOIS, J. F.; GOURGOU, S.; KRAMAR, A. et al. A randomized, prospective study using LPG® technique in treating radiation-induced skin fibrosis: clinical and profilometric analysis. *Skin Research and Technology*, v. 14, p. 71-76, 2008.
70. IIDA, I.; NORO, K. An analysis of the reduction of elasticity on the ageing of human skin and the recovering effect of a facial massage. *Ergonomics*, v. 38, p. 1921-1931, 1995.
71. KHANNA, N.; GUPTA, S. D. Acneiform eruptions after facial beauty treatment. *International Journal of Dermatology*, v. 38, p. 196-199, 1999.
72. KHANNA, N.; GUPTA, S. D. Rejuvenating facial massage – a bane or boon? *International Journal of Dermatology*, v. 41, p. 407-410, 2002.
73. HARVEY, D. T.; FENSKE, N. A.; GLASS, L. F. Rosaceous lymphedema: a rare variant of a common disorder. *Cutis*, v. 61, p. 321-324, 1998.
74. BILANCINI, S.; LUCCHI, M.; TUCCI, S. El lipedema: critérios clínicos e diagnósticos. *Angiologia*, v. 42, p. 133-137, 1990.
75. BILANCINI, S.; LUCCHI, M.; TUCCI, S. Functional lymphatic alterations in patients suffering from lipedema. *Angiology*, v. 46, p. 333-339, 1995.
76. CORNELY, M. Lymphology. *JDDG*, v. 7, p. 564-578, 2006.
77. WARREN, A. G.; JANZ, B. A.; BORUD, L. J. et al. Evaluation and management of the fat leg syndrome. *Plast. Reconstr. Surg.*, v. 119, p. 9e-15e, 2007.
78. SANCHEZ, C. F. *Celulitis: su tratamiento médico y cosmetológico*. 3. ed. Buenos Aires: Celcius, 1992.
79. SORIANO, M. C. D.; BUSQUETS, J. L. V. *Monografico Sobre Celulitis*. Barcelona: Sorisa, 1990.
80. REINHAREZ, D. Lipoedeme et cellulite. *Soins*, v. 402, p. 25-28, 1983.
81. VIGOURT, B. Kinésithérapie et cellulite. *Encycl. Méd. Chir. (Elsevier, Paris-France), Kinésithérapie – Médicine physique – Réadaptation*, v. 26-585-A-10, s.d. 4p.

82. RAWLINGS, A. V. Cellulite and its treatment. *International Journal of Cosmetic Science*, v. 28, p. 175-190, 2006.
83. COLLIS, N.; ELLIOT, L. A.; SHARPE, D. et al. Cellulite treatment: a myth or reality: a prospective randomized, controlled trial of two therapies, endermologie and aminophylline cream. *Plast. Reconstr. Surg.*, v. 104, p. 1110-1114, 1999.
84. DRAELOS, Z. D.; MARENUS, K. D. Cellulite. Etiology and purposed treatment. *Dermatol. Surg.*, v. 23, p. 1177-1181, 1997.
85. LEDUC, O.; LEDUC, A.; BURGEOIS, P.; BELGRADO, J. P. The physical treatment of upper limb edema. *American Cancer Society Lymphedema Workshop Cancer Supplement*, v. 83, n. 12, p. 2835-2839, 1998.
86. KINNEY, B. M. External fat tissue massage (The "endermologie" and "silhouette" procedures). *Plast. Reconstr. Surg.*, v. 100, p. 1903-1904, 1997.
87. Cellulite meltdown? (s.a.) *Harvard Women's Health Watch*, v. 5, p. 7, 1998.
88. LUCASSEN, G. W.; VAN DER SLUYS, W. L. N.; VANHERK, J. J. et al. The effectiveness of massage treatment on cellulite as monitored by ultrasound imaging. *Skin Research and Technology*, v. 3, p. 154-160, 1997.
89. CARIEL, L. *A Celulite e seu Tratamento Médico Atual*. São Paulo: Org. Andrei, 1982.
90. BENELLI, L.; BERTA, J. L.; CANNISTRA, C. et al. Endermologie: humoral repercussions and estrogen interaction. *Aesthetic Plast. Surg.*, v. 23, p. 312-315, 1999.
91. PEDINI, G.; ZAIETTA, P. Su alcuni aspetti della attivazione della lipolisi tessutale da parte di fattori meccanici. *Minerva Medica*, v. 66, p. 318-323, 1975.
92. TANABE, Y.; KOGA, M.; SAITO, M.; MATSUNAGA, Y.; NAKAYAMA, K. Inhibition of adipocyte differentiation by mechanical stretching through ERK-mediated downregulation of PPARg2. *Journal of Cell Science*, v. 117, p. 3605-3614, 2004.
93. PANCELLI, T. T.; SELLI, R.; ALEGRANCE, F. C.; TACANI, R. E. Investigação dos efeitos da drenagem linfática manual sobre o tecido adiposo de mulheres jovens. In: I INTERCOBRAF – CONGRESSO ESTADUAL DE FISIOTERAPIA, 2006. Santos. *Anais do I InterCobraf – Congresso Estadual de Fisioterapia*, 2006.
94. ELISKA, O.; ELISKOVA, M. Are peripheral lymphatics damaged by high pressure manual massage? *Lymphology*, v. 28, p. 21-30, 1995.
95. GRANT, K. E. Massage safety: injuries reported in Medline relating to the practice of therapeutic massage: 1965 – 2003. *Journal of Bodywork and Movement Therapies*, p. 207-212, 2003.
96. TROTTER, J. F. Hepatic hematoma after deep tissue massage. *New England Journal of Medicine*, v. 34, p. 2019-2020, 1999.
97. HANIF, Z.; AHMAD, M. Subcutaneous fat necrosis presenting as large mass. *European Journal of Emergency Medicine*, v. 13, p. 106-107, 2006.
98. ERNST, E. The safety of massage therapy. *Rheumatology*, v. 42, p. 1101-1106, 2003.

Seção 19
Fonoaudiologia

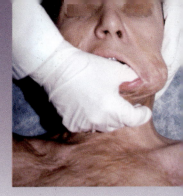

Capítulo 121

Terapia Estética Muscular e Funcional

Silvia Regina Pierotti

SUMÁRIO

A Fonoaudiologia tem contribuído com a estética facial, na medida em que, ao modificar posturas, promover a adequação dos músculos e reeducar as funções, cria o equilíbrio necessário para novos procedimentos.

Muitas vezes, alterações dessas funções (mastigação, sucção, fonoarticulação, deglutição e respiração) podem interferir, significativamente, na harmonia facial, formando rugas e até sulcos mais profundos, que podem comprometer os resultados de procedimentos realizados pela Medicina Estética.

Uma avaliação fonoaudiológica prévia pode contribuir com o diagnóstico médico e possibilitar a conquista de resultados mais efetivos e, até, mais duradouros.

HOT TOPICS

- A *motricidade orofacial* visa o desenvolvimento, o aperfeiçoamento e a reabilitação dos aspectos estruturais e funcionais das regiões orofaciais e cervicais.
- Rugas de expressão podem ser evitadas, ou atenuadas, com a conscientização de que as contrações musculares são inadequadas.
- A face humana pode apresentar um número considerável de modificações físicas que codificam mensagens percebidas e analisadas, tanto pelo emissor quanto pelo receptor, na interação social.

- As fibras musculares são responsáveis pela contração celular e sua atividade produz diversos movimentos, desde os finos e delicados até os mais grosseiros.
- A capacidade de determinado músculo para executar uma função é consequência da soma das capacidades das unidades motoras que o compõem.
- A face mostra, mais precocemente do que outras áreas do corpo, os sinais de envelhecimento e sua evolução é agravada pela exposição ao sol.
- A fisionomia é o resultado das expressões habituais do indivíduo e mostra como este usa a face para se comunicar.
- Mastigar apenas de um lado ou com o alimento muito anteriorizado e falar ou deglutir contraindo exageradamente a musculatura perioral poderão trazer sérios prejuízos estéticos.
- O tratamento deverá ter um enfoque maior na queixa principal do paciente, pois o trabalho evoluirá mais rapidamente quanto maior for o seu interesse.
- O primeiro passo será a conscientização, já que o tratamento se baseia na reeducação.

INTRODUÇÃO

A Fonoaudiologia é a área da saúde responsável pela prevenção e reabilitação das alterações de audição, linguagem, voz e motricidade orofacial.

A *motricidade orofacial* visa ao desenvolvimento, ao aperfeiçoamento e à reabilitação dos aspectos estruturais e funcionais das regiões orofaciais e cervicais.

O trabalho em estética surgiu a partir do atendimento a pacientes com disfunção miofuncional orofacial. Percebeu-se uma melhora estética nos pacientes encaminhados pelo ortodontista, devido a alterações do sistema estomatognático.

Muitos apresentavam tensão nos músculos mímicos, assimetria, articulação exagerada durante a fala, deglutição com contração da musculatura perioral e hábitos orais que, além de prejudicar o equilíbrio entre forma e função, influenciavam, de forma negativa, a estética da face.

Observou-se que as rugas de expressão podem ser evitadas, ou atenuadas, com a conscientização de que as contrações musculares são inadequadas e que se repetem diversas vezes, ao longo do dia, durante a fala, a mastigação, a deglutição e a respiração.

Por meio de avaliação minuciosa, faz-se um diagnóstico preciso dos aspectos funcional e estético, que possibilita um trabalho interdisciplinar.

EXPRESSÕES FACIAIS

Os músculos da face, ao se contraírem, produzem mudanças significativas na fisionomia.

Essa contração pode ser voluntária ou involuntária, uma vez que tais músculos são móveis, comandados por uma via motora voluntária (sistema piramidal) e uma via motora involuntária (sistema extrapiramidal) e por um componente cerebelar, responsável pelo sinergismo e harmonia das contrações musculares.

As expressões faciais, a postura e a voz são utilizadas como sinais, para auxiliar a compreensão do que está sendo comunicado.

O interesse por expressões faciais surgiu dos antigos mercadores chineses, que acreditavam avaliar a personalidade do sujeito por meio de tais expressões, consideradas importantes fontes de informação sobre personalidade e caráter, de acordo com autores como McCurdy e Kennedy *et al*.[1,2].

A face, principalmente, demonstra o estado motivacional e pode dar pistas sobre o funcionamento de algumas atividades cognitivas.

Vários estudos sobre a importância da face nas relações interpessoais mostram que grande parte das mensagens enviadas por esse canal parece não ser totalmente processada na consciência. As pessoas reagem aos estímulos faciais e não percebem. Muitas vezes, nos aproximamos ou nos afastamos de pessoas que nos atraem ou nos provocam repulsa pelos sinais da face.

De acordo com Argyle[3], a percepção que o indivíduo tem das atitudes (ou motivações) do outro é influenciada em 7% pelas palavras, em 38% pela tonalidade da voz e em 55% pela face, por gestos e expressões corporais.

A expressão de um dos lados da face parece mais intensa que a do outro. Kennedy *et al*.[4] observaram, em seus testes, que o lado esquerdo da face é mais lembrado do que o direito. As expressões de tristeza, raiva e surpresa foram mais reconhecidas na meia face esquerda do que na direita.

Estudos transculturais mostram que a produção e o reconhecimento das expressões de raiva, medo, surpresa, nojo, alegria e tristeza não variam. Segundo Izard[5] e Ekman[6], essas expressões são características inatas e universais dos seres humanos.

De modo geral, as pessoas submetidas a regras sociais desde o nascimento aprendem a utilizar o rosto de forma condizente com a cultura em que vivem, sem qualquer treinamento formal, e raramente verbalizam a sua percepção de mundo. A face humana pode apresentar um número considerável de modificações físicas que codificam mensagens percebidas e analisadas, tanto pelo emissor quanto pelo receptor, na interação social.

Ekman e Friesen[7] acreditam que a face humana é capaz de transmitir vários tipos de informações por meio de diversos sinais, que podem ser estáticos, lentos ou rápidos. Os sinais estáticos incluem aspectos mais ou menos permanentes da face – a pigmentação da pele, a estrutura óssea, o tamanho, o formato e a localização dos elementos faciais, etc. Os sinais lentos consistem em mudanças que ocorrem na aparência, como rugas, flacidez, depósitos de gordura e manchas. Os sinais rápidos resultam de contrações musculares e duram pouco, como movimentos faciais, suor, rubor, palidez, alteração de temperatura, posição de cabeça, dilatação ou contração da pupila, mudança na direção do olhar, etc. Alguns sinais artificiais conseguem modificar sinais fixos ou lentos, como maquiagem, óculos, perucas, tatuagem, etc.

BASES ANATÔMICAS DA EXPRESSÃO FACIAL

O músculo esquelético é constituído por fibras musculares, tecido conectivo e material extracelular. As fibras musculares são responsáveis pela contração celular e sua atividade produz diversos movimentos, desde os finos e delicados até os mais grosseiros, devido ao desenvolvimento de tensão e encurtamento. Além da movimentação, a manutenção da postura, o aumento da força e a produção de calor também são originados pelas fibras musculares.

A capacidade de determinado músculo para executar uma função é consequência da soma das capacidades das unidades motoras que o compõem.

De acordo com McArdle et al.[8], os músculos apresentam diferenças em relação à potência, velocidade de contração e resistência à fadiga. Assim, podem ser identificados e classificados em dois tipos distintos de fibra, conforme as suas características contráteis e metabólicas: fibras de contração lenta (tipo I) e fibras de contração rápida (tipo II).

As fibras tipo I têm baixo nível de atividade de miosina trifosfatase de adenosina (ATPase, *adenosine triphosphatase*), menor velocidade de contração e capacidade glicolítica menos desenvolvida, porém, contêm mitocôndrias relativamente volumosas e numerosas. São resistentes à fadiga e bastante apropriadas ao exercício aeróbico prolongado.

As fibras tipo II têm alta capacidade para a transmissão eletroquímica dos potenciais de ação, alto nível de atividade de miosina ATPase, nível rápido de liberação e captação do cálcio pelo retículo sarcoplasmático e alto nível de renovação das pontes cruzadas. Essas características estão relacionadas à sua capacidade de gerar energia rapidamente para produzir contrações rápidas e vigorosas. Dependem quase completamente do metabolismo anaeróbico para a produção de energia. Apresentam as seguintes subdivisões:

- *Fibras de contração rápida tipo IIa*: velocidade de contração rápida, combinada com a capacidade moderadamente bem desenvolvida para a transmissão de energia, tanto aeróbica quanto anaeróbica.
- *Fibras de contração rápida tipo IIb*: têm maior potencial anaeróbico.
- *Fibras de contração rápida tipo IIc*: fibras raras e diferenciadas, que podem participar na reenervação ou na transformação das unidades motoras.

Para Douglas[9], a maioria dos músculos contém uma mistura dos tipos de fibras em diferentes proporções, porém, cada unidade motora possui somente um tipo de fibra. Assim, comparando-se com as fibras musculares isoladas, o músculo mostra grande variação em relação aos tipos de contração e resistência à fadiga. Essa variação facilita o desempenho das várias atuações e funções que os músculos apresentam.

Os músculos esqueléticos são responsáveis tanto pela contração quanto pelo relaxamento. Segundo Bompa[10], existem três tipos de contração – isotônica, isométrica e isocinética.

- *Isotônica*: o músculo encurta e a tensão permanece em toda a amplitude do movimento. Divide-se em:
  - *Concêntrica*: contrações que promovem o encurtamento e a diminuição do comprimento do músculo.
  - *Excêntrica ou contração negativa*: promove o retorno do músculo ao comprimento original.
- *Isométrica*: o músculo desenvolve tensão, sem alterar o seu comprimento. A tensão gerada por esse tipo de contração é, geralmente, maior do que a contração isotônica.
- *Isocinética*: contração com velocidade constante em toda a amplitude articular.

AÇÃO MUSCULAR

O músculo ou grupo muscular responsável pela execução de um movimento chama-se agonista ou motor principal.

O músculo ou grupo muscular que se opõe à ação de um agonista para regular a rapidez ou a potência de ação deste agonista chama-se antagonista.

O músculo que age para eliminar algum movimento indesejado, que poderia ser feito pelo agonista, denomina-se sinergista.

Smith *et al.*[11] acreditam que as relações dos músculos agonistas, antagonistas e sinergistas não são absolutas. Variam com a atividade, a posição do corpo e a direção da resistência que o músculo tem de superar.

Conforme Gray[12], a força da gravidade pode ser o agonista e, neste caso, os antagonistas dos músculos, que seriam os agonistas, são os músculos que agem, retardando e controlando o movimento causado pela gravidade.

O Capítulo 7 deste livro descreve, detalhadamente, os músculos mímicos.

ENVELHECIMENTO

O envelhecimento pode ser definido como um processo dinâmico e progressivo, cujas modificações – morfológicas, funcionais, bioquímicas e psicológicas – determinam uma progressiva perda da capacidade de adaptação do indivíduo ao meio ambiente.

Em relação à face, pode-se observar diminuição nas fibras colágenas e elásticas, que resulta na perda da elasticidade e dos tecidos de gordura nas camadas profundas da pele, diminuindo assim a sua espessura. As glândulas sudoríparas e sebáceas passam a secretar menos, tornando a pele mais seca e os pelos mais finos e ralos. A perda da tonicidade muscular e tegumentária favorece o aparecimento de bolsas embaixo dos olhos e o queixo duplo.

A proporção de pele e de tecido subcutâneo aumenta em relação aos ossos e aos músculos e passa a sofrer, então, os efeitos da gravidade – comprometida pela flacidez – e "cai" com o passar do tempo. Essa situação é mais evidente na região da mandíbula, na qual se formam sulcos ao redor da boca, no pescoço e na fronte – as chamadas linhas gravitacionais.

A face mostra, mais precocemente do que outras áreas do corpo, os sinais de envelhecimento e sua evolução é agravada pela exposição ao sol.

Segundo Goldspink e Alnaqueeb[13], o sistema muscular sofre alteração. As fibras do tipo II, que apresentam rápida contração, e a atividade metabólica anaeróbica são as mais afetadas. A velocidade e a contração muscular diminuem, assim como a força. Apesar dessas mudanças, estudos revelam que a musculatura responde bem a exercícios isométricos. As mudanças degenerativas são irreversíveis somente no caso de pessoas com idade muito avançada.

ATUAÇÃO FONOAUDIOLÓGICA

Na estética da face, a atuação fonoaudiológica procura prevenir, adequar e reequilibrar os músculos da mímica facial e craniocervical e das funções orofaciais que podem estar alterados pelo envelhecimento, por atividade muscular excessiva e/ou por distúrbios orofaciais e cervicais. Esse trabalho proporciona uma aparência mais agradável, com expressões mais suaves e esteticamente harmoniosas, e resulta em melhor funcionamento de todo o complexo orofacial e cervical.

Muitas vezes, o aparecimento das rugas pode estar relacionado a alterações miofuncionais e posturais. Os movimentos oculares, a mastigação, a deglutição e a fala ocorrem com extrema frequência no dia a dia e, se realizados de forma inadequada, podem contribuir significativamente para o aparecimento precoce de marcas de expressão.

O rosto é extremamente valorizado, tanto por homens quanto por mulheres. Manter uma boa aparência e retardar os sinais do envelhecimento é uma preocupação que vem crescendo a cada dia. Graças aos avanços da medicina, há progressos que contribuem para uma vida mais longa e saudável.

O diagnóstico fonoaudiológico consiste em anamnese detalhada e avaliação minuciosa, com fotografias e filmagem, que possibilitam registro estático e dinâmico.

ANAMNESE E AVALIAÇÃO

Na anamnese, tão importante quanto o levantamento histórico do indivíduo é verificar os movimentos mímicos exagerados e/ou repetitivos e as funções estomatognáticas. Nessa situação mais informal, em que o paciente não se sente avaliado, com a caracterização dos movimentos mímicos, postura habitual, respiração, deglutição de saliva, articulação da fala, voz e coordenação é possível constatar movimentos mímicos exagerados. É também na anamnese que, eventualmente, constata-se algum hábito oral, como o apertamento dental, ou morder lábios e bochechas. Algumas relações emocionais também podem ser notadas. Todas essas observações são fundamentais à avaliação.

A postura física do indivíduo – em pé, sentado ou andando – deve ser observada já na sala de espera. Analisa-se a tensão do pescoço, a posição da cabeça e dos ombros em relação à simetria e hiperextensão anterior ou posterior e assimetrias. Se necessário, encaminha-se o paciente para uma avaliação postural.

A fisionomia é o resultado das expressões habituais do indivíduo e mostra como este usa a face para se comunicar.

Na análise facial, verifica-se a existência, ou não, de tensão muscular constante e possíveis hábitos, como morder ou umedecer os lábios.

A face divide-se em três segmentos: terço superior – do tríquio ao supercílio, do supercílio

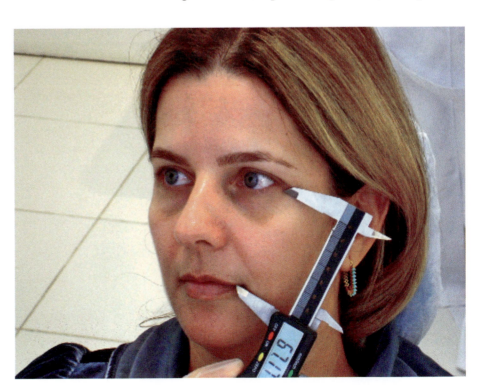

Figura 121.1 – Medida facial com uso do paquímetro digital.

à base do nariz e do nariz ao mento. Devem-se observar as proporções entre os terços, pois o equilíbrio é fundamental para a harmonia. O contorno da face pode ser ovalado, arredondado, quadrado, retangular ou triangular.

Para avaliar possíveis assimetrias, divide-se a face em duas hemifaces, direita e esquerda. Tiram-se, então, medidas antropométricas, baseadas em Farkas[14], que permitirão controle quantitativo da evolução do tratamento (Fig. 121.1). Observa-se o tônus muscular, a posição dos supercílios, se há bolsas palpebrais, rugas frontais, glabelares, periorbitais, peribucais e cervicais e sulcos nasogenianos e mentolabiais.

A análise do perfil completa a avaliação morfológica e estabelece uma relação entre as partes duras (ossos e dentes) e moles (músculos e pele), permitindo um diagnóstico preciso do tratamento.

No exame intraoral, observam-se língua, dentes, oclusão, palato duro e mole, frênulos lingual e labial, tonsilas e bochechas.

Avalia-se a função de mastigação, deglutição e fala e observa-se o dinamismo muscular durante estas funções. Mastigar apenas de um lado ou com o alimento muito anteriorizado e falar ou deglutir contraindo exageradamente a musculatura perioral poderão trazer sérios prejuízos estéticos.

A avaliação da articulação temporomandibular é muito importante, pois suas alterações podem dificultar o restabelecimento das funções.

Feito o diagnóstico, informa-se o paciente das alterações encontradas, suas possíveis causas e a conduta a ser tomada. Algumas vezes, é necessário estabelecer a hierarquia dos tratamentos, em outras, o uso combinado produzirá o efeito estético mais desejado.

TRATAMENTO

Inicialmente, o tratamento deverá ter um enfoque maior na queixa principal do paciente, pois o trabalho evoluirá mais rapidamente quanto maior for o seu interesse. À medida que percebe as mudanças, o paciente se envolve mais com o trabalho terapêutico.

O primeiro passo será a conscientização, já que o tratamento se baseia na reeducação. O paciente acompanhará a análise, tanto estática quanto dinâmica, de suas hemifaces, por meio de fotografias e filmagens. Tomará conhecimento do seu dinamismo muscular e de suas consequências. Com a visualização da filmagem, muitas vezes o indivíduo surpreende-se com a sua forma

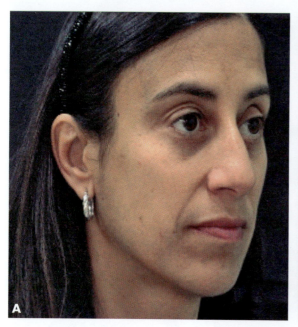
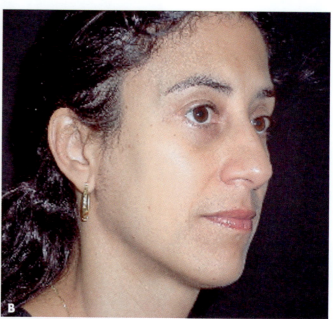

Figura 121.2 – Antes (A) e depois (B) de 16 sessões de tratamento fonoaudiológico.

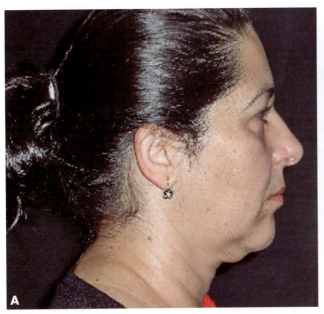 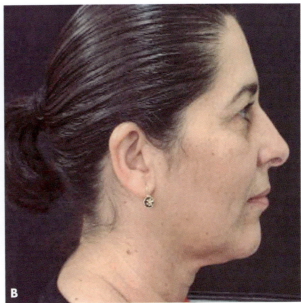

Figura 121.3 – Antes (A) e depois (B) de 14 sessões de tratamento fonoaudiológico.

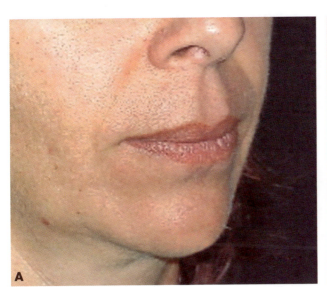 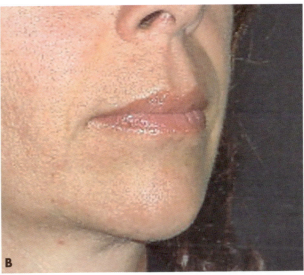

Figura 121.4 – (A) Vedamento labial com tensão exagerada. (B) Vedamento labial após 12 sessões de fonoterapia.

de respirar, falar, mastigar e deglutir. A partir desse momento, inicia-se um trabalho proprioceptivo, que visa maior autoconhecimento.

Faz-se, então, alongamento muscular, massagens e exercícios isotônicos e isométricos, objetivando aumentar a oxigenação dos tecidos, melhorar a mobilidade e reequilibrar a musculatura.

O paciente será orientado quanto às suas funções orofaciais e esta reeducação funcional deverá ser incorporada ao seu dia a dia, levando assim à automatização. O tempo médio de tratamento é de três meses, com uma sessão por semana (Figs. 121.2 a 121.4).

O que diferencia o tratamento fonoaudiológico de outros tratamentos estéticos é a participação ativa do paciente em todo o processo terapêutico. O paciente aprende a trabalhar a musculatura, incorpora novos padrões funcionais e conquista o equilíbrio muscular que irá possibilitar uma melhora estética.

CONSIDERAÇÕES FINAIS

A Fonoaudiologia tem contribuído com a estética facial, na medida em que modifica posturas, adapta os músculos e reeduca as funções, criando assim o equilíbrio necessário. O resultado é um rosto mais harmonioso para os procedimentos utilizados pela medicina estética. Um bom exemplo é o preenchimento do sulco nasogeniano, que pode ser prejudicado caso o paciente tenha alterações funcionais, como deglutição com contração da musculatura perioral, mastigação unilateral, entre outras. Nesse caso, o ideal é proceder, antes, a um tratamento fonoaudiológico.

O tratamento é individualizado, pois o planejamento é feito de acordo com as necessidades de cada um. Não são utilizados programas prontos, já que cada indivíduo tem padrão muscular variado – determinado grupo muscular é mais ativo, outro, menos, e cada região exige tratamento particular e dirigido. Exercícios inadequados podem provocar sérios prejuízos ao paciente, como no caso de disfunção da articulação temporomandibular.

A Fonoaudiologia Estética é uma forma natural de melhorar o tônus muscular e o contorno facial.

Envelhecer é um processo natural, mas todos querem parecer jovens, bonitos e saudáveis. Porém, não existe um único procedimento capaz de reverter todas as mudanças decorrentes do envelhecimento, e sim uma combinação deles. O tratamento fonoaudiológico, combinado a outros procedimentos, otimiza e pode dar maior durabilidade aos resultados.

QUESTÕES

1. Qual a contribuição da Fonoaudiologia para a estética da face?
2. O que diferencia o tratamento fonoaudiológico dos programas de exercícios faciais?
3. Quais as alterações miofuncionais orofaciais e cervicais que podem comprometer a estética da face?
4. Qual o melhor momento para ser realizada a avaliação fonoaudiológica?
5. O tratamento fonoaudiológico é realizado somente no terço inferior da face?

REFERÊNCIAS

1. MCARDLE, W. D.; KATCH, F. I.; KATCH, V. L. *Fisiologia do Exercício – Energia, Nutrição e Desenvolvimento Humano*. 3. ed. Rio de Janeiro: Guanabara Koogan, 1992.
2. KENNEDY, D.; BEARD, D.; CARR, W. J. Differential recognition of the left vs. the right side of human faces. *Bulletin of Psychonomic Society*, v. 20, p. 72-73, 1982.
3. ARGYLE, M. A. *Interação Social*. Rio de Janeiro: Zahar, 1976.
4. KENNEDY, D. F.; SCANAPIECCO, C.; MILL, W. J. Differential recognition of the right vs. left halves of human faces. *Bulletin Psychonomic Society*, v. 23, p. 209-210, 1985.
5. IZARD, C. E. *The Face of Emotion*. New York: Appleton Century Crofts, 1971.
6. EKMAN, P. Facial expression and emotion. *American Psychologist*, v. 48, n. 4, p. 384-392, 1993.
7. EKMAN, P.; FRIESEN, W. V. *Unmasking the Face*. New Jersey: Prentice Hall, 1975.
8. MCCURDY, H. G. Experimental notes on the asymmetry of the human face. *Journal of Abnormal and Social Psychology*, v. 44, p. 553-555, 1949.
9. DOUGLAS, C. R. *Tratado de Fisiologia Aplicada às Ciências da Saúde*. São Paulo: Robe, 1994.
10. BOMPA, T. O. *Treinamento de Força Consciente*. São Paulo: Phorte, 2000.
11. SMITH, L. K.; NEISS, E. L.; LEHMKUHL, L. D. *Cinesiologia Clínica de Brunnstrom*. 5. ed. São Paulo: Manole, 1997.
12. GOLDSPINK, G.; ALNAQEEB, M. Aging ok skeletal muscle. In: CRISTOFALO, J. V. *Handbook of Cell Biology of Aging*. Flórida: CRC, 1985. 179p.
13. GRAY, H. F. R. S. *Anatomy of the Human Body*. 30. ed. Philadelphia: Lea e Febiger, 1985.
14. FARKAS, L. G.; MUNRO, I. R. *Anthropometric Facial Proportions in Medicine*. Springfield: Charles C. Thomas, 1986.

LEITURA COMPLEMENTAR

PIEROTTI, R. S. Atuação fonoaudiológica na estética facial. In: *Motricidade Orofacial – Como Atuam os Especialistas*. São José dos Campos: Comitê de Motricidade Orofacial SBFa. Pulso, 2004.

TASCA, E. M. T.; BIANCHI, K.; ABREU, S. *Programa de Aprimoramento Muscular em Fonoaudiologia Estética Facial (PAMFEF)*. Barueri: Pró-Fono, 2002.

Capítulo 122

Sequelas Cicatriciais

Paula Nunes Toledo ♦ Rogério de Oliveira Ruiz

SUMÁRIO

O tratamento de pacientes com sequelas cicatriciais requer atenção redobrada. Além do lado estético, há um comprometimento emocional que pode influenciar negativamente os resultados finais.

As intervenções fonoaudiológicas nesses pacientes pretendem basicamente adaptação e/ou reabilitação das funções estomatognáticas, como mastigação, deglutição e fala, alteradas por processos cicatriciais problemáticos, como cicatrizes hipertróficas e queloides. Essas intervenções são constituídas em processo terapêutico, tendo como base a relação que se estabelece com o paciente e a utilização de técnicas de massagens e exercícios, específicas para cada caso.

A atuação fonoaudiológica tem contribuído também para as questões estéticas, auxiliando o paciente com sequelas para melhor condição e aparência das cicatrizes faciais, melhorando sua autoestima.

HOT TOPICS

- As sequelas cicatriciais podem interferir no equilíbrio das funções estomatognáticas.
- Alterações do tecido tegumentar levam ao desconforto físico-estético e à desarmonia funcional.
- A fase de contração da ferida dura de 8 a 12 meses após o ferimento.
- Em uma cicatriz normal há equilíbrio entre a síntese de colágeno e sua degradação.
- Raça, idade, hipertrofia, hereditariedade e fatores locais vão influenciar nos processos de cicatrização.
- As evoluções de uma cicatriz compreendem atrofia, hipertrofia, retração, calcificação, alterações do pigmento e degeneração maligna.
- A contração de feridas pode ser inibida por qualquer substância que interfira nas funções dos miofibroblastos.
- O uso das mãos é considerado o método mais efetivo de aplicação das manobras que visam ao aumento dos movimentos faciais.
- A associação de tratamento tópico pode melhorar o resultado estético.
- O uso de produtos à base de vitamina A ácida tem como objetivo modular a resposta da cicatriz mais tardia.

INTRODUÇÃO

A palavra estética é definida pelo dicionário Luft[1], de 1991, como parte da filosofia que trata da lei e dos princípios do belo. Analisando-se os léxicos-chaves conceituais, segundo o mesmo dicionário, tem-se a definição de belo como formas perfeitas e harmoniosas.

Dessa forma, estética pode ser definida como a busca do conhecimento (filosofia) que trata da relação constante e necessária entre causa e efeito (lei) e dos princípios que levam à perfeição e harmonia das formas ou estruturas. Partindo desses conceitos, belo e estético caminham sempre juntos e quaisquer alterações que levem à desarmonia das formas devem receber atenção.

Como relacionar Fonoaudiologia com alterações estéticas?

Fonoaudiologia é uma ciência que trata, previne e reabilita as alterações de quatro frentes: motricidade orofacial, audição, voz e linguagem. Dentre elas, a área da motricidade representa a atuação fonoaudiológica com as estruturas e as funções do sistema estomatognático[2].

As primeiras referências quanto à forma e função que norteiam os passos da motricidade orofacial datam de 1962, quando Moss[3] estabeleceu a hipótese de que o crescimento craniofacial é determinado pelo desenvolvimento e pela função das chamadas matrizes funcionais, sendo, portanto, o crescimento ósseo do crânio totalmente secundário. As funções digestórias, respiratórias, visuais, olfativas, auditivas, bem como as relacionadas com fala e equilíbrio e, até, as cavidades aéreas são as matrizes primordialmente responsáveis pelo crescimento do complexo ósseo craniofacial.

As estruturas estomatognáticas formam um sistema que tem uma unidade morfofuncional localizada na cavidade oral e atuam separadamente de acordo com suas propriedades funcionais, porém, ocorre uma inter-relação harmônica fundamental entre elas, levando ao equilíbrio do sistema e à homeostase estomatognática. Ainda segundo a autora, essa homeostase tem capacidade própria, denominada suficiência estomatognática, que, quando alterada, produz a *insuficiência estomatognática*, que pode ser avaliada em qualquer uma das funções dos sistemas[4].

Com o passar do tempo, o "modismo", que assola o universo do *design* gráfico, contaminou-se com o ideal fácil de "beleza", o resultado final de um trabalho, em detrimento da funcionalidade, outrora fundamental.

A beleza física cultuada nos dias de hoje vê-se obrigada a voltar seus olhos à funcionalidade, a fim de minimizar os efeitos do tempo, procurando a qualidade com que reproduz os movimentos e as funções específicas de seus elementos anatômicos, proporcionando atributos essenciais na manutenção da forma.

Em nosso percurso fonoaudiológico, deparamo-nos com um elemento anatômico que interfere no equilíbrio estomatognático, devido às sequelas estéticas e funcionais das alterações do tecido tegumentar.

Observa-se que pacientes portadores de sequelas cicatriciais pós-traumatismos faciais e, principalmente, pacientes queimados também apresentam desequilíbrios das funções estomatognáticas.

Alterações do tecido tegumentar, provenientes de queimaduras ou sequelas de outros traumas faciais, levam, além do desconforto físico-estético, à desarmonia funcional, não por hábitos adquiridos em razão de estruturas anatômicas ou osteodentárias, mas sim por traumas súbitos que descrevem quadros estéticos teciduais desagradáveis, prejudicando a eficiência da musculatura de face[5].

No homem, a movimentação da pele da face alcança alta hierarquia, permitindo a exteriorização das emoções e sentimentos, com grande variedade de detalhes. É a imagem real do indivíduo, dada pela relação entre sua personalidade (imagem interna) e a aparência física (imagem externa), que ajustadas se aproximam da unidade. Na face se concentram os maiores esforços de promoção e conservação de sua estética: distribuição proporcional, harmônica e combinada de suas formações anatômicas superficiais e beleza – resultado de uma estética e de uma personalidade sã refletida[6].

A ação fonoaudiológica deve pensar sobre o meio em que a face se desenvolve e cresce e, quando possível, interferir para garantir a harmonia e o equilíbrio desejados.

Nesses casos, a fisiologia muscular demonstra insuficiência em decorrência da alteração do tecido tegumentar, a cicatriz que se encontra na região da face.

PROCESSO CICATRICIAL E SUAS INTERFERÊNCIAS

A cicatrização é um mecanismo de cura espontânea que corresponde à tentativa biológica de reparar um tecido. Conhecer o processo fisiológico da cicatriz permite à Fonoaudiologia colaborar na reparação dos tecidos moles e, para poder atuar mais seguramente nas cicatrizes, devem-se conhecer seus processos fisiológicos e fisiopatológicos.

A fisiopatologia da cicatrização descreve três fases. No início do processo, ocorre inflamação exsudativa, mantendo-se nos primeiros dias, formando exsudato inflamatório, composto de concentração de plasma, eritrócitos, tecido desvitalizado e por migração de leucócitos dos vasos locais dilatados. As células epiteliais começam a migrar a partir das margens nas primeiras 24 a 48h, o que se chama de *fase inicial ou inflamatória aguda.*

Após três a cinco dias, as mitoses e o surgimento dos fibroblastos são mais evidentes, formando tecido conectivo, principalmente a partir do tecido subcutâneo, constituindo o que será o tecido de granulação. Esta fase é chamada de *proliferação ou fibroplasia*, que se caracteriza por exsudato rico em fibrinas que, quando excessivo, forma verdadeira barreira à migração celular. O epitélio continua se espessando, com aspecto avermelhado e rugoso, formando o tecido de granulação. Nas cicatrizações por segunda intenção, os miofibroblastos conferem capacidade contrátil ao tecido de granulação, reduzindo a área cruenta da ferida.

Pela migração e proliferação dos miofibroblastos e fibroblastos remanescentes das bordas das feridas, que secretam colágeno e acarretam fibrose e contração, temos a *fase de maturação ou contração da ferida*, progressiva de 8 a 12 meses após o ferimento.

Na cicatriz normal, há equilíbrio entre a síntese de colágeno e sua degradação. As cicatrizes patológicas apresentam vários aspectos, determinando deficiências estéticas e funcionais, sendo frequentemente a associação de alguns tipos. Há cicatrizes lineares e largas que resultam em cicatrização por segunda intenção. Outros casos se relacionam a cicatrizes planas e largas, podendo ser instáveis (decorrentes da perda total da pele) e estáveis (associadas a hipertrofias e discromias). Também há cicatrizes deprimidas, retráteis (por retração de tecido) e dolorosas. As cicatrizes hipertróficas são elevadas, tensas, avermelhadas, dolorosas, não ultrapassam os limites do traumatismo inicial e com o tempo mostram tendência à regressão. As queloideanas apresentam forma tumoral, às vezes pediculada, ocasionando dor e prurido, são avermelhadas e têm incidência recidivante.

Existem alguns fatores que influem nos processos e tipos de cicatrização, como raça, idade, hipertrofia, hereditariedade e fatores locais. Sabe-se, contudo, que indivíduos de pele negra, amarela ou vermelha têm mais tendência à formação queloideana. Além desses fatores, nas cicatrizes causadas por queimaduras ocorrem diferentes tipos de cicatrização ou tegumento, resultantes de sua cura, de acordo com etiologia e profundidade.

As cicatrizes, uma vez estabelecidas, estão sujeitas às seguintes evoluções: atrofia, hipertrofia, retração, calcificação, alterações do pigmento (discromias) e degeneração maligna, esta última ocorrendo em casos de cicatrizes pós-queimaduras (Fig. 122.1).

Alves[7] faz referência à diferenciação dos termos contração e contratura cicatricial, citando que contração é um processo biológico normal que tem por finalidade a cicatrização de uma ferida em que houve perda de substância. Já contratura é o termo que designa o resultado final da contração de uma ferida e pode, ainda, ser definida pela perda da elasticidade de tecidos por fibrose. A contração é determinada por células vivas e sadias e não por fibras colágenas.

Teoricamente, a contração de feridas pode ser inibida por qualquer procedimento ou substância que interfira nas funções de miofibroblasto: mobilidade, migração, contração, adesão e multiplicação. Na prática, a contração se processa facilmente se a pele no local é frouxa e móvel, com resultado com pequena cicatriz; em local de pele tensa e aderente a planos profundos, a contração se processa com dificuldade, podendo haver contratura e distorções com comprometimentos funcionais.

Pacientes que permanecem certo tempo em repouso bucal prolongado podem sofrer efeitos deste tempo de imobilização, sem que percebam inicialmente as limitações funcionais.

Segundo Halar e Bell, para o paciente em estado desesperador ou vítima de politraumatismo, considerações como preservar a amplitude

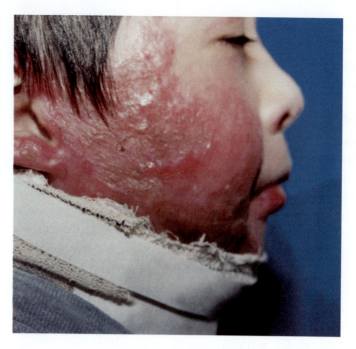

Figura 122.1 – Hipertrofia com retração de tecido tegumentar.

máxima de movimento (AMM) funcional podem parecer triviais. Entretanto, esses fatores simples são responsáveis por estender hospitalizações, aumentando a utilização de prestação de saúde e prolongando a dependência para mobilidade e atividades da vida diária. Medidas terapêuticas são tomadas pela fisioterapia e terapia ocupacional para reduzir esse tempo de mobilização, atuando com o paciente no leito, contribuindo de modo efetivo para o restabelecimento dos movimentos do paciente. À Fonoaudiologia cabe desenvolver procedimentos terapêuticos para pacientes imobilizados durante muitos dias, em casos de politraumatismos orofaciais, reduzindo o tempo de recuperação com intervenção preventiva e específica, restabelecendo precocemente a funcionalidade do sistema estomatognático.

Uma das consequências da redução da modalidade em região orofacial, devido a lesões como queimaduras e traumas de face, é o desenvolvimento de contraturas musculares que levam o paciente à redução da abertura oral, da mímica facial e das funções estomatognáticas.

Após queimaduras e traumas de face, células mesenquimatosas indiferenciadas começam a migrar para o local do trauma e gradualmente se transformam em fibroblastos maduros. Os fibroblastos tendem a caminhar ao longo das camadas de fibrina, multiplicando-se e desenvolvendo organelas produtoras de colágeno. As novas fibras de colágeno se caracterizam por síntese e degradação contínuas. Se a síntese exceder a degradação, resultará em excessiva fibrose. As propriedades mecânicas do colágeno recém-formado são intra e intercelulares e orientação das fibras de colágeno no tecido; a pele queimada é particularmente suscetível à contratura durante o processo de cicatrização.

PROPEDÊUTICA FONOAUDIOLÓGICA

No caso de pacientes queimados na face ou portadores de cicatrizes nesta região, há sequelas que promovem insuficiência fisiológica de estruturas íntegras, os músculos. O trabalho fonoaudiológico com a fisiologia muscular serve para promover o equilíbrio estomatognático, a estabilização do processo de cicatrização e a melhora do quadro estético do paciente.

Apesar do grande avanço da medicina e da farmacologia, os procedimentos desenvolvidos atenuam, melhorando o quadro cicatricial aparente, porém, raramente se consegue a eliminação total das cicatrizes e para reduzir o aspecto patológico e funcional das cicatrizes deve ser estudado cientificamente.

A Fonoaudiologia, dialogando com cirurgiões plásticos, vem tentando desenvolver uma terapia complementar específica para colaborar na recuperação funcional e estética de queimados e pacientes portadores de cicatrizes teciduais na face (Fig. 122.2).

Com base nos princípios do trabalho fonoaudiológico em motricidade orofacial e nas sequelas de cicatrização em partes moles, foram desenvolvidas técnicas específicas para a região da face, utilizando estruturas orofaciais íntegras, a fim de contribuir tanto para a estética quanto para a funcionalidade, esta última como objetivo do trabalho fonoaudiológico.

Acredita-se que ao utilizar feixes musculares faciais e mastigatórios, os quais se encontram íntegros, porém, com redução da fisiologia que lhes é própria, seja possível atingir o tecido lesionado, oferecendo técnicas e manobras que provoquem redução do distúrbio na formação desordenada das fibras de colágeno, durante o processo patológico de cicatrização.

Os músculos apresentam contrações e contraturas desenvolvidas pela hipofunção muscular, de acordo com o local das cicatrizes em região de face e pescoço. Quando estimuladas suas habilidades funcionais no sentido de seus feixes, é direcionado o crescimento de fibroblastos, promovendo o alinhamento das fibras de colágeno e reduzindo o tecido fibrótico em formação.

AVALIAÇÃO FONOAUDIOLÓGICA

Parte-se inicialmente de anamnese, entrevista ou coleta de dados do prontuário do paciente ou responsável.

O paciente ambulatorial será avaliado primeiramente de acordo com o local da cicatriz e o estado da musculatura facial. São observados também o local e o tipo das cicatrizes; além de mensurarmos a abertura oral por meio de paquímetro, colocado do incisivo central superior ao inferior e os movimentos de rotação, lateralização e extensão utilizando o goniômetro (Fig. 122.3).

Realizamos a palpação interna dos feixes musculares responsáveis pela mímica e pelas funções estomatognáticas, a fim de verificar possíveis contraturas de partes moles.

Deverá ser realizada a avaliação dos movimentos da mímica facial, verificando-se as possibilidades de movimentos musculares, assim como funções estomatognáticas, mastigação, deglutição, articulação da fala, respiração e fonação. Com relação à respiração, devemos verificar o esforço respiratório durante inspiração e expiração, o ritmo e o tempo de emissão máxima dos fonemas fricativos, além da relação de /s/ e /z/.

São verificados os movimentos mandibulares durante a fala e as possíveis adaptações da mastigação e da deglutição.

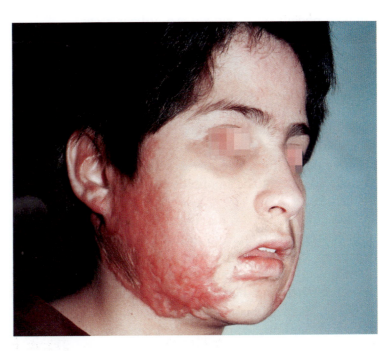

Figura 122.2 – Alterações funcional e estética.

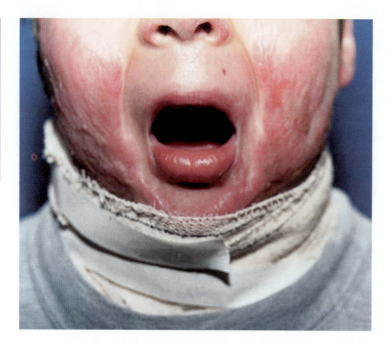

Figura 122.3 – Limitação de abertura bucal.

Acredita-se que seja sumamente importante a identificação do local das cicatrizes, pois estas podem interferir diretamente nos movimentos orofaciais, levando à redução miofuncional e consequentes alterações das funções estomatognáticas.

PROCESSO TERAPÊUTICO

Halar e Bell[8] relatam que o alongamento do músculo normal é essencial para prevenir contraturas nessa situação e o fortalecimento do músculo fraco ou técnicas de redução neuromuscular também podem ser benéficos. Ao utilizar esses dados, acredita-se que após a verificação de como a musculatura se encontra em vista da localização da cicatrização existente devam ser usados todos os recursos de que o paciente dispõe para equilibrar seu quadro funcional.

A fim de aumentar a hipofunção oromiofacial, interferindo precocemente em possíveis desajustes funcionais, foram desenvolvidas manobras visando ao aumento da amplitude dos movimentos faciais.

Para a promoção dos movimentos da mímica e do pescoço, abertura oral e funções estomatognáticas, utilizamos manobras intraorais de alongamento de feixes musculares nas direções oblíquas, verticais e horizonais[5] (Fig. 122.4).

O uso das mãos é considerado o método mais efetivo de aplicação, pois podem ser usadas tanto para avaliação como para tratamento e a fundamentação fisiológica tem progredido, indo de puramente empírica até algo mais científico.

Manobras externas com movimentos antagonistas com compressão em região cicatricial são realizadas para conseguirmos distorcer as estruturas apropriadas, ou seja, as novas fibras de colágeno se dispõem aleatoriamente.

Com base nos efeitos da compressão, são aplicadas manobras com pressões intra e extraoral durante 5 a 8s em locais de área cicatricial, favorecendo o desalinhamento de fibras colágenas aglomeradas.

O trabalho específico com as funções estomatognáticas visa ao equilíbrio dinâmico obtido pela manutenção do trabalho harmônico das estruturas musculares em seus movimentos estáticos.

A respiração é harmoniosamente trabalhada com a fonação, nos tempos máximos de emissão de fonemas surdos e sonoros, no equilíbrio do ritmo e da frequência respiratória.

O paciente é orientado quanto à mobilidade de movimentos da mandíbula, assim como quanto aos movimentos laríngeos e supra-hióideos durante a deglutição.

Para a melhoria do resultado estético, podem-se associar tratamentos tópicos com diversas substâncias, tais como hidratantes, protetores solares, moduladores teciduais, hipocromiantes, dispersores de pigmentos e outros.

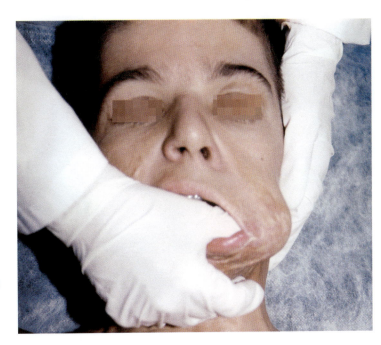

Figura 122.4 – Manobra intraoral de alongamento.

Um tratamento muito promissor é a associação do tratamento com citrato de tamoxifeno em apresentação tópica, um inibidor do fator de crescimento tumoral beta (TGF-beta, *tumor growth factor beta*), para abreviar a visualização do resultado. Após 12 meses pode-se instaurar tratamento de discromias e hidratação da área cicatricial[9].

Além da aplicação domiciliar, pode-se utilizar o creme de tamoxifeno para auxiliar nas massagens.

Produtos à base de vitamina A ácida são usados no intuito de modular a resposta da cicatriz mais tardia, tornando mais fácil a penetração de outros fármacos. O uso de despigmentantes e/ou dispersores de pigmentos (hidroquinona, psoralenos, etc.), quando se faz necessário, também é instituído em cicatrizes estabilizadas, geralmente após o oitavo ou nono mês.

Para se forçar a hidratação e o reforço no tratamento de discromias, pode-se proceder a *peelings* químicos superficiais, sempre com critério e cuidado.

Desse modo, encontra-se a Fonoaudiologia numa crescente busca de alternativas para colaborar com o equilíbrio miofuncional da face e do pescoço, ocupando um lugar no campo estético/funcional em um trabalho interdisciplinar.

QUESTÕES

1. Como o trabalho do fonoaudiólogo pode contribuir para a melhora da cicatriz em queimados?
2. Como é feita a avaliação fonoaudiológica?
3. Descreva as manobras intra e extraorais.
4. Como se deve abordar a cicatriz inelástica?
5. Quais são os tratamentos de sequela cicatricial na face?

REFERÊNCIAS

1. LUFT, C. P. *Mini Dicionário Luft*. 2. ed. São Paulo: Scipione, 1991. p. 271-282.
2. COMITÊ DE MOTRICIDADE OROFACIAL DA SOCIEDADE BRASILEIRA DE FONOAUDIOLOGIA. Documento Oficial 03/2003.
3. MOSS, M. L. The functional matrix. In: KRAUSS, B. S.; RIEDEL, A. R. *Vistas in Orthodontics*. Philadelphia: Lea & Febiger, 1962.
4. MARCHESAN, I. Q. *Motricidade Oral*. São Paulo: Pancast, 1993.
5. TOLEDO, P. N. *Conhecimentos Essenciais para Atender Pacientes Queimados*. São José dos Campos: Pulso, 2003.
6. MADEIRA, M. C. *Anatomia da Face*. São Paulo: Sarvier, 1995.
7. ALVES, J. C. R. Aspectos da patologia da cicatrização. In: MELEGA, J. M.; ZANINI, A. S.; PSILLAKIS, J. M. *Cirurgia Plástica Reparadora e Estética*. 2. ed. São Paulo: Médica e Científica, 1992.
8. HALAR, E. M.; BELL, K. R. Contraturas e outros efeitos deletérios da imobilidade. In: DE LISA, J. A. *Medicina de Reabilitação – Princípios e Prática*. São Paulo: Manole, 1992. v. 2.
9. RUIZ, R. O.; DAGUER, E. E. Z. Uso do tamoxifeno no tratamento tópico de cicatrizes hipertróficas pós-queimaduras. *Revista da Sociedade Brasileira de Cirurgia Plástica*, v. 20-24, p. 225-230, 2005.

Seção 20 — Estética

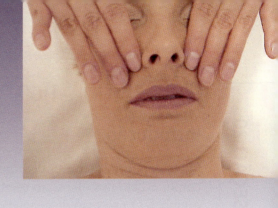

Capítulo 123

Drenagem Linfática Facial

Cristiane Stecca Dente

SUMÁRIO

Este capítulo mostra a composição da linfa e suas funções, os efeitos e as indicações da drenagem linfática manual e explica detalhadamente a sequência de manobras deste método, que além de ser extremamente benéfico para a maioria das pessoas, por aliviar dores e edema, também traz um estado de total relaxamento e bem-estar, reduzindo a ansiedade e propiciando melhor qualidade de vida ao paciente.

HOT TOPICS

- Todos os vasos linfáticos correm ao longo de veias e artérias.
- Timo, baço e gânglios linfáticos constituem os tecidos linfáticos.
- A linfa do canal torácico é uma mistura da linfa proveniente de todas as partes do corpo.
- As principais células da linfa são linfócitos, granulócitos, eritrócitos, macrófagos e eventuais células cancerosas.
- O fibrinogênio está presente na linfa em pequena quantidade, por isso ela coagula, mas lentamente.
- As vias linfáticas terminam em um ângulo venoso, em que os troncos linfáticos despejam a linfa na circulação venosa.
- Os vasos linfáticos são distribuídos de maneira superficial e profunda.
- O duto torácico é o maior tronco linfático.
- As contrações dos vasos linfáticos, as contrações dos músculos vizinhos, o movimento do diafragma e a pulsação das artérias vão influenciar o movimento da linfa.
- A drenagem linfática visa aumentar o volume e a velocidade da linfa transportada pelo sistema linfático.

SISTEMA LINFÁTICO

Introdução

O sistema linfático está distribuído por todo o corpo, exceto nos olhos, no cérebro e na medula espinhal. O processo de chegada dos fluidos aos tecidos (através dos capilares arteriais) é mais intenso do que a saída (através dos capilares venosos), havendo, portanto, excesso de líquido no espaço intersticial, que é então reabsorvido pelos capilares linfáticos existentes entre as células e que a transportam até os nodos linfáticos (linfonodos). Os linfonodos são porções aumentadas dos vasos linfáticos que se agrupam, em geral nas articulações, filtram o fluido e produzem linfócitos. Todos os vasos linfáticos correm ao longo de veias e artérias e convergem para o duto torácico e para o duto linfático direito. Os produtos de excreção são levados pela corrente sanguínea para o baço, os intestinos e os rins para desintoxicação.

Componentes do Sistema Linfático

- Linfa.
- Vias linfáticas: capilares, vasos e troncos linfáticos.
- Tecidos linfáticos: timo, baço e gânglios linfáticos.

Linfa

Até o nível dos coletores, o conteúdo da linfa é basicamente formado por líquido intersticial (o qual se assemelha ao plasma sanguíneo), produtos do metabolismo celular e moléculas proteicas de alto peso.

A linfa do canal torácico é uma mistura da linfa proveniente de todas as partes do corpo, inclusive a linfa do fígado e dos intestinos, por isso, possui uma concentração de proteína superior.

Também podem penetrar na linfa grandes partículas, como bactérias, que podem ser removidas e destruídas, conforme a linfa passa pelos linfonodos. Portanto, a composição da linfa varia dependendo do ponto em que é observada.

Além da parte líquida, a linfa também possui a carga linfática obrigatória, constituída de substâncias que precisam ser retiradas do interstício para garantir o equilíbrio do organismo (homeostase). Os capilares linfáticos representam a única possibilidade de retirada dessas substâncias. São elas: macromoléculas de proteínas, polissacarídeos, lipoproteínas, ácidos graxos complementares e também bactérias e fragmentos de células.

A linfa também contém células, principalmente linfócitos, e granulócitos, eritrócitos, macrófagos e eventuais células cancerosas.

O fibrinogênio está presente na linfa em pequena quantidade, por isso, a linfa coagula, porém lentamente.

Vias Linfáticas

Começam no tecido intersticial por uma rede capilar que se encontra sempre na proximidade de capilares sanguíneos.

Os capilares linfáticos se unificam formando vasos linfáticos que percorrem um ou mais gânglios linfáticos, antes de se reunirem em troncos linfáticos.

As vias linfáticas terminam em um ângulo venoso, em que os troncos linfáticos despejam a linfa na circulação venosa.

Podemos dividir as vias linfáticas em:

- *Rede periférica*: capilares e vasos linfáticos situados antes do gânglio linfático.
- *Rede central*: abrange todos os vasos linfáticos posteriores aos linfonodos (gânglios linfáticos).

Os vasos linfáticos possuem válvulas em seu interior que impedem o retorno da linfa, orientando seu fluxo em uma só direção e sentido. O espaço entre duas válvulas recebe o nome de linfangion, que se contrai a cada 6 a 10s.

Quando fazemos o bombeamento de um grupo de linfonodos (gânglios linfáticos), a linfa do interior do gânglio é expelida em direção ao vaso eferente (vaso de saída) e a linfa contida no aferente (vaso de entrada) tende a se deslocar para trás, o que é impedido pela estrutura valvular.

Os vasos linfáticos distribuem-se anatomicamente em dois planos, superficial e profundo, que se unem através de linfáticos perfurantes que direcionam a linfa aos coletores linfáticos (vasos de maior calibre), localizados mais profundamente.

Antes de se dirigir aos dutos linfáticos (vasos de maior calibre), o fluxo percorre os agrupamentos dos gânglios correspondentes de cada região. Os gânglios linfáticos têm por função purificar a linfa e defender o organismo, produzindo linfócitos e anticorpos. Os dutos linfáticos são:

- Duto torácico.
- Duto esquerdo.
- Duto direito.

O duto torácico é o maior tronco linfático. Nasce na cisterna do quilo, na altura do umbigo, e recebe a linfa dos membros inferiores e dos órgãos abdominais. Dirige-se ao pescoço e pouco antes de desembocar no ângulo venoso esquerdo recebe a linfa do duto linfático esquerdo. A composição da linfa do duto torácico é bastante peculiar, por este receber a linfa de uma grande variedade de regiões.

O duto esquerdo forma-se pela junção do tronco jugular esquerdo, que traz a linfa da parte esquerda da cabeça, com o tronco subclávio esquerdo, provindo do braço esquerdo. Os dois troncos unem-se, antes de penetrarem no duto torácico.

O duto direito consiste na junção do tronco jugular direito com os troncos subclávio direito e broncomediastinal ascendente (que traz a linfa da parte superior do tórax direito).

Funções do Sistema Linfático

- Funciona como reservatório de água, eletrólitos, ácidos e bases.
- É uma via de transporte de moléculas proteicas e outros nutrientes, resíduos metabólicos e estímulos neurológicos.
- Auxilia na manutenção dos espaços intercelulares, dando certo grau de elasticidade aos tecidos.
- Atua na defesa do organismo, levando a linfa aos locais contaminados, em que os macrófagos agem contra agentes infecciosos e eliminam restos necrosados dos tecidos e também induzem ao aumento de glóbulos brancos (linfócitos), para ajudar na defesa imunológica.

Transporte da Linfa

Vários mecanismos influenciam no transporte da linfa.

Contrações Rítmicas dos Vasos Linfáticos

Os vasos linfáticos possuem musculatura lisa e são organizados em segmentos distintos, que possuem duas válvulas: uma de entrada e outra de saída da linfa para o próximo segmento.

Alguns fatores influenciam no ritmo do transporte linfático. São eles:

- Temperatura: o aumento da temperatura eleva a frequência das contrações rítmicas.
- O aumento da pressão hidrostática interna do segmento linfático eleva a frequência e a intensidade das contrações da musculatura lisa.
- Estímulos químicos: a frequência das pulsações aumenta sob o estímulo de neurotransmissores como acetilcolina, adrenalina e noradrenalina.

Contrações dos Músculos Vizinhos

A contração muscular aumenta a pressão do tecido intersticial, forçando a entrada de líquidos nos capilares linfáticos, o que modifica a pressão interna do capilar. Isso desencadeia uma sequência de contrações autônomas na musculatura lisa que, aliada ao fechamento da válvula, impulsiona a linfa para frente.

Movimento do Diafragma

O maior volume da linfa é transportado pelo duto torácico. Para subir do abdome para a caixa torácica, a linfa tem que vencer a gravidade. Na inspiração, a caixa torácica se dilata e seu volume aumenta consideravelmente pela descida do diafragma. Tudo isso provoca uma pressão negativa em relação à pressão atmosférica, formando, assim, um vácuo parcial na caixa torácica, que impele o ar para os pulmões e também facilita o avanço do fluxo linfático.

Pulsação das Grandes Artérias

A pulsação das grandes artérias também repercute nos vasos linfáticos, por estarem muito próximos uns dos outros.

Peristaltismo Intestinal

Sobre os vasos linfáticos locais.

OBJETIVO DA DRENAGEM LINFÁTICA

O objetivo das manobras de drenagem linfática é aumentar o volume e a velocidade da linfa a ser transportada, através dos vasos e dutos linfáticos.

A drenagem linfática tem influência direta sobre:

- A capacidade dos capilares linfáticos (aumenta a contração da musculatura lisa).
- A filtração e a reabsorção dos capilares sanguíneos.
- A quantidade de linfa processada dentro dos gânglios linfáticos.
- Aumento da absorção de nutrientes através do trato digestivo.
- Aumento da oxigenação dos tecidos.
- Aumento da quantidade de líquidos a serem eliminados.
- Aumento do volume e da velocidade da linfa a ser transportada.
- Favorece a eliminação de toxinas e metabólitos.
- Favorece a nutrição celular.
- Melhora as condições de absorção intestinal.
- Melhor atuação do sistema nervoso vegetativo.

Em consequência de tudo isso, temos:

- Maior hidratação e nutrição celular.
- Maior rapidez na cicatrização de um ferimento, devido à melhor irrigação sanguínea.
- Reabsorção mais rápida de hematomas e equimoses.
- Recuperação da sensibilidade fina dos retalhos descolados.
- Redução do edema e aumento da velocidade da microcirculação, favorecendo a regeneração dos tecidos.

INDICAÇÕES DA DRENAGEM LINFÁTICA

- Alívio de dor.
- Circulação sanguínea de retorno comprometida.
- Edema no período gestacional e tensão pré-menstrual.
- Hipertensão arterial.
- Musculatura tensa.
- Pele irritada.
- Reumatismo.
- Sistema nervoso abalado.
- Estresse.
- Tecido edemaciado (independentemente da causa).

Em estética:

- Cicatrizes hipertróficas e queloideanas.
- Fibroedema ginoide (celulite).
- Tratamento de acne.
- Tratamento de couperose.
- Tratamento de dermatites (com acompanhamento de dermatologista).
- Tratamento de rosácea (com acompanhamento de dermatologista).
- Tratamento de rejuvenescimento.
- Tratamento de pré e pós-cirurgia plástica.
- Tratamento pós-lipoaspiração.
- Protocolo de programas de restauração de pele.
- Relaxamento de clientes tensos.

CONTRAINDICAÇÕES DA DRENAGEM LINFÁTICA

- Asma brônquica grave e não tratada.
- Eczema agudo.
- Febre.
- Flebites e tromboflebites agudas.
- Hipertireoidismo não tratado.
- Hipotensão arterial.
- Infecções agudas.
- Insuficiência cardíaca.
- Insuficiência renal.
- Neoplasias malignas diagnosticadas e em atividade (câncer).

SEQUÊNCIA DAS MANOBRAS

- As manobras devem ter pressão moderada a suave, pressionando apenas o tecido superficial, sem atingir a musculatura.
- O ritmo deve ser lento.

- O número de repetições deverá ser de no mínimo oito vezes.
- Caminho: proximal, medial e distal. Somente deve-se ir para a região subsequente (distal) depois de terminada a região proximal, garantindo assim o livre escoamento da linfa, sempre tendo em suas extremidades um grupo ganglionar.
- Ponto de partida: sempre começa pelo escoamento dos linfonodos do pescoço e ângulo venoso.

Tipos de Movimentos

- *Bombeamento*: pressão perpendicular ao plano da pele, executada pelas falanges distais dos dedos.
- *Rotação*: executada com algumas falanges dos dedos, fazendo-se um círculo imaginário sobre a pele, sem mobilizá-la.
- *Bracelete*: visa ao aumento do fluxo linfático. Consiste em pressões intermitentes: a cada fase de pressão deve seguir outra de relaxamento com a mesma duração.
- *Drenagem dos linfonodos*: visa à evacuação da linfa e deve ser realizada diretamente sobre as regiões ganglionares. Os dedos estabelecem contato com a pele e em posição quase perpendicular exercem leve pressão sobre os gânglios linfáticos.

SEQUÊNCIA DA DRENAGEM LINFÁTICA MANUAL DA FACE

- Posição do profissional: atrás da cabeceira da maca, preferencialmente sentado.
- Iniciar com um deslizamento superficial, apenas para estabelecer contato com o paciente e sentir o estado do tecido.

Descongestionamento das Vias Principais

- Com as mãos posicionadas nos ombros do paciente, realizar movimentos de pressão em direção aos pés do paciente.
- Com as mãos sobrepostas, realizar pressões na região do osso esterno, auxiliando na expiração do paciente.
- Bombeamento axilar: com as mãos espalmadas e os dedos encaixados na região axilar, realizar movimentos de compressão e descompressão.
- Bombeamento da região supraclavicular ("poço"), com indicadores e dedos médios (Fig. 123.1).
- Realizar círculos fixos sobre o músculo trapézio, da lateral da sétima cervical até os acrômios, e voltar pelo mesmo caminho, com pressão em direção à região medial.

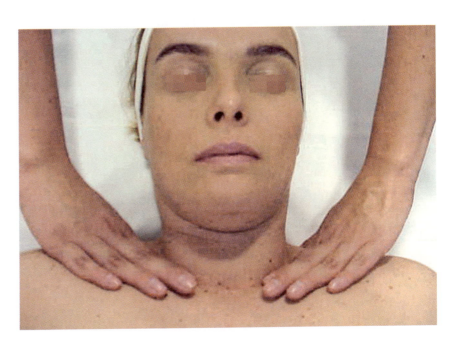

Figura 123.1 – Descongestionamento das vias principais.

- Marcaremos quatro pontos ao longo da coluna cervical, sendo o primeiro ponto na sétima cervical e o quarto sobre os linfonodos occipitais. Realizar círculos fixos com pressão em direção à parte anterior do pescoço.
- Realizar círculos fixos a partir dos linfonodos occipitais até o processo mastóideo (linfonodo retroauricular), com pressão em direção ao processo mastóideo.
- Reiniciar o caminho de volta até a região occipital e continuar da primeira até a sétima cervical realizando círculos fixos, com pressão em direção à parte inferior da cervical.
- A partir dos acrômios, marcaremos três pontos do músculo trapézio até a lateral da sétima cervical. Realizar círculos fixos, com pressão em direção às vias principais.
- Marcaremos dois pontos, o primeiro na borda do pescoço com o músculo trapézio e o segundo sobre o término. As mãos posicionadas realizam círculos fixos no primeiro ponto, com pressão em direção ao término e compressão e descompressão no segundo ponto.
- Realizar bombeamentos ascendentes em quatro a seis pontos pelo músculo esternocleidomastóideo e retornar descendo até a região supraclavicular, sendo a pressão sempre em direção à região supraclavicular. Finalizar com movimentos de compressão e descompressão nessa região (Fig. 123.2).
- Do ângulo da mandíbula até a têmpora, em aproximadamente seis pontos, realizar círculos fixos com pressão em direção à região inicial e voltar até o ângulo da mandíbula, com pressão nesta direção. Tanto no trajeto de ida como no trajeto de volta, nos três pontos sobre os linfonodos parotídeos, separar o dedo mínimo e o anular dos demais e trabalhar simultaneamente as vias pré e retroauricular (Fig. 123.3).
- Com as palmas das mãos voltadas para cima e os dedos levemente fletidos, realizar bombeamentos na região submandibular, chegando até a região submentoniana, e voltar bombeando até o ângulo da mandíbula. Seguir em direção à fossa supraclavicular, bombeando-a no final (Fig. 123.4).
- Drenagem dos nodos mandibulares, iniciando pelos nodos submentuais.
- A partir da margem inferior do corpo da mandíbula, marcaremos dois pontos próximos um do outro. As mãos posicionadas realizam movimentos de compressão e descompressão envolvendo o mento, com pressão em direção à via submandibular.
- Com as falanges distais dos dedos médio e indicador, realizar círculos fixos com pressão

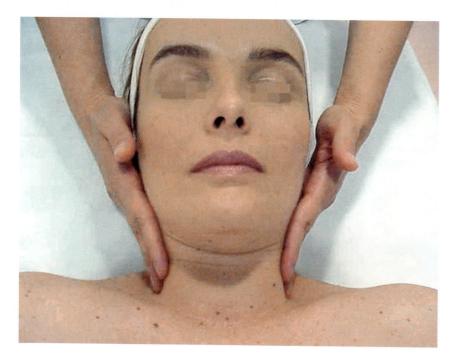

Figura 123.2 – Movimentos suaves na região do pescoço.

Figura 123.3 – Movimentos sobre os linfonodos parotídeos.

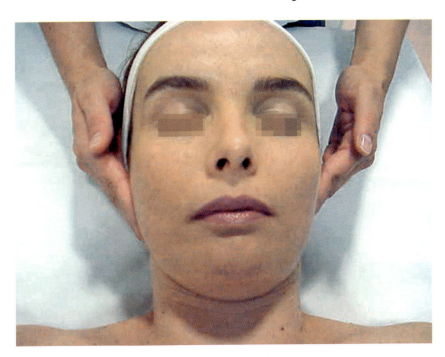

Figura 123.4 – Com as palmas das mãos voltadas para cima, realizar o movimento na região submandibular.

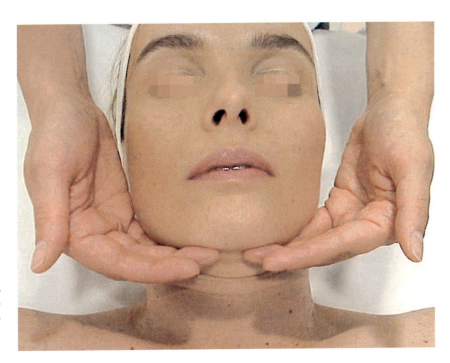

em direção aos linfonodos submentuais. Em seguida, os polegares são posicionados abaixo do lábio inferior e os demais dedos sobre os linfonodos submentuais. Enquanto os polegares realizam círculos fixos com pressão em direção aos linfonodos submentuais, os dedos que se encontram sobre este ponto realizam movimento de compressão e descompressão (Fig. 123.5).

- Realizar círculos fixos das comissuras labiais até a mandíbula, com pressão em direção à via submandibular.
- Exatamente no ponto da mandíbula, em que se encontra o dedo mínimo do movimento anterior, com as mãos envolvendo a lateral do mento, realizar movimentos de compressão e descompressão em direção à via submandibular.

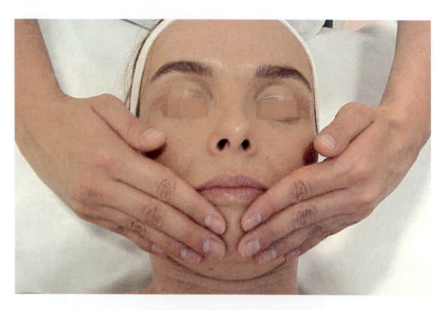

Figura 123.5 – Realizar círculos fixos com pressão, em direção aos linfonodos submentuais.

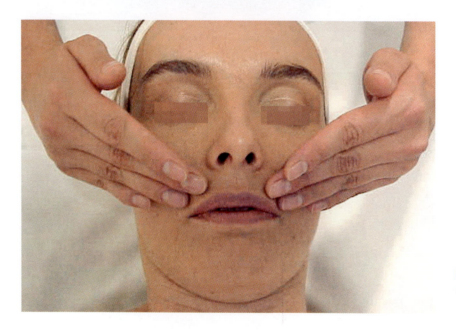

Figura 123.6 – Movimentos na região do lábio superior.

- Novamente, realizar círculos fixos das comissuras labiais em direção à via submandibular e, em seguida, da base do nariz até as comissuras labiais (sulco nasolabial) e descer em direção ao ramo da mandíbula.
- Os dedos médios realizam círculos fixos, iniciando medialmente acima do lábio superior, chegando até as comissuras, com pressão em direção a estas, e em seguida fazer os mesmos movimentos, iniciando medialmente abaixo do lábio inferior em direção às comissuras labiais (Fig. 123.6).
- Realizar círculos fixos na base do nariz, com pressão em direção à via submandibular.
- Realizar movimentos de compressão e descompressão, do sulco alar, em direção à via submandibular, passando pelo sulco nasolabial e comissuras labiais.
- Realizar círculos fixos sobre a asa do nariz com os dedos médios ou indicadores, com pressão em direção ao sulco alar.
- Os dedos médios no arco interno do orbicular do olho (pálpebra inferior) realizam círculos fixos com pressão em direção à via submandibular.
- O dedo médio da mão direita, no arco interno da órbita esquerda (pálpebra superior), realiza círculos fixos com pressão em direção

à via submandibular. Em seguida, o dedo médio da mão esquerda, no arco interno da órbita direita, realiza o mesmo movimento.

- As falanges distais dos dedos médios nas bordas inferiores das pálpebras inferiores (osso zigomático), a partir do ângulo com o nariz, realizam compressão e descompressão em direção às têmporas, até a linha das comissuras dos olhos.
- As falanges distais dos dedos médios são posicionadas em trajeto imediatamente abaixo da linha do movimento anterior e realizam compressão e descompressão também em direção às têmporas, até a linha das comissuras dos olhos (Fig. 123.7).
- Realizar círculos fixos do arco interno dos olhos (pálpebra inferior), passando pelos flancos do nariz, pelas comissuras labiais até a mandíbula, com pressão em direção à via submandibular (Fig. 123.8).
- Realizar círculos fixos logo abaixo do osso zigomático, com pressão na direção da via

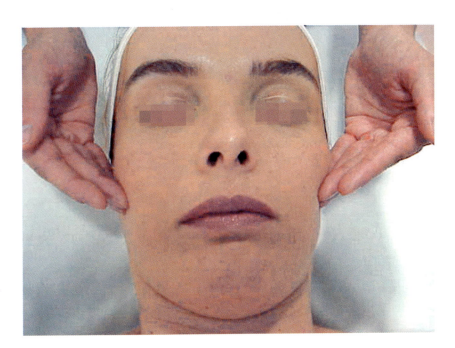

Figura 123.7 – Movimentos realizados em direção às têmporas.

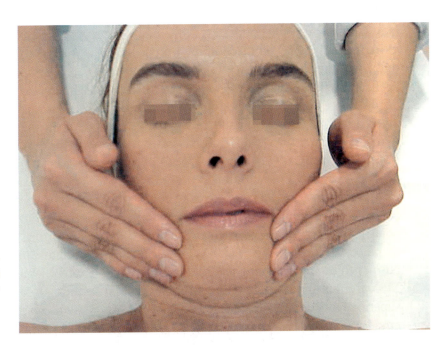

Figura 123.8 – Movimentos partindo do arco interno dos olhos em direção à via submandibular, passando pelas laterais do nariz.

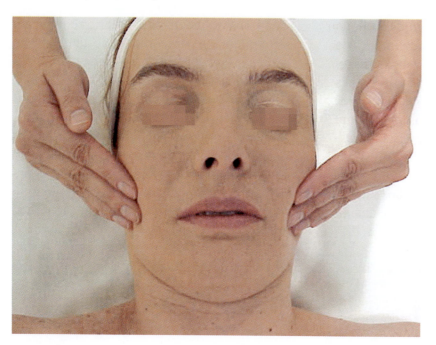

Figura 123.9 – Movimentos realizados abaixo do osso zigomático na direção da via submandibular.

submandibular. Em seguida, repetem-se os movimentos da via submandibular até a fossa supraclavicular (Fig. 123.9).
- Via pré-auricular: realizar círculos fixos da região do ângulo da mandíbula até a têmpora, com pressão em direção à submandibular.
- O dedo médio realiza movimentos de compressão e descompressão sobre a pálpebra inferior, do arco interno da órbita para a lateral, com pressão em direção à têmpora. Esse movimento deverá ser realizado sobre a pálpebra inferior, de um lado da face, depois sobre a pálpebra inferior, do outro lado da face. A cabeça poderá ser levemente inclinada na direção do movimento para facilitar a drenagem.
- As falanges distais dos dedos médios nas bordas inferiores das pálpebras inferiores (osso zigomático), a partir do ângulo com o nariz, realizam compressão e descompressão em direção às têmporas, até as linhas das comissuras dos olhos. O mesmo trajeto deverá ser percorrido três vezes. O primeiro deve começar no ângulo com o nariz, o segundo em ponto próximo ao anterior e o terceiro no meio da pálpebra inferior (Fig. 123.10).
- No ponto temporal, realizar círculos fixos.
- Marcaremos três pontos sobre a pálpebra superior. Os dedos indicador e médio realizam círculos com pressão em direção às têmporas.
- O dedo médio e o indicador realizam compressão e descompressão sobre os supercílios, do arco interno da órbita até as têmporas, com pressão em direção às têmporas.
- Realizar pinçamentos leves com o dedo médio e o polegar sobre os supercílios, partindo de sua extremidade medial.
- No ponto temporal, realizar círculos fixos.
- Com os dedos voltados para os supercílios, realizar círculos fixos na região do osso frontal, com pressão em direção às têmporas.
- Realizar círculos fixos em dois pontos: o primeiro na glabela (entre os supercílios) e o outro logo acima, com pressão em direção à via submandibular.
- Exercer pressão em três pontos pela linha média do osso frontal, iniciando na glabela até a raiz do cabelo.
- Abertura dos três pontos em direção à região temporal.
- Para realizar a mobilização da zona aponeurótica marcaremos na linha média da cabeça cinco pontos, pressionando cada um, da região frontal para a occipital.
- Abertura dos cinco pontos em outros seis pontos, pressionando de medial para lateral, até chegar à região parietal.
- Iniciar caminho de retorno pelas vias pré e retroauricular e via principal: primeiro ponto nas têmporas; segundo, terceiro e quarto

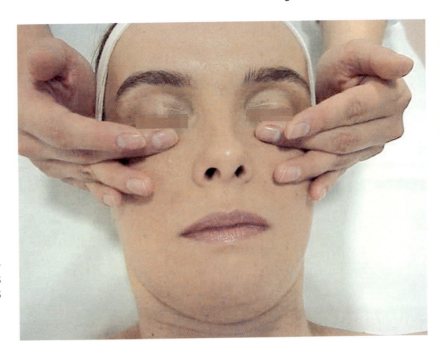

Figura 123.10 – Compressão e descompressão, com os dedos médios nas bordas inferiores das pálpebras inferiores.

pontos nos linfonodos parotídeos; quinto ponto no ângulo da mandíbula; sexto, sétimo e oitavo pontos na via principal (pescoço); nono ponto no término (fossa supraclavicular). Do primeiro ao oitavo ponto, os dedos realizam círculos fixos com pressão em direção ao término. No nono ponto, os dedos realizam compressão e descompressão sobre o término, respeitando os movimentos respiratórios.

- Finalização:
  – Bombeamento axilar e supraclavicular.
  – Compressão do esterno com mãos sobrepostas.
  – Depressão dos ombros.
  – Movimentos de *effleurage*.

QUESTÕES

1. Qual o significado de "drenar"?
2. Em que consiste a drenagem linfática manual?
3. Como devem ser as manobras da drenagem linfática manual?
4. Qual a função da linfa?
5. Quais os objetivos da realização da drenagem linfática no pós-operatório?

LEITURA COMPLEMENTAR

FRITZ, S. *Fundamentos da Massagem Terapêutica*. São Paulo: Manole, 2002.

GARDNER, E.; GRAY D. J.; O'RAHILLY, R. *Anatomia: estudo regional do corpo humano*. Rio de Janeiro: Guanabara Koogan, 1971.

GUYTON, A. C. *Tratado de Fisiologia Médica*. Rio de Janeiro: Guanabara Koogan, 1986.

RIBEIRO, D. R. *Drenagem Linfática Manual da Face*. São Paulo: Senac São Paulo, 1996.

SAMPAIO, S. A. P.; CASTRO, R. M.; RIVITTI, E. A. *Dermatologia Básica*. São Paulo: Artes Médicas, s./d.

SOBOTTA, J. *Atlas de Anatomia Humana*. Rio de Janeiro: Guanabara Koogan, 1990.

TORTORA, G. J. *Corpo Humano: fundamentos de anatomia e fisiologia*. São Paulo: Artmed, s./d.

WINTER, W. R. *Drenagem Linfática Manual*. Rio de Janeiro: Vida Estética, s./d.

Capítulo 124

Drenagem Linfática Corporal

Selma Fukushima

SUMÁRIO

A drenagem linfática manual é uma técnica de massagem altamente especializada, representada por um conjunto de manobras suaves, lentas e rítmicas muito específicas, que atuam basicamente sobre o sistema linfático superficial, visando drenar o excesso de líquido acumulado no interstício, nos tecidos e dentro dos vasos, através das anastomoses superficiais.

Seu principal objetivo é aumentar a atividade linfocinética dos canais linfáticos normais, além do relaxamento e/ou amolecimento do tecido conjuntivo alterado.

HOT TOPICS

- A drenagem linfática facilita o escoamento do líquido intersticial excedente.
- Os processos de captação e evacuação removem o excesso e transportam a linfa de volta à circulação.
- A drenagem linfática deve ser iniciada pelo segmento proximal, promovendo-se o escoamento nas regiões distais.
- A manobra de pressão em bracelete tem como objetivo aumentar o fluxo da linfa.
- A manobra de deslizamento não é utilizada no pós-operatório.
- Os componentes da drenagem manual são direção, pressão e ritmo.
- Os movimentos são repetidos de três a oito vezes.
- A posição do paciente é fundamental, devendo sempre favorecer a drenagem fisiológica.

INTRODUÇÃO

A drenagem linfática manual foi apresentada pela primeira vez por Emil Voder em 1936, na França. A oficialização pela medicina científica ocorreu em 1966, quando foi fundada a Associação de Drenagem Linfática Manual.

No ano de 1977, desembarcou no Brasil o Prof. Leduc, aluno do Dr. Voder e colaborador do Prof. Dr. Collard, de Bruxelas, que conseguiu demonstrar em filme a ação da drenagem linfática manual, por meio de uma radioscopia.

Introduziu-se, então, no Brasil, uma das técnicas mais importantes de massagem desenvolvidas por esteticistas e terapeutas.

Por ser uma técnica de massagem específica, deverá ser realizada por profissionais devidamente habilitados. O objetivo básico é aumentar o aporte de linfa e a velocidade de condução dos vasos e dutos linfáticos, por meio de manobras que imitem o bombeamento fisiológico.

EFEITOS DIVERSOS

Facilitando o escoamento do líquido intersticial excedente, a drenagem linfática produz indiretamente benefícios ao organismo, tais como:

- *Fornecimento de nutrientes às células*: quando o sangue passa pelas paredes intestinais, carrega consigo substâncias que foram dissolvidas pelo suco digestivo, sendo estas absorvidas pelos vasos sanguíneos. Os capilares linfáticos que circundam as paredes do intestino recebem as substâncias não dissolvidas. Ambas alimentarão as células do nosso corpo.

- *Oxigenação dos tecidos*: a cada passagem do sangue pelos pulmões, ele leva uma grande quantidade de oxigênio. É nos alvéolos pulmonares que ocorre a troca de gases. Dos alvéolos, que são formados por uma fina camada de células, sai o oxigênio que irá para o sangue, enquanto o sangue devolve dióxido de carbono para o interior dos alvéolos.
- *Desintoxicação do tecido intersticial*: os resíduos metabólicos precisam ser eliminados do interstício, como o CO_2 resultante da respiração das células, a ureia resultante do metabolismo de aminoácidos eletrólitos, cuja eliminação mantém o equilíbrio hídrico, compostos sulfurados, cálcio, etc.
- *Desintoxicação da musculatura esquelética*: quando se pratica excesso de exercício físico e o oxigênio não é mais suficiente, a célula transforma o açúcar em ácido lático na tentativa de obter mais energia. O excesso de ácido lático no músculo provoca contrações, causando dor. Pelas manobras de drenagem linfática, consegue-se eliminação mais rápida desse ácido.
- *Distribuição de hormônios*: estes são responsáveis pelo equilíbrio de substâncias excretadas ou reabsorvidas pelo organismo.
- *Quantidade de líquidos excretados*: por urina, fezes, transpiração, etc.
- *Melhor cicatrização*: o excesso de líquido intersticial é prejudicial à cicatrização, pois dificulta a proliferação celular e a síntese proteica em razão de baixo pH, alta tensão de CO_2 e baixa concentração de O_2. Como consequência, o índice de infecção será maior, com possível formação de tecido cicatricial exuberante.

MANOBRAS

Para remover o excesso e transportar a linfa de volta à circulação sanguínea, existem dois processos: a captação e a evacuação.

A captação visa a aumentar a absorção do líquido intersticial pelos capilares linfáticos, fazendo-o fluir em direção aos gânglios regionais, canal torácico até o duto linfático direito.

A evacuação é um processo pelo qual as manobras se dão no nível dos pré-coletores e coletores linfáticos, os quais transportarão a linfa captada pelos capilares.

A drenagem linfática deverá ser iniciada pelo segmento proximal com manobras de evacuação, esvaziando-se primeiro as vias pelas quais a linfa fluirá e depois, por manobras de captação, escoar a linfa nas regiões distais e edemaciadas.

As manobras devem ser aplicadas de maneira dosada, com movimentos suaves, rítmicos, metódicos e sem deslocamento de pele.

Drenagem dos Linfonodos

Manobra realizada pelo contato direto dos dedos indicador, médio e anelar sobre a região ganglionar em questão, posicionando-os quase perpendicularmente aos vasos linfáticos, exercendo-se leve compressão/descompressão.

Inserida no processo de evacuação.

Círculos Fixos

Manobra que visa à captação da linfa, realizada ao longo das vias linfáticas ou em direção a elas.

São feitas execuções de círculos, cuja pressão começa em zero, aumentando gradativamente na direção do fluxo linfático (quando então atinge o máximo) e diminui também gradativamente na direção oposta, terminando em pressão zero.

Os movimentos são leves, seguindo o sentido da drenagem linfática fisiológica.

Bracelete

A manobra de pressão em bracelete tem como objetivo aumentar o fluxo da linfa direcionando-a aos linfonodos regionais.

Pode ser realizada uni ou bimanualmente, dependendo da região a ser tratada, mas a pressão deve sempre obedecer ao sentido da drenagem fisiológica.

Deslizamento

Também chamada de *effleurage*, essa manobra é executada sem deslocamento de pele, por toda a extensão da mão. Poderá ser associada a leve compressão/descompressão.

Não se usa esse movimento nas manobras de drenagem linfática no pós-operatório.

INDICAÇÕES ESTÉTICAS

Nos tratamentos estéticos, a drenagem linfática é indicada nos casos de:

- Acne e rosácea: limpa e acalma a pele.
- Envelhecimento cutâneo: nutre, hidrata e oxigena melhor os tecidos.
- Restauração da pele.
- Pré e pós-cirurgias plásticas: prepara a pele e evita maiores edemas, ajudando na recuperação e na cicatrização no pós-cirúrgico.
- Como coadjuvante no tratamento de cicatrizes hipertróficas.
- Antes de mesoterapia.
- Pós-lipoaspiração: ajuda na reabsorção de hematomas e equimoses.
- Relaxamento.
- Ajuda a retirar o excesso de ácido lático acumulado nas fibras musculares depois de esforços físicos.
- Circulação de retorno comprometida.

Componentes da Drenagem Linfática Manual

- *Direção*: a drenagem linfática deverá sempre acompanhar a direção da circulação sanguínea e do fluxo linfático, iniciando-se pela região proximal e depois pela distal. Isso baseia-se no conceito de que é necessário esvaziar antes de trazer novos líquidos, pois, do contrário, se congestionaria ainda mais um sistema já saturado.
- *Pressão*: a pressão adequada variará de acordo com as condições do tecido no momento da massagem. Deverá ser suficiente para facilitar a reabsorção do líquido intersticial e impulsioná-lo, portanto, de moderada a leve (em casos de pós-cirurgias). A drenagem linfática manual nunca deverá provocar *dor* ou *hiperemia*.
- *Ritmo*: o ritmo da massagem deve ser sempre constante, lento e suave. O ideal é que cada círculo fixo seja realizado entre 3 e 4s, para drenagem dos linfonodos e bracelete, e o ideal é que para cada 2s de pressão existam 2s de relaxamento.

A posição do cliente também é fundamental, devendo sempre favorecer a drenagem fisiológica.

Sequência de Movimentos para a Drenagem Linfática Manual

É importante ressaltar que não se devem utilizar os movimentos de deslizamento no pós-operatório.

Cada movimento deverá ser repetido de três a oito vezes.

DECÚBITO DORSAL – MEMBROS INFERIORES

1. Drenar supraclaviculares e infraclaviculares e bombear (Fig. 124.1).
2. Drenar linfonodos axilares e bombear (Fig. 124.2).

Coxas

1. Drenagem dos linfonodos inguinais horizontais e verticais (Fig. 124.3).
2. Círculos fixos realizados com as mãos, uma sobreposta à outra, na região interna da coxa (trígono femoral), no sentido proximal para o distal até o joelho e retornar com o mesmo movimento, sendo a pressão em direção aos linfonodos inguinais.
3. Com as mãos paralelas, realizar deslizamentos com pressão, da lateral externa da coxa em direção à safena magna.

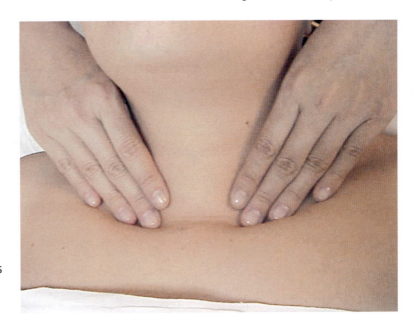

Figura 124.1 – Drenagem dos supraclaviculares.

4. Deslizamento superficial ascendente sobre a região da safena magna, no sentido distal-proximal.
5. Com as mãos em posição de bracelete, executar leve compressão, partindo da região proximal (virilha) até a distal (joelho) e retornando à proximal.

Joelhos

1. Drenagem dos linfonodos poplíteos, bombeando-os em seguida.
2. Círculos fixos com as duas mãos na região poplítea, enquanto os polegares se movimentam lateralmente à patela com pressão em direção à coxa.

Perna

1. Círculos fixos realizados com as duas mãos (uma sobreposta à outra) na região da safena magna, no sentido proximal (joelho) para distal (tornozelo), direcionando a linfa para os linfonodos inguinais superficiais.
2. Com as mãos paralelas, realizar deslizamentos com pressão, partindo da lateral externa da perna em direção à safena magna (Fig. 124.4).
3. Com as mãos em posição de bracelete executar leve compressão, partindo da região proximal até a distal e retornando à proximal.
4. Braceletes compressivos realizados somente no sentido distal-proximal (realizar este movimento três vezes e, na última, a compressão deverá ser feita até a região dos linfonodos inguinais horizontais e verticais) (Fig. 124.5).

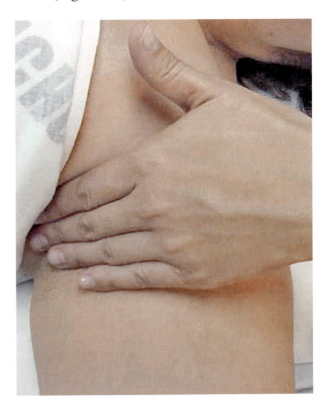

Figura 124.2 – Bombeamento dos linfonodos axilares.

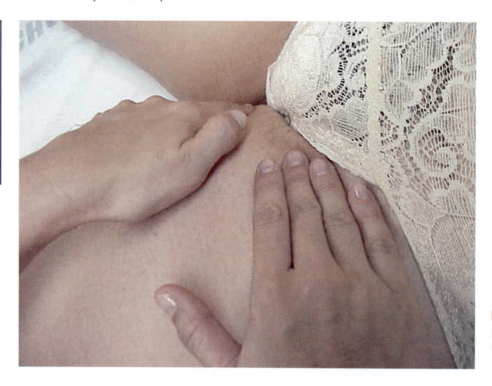

Figura 124.3 – Leve compressão/descompressão na região inguinal.

Pé

1. Deslizamento superficial ascendente.
2. Círculos fixos executados simultaneamente no dorso e na planta do pé.
3. Círculos fixos ao redor do maléolo.
4. Compressão e deslizamento envolvendo toda a circunferência dos dedos (Fig. 124.6).
5. Braceletes compressivos, iniciando pela ponta do pé e seguindo em direção à virilha.
6. Bombear inguinais superficiais horizontais e verticais.

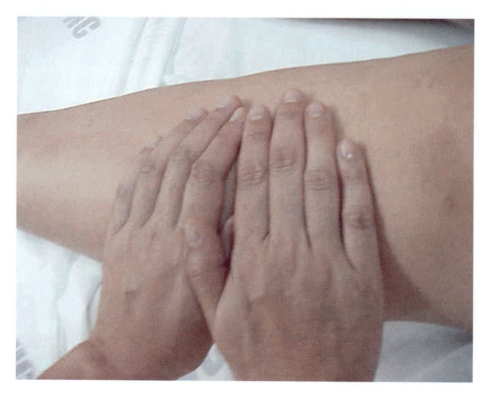

Figura 124.4 – Deslizamentos suaves com pressão em direção à safena magna.

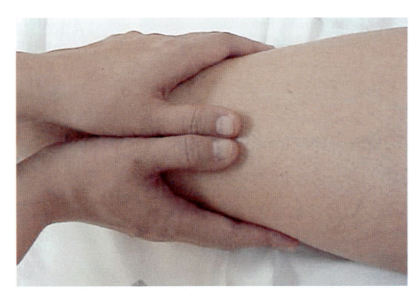

Figura 124.5 – Braceletes compressivos no sentido distal-proximal.

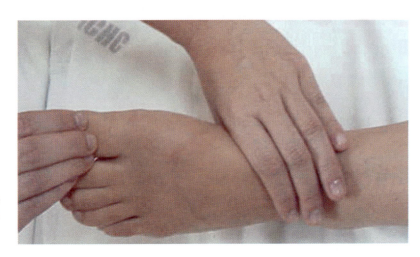

Figura 124.6 – Movimento partindo da falange distal em direção à proximal.

MEMBROS SUPERIORES

Abdome

1. Drenagem dos linfonodos axilares e inguinais superficiais.
2. Com as mãos sobrepostas, realizar movimentos circulares no sentido horário em toda a extensão do abdome.
   Na parede abdominal, o fluxo linfático é dividido para duas regiões distintas. Primeiramente, será trabalhado o alto abdome (acima da linha umbilical), que será drenado em direção aos linfonodos axilares.
3. Bombeamento mais deslizamento nas regiões laterais do abdome, iniciando pela linha umbilical até a região axilar. Trabalhar um lado de cada vez (oposto ao da esteticista).
4. Círculos fixos realizados com as duas mãos, partindo da lateral até a região central, trabalhando um lado de cada vez (oposto ao da esteticista).
5. Com as palmas das mãos unidas na posição vertical, realizar bombeamentos com deslizamento da região central até os linfonodos supraclaviculares.
6. Partindo da linha umbilical, realizar bombeamentos nas laterais do abdome até a fossa axilar. Bombear.
   No baixo abdome (abaixo da linha umbilical), a linfa será drenada para os linfonodos inguinais superficiais e da pelve para os linfonodos ilíacos comuns.

7. Drenagem dos linfonodos inguinais superficiais verticais e horizontais. Bombear.
8. Drenagem dos linfonodos ilíacos externos e internos.
9. Com as mãos paralelas, fazer movimentos circulares com leve pressão do ilíaco em direção à região púbica.
10. Bombeamento mais deslizamento oblíquo (lado externo para região inguinal, trabalhando os dois lados simultaneamente).
11. Com as palmas das mãos unidas e na posição vertical, realizar leves compressões seguidas de deslizamento na região central do abdome, da linha umbilical em direção à região inguinal.

Braços

1. Deslizamento superficial ascendente.
2. Com as mãos paralelas, realizar círculos fixos ao longo das veias basílica (face interna) e cefálica, com pressão em direção à fossa axilar.
3. Pressão em bracelete em toda parte do braço, primeiramente, começando pela região proximal, indo até o cotovelo e, depois, da distal para a proximal. A pressão deverá ser feita em direção à fossa axilar.

Antebraços

1. Drenagem superficial da fossa cubital, realizando círculos fixos, cuja pressão deverá ser voltada para a fossa axilar e depois leve bombeamento.
2. Deslizamento superficial ascendente.
3. Círculos fixos realizados ao longo das veias basílica e cefálica (faces interna e lateral), indo do cotovelo ao punho e depois voltando em direção à fossa cubital (Fig. 124.7).
4. Pressão em bracelete, trabalhando tanto a face anterior como a posterior, começando pela região proximal-distal e, depois, distal-proximal com a pressão voltada à fossa cubital.
5. Braceletes compressivos realizados somente do sentido distal-proximal (realizar este movimento três vezes e, na última, a compressão deverá ser feita até a fossa axilar).

Mãos (Ligeiramente Elevadas)

1. Deslizamentos ascendentes.
2. Círculos fixos realizados concomitantemente no dorso e na palma das mãos, iniciando-se pelo punho em direção à base dos dedos e retornando à posição inicial (Fig. 124.8).

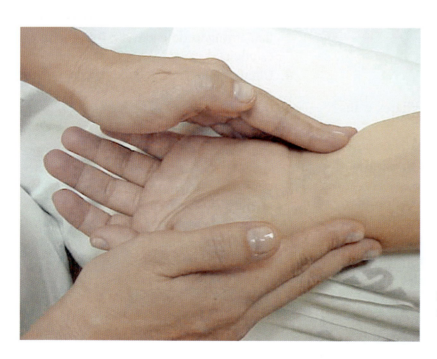

Figura 124.7 – Movimentos leves seguindo o sentido da linfa.

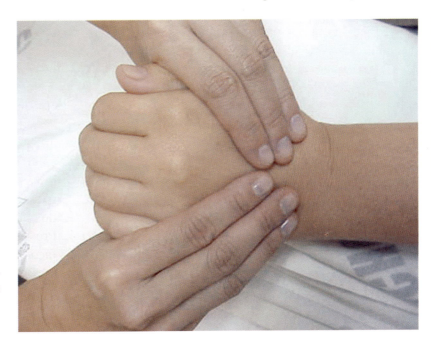

Figura 124.8 – Pressão leve em direção ao punho (coletores radiais e ulnares).

3. Deslizamentos com compressão realizados em cada um dos dedos com pressão em direção aos linfáticos interdigitais.
4. Pressão em bracelete realizada com as duas mãos, desde as pontas dos dedos até a fossa axilar.

Mamas

1. Drenagem dos linfonodos cervicais laterais, supraclaviculares, infraclaviculares e axilares.
2. Deslizamentos ascendentes na parte superior das mamas (uma de cada vez) com pressão maior em direção aos supraclaviculares.
3. Círculos fixos partindo dos linfonodos infraclaviculares até a aréola da mama e retornando com a pressão em direção a eles (Fig. 124.9).
4. Círculos fixos em toda a face lateral da mama, iniciando-se pelos gânglios axilares e retornando a eles.
5. Círculos fixos na região medial, partindo da cadeia infraclavicular, descendo sobre

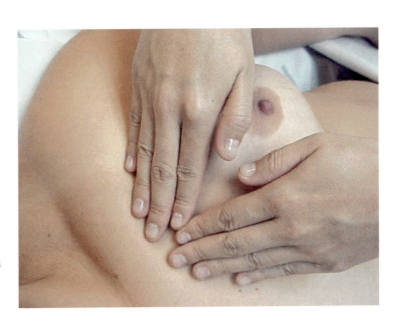

Figura 124.9 – Círculos fixos na região dos linfonodos infraclaviculares.

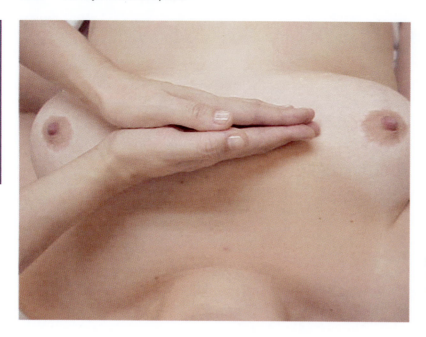

Figura 124.10 – Deslizamento com leve pressão em direção aos linfonodos supraclaviculares.

os linfonodos paraesternais e retornado aos infraclaviculares.
6. Círculos fixos na região do plexo subareolar até os linfonodos submamários.
7. Com as mãos unidas pelas palmas, realizar um deslizamento sobre os linfonodos paraesternais (Fig. 124.10).
8. Drenar gânglios supraclaviculares, infraclaviculares e axilares.

DECÚBITO VENTRAL – MEMBROS INFERIORES

Coxa

1. Deslizamento superficial ascendente.
2. Executar círculos fixos com as mãos sobrepostas sobre a face interna da coxa, partindo da região proximal até a distal e de volta ao sulco glúteo-femoral. A pressão deverá ser direcionada aos linfonodos inguinais superficiais verticais.
3. Com as mãos paralelas, realizar deslizamentos com pressão, partindo da lateral externa da perna em direção à safena magna.
4. Deslizamento superficial ascendente sobre a região da safena magna, no sentido distal-proximal.
5. Braceletes compressivos partindo do sulco glúteo-femoral em direção ao joelho e retornando ao sulco glúteo-femoral.

Pernas

1. Drenagem dos linfonodos poplíteos. Bombear (Fig. 124.11).
2. Círculos fixos realizados com as duas mãos (uma sobreposta à outra) na região da safena magna, no sentido proximal (joelho) para distal (tornozelo), direcionando a linfa para os linfonodos inguinais superficiais.
3. Com as mãos paralelas, realizar deslizamentos com pressão, partindo da lateral externa da perna em direção à safena magna.
4. Círculos fixos em toda a região posterior da perna (safena parva), iniciando-se pela região poplítea até o calcanhar, retornando à fossa poplítea.
5. Com as mãos em posição de bracelete, executar leve compressão, partindo da região proximal até a distal, retornando à proximal.
6. Braceletes compressivos realizados somente do sentido distal-proximal (realizar esse movimento três vezes e, na última, a compressão deverá ser feita até a região do sulco glúteo-femoral).

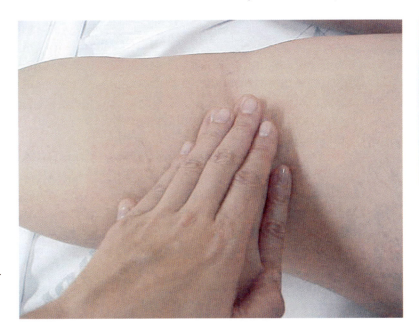

Figura 124.11 – Bombeamento realizado com as mãos sobrepostas.

Glúteo e Lombar

1. Deslizamento superficial no sentido da região inguinal, com o profissional trabalhando do lado oposto do paciente.
2. Círculos fixos com uma mão sobre a outra, iniciando na região próxima aos linfonodos inguinais superficiais superolaterais até o interglúteo, retornando à posição inicial. A pressão deverá ser em direção aos linfonodos inguinais.
3. Drenagem dos linfonodos sacrais. Bombear.
4. Círculos fixos encaminhando a linfa da região lombar para o cóccix (do centro para a lateral), trabalhando um lado de cada vez (lado oposto ao da esteticista).
5. Com as mãos paralelas, realizar deslizamentos compressivos na região glútea com pressão em direção aos linfonodos inguinais (trabalhar um lado de cada vez).

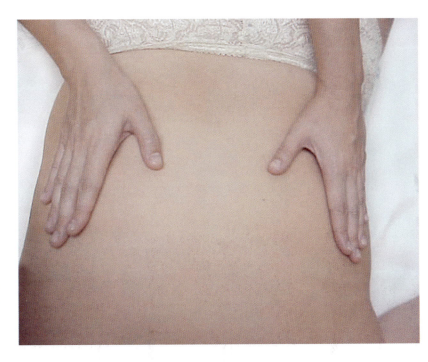

Figura 124.12 – A linfa desta região deverá ser encaminhada para os linfonodos axilares.

Costas

1. Drenagem dos linfonodos axilares.
2. Drenagem dos linfonodos supraclaviculares.
3. Deslizamento realizado simultaneamente com as duas mãos, acompanhando a coluna vertebral até as escápulas, indo na direção das axilas, retornando suavemente pelas laterais até a cintura (Fig. 124.12).
4. Círculos fixos partindo da coluna vertebral até a face lateral (sentido proximal-distal, ou seja, da altura da escápula até a cintura).
5. Deslizamentos compressivos ascendentes nas laterais das costas (da altura da cintura até as axilas).
6. Círculos fixos iniciando-se na altura da escápula com pressão em direção aos gânglios supraclaviculares.
7. Posicionando-se na cabeceira da maca, realizar deslizamentos com as duas mãos, dividindo as costas em três regiões, lateral, medial e central, descendo suavemente pelas laterais.

QUESTÕES

1. Quais são os efeitos produzidos pela drenagem linfática corporal?
2. Como é feita a drenagem dos linfonodos?
3. O que são os círculos fixos?
4. Quais são as indicações estéticas da drenagem?
5. Qual é a importância da drenagem linfática corporal no pós-operatório?

LEITURA COMPLEMENTAR

BUSTAMANTE, E. C. *Apostila de Drenagem Linfática Facial*. São Paulo: Centro de Estética Payot.

DANGELO, J. G.; FATTINI, C. A. *Anatomia Básica dos Sistemas Orgânicos*. São Paulo: Atheneu, 1983. p. 101-102; 263-264; 456-457; 474.

DANGELO, J. G.; FATTINI, C. A. *Anatomia Humana Sistêmica e Segmentar para o Estudante de Medicina*. São Paulo: Atheneu, 1985. p. 347-348; 350; 353-355, 1985.

GARDNER, E.; GRAY, D. J.; O'RAHILLY, R. *Anatomia – Estudo Regional do Corpo Humano*. Rio de Janeiro: Guanabara-Koogan, 1971. p. 53-54.

JUNQUEIRA, L. C.; CARNEIRO, J. *Histologia Básica*. Rio de Janeiro: Guanabara-Koogan, 1974. p. 220, 239.

MOORE, K. L. *Anatomia Orientada para a Clínica*. Rio de Janeiro: Guanabara-Koogan, 1990. p. 22, 24.

O'RAHILLY, R. *Anatomia Básica: um estudo regional da estrutura humana*. Rio de Janeiro: Interamericana, 1985. p. 52-55; 115; 190; 192; 236; 250-251.

RIBEIRO, D. *Drenagem Linfática Manual Corporal*. São Paulo: Senac, 1999.

SOBOTTA, J. *Atlas de Anatomia Humana*. Rio de Janeiro: Guanabara-Koogan, 1990. p. 52-53; 124-125; 127.

TESTUT, L.; LATARJET, A. *Tratado de Anatomia Humana*. Mallorca: Salvat, 1976. p. 511, 564.

WINTER, W. R. *Drenagem Linfática Manual*. Rio de Janeiro: Vida Estética, 1995. p. 37-55.

Seção 21
Psicologia

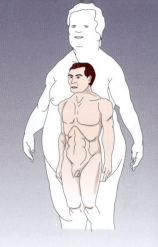

Capítulo 125

Realidade e Expectativa dos Pacientes

Maurício de Maio

SUMÁRIO

Quando uma pessoa decide, ou deseja, realizar uma cirurgia plástica, esta o faz por querer modificar algum aspecto em seu corpo que seja alvo de descontentamento.

Esse descontentamento pode ser originado de fatores internos, desejo real da pessoa de modificar seu próprio corpo, ou de fatores externos ou sociais, quando alguém ou o meio onde vive a pessoa cobra um determinado padrão de estética, ou de beleza.

Atualmente, é conhecido o impacto que a cirurgia plástica estética tem sobre a *qualidade de vida*, uma vez que os procedimentos têm por finalidade modificar a harmonia corporal e com isto promover um bem-estar físico e emocional.

No entanto, o paciente precisar estar ciente de que toda cirurgia tem limitações e consequências. Não existem procedimentos mágicos capazes de *transformar uma pessoa em outra*. Quando existe uma falsa expectativa de resultados, a cirurgia deve ser *contraindicada* e o procedimento não deve ser realizado, ou o paciente deve ser muito bem orientado sobre o tratamento, de forma que venha a entender suas limitações, restrições e consequências imediatas e futuras.

Quando isso não é feito, provavelmente o resultado final será o descontentamento.

HOT TOPICS

- A anamnese e o exame físico são recursos que possibilitam ao médico *educar* o paciente sobre o procedimento proposto.
- Deve-se lembrar que o objetivo principal do médico é promover bem-estar ao paciente.
- A consulta inicial deve promover comunicação clara, confiança e respeito entre o médico e o paciente.
- Pacientes que se submetem a procedimentos estéticos com expectativas não realistas tornam-se, invariavelmente, insatisfeitos com o médico.
- Muitos pacientes procuram procedimentos estéticos com motivações além de estéticas, que incluem principalmente a solução de problemas pessoais.
- Cautela extrema deve-se ter com pacientes extremamente vaidosos e obsessivamente preocupados com a aparência. Muitos apresentam imagem corporal dismórfica.
- A incapacidade de aceitar uma cicatriz inevitável é característica, é um aviso provável de dificuldades pós-cirúrgicas.
- Médicos no início de carreira tendem a ser relutantes em evitar pacientes indesejáveis, na ânsia de obter experiência.
- O médico deve se preparar para enfrentar o paciente com resultados desfavoráveis ou complicações.
- Alguns pacientes podem requerer uma segunda opinião, e o primeiro médico assistente deve colaborar com o paciente e com o segundo médico.

INTRODUÇÃO

No exercício da atividade profissional, todo médico deve ter enfrentado pacientes difíceis. Na grande maioria das vezes, trata-se de pacientes com múltiplas queixas que desejam tratamento imediato na primeira consulta. Pacientes podem ser divididos em dois grupos: os solicitantes eloquentes e os confusos e nebulosos; estes últimos apresentam dificuldades em fornecer respostas simples a perguntas diretas sobre as próprias necessidades. Alguns pacientes sabem muito bem o que desejam, porém, vão em busca de médicos que falem o que querem ouvir ou cujo preço é o mais barato do mercado.

Há pacientes extremamente difíceis, que facilmente se tornam insatisfeitos com qualquer procedimento. Estes deveriam ser evitados como pacientes. Conhecimento técnico adequado e sensibilidade para lidar com insatisfações são fundamentais para a correta atuação em medicina estética.

CONSULTA INICIAL

Fornece subsídios para identificar e minimizar possíveis insatisfações. A anamnese e o exame físico são recursos que possibilitam ao médico *educar* o paciente sobre o procedimento proposto. Além disso, possibilitam a identificação de características pessoais e a análise da saúde física e psíquica[1].

Durante a consulta, o médico deve evitar banalizar os riscos do procedimento e a responsabilidade do paciente sobre o tratamento, principalmente os invasivos. Não se deve exagerar sobre a melhora que pode advir dos procedimentos. Deve-se lembrar que o objetivo principal do médico é promover bem-estar ao paciente. Portanto, deve ser honesto com a apresentação dos métodos de tratamento e os procedimentos[2]. O médico que atua em medicina estética não deve ser "vendedor", pois pacientes que obtêm resultados desfavoráveis tornam-se frequentemente insatisfeitos e agressivos com médicos que apresentam esta característica.

A consulta inicial deve promover comunicação clara, confiança e respeito entre o médico e o paciente. É interessante que o médico se posicione diante do paciente, no mesmo nível de altura, concentrando seu olhar nos olhos dele. Deve-se ouvir atentamente às queixas do paciente e responder mais afirmativamente do que defensivamente. Pequenas pausas, após o término das frases dos pacientes e antes de responder qualquer questão, promovem sentimento de cuidado e compreensão. O médico deve estimular o paciente a expressar suas sensações e pensamentos. As questões levantadas pelos pacientes devem ser encorajadas e respondidas de forma completa, direta e não temerosa.

Alguns fatores que colaboram para a confiança são externos. Infraestrutura, como facilidades de estacionamento, banheiros bem equipados, decorações atraentes, são reflexos favoráveis do médico, além dos cuidados com pele, cabelos e vestimentas. Qualquer fator que possa criar dúvidas no paciente pode diminuir a confiança no médico. Equipe bem preparada no consultório promove satisfação aos pacientes e pode exercer importante papel na relação médico-paciente[3]. Muitos pacientes acham mais fácil se aproximar de algum membro da equipe do que do próprio médico.

Ao se aproximar o fim da consulta, é importante questionar se ainda restam dúvidas ou comentários, o que permite espaço para discussão de algum tópico que tenha passado despercebido. Finalmente, deve-se evitar a realização de qualquer procedimento na primeira consulta. A segunda visita sedimenta a aceitação do procedimento pelo paciente e permite a ele ainda elucidar algumas dúvidas.

TIPOS DE PACIENTES

Paciente Ideal

Ao entender o que é o paciente ideal em medicina estética, pode-se diferenciar o paciente bom do problemático. O paciente ideal procura tratamento estético por si mesmo e sem pressões externas. Apresenta-se ao médico com queixa específica e bem definida para ouvir sua opinião. É receptivo às melhores opções de tratamento e tem a capacidade de avaliar risco e benefício dos procedimentos. O paciente ideal tem expectativas realistas e procura a melhora de sua condição em vez de perfeição absoluta[4]. Além disso, não desequilibra suas finanças para realizar o procedimento. Quanto à faixa etária, está acima dos 55 anos e apresenta queixas limitadas somente a uma área[5]. São automotivados, confiantes e, apesar do interesse em procedimentos estéticos, não apresentam baixa autoestima. Geralmente, são inteligentes, cultos e bem informados sobre os procedimentos.

Paciente-problema

Pacientes que procuram procedimentos estéticos pertencem a vários grupos sociais, econômicos e étnicos. Pacientes de alto risco, frequentemente, demonstram sinais de que são candidatos ruins a procedimentos estéticos. Quando há preocupação com determinado paciente, deve-se agir com cuidado e precaução para decidir se será realizado ou não o tratamento.

Pacientes que se submetem a procedimentos estéticos com expectativas não realistas tornam-se, invariavelmente, insatisfeitos com o médico. A expectativa pré-tratamento é sempre um bom indicador da satisfação pós-tratamento[4]. Por exemplo, paciente de 50 anos de idade que se submete a *laser* para rejuvenescimento e deseja ficar 30 anos mais jovem ou linda em vez de melhor ou bem. Esse tipo de paciente com expectativas extremas não se contenta com resultados considerados excelentes para a situação e é considerado paciente-problema. Muitos pacientes são difíceis de identificar, por isso, durante a primeira consulta, o médico deve ouvir cautelosamente o paciente e estabelecer a real expectativa do resultado. Se não houver compreensão mútua dos riscos e benefícios estéticos razoáveis, o procedimento deve ser evitado[6].

Muitos pacientes procuram procedimentos estéticos com motivações além de estéticas, que incluem principalmente a solução de problemas pessoais. Quando questionados sobre o que esperam após uma cirurgia a *laser*, por exemplo, a paciente realista responde "atenuar manchas e rugas", e a não realista, "fazer com que meu marido interrompa sua relação extraconjugal". De forma similar, pacientes que esperam por novos empregos ou carreira de maior sucesso após tratamentos estéticos são de alto risco para se tornarem insatisfeitos ou difíceis[7]. Devem-se também evitar pacientes que recentemente sofreram situações extremas de estresse. Pacientes que apresentam bons resultados podem se tornar desapontados, insatisfeitos e muito difíceis.

Quando o médico e o paciente não puderem entrar em acordo com o que é possível promover como resultado final, o procedimento ou a cirurgia estética deve ser evitado.

Pacientes com dificuldades de comunicação podem ser um problema em medicina estética e são, portanto, pacientes indesejáveis. Deve-se ter cautela com pacientes que parecem não querer "ouvir" o que está sendo dito[8]. Alguns pacientes têm dificuldade de processar e compreender o médico por serem ouvintes ruins e, às vezes, por terem baixo intelecto. Dessa forma, o médico ou a equipe deve insistir em perguntas detalhadas para averiguar a real compreensão sobre o procedimento. A importância da segunda visita reside no fato de assegurar médico e paciente sobre boa informação e acordo mútuo em realizar o procedimento. Devem-se, portanto, evitar pacientes que não compreendam integralmente o procedimento, incluindo riscos potenciais e resultados razoáveis.

Cautela extrema deve-se ter com pacientes extremamente vaidosos e obsessivamente preocupados com a aparência. Muitos apresentam imagem corporal dismórfica, identificada pela preocupação cega com defeitos reais ou imaginários[9]. Esses pacientes focam e reverberam problemas mínimos, solicitam espelhos durante o exame e apontam obsessivamente seus problemas. Há pacientes que, mesmo com apresentação de fotos pré e pós-procedimento com melhora óbvia, relatam que a melhora visível na foto não os fazem se sentir melhor. Muitas vezes, são pacientes psicologicamente afetados e centrados em problemas sem a mínima importância.

Pacientes excessivamente vaidosos quase sempre apresentam traço narcisista e não conseguem se separar como ser de sua imagem externa. A incapacidade de aceitar uma cicatriz inevitável é característica, é um aviso provável de dificuldades pós-cirúrgicas[10]. Esses pacientes são de alto risco para insatisfação e requerem atenção especial.

Deve-se ficar atento também a pacientes "viciados" em cirurgias ou procedimentos estéticos. Geralmente, são pacientes que já se submeteram a vários procedimentos estéticos, apresentam voracidade por perfeição e buscam incessantemente resultados novos e surpreendentes. São, geralmente, infelizes e necessitam da aceitação do outro como tentativa de se sentirem melhor[11]. A tentativa de encontrar perfeição faz com que procurem por procedimentos subsequentes, visitando, com frequência, vários profissionais.

Traços de caráter que podem sinalizar futuros problemas incluem manipulação, atrevimento, indecisão, impulsividade, desconfiança, ansiedade ou medo exacerbado[12]. Pacientes com respostas excessivamente emocionais ou inapropriadas a questões comuns são prováveis causas de dificuldades ao médico, principalmente se a autoestima depender da aprovação dos outros. Pacientes com queixas múltiplas ou mesmo uma única, de caráter pouco definido, possuem pouco conhecimento sobre si mesmos e podem ser muito complicados de lidar[13].

Pacientes com Condições Psiquiátricas

Muitos pacientes que procuram procedimentos estéticos apresentam alterações psiquiátricas ou emocionais subjacentes. Esses pacientes devem ser abordados de forma cautelosa e cuidadosa. A saúde mental do paciente, o uso de medicação e a hospitalização anterior são aspectos importantes da anamnese. É importante constar a avaliação psiquiátrica do paciente apontando a sua condição e adequação do procedimento estético[14]. É importante não recusar a realização de procedimentos a pacientes que apresentaram distúrbios emocionais no passado, principalmente porque venceram dificuldades sérias. São três os tipos de distúrbios de personalidade que merecem atenção: a limítrofe (*borderline*), a narcisista e a obsessivo-compulsiva[5].

Pacientes narcisistas frequentemente falam de si mesmos de maneira grandiosa e quase sempre procuram por resultados inatingíveis nos procedimentos estéticos. São extremamente preocupados com a moda e a aparência. Julgam-se absolutamente *maravilhosos* e lindos. Esses pacientes se sentem altamente atraentes; como crianças, tendem a ser arrogantes, espalhafatosos, exigentes e atrevidos. Pacientes desse gênero são difíceis de lidar, pois são frequentemente infelizes com o resultado. Não importa quão bom tenha ficado o resultado, nunca se aproximará do ideal de perfeição.

Pacientes de personalidade limítrofe também requerem atenção especial pela dificuldade de lidar com eles. O médico é visto como *deus* ou *diabo* pelo paciente. Inicialmente, o paciente endeusa o médico, porém, de maneira frágil e temporária. O paciente pode de uma hora para outra se tornar animoso e com ódio. Esse tipo de paciente geralmente apresenta imagem corporal dismórfica e, portanto, com dificuldade para julgar de forma precisa a necessidade e até o resultado do procedimento estético. Com comportamento inapropriado, geralmente solicitam *reforma geral* e querem fazer tudo de uma vez. Infelizmente, esses pacientes de emoções erráticas, confusão de julgamento e personalidade indiscreta são aqueles que iniciam processos judiciais.

Deve-se ter cuidado com pacientes que sofrem de distúrbios obsessivo-compulsivos[9]. São meticulosos e perfeccionistas, rígidos e mentalmente perseverantes no seu foco particular de preocupação. Em geral, devotam atenção extrema a pequenos detalhes. Apresentam comportamento repetitivo e incontrolável com manipulação dos pontos e da sutura. Esse tipo de paciente contribui para resultados desfavoráveis.

PREVENINDO INSATISFAÇÕES

Durante a anamnese, podem-se distinguir os pacientes difíceis dos pacientes ideais. Entretanto, há muitos pacientes que não são tão facilmente identificáveis. Com o intuito de evitar problemas, é importante que o médico investigue o paciente de forma objetiva e subjetiva. O *sentir* deve ser levado em conta, e o médico pode confiar nos seus sentidos. Muitas vezes se tem atitudes que não se sabe o porquê, mas deixa-se de atender determinado paciente.

O médico deve recusar tratar qualquer paciente considerado mau candidato, seja por fato objetivo, impressão subjetiva ou simples intuição. O médico deve recusar delicadamente o pedido de tratamento, explicando que não poderá obter o resultado esperado pelo paciente. Médicos no início de carreira tendem a ser relutantes em evitar pacientes indesejáveis, na ânsia de obter experiência. Nesses casos, deve-se evitar a tentação do procedimento para evitar consequências adversas logo no início da carreira[4].

A relação médico-paciente tem papel fundamental para evitar insatisfações[8]. É fundamental que haja boa comunicação entre as partes. Estudos demonstram que médicos sem queixas judiciais gastam mais tempo na consulta e apresentam melhor comunicação com seus pacientes do que médicos com processos legais. Médicos que apresentam boa comunicação informam pacientes sobre sua melhora, o que se pode obter após cada procedimento, perguntam a opinião do paciente, verificam a sua compreensão e encorajam-no a falar. Médicos sem processos legais geralmente sorriem mais e são mais bem-humorados[15].

Em quase todos os campos da medicina, a relação médico-paciente é o fator isolado que mais leva a processos legais[16]. Em geral, esses processos estão mais relacionados à falta de relação médico-paciente do que às capacidades clínica e técnica do médico. Um simples telefonema por parte do médico após o tratamento é muito significativo e ajuda a estreitar laços[13]. Consultas subsequentes após procedimentos também são necessárias para manter boa relação com o paciente e criar atitude de "parceiros".

RELACIONANDO-SE COM O PACIENTE INSATISFEITO

Não é fácil para o médico que atua na área estética lidar com pacientes insatisfeitos[17]. Em geral, essa classe médica busca excelência, luta por perfeição e frequentemente resiste a mudanças. O médico lembra-se mais dos pacientes insatisfeitos do que dos satisfeitos, em razão das dificuldades que médico e paciente enfrentam. Em decorrência do desejo de ser bem visto pelos pacientes, muitos médicos mostram dificuldades para lidar com dificuldades e insatisfações que ocorrem no pós-procedimento[18].

O paciente insatisfeito pode gerar diferentes sentimentos no médico, como questionamento sobre sua competência, talento e motivação. O médico, por sua vez, pode manifestar raiva, frustração ou ficar na defensiva. Esse acúmulo de sentimentos produz repercussões psicológicas que podem interferir na habilidade do médico em lidar com o paciente. É importante que o médico reconheça esses sentimentos e recupere a confiança para lidar com o paciente insatisfeito.

Deve-se estar atento a pacientes que apresentam problemas após procedimentos estéticos. Sentimentos como raiva, desapontamento e frustração são os mais demonstrados por esse tipo de paciente. Há pacientes que demonstram passividade como reposta, atrasando-se ou não comparecendo às consultas seguintes ao procedimento. Devem-se demonstrar respeito, preocupação, compaixão e apoio a pacientes insatisfeitos com resultados favoráveis ou desfavoráveis[17]. Deve-se deixar que o paciente expresse completamente o que está sentindo sem constrangimento; esta conduta apresenta efeito terapêutico. O médico deve ouvir atentamente para compreender o que o paciente está tentando dizer, sem interrupção ou contra-argumentação. O médico deve evitar explicações médicas complicadas e detalhadas.

A culpa é uma das emoções mais frequentes em pacientes insatisfeitos e o suporte médico é uma forma de controle[13]. Devem receber apoio e segurança de que a decisão em realizar o procedimento foi razoável e não fruto de engano. Diante de complicações ou resultados desfavoráveis, os pacientes se confortam em saber que determinada alteração melhorará.

A classe médica encontra pacientes insatisfeitos com o resultado de alguns procedimentos. Alguns pacientes podem estar insatisfeitos com resultados tecnicamente satisfatórios e favoráveis do ponto de vista estético[10]; porém, muitos podem estar insatisfeitos com resultados inadequados, por erro técnico ou por subtratamento[19]. Muitas vezes, o paciente está satisfeito e o médico, insatisfeito; o médico deve se controlar para não projetar sua insatisfação no paciente satisfeito.

LIDANDO COM PACIENTE INSATISFEITO E RESULTADO FAVORÁVEL

Pacientes que apresentam resultados favoráveis, mas estão insatisfeitos, são muito problemáticos.

Em geral, trata-se de expectativa exacerbada sobre qualquer procedimento, que torna o paciente insatisfeito apesar do resultado favorável. Esse tipo de paciente apresenta dificuldade em expor suas ideias de forma objetiva e clara. Na maioria das vezes, o médico só consegue perceber a dificuldade desse paciente nas consultas de seguimento. É sempre melhor o médico se colocar disponível para tentar ajudar, não importando quão pequena seja a queixa, do que contra-argumentar, ridicularizando o paciente. Expectativas irreais não duram muito. A maioria dos pacientes, infelizes com resultados por causa das expectativas irreais, não permanece cronicamente insatisfeita[20].

É importante fornecer assistência ao paciente para que se sinta melhor. Alguns exemplos incluem maquilagem com base verde para camuflar o eritema intenso no pós-*laser*, massagem para dissolver pequeno hematoma, corte de cabelo que ajude a esconder cicatrizes, etc. Apesar de esse tipo de procedimento possibilitar pequena melhora objetiva, o impacto sobre pacientes, em geral, é grande.

LIDANDO COM PACIENTE COM RESULTADO DESFAVORÁVEL

Pacientes que desejam se submeter a tratamentos estéticos não prestam muita atenção quando se discutem complicações[21]. Complicações reais surpreendem sempre médico e paciente e, deve-se lembrar, podem ocorrer em mãos muito experientes.

O médico deve se preparar para enfrentar o paciente com resultados desfavoráveis ou complicações. É útil permanecer alguns minutos sozinho dentro do consultório para refletir sobre a situação[8]. Médicos estão mais acostumados a celebrar sucesso do que a enfrentar complicações. Deve-se evitar negar ou refutar situações dessa natureza quando ocorrem. O médico deve aprender a aceitar resultados desfavoráveis e aproximar-se do paciente de forma direta e consciente. Dessa forma, podem-se até evidenciar fatores contribuintes para algumas complicações produzidas pelo próprio paciente. Devem-se documentar esses fatos com registros por escrito e fotográfico.

Mesmo que se descubra que o paciente foi o responsável pela complicação, não se deve culpá-lo diretamente. As acusações colocam o paciente na defensiva, contribuem para a insatisfação e dificultam o seguimento conjunto do trabalho. O fato de o médico expor ao paciente que ambos estão insatisfeitos com o resultado ajuda a estreitar laços. É importante que o paciente possa expressar seus sentimentos e receber apoio e segurança. O médico deve assegurar ao paciente que compreende o problema, sabe como lidar e está comprometido a resolvê-lo. Pacientes com complicações ou resultados desfavoráveis devem retornar frequentemente ao consultório. O médico deve demonstrar dedicação e lembrar o paciente de sua disponibilidade em atendê-lo em horário não convencional. Devem-se fornecer todos os telefones de contato, inclusive o residencial, em situações especiais. Familiares e equipe devem ser avisados sobre esses pacientes especiais e notificar ao médico qualquer telefonema proveniente deles. Não se deve evitar esse tipo de paciente.

Algumas complicações permanecem durante um longo tempo. Deve-se comprometer o paciente com o tratamento, questionando-o sobre o que o faria feliz, o que seria necessário para ajudá-lo, etc. O paciente deve se sentir responsável também pelas decisões que serão tomadas no futuro. O médico deve avaliar se serão necessárias intervenções secundárias e, caso sejam, se serão apropriadas. Muitas vezes, é melhor tomar alguma conduta ao invés de não fazer absolutamente nada. Quando o paciente retorna para procedimentos secundários, deve-se demonstrar o mesmo interesse e entusiasmo como da primeira vez. O médico deve explicar cuidadosamente o que esperar e os limites da técnica. Deve-se enfatizar que o propósito do segundo procedimento é "melhorar", e não "corrigir" alguns defeitos.

Alguns pacientes podem requerer uma segunda opinião, e o primeiro médico assistente deve colaborar com o paciente e com o segundo médico. O próprio médico pode indicar um colega, mas a decisão final deve partir do próprio paciente.

LIDANDO COM PACIENTE INSATISFEITO COM PROCEDIMENTOS ANTERIORES

Deve-se ter experiência para lidar com pacientes que estão insatisfeitos com procedimentos ou cirurgias anteriores. Esses pacientes são suscetíveis a se tornarem insatisfeitos novamente. Devem-se ouvir atentamente as queixas do paciente para compreender os motivos que causaram o problema. Assim, estabelece-se boa relação interpessoal e evitam-se problemas futuros.

Alguns pacientes insatisfeitos com procedimentos anteriores podem ter razão em decorrência de resultados abaixo da média, outros em consequência de algum aspecto particular do tratamento, apesar de resultado perfeitamente aceitável. Alguns pacientes necessitam apenas de reafirmação de que o resultado está bom. Não importa quão positivo ou negativo o resultado anterior possa estar, o médico não deve fazer comentários depreciativos ou ressaltar apenas pontos negativos do procedimento anterior. Não se deve também defender de forma excessiva o procedimento anterior, pois isto pode acarretar frustração e prejuízo para a relação médico-paciente. O mais correto é não fazer julgamentos do médico ou do procedimento anterior, apenas demonstrar que o médico anterior tentou fazer o melhor para o paciente.

A segunda opinião pode ajudar a clarear os problemas e fazer com que o paciente retorne ao médico original para continuar o tratamento. Não se deve forçar isso se o paciente não desejar. Caso se opte por uma segunda intervenção ou procedimento, o paciente deve compreender a natureza e a extensão do procedimento, bem como os objetivos esperados.

CONSIDERAÇÕES FINAIS

O médico que atua em medicina estética deve estar preparado para diagnosticar não só as alterações inestéticas, mas também o tipo de personalidade de seu paciente. Há pacientes que compreenderão os limites atuais da medicina e para outros a intervenção médica pode se tornar o principal foco de angústias prévias.

Anamnese longa, exame físico minucioso, documentação fotográfica, termo de consentimento e a não realização do procedimento na primeira visita são a base para um tratamento coerente e tranquilo. Esse tipo de abordagem é pertinente para médicos com maturidade e experiência que já enxergaram que a qualidade de pacientes é melhor que a quantidade em excesso. O médico precisa ter tempo para seus pacientes, que esperam dele não somente um atendimento técnico, mas apoio psicológico, inclusive.

O médico deste início de milênio não é apenas um técnico que sabe realizar com precisão determinado procedimento. Deve possuir outras qualidades que incluem capacidade educadora e didática para conseguir explicar na linguagem do paciente todo o processo de seu tratamento; liderança, uma vez que será o responsável pela equipe, tão responsável pelo sucesso do tratamento quanto ele próprio; acessibilidade, pois os pacientes e a equipe não devem se sentir intimidados para chegar até ele; autoconfiança, não devendo negar críticas ou maus resultados, já que estes fazem parte de qualquer etapa profissional; e autoconhecimento, pois, para lidar com o outro, é preciso, antes, conhecer quem somos.

QUESTÕES

1. Quais são os fatores que colaboram para a confiança do paciente?
2. Quais são as principais características do paciente-problema?
3. Quais são os pacientes de alto risco para o médico?
4. Quais são os traços de caráter que podem sinalizar problemas futuros?
5. Como se deve conduzir os pacientes com condições psiquiátricas?

REFERÊNCIAS

1. FINDLEY, C.; KAYE, B. L. Care of the office surgery patient. *Clin. Plast. Surg.*, v. 10, p. 333-356, 1983.
2. KATEZ, P. The dissatisfied patient. *Plast. Surg. Nurs.*, v. 11, p. 13-16, 1991.
3. HOCKENBERGER, S. J. The nurse's role and responsibilities regarding patients satisfaction. *Plast. Surg. Nurs.*, v. 15, p. 187-189, 1995.
4. VUYK, H. D.; ZIJLKER, T. D. Psychosocial aspects of patient counseling and selection: a surgeon's perspective. *Fac. Plast. Surg.*, v. 11, p. 55-60, 1995.
5. NAPOLEON, A. The presentation of personalities in plastic surgery. *Ann. Plast. Surg.*, v. 31, p. 193-208, 1993.
6. POPP, J. C. Complications of blepharoplasty and their management. *J. Dermatol. Surg. Oncol.*, v. 18, p. 1122-1126, 1992.
7. BAKER, T. J. Patient selection and psychological evaluation. *Clin. Plast.*, v. 5, p. 3-14, 1978.
8. WRIGHT, M. R. Management of patient dissatisfaction with results of cosmetic procedures. *Arch. Otolaryngol.*, v. 106, p. 466-471, 1980.
9. SARWAR, D. The "obsessive" cosmetic surgery patient: a consideration of body image dissatisfaction and body dysmorphic disorder. *Plast. Surg. Nurs.*, v. 17, p. 193-197, 1997.
10. MACGREGOR, F. C. Patient dissatisfaction with results of technically satisfactory surgery. *Aesth. Plast. Surg.*, v. 5, p. 27-32, 1981.
11. WRIGHT, M. R. Surgical addiction. A complication of modern surgery. *Arch. Otolaryngol. Head Neck Surg.*, v. 112, p. 870-872, 1986.
12. LEWIS, C. M.; LAVELL, S.; SIMPSON, M. F. Patient selection and patient satisfaction. *Clin. Plast. Surg.*, v. 10, p. 321-332, 1983.
13. ADAMSON, P. A.; KRAUS, W. M. Management of patient dissatisfaction with cosmetic surgery. *Fac. Plast. Surg.*, v. 11, p. 99-104, 1995.
14. EDGERTON, M. T.; JACOBSON, W. E.; MEYER, E. Surgical-psychiatric study of patients seeking plastic (cosmetic) surgery. *Br. J. Plast. Surg.*, v. 13, p. 136-145, 1961.
15. LEVINSON, W.; ROTER, D. L.; MULLOOLY, J. P.; DULL, V. T.; FRANKEL, R. M. Physician-patient communication: the relationship with malpractice claims among primary care physicians and surgeons. *J. Am. Med. Assoc.*, v. 277, p. 553-559, 1997.
16. MACGREGOR, F. C. Cosmetic surgery: a sociological analysis of litigation and a surgical specialty. *Aesth. Plast. Surg.*, v. 8, p. 219-224, 1984.
17. GOIN, J. M.; GOIN, M. K. *Changing the Body: psychological effects of plastic surgery*. Baltimore: Williams & Wilkins, 1981.
18. WRIGHT, M. R. Self-perception of the elective surgeon and some patient perception correlates. *Arch. Otolaryngol.*, v. 106, p. 460-465, 1980.
19. SCHEFLAN, M.; MAILLARD, G. F.; DE ST CYR, B. C.; RAMIREZ, O. M. Subperiostal facelifting: complications and the dissatisfied patient. *Aesth. Plast. Surg.*, v. 20, p. 33-36, 1996.
20. GOLDWYN, R. M. (ed.). *The Unfavorable Result in Plastic Surgery: avoidance and treatment*. 2. ed. Boston: Little, Brown and Co., 1984.
21. LEIST, F. D.; MASSON, J. K.; ERICH, J. B. A review of 324 rhytidectomies, emphasizing complications and patient dissatisfaction. *Plast. Reconstr. Surg.*, v. 59, p. 525-529, 1977.

Capítulo 126

Psicologia e Estética

Sandra Faragó Magrini

SUMÁRIO

A beleza atrai e aprisiona de diferentes formas o ser humano, quer seja quanto à polêmica que gera ou o poder que oferece. O ego ou "eu" tem o corpo como seu melhor interlocutor e este "corpo", quando busca o belo, o faz de forma subjetiva, indefinível e atemporal, sem raciocínio lógico ou valores pré-determináveis, este "corpo" é a imagem corporal.

A transformação da imagem corporal é constante, com o objetivo, entre outros, de encontrar o equilíbrio emocional, de sentir o belo, e estas mudanças ocorrem de diferentes formas, quer seja por alteração de comportamento, maquiagem, tatuagem, tratamento estético, cirurgia plástica, etc.

Para compreender o pedido de tratamento estético, clínico ou cirúrgico, a escuta deve ser do "não dito", do pedido psicológico, das características de personalidade da paciente, da dinâmica de personalidade, da sua qualidade de vida, entre outros aspectos. Considerando-se, ainda, que a satisfação com os resultados é consequência dessa escuta, além da relação com as características de personalidade do médico, que vai além do relacionamento.

A cirurgia plástica ou tratamentos estéticos são instrumentos que possibilitam a elaboração de representantes psíquicos, através do esquema corporal, porém, a mudança não altera a personalidade. No resultado, os ganhos emocionais fazem com que a beleza seja sentida, mesmo que não se reflita no espelho.

HOT TOPICS

- Pi ou Seção Áurea são conhecidos como proporção áurea ou divina.
- Sujeito contemporâneo não entra no mundo por identificação simbólica, mas privilegia a busca de imagem que traga satisfação.
- No corpo, fundamenta uma individualidade, uma identidade e uma forma de exposição.
- Imagens corporais não são estruturas rígidas, pode-se construí-las e reconstruí-las pelas necessidades, subjetividades e experiências.
- Os níveis de ansiedade, depressão, obsessividade e histeria devem ser compreendidos nos tratamentos médicos.
- Conhecer seu paciente é avaliar sua qualidade de vida.

INTRODUÇÃO

A definição de beleza tem sido tema constante na história da humanidade. Procura-se compreendê-la sob diversas perspectivas, na tentativa de alcançá-la, conquistá-la e ter a fórmula para aprisioná-la.

Sua representação, para a maioria das pessoas, é externa, e a busca parece garantir-lhes que realizem sonhos, sintam-se aceitas e, consequentemente, seguras.

Discussões sobre a beleza ocorrem em diversos níveis: as feministas apregoam que se trata de um instrumento alienante e manipulador que coloca a pessoa fora da estrutura do poder; o patriarcado a define como um consumo cultural; aqueles que a procuram a associam ao poder e a ser desejado.

Cada estudioso, conforme seu tempo e seu foco, tentou dimensioná-la. Etcoff[1] retoma a história da estética e cita como medida de beleza a simetria, citando exemplos de Polyclitus, Albrecht Dürer, Leon Baltista Alberti, Leonardo da Vinci, entre outros.

Na Renascença, as medidas matemáticas, como medir os olhos, a boca ou a ponta do nariz em paralelo com o eixo da orelha, revelavam uma das formas da procura do ideal. Esse conceito vai se desenvolvendo por caminhos diferentes, mas de alguma forma mantém sua essência. Sua contemporaneidade está para a razão matemática Pi ou "sessão áurea (também conhecida como proporção áurea ou proporção divina)"[1].

As formas arredondadas, também associadas à beleza, são traços característicos da infância e da adolescência, e despertam emoções prazerosas.

Cirurgiões plásticos utilizam medidas para planejar as mudanças corporais, porém privilegiam a harmonia com o todo, pois as mudanças isoladamente não asseguram que se atinja o belo.

A genética e a biologia são fatores que também fazem parte do processo de compreensão da beleza, como a cor da pele, o processo de envelhecimento e a estrutura anatômica, entre outros, mas tampouco a definem.

Em Psicologia, de acordo com Tommasi[2], "o sujeito contemporâneo não entra no mundo por identificação simbólica (identificação com valores, tradições de sua cultura étnica, nacional e familiar), mas privilegia a busca de imagens que tragam satisfação a ele e aos outros. Seria o culto ao exibicionismo". Assim, o alcance da beleza se dá, para alguns, pela matemática, pela biologia ou pelo psíquico, entre outros temas apresentados, mas o que importa é que o corpo possui linguagem própria.

Magrini[3] retoma que: "Pesquisar sobre a beleza e cirurgia plástica dentro dos rigores científicos é uma tarefa árdua, pois os três enganam a cognição, pois elas têm na sua essência a liberdade".

O CORPO

A beleza tem como um dos seus melhores representantes "a imagem". É difícil compreendê-la e alcançá-la somente por uma transformação interna; o emocional pede um interlocutor que, aqui, é o corpo.

O corpo parece determinar a possibilidade do ser humano de ser feliz ou não, de obter suas conquistas, de ser aceito, de ser produtivo, ainda que não tenha um problema funcional.

O corpo é o lugar do prazer; fundamenta uma individualidade, uma identidade, uma forma de exposição, de totalidade; é o como no sistema das relações. É por intermédio dele que o ser humano se relaciona com o seu eu, com o meio ambiente, e traduz suas frustrações e/ou desejos. A imagem que o sujeito tem de si e sua personalidade estão unidas, o que possibilita expressar suas emoções.

A integridade do "eu" enquanto representação psíquica do corpo pode ser constatada na linguagem diária, quando falamos de "meu corpo", pois, por intermédio deste, entramos em contato com o meio ambiente.

A cirurgia plástica, em particular, está relacionada à beleza e à harmonia. O termo plástica está associado à modificação; ele sugere ao indivíduo a possibilidade de alcançar os desejos e permite que se deem asas à fantasia, até mesmo para suprir algo importante que está faltando. A palavra cirurgia é dissociada da palavra plástica, uma vez que a cirurgia é comumente empregada para tratar doenças, o que não ocorre nesse universo da aparência, pois é inimaginável que se confira valor estético à doença física. As duas palavras juntas, porém, adquirem um novo significado.

Os mitos e as idealizações estão presentes de forma significativa na cirurgia plástica, culminando em percepções errôneas de que ela poderia tirar a dor psíquica ao reparar "magicamente" o esquema corporal, na medida em que "reconstruiria" a imagem corporal.

Três métodos principais são utilizados nessa cirurgia: reparação, reconstrução e correção. Os dois primeiros são empregados com finalidade predominantemente funcional e enquadram-se na chamada cirurgia plástica reparadora (principalmente pelos planos de saúde), embora sempre haja componente estético. O último tem como finalidade modificar a forma e, como tal, é definido como cirurgia plástica estética.

Os termos reparadora, reconstrutiva e estética compreendem sempre a ideia de ganhos; porém, estes serão diversos se observados do ponto de vista do ganho na função ou na aparência, sempre variável segundo o significado e as expectativas que trazem para cada indivíduo. Mesmo que se usem as palavras "melhorar" ou "normal", quando do pedido cirúrgico, a procura será pela estética.

O ideal estético não permite marcas ou cicatrizes, pois estas se inscrevem na história do indivíduo que está à procura de mudanças.

A busca pela melhoria por meio da cirurgia plástica é, em essência, a tentativa de aproximar o esquema corporal da imagem corporal, que ocorre em nível inconsciente. Conscientemente, o indivíduo relata que procura obter, com a cirurgia, a sensação de sentir-se bem consigo mesmo, de "poder olhar-se no espelho". São expressões com significado latente que refletem suas expectativas, suas representações psicológicas, suas integrações físicas e psíquicas, sua integração com o outro, com a possibilidade de ser aceito pelo externo, de sentir-se mais seguro, de fazer parte do grupo dito normal.

É por intermédio do corpo que temos contato com o mundo físico, pelo esquema corporal, e o mundo psíquico, pela imagem corporal.

E o que vêm a ser esquema corporal e imagem corporal, termos tão discutidos nos últimos tempos?

O esquema corporal é aquele que caracteriza o ser humano com dois braços, duas pernas, dois olhos, etc. É uma imagem tridimensional; o sistema de referência que integra sensação, percepção e lembranças.

A imagem corporal é subjetiva; traduz as percepções vividas ao longo da vida, a forma como uma pessoa se vê, sem, necessariamente, corresponder ao reflexo do espelho.

A imagem corporal é constituída pela busca do desejo e a defesa contra o desejo, com o objetivo de proteger o narcisismo e integrá-lo ao esquema corporal. Essa imagem está vinculada ao desejo, não só à necessidade[4].

Deve-se lembrar sempre que uma imagem corporal pode ser saudável mesmo que exista uma deficiência física, pois depende da relação emocional entre o sujeito e o outro e da possibilidade de ser amado (narcisado), revelando seu valor, sendo a problemática parte dele.

A relação com o mundo realiza mudanças na imagem corporal e as experiências de vida são construídas com os aspectos do narcisismo, que tornam a ser investidos em diferentes partes do corpo, de acordo com suas representações e seu investimento libidinal.

Schilder foi quem, em 1913, usou o termo imagem corporal pela primeira vez[5], apesar de outros discutirem intensamente o mesmo tema. Freud[6], em seus estudos sobre o ego, diz que o ego pode ser corporal: "ele não é superfície, mas é ele mesmo a projeção de uma superfície", "o eu pode ser considerado como projeção mental da superfície do corpo". Para Lacan, o eu está ligado à imagem do corpo próprio na teoria do "estádio do espelho".

Schilder[7], referência para o tema imagem corporal, baseia-se em Freud para fundamentar sua teoria, estruturando-a a partir do investimento libidinal no corpo, que é projetado no mundo, integrando-se. Para ele, a imagem corporal seria uma extensão do esquema corporal, conceituada fisiologicamente como sensações, percepções visuais, sinestésicas, vestibulares, pulsionais e relacionais.

O autor discutiu ainda que a imagem está além do corpo, como a cultura dos povos primitivos com seus valores refletidos nas imagens, as bruxarias ligadas a espelhos e deuses, as transformações do ser humano em animais, enquanto os mitos, os contos de fadas e as crenças interagem na psique, por meio da mágica, transformam a imagem corporal, com suas busca de ideais, relacionando aspectos simbólicos e as necessidades narcísicas.

Para Schilder, as imagens corporais não são estruturas rígidas; pode-se construí-las e reconstruí-las de acordo com as necessidades, a subjetividade e as experiências. São elas que permitem a vivência de maior satisfação pelas atitudes corporais ou quando são modificadas por pinturas, roupas, tatuagens, ou ainda quando se incorporam atitudes observadas do outro, alterando-se a própria postura.

Ao mesmo tempo, modifica-se e constrói-se a imagem perante o olhar do outro, ocasionando uma ação, uma vivência emocional significativa que é traduzida "no caráter ilusório da beleza"[7].

Pode-se perceber essa ação e reação vivida no mundo real das relações, a princípio, como um jogo; porém, "toda brincadeira tem certa responsabilidade"[7].

A percepção do próprio corpo dá-se por meio de um campo virtual, o espelho plano, fotos, filmes e também pelo olhar do outro. O corpo pulsional se organiza graças ao olhar do outro, que o ajuda nessa reorganização.

O espelho é aquele que parece ter a maior responsabilidade na construção da imagem corporal. O espelho em questão não é só o virtual, mas o olhar do outro, o reflexo de um vidro, uma fotografia, um filme. Esses formadores coadjuvantes da imagem corporal podem provocar questionamentos ou insatisfações – principalmente quando se é pego de surpresa, sem tempo de se organizar ou assegurar o "eu" –, além de ludibriar de forma imediata o conhecimento da imagem que se modifica a cada dia, pois tem construção contínua.

Com a falta de conhecimento do corpo e as mudanças constantes, o espelho auxilia no reconhecimento e na reestruturação da imagem do corpo. A imagem do corpo conduz à construção da pessoa, revela um modelo postural e suas relações com as pessoas.

A imagem corporal não é fragilizada somente pela possibilidade de alteração corporal ou pela dor, mas também por insatisfação ou distúrbio libidinal. Portanto, nunca se deve desconsiderar que as modificações da aparência sejam somente conscientes.

Estudos desenvolvidos por Magrini[3] em cirurgia estética de redução de mama (mastoplastia) demonstram que alterações corporais negativas têm ressonância no psíquico, aumentando ainda mais o investimento no corpo e acentuando traços depressivos. Os traços de personalidade influenciam o nível de satisfação com relação a resultados, mas não há alterações na personalidade. Deve-se considerar, porém, que o grupo estudado refere ganhos psíquicos como sentir-se bem consigo mesmo, melhora da autoestima e investimento positivo na sua feminilidade e sexualidade.

A cirurgia estética não muda a estrutura da personalidade nem resolve problemas, mas auxilia na elaboração das representações de determinadas áreas do corpo e nas formas de o sujeito se posicionar no mundo.

A medicina estética pode ter uma disfunção quando não propicia o pensar, a crítica, a possibilidade de elaboração das representações emocionais no físico, quando não considera as afecções psicológicas e leva a uma alteração psíquica negativa.

RELAÇÃO MÉDICO-PACIENTE

A dinâmica de personalidade deve ser compreendida nos tratamentos médicos, levando-se em consideração nível de ansiedade, depressão, obsessividade, histeria, entre outros traços de personalidade. No campo da estética, a atenção deve ser maior, pois traços de personalidade se associam a idealizações e desejos.

A ansiedade, por exemplo, vigia o tempo todo a imagem corporal, que pode vir como um sintoma para contar algo do não dito; portanto, merece reflexão. De acordo com Rubens Alves[8], a ansiedade "é um buraco deixado pelo desejo esquecido".

Conhecer seu paciente é avaliar sua qualidade de vida. Os estudos de Estevéz[9] auxiliam a avaliá-la: enfocar a subjetividade; observar se existe satisfação em estar dessa forma, nesse momento; respeitar o tempo do sujeito com o seu desejo, sem dar medidas matemáticas; avaliar o estilo de vida de cada um, isto é, como é visto pelo outro, as qualidades endossadas ao sujeito, não como é na realidade. Conhecer seu ideal de vida, ou seja, como desejaria ser, como é na verdade, seu nível de vida, sua dignidade e plenitude. Com esses aspectos, avaliar custos e benefícios (psíquicos) que o paciente poderá ter com qualquer tratamento a ele indicado.

A relação médico-paciente muitas vezes assegura um resultado satisfatório e a possibilidade de melhor condução do caso nos períodos de tratamento clínico ou de pré e pós-operatório.

As características da personalidade do médico, a qual é construída com base em sua história de vida, em seus objetivos e nos modelos pessoais e profissionais observados, são as que estabelecem os tipos de relações terapêuticas.

O vínculo médico-paciente só pode se estabelecer na medida em que exista uma escuta que possibilite perceber quem é o paciente, sua subjetividade, associada à sua história de vida, seu lugar sociocultural e a necessidade de ouvir sobre seu corpo expressivo. Essa escuta deve estar livre do preconceito e o filtro é o da crítica emocional.

ALGUNS CONCEITOS SOBRE DISMORFOFOBIA

O conceito de dismorfofobia, de acordo a terceira edição revisada do Manual Diagnóstico e Estatístico de Distúrbios Mentais (DSM-III-R)[10], é a "preocupação com algum defeito imaginado na aparência numa pessoa de aparência normal", a exacerbação de atenção e cuidados com determinada parte do corpo.

Esse conceito foi introduzido em 1986 por Morselli[11], que descreveu pacientes com deformações corporais imaginárias associadas a sentimentos de vergonha e desvalorização. Morselli aponta três fatores importantes que fazem parte do quadro: preocupação patológica com os defeitos imaginários da aparência, sentimento de vergonha e distúrbios sexuais.

De acordo com Mühlbauer[11] e o DSM-III-R[10], a área mais frequente de distorção é a face.

Ocorre comportamento exagerado em relação às áreas escolhidas ou mesmo quanto à forma de disfarçar o defeito.

Na dismorfofobia, é possível encontrar os seguintes traços: obsessividade compulsiva, depressão maior, distúrbio de personalidade evitante e fobia social. A anorexia nervosa e o transexualismo não fazem parte desse diagnóstico.

Devem-se considerar como formas de possível diagnóstico a ênfase dada ao transtorno estético, que muitas vezes não corresponde à deformidade física; as alterações na qualidade de vida; as atitudes compulsivas de ficar falando ou se olhando no espelho; a busca incessante de transformação ou resolução do problema com expectativas irreais; e a dificuldade de ouvir e aceitar os riscos concernentes aos procedimentos ou resultados.

Durante a entrevista médica, se houver dúvidas, o mais indicado é pedir avaliação psicológica ou psiquiátrica, pois esse tipo de paciente pode trazer sérios transtornos ao médico, como insatisfação com o resultado, processos judiciais, suicídio ou homicídio (médico).

Rohrich[12], além dos aspectos relatados, alerta que os especialistas tenham em mente alguns aspectos:

- Quem é seu paciente? Quais são seus traços de personalidade? Do que gosta e do que não gosta?
- Quais são seus objetivos para a cirurgia? Eles podem ser cumpridos?
- Qual é o melhor momento para realizar a cirurgia? O paciente está passando por problemas que tornem a cirurgia uma má opção nesse momento?
- Por que o paciente quer passar por esse procedimento? Ele tem expectativas realistas e compreende as limitações da cirurgia?

Em uma leitura psicanalítica, essas questões estão relacionadas à busca do ego ideal, da perfeição imaginária, que é alienante, pois não corresponde à experiência real e concreta.

CONSIDERAÇÕES FINAIS

O ser humano, ao tentar responder o que o leva a procurar tratamentos estéticos, sejam clínicos ou cirúrgicos, tem certa dificuldade, tanto pela complexidade psíquica quanto por tentar traduzir algo que é carregado de magia, em que o prazer foi usado pelo instinto, onde não há utilidade nem forma precisa – pois esta é única para cada um, uma vez que não existem teorias de beleza, mas qualidade de sentir e viver.

QUESTÕES

1. Por que é importante entender o conceito, a diferença e a associação de esquema corporal e imagem corporal?

2. Quais as motivações do paciente para a realização de procedimentos estéticos?
3. Características de personalidade do paciente interferem no nível de satisfação?
4. Podem ocorrer dúvidas no diagnóstico de dismorfofobia?
5. Como se estabelece a relação médico-paciente?

REFERÊNCIAS

1. ETCOFF, N. *A Ciência da Beleza*. Rio de Janeiro: Objetiva, 1999.
2. TOMMASI, M. C. F. Um narcísico mundo novo: possíveis encontros com Heidegger. *Rev. Psiquiat. Clin.*, v. 2, p. 72-80, 1996.
3. MAGRINI, S. F. A *Dinâmica de Personalidade em Pacientes Submetidas a Cirurgia Plástica Redutora da Mama*. São Paulo: USP, 2000. Dissertação (Mestrado) – Universidade de São Paulo.
4. DOLTO, F. *No Jogo do Desejo, Ensaios Clínicos*. Rio de Janeiro: Zahar, 1984.
5. BARRÈS, P. Image du corps et psychanalyse. *Thérapie Psychomotrice*, v. 23, p. 3-25, 1974.
6. FREUD, S. O ego e o id, uma neurose demoníaca do século XVII e outros trabalhos (1923-1925). In: FREUD, S. (ed.). *Stand. Bras. das Obras Psicológicas Completas*. Rio de Janeiro: Imago, 1980. v. 19.
7. SCHILDER, P. *A Imagem do Corpo*. São Paulo: Martins Fontes, 1980.
8. ALVES, R. *O Retorno e Terno...* São Paulo: Papirus, 1996.
9. ESTEVÉZ, R. A. Calidad de vida. I SIMPÓSIO LATINO-AMERICANO SOBRE CALIDAD DE VIDA. Buenos Aires, 1985. *Annais do I Simpósio latinoamericano sobre calidad de vida*.
10. AMERICAN PSYCHIATRIC ASSOCIATION. *Manual de Diagnóstico e Estatística de Distúrbios Mentais (DSM-III-R)*. 3. ed. rev. São Paulo: Manole, 1989.
11. MÜHLBAUER, P.; HOLM, C.; WOOD, D. L. The thersites complex in plastic surgical patients. *Plast. Reconstr. Surg.*, v. 107, p. 319-326, 2001.
12. ROHRICH, R. J. The who, what, when, and why of cosmetic surgery: do our patients need a preoperative psychiatric evaluation? *Plast. Reconstr. Surg.*, v. 106, p. 1605-1607, 2000.

Capítulo 127

A Construção Emocional do Corpo

Vera Regina Ferraz de Laurentiis ♦ Cecília Valentim

SUMÁRIO

Atualmente, observa-se um crescimento da busca pela beleza e dos modelos propostos pelos segmentos da moda, de bens e serviços em torno do corpo perfeito.

O padrão de beleza por um corpo magro é vinculado a mensagens de sucesso, controle, aceitação e felicidade. Assim, mulheres acreditam que, sendo magras, poderão alcançar todos os seus objetivos, sendo a perda de peso a solução para todos os seus problemas. A indústria cultural, pelos meios de comunicação, encarrega-se de criar desejos e reforçar a imagem, padronizando corpos.

Neste capítulo serão vistas as relações entre corpo e mente e os diversos fatores que contribuem para a alteração deste equilíbrio.

HOT TOPICS

- Muitos pacientes procuram a medicina estética como um auxílio em direção à saúde e à expansão pessoal.
- O campo da medicina estética localiza-se numa zona de confluência entre fenômenos somáticos, psíquicos e sociais.
- O mundo contemporâneo encontra-se em crise e exige reformulação dos conceitos de saúde, tratamento, doença e dos procedimentos na área médica.
- O aprisionamento no próprio corpo e a impossibilidade do reconhecimento de outros recursos, que não os da própria imagem, são fenômenos comuns no mundo contemporâneo.
- A aquisição de imagens de si mesmo passou a ser, desse modo, o grande investimento pessoal no mundo competitivo do capitalismo contemporâneo.
- A imagem corporal constitui-se pela figuração do corpo vivo em nossa mente, ou a maneira pela qual nosso corpo se apresenta a nós mesmos.
- O processo de pessoalização inicia-se no corpo inato, com suas características herdadas específicas.
- O termo esquizoide descreve a pessoa que apresenta cisões em seu corpo e sua personalidade.
- A experiência básica do caráter oral é a de carência afetiva, sentimento de frustração e insaciedade.
- Uma operação plástica pode eventualmente mudar não só o corpo, mas também a imagem corporal.

INTRODUÇÃO

A qualidade fragmentária da experiência humana no mundo atual vem promovendo mudanças profundas nos vínculos das pessoas com os outros, com o conhecimento e com o trabalho. O empobrecimento das relações interpessoais e a dificuldade de conferir sentido à vida são fontes de múltiplos sofrimentos que, muitas vezes, aparecem na relação do indivíduo com o corpo, primeiro e último reduto da experiência. Cresce o número de pacientes cujas queixas ou comportamentos giram obsessivamente em torno de sintomas corporais, da alimentação ou da própria imagem.

Muitos pacientes procuram a medicina estética como um auxílio em direção à saúde e à expansão pessoal. No entanto, com muita frequência, as motivações ou a relação do paciente com o próprio corpo podem encontrar-se comprometidas. No primeiro caso, a atuação do profissional tenderá a se afinar com a necessidade de cuidados pessoais e a melhora da autoestima da pessoa. No segundo, o profissional poderá interferir numa dinâmica patológica, na qual o indivíduo, movido por angústias pouco elaboradas, procura soluções estereotipadas. Diferenciar essas situações é fundamental para o exercício ético dessa atividade médica.

O campo da medicina estética localiza-se numa zona de confluência entre fenômenos somáticos, psíquicos e sociais. Neste capítulo, será abordado não apenas o corpo/organismo estudado tradicionalmente pela medicina, mas o corpo psicoemocional, que é a sede da existência e dos relacionamentos e sofre as pressões do mundo em que vive.

ESTÉTICA

Grande parte da atividade humana envolve a produção de beleza. A *estética* (do grego *aisthētikós* = sensível, sensitivo) é a disciplina que, entre outras coisas, reflete sobre essa dimensão humana. Estuda as condições e os efeitos da criação do belo, tanto no âmbito dos conceitos como no âmbito da percepção e dos sentimentos.

A estética propõe diversos modos de pensar a beleza*. Discute, por exemplo, se os juízos de beleza são objetivos ou subjetivos; ou se a beleza é uma realidade por si mesma ou um valor, que se modifica conforme a cultura e a história.

---

* "(...) no juízo estético, por meio do qual se considera algo belo, não há satisfação, mas agrado desinteressado. O desinteresse caracteriza a atitude estética, no mesmo sentido que o jogo é uma atividade desinteressada, a complacência sem finalidade útil ou moral. (...) Por isso o estético é independente e não pode estar a serviço de fins alheios a ele; é nas próprias palavras de Kant, 'finalidade sem fim'"[1].

A hegemonia de um determinado padrão de beleza, socialmente aceito por um período de tempo suficientemente longo, leva-o geralmente a ser aceito como único e objetivo. Por outro lado, ao se admirar uma obra artística, que realmente sensibilize, pode-se notar que todo um aparato subjetivo é acionado: memórias, emoções, histórias, associações. Esses aspectos subjetivos influenciam o agrado ou desagrado e o julgamento sobre a beleza da obra, ajudando a fruir ou não do que é visto. Muitas vezes, ainda, a beleza reside no espaço do encontro com uma obra – nem objetivo, nem subjetivo – que lança o indivíduo em territórios desconhecidos e o convoca a reorganizar e ampliar sua percepção, dando lugar ao novo.

O QUE É O BELO?

A história da arte ensina muito a respeito do belo. Ao adquirir conhecimento de diferentes linguagens e estilos, podem-se apreciar determinadas obras e fruir de relações e detalhes que, de outro modo, escapariam. Por outro lado, obras de extrema simplicidade técnica podem afetar uma pessoa de maneira direta e empática.

Do mesmo modo que se cultiva a sensibilidade por meio da arte – ou por outros meios –, pode-se também embotá-la. A mídia, ao imprimir padrões estreitos de beleza, muito contribui nesse sentido, veiculando insistentemente preconceitos de raça, cor, idade e classe social. A repetição exaustiva de signos, além disso, torna muito tênue a distinção do que se estabeleceu chamar cultura de massa e alta cultura. Tudo é transformado em produto: lado a lado são colocadas propagandas bem feitas de obras de grande valor artístico e quaisquer outros objetos vendáveis.

Numa época em que a percepção é mediatizada por instrumentos de comunicação que primam pela homogeneização, proliferação indiscriminada de imagens e também pelos preconceitos, a capacidade de apreciar diferenças e as infinitas possibilidades de conceber a beleza tendem a se restringir.

Contrapondo-se a essas tendências, Alexander Lowen, médico e psicoterapeuta americano, afirma que a beleza de uma pessoa está na vivacidade de seu corpo, na graciosidade de seus movimentos e na possibilidade de expressão dos afetos.

Também a esse respeito, Martin Heidegger, filósofo alemão, questiona:

> *Quem sabe o que é o Belo? – enquanto conceito ou o que é belo – enquanto qualidade própria de uma coisa? Uma pessoa, por exemplo, nasce bela ou faz-se bela à medida que desenvolve as suas potencialidades naturais, manifestando esse "atributo" como um modo essencial de ser? O que é mais bonito: um par de olhos ou um olhar profundo que alguns olhos transmitem? O Belo é harmonia, como disseram os gregos, de um ente humano ou natural: pode ele ser concebido? Duas pessoas olhando concomitantemente uma coisa têm opiniões diferentes sobre ela; uma pode considerá-la perfeita, a outra não. Beleza e felicidade são fugazes, como o Ser, e vêm inesperadamente, sem que sejam convocadas ou solicitadas a alguém[2].*

ARTE MÉDICA

Se o termo estética evoca questões do campo da arte, a prática da medicina também envolve a maestria do artista, utilizada, hoje, com maior ou menor habilidade em nossos consultórios.

Sabe-se que os primeiros tratamentos uniam rituais religiosos, encantamentos, magia, amuletos, plantas medicinais, manipulações físicas, massagens e aplicações de calor e frio. O xamã, precursor do médico e do sacerdote modernos, distinguia-se pela utilização dos estados alterados de consciência. A meta da viagem xamânica era, por meio do êxtase, obter poder ou conhecimento para ajudar a comunidade ou para curar. Naquele momento, ainda não ocorria a fragmentação das práticas de tratamento, emblemática do mundo moderno: as práticas xamânicas incluíam espírito e matéria, corpo e psique, indivíduo e sociedade.

O século VI foi um período que marcou a história da medicina, como é concebida hoje, quando, na Grécia, dois modos de conceituá-la foram se definindo:

> *(...) um em Cnido e outro em Cos, cujo mais alto expoente foi Hipócrates. Os seguidores da tradição cnídica tinham uma visão restrita e localizada da doença e dos tratamentos, adotando atitude preponderantemente intervencionista sobre os sintomas. Já os discípulos da escola hipocrática enfatizavam a importância de compreender as moléstias dentro das características específicas de cada indivíduo e fundamentavam a terapêutica nas reações defensivas naturais, que eram respeitadas. Em Cnido, a atenção do médico dirigia-se à doença. Em Cos, valorizava-se mais a pessoa do doente e as condições gerais do meio em que vivia. Em Cnido, tratavam-se as doenças. Em Cos, os cuidados dirigiam-se aos doentes, mas também aos hígidos, dentro do preceito de defesa e conservação da saúde. Desde então, as tradições de Cnido e de Cos vêm impregnando toda a História da Medicina[3].*

IMPACTO CARTESIANO

O século XVII foi outro período marcante: com Descartes, a tradição de Cnido é fomentada. Desenvolve-se uma abordagem mecanicista*, apropriada pelo modelo biomédico, que passou a preponderar sobre os outros modelos. O corpo é entendido como máquina e a ênfase é colocada no bom funcionamento das partes, e não na saúde da pessoa como um todo.

---

* "A divisão cartesiana domina tanto a investigação como a prática médica. Em resultado, as consequências psicológicas das doenças do corpo propriamente dito, chamadas doenças reais, são normalmente ignoradas ou levadas em conta muito mais tarde. Mais negligenciado ainda é o inverso, os efeitos dos conflitos psicológicos no corpo. É curioso pensar que Descartes contribuiu para a alteração do rumo da medicina ajudando-a a abandonar a abordagem orgânica da mente no corpo que predominou desde Hipócrates até o Renascimento. Se o tivesse conhecido, Aristóteles teria ficado irritado com Descartes. (...) Qual foi, então, o erro de Descartes? Poder-se-ia começar com um protesto e censurá-lo por ter convencido os biólogos a adotarem, até hoje, uma mecânica de relojoeiro como modelo dos processos vitais. Sua mais famosa afirmação: 'Penso, logo existo' sugere que pensar e ter consciência de pensar são os verdadeiros substratos de existir... uma atividade separada do corpo... no princípio (entretanto) foi a existência e só mais tarde chegou o pensamento. Existimos e depois pensamos e só pensamos na medida em que existimos, visto o pensamento ser, na verdade, causado por estruturas e operações do ser"[4].

A perspectiva cartesiana localiza-se dentro do projeto moderno, que foi muito bem sintetizado nas propostas iluministas. Os iluministas acreditavam poder compreender e controlar totalmente a natureza usando adequadamente o instrumento luminoso da razão. Para que esse projeto se cumprisse, os campos do saber separaram-se artificialmente. Com isso, propiciou-se o inestimável desenvolvimento hoje verificado no âmbito de cada um deles. Por outro lado, os efeitos negativos desse desenvolvimento têm sido a fragmentação dos saberes e a dificuldade de se encontrar um sistema que integre ou articule de modo satisfatório as diferentes especialidades.

Na área da saúde, os especialistas passaram a responsabilizar-se pelos diferentes órgãos e dimensões do humano. A psique ficou a cargo do psiquiatra e aos demais médicos coube cuidar do corpo/organismo. A crença na objetividade científica expurgou os elementos subjetivos das práticas médicas, que passaram a ser considerados apenas elementos perturbadores. Pouca ênfase foi dispensada à relação médico-paciente, à história de vida e ao ambiente.

Hoje é possível, dentro da tradição do modelo biomédico, retalhar um corpo, tirar e acrescentar pedaços, desconsiderando o significado para o paciente de tais procedimentos, visto que questões como estas não estariam diretamente relacionadas ao campo de uma medicina assim compreendida.

NECESSIDADE DO DIÁLOGO INTERDISCIPLINAR

Limitações de ordem prática exacerbaram o reducionismo preconizado por esse modelo:

- A longa e custosa formação do profissional da área de saúde dificultou sua abertura para outros focos de interesse.
- As políticas na área e as dificuldades de ordem social levaram à serialização do atendimento.
- A pressão do mercado promoveu a tendência ao privilégio de determinados procedimentos, independentemente de prioridades propriamente clínicas. Como consequência, a permeabilidade das fronteiras entre as disciplinas e o exercício de uma prática médica de vocação menos mecanicista foi dificultada.

Presencia-se, assim, um momento de perigosa banalização da tradição médica. A relação médico-paciente, que envolve um vínculo especial de confiança, interesse e sensibilidade, é substituída pelo uso indiscriminado das tecnologias que se desenvolvem em velocidade vertiginosa. Diz Bernard Lown, cardiologista americano: "os cuidados médicos são trocados pelo gerenciamento, ao mesmo tempo em que a arte de ouvir foi superada pelos processos tecnológicos"[5].

Como reação a esse estado de coisas, os projetos inter e transdisciplinares representam louváveis esforços para superar os efeitos negativos da hiperespecialização. O mundo contemporâneo encontra-se em crise e exige reformulação dos conceitos de saúde, tratamento, doença e dos procedimentos na área médica. Áreas como ecologia, arte, sociologia e psicologia são convocadas para ampliação desses conceitos e dos modos de lidar com os pacientes, para auxílio na qualidade e na ética da arte médica.

TECNOLOGIA SEM INGENUIDADE

A descoberta do segredo da manutenção da beleza e da juventude eternas é uma fantasia arcaica do ser humano, tema de inúmeros mitos e histórias sobre o elixir da vida e da juventude. Pela primeira vez na História, em função dos avanços tecnológicos, esse sonho se aproxima da realidade, correndo o risco de transformar-se em pesadelo.

Todo aumento de conhecimento, poder e tecnologia deve acompanhar-se de um correspondente aumento de responsabilidade e sentido ético. No âmbito da medicina estética essa afirmação adquire especial importância. Diariamente, não só os meios de divulgação científicos, mas também os jornais e a televisão, nos alertam quanto aos inúmeros riscos da utilização indiscriminada dos recursos tecnológicos.

Focalize-se a história do desenvolvimento dos aparelhos de remodelação do corpo e algumas possíveis relações com as demandas específicas das mentalidades de cada época.

No século XVII, quando o pensamento mecanicista transformou o corpo em máquina, "o arsenal terapêutico expandiu-se bruscamente com engenhos que, apesar de suas concepções rudes e primitivas, visavam endireitar: (...) espartilhos, cruzes de ferro, alavancas para distensão corporal, balanços e colares"[6]. Pretendeu-se eliminar a deformação e firmar-se a postura num procedimento que, em determinado momento, expandiu-se do campo da medicina para o da pedagogia, que passou a normatizar o corpo da criança. No fim do século XVII e durante o século XVIII, envolver o corpo num espartilho tornou-se um elemento quase obrigatório para correção e precaução de deformidades das jovens nobres e burguesas. Essa atitude refletia um tipo de educação tradicional em que o corpo infantil – e a própria criança – era um receptáculo passivo de modelos impostos exteriormente.

No século XIX, proliferaram novas pedagogias, embasadas em aparelhos que deixaram de modelar diretamente, mas, direcionando forças, submetiam o corpo a exercícios formalizados. A rigidez e a postura do nobre foram ridicularizadas. Em vez da teatralização da boa aparência do Antigo Regime, a burguesia desenvolveu as táticas disciplinares, domesticando o corpo para o trabalho por meio de meticuloso disciplinamento do gesto. Essas tecnologias se desenvolveram à luz da necessidade de um corpo produtivamente útil para a sociedade nascente.

Costuma-se crer que pouco tenha restado desse imaginário bizarro e dessa educação explicitamente autoritária. Entretanto, as tecnologias desenvolvidas, atualmente, atendem demandas do mercado criado em torno de um narcisismo[a] exacerbado, expresso na tendência de idolatria do corpo.

NARCISISMO E TECNOLOGIAS ATUAIS

Num momento em que valores, instituições e ideologias que sustentavam o projeto da modernidade[b] se enfraqueceram e muitos dos tecidos sociais se romperam, o indivíduo voltou-se para si próprio. O individualismo, que já era marca da subjetividade ocidental desde o século XVI, trazia com ele o cultivo da interioridade; agora, é substituído por um individualismo fundado na exterioridade do ser, que passou a cultuar obsessivamente sua aparência. A imagem externa passou a ser a forma de reconhecer-se no mundo: imagem e ser se confundem[c].

O aprisionamento no próprio corpo e a impossibilidade do reconhecimento de outros recursos, que não os da própria imagem, são fenômenos comuns no mundo contemporâneo[d]. A atuação do profissional da medicina estética integra hoje esse cenário. No instante em que participa da construção de um corpo, participa também desse caldeirão de acontecimentos, típicos da pós-modernidade[e].

---

[a] No mito, Tirésias, o adivinho, previu que Narciso morreria no dia em que se olhasse. Narciso só existe, só se mantém vivo na ignorância de si mesmo e do outro. Eco, a ninfa, apaixona-se por ele sem, entretanto, conseguir travar uma relação de alteridade: vive para ecoar e refletir sua imagem. Narciso morre no momento em que se olha no espelho do lago, embevecido pela beleza do que vê refletido.

[b] O projeto da modernidade, iniciado no Renascimento, edificou valores que, por muito tempo, regeram o mundo ocidental, orientando filosofia, ciência e tecnologia. Caracteriza-se pela crença em sistemas racionais de compreensão e controle da natureza e consequente desenvolvimento tecnológico. Os desastres ecológicos e as barbáries (fome, guerras, miséria) que assolam o Ocidente promoveram o desabamento das crenças que o sustentavam e a mudança de paradigmas.

[c] "(...) a subjetividade assume uma configuração decididamente estetizante, em que o olhar do outro no campo social e mediático passa a ocupar uma posição estratégica em sua economia psíquica. (...) Dessa maneira, o sujeito vive permanentemente em um registro especular, em que o que lhe interessa é o engrandecimento grotesco da própria imagem. O outro lhe serve apenas como instrumento para o incremento da autoimagem, podendo ser eliminado como um dejeto quando não mais servir para essa função abjeta"[7].

[d] "O problema do indivíduo no mundo atual é o narcisismo. O narcisista não confia nos seus sentimentos, não consegue aceitar a si mesmo porque sente que não é aquilo que esperava ser"[8].

[e] Enquanto o modernismo da era positivista, tecnocêntrico e racionalista, era movido pela crença no progresso linear, verdades absolutas e planejamento racional de ordens sociais ideais, o pós-modernismo caracteriza-se pela condição de fragmentação, efemeridade, descontinuidade e mudança caótica. Passa ainda pelo conceito de uma cultura sem profundidade, aquela que melhor representa a sociedade de consumo.

IMAGENS DA MÍDIA – O CORPO COMO MERCADORIA

A construção de novos sistemas de signos e imagens e a manipulação do gosto e da opinião constituem aspectos fundamentais da condição pós-moderna e dinâmica de crescimento do capitalismo. As imagens transformaram-se, em certo sentido, em mercadorias. O investimento na construção da imagem torna-se tão ou mais importante que o investimento em novas fábricas e maquinário[a].

A aquisição de imagens de si mesmo passou a ser, desse modo, o grande investimento pessoal no mundo competitivo do capitalismo contemporâneo. Adquirem-se ilusoriamente modos de ser, estilo, personagens, fragmentos de identidade, muitas vezes sem uma sustentação psicológica correspondente. As imagens funcionam como promessas de aceitação, inclusão, participação dos ideais e dos signos de sucesso promovidos pela mídia; passaportes imaginários para um mundo idealizado e amplamente divulgado como bom e desejável para todos.

Quando se trata do corpo da grife e não simplesmente da roupa ou do estilo, é evidente que essas promessas se tornam mais poderosas. A mídia estimula um tratamento objetificado do corpo, que é tratado como mais uma mercadoria. Como exemplo dessa atitude, a declaração recente de um ator, a respeito do implante da namorada: "os seios são meus, eu os comprei"[b].

NOVAS DOENÇAS DO MUNDO CONTEMPORÂNEO

Os estudos epidemiológicos de distúrbios psiquiátricos evidenciam o aumento crescente dos quadros de dependências químicas[c], de transtornos ansiosos, de depressões[d] de obesidade e de anorexias. Apesar de se tratar de quadros clínicos complexos e etiologias diversas, deve ser possível traçar características comuns entre eles e relacionar o aumento das respectivas incidências com as particularidades do momento histórico em que se vive.

Admite-se que novas formas de subjetivação ou novos modos de ser no mundo – um mundo que se transmuta em velocidade vertiginosa – trouxeram consigo novas doenças. Joel Birman considera que, "na cultura da exaltação desmesurada do eu, não existe lugar para os deprimidos e panicados. Esses são execrados, lançados no limbo social, já que representam a impossibilidade de serem cidadãos na sociedade do espetáculo. A mundanidade pós-moderna valoriza os carreiristas e oportunistas, que sabem utilizar os meios de se exibir e de capturar o olhar dos outros, independentemente de qualquer valor".

Quanto às dependências, à obesidade e à anorexia, salientam-se alguns aspectos que parecem comuns a estas patologias:

- O sentimento de precariedade de recursos pessoais vivenciados pela maioria desses pacientes.

---

[a] "Consultorias de imagem pessoal viraram um grande negócio na cidade de Nova Iorque, visto que mais de 1 milhão de pessoas por ano frequentam, na região, cursos de empresas chamadas *image assemblers* (montadores de imagem), *image builders* (construtores de imagem) e *image creators* (criadores de imagem). 'As pessoas formam uma ideia de você, hoje em dia, em um décimo de segundo', diz um consultor de imagem. 'Você deve fingir até conseguir' – é o lema do outro"[9].

[b] A esse respeito, Giovanni Berlinguer, médico, professor da Universidade La Sapienza, em Roma, diz: "(...) não se poderia justificar a queda de um princípio moral e jurídico de caráter fundamental: a recusa de considerar o corpo humano como objeto de propriedade e de comércio. Sobre esse princípio é que se constituiu, por meio de ideias e de ações, grande parte da civilização moderna, do *habeas corpus* à abolição da escravatura, do direito à saúde, à emancipação da mulher. Hoje, quando muitos vínculos da solidariedade humana parecem afrouxar-se, tal princípio pode ser uma das bases para que cada qual se reconheça como parte do gênero humano, ao passo que sua violação nos causaria séculos de retrocesso"[10].

[c] "O próprio meio social em que se vive se incumbe de reforçar essas tendências à satisfação imediata. O tédio e o vazio que assolam o cotidiano de um número de pessoas cada vez maior tornam mais difícil fazer diante do incremento exponencial da toxicodependência. Afinal, a batalha contra as drogas seria bem mais fácil (e talvez desnecessária) se o mundo fosse um lugar mais interessante e que, definitivamente, incluísse em seus horizontes a possibilidade de trocas afetivas genuínas e de desenvolvimento sistemático dos exponenciais criativos de seus integrantes"[11].

[d] "Por que a depressão é o mal desse fim de século? Todos sabem que uma construção sinuosa emerge continuamente no seio da humanidade – a edificação da descrença no potencial humano, na ilusão de um futuro... O início do século XX construiu-se sob o grito desesperado de uma sexualidade impedida. O grito da sexualidade que um dia construirá a revolução sexual caracterizada pelo resgate do amor, da reciprocidade e da simetria entre os sexos. Os fins desse mesmo século gritaram o desespero das depressões e de suas infinitas articulações mórbidas presentes num cotidiano que vislumbra, a duras penas, um horizonte no mínimo duvidoso"[12].

- A tendência a procurar soluções prontas em fatores externos a si mesmos para preenchimento do vazio interno. Variam de todo um espectro de drogas (medicamentosas, alimentares, etc.) à aquisição compulsiva de bens, que pode facilmente resultar no superinvestimento na própria imagem.

Destacam-se esses quadros clínicos, sem esquecer que são apenas pontas de um *iceberg*: emergentes da situação do homem atual. Que jovem ou homem maduro nunca se sentiu deprimido diante de suas (ou falta de) perspectivas profissionais ou de futuro? Quem nunca se percebeu ansioso e com medo diante da complexidade, fragmentação, efemeridade e caos do mundo contemporâneo; perante a aceleração do tempo e o encurtamento das distâncias? Mas, principalmente, perante a exacerbação da lógica da competitividade e exigência de excelência que ameaça a todos, com os fantasmas do fracasso e, no limite, da exclusão social? Quem não desejou uma pílula milagrosa, não teve arroubos compulsivos diante da exuberância de produtos alimentares e culturais oferecidos? Ou não se espremeu de dor diante de um espelho, negando a própria imagem (tal qual o anoréxico) que talvez não se conforme completamente aos moldes desejados?

IMAGEM CORPORAL

A imagem corporal "se constitui pela figuração do corpo vivo em nossa mente, ou a maneira pela qual nosso corpo se apresenta a nós mesmos"[13]. Essa figuração se forma a partir do corpo em movimento, pelas sensações e impressões que o transformam a todo instante. São impressões térmicas, táteis, sensações vindas dos músculos e das vísceras e que proporcionam um sentimento de unidade corporal.

O corpo em movimento é também um corpo afetivo e relacional, animado por sentimentos, tendências, motivações, valores, pensamentos. A imagem corporal é construída também a partir desse corpo emocional, trazendo a história da experiência de relações do indivíduo. Modifica-se continuamente, num fluxo que permanece vivo por toda a existência.

Vê-se que esse conceito é plástico, construído a partir das infinitas experiências sensoriais e psíquicas, que são constantemente integradas no sistema nervoso central, "(...) registradas nos córtices somatossensoriais, localizados nas regiões insular e parietal, (...) [por meio de] (...) um relato do que está acontecendo no corpo a cada momento (...) [obtém-se] (...) uma imagem do corpo no decurso de uma emoção (...) [registro de] (...) cada alteração do fluxo de excitação"[4].

Uma criança não saberia muito de seu corpo se não se movesse pelo ambiente recebendo múltiplos *feedbacks* perceptivos e musculares. Ao mesmo tempo, essa criança desenvolve conceitos a respeito do próprio corpo de acordo com as atitudes dos pais em relação às suas partes. Nas fases precoces da existência, a qualidade dos contatos – físico e psíquico – que a mãe tem com o bebê determinará fortemente também a possibilidade ou não do desenvolvimento de um sentimento básico de integração dessas partes numa unidade somatopsíquica*.

Hilde Brush destaca a interação das forças biológicas, psíquicas e sociais para a compreensão do conceito de imagem corporal. Para ela, a imagem corporal "inclui a correção ou o erro na consciência cognitiva do *self* corporal, a acuidade de se reconhecer estímulos vindos de dentro ou de fora, o sentimento de controle das funções corporais, as reações afetivas à realidade da configuração do corpo e o conceito do grau de desejabilidade do corpo para o outro"[15].

DISSOCIAÇÕES E FALTA DE REFERÊNCIAS SOBRE SI MESMO

Apesar de ter sido muito usado, também em avaliações psiquiátricas, o termo não é unívoco. Stanley Keleman utiliza a expressão *imagem somática*. Para esse autor, as imagens somáticas

---

* "Grande parte do cuidado físico dedicado à criança – segurá-la, manipulá-la fisicamente, banhá-la, alimentá-la, e assim por diante, destina-se a facilitar a obtenção, pela criança, de um psique-soma que viva e trabalhe em harmonia consigo mesmo"[14].

são um modo privilegiado de o indivíduo saber o que está acontecendo dentro dele e de se relacionar com sua experiência interior*.

Embora caibam variações de sentido dentro do mesmo conceito, os autores concordam que todo indivíduo constrói durante sua vida uma imagem ou imagens a respeito do próprio corpo, que podem ser acessíveis por meio de um desenho, de uma descrição ou mesmo do modo como a pessoa fala de si. Essas imagens farão parte do diálogo consigo e com o mundo. Potencializam ou dificultam o processo de amadurecimento pessoal; fundamentam atitudes e reações do indivíduo perante situações; orientam passagens, ciclos e crises.

Muitas vezes, entretanto, as imagens que são feitas de si mesmo não coincidem com a realidade aparente: expressam nuanças e particularidades das sombras, memórias, inúmeras experiências subjetivas do indivíduo em relação ao próprio corpo. Demonstram relações enfraquecidas ou fortalecidas consigo mesmo; fragmentadas ou integradas; o corpo pode apresentar-se como um bloco rígido ou como um balão, ou como sendo incrivelmente pequeno. Todas essas formas indicam maneiras de sentir, conceitos sobre si mesmo, histórias.

Idealmente, não deveria haver discrepância entre estrutura corporal, imagem corporal e aceitação social. De acordo com Schilder, clivagens graves entre esses fatores podem ser indicativas de distúrbios graves, inclusive de distúrbios psicóticos**. Nas clínicas psicológicas e psiquiátricas observam-se muitos casos de percepção rebaixada de sensações e afetos do corpo e de indiscriminação ou quase total impossibilidade de acesso às imagens internas ou a um mundo interno, seja por meio de sonhos, fantasias ou qualquer tipo de representação de sentimentos ou sentidos próprios. Nesses casos, não é raro que a tendência à dependência de referências externas seja pronunciada.

CORPO E PSIQUE – UM BREVE HISTÓRICO

A complexidade das relações entre soma e psique tem intrigado filósofos, psiquiatras e psicólogos em todos os tempos.

A tradição (filosófica) recebeu dois legados: o platônico, que define a alma como o piloto no navio, isto é, como uma entidade alojada numa outra para comandá-la, mantendo-se a distância dessa outra que simplesmente lhe serve de morada temporária; e o aristotélico, que define o corpo como órganon, isto é, instrumento da alma, que dele se vale para agir no mundo e relacionar-se com as coisas. Aqui não há exterioridade completa entre corpo e alma; porém, se o corpo é a via de acesso ao mundo para a alma, ele o é na qualidade instrumental[17].

Espinosa foi o primeiro filósofo a conferir o mesmo estatuto ao corpo e à alma, rompendo com a tradição que definirá a alma como superior ao corpo e devendo ter comando sobre ele***. Também rompe com o dualismo cartesiano: "efeitos simultâneos da atividade de dois atributos substanciais de igual força ou potência e de igual realidade, corpo e alma são isonômicos"[17].

Segue essa linha o filósofo alemão Nietzsche, que subordinava o conhecimento à necessidade vital e queria formar uma lógica para a vida: "Para Descartes, o homem é sujeito da ego-idade representatriz. Para Nietzsche, o homem é sujeito no sentido dos impulsos e dos afetos dados, enquanto o '*ultimo factum*', ou seja, para dizê-lo

---

* "Toda imagem somática tem tanto um aspecto interno quanto externo. Há uma parte voltada para o mundo e outra que só se pode reconhecer do interior. (...) Imagens internas e externas comunicam-se, embora, muitas vezes, sejam separadas por negação e conflito. O interior é assustador, mesmo que o exterior pareça tranquilo e reservado. O coração pode estar disparado e, mesmo assim, pode-se manter imóvel, rosto impassível. A mensagem interna 'fique quieto' ou 'esteja pronto para fugir' tem expressão externa de imobilidade"[16].

** "É característica da esquizofrenia uma conexão muito frouxa entre a psique e o corpo e suas funções. (...) Em pessoas saudáveis, o uso do corpo e de suas funções é uma das coisas mais prazerosas da vida"[14].

*** "Sua viga mestra é a ideia de que o homem é parte imanente da natureza, não sendo um império num império – um poder rival ao da natureza – nem, por suas paixões e ações, um agente perturbador da ordem natural, mas uma parte dela que possui a peculiaridade de não ser apenas parte e sim capaz de tomar parte na atividade de todo o universo"[17].

brevemente, no corpo. É nessa regressão ao corpo, enquanto linha de conduta metafísica, que se realiza toda a interpretação do mundo"[18].

William James, filósofo e psicólogo, declara:

É-me muito difícil, senão mesmo impossível, pensar que espécie de emoção de medo me restaria se não se verificasse a sensação de aceleração de ritmo cardíaco, de respiração suspensa, de tremor dos lábios e de pernas enfraquecidas, de pele arrepiada e de aperto no estômago. Poderá alguém imaginar o estado de raiva e não ver o peito em ebulição, o rosto congestionado, as narinas dilatadas, os dentes cerrados e o impulso para a ação vigorosa, mas, ao contrário, músculos flácidos, respiração calma e um rosto plácido[19].

Na psiquiatria, autores relacionaram estrutura corporal e tendências psíquicas, determinando o *ethos* individual a partir de tipologias. Galeno, por exemplo, ampliando a tipologia de Hipócrates, que se embasa na existência de "humores" no corpo, estabeleceu quatro temperamentos: melancólico, colérico, sanguíneo e fleugmático*.

CORPO E PSICANÁLISE

No início do século passado, Sigmund Freud também pensava nessas relações quando declarou que "anatomia é destino". A fase inicial de sua pesquisa voltou-se para o desvendamento da base corporal da vida psíquica – projeto abandonado, entre outros fatores, em decorrência de limitações da neurologia da época.

Freud deu atenção particular aos corpos das histéricas no momento em que se contorciam de dor da repressão sexual daquele início de século. Essas pacientes produziam sintomas físicos que se apresentaram como enigmas para o cientista que, ao procurar desvendá-los, deu início à assim chamada psicanálise. O estudioso encontrou nas conversões histéricas o simbolismo mudo de desejos que não podiam ser vividos nem ditos; encontrou na doença psicossomática conflitos que, não podendo ser mentalizados, eram vividos no corpo. Alguns dos conceitos criados por ele, como o de inconsciente e pulsão, localizam-se na fronteira entre o corporal e o psíquico.

Para Freud, o eu antes de tudo é um eu corporal. Baseando-se na ideia do homúnculo cerebral da neuroanatomia como uma metáfora, descreveu o corpo ou o eu corporal como um território ocupado do organismo, isto é, "um conjunto de marcas impressas sobre e no organismo pela inflexão promovida pelo outro"***[7].

Winnicott***, pediatra e psicanalista inglês, observou detalhadamente as relações mãe-bebê ao longo de muitos anos. A partir dessas observações, criou conceitos que muito contribuíram para a compreensão das fases precoces do desenvolvimento infantil.

Esse autor afirma não existir uma identidade inerente entre corpo e psique. O alojamento da psique no corpo só ocorre quando a relação mãe-bebê é bem-sucedida. "Gradualmente, a psique chega a um acordo com o corpo, de tal modo que na saúde existe eventualmente um estado em que as fronteiras do corpo são também as fronteiras da psique. Como é fácil considerar óbvia a localização da psique no corpo, esquecendo mais uma vez que se trata de algo a ser alcançado"[20].

O bebê, vindo ao mundo fragmentado e sem consciência de si, faz-se na relação primitiva com a mãe. Esta lhe confere contornos físicos e psíquicos simultaneamente, ao manipulá-lo, ao saciar seus instintos e ao relacionar-se com ele, oferecendo-se como primeiro modelo de identificação e primeira experiência de relacionamento humano, a qual imprimirá marcas que

---

* Sheldon observou que indivíduos de estrutura longilínea e alongada – ectomórficos – tendem a ser sensíveis e cerebrais; os de estrutura atlética – mesomórficos – tendem a ser ativos e a desenvolver uma agressividade natural perante o mundo; os de estrutura cheia – endomórficos – tendem a ser regidos pelos seus apetites.

** a) A corporeidade na psicanálise, formulada pelas concepções de corpo erógeno e corpo pulsional, não será aqui desenvolvida. b) A psicanálise atual prima por uma tendência mais especulativa, tendo enfatizado o pensamento e a linguagem, afastando-se do registro corporal e dos afetos.

*** Winnicott resgatou a psicanálise de sua versão especulativa, trazendo-a de volta para sua vocação empírica original, ligada aos fenômenos psicofísicos no homem. O ser humano é descrito por esse autor como um ser eminentemente relacional: ele literalmente constrói-se na relação com o outro.

persistirão por toda a existência. Nessa relação, as partes do corpo são elaboradas e integradas. Winnicott mostra que a integração do estado fragmentado inicial para um estado personalizado é uma das grandes e mais importantes tarefas do homem. As falhas ocorridas nessa fase do desenvolvimento acarretam cisões profundas que podem gerar graves distúrbios[a] de ordem tanto psíquica (distúrbios psicóticos) quanto somática (distúrbios psicossomáticos)[b].

WILHELM REICH – PRECURSOR DAS TERAPIAS CORPORAIS

Wilhelm Reich[c] foi o primeiro psicanalista a privilegiar, em seu atendimento clínico, o modo como o paciente se expressava corporalmente, muitas vezes considerando-o mais importante do que propriamente o conteúdo do que ele dizia. Percebeu que a entonação de voz, a gestualidade, o olhar e a movimentação do paciente constituem padrões que se repetem e, portanto, podem ser descritos. Esses padrões traduzem a maneira como ele reagiu aos conflitos durante sua vida. Mostram-se tanto nas formas de seu corpo – que trazem as memórias das emoções e histórias congeladas – quanto em seu comportamento. Pequenas alterações de forma, propostas no atendimento clínico como, por exemplo, o relaxamento de posturas enrijecidas ou a simples ampliação da respiração, traziam à tona histórias surpreendentes e por vezes bastante carregadas de afeto. Reich considerou o corpo como o lugar do inconsciente, em que os conflitos podem ser vistos. Concebeu, em sua teoria, a noção de unidade funcional entre corpo e psique. Em sua obra *Análise do Caráter*, descreveu minuciosa e detalhadamente as relações entre corpo e caráter. Sua teoria das couraças musculares de caráter descreve estratégias de enfrentamento ou defesas desenvolvidas pelo indivíduo gerando tensões musculares que, por sua vez, tornam crônicos padrões de comportamento. Essas estratégias, segundo esse autor, possibilitaram, em algum momento de sua história, a relação do sujeito com o mundo; por outro, perpetuaram no corpo conflitos infantis que voltam constantemente a ser reeditados em seu comportamento.

NOVAS CONCEPÇÕES CORPORALISTAS

Vários pesquisadores seguiram a linha do pensamento reichiano.

Os chamados neorreichianos, numa época em que o mundo e os costumes se modificavam e demandavam novas concepções sobre o ser humano, criticaram uma cultura que tornava o corpo inferior à mente e os sentimentos menores que a razão. Resgataram a experiência organísmica como um território mais vasto, onde se dá a experiência humana. Contando com os achados de uma neurociência muito mais desenvolvida que na época de Freud, voltaram a pesquisar as intrincadas relações entre razão, sentimento, emoções e comportamento social[d], a partir do estudo direto da anatomia emocional[e].

Alexander Lowen, por exemplo, partindo do conceito das couraças musculares e da tipologia reichiana, descreveu alguns outros tipos de caráter e propôs exercícios que têm, como função, a dissolução destas couraças e do conteúdo emo-

---

[a] "(...) muitas vezes, determinadas regiões corporais são vividas pelo indivíduo com estranhamento, pois são áreas corporais que ainda se encontram no estado de coisa. Ele tem a sensação de que aquela parte do corpo não lhe pertence e nem mesmo é parte de si. O indivíduo só se sente vivo em determinada região de seu corpo, se ela foi transfigurada pela presença do outro". Existem, também, maneiras por meio das quais "(...) a pessoa busca desesperadamente humanizar um corpo coisa, que a ameaça com o não ser, com as ansiedades impensáveis"[21].

[b] "Poderíamos dizer sobre todos os seres humanos que nos momentos em que uma frustração instintiva provoca um sentimento de desesperança ou futilidade, a fixação da psique no corpo se enfraquece, sendo necessário tolerar um período de não relação entre a psique e o soma. Esse fenômeno pode ser exacerbado em todos os graus possíveis de doença"[20].

[c] Wilhelm Reich, apesar de também ter retomado algumas proposições iniciais da psicanálise, desenvolveu focos de interesse e uma metodologia de pesquisa completamente diversos dos de Winnicott. Interessou-se especialmente pela sexualidade humana.

[d] "Sentimentos e emoções são uma percepção direta de nossos estados corporais que constituem um elo essencial entre o corpo e a consciência"[4].

[e] Esse conceito foi criado por Stanley Keleman. Keleman estudou o corpo e a vida sob a perspectiva da forma e suas transformações. Pesquisou o processo da vida como uma sucessão de formas; como um filme de sequências móveis de formas emocionais variadas, em contraposição ao estudo tradicional da anatomia.

cional traumático nelas inscrito. Na sua concepção, como em Reich, toda tensão muscular reflete uma tensão psíquica e, portanto, uma restrição da expressão emocional e do fluxo dos sentimentos. Lowen afirma que "uma pessoa é a soma total de suas experiências de vida, que são registradas em sua personalidade, estruturando seu corpo, sua forma de estar no mundo ou sua identidade". Para ele, os padrões estruturados de comportamento só se modificam quando a compreensão de si mesmo está aliada à integração dos sentimentos e afetos do corpo.

Stanley Keleman, outro autor contemporâneo, constatou não haver intenção, sentimento, pensamento ou ação que não correspondam a um movimento corporal, verificando que a somatória de micro e macromovimentos se traduz em diferentes formas corporais. Qualidades de tônus muscular são, portanto, corporificações de modos de sentir, de se relacionar, pensar e agir.

O processo de pessoalização inicia-se a partir do corpo inato, com suas características herdadas específicas. O indivíduo adota diferentes estratégias de sobrevivência emocional – enfrentamento, desistência ou submissão, por exemplo – como respostas a ambientes hostis ou estimulações excessivas. Ao longo do tempo, desenvolvem-se distorções da forma que vão da extrema rigidez ao colapso, da condensação à inflação. Constituem-se padrões de reação, úteis num determinado momento, mas, em vista da estereotipia, acabam por transformar-se em obstáculos para a maturação e complexificação das estratégias somático-existenciais. A evolução dos relacionamentos do sujeito com os outros e com o mundo, potencialmente em constante mutação, é, desse modo, prejudicada.

LEITURA CORPORAL COMO RECURSO CLÍNICO

A leitura corporal é uma prática inerente às relações humanas. De forma mais ou menos consciente, reage-se às impressões que os corpos produzem em cada um. As pesquisas dos autores citados, de Wilhelm Reich aos neorreichianos, permitiram que sistematizassem minuciosamente essa prática, elaborando esquemas de compreensão do sujeito a partir das formas do corpo. Serão descritas sucintamente algumas estruturas de caráter de Alexander Lowen e padrões de sofrimentos somáticos de Stanley Keleman, exemplificando a utilidade clínica dessa metodologia[*].

ESTRUTURAS DE CARÁTER SEGUNDO ALEXANDER LOWEN

Caráter Esquizoide

O termo esquizoide (*schizo*: cindir) descreve a pessoa que apresenta cisões em seu corpo e sua personalidade e tem, portanto, o senso de si mesmo – contato com o corpo e sentimentos – diminuído. Frequentemente, há uma discrepância entre as duas metades do corpo. Por exemplo, um tronco estreito e achatado em contraste com uma bacia larga; torções muito acentuadas; ou lados esquerdo e direito muito diferenciados. As principais áreas de tensão localizam-se na região dos olhos, na base do crânio, nas articulações dos ombros, da pelve e ao redor do diafragma. As cisões na forma evidenciam atitudes antagônicas, desconexão com as necessidades afetivas, integridade psicofísica comprometida. De todos os caracteres, essa é a estrutura mais frágil, mais próxima à psicose, exigindo cuidado do profissional, qualquer que seja o tipo de intervenção (Fig. 127.1).

Caráter Oral

A experiência básica do caráter oral é a de carência afetiva, sentimento de frustração e insaciedade. Existem dois tipos de estrutura oral: o de corpo esguio e fino e aquele tipo rechonchudo,

---

[*] Essas estruturas e padrões, conforme citado anteriormente, expressam conflitos ocorridos nas fases de desenvolvimento, do bebê à idade adulta e a maneira como os indivíduos reagiram a estes conflitos e às pressões sociais. Sendo assim, todas as pessoas assemelham-se, em maior ou menor grau, a um desses tipos ou a uma mescla deles – dificilmente se encontra alguém que represente um tipo puro. Lembramos a vasta bibliografia existente a respeito desse assunto, aqui tratada a título de ilustração.

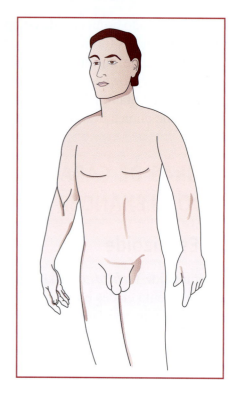

Figura 127.1 – Caráter esquizoide.

com expressão infantilizada. No primeiro tipo, a hipotonia e a fraqueza do sistema muscular podem conferir-lhe um aspecto colapsado. Constantemente insatisfeito, a ansiedade e a precariedade psíquica do caráter oral frequentemente se manifestam na dependência de pessoas ou na compulsão para alimento, sexo e trabalho. A procura de transformar o corpo pode estar associada a esse sentimento de permanente privação e vazio afetivo. No caso do oral obeso, expectativas irrealistas podem frequentemente estar depositadas no ideal de uma figura magra (Figs. 127.2).

Caráter Masoquista

Diferentemente do conceito popular da palavra masoquismo (desejo de sofrer), Lowen descreve uma pessoa que, quando criança, sofreu uma série de humilhações por parte de seus genitores, sendo com isso obrigada a suprimir seus sentimentos e impedida de se autoafirmar. Isso é revelado numa atitude de constante submissão e cordialidade exagerada, aliada a uma negatividade do tipo "nada vai dar certo". O corpo do masoquista é em geral do tipo atarracado: curto, grosso e musculoso. No masoquista, qualquer movimento em direção à autoafirmação gera medo e ansiedade insuportáveis. Uma transformação no corpo pode ser benéfica se servir de suporte a movimentos de autoestima e autoafirmação. Entretanto, os fortes sentimentos de rejeição envolvidos nessa estrutura podem impedir a integração de uma nova imagem e o corpo poderá facilmente retornar ao que era, confirmando-se a crença de que "nada dá certo" (Fig. 127.3).

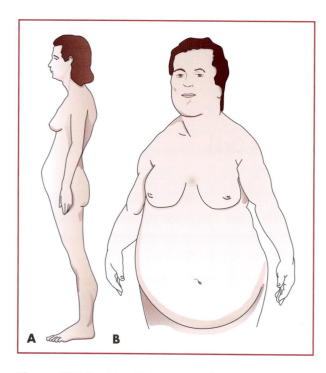

Figura 127.2 – (A e B) Caráter oral.

Caráter Histérico

A principal característica desse caráter é a cisão entre o afeto e os sentimentos sexuais. Nele, os impulsos sexuais estão reprimidos. Para manter a supressão e evitar a ansiedade, desenvolve uma musculatura rígida e espástica. Qualquer perda do tônus muscular pode gerar medo da perda de controle. A importância exagerada conferida ao aspecto físico e à manutenção de um corpo sedutor, ao contrário do que possa parecer, está a serviço desse equilíbrio neurótico (Fig. 127.4).

A Construção Emocional do Corpo – **1615**

Caráter Fálico-narcisista

É a contrapartida masculina do caráter histérico, em termos de sua estruturação rígida. O grande medo do fálico-narcisista é o fracasso diante do outro. Esse medo é a causa de uma hipervalorização da aparência e da potência sexual. Portanto, assim como no caráter histérico, qualquer projeto de modificação do corpo pode estar a serviço da manutenção dessa imagem muitas vezes bastante distanciada da realidade interna (Fig. 127.5).

Caráter Psicopático

O indivíduo assim descrito por Lowen desenvolveu a aparência de invulnerabilidade e potência social como defesa, não podendo manifestar qualquer tipo de insegurança. Com isso, obtém a atenção que necessita e compensa uma estrutura emocional frágil. Sua forma é, desse modo, exacerbada: o peito torna-se inflado, o tônus muscular enrijecido da cintura para cima, o olhar penetrante e por vezes ameaçador. A fragilidade de sua estrutura aparece na parte inferior do corpo que tende a se manter estreita e infantil (Fig. 127.6).

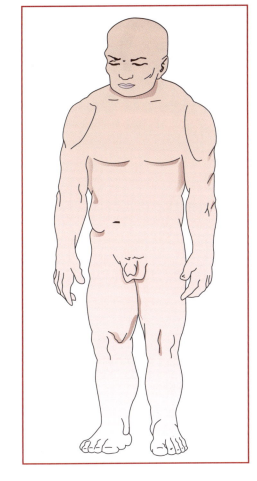

Figura 127.3 – Caráter masoquista.

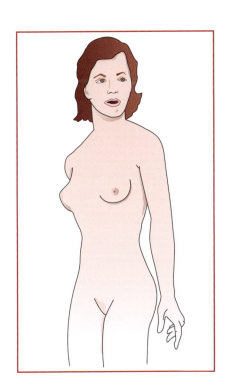

Figura 127.4 – Caráter histérico.

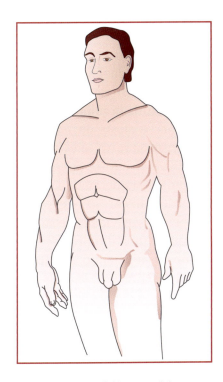

Figura 127.5 – Caráter fálico-narcisista.

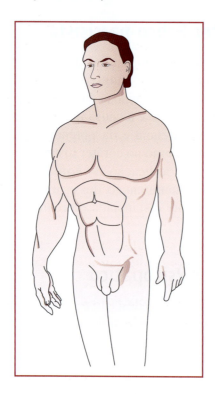

Figura 127.6 – Caráter psicopático.

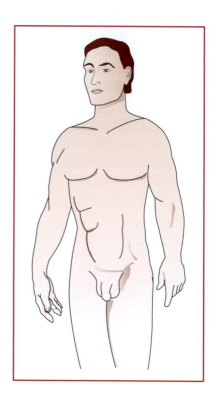

Figura 127.7 – Rígido.

PADRÕES DE SOFRIMENTOS SOMÁTICOS SEGUNDO STANLEY KELEMAN*

Rígido

A pessoa descrita como rígida é aquela cujas reações somático-existenciais predominantes são de endurecer-se, empertigar-se e retesar-se numa postura emocional de orgulho e desafio. Essa é a maneira como se afasta de seus sentimentos de fraqueza, tristeza, raiva, etc. Tranca-se para estar alerta, distanciando-se dos outros, de seus próprios impulsos ou de qualquer coisa que a faça perder o controle. São pessoas que impressionam pela assertividade de sua aparência, que pode adquirir uma importância exagerada, pronunciando ou afastando de sua realidade afetiva (Fig. 127.7).

Denso

O indivíduo que desenvolve uma forma densa é aquele que se afasta da invasão dos outros por meio de contrações intensas. A postura emocional é o apequenamento de si mesmo por defesa contra a humilhação. Puxa-se para dentro e compacta-se, numa demonstração de teimosia e insolência. Faz-se menor encolhendo-se, contendo-se, refreando-se e não agindo. Seus sentimentos se embasam em aguentar. Qualquer transformação nesse tipo de estrutura demanda enfrentamento e elaboração de suas dificuldades de expansão e asserção. A efetividade dessas transformações depende da capacidade do indivíduo em sustentar emocionalmente essa expansão (Fig. 127.8).

Inflado

O sujeito inflado é aquele cujo corpo adquire um formato de pera, parecendo estar estufado. Um sujeito com essas características corporais tende à grandiosidade, ou seja, a ter sua personalidade também inflada. Volta-se para o ambiente, apoia-se

---

* Podem-se encontrar semelhanças em algumas formas das estruturas de caráter de Lowen e padrões de sofrimentos de Keleman. Por tratar-se de concepções teóricas e metodológicas muito distintas, mantivemos as descrições separadamente.

nele e o manipula. A inflação de seu corpo relaciona-se também a atitudes impulsivas, invasivas e sedutoras, que o socializam, mas o levam para longe de si mesmo, como que se derramando para fora. Dificilmente um sujeito desses poderia afinar seu corpo, seja por meio de regime ou cirurgia, sem uma reestruturação mais global de suas atitudes, que implicariam um maior contato com suas necessidades, organização de limites e estratégias de autocontenções somática e existencial (Fig. 127.9).

Colapsado

Uma pessoa com tais características físicas não se sente preenchida ou completa com nada. Busca nutrição emocional e a sensação de estar viva. Sua aparência desmoronada e afundada traduz, muitas vezes, profundos sentimentos de abandono, fraqueza e desespero. Uma atitude de desistência aparece corporalmente na ausência de tônus muscular e visceral. Qualquer proposta de modificação nessa estrutura deve levar em conta a fragilidade e a dependência desse sujeito. Um projeto de incremento da beleza dificilmente será alcançado se não forem restaurados níveis de autonomia e interesse pela vida (Fig. 127.10).

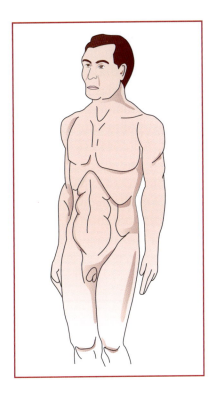

Figura 127.8 – Denso.

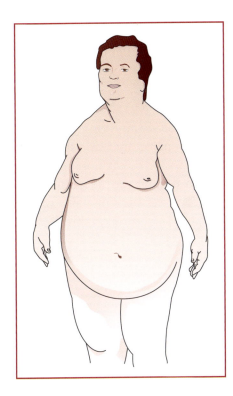

Figura 127.9 – Inflado.

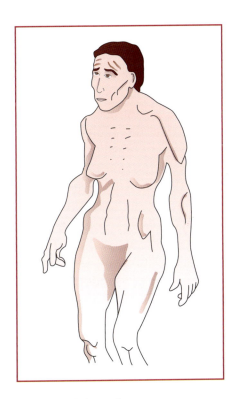

Figura 127.10 – Colapsado.

Rígido por Fora e em Colapso por Dentro

As estruturas mistas exigem um olhar mais treinado para seu reconhecimento ou suscitam outros métodos, por exemplo, o registro, pelo paciente, de sua imagem corporal, cujas nuanças devem indicar outros níveis da experiência, não reconhecíveis de imediato.

A aparência confiante e desafiadora de uma estrutura rígida pode esconder um interior colapsado e deprimido, uma vivência de insatisfação e falta de vitalidade que pode se traduzir externamente apenas em olhos embaçados e apáticos, por exemplo. Assim como esta, existem várias outras combinações de estruturas mistas, exemplificadas na Figura 127.11.

IMAGENS SOCIAIS E O CONTÍNUO PROCESSO DE AMADURECIMENTO

No mundo das imagens sociais, ilusoriamente, pode-se tudo, basta aparentá-lo. Pessoas engrandecem da noite para o dia; reputações e imagens são montadas e destruídas rapidamente. No processo de amadurecimento pessoal, ao contrário, mudanças pressupõem um trabalho psíquico correspondente. Ao contrário da onipotência – poder ser tudo o que se quer –, esse trabalho implica o aprendizado e a exploração dos próprios limites que são, em última instância, a consciência de que se é finito e mortal.

Ao mimetizar um modelo ideal, embasado numa imagem social, e viver de acordo com este

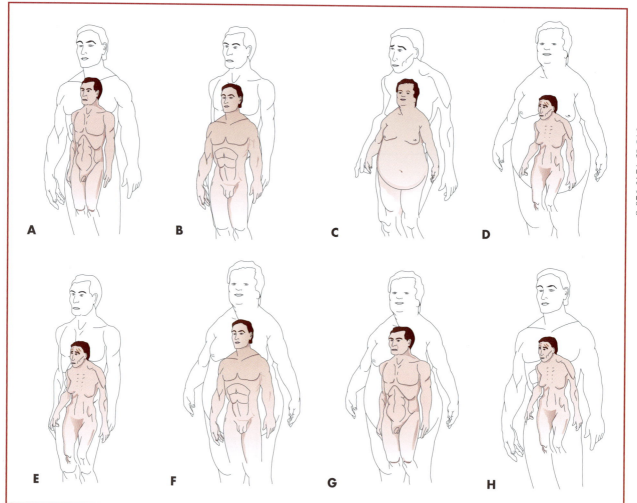

Figura 127.11 – (*A* a *H*) Combinações de estruturas mistas.

modelo, exacerba-se o distanciamento da base psicoafetiva da personalidade. Aspectos importantes do processo de amadurecimento são evitados ou negligenciados desse modo. O processo de construção emocional do corpo é complexo e em muitos momentos árduo, mas tão rico quanto podem ser ricas a experiência e as relações humanas e não acontece na mesma velocidade de nossos tempos.

Isso pode ser facilmente exemplificado: imagine uma mocinha franzina – de estrutura de caráter oral, por exemplo – com problemas no amadurecimento de sua sexualidade e que faz um implante de seios. Ilusoriamente "soluciona", de forma estereotipada, suas questões, escamoteando dificuldades existentes em relação ao próprio corpo, ao encontro com o outro e a todo o colorido existencial implicado nessas experiências. Incontáveis exemplos similares a esse povoam as clínicas dos profissionais de saúde hoje, considerando-se, principalmente, que as pessoas mais fragilizadas são as mais capturáveis pela indústria de imagens.

É verdade que uma operação plástica pode eventualmente mudar não só o corpo, mas também a imagem corporal, se considerado o conceito na sua acepção mais simples. Pode-se reconstruir a imagem corporal, quando se olha no espelho e se projeta a imagem do espelho em si mesmo. Também se pode estudar a mudança de atitude dos outros diante dessa transformação e transferi-la para si mesmo. Mas esses fatores só serão efetivos se houver, concomitantemente, alterações na existência, no comportamento e nas atitudes psíquicas do indivíduo.

QUESTÕES

1. Qual é o conceito de estética?
2. Qual é o impacto cartesiano sobre o entendimento do corpo humano?
3. Do que a imagem corporal é constituída?
4. Quais são as principais estruturas de caráter segundo Alexander Lowen?
5. Quais são os principais padrões de sofrimento somático segundo Stanley Keleman?

REFERÊNCIAS

1. MORA, J. F. *Dicionário de Filosofia*. São Paulo: Martins Fontes, 1998.
2. BEAINI, T. C. *Heidegger: arte como cultivo do inaparente*. São Paulo: Nova Estela/Edusp, 1986.
3. BETTARELLO, S. V. *Perspectivas Psicodinâmicas em Psiquiatria*. São Paulo: Lemos, 1998.
4. DAMÁSIO, A. R. *O Erro de Descartes: emoção, razão e o cérebro humano*. São Paulo: Cia. das Letras, 1996.
5. LOWN, B. *A Perdida Arte de Curar*. São Paulo: Fundação Peirópolis.
6. VIGARELLO, G. Panóplias corretoras. In: SANT'ANNA, D. B. (org.). *Políticas do Corpo*. São Paulo: Estação Liberdade, 1995.
7. BIRMAN, J. *Mal-estar da Atualidade: a psicanálise e as novas formas de subjetivação*. Rio de Janeiro: Civilização Brasileira, 1999.
8. LOWEN, A. *A Espiritualidade do Corpo*. São Paulo: Cultrix, 1990.
9. HARVEY, D. *Condição Pós-moderna*. São Paulo: Loyola, 1992.
10. BERLINGUER, G. Corpo humano: mercadoria ou valor? *Estudos Avançados*, v. 7, n. 19, p. 167-192, 1993.
11. BETTARELLO, S. V. In: SEIBEL, S. D.; TOSCANO JR., A. (org.). *Psicodinâmica, Dependência de Drogas*. São Paulo: Atheneu, 2001.
12. BRIGANTI, C. Depressão e cultura. In: VANGERAMI, A. V. (org.). *Depressão e Psicossomática*. São Paulo: Pioneira Thomson Learning, 2001.
13. SCHILDER, P. As energias construtivas da psique. In: *A Imagem do Corpo*. 2. ed. São Paulo: Martins Fontes, 1994.
14. WINNICOTT, D. *Tudo Começa em Casa*. São Paulo: Martins Fontes, 1989.
15. BRUSH, H. *Eating Disorders: obesity, anorexia nervosa and the person within*. New York: Basic Books, 1973.
16. KELEMAN, S. *Corporificando a Experiência*. São Paulo: Summus, 1995.
17. CHAUÍ, M. Espinosa: A alma idéia do corpo. In: JUNQUEIRA FILHO, L. C. U. (org.). *Corpo Mente, uma Fronteira Móvel*. São Paulo: Casa do Psicólogo, 1995, p. 110, 113.
18. HEIDEGGER, M. *Nietzsche: o niilismo europeu*. v. 2.
19. JAMES, W. *The Principles of Psychology*. New York: Dover, 1950, v. 2.
20. WINNICOTT, D. Localização do corpo na psique. In: *A Natureza Humana*. Rio de Janeiro: Imago, 1990, p. 143.
21. SAFRA, G. *A Face Estética do Self*. São Paulo: Unimarco, 1999.

LEITURA COMPLEMENTAR

KELEMAN, S. *Anatomia Emocional*. São Paulo: Summus, 1992.
KOELLREUTTER, H. J. *Por uma Nova Estética da Música*. São Paulo: Novas Metas, 1989.
LOWEN, A. *O Corpo em Terapia*. São Paulo: Summus, 1997.
NAJMANOVICH, D. *Novos Sofrimentos Psíquicos?*
REICH, W. *Character Analysis*. 3. ed. New York: The Noonday, 1992.
WINNICOTT, D. *A Natureza Humana*. Rio de Janeiro: Imago, 1990.

Seção 22

Odontologia

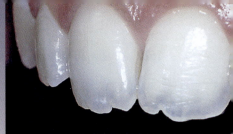

Capítulo 128

Odontologia Estética

Marco Antonio Bottino ♦ Edson Hilgert ♦ Leonardo Buso

SUMÁRIO

Atualmente, existem diversas técnicas que melhoram a estética bucal e permitem um sorriso mais harmônico, principalmente no que diz respeito à forma, posição e cor dos dentes.

Na odontologia estética, um sorriso bonito melhora não só o encaixe do maxilar e a aparência do rosto, como também o bem-estar do paciente, aumentando sua autoestima e sua confiança.

Neste capítulo, serão vistos os principais aspectos estéticos de uma dentição natural.

HOT TOPICS

- As partes individuais na composição de um sorriso podem ser divididas e analisadas separadamente.
- Durante o sorriso, existe um espaço fisiológico, delimitado pelas superfícies vestibulares dos dentes superiores e a mucosa interna da bochecha.
- Em arcos de forma excessivamente triangular, existe a tendência de diminuição do corredor bucal, prejudicando em demasia a conotação estética do sorriso.
- As ameias ou embrasuras correspondem a uma parte da distância entre a ponta da papila interdental e a margem incisal dos dentes anteriores.
- O ângulo incisal é formado pela passagem da face incisal à face proximal dos dentes anteriores.
- A margem incisal, em pacientes que não apresentam desgastes ou alterações de forma, deve tocar ligeiramente o lábio durante o sorriso.

- Em um sorriso feminino, a leve sobreposição do incisivo lateral sobre o central confere certa graça e feminilidade à composição.
- A textura superficial de um elemento dental é percebida tanto opticamente pela luz refletida, quanto pela sensação tátil.
- A linha mediana, em relação à composição dentofacial, deve ser analisada na dinâmica do sorriso, sendo posicionada longitudinalmente em seu centro.
- A simetria só pode ser observada em relação a um ponto central, em que a linha mediana dental ou facial assume esta função.
- A cor dos dentes naturais é afetada por vários parâmetros, como espessura, composição e estruturas dos tecidos que os constituem.

INTRODUÇÃO

Os padrões de beleza estão sendo definidos diariamente pela mídia, que a todo instante mostra nos meios de comunicação pessoas próximas da perfeição física, com qualidade de vida invejável. Essa qualidade de vida está sempre associada ao padrão estético, com corpos bem esculpidos e aparência jovem, obtida através do uso frequente de produtos e suplementos alimentares auxiliares na revitalização, no rejuvenescimento e na manutenção da saúde, além da realização diária de ginástica em academias de última geração e tratamentos, cirúrgicos ou não, que corrigem pequenos defeitos.

Mas para atingir qualidade de vida, o bem-estar e a integridade do paciente devem ser analisados como dimensão ampla e complexa, intimamente interligados. As várias partes do corpo humano formam uma estrutura rica e vasta, que de maneira alguma podem ser separadas e analisadas de forma única. Quando uma área não está no melhor funcionamento, outras regiões do corpo sentirão e, automaticamente, passarão a sofrer em conjunto. Uma dor de cabeça durante o dia traz desequilíbrio emocional à pessoa, atrapalhando o desempenho de suas tarefas diárias, da mesma forma que uma simples dor de dente pode desencadear uma série de alterações no âmbito emocional e físico, em que todo o conjunto poderá ser prejudicado, gerando desconforto pelo corpo. O conceito de que saúde é apenas a ausência de patologia não é mais aceito, implicando também em viver com alegria, cultivar amigos, ter um projeto de vida, estar satisfeito com sua aparência e profissão.

Portanto, a saúde geral do paciente deve ser buscada sempre e estar em primeiro plano em todo tratamento, antes mesmo de se preocupar com a estética e a beleza física. Estabelecida a saúde geral, esses dois fatores serão consequências e, então, estaremos prontos e em condições de partir para o tratamento estético e cosmético do indivíduo, melhorando suas formas e aparência e realçando as qualidades desejáveis na busca pelo belo. Essas qualidades deverão obedecer à natureza e à condição divina, exteriorizadas para receber aprovação necessária em um convívio social dinâmico e plenamente satisfatório, próprio da condição humana.

Nesse processo de obtenção da beleza física, a boca e, mais precisamente, os dentes também entraram no processo e desde o final do século passado já se torna inquestionável que a sociedade está valorizando um sorriso cada vez mais harmônico e estético. As necessidades sociais e profissionais despertaram nas pessoas um interesse maior em preservar ou melhorar as condições da saúde bucal e o aspecto da dentição, pois uma alteração no sorriso pode ser considerada como um defeito físico do indivíduo, causando constrangimentos e rotulações pejorativas. Na tentativa de melhorar sua aceitação em nossa sociedade e a impressão inicial nas relações interpessoais, recuperando a autoestima e a autoconfiança perdidas, a estética foi transformada em um desafio a ser alcançado por todos os profissionais que atuam na área, tornando-se ferramenta importante na clínica diária e aliada fundamental na busca da perfeição.

A perda da autoestima e da confiança pelos fatores estéticos gera problemas psicológicos e de saúde do indivíduo, desencadeando alterações somáticas no seu estado. Hábitos parafuncionais e disfunções craniomandibulares são problemas que podem aparecer, causando desconforto e dor. A problemática do hábito parafuncional provoca dores musculares no pescoço, dores de ouvido e cabeça, tornando o problema muito mais extenso e difícil de ser tratado. Esses problemas não podem ser negligenciados, devendo o profissional controlar os fatores causadores, restabelecendo a normalidade do bem-estar do indivíduo, para depois, então, pensar em resolver seus problemas estéticos.

Na área odontológica, em específico, a atuação dos profissionais restringe-se à cavidade oral e ao terço inferior da face. Em alguns tratamentos, denominados reabilitações orais, em que toda a arcada dentária do paciente é alterada, muitas vezes consegue-se rejuvenescimento facial, próprio do correto posicionamento e suporte dos tecidos periorais e restabelecimento da dimensão vertical. Esse tipo de tratamento é extenso e demorado, necessitando de cooperação mútua entre profissional e paciente. O profissional deve estar ciente dos anseios e interesses do paciente, conhecendo-o profundamente e, além da dimensão física, as dimensões emocionais e mentais, conversando e mantendo um relacionamento de proximidade e amizade, compartilhando ideias e sentimentos. O paciente deve, por sua vez, manter a cooperação com o profissional, atuando em conjunto durante toda a fase do tratamento. Essa atuação não se restringe em obedecer às ordens dadas, mas opinar, questionar e se responsabilizar em manter a saúde ao sair do consultório.

O cartão de visita inicial ao entrarmos em contato com outra pessoa é a face e, quando olhamos para ela e analisamos as condições gerais de seu rosto, a boca encontra-se nesta análise. Bodereau Jr. e Bodereau[1] descreveram a boca como um palco de teatro, com os lábios sendo a cortina vermelha que ao ser levantada mostrará os atores, que entram em cena progressivamente, os dentes. Durante o sorriso, os dentes que deveriam chamar maior atenção são os superiores, com maior destaque aos incisivos centrais. Pelo seu tamanho e posição, serão os destinatários da atenção máxima, seguidos pelos incisivos laterais que, "como as jovens damas das obras teatrais dão o toque de feminilidade e de graça". Logo depois, os caninos aparecem com "sua distinção, volume e soberania, representando a sabedoria e o caminho a seguir". A função dos atores coadjuvantes pode ser dada aos dentes do segmento anteroinferior, que acompanham a disposição e a expressão dos superiores, sem poderem atuar diretamente na composição do sorriso. Para os demais elementos dentários, "devem se posicionar seguindo padrões preestabelecidos" durante o crescimento, mantendo suas funções básicas de proteção, trituração alimentar, dimensão e distribuição.

Mas muitas vezes alguns desses elementos são ofuscados por alguma particularidade de seus adjacentes. A falta de algum elemento dental chama especial atenção, bem como má posição, coloração alterada e fraturas coronárias. Essas discrepâncias geram alteração na harmonia do sorriso e da face, ocasionando tensão visual para o observador. Esse desequilíbrio já está sendo percebido pelo paciente, que, preocupado com a harmonia dentofacial, já não mais permite a ausência de um elemento dental ou alterações morfológicas normais, procurando um profissional apto a realizar tratamento adequado que permita o restabelecimento da magnitude do sorriso. No entanto, por vezes, alguns profissionais acabam fazendo o inverso, instalando problemas sérios na boca do paciente que podem agravar e piorar seu estado de saúde. Essas iatrogenias acontecem pela falta de conhecimento das regras básicas de estética e cosmética, responsáveis pelo restabelecimento ou pela melhora do sorriso, uma das formas mais importantes de expressão facial, essencial para expressar amizade, harmonia e estima.

Dessa forma, a odontologia vem estudando exaustivamente o desenvolvimento de materiais e técnicas para contornar as alterações morfológicas dentais, com a utilização de materiais estéticos que se confundam com o dente, proporcionando aspectos próximos ao natural, exigidos na arte da estética e cosmética dental.

Quando pensamos em estudar e aprofundar os conhecimentos estéticos e cosméticos, dois pontos são primordiais para que seja realizado da melhor maneira. O primeiro deles é saber seus conceitos e usos dentro das diversas formas de tratamentos e o segundo é a habilidade técnica exigida, somada a alguns elementos artísticos que devem ser considerados para a realização de um tratamento ideal (Fig. 128.1).

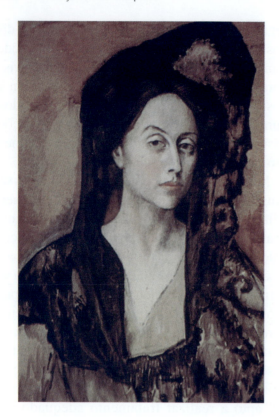

Figura 128.1 – *Señora Canals* (Picasso). O realismo unido a um conceito intelectual, necessário para reproduzir a beleza.

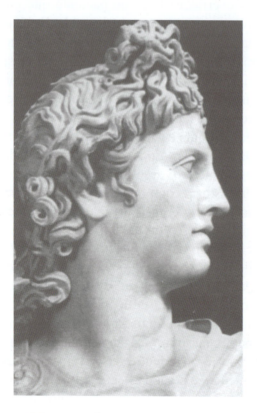

Figura 128.2 – *Apollo Belvedere*. Escultura grega venerada por muito tempo como padrão para a estética.

Cada conceito será descrito em seguida e os elementos artísticos necessários de cada parte desse arranjo serão mostrados em particular, com visão individual e sua importância dentro de um sorriso estético e harmônico, juntamente com os tipos de tratamentos existentes e os resultados obtidos, dentro de uma estrutura conjunta artística agradável e próxima do ideal da beleza desejada e possível de se obter.

Para melhor entendermos o desenvolvimento dos conceitos de estética, uma análise da história deve ser brevemente feita, observando sua filosofia, origens, percepções e princípios.

A busca pela beleza remonta à Grécia Antiga, com uma expressão artística baseada na tríade "beleza, bondade e verdade", que eram chamadas de "os três valores fundamentais". A união desses três fatores estava acima de tudo e era capaz de julgar todas as coisas. Platão, em *República III*, já considerava a estética como um dos fatores primordiais, pois segundo ele "a feiúra e a discórdia e os movimentos desarmônicos são praticamente aliados das palavras e da natureza doentes, como a graça e a harmonia são irmãs gêmeas da bondade e da virtude e sustentam sua semelhança". Podemos observar a grande preocupação em se obter o máximo da beleza e da perfeição, virtudes necessárias em todo o mundo (Fig. 128.2).

Hoje ainda é sentida a herança da Grécia Antiga no anseio pela busca da estética. No entanto, a sociedade moderna está se preocupando apenas com a beleza física necessária às aspirações de relacionamentos interpessoais, sociais, cargos, funções e salários mais elevados, esquecendo-se de fatores estéticos relacionados à intelectualidade e à espiritualidade, que formam a verdadeira essência da beleza (Figs. 128.3 e 128.4).

A percepção é a organização de dados sensoriais percebidos e levados até o intelecto no qual uma resposta é criada a partir de experiências prévias ou de crenças. Se há conhecimento e contato anterior com os padrões científicos estéticos, é possível a interpretação de resultados clínicos e associá-los a certos princípios e parâmetros que regem os elementos estéticos (Figs. 128.5 e 128.6).

Os parâmetros podem ser interpretados através da visão. Para que os olhos possam captar

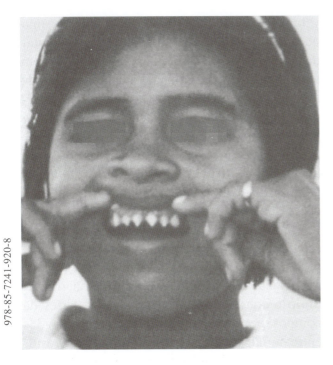

Figura 128.3 – Tribos indígenas apontam os dentes. Herança cultural de antepassados mantida até os dias atuais.

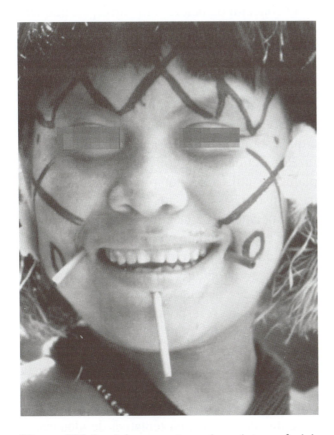

Figura 128.4 – Adornos extraorais e pinturas faciais não interferindo na expressão de inocência das crianças indígenas, que, pela sua raça, não são fator de impacto na sociedade moderna.

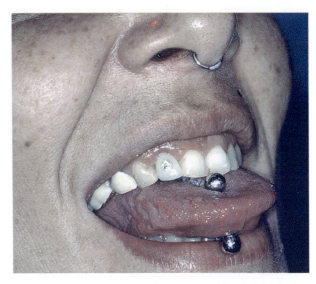

Figura 128.5 – Moda entre os jovens: *piercing* na língua e no nariz e brilhante incrustado em uma coroa. Agressão visual à sociedade moderna.

e interpretar as imagens, existe a necessidade do contraste e o aumento da visibilidade é proporcional a este.

A percepção visual é permitida através do contraste entre linhas, cores e texturas. O relacionamento de objetos através do contraste é denominado composição. Cada uma das diferentes partes da composição, que dará a esta o efeito de um todo, é chamada de unidade, a qual pode ser estática ou dinâmica. O principal requisito para produzir unidade é chamado dominância, sendo o principal requisito para produzir uma composição. A cor, a forma e as linhas podem criar dominância.

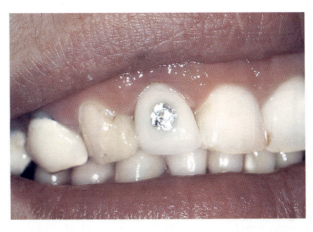

Figura 128.6 – Vista aproximada do brilhante na coroa. Forma de chamar atenção na sociedade.

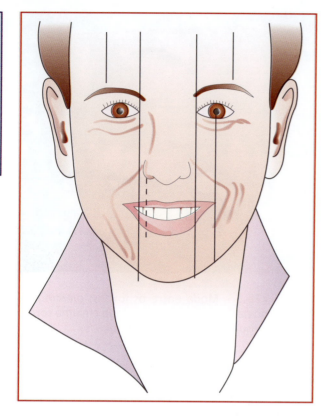

Figura 128.7 – Composições dentais, dentofaciais e faciais que podem ser analisadas e alteradas para cada indivíduo, na obtenção de melhor distribuição dos elementos, buscando simetria e equilíbrio entre as partes constituintes.

Entre esses componentes são criadas forças que interagem com a composição, causando efeitos distintos. Existem elementos que tendem a unificar a composição e estão presentes e organizados de acordo com um princípio. São as chamadas forças coesivas, que dão força à composição. Por outro lado, as forças segregativas são aquelas que proporcionam variedade à unidade e geralmente são necessárias para aumentar o valor estético de uma composição, pois mesmo que os elementos estejam juntos, devem estar dispostos de maneira agradável. A harmonia em uma composição dentofacial deve estar baseada no equilíbrio criado entre forças coesivas e segregativas e este relacionamento pode ser ditado por linhas de referência. Muitos dos fatores que fazem parte da beleza biológica e estrutural dependem da visualização das linhas. O paralelismo entre duas linhas é mais harmônico porque não exibe conflito (Fig. 128.7).

Uma das maiores preocupações na busca pela estética reside na simetria das formas. Consiste na igual distribuição dos elementos em relação a um ponto central. Diferente da simetria, o equilíbrio é conseguido quando todas as partes da composição estão ajustadas e proporcionadas entre si, não necessariamente simétricas, resultando na estabilização do ajuste exato de forças opostas. Não há tensão visual e nenhum objeto do segundo plano é percebido com tensão desconfortável (Fig. 128.8).

O conceito de beleza tem correspondido frequentemente à harmonia nas proporções, implicando na quantificação numérica da beleza, originando normas que podem ser aplicadas à realidade física. A partir dos conceitos de proporção, a divisão satisfatória de uma superfície em partes que contrastam em forma e tamanho e que estão relacionadas entre si é chamada de razão repetida. Esses dois conceitos foram amplamente utilizados por pintores e escultores, nas construções e nas artes (Fig. 128.9).

Associando os conceitos anteriores, pode-se definir estética "como o conhecimento metodológico que, baseado em certos princípios, trata da imitação da natureza, estudando a essência, as prioridades, as causas e os efeitos das coisas naturais e que correspondem a um conjunto de regras e preceitos para se fazer bem alguma coisa"[1]. Conhecendo a aplicação científica das normas vigentes da estética, o cirurgião dentista pode utilizá-las em conjunto com os materiais disponíveis, buscando a naturalidade dos componentes do sorriso, na tentativa de alcançar a perfeição (Fig. 128.10).

Outra definição para estética dental também encontrada é "a ciência de copiar ou harmonizar

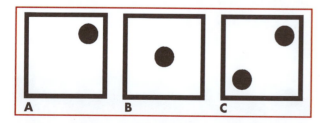

Figura 128.8 – (A) Forma circular unilateral ocasionando tensão visual. (B) Tensão visual aliviada ao centralizar a forma circular. (C) Outra forma de aliviar a tensão, proporcionado equilíbrio.

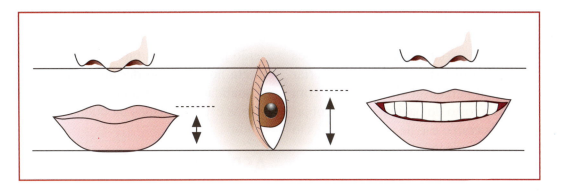

Figura 128.9 – Teoria da "unidade olho" (unidade da medida facial). Descreve a inter-relação topográfica dos traços faciais e a partir desta relação desenhar caricaturas de faces humanas. A distância entre a base do nariz e a borda inferior do lábio inferior é igual a uma unidade de olho. Essa distância permanece inalterada durante o sorriso, porque o lábio superior é distendido lateralmente e encurtando-se.

nosso trabalho com a natureza, tornando nossa arte imperceptível". Com o surgimento de novas técnicas e o avanço tecnológico dos materiais restauradores, como polímeros e cerâmicas, novo conceito foi introduzido para melhorar a estética. Esse novo conceito, a cosmética, é definido como "o conjunto de procedimentos operatórios e aplicação de materiais odontológicos específicos, com o objetivo de alcançar a beleza e a harmonia requeridas pela estética". A cosmética, diferentemente da estética, não apenas restaura a forma e a função do elemento dental, mas busca atingir um sorriso "novo que se adapte ao estilo de vida do paciente, ao seu trabalho, posição social, bem como realçar as características estéticas positivas do mesmo".

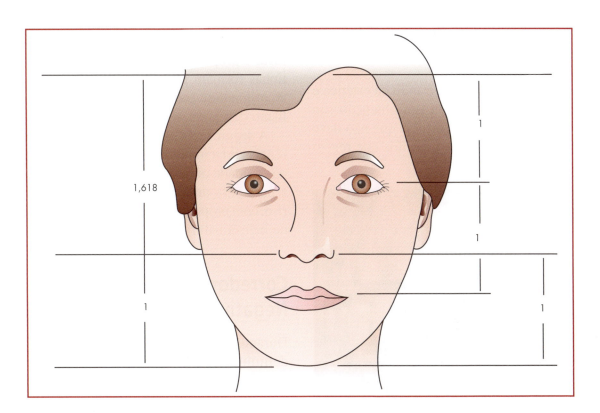

Figura 128.10 – Relação fixa de proporção das metades superior e inferior da face, utilizada na obtenção de parâmetros em tratamentos reabilitadores que necessitam restabelecer o sistema estomatognático do paciente. Proporção dourada 1:1,618.

Se trabalharmos com o binômio estética e cosmética, atingiremos os dois objetivos básicos em odontologia: (1) criar dentes de proporções intrínsecas agradáveis a si e aos outros e (2) criar um arranjo dental agradável em harmonia com gengiva, lábios e rosto do paciente. Esses objetivos são obtidos com o uso de referências e são reforçados com perspectiva e ilusão.

Entretanto, a estética não é absoluta e exata, mesmo nos dando a ideia de beleza e harmonia. É subjetiva, ditada pela cultura dos povos, por fatores étnicos, modas vigentes na época e preferências individuais, os quais tornam alguns procedimentos clínicos desnecessários por não se preocuparem com as necessidades e anseios do paciente.

Nos crânios de povos antepassados era comum a presença de ornamentos como pedras preciosas incrustadas nas faces dos dentes, denotando poder, *status* e beleza. Na atual civilização, ainda pode ser encontrado esse tipo de trabalho em alguns povos ou raças, no entanto, não mais possuem o valor de antigamente. Tais trabalhos são agressivos e repugnantes para a sociedade moderna. O mínimo de alteração é valorizado, com os dentes aparecendo de forma mais alinhada, natural, branca e proporcional à face do indivíduo (Fig. 128.11).

Podemos observar que o estudo da estética e os conceitos envolvidos na sua obtenção são extensos, tornando-a uma ciência que não deve ser separada da arte e dos preceitos que regem a busca da qualidade humana. Pensando nessa união de ciência + arte + humanidade, a seguir serão mostrados os fatores que atuam de forma direta no resultado de um sorriso harmônico e a qualidade dos resultados obtidos com as diversas especialidades da odontologia.

ASPECTOS ESTÉTICOS DA DENTIÇÃO NATURAL

As partes individuais na composição de um sorriso podem ser divididas e analisadas separadamente. A primeira delas relaciona-se com os constituintes presentes dentro da cavidade oral, como o fundo escuro da boca, ameias, ângulos incisais, contato proximal, borda incisal, inclinação axial dos dentes, sulcos, textura superficial, forma, cor, proporção áurea, harmonia, contorno gengival, papila interdental, linha média, linha do sorriso e corredor bucal. A segunda está ligada ao relacionamento entre os componentes internos à cavidade oral e os componentes externos, formados pelas linhas que compõem a face, como mostrado anteriormente, fornecendo referências para a criação de padrão estético ideal e proporcional à face do indivíduo. Essas linhas formam planos que se relacionam entre si, originando estruturas simétricas com paralelismo desejável, mais harmonioso.

A seguir serão analisadas as estruturas e referências relacionadas com as partes constituintes da cavidade oral, que, ao se somarem, formarão a base para uma composição adequada do sorriso, com proporções definidas dentro dos padrões de beleza naturais.

Corredor Bucal/Espaço Negativo Lateral

Durante o sorriso, existe um espaço fisiológico, delimitado pelas superfícies vestibulares dos dentes superiores e a mucosa interna da bochecha e emoldurado pela comissura labial, que, em contraste com o fundo escuro da boca, forma uma área escura. Esse espaço é chamado de corredor bucal ou espaço negativo lateral. A amplitude

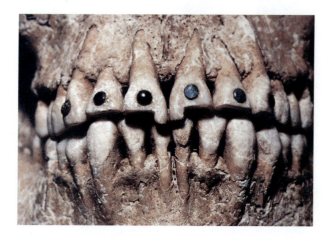

Figura 128.11 – Crânio de povos passados que incrustavam pedras nos dentes e os cortavam, o que representava poder e riqueza.

ticas com sobrecontorno, os quais ficam mais visíveis durante o sorriso, causando desarmonia estética ao conjunto. A correção dessa alteração proporciona aspecto mais agradável ao sorriso do paciente (Fig. 128.13).

Ameias Incisais e Ângulo Incisal

As ameias ou embrasuras correspondem a uma parte da distância entre a ponta da papila interdental e a borda incisal dos dentes anteriores. Possuem formato de V e localizam-se entre os dentes adjacentes que estão em contato.

O tamanho das ameias varia de acordo com a região em que se situa (Figs. 128.14 e 128.15).

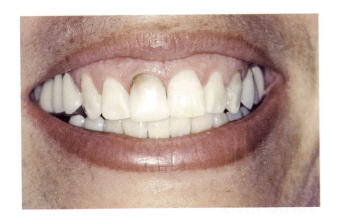

Figura 128.12 – Vestibularização protética dos dentes posteriores, ocasionando ausência de corredor bucal durante o sorriso e a impressão da existência de mais dentes.

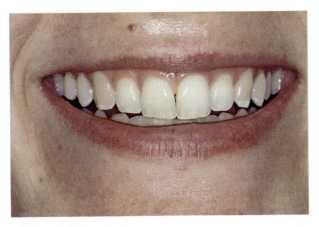

Figura 128.13 – Presença do corredor bucal durante o sorriso. Importante na composição estética, proporcionando aspecto de profundidade ao sorriso.

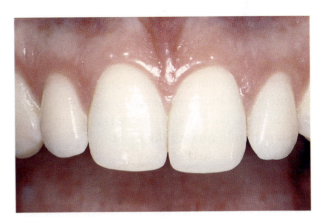

Figura 128.14 – Ameias dos incisivos centrais: um quarto do tamanho da distância entre a ponta da papila interdental e a borda incisal.

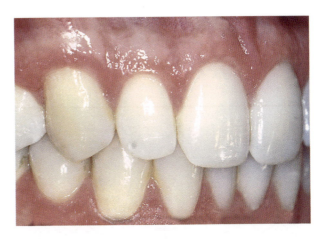

Figura 128.15 – Ameias entre o incisivo central/lateral e o incisivo lateral/canino: um terço e metade da distância entre a papila interproximal e a borda incisal, respectivamente.

desse espaço varia conforme a amplitude da maxila e da largura do sorriso, em detrimento da musculatura facial.

O corredor bucal representa fator de importância na harmonia e na composição do sorriso, conferindo profundidade e participação no relacionamento harmônico entre o sorriso e outras características faciais (Fig. 128.12).

Em arcos de forma excessivamente triangular, existe a tendência de diminuição do corredor bucal, prejudicando em demasia a conotação estética do sorriso. Tem-se a sensação da chamada "boca cheia de dentes", lesando a devida proporção dourada em relação ao aspecto vestibular do arco dentário. Acontece o mesmo em caso de dentes vestibularizados ou coroas proté-

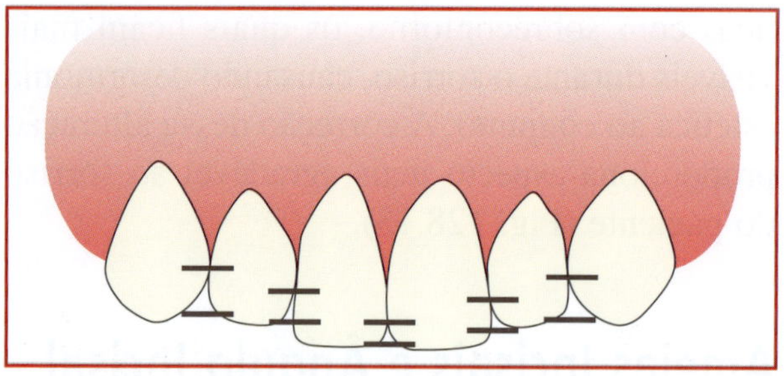

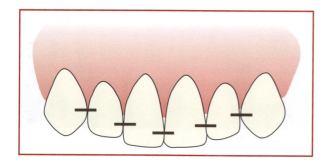

Figura 128.16 – Esquema das distâncias das ameias incisais.

Nos dentes inferiores, essa regra não é valida devido ao formato das bordas incisais dos dentes, que possuem ângulo aproximado de 90° arredondado. As ameias são pouco pronunciadas e tornam-se mais acentuadas com os desgastes fisiológicos (Fig. 128.16).

O ângulo incisal é formado pela passagem da face incisal à face proximal dos dentes anteriores. Essa passagem pode ser de maneira suave e progressiva ou quase formando ângulo reto, como acontece nos incisivos centrais, que possuem a passagem da borda médio-incisal para a proximal em um ângulo quase reto.

Os formatos dos ângulos incisais irão determinar o tamanho das aberturas das ameias incisais. Assim, quanto mais arredondada for a passagem da borda incisal para a face proximal, maior será a ameia.

Contatos Proximais

É a porção dos dentes adjacentes que se tocam entre si. Nos anteriores, está localizado mais no terço incisal. Nos posteriores, esse contato está localizado mais na porção do terço oclusal das paredes proximais, deslocado para vestibular em relação à fossa central (Fig. 128.17).

Sua importância está relacionada à preservação de impactação alimentar. A morfologia dos dentes influencia na sua forma e a ausência de contatos proximais ocasiona, invariavelmente, a inexistência de papila interdental.

Borda Incisal

A borda incisal, em pacientes que não apresentam desgastes ou alterações de forma, deve tocar ligeiramente o lábio durante o sorriso. Esse toque, porém, deve estar situado junto à divisão que separa o lábio em porção seca e porção molhada. Se os dentes passarem essa linha, o sorriso ficará com aspecto grosseiro, com projeção acentuada dos dentes anteriores. No entanto, se os dentes permanecerem muito aquém dessa linha, teremos o aspecto de um sorriso murcho, com boca pequena e ausência de dentes (Fig. 128.18).

Durante o repouso, a quantidade da borda incisal mostrada varia com a idade. Em pacientes jovens, a borda incisal aparece cerca de 1 a 2mm. Devido ao desgaste funcional com a idade, a quantidade da borda incisal visível diminui, chegando a ser menor que a linha do lábio. Em pacientes de meia-idade, a linha da borda incisal coincide com a linha do lábio e nos pacientes

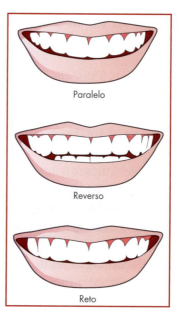

Figura 128.18 – Três tipos de sorriso: paralelo, reverso e reto.

Figura 128.17 – Posição dos pontos de contato anteriores, evoluindo da incisal para a cervical.

idosos esta coincidência não é mais verificada, podendo a borda permanecer aquém da linha do lábio. Essa relação pode ser alterada se o paciente apresentar desgaste ocasionado por problemas parafuncionais que, somados aos fisiológicos, irão acelerar o processo de desgaste.

Através da posição da borda incisal do incisivo lateral pode-se personalizar o sorriso da pessoa. Em um sorriso feminino, a leve sobreposição do incisivo lateral sobre o central confere certa graça e feminilidade à composição. Por outro lado, leve inclinação para dentro da boca mostra mais agressividade e força, ressaltando a dominância dos incisivos centrais.

Textura

A textura superficial de um elemento dental é percebida tanto opticamente pela luz refletida, como pela sensação tátil. É composta de alterações superficiais, sejam depressões, elevações ou trincas, que irão conferir aspecto individual quanto à percepção desse elemento. Essas irregularidades são próprias da formação dental e podem se alterar ao longo da vida do indivíduo, como é o caso das perequimáceas – sulcos horizontais rasos, observados mais no terço cervical, consistindo nas manifestações externas das estrias de Retzius – que dão aspecto irregular ao esmalte dental. Por serem rasas, tendem a desaparecer com a abrasão da escovação e dos alimentos.

Os sulcos verticais são frequentemente encontrados e provêm da união dos três lobos de desenvolvimento vestibulares, no caso dos dentes anteriores, sendo também observados em dentes posteriores. Esses lobos de desenvolvimento formam os chamados mamelões na borda incisal, mais observados em indivíduos jovens (Fig. 128.19).

Outras irregularidades, como trincas, orifícios, depressões, elevações e fissuras, são observadas na topografia de um dente. Essas formas são mais encontradas em dentes jovens, que possuem rugosidade superficial mais acentuada em relação aos dentes mais velhos, que com os desgastes fisiológicos apresentam superfície mais lisa e regular (Fig. 128.20).

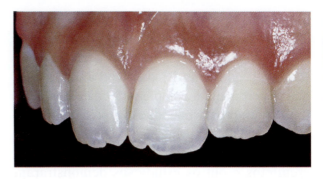

Figura 128.19 – Dente jovem, com texturização superficial bem caracterizada por sulcos, proeminências e mamelões incisais. Notar a grande translucidez do terço incisal.

A lisura da superfície reflete maior quantidade de luz, fazendo com que o dente pareça mais largo, claro e próximo, dando aspecto de artificialidade. A qualidade da textura criada em dente artificial deve conferir aspecto de reflexão harmônico em relação à luz incidente, tentando produzir resultado similar a um dente natural, podendo resultar no sucesso, se bem executado, ou no fracasso estético de uma restauração ou prótese, ressaltando ainda mais a artificialidade.

Proporção

O conceito de beleza está intimamente relacionado à harmonia de proporções. O termo proporção é originado da noção de relacionamento, porcentagem ou medida na sua determinação numérica e implica na quantificação de normas que podem ser aplicadas à realidade física. Matematicamente,

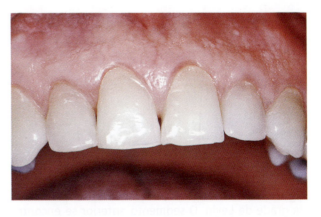

Figura 128.20 – Paciente de meia-idade, textura superficial dos dentes lisa e polida.

a proporção é uma razão e se refere à relação em grau ou número entre coisas similares.

A proporcionalidade recebe a atenção de filósofos, sendo considerada como a única referência pertinente à compreensão da natureza, a fim de comprovar que a beleza poderia ser expressa matematicamente.

Ao longo dos tempos, filósofos, matemáticos, arquitetos e outros estudiosos demonstraram constante preocupação em encontrar definições das leis da beleza e da harmonia. A conotação da beleza, relacionada a valores numéricos, é demonstrada nos trabalhos desses estudiosos, em que várias relações se tornaram clássicas, em especial, a proporção dourada ou divina proporção (0,618), idealizada por Pitágoras, que encontra lugar de destaque. A proporção áurea foi empregada intuitivamente na construção de monumentos do Egito Antigo e catedrais góticas e é observada em várias formas da natureza. Quando esse conceito foi universalmente aceito, foi amplamente utilizado na arte e na arquitetura, como na construção do Parthenon.

Desde a sua conceituação na Antiguidade, esse número vem despertando atenção de artistas e cientistas, gerando profundos estudos e publicações, como Luca Pacioli, em seu livro *Divine Proporcione* (1519), que fora ilustrado por Leonardo da Vinci. A harmonia de proporções é tida como nobre princípio estético, fazendo parte da beleza essencial. Quando se trabalha forma e tamanho das estruturas naturais, deve-se manter em mente a proporção, uma vez que a proporção dourada foi encontrada tanto em formas inorgânicas da natureza, como um cristal de neve, quanto em formas humanas e animais.

A aplicação da proporção dourada na odontologia foi primeiramente descrita por Lombardi[2] e desenvolvida por Levin (1978), auxiliando na montagem e na composição de reabilitações anteriores. Com a utilização de calibradores que proporcionavam constantemente a proporção dourada, Levin observou que em arcos dentários esteticamente agradáveis, vistos de frente, a largura do incisivo central está em proporção dourada com a largura do incisivo lateral, que por sua vez está em proporção dourada com a parte anterior visível do canino. O autor ainda demonstrou que o espaço negativo lateral está em proporção dourada com a metade da largura do segmento anterior dos dentes. A partir dessas observações, Levin desenvolveu uma grade para avaliar as medidas da amplitude do sorriso e da parte visível dos dentes. Essa grade auxilia o cirurgião-dentista tanto a diagnosticar anormalidades de proporcionalidade do segmento anterior como em sua reconstrução (Fig. 128.21).

Na literatura, é relatada a necessidade de os incisivos centrais superiores terem tamanho suficiente para dominar o sorriso, porque qualquer composição está baseada no domínio do elemento maior. É grande a importância da ordem na composição, sendo a proporção dourada tida como a proporção dente-a-dente mais harmoniosa.

A proporção áurea geralmente é empregada para o relacionamento entre os dentes componentes do sorriso. Um dente, porém, deve também manter proporções intrínsecas harmônicas para obter estética satisfatória. A proporção dental é obtida dividindo-se a largura da coroa clínica pelo seu comprimento. Via de regra, proporções agradáveis para um incisivo central superior estão entre 75 e 80%. Abaixo de 65%, o incisivo central pode parecer muito estreito e acima de 85%, excessivamente curto e quadrado. Mas é interessante notar que as proporções das coroas clínicas se alteram completamente quando se lida com pessoas de mais de 50 anos de idade.

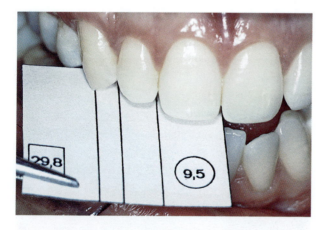

Figura 128.21 – Demonstração da aplicação clínica da grade de Levin. O segmento anterior se encontra em proporção dourada. Visualização de um dente e 0,618 de seu adjacente.

Linha Mediana dos Dentes

Quando se fala de simetria do sorriso, um problema encontrado é o posicionamento da linha média ou linha mediana dos dentes, conceituada como uma linha imaginária que separa os incisivos centrais.

Uma pesquisa realizada por Miller *et al.* (1979) revelou que a utilização do filtro labial como marco de referência para o posicionamento da linha mediana dental é de grande valia, pois em 70% dos casos estudados, esta coincidia com a linha mediana facial (Fig. 128.22).

O efeito "T" criado pela linha interpupilar perpendicular à linha mediana facial é realçado em uma face agradável e, com a linha mediana perpendicular à interpupilar, contrastes faciais favoráveis são evidenciados, servindo como base para o sorriso, equilibrando forças coesivas e segregativas (Fig. 128.23).

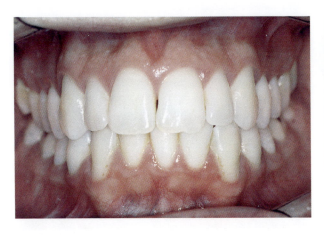

Figura 128.23 – Alteração da linha mediana. Estudos de Miller *et al.* revelam que a linha média inferior não coincide com a superior em 75% dos casos, não devendo ser utilizada como referência para o posicionamento da linha mediana superior.

É de bom tom que a linha mediana dos dentes coincida com a linha mediana da face, mas se observa que uma leve discrepância entre a localização e a direção destas duas linhas não é esteticamente crítica, a menos que a linha média dental esteja evidentemente desviada ou inclinada para um lado, induzindo desequilíbrio de forças. A composição da face apresenta aparência simétrica, mas é sabido que entre os dois lados da face existem variações; por isso, quando uma hemiface é duplicada em imagem especular, uma nova face é criada, geralmente aparentando artificialidade, provando que leves assimetrias são aceitáveis e conferem harmonia à composição (Fig. 128.24).

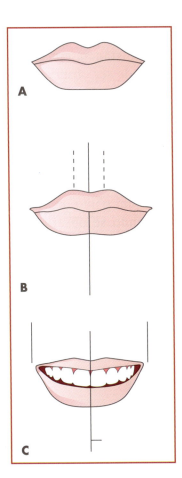

Figura 128.22 – (*A* a *C*) Linha imaginária que passa pelo filtro e divide o lábio superior em duas partes simétricas.

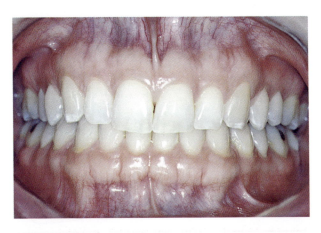

Figura 128.24 – Linha mediana coincidindo entre superior e inferior, neste caso dividindo em duas porções simétricas e equilibradas.

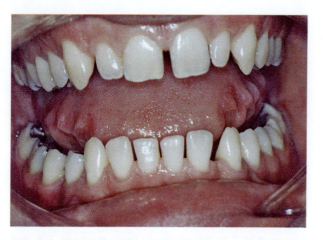

Figura 128.25 – Presença de diastema nos incisivos centrais induz tensão visual e quebra o equilíbrio entre os lados da arcada.

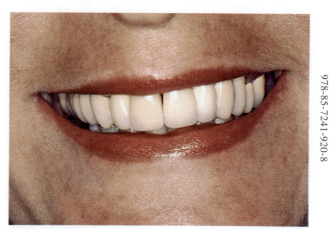

Figura 128.27 – Sorriso com assimetria em um dos lados. Altura dos posteriores abaixo da linha de contorno gengival. Perda da gradação posterior.

A linha mediana, em relação à composição dentofacial, deve ser analisada na dinâmica do sorriso, sendo posicionada logicamente em seu centro. A presença de diastema entre os incisivos centrais pode também quebrar o equilíbrio dentofacial, tendendo a induzir tensões visuais quando posicionado fora do centro do sorriso, a menos que o balanço necessário para o equilíbrio dos dois segmentos seja obtido (Fig. 128.25).

Simetria do Sorriso

A simetria é tida como uma das principais preocupações na estética. Diz respeito à regularidade na organização de formas e objetos, igualmente distribuídos com referência a um ponto central. Elementos são situados em campos opostos, organizados segundo um eixo determinado, em uma espécie de desdobramento (Figs. 128.26 a 128.28).

A simetria do sorriso pode ser apreciada na estrutura da composição facial ou dentofacial, dependendo da distância em que é analisada. A simetria só pode ser observada em relação a um ponto central, em que a linha mediana dental ou facial assume esta função (Fig. 128.29).

Um parâmetro estético para conotação agradável do sorriso refere-se ao posicionamento relativamente simétrico dos cantos da boca no plano vertical. A coincidência das linhas comissural e pupilar torna-se um ponto de avaliação estética do sorriso. Quando se observa a composição

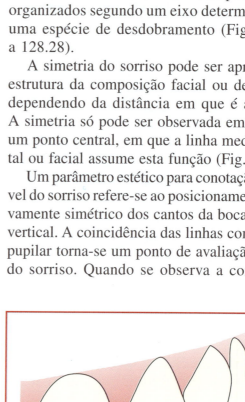

Figura 128.26 – Progressão anteroposterior correta e harmônica.

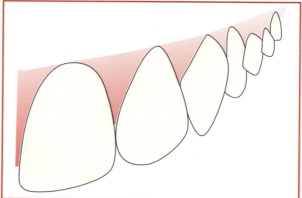

Figura 128.28 – Progressão anteroposterior com interferência pela altura do contorno cervical dos dentes.

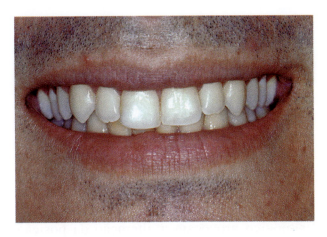

Figura 128.29 – Nesta composição, observa-se assimetria entre o plano oclusal e a linha que corta as comissuras labiais. No plano vertical da face, a simetria é quebrada pelo desnível entre os incisivos centrais, mas mantém a harmonia do sorriso.

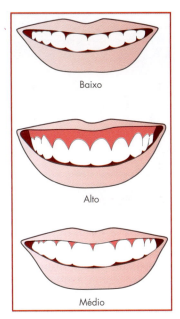

Figura 128.30 – Tipos de altura do sorriso.

dentofacial, demonstra-se a necessidade do paralelismo entre a linha da comissura e o plano oclusal. Essa sucessão de linhas paralelas gera forças coesivas que asseguram força estética na composição facial, sendo cruzada pela linha mediana que garante a presença de forças segregativas.

É importante observar, porém, que a simetria pura é dificilmente encontrada. Os dois lados da face nunca são exatamente idênticos, assim como um hemiarco dental nunca é imagem em espelho do outro. O bom relacionamento entre as partes deve ser buscado, mas sem atingir a perfeita simetria. Uma composição com leves diferenças entre as partes simétricas confere graça e naturalidade ao conjunto.

Linha Alta do Sorriso

A complexa coordenação de músculos do lábio ocasiona o sorriso. São necessários seis músculos para promover a abertura e o levantamento dos lábios.

Durante o sorriso, dependendo do seu tipo, a posição do lábio pode variar entre os indivíduos, ou seja, há uma somatória de fatores, como o formato do lábio associado com a posição que este estabelece. Existem vários tipos de lábios – cheio, fino, largo, estreito, superior curto, superior longo – e três tipos de sorriso – alto, médio e baixo.

No sorriso alto, o comprimento total da distância cérvico-oclusal dos dentes e mais uma parte da gengiva são mostrados. No sorriso médio, 75 a 100% dos dentes anteriores são evidenciados e no sorriso baixo, menos de 75% (Fig. 128.30).

Contorno Gengival

Segue normalmente o formato natural da margem do colo dos dentes e tecido ósseo adjacente. O contorno da margem gengival dos dentes forma

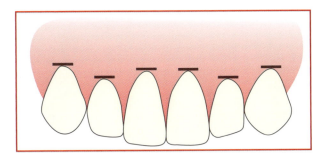

Figura 128.31 – Contorno gengival adequado e harmônico. Notar altura cervical dos centrais em relação aos laterais e caninos. Seu aspecto e posição podem variar conforme a saúde. Em pacientes com patologias periodontais, sua condição clínica é alterada, tornando-se avermelhada e edemaciada, causando sobreposição sobre a coroa dos dentes devido ao crescimento hiperplásico desencadeado pelo processo inflamatório, ou seu afastamento do colo do dente, denominado recessão gengival.

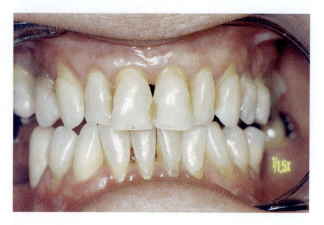

Figura 128.32 – Alteração no contorno gengival, com presença de recessões gengivais, inflamação do tecido e perda da papila interdental.

geralmente um arco côncavo regular, com início nas papilas interproximais e porção apical localizada distalmente à linha média do dente em questão, no caso dos caninos e incisivos centrais superiores, e no centro do dente, nos incisivos laterais superiores e incisivos inferiores. A esse ponto se dá o nome de zênite da margem gengival (Figs. 128.31 e 128.32).

Papila Interdental

É a parte da gengiva marginal livre que preenche os espaços proximais, sendo delimitados pelos contatos proximais dos dentes. Ocupa todo o espaço dessa região, não permitindo o aparecimento do fundo escuro da boca. Nas áreas anteriores apresentam-se de forma afilada e com espessura variável. Nos posteriores, acham-se em forma de "col" abaixo do ponto de contato (Fig. 128.33).

Com a idade, essas papilas podem mudar de formato e aspecto, muitas vezes desaparecendo e deixando um espaço vazio entre os dentes. Problemas periodontais, escovação defeituosa, restaurações mal adaptadas e o próprio processo fisiológico provocam a alteração da posição dessa papila. A sua forma alterada ou a própria ausência revela-se como fator desarmônico para o sorriso, deixando lacunas e espaços vazios entre os dentes.

Inclinação dos Dentes

A inclinação dos dentes tem grande importância na composição agradável do sorriso, possuindo ligeira inclinação de anterior para posterior, permitindo a composição do corredor bucal e a passagem gradual e homogênea dos dentes anteriores aos posteriores, mantendo a proporcionalidade no aparecimento das faces vestibulares.

Assim, a linha média ou o eixo vertical mediano é utilizado como ponto de referência básico para a inclinação axial dos dentes. Os incisivos centrais devem ser ajustados ou montados de tal forma que o seu eixo seja paralelo à linha média ou ligeiramente divergente para a distal. Os laterais são igualmente alinhados. Os caninos são percebidos pela sua posição mesial, moldados pela curvatura das inclinações externas. Nos posteriores, a visualização é similar e a inclinação segue igualmente o fenômeno de equilíbrio das linhas em torno de um fulcro central.

Guia Incisal

No plano de reconstrução oral, a utilização de aparelhos apropriados para realizar encerramento e obter uma provável relação entre os dentes superiores e inferiores é de extrema importância, pois a maneira como ocorre a guia incisal está intimamente ligada à estética. Essa avaliação

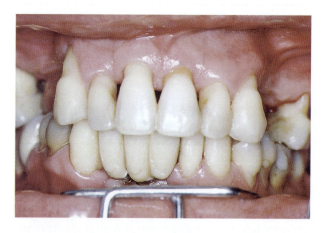

Figura 128.33 – Ausência de papila interdental, mostrando o fundo escuro da boca, associado a recessões gengivais, alteração de gradação anteroposterior, assimetria e linha mediana errada por colocação de próteses em local com pouco espaço.

cuidadosa deve ser feita e, se necessário, modificações serão formuladas.

Através da guia incisal irá ocorrer a desoclusão dos dentes durante os movimentos excursivos da mandíbula, podendo ser de três tipos: oclusão balanceada bilateral, oclusão balanceada unilateral e oclusão mutuamente protegida (Fig. 128.34).

A oclusão balanceada bilateral é usada em próteses totais, que preconizam o contato de um maior número possível de dentes durante os movimentos laterais da mandíbula. Essa necessidade é desejável para que não ocorra seu deslocamento quando a mandíbula fizer movimentos para um dos lados, soltando o lado oposto.

Na oclusão balanceada unilateral deve haver contato de todos os dentes para o lado que desloca a mandíbula. Esse padrão de contato distribui as forças e evita que o lado oposto receba contatos durante os movimentos laterais da mandíbula, ocasionando forças destrutivas aos dentes e tecidos adjacentes.

Também conhecida como oclusão com proteção pelo canino ou oclusão orgânica, a oclusão mutuamente protegida é aquela na qual há apenas contato dos caninos quando ocorrem movimentos excursivos da mandíbula. Os dentes posteriores ficam em desoclusão, obtendo como resultado a ausência de desgaste por fricção (Fig. 128.35).

Quando se obtém correta guia anterior, elimina-se a possibilidade de ocorrências das interferências oclusais nos dentes posteriores, preservando-os dos efeitos negativos que podem ocorrer neles próprios. A falta de ajuste correto da guia pode alterar os movimentos da mandíbula, restringindo-os e permitindo a instalação de distúrbios funcionais de dor e desconforto, mobilidade dental e deslocamento dos côndilos.

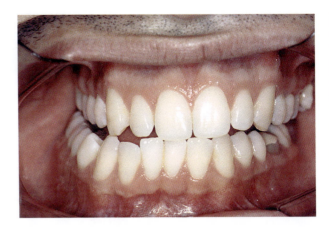

Figura 128.35 – Lateralidade esquerda, com guia canina. Não há toque nos demais dentes.

Nota-se a importância da guia anterior na manutenção do padrão interdentário durante os movimentos mandibulares, sendo necessárias para a manutenção da estética agradável a fonética adequada, a proteção dos dentes e a diminuição do estresse oclusal, melhorando a função e permitindo longevidade maior dos dentes naturais ou artificiais.

Cor

Para muitos, a cor é o fator principal na busca da perfeição, mas na verdade é mais um coadjuvante na somatória de todos os fatores que podem tornar um elemento artificial semelhante ou idêntico ao natural, passando despercebido para quem está olhando. É importante a análise não só da cor, mas também da forma, das características faciais, da disposição e da integração do sorriso (Fig. 128.36).

A cor dos dentes naturais é afetada por vários parâmetros, como espessura, composição e estruturas dos tecidos que os constituem. Esses parâmetros são alterados ao longo da vida do paciente, influenciando a coloração dental. Os diferentes tecidos dentais, a polpa, a dentina e

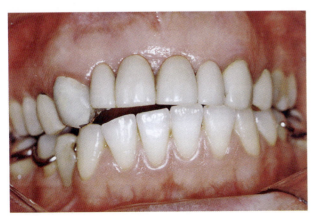

Figura 128.34 – Ausência de guias anteriores, causando sobrecarga nos dentes posteriores e danos às estruturas de sustentação.

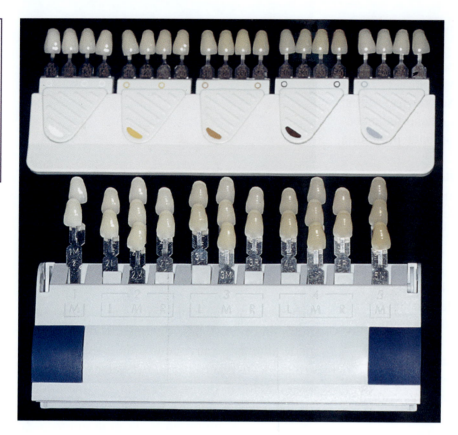

Figura 128.36 – (*A* e *B*) Duas escalas de cores disponíveis na odontologia para registro e confecção das próteses. Apesar do grande número de opções, muitas vezes é necessária a mescla de várias cores na tentativa de se aproximar à realidade dos dentes naturais.

o esmalte, possuem diferentes propriedades ópticas, que interagem entre si compondo a coloração final da estrutura dentária.

A polpa, localizada no centro do dente, de cor vermelho-escura, tem seu volume alterado conforme a idade, sendo maior nos dentes jovens e estreitando-se no decorrer do tempo, diminuindo sua influência na cor do dente. A dentina, em termos de cor, mostra-se como o tecido mais importante na estrutura dentária. Seu baixo conteúdo mineral em comparação ao esmalte e a alta concentração de substâncias orgânicas conferem relativa opacidade à estrutura. Com a deposição de dentina secundária ou reparadora, o dente sofre alterações das propriedades ópticas devido às diferenças nas composições desses tecidos. Já o esmalte, de alto conteúdo mineral, apresenta grande translucidez. Tem aparência modificada por sua composição, estrutura, grau de translucidez, opalescência e textura superficial.

A transferência dos parâmetros de cor da estrutura dental para reconstruções protéticas ou até mesmo restaurações diretas é tarefa árdua. A combinação dos tecidos na composição do dente torna-o uma unidade policromática, com várias tonalidades de cor, translucidez e opacidade na mesma estrutura, dificultando tanto a transferência das informações pelo dentista como a materialização das informações por parte do técnico de laboratório. Com base nisso, alguns métodos de seleção de cor são preconizados com o intuito de auxiliar nesta tarefa, mas não suprimindo totalmente a complexidade do processo (Fig. 128.37).

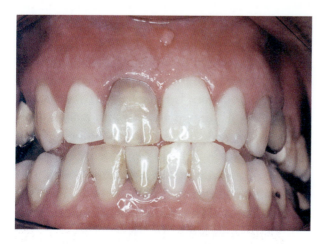

Figura 128.37 – Alteração de cor por cáries, restaurações e próteses antigas e idade do paciente.

Odontologia Estética – **1639**

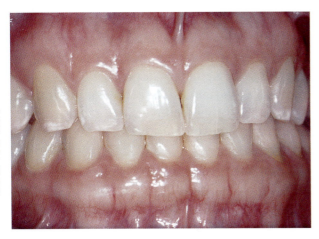

Figura 128.38 – Alteração na cor das incisais dos dentes por fatores intrínsecos. Manchas brancas presentes nos dentes anteriores.

A problemática da cor não se refere apenas ao aspecto restaurador da odontologia. A pigmentação dos dentes naturais, pelos mais variados motivos, torna-se incômoda ao paciente, que cada vez mais procura por métodos de clareamento dos dentes.

Várias são as formas pelas quais acontecem alterações cromáticas nos dentes naturais. Podem ser divididas em pigmentações externas ou internas. As externas podem ser decorrentes de pigmentos de alimentos, uso de tabaco, bactérias cromogênicas ou agentes químicos, como o uso tópico de clorexidina (Fig. 128.38).

Alterações cromáticas internas também são observadas, pelos mais variados fatores. Dentre eles, podemos citar fatores genéticos, como amelogênese ou dentinogênese imperfeita, trauma, cáries, tratamentos endodônticos, tetraciclina, fluorose e outros.

Forma e Tamanho

Via de regra, é mais fácil recriar a forma e a posição dos dentes para torná-los mais naturais do que reproduzir cor e translucidez. Em vista disso, a morfologia dental deve ser priorizada, contribuindo para o equilíbrio e a harmonia dentofacial. A forma e a posição dental têm contribuição fundamental na composição do sorriso, podendo ser tidas como elementos passíveis de alterações em uma reconstrução. É

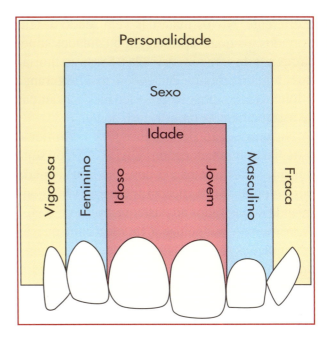

Figura 128.39 – Quadro de Frush e Fisher, caracterizando os elementos dentais do segmento anterior.

possível criar ilusões através de alterações da silhueta dental, tornando formas e tamanhos aparentes diferentes do real, por meio de princípios ópticos de reflexão da luz. Através da forma, também podem ser introduzidas caracterizações no segmento dental anterior segundo os conceitos de Frush e Fisher, em relação a sexo, idade e personalidade (Figs. 128.39 e 128.40).

A evolução da tecnologia faz com que novos produtos e equipamentos sejam lançados anualmente no mercado mundial. Na odontologia não

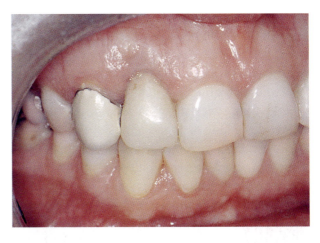

Figura 128.40 – Alteração de forma e tamanho dos dentes. Presença de gengiva "escondendo" grande quantidade de dente nos incisivos centrais.

é diferente. Novos materiais vêm sendo desenvolvidos, os quais apresentam qualidades superiores aos de gerações passadas. Essas melhorias possibilitam restaurar dentes com mais segurança e longevidade, pois as propriedades mecânicas se assemelham às da estrutura dental.

Na confecção de restaurações cerâmicas, sistemas computadorizados CAD/CAM, ou seja, em que a restauração é desenhada e usinada por computador, fornecem inúmeras vantagens quando comparados aos sistemas convencionais. A primeira vantagem é a rapidez com que as restaurações são fabricadas, diminuindo o tempo de tratamento clínico. Por serem processados industrialmente, esses materiais apresentam maior resistência mecânica, suportando maiores cargas mastigatórias e podendo ser utilizados em próteses de maior extensão. Relacionado diretamente com a longevidade, a adaptação marginal também evoluiu e a desadaptação melhorou sensivelmente. No entanto, o clínico deve ter maior cuidado durante o acabamento e o polimento de preparo dental.

A reconstrução da parte coronária, destruída por cárie ou fraturas, na maioria das vezes foi feita com retentores metálicos fundidos, os quais possuem algumas qualidades como facilidade e custo. Porém, por serem confeccionados com uma liga metálica, apresentam alta dureza, gerando alta concentração de estresse na raiz do dente podendo causar fraturas e perdas deste elemento. Para sua substituição, os chamados pinos estéticos, de fibra de vidro e carbono, foram desenvolvidos e vêm sendo muito utilizados. Apresentam propriedades mecânicas semelhantes às da estrutura dental, características estéticas favoráveis que associadas às cerâmicas melhoram os resultados clínicos e têm custo reduzido.

Para fixar as restaurações cerâmicas e os pinos há a necessidade de usar agentes de cimentação, sejam convencionais ou adesivos. Acompanhando as exigências estéticas, agentes adesivos e cimentos resinosos com melhores qualidade e durabilidade são estudados e lançados no mercado. Esses cimentos apresentam cores variadas para as diferentes situações clínicas, força de união aumentada tanto em dentes como em materiais odontológicos para restaurações.

Essa evolução torna a odontologia mais próxima da natureza, conseguindo-se construir restaurações com qualidades ópticas e propriedades mecânicas semelhantes às do dente hígido. A harmonia e a naturalidade obtidas promovem restaurações imperceptíveis e totalmente integradas biologicamente aos tecidos bucais e à estética facial.

Cabe a nós ressaltar, no entanto, que o contato com a odontologia inicia-se não na fase adulta ou na adolescência, mas as preocupações devem ser voltadas ao feto, futura criança, ainda na fase intrauterina, com atenção à alimentação da mãe, tratamento pré-natal e educação quanto à sua higiene, com visitas regulares ao seu médico e cirurgião-dentista, mantendo uma integração multidisciplinar, indispensável para a manutenção do bem-estar físico, mental e social.

A saúde em sua plenitude é o que há de mais nobre para o ser humano. A prevenção é a base de todo tratamento e a conservação do que foi criado por Deus é o maior resultado estético disponível.

QUESTÕES

1. O que é corredor bucal?
2. O que é papila interdental?
3. Qual é a importância dos dentes na composição do sorriso?
4. Quais são os fatores principais que contribuem para a alteração da coloração dos dentes?
5. Como podem ser divididas as alterações cromáticas dos dentes?

REFERÊNCIAS

1. BODEREAU JR., E. F.; BODEREAU, E. F. *Prótese Fixa e Implantes – Prática Clínica.* São Paulo: Santos, 1997. cap. 12.
2. LOMBARDI, R. E. The principles of visual perception and their clinical application to denture esthetic. *April*, p. 358-382, 1973.

LEITURA COMPLEMENTAR

BOTTINO, M. A. et al. *Estética em Reabilitação Oral "Metal Free".* São Paulo: Artes Médicas, 2001.

BOWMAN, S. J. Estética facial na ortodontia: mais que um trabalho bucal. *JADA-Brasil*, v. 2, n. 5, p. 5-13, 1999.

CÂNDIDO, M. S. M.; HOEPPNER, M. G. Cosmética em odontologia restauradora. In: GOMES, J. C. *Odontologia*

Estética – Restaurações Indiretas. São Paulo: Artes Médicas, 1996. p. 17-38.

CULPEPPER, W. D. et al. Esthetic factors in anterior tooth restoration. *J. Prosth. Dent.*, v. 30, n. 4, p. 576-582, 1973.

CHICHE, G. J.; PINAULT, A. *Estética em Próteses Fixas Anteriores*. São Paulo: Quintessence, 1998.

GARBER, D. A.; GOLDSTEIN, R. E. *Inlays e Onlays de Porcelana e Resina Composta. Restaurações Estéticas em Dentes Posteriores*. São Paulo: Quintessence, 1996.

GOLDSTEIN, R. E. Study of need for esthetics in dentistry. *J. Prost. Dent.*, v. 21, n. 6, p. 589-598, 1969.

HOBKIRK, J. A.; WATSON, R. M. *Implantologia Oral e Maxilofacial*. São Paulo: Artes Médicas, 1996.

MACK, M. R. Perspective of facial esthetic in dental treatment planning. *J. Prosthet. Dent.*, v. 75, n. 2, p. 169-176, 1996.

MARTIGNONI, M.; SCHÖNENBERGER, A. *Precisão em Prótese Fixa: aspectos clínicos e laboratoriais*. São Paulo: Quintessence, 1998.

MENDES, W. B.; BONFANTE, G. *Fundamentos de Estética em Odontologia*. São Paulo: Santos, 1994.

MILLER, F. M. A.; BELSKY, M. W. Cosmetic in restorative dentistry. *Dent. Clin. North Am.*, v. 10, p. 11-18, 1967.

MORLEY, J. P. O papel da odontologia na obtenção de uma aparência mais jovem. *JADA-Brasil*, v. 2, n. 5, p. 37-43, 1999.

PEGORARO, L. F. *Prótese Fixa*. São Paulo: Artes Médicas, 2000.

Revista VEJA, caderno Especial, ano 34, n.12, p. 14, 2001.

RUFENACHT, C. L. *Fundamentos de Estética*. São Paulo: Quintessence, 1998.

SHILLINBURG JR., H. T.; HOBO, S.; WHITSETT, L. D. *Fundamentos de Prótese Fixa*. São Paulo: Quintessence, 1986.

SLAVKIN, H. C. Ilusões visuais, ciência e odontologia estética. *JADA-Brasil*, v. 2, n. 5, p. 64-68, 1999.

TJAN, A. H. L. et al. Some esthetic factors in a smile. *J. Prosthet. Dent.*, v. 51, n. 1, p. 24-28, 1984.

TOUATI, B.; MIARA, P.; NATHANSON, D. *Odontologia Estética e Restaurações Cerâmicas*. São Paulo: Santos, 2000.

Capítulo 129

Estética Facial na Odontologia

Henrique Cerveira Netto

SUMÁRIO

Devemos estar atentos à observação de que a face é a parte do corpo mais importante na determinação da atração física e que, dentre os componentes faciais, há uma hierarquia de valorização e importância: boca, olhos, estrutura dental, cabelo e nariz, respectivamente.

A valorização da odontologia estética deve-se também a uma sociedade extremamente competitiva, em que a aparência estética tem uma importância significativa de aceitação e autoestima.

O conhecimento é a base de um bom gerenciamento; para tanto, é fundamental que o profissional encontre uma linguagem em que possa, desta maneira, passar para o seu paciente as possibilidades e técnicas de tratamento, discutindo o maior número possível de variáveis envolvidas no projeto de tratamento, para que os objetivos sejam alcançados, de maneira que os resultados não tragam frustrações ou expectativas além do possível.

HOT TOPICS

- Os traços característicos do paciente desdentado são: sulco nasolabial profundo e marcado, lábios superior e inferior afilados e invaginados, comissura labial dobrada e descaída.
- Na vista lateral, nota-se o perfil "polichinelo".
- As alterações que ocorrem na altura do processo alveolar envolvem a denominada dimensão vertical da face.
- São os dentes posteriores em oclusão que garantem uma posição estável e cêntrica da mandíbula em relação à maxila.
- Os determinantes estéticos são os dentes anteriores superiores da maxila.
- A seleção dos diversos tipos de dentes artificiais é feita pelos seis dentes superiores anteriores.
- Os dentes artificiais possuem três formas básicas: triangulares, ovoides e quadrados.
- A reconstrução do perfil estético é ditada pela relação horizontal entre os arcos superior e inferior.
- A identificação correta do paciente orientará tanto a seleção quanto a disposição estética dos dentes.

INTRODUÇÃO

"Na odontologia não existe nenhum tratamento ou técnica com um custo-benefício tão positivo e resultados tão modificadores quanto a instalação de uma prótese total em um paciente desdentado"[1]. Essa frase sintetiza o espírito que orientou o presente capítulo, uma vez que o paciente totalmente desdentado é aquele mais sujeito a modificações anatômicas que envolvem a estética da face.

"Nossa intenção é obter uma reabilitação removível que crie a ilusão de ser o que não é"[2].

EXAME DO PACIENTE

Quando se prepara esse tipo de reabilitação, não basta que os dentes escolhidos sejam bonitos ou de excelente qualidade; sua disposição e orientação devem ser tais que devolvam à musculatura facial o suporte interno perdido quando da remoção dos dentes naturais. Essa situação não está restrita à bateria anterior, aos dentes expostos durante o sorriso, mas envolve as alterações ósseas que acompanham essa perda. Dessa maneira, o aspecto facial do paciente sofre modificações que podem ser confundidas com o envelhecimento natural e que envolvem alterações no comprimento da face, na tonicidade da musculatura mímica e no posicionamento espacial da mandíbula.

"O melhor momento para se inteirar do problema estético do paciente é a primeira vez que se encontra esse paciente"[2]. Essa afirmação pode ser bem compreendida se for cotejada com o dito popular "quem ama o feio, bonito lhe parece", de acordo com a qual a convivência pode criar uma situação em que não se notam as imperfeições de uma pessoa que nos é simpática. Como os tratamentos odontológicos podem se estender por várias sessões, é importante que a avaliação da estética facial seja objeto da primeira consulta, antes mesmo do exame da cavidade oral propria-

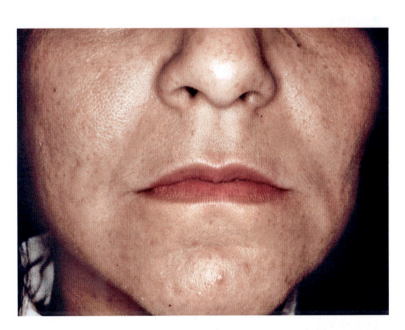

Figura 129.1 – Aspecto facial da paciente, como se apresenta na primeira consulta. Pode-se notar a face com linhas bem marcadas, apesar da pouca idade da paciente.

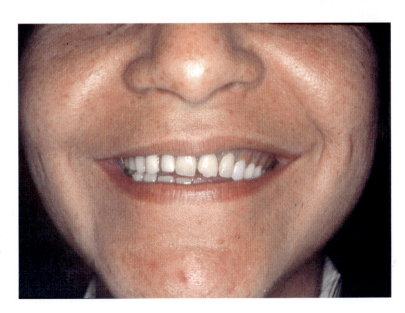

Figura 129.2 – Paciente da Figura 129.1 sorrindo e expondo uma prótese superior totalmente em desarmonia com qualquer preceito estético.

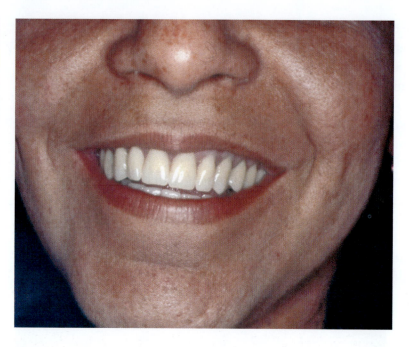

Figura 129.3 – Paciente da Figura 129.1 agora com novas próteses. Nota-se que os dentes maiores e mais bem posicionados restabelecem o equilíbrio da face.

mente dita e independentemente de o paciente já ser portador de próteses.

Didaticamente, pode-se dividir o exame em duas fases: dinâmica e estática.

A fase dinâmica seria a observação inicial, ao defrontar-se com o paciente pela primeira vez, estimulando-o a falar. É importante, nesse primeiro momento, observá-lo atentamente, seus hábitos de pronúncia, postura de mandíbula e língua, forma de sorriso, harmonia da linha dos dentes anteriores superiores com o lábio. Aconselhamos que o momento de preenchimento da ficha clínica, quando se podem fazer perguntas ao paciente, seja utilizado pelo profissional para a primeira avaliação (Figs. 129.1 a 129.3).

A fase estática seria a observação com o paciente sentado na cadeira odontológica, em posição confortável e com a cabeça em posição ereta. Nesse momento, complementa-se o primeiro exame, externo, qualitativo, com o exame das estruturas intraorais, de forma específica e procurando relacionar causa e efeito.

EXAME DA FACE

A face do paciente desdentado tende a apresentar alguns traços característicos que devem ser identificados e orientam o planejamento da reconstrução protética do caso (Fig. 129.4).

Numa vista frontal:

- *Sulco nasolabial profundo e marcado*: pode resultar da perda de suporte interno da musculatura por reabsorção óssea da bossa dos caninos.
- *Lábio superior afilado e invaginado; nariz saliente e descaído*: podem ser resultados

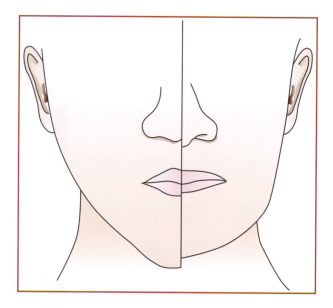

Figura 129.4 – Procurou-se simular neste desenho as alterações faciais mais frequentes. À direita, uma visão da face normal e, à esquerda, os aspectos que se sobressaem no paciente portador de próteses e que devem ser restaurados.

da perda de suporte da musculatura mímica, notadamente do músculo orbicular da boca, quando da intensa reabsorção óssea vestibular do rebordo alveolar superior e a não reposição protética dessas estruturas.

- *Lábio inferior afilado e invaginado*: resulta da perda do suporte interno tanto da altura dos dentes quanto na sua disposição vestibulobucal.
- *Comissura dos lábios dobrada e descaída*: é a imagem típica do paciente com alteração de suporte dental para o músculo bucinador. Indicação de perda de altura facial (a chamada dimensão vertical de oclusão) e postura anteriorizada da mandíbula (Figs. 129.5 e 129.6).

Numa vista lateral, nota-se o dito "perfil de polichinelo", por lembrar o estereótipo do personagem: nariz saliente, boca invaginada com os lábios inclinados para trás e ponta do mento saliente e voltada para cima. Esse aspecto é o resultado de alterações ósseas e musculares que se instalam lenta, porém continuamente, quando da perda dos dentes e, se não levadas em consideração, podem vir a ser aceitas como uma condição natural, resultante da idade, ou característica dos portadores de próteses totais.

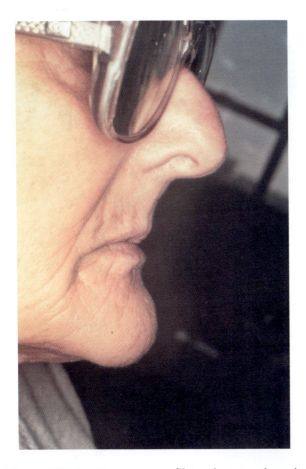

Figura 129.5 – Nota-se o perfil totalmente alterado pela ausência de suporte labial interno; como resultado, têm-se o nariz e a ponta do mento aparentemente proeminentes, quando, em realidade, os lábios é que estão invaginados.

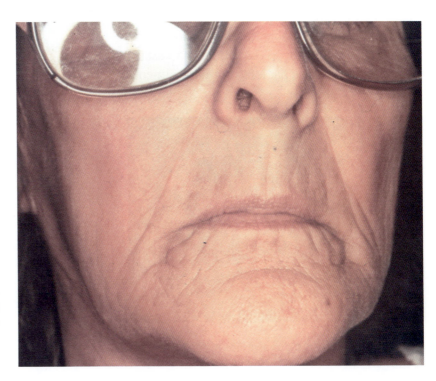

Figura 129.6 – Vista frontal da paciente da Figura 129.5, em que se podem notar os sulcos faciais excessivamente marcados.

EXAME INTRAORAL

Rebordos Alveolares Residuais – Reabsorção Óssea Alveolar

Após a perda dos dentes naturais, o osso alveolar sofre um rearranjo estrutural de forma a permitir que o sistema continue a exercer sua função. Dessa forma, as cristas ósseas agudas e cortantes que formam os septos interdentais são reabsorvidas e o rebordo torna-se arredondado, dando um suporte ósseo mais estável à fibromucosa de revestimento (Figs. 129.7 e 129.8).

Se, por um lado, a natureza providenciou uma possibilidade adaptativa, por outro existe uma situação em que sempre haverá perda de volume ósseo. Cabe a nós avaliar a magnitude dessa perda para poder corrigir quando se confeccionarem as bases das próteses.

Uma característica típica dessa situação é o fato de que a reabsorção alveolar ocorre de forma diferente na maxila e na mandíbula. Se, na maxila, a reabsorção se dá predominantemente pela tábua óssea vestibular e, em grau menor, pela crista do rebordo, gerando uma situação em que a maxila diminui em comprimento e em largura, na mandíbula a reabsorção ocorre predominantemente na altura do rebordo residual. Pode haver discrepância de área e volume entre a maxila e a mandíbula de um mesmo paciente, discrepância esta resultante de modificação óssea e que não estava presente quando esse paciente era naturalmente

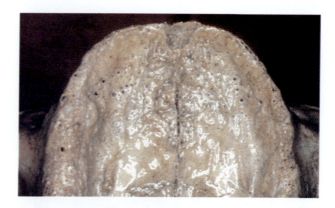

Figura 129.8 – Aspecto dos rebordos alveolares residuais, resultantes de reabsorção óssea, em um portador de próteses totais.

dentado. A falta de avaliação dessas possibilidades pode levar o profissional a ter muita dificuldade na reconstrução e solução estética do caso (Figs. 129.9 a 129.12).

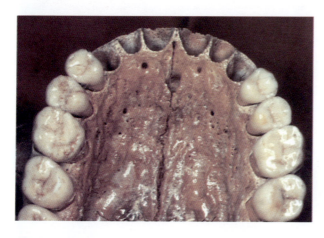

Figura 129.7 – Aspecto dos alvéolos normais, em que os dentes foram removidos apenas para visualização.

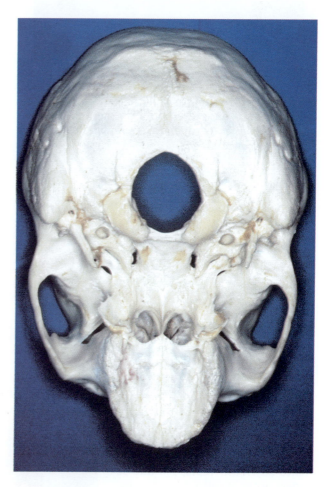

Figura 129.9 – Vista horizontal de um crânio de desdentado total, em que se nota a reabsorção das paredes vestibulares do rebordo alveolar maxilar.

Estética Facial na Odontologia – **1647**

CAPÍTULO 129

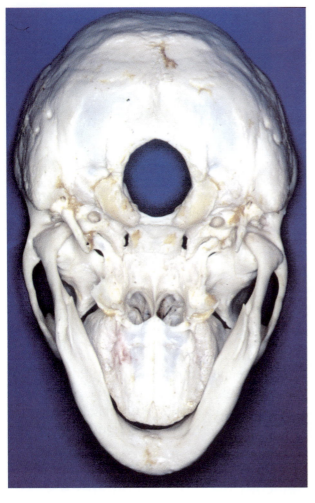

Figura 129.10 – Vista horizontal do mesmo crânio da Figura 129.9, com a mandíbula acoplada, em que se tem a impressão de uma grande diferença de tamanho entre os arcos superior e inferior.

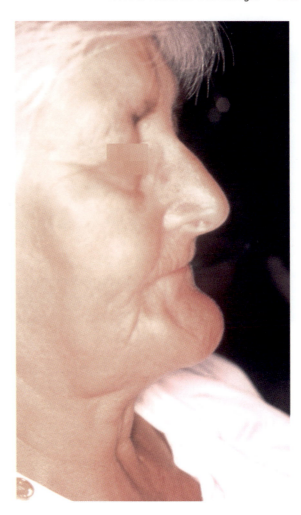

Figura 129.11 – Vista de paciente nas condições descritas anteriormente.

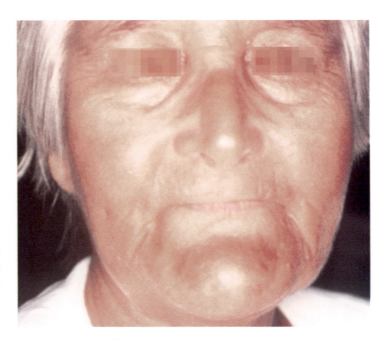

Figura 129.12 – Paciente da Figura 129.11, em que se podem visualizar as profundas alterações na expressão facial, resultantes da modificação da tonicidade da musculatura mímica.

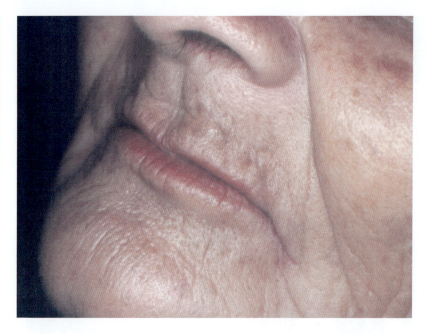

Figura 129.13 – Lábios invaginados, com rugas e sulcos verticais e horizontais. A Figura 129.14 apresenta uma visão intrabucal do caso.

Clinicamente, a localização da papila incisiva fornece uma referência anatômica para o estado atual da reabsorção da parede vestibular do rebordo maxilar. No indivíduo dentado, a papila incisiva localiza-se atrás dos incisivos centrais, recobrindo o forame palatino anterior. Após a perda dos dentes e a consequente reabsorção óssea da parede vestibular, a papila pode se apresentar sobre a crista do rebordo residual e, em casos extremos, sobre a parede vestibular do rebordo. Essa indicação anatômica orienta em relação ao projeto da base da prótese e à disposição dos dentes artificiais maxilares, de forma a tentar reconstruir o suporte perdido (Figs. 129.13 e 129.14).

As alterações que ocorrem na altura do processo alveolar envolvem a denominada dimensão vertical da face[3-6].

Relações Maxilomandibulares – Dimensão Vertical

A dimensão vertical é uma relação maxilomandibular, segundo um plano vertical, que define

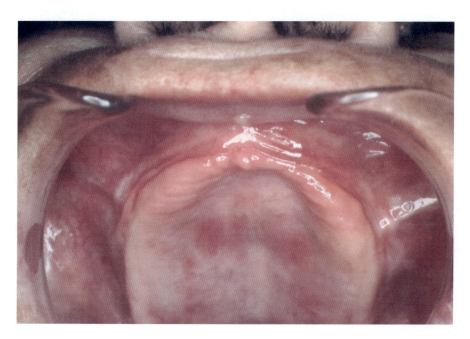

Figura 129.14 – Caso extremo de reabsorção óssea alveolar, quando a crista do rebordo se confunde com a espinha nasal.

o comprimento facial do indivíduo. Esse comprimento varia conforme a posição vertical que a mandíbula pode ocupar em relação à maxila. Do ponto de vista odontológico e, mais especificamente, da prótese dental, há duas posições que interessam, quais sejam: a posição de fechamento máximo (que corresponde à altura mínima), dada pela oclusão total dos dentes posteriores, denominada dimensão vertical de oclusão (DVO); a posição de repouso muscular, quando os dentes não se tocam, os músculos levantadores mantêm uma posição de tônus muscular, em que equilibram o tônus dos músculos abaixadores associado ao peso da mandíbula. Essa posição é denominada de dimensão vertical de repouso (DVR).

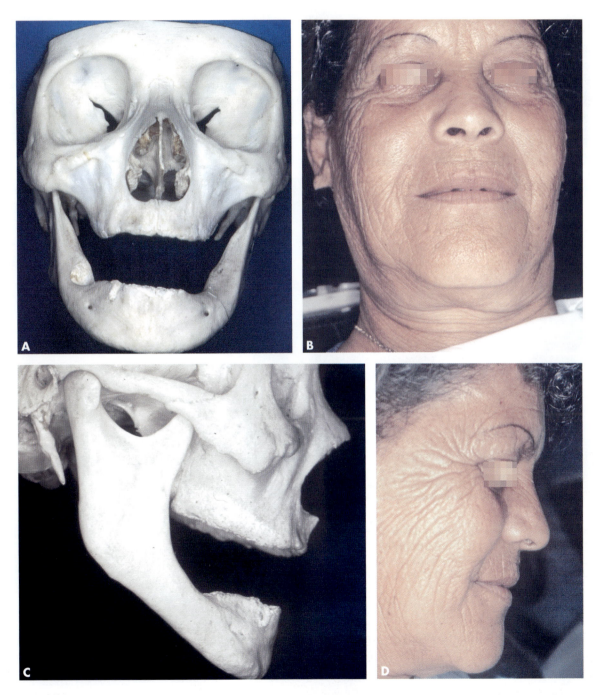

Figura 129.15 – (*A* a *D*) Montagem de um crânio, em vista frontal e em perfil, com as mesmas medidas e nas mesmas posições relativas da paciente. Procura-se visualizar as relações maxilomandibulares em posição de dimensão vertical de repouso.

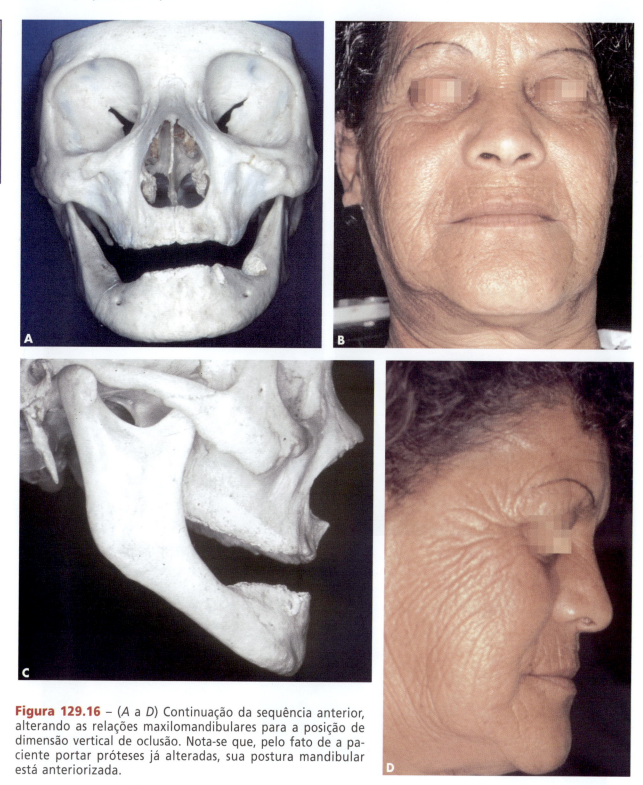

Figura 129.16 – (*A* a *D*) Continuação da sequência anterior, alterando as relações maxilomandibulares para a posição de dimensão vertical de oclusão. Nota-se que, pelo fato de a paciente portar próteses já alteradas, sua postura mandibular está anteriorizada.

Poder-se-ia denominar também de *altura morfológica* e *altura fisiológica* da face, relacionando a posição mandibular à dinâmica muscular.

É importante ressaltar que existe uma diferença entre a medida da DVO e a medida da DVR (para um mesmo referencial e paciente) e que esta diferença vertical caracteriza um "espaço" a que se convencionou denominar *espaço funcional livre* ou *espaço interoclusal*, pois ocorre entre os dentes antagonistas quando a mandíbula passa da DVO (contatos dentais em dinâmica) para a DVR (posição de repouso muscular).

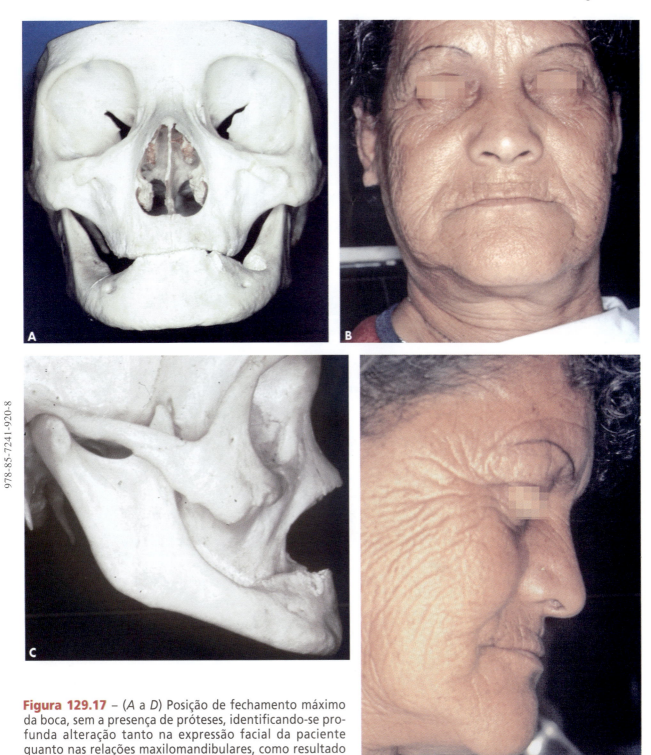

Figura 129.17 – (A a D) Posição de fechamento máximo da boca, sem a presença de próteses, identificando-se profunda alteração tanto na expressão facial da paciente quanto nas relações maxilomandibulares, como resultado da total falta do suporte dental.

A presença do espaço interoclusal é fundamental para garantir a higidez das estruturas articulares, musculares e dentais, além de ser a área utilizada durante a fonação. Uma característica muito interessante do sistema estomatognático é exatamente a tendência de manter o espaço interoclusal constante para o mesmo indivíduo. Assim sendo, quando houver alteração no suporte vertical da mandíbula, por perda ou desgaste de dentes posteriores, há tendência a maior contração dos músculos levantadores, de forma a elevar a mandíbula e compensar o

1652 – Interação Multidisciplinar

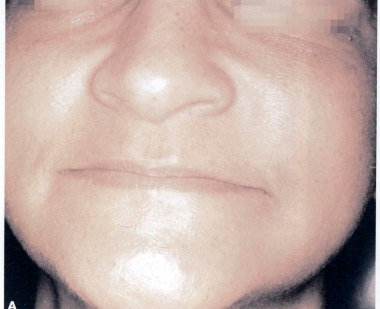

Figura 129.18 – (*A* e *B*) Vistas frontal e de perfil de paciente dentada total, sem próteses e em posição de fechamento da boca.

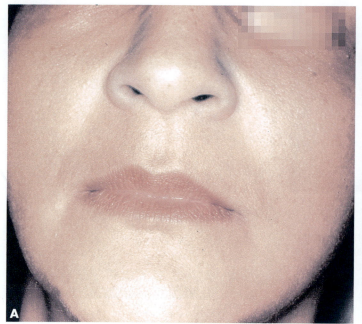

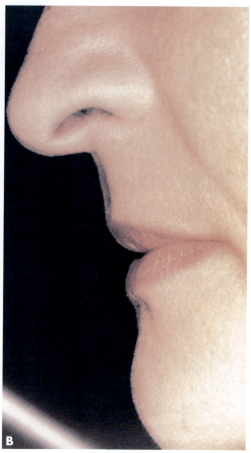

Figura 129.19 – (*A* e *B*) Paciente da Figura 129.18, com a postura mandibular corrigida e em dimensão vertical de repouso.

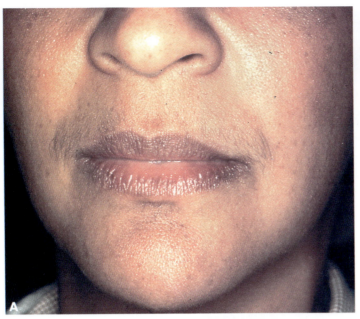
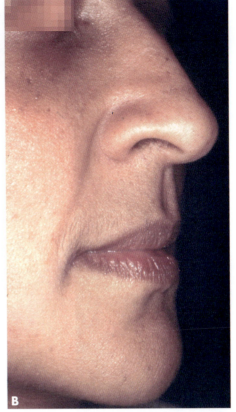

Figura 129.20 – (*A* e *B*) Paciente da Figura 129.18, com as novas próteses em posição.

aumento desse espaço. Assim, todo paciente portador de próteses totais, mono ou bimaxilares, tem tendência a uma diminuição gradativa da DVO, seja pelo desgaste dos dentes artificiais das próteses, seja pela reabsorção óssea alveolar dos rebordos residuais, ou ambos. Essa diminuição é a responsável pela modificação, lenta e gradativa, do comprimento facial.

São os dentes posteriores em oclusão que garantem uma posição estável e cêntrica da mandíbula em relação à maxila (DVO). A articulação temporomandibular, pelas suas características anatômicas, possibilita liberdade tridimensional à mandíbula, de forma que, na ausência dos contatos dentais posteriores, a mandíbula passa a se dirigir para a frente e para cima, numa posição protrusa, apenas limitada pelos tecidos moles da cavidade oral (Figs. 129.15 a 129.17).

Compreende-se que a reabsorção alveolar vertical e gradativa dos rebordos residuais, se não corrigida pelos tratamentos protéticos, acarreta uma situação muscular de diminuição de comprimento facial e postura anteriorizada da mandíbula. O reconhecimento e a determinação da magnitude dessa alteração constituem dois dos fatores mais importantes na reconstrução estética da face (Figs. 129.18 a 129.20).

O conhecimento de que a DVR depende do comprimento da fibra muscular, e não dos dentes, e que o espaço interoclusal é constante é fator relevante na correção do caso. Utilizando métodos de registro da posição mandibular em repouso e valores médios para o espaço interoclusal, pode-se determinar a correta DVO e, como consequência, o posicionamento da mandíbula em relação à maxila. Embora essa determinação possa ser afetada pelo tempo e pela magnitude das alterações, por meio de sucessivas correções, podem-se obter valores cada vez mais próximos da situação real e original do paciente.

RECONSTRUÇÃO DO PERFIL ESTÉTICO

Inicia-se o trabalho pela maxila, uma vez que o determinante estético são os dentes anteriores superiores (Fig. 129.21).

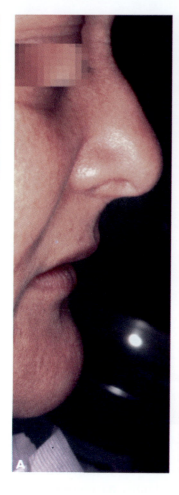
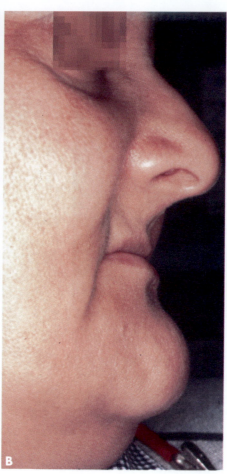

Figura 129.21 – (*A* e *B*) Vistas iniciais da paciente, que necessita de reconstrução protética. Notam-se as alterações faciais por falta de suporte interno e alteração da postura mandibular.

De posse de *bases de prova* em resina acrílica (que configuram a base da futura prótese), confecciona-se um rodete em cera que será posicionado sobre a crista do rebordo residual, por vestibular, procurando compensar a reabsorção horizontal do rebordo remanescente (verificada no exame clínico). Ao conjunto de base de prova e rodete em cera denomina-se *planos de orientação*.

Plano Horizontal

Orientando-se pelo *plano de Camper*, a altura do arco, na região vestibular anterior, deve ultrapassar o tubérculo labial em cerca de 2mm. Na região posterior, inclina-se o arco em direção ao conduto auditivo. Como se está trabalhando com cera, pode-se aumentar ou diminuir esses valores conforme cada caso em particular e de acordo com o resultado obtido (Fig. 129.22).

Solicita-se ao paciente a pronúncia repetida do fonema /m/, de forma lenta e pausada. Esse fonema exige contato labial sem contato dental. Dessa forma, obtêm-se o relaxamento progressivo do lábio superior sobre o rodete e uma visão real da posição mais baixa do lábio. Nota-se que, após alguns exercícios, muitas vezes o lábio cobre totalmente a face vestibular do rodete de forma a permitir novo acréscimo no seu comprimento para obter a relação inicial (Fig. 129.23).

Nesse momento, se fará a primeira opção estética: pretende-se que os dentes anteriores superiores sejam entrevistos com o lábio em repouso ou não? Em caso afirmativo, pode-se aumentar o comprimento do rodete superior, figurando quanto se pretende de presença dental (nas provas estéticas, após a montagem dos dentes, verifica-se o acerto da opção, quando ainda serão possíveis algumas correções).

A pronúncia de fonemas é de grande valia para poderem-se aquilatar os resultados obtidos. É um método fisiológico, simples e rápido que fornece resultados imediatos[7]. Assim, pede-se nesse momento ao paciente que pronuncie o

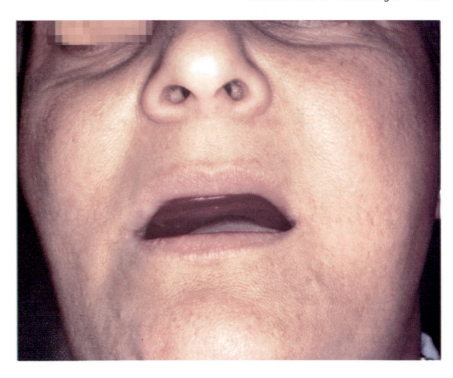

Figura 129.22 – Paciente com as bases de prova e o rodete de cera em posição na boca, enquanto se verifica o melhor posicionamento do lábio superior.

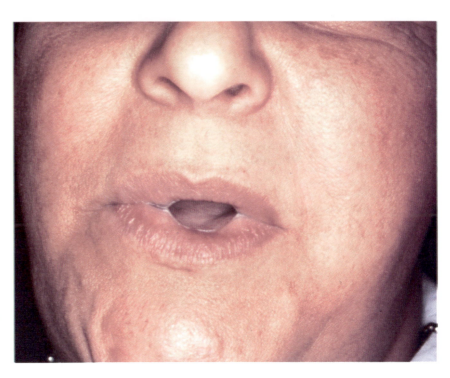

Figura 129.23 – Paciente durante as fases do exercício fonético para relaxamento labial.

fonema /f/, também repetidas vezes, de forma longa e bem definida.

Esse fonema posiciona as bordas incisais dos dentes anteriores superiores na linha seco-úmida do lábio inferior. Verifica-se a relação da borda vestibular, anterior, do rodete com o lábio inferior, modificando se for necessário (Fig. 129.24).

Faces Vestibular e Palatal

Recortadas e alisadas com espátula aquecida, procura-se a melhor estética possível, com levantamento de rugas e sulcos, suporte labial e reconstrução do perfil estético. Para tanto, acrescenta-se (ou se remove) cera nas regiões em que se pretende simular (reconstruir) as

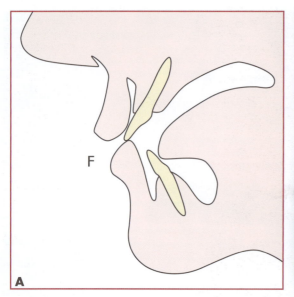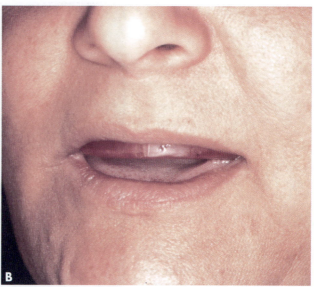

Figura 129.24 – (*A* e *B*) Utilização de fonemas para localização da borda anterior do rodete. Já se podem notar o relaxamento do músculo orbicular da boca e a diminuição dos sulcos.

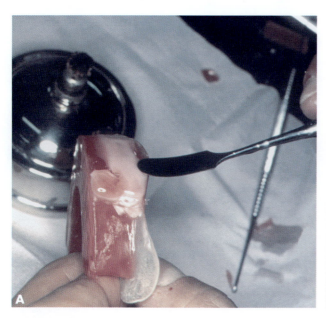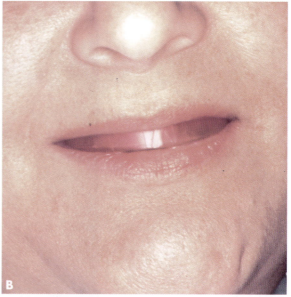

Figura 129.25 – (*A* e *B*) Paciente da Figura 129.21: acréscimos e escultura da face vestibular da prótese, em cera, simulando as bossas dos caninos e incisivos, para melhor apoiar e conformar o lábio e reduzir os sulcos.

bossas dos incisivos e caninos. Essa reconstrução é fundamental para dar apoio à musculatura mímica, conformando o lábio superior em repouso e em dinâmica (Fig. 129.25).

Plano Mandibular

O ajuste do rodete mandibular segue a orientação do plano determinado para a maxila. A altura do rodete mandibular será ditada pela DVO do paciente.

Entre os vários métodos de determinação da dimensão vertical, um dos mais difundidos pela sua praticidade e que pode ser indicado neste momento é o método de Willis, que utiliza uma régua ou compasso, medindo a distância entre a comissura das pálpebras e a comissura dos lábios[8]. Para esse autor, há coincidência entre essa dis-

Estética Facial na Odontologia – **1657**

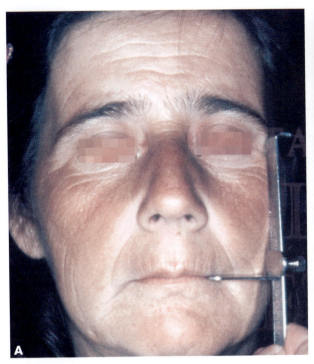
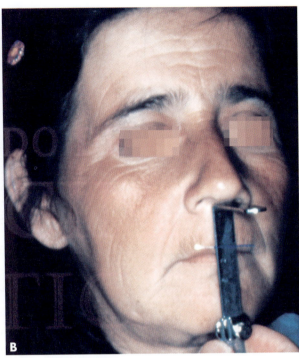

Figura 129.26 – (*A* e *B*) Aplicação do compasso de Willis.

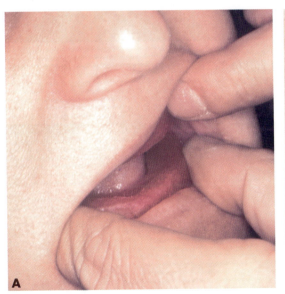
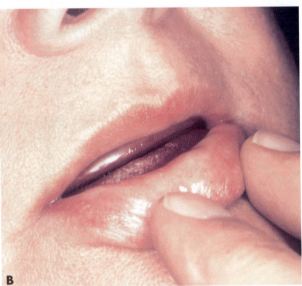

Figura 129.27 – (*A* e *B*) Adaptação do rodete inferior na paciente da Figura 129.21 para verificação final da altura mandibular e estética facial.

tância e a distância entre a base do nariz e a base do mento, em DVO (Fig. 129.26).

Embora não haja comprovação científica quanto à precisão de nenhum dos métodos de determinação da dimensão vertical, o resultado obtido pelo método de Willis é suficientemente próximo para permitir a obtenção do rodete inferior em valores aceitáveis. Pela aplicação consecutiva de outros métodos, como o método fonético de Silverman, pode-se verificar a presença e a magnitude do espaço interoclusal como o "menor espaço da fala", de forma a cruzar as verificações e obter um resultado satisfatório[7] (Figs. 129.27 a 129.29).

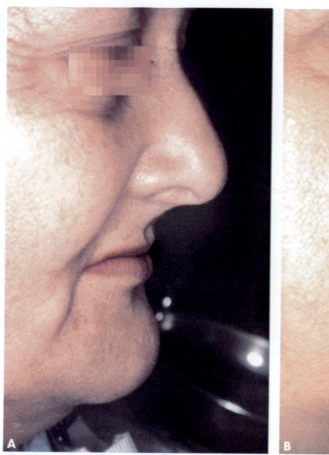
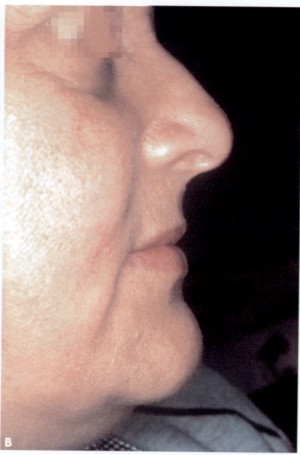

Figura 129.28 – (A e B) Vistas inicial e final da paciente da Figura 129.21, em que se pode verificar o suporte dado pelas próteses à musculatura mímica, recuperando o perfil.

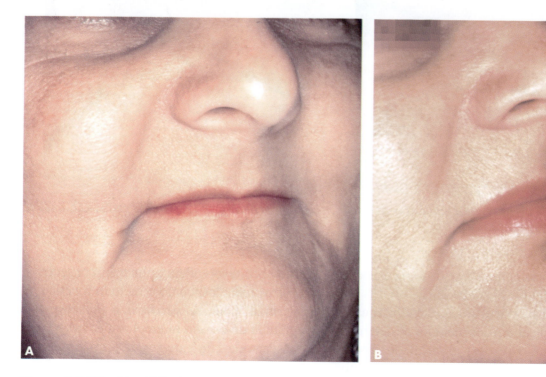

Figura 129.29 – (A e B) Paciente anterior em vistas anterior e posterior à instalação das próteses.

SELEÇÃO DOS DENTES ARTIFICIAIS

Há no mercado diversos tipos de dentes artificiais, de vários fabricantes, que, no entanto, seguem alguns padrões:

A seleção é feita pelos seis dentes anteriores superiores – No mapa de dentes, há uma tabela de conversão, de tal forma que, selecionados os seis dentes anteriores superiores, esta tabela fornece o código dos dentes posteriores superiores e inferiores, correspondentes a essa boca.

Quanto ao material de confecção – Os dentes podem ser confeccionados em porcelana ou resina acrílica.

Os dentes em porcelana têm em sua composição basicamente: caulim, feldspato, quartzo e óxidos metálicos corantes. São dentes cujo comportamento estético, por sua própria composição, é muito próximo ao do dente natural.

Os dentes em resina acrílica são compostos basicamente de: metacrilato de metila, polimetacrilato de metila e óxidos metálicos corantes; os dentes acrílicos de última geração vêm recebendo carga inorgânica, geralmente quartzo, para torná-los semelhantes aos dentes em porcelana quanto à translucidez, à resistência e ao reflexo luminoso. No que diz respeito a sua indicação, os dentes em porcelana, embora mais bonitos e resistentes, são menos utilizados atualmente por serem muito duros, de difícil ajuste (não sofrem abrasão fisiológica) e por não se unirem, quimicamente, à base da prótese. Essa característica torna obrigatória a utilização de retenções mecânicas, nem sempre satisfatórias, além de permitir áreas de fragilidade na prótese.

Quanto à forma do dente – Podem ser encontrados em três formas básicas: triangulares, quadrados e ovoides; alguns fabricantes acrescentam a forma retangular. Essa seleção tem origem nos trabalhos de James Leon Williams que, em 1914, apresentou a sua *teoria da harmonia facial*, segundo a qual a forma do rosto e a forma do incisivo central superior seriam coincidentes[8]. Apesar de trabalhos posteriores terem negado essa coincidência, a divisão se mantém até hoje para uso comercial.

Quanto ao tamanho – Seguimos a orientação de Tench e Wood Clapp, segundo a qual a altura (comprimento) do incisivo central superior coincide com a posição mais alta do lábio superior durante o sorriso; e a largura somada dos seis dentes anteriores superiores corresponde à distância da comissura dos lábios em repouso[8].

Quanto à cor – De maneira geral, os dentes variam de tonalidade branco-acinzentada-clara para amarelo-acinzentada-escura. Dependendo do percentual dessa combinação, têm-se dentes "mais brancos" ou "mais amarelos". Cada fabricante monta sua "escala de cores", geralmente utilizando números ou combinação de letras e números, e não há coincidência entre os diversos fabricantes. Dessa forma, a cor 66 do fabricante "A" não é idêntica à mesma cor 66 do fabricante "B", o que obriga o profissional a utilizar a escala de cores de cada fabricante em particular e, se mudar para outro fornecedor, mudar também de escala[9].

Em geral, pacientes do sexo feminino tendem a ter dentes mais claros que pacientes do sexo masculino. Os caninos são mais escuros que os incisivos e esta diferença aumenta com a idade. Embora haja tendência em utilizar dentes mais claros em pacientes de pele clara e vice-versa, não há nenhuma relação entre a cor da pele, dos olhos ou dos cabelos com a cor dos dentes.

Evidentemente, quando se trabalha com próteses monomaxilares, normalmente segue-se a cor e a forma do arco antagonista à prótese, embora no caso de próteses monomaxilares superiores seja frequente a solicitação de dentes mais claros, principalmente nos casos de maior exposição durante o sorriso.

Para Hallarman (1971), "tentativas de relacionar a forma dos dentes com a forma facial, o sexo ou perfil da personalidade não resistem à investigação científica".

A escolha dos dentes deve ser um ato conjunto, profissional/paciente, em que o profissional orienta e o paciente decide, nada havendo que impeça a utilização de mais de uma cor ou forma em uma mesma boca, na procura de um sorriso natural. O importante na seleção dos dentes não é cor ou forma individuais, mas sim o aspecto conjunto dos seis dentes anteriores superiores (Figs. 129.30 e 129.31).

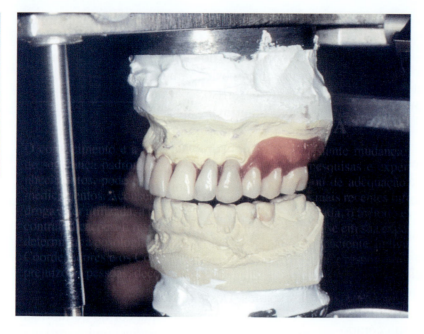

Figura 129.30 – Prótese em fase de montagem em laboratório, na qual se pode notar que foram utilizados dentes de cores e formas diferentes, com o intuito de caracterizar a prótese aos dentes naturais (do arco antagonista) do paciente.

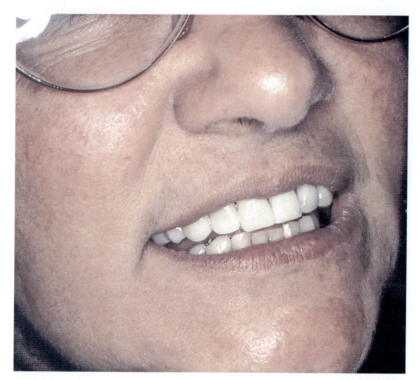

Figura 129.31 – Prótese apresentada na Figura 129.30, satisfatoriamente integrada ao paciente.

PROVAS ESTÉTICAS

Terminada a fase laboratorial de montagem das próteses, ainda em cera e, portanto, numa fase em que modificações são facilmente executáveis, procede-se às últimas provas, tanto estéticas quanto funcionais. Esse é um momento decisivo, pois profissional e paciente terão uma visão real, definida (embora não definitiva), do resultado obtido.

Vista frontal – dentes anteriores: a linha incisal deve ser paralela à linha bipupilar – A linha de referência para o alinhamento incisal dos dentes anteriores superiores é a linha bipupilar, não a linha do lábio superior.

Com bastante frequência, o sorriso não é simétrico e o alinhamento dos dentes deve compensar essa diferença de forma a não realçar a falta de simetria (Figs. 129.32 e 129.33).

Estética Facial na Odontologia – **1661**

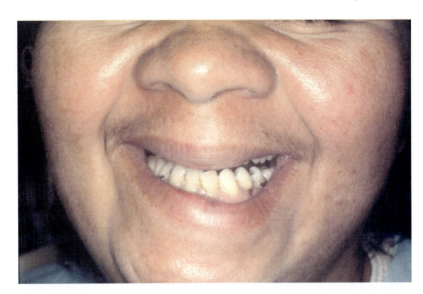

Figura 129.32 – Dentes superiores excessivamente curtos e malposicionados, realçando o defeito nos lábios e a má posição dos dentes inferiores.

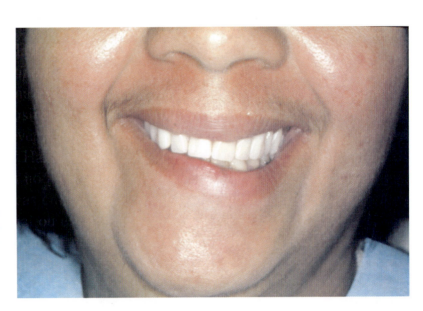

Figura 129.33 – Paciente da Figura 129.32, solucionado pela confecção de prótese superior com dentes de comprimentos diferentes, de forma a distribuir o espaço e minimizar o defeito labial.

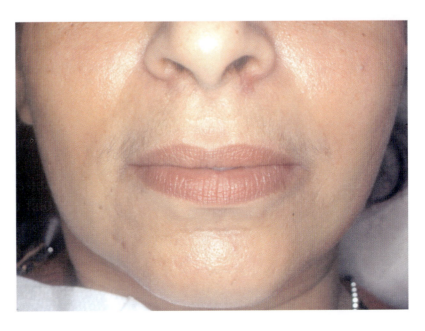

Figura 129.34 – Dentes entrevistos com os lábios em repouso.

Vista frontal – dentes anteriores: a borda incisal, dos incisivos superiores deve situar-se 1 a 2mm abaixo do tubérculo do lábio superior em repouso – Essa é uma posição básica; quando o dente é entrevisto quase como uma sombra branca entre os lábios em repouso, ou mesmo quando os lábios estão em contato, a borda incisal estará nessa altura em relação ao lábio superior. Essa posição permite pequena exposição dos dentes durante a fala, que pode ser aumentada ou diminuída no teste fonético (Figs. 129.34 e 129.35).

Vista frontal: nenhuma saliência deve ser evidente na região abaixo das narinas – Deve-se tomar especial cuidado nessa região, pois corresponde à borda anterior da prótese: se muito fina, perde-se em retenção e apoio da musculatura; se muito espessa, pode ser evidente, tornando esta área de côncava em convexa.

O filtro labial deve ser restaurado sempre que possível – Como consequência do contorno correto da borda anterior da prótese, da reconstrução das bossas dos incisivos e dos caninos e do posicionamento correto dos dentes anteriores superiores, a curvatura natural do lábio é restaurada (Fig. 129.36).

A linha do sorriso, correspondendo às bordas incisais dos dentes anteriores superiores, deve acompanhar o lábio inferior durante o sorriso – Variações dessa norma estarão rela-

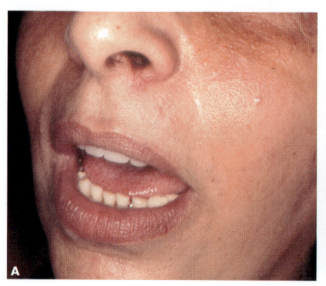
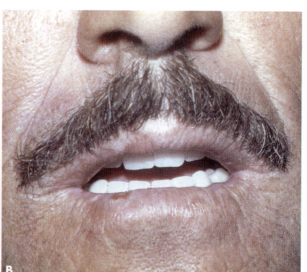

Figura 129.35 – (A e B) Aspecto durante a fala: a presença dental confere juventude ao rosto.

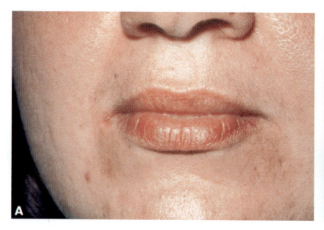
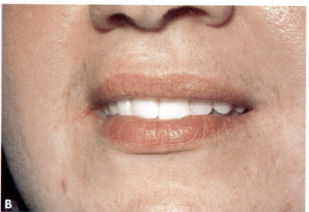

Figura 129.36 – (A e B) Vistas: repouso e sorriso, quando se pode notar o suporte dado pelos dentes anteriores, de forma a permitir a visão total do volume labial.

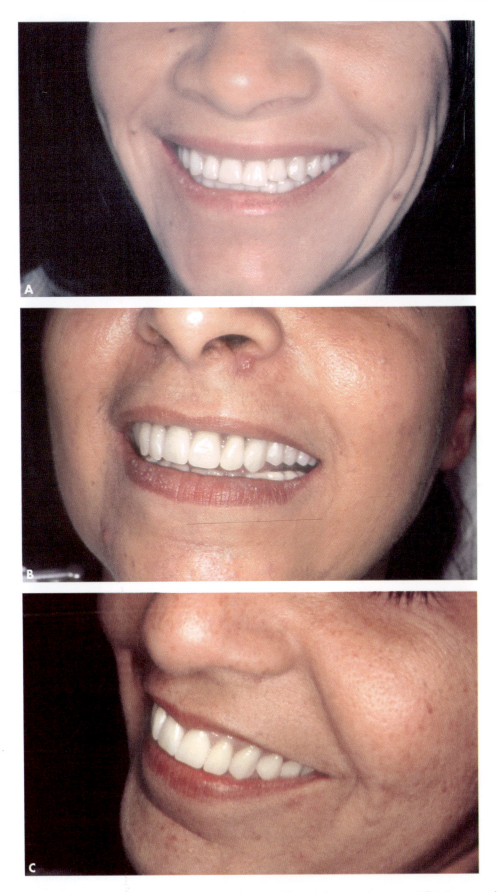

Figura 129.37 – (A a C) Três tipos diferentes de sorriso e a disposição dos dentes artificiais para obter harmonia de posição e forma.

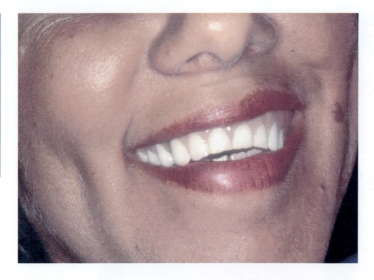

Figura 129.38 – Aspecto inicial da paciente, em que se verifica a falta de harmonia entre curvatura incisal, comprimento e disposição dos dentes da prótese e a forma do rosto e a largura do sorriso.

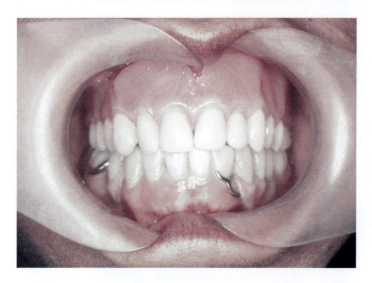

Figura 129.39 – Visão intraoral da paciente da Figura 129.38 com as novas próteses em posição, em que se verifica que os dentes escolhidos são mais longos, dispostos de forma a suportar os lábios, e as bases estão esculpidas reproduzindo as bossas dos caninos e incisivos.

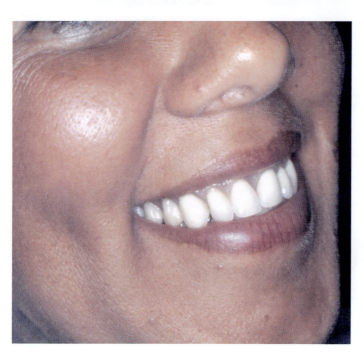

Figura 129.40 – Paciente da Figura 129.38 restabelecida: nota-se que desapareceu o sulco horizontal do lábio superior presente quando da utilização das próteses antigas.

Estética Facial na Odontologia – 1665

CAPÍTULO 129

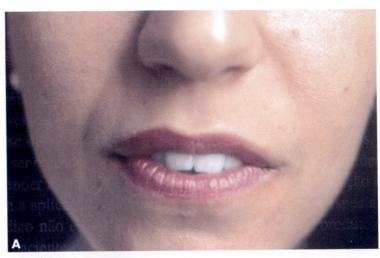

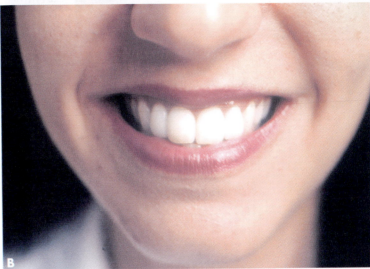

Figura 129.41 – (*A* e *B*) Jovem, com dentes naturais, pronunciando o fonema /f/, podendo visualizar-se a correta relação dentes/lábios, que será aplicada nas reconstruções estéticas.

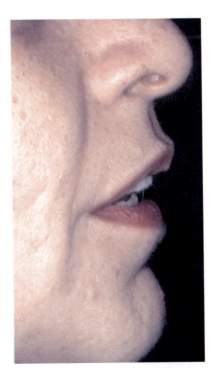

Figura 129.42 – Exame da paciente durante a fonação: é importante visualizar a relação do lábio superior com os dentes anteriores superiores. É nessa região que ocorre o suporte dental para a dinâmica muscular e, internamente, o apoio da língua para os fonemas linguodentais.

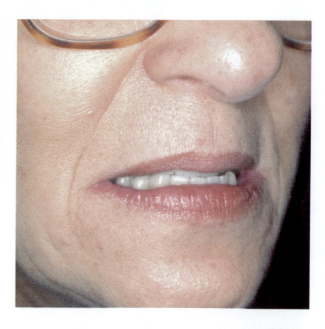

Figura 129.43 – Vista inicial da paciente, em que se identifica a postura anteriorizada da mandíbula, associada a lábios invaginados e sulcos profundos na face.

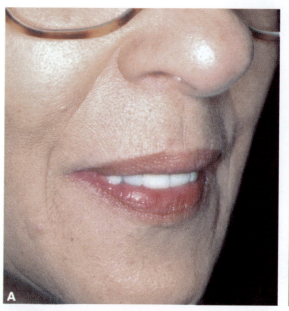
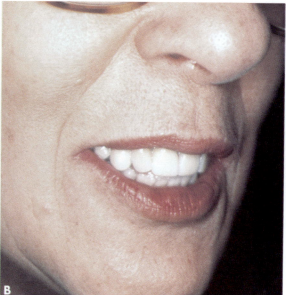
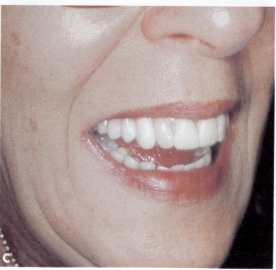

Figura 129.44 – (A a C) Paciente da Figura 129.43 restaurada com novas próteses, podendo observar-se as relações dos lábios e o espaço necessário para a língua, durante a fonação.

cionadas ao tipo de sorriso, se há elevação ou depressão da comissura dos lábios. Nessas situações, a fonética (pronúncia dos fonemas /f/ e /v/) orienta o posicionamento das bordas incisais dos dentes anteriores superiores em relação à linha seco-úmida do lábio inferior (Figs. 129.37 a 129.41).

Vista sagital: o lábio superior deve ser invertido (côncavo) e não convexo ou descaído – Essa reconstrução será possível pelo posicionamento dos dentes anteriores de forma que o suporte labial esteja na altura de dois terços da superfície vestibular dos incisivos. A observação do perfil do paciente durante a fala é muito importante nesse momento; a passagem por diversas posições fonéticas orienta a escolha do melhor ângulo para a face vestibular dos incisivos (Figs. 129.42 a 129.44).

RECONSTRUÇÃO DO PERFIL ESTÉTICO

Ditado pela relação horizontal entre os arcos superior e inferior:

- Classe I – espaçamento normal.
- Classe II – mordida aberta anterior.
- Classe III – mordida cruzada anterior.

Essa é uma classificação clínica, que orienta o trabalho tanto do dentista quanto do técnico de laboratório.

Consideram-se como classe I os pacientes em que os dentes anteriores, superiores e inferiores mantêm um espaçamento horizontal de até 3mm; classe II são aqueles em que o espaçamento horizontal é superior a 3mm; e, evidentemente, de classe III são os indivíduos em que o relacionamento dos dentes anteriores é invertido.

A identificação do paciente, independentemente de como este se apresenta no início do tratamento, orientará tanto a seleção quanto a disposição estética dos dentes. Se lembrarmos que as perdas ósseas, aliadas aos desgastes das próteses, alteram de maneira substancial o relacionamento maxilomandibular, pode-se entender que faces aparentemente protrusas e precocemente envelhecidas têm seu aspecto resultante de modificações gradativas ocorridas por anos de utilização de aparelhos que deveriam ter sido substituídos há muito (Figs. 129.45 e 129.46).

A modificação de paciente classe II para classe I, pelo posicionamento lingualizado dos

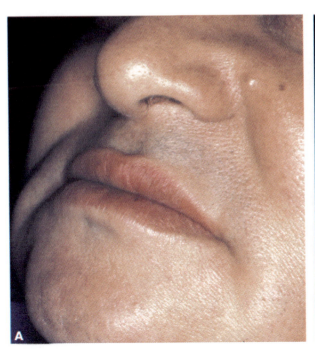
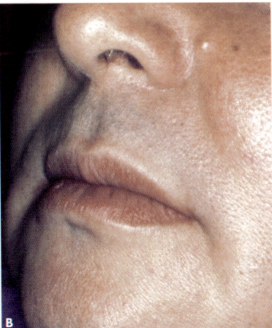

Figura 129.45 – (*A* e *B*) Paciente com a boca fechada, antes e depois da instalação das próteses.

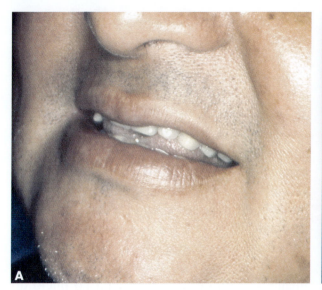 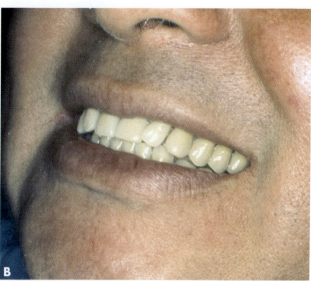

Figura 129.46 – (*A* e *B*) Paciente da Figura 129.45 sorrindo, antes e depois da instalação das próteses.

dentes superiores, além de não resultar em melhora na estética facial, interfere na fonética, pela dificuldade de pronúncia dos fonemas linguodentais e linguopalatais (como /t/ e /d/). Não há qualquer inconveniente em montar os dentes anteriores superiores com trespasse horizontal, característico desse tipo de paciente, desde que haja o cuidado de equilibrar a oclusão dos dentes posteriores durante os movimentos excêntricos da mandíbula (Figs. 129.47 a 129.49).

Pacientes classe III, com predominância de desenvolvimento da mandíbula em relação à maxila, podem ter os dentes anteriores montados em uma *relação de topo*, ou seja, a borda incisal dos dentes superiores tocando a borda incisal dos dentes inferiores, sem qualquer tipo de trespasse vertical. É uma forma de obter um perfil em que o lábio superior não se apresente tão deprimido quanto no caso de montagem cruzada. Não é aconselhável tentar transformar (proteti-

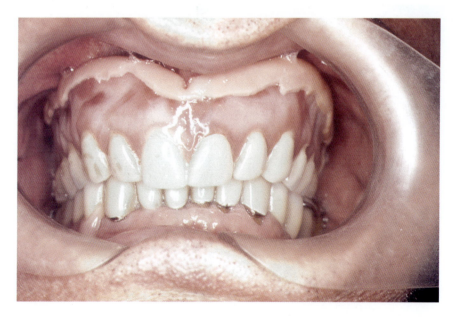

Figura 129.47 – Aspecto inicial, com prótese superior confeccionada numa tentativa de transformar um caso de classe II em reconstrução classe I. Notam-se os ângulos parabucais dos dentes superiores, interferindo na liberdade de movimento mandibular.

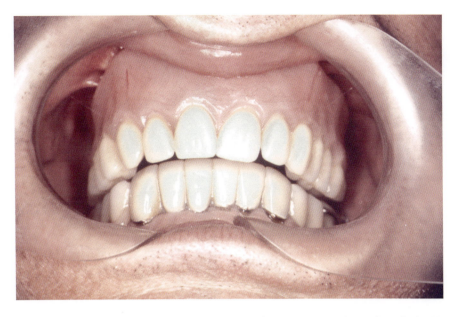

Figura 129.48 – Paciente da Figura 129.47: aspecto intraoral, com nova prótese instalada. Nota-se o trespasse horizontal entre os dentes anteriores.

camente) o paciente classe III em classe I, pois esta alteração interfere na função, comprometendo totalmente a estabilidade das próteses (Figs. 129.50 a 129.52).

O reposicionamento correto da mandíbula é o maior desafio sempre que grandes alterações estão presentes. Nesse sentido, o profissional deve ter em mente que o aspecto inicial pode ser o resultado de profundas alterações que se instalaram lentamente e, às vezes, de forma despercebida pelo paciente. Identificar corretamente e orientar o tratamento para a restauração facial do paciente é uma das mais gratificantes tarefas da odontologia (Figs. 129.53 a 129.58).

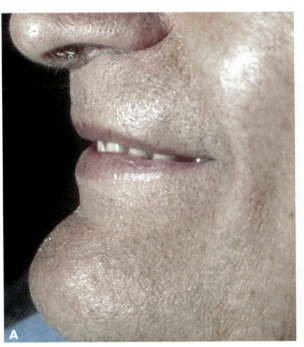
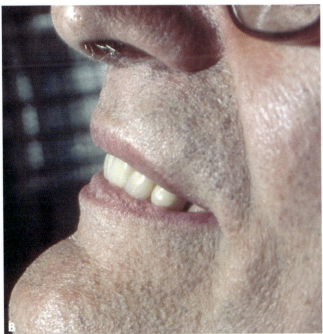

Figura 129.49 – Paciente da Figura 129.47: vista do perfil estético, antes (A) e depois (B) da instalação de nova prótese.

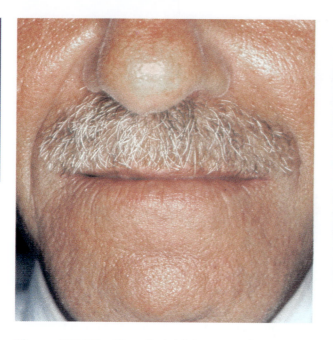

Figura 129.50 – Situação inicial em que chama atenção a proeminência do volume da mandíbula em relação à maxila.

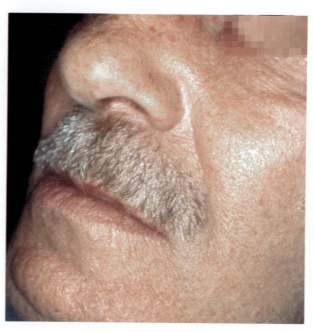

Figura 129.52 – Paciente da Figura 129.50: há melhor distribuição dos volumes faciais contribuindo para um resultado estético mais agradável.

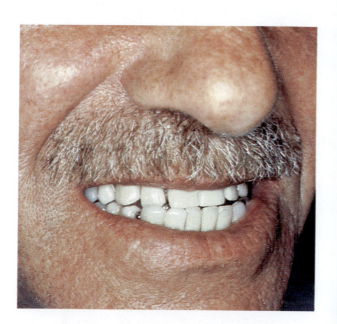

Figura 129.51 – Paciente da Figura 129.50 com nova prótese superior instalada, em que se procurou a montagem dos dentes acompanhando a borda incisal dos dentes anteriores inferiores, numa montagem dita "topo a topo".

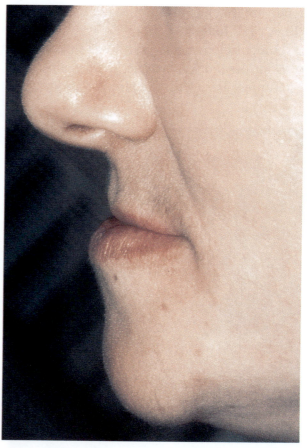

Figura 129.53 – Perfil protruso, lábio superior deprimido, sulco nasolabial profundo, ponta do mento saliente. Típico perfil de paciente classe III.

Estética Facial na Odontologia – **1671**

CAPÍTULO 129

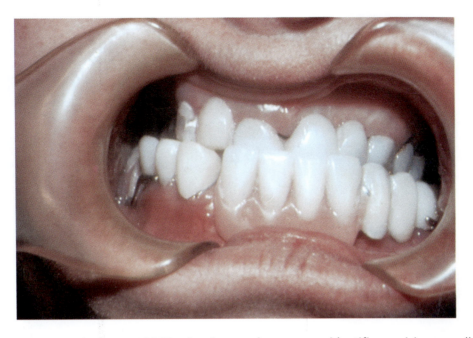

Figura 129.54 – Paciente da Figura 129.53: vista intraoral em que se identificam vários aparelhos protéticos montados em uma relação dental cruzada.

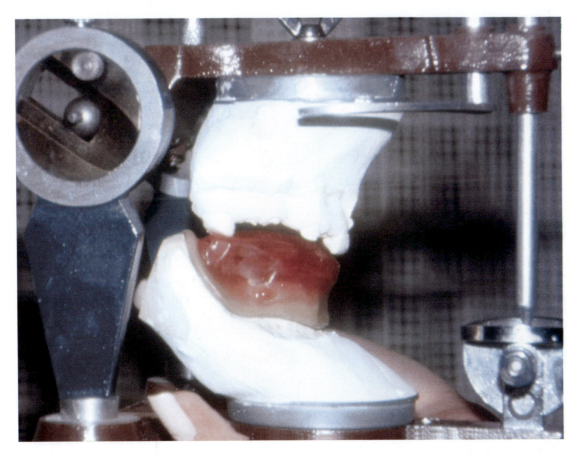

Figura 129.55 – Modelos da paciente da Figura 129.53 obtidos após a remoção de parte das próteses iatrogênicas, montados em um articulador adaptável, na relação maxilomandibular correta, verificando-se que a posição mandibular da paciente era resultante das próteses malplanejadas, e não uma condição natural, anatômica.

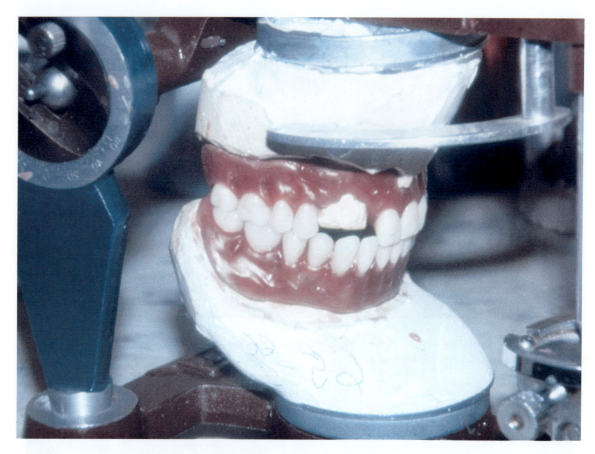

Figura 129.56 – Próteses totais imediatas, para a paciente da Figura 129.53, em fase laboratorial, em que se verificam os posicionamentos vertical e horizontal corretos da mandíbula em relação à maxila.

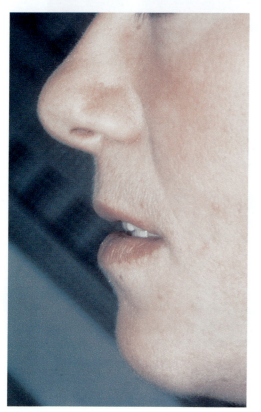

Figura 129.57 – Paciente da Figura 129.53, 24h após a instalação das próteses totais imediatas superior e inferior. A total redução do prognatismo demonstra o erro de tratamentos anteriores que não levaram em consideração a possibilidade de uma alteração de postura mandibular dessa magnitude.

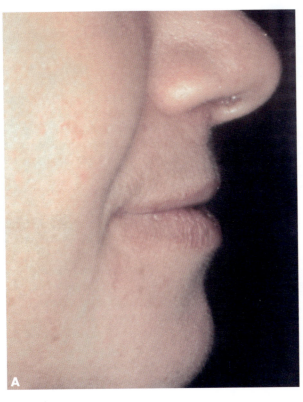 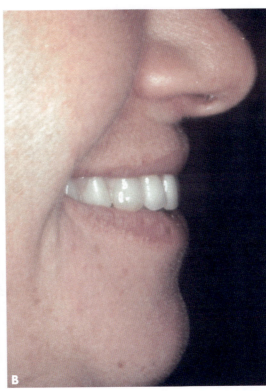

Figura 129.58 – Vistas da paciente da Figura 129.53, (A) cerca de seis meses após a instalação das próteses imediatas e (B) quando da substituição por próteses mediatas convencionais. Recuperação total do perfil estético.

QUESTÕES

1. Quais são as características físicas do paciente desdentado?
2. Como ocorre a reabsorção óssea na maxila e na mandíbula?
3. Quais são as diferenças entre as alturas morfológica e fisiológica da face?
4. O que são os planos de orientação?
5. Quais são os materiais utilizados para a confecção dos dentes artificiais?

REFERÊNCIAS

1. FERREIRA, A. T. M. Nem tudo são flores. *Rev. Ass. Paul. Cirurg. Dent.*, v. 55, n. 2, p. 67, 2001.
2. LANDA, J. S. Practical guidelines for complete dentures esthetics. *Dent. Clin. N. Amer.*, v. 21, n. 2, Apr. 1977.
3. ATWOOD, D. A. A cephalometric study of the clinical rest position of the mandible. Part I. The variability of the clinical rest position following the removal of occlusal contacts. *J. Prosth. Dent.*, v. 6, n. 4, p. 504-509, Jul. 1956.
4. ATWOOD, D. A. A cephalometric study of the clinical rest position of the mandible. Part II. The variability in the rate of bone loss following the removal of occlusal contacts. *J. Prosth. Dent.*, v. 7, n. 4, p. 544-552, Jul. 1957.
5. ATWOOD, D. A. A cephalometric study of the clinical rest position of the mandible. Part III. Clinical factors related to variability of the clinical rest position following the removal of occlusal contacts. *J. Prosth. Dent.*, v. 6, n. 4, p. 698-708, Jul. 1958.
6. ATWOOD, D. A. Some clinical factors related to rate of resorption of residual ridges. *J. Prosth. Dent.*, v. 12, n. 3, p. 441-450, May-Jun. 1962.
7. OLIVEIRA, M. A. P. *Estudo da Validade dos Métodos Fonéticos para Determinação da Dimensão Vertical em Prótese*. São Paulo: USP, 95p. Tese (Doutorado) – Universidade de São Paulo, 1994.
8. TAMAKI, T. *Dentaduras Completas*. 4. ed. São Paulo: Sarvier, 1983.
9. ZANATTA, E. C. *Estudo das Diferenças de Unidades de Cor (DeltaE) e Opacidade de Resinas Acrílicas, em Função de Marcas, Proporções e Espessuras*. São Paulo: USP, 81p. Tese (Doutorado) – Universidade de São Paulo, 2000.

LEITURA COMPLEMENTAR

ALDROVANDI, C. *Dentaduras Completas*. Rio de Janeiro: Científica, 1960.
BERGMAN, B.; CARLSSON, G. E.; HEDEGARD, B. A longitudinal two-year study of a number of full denture cases. *Acta Odont. Scand.*, v. 22, n. 1, p. 3-26, Feb. 1964.
BOOS, R. H. Preparation and conditioning of patients for prosthetic treatment. *J. Prosth. Dent.*, v. 9, p. 4-10, Jan./Feb. 1959.
BOSS, R. H. Centric relation and functional areas. *J. Prosth. Dent.*, v. 9, n. 2, p. 191-196, Mar./Apr. 1959.

BOSS, R. H. Intermaxillary relation established by biting power. *J. Amer. Dent. Ass.*, v. 27, n. 8, p. 1192-1199, Aug. 1940.

BOSS, R. H. Occlusion from rest position. *J. Prosth. Dent.*, v. 2, n. 5, p. 575-588, Sep. 1952.

BOSS, R. H. Vertical, centric and functional dimensions recorded by gnathodynamics. *J. Amer. Dent. Ass.*, v. 59, n. 4, p. 682-689, Oct. 1959.

BOUCHER, C. O.; HICKEY, J. C.; ZARB, C. A. *Prosthodontic Treatment for Edentoulus Patients*. St. Louis: Mosby, 1975.

BRUTON, P. A.; MCCORD, J. F. Guidelines to lip position in construction of complete dentures. *Quintessence Int.*, v. 25, n. 2, p. 121-124, Feb. 1994.

CARLSSON, G. E.; BERGMAN, B.; HEDEGARD, B. Changes in contour of the maxillary alveolar process under immediate dentures. A longitudinal clinical and X-ray cephalometric study covering 5 years. *Acta Odont. Scand.*, v. 25, n. 1, p. 45-75, Jun. 1967.

CARLSSON, G. E.; ERICSON, S. Postural face height in full denture wearers; a longitudinal X- ray cephalometric study. *Acta Odont. Scand.*, v. 25, p. 145-162, Aug. 1967.

CERVEIRA NETTO, H. et al. Influência da dimensão vertical de oclusão no registro da relação central pelo método de Gysi. *Rev. Odont. Unesp.*, v. 12, n. 1/2, p. 137-142, 1983.

CERVEIRA NETTO, H. Oclusão e disfunção em pacientes desdentados. In: BARROS, J. J.; RODE, S. M. *Tratamento das Disfunções Craniomandibulares – ATM*. São Paulo: Santos, Cap. 23, p. 247-266, 1995.

CERVEIRA NETTO, H. Prótese total e os problemas da ATM. *Rev. Ass. Paul. Cirurg. Dent.*, v. 34, n. 1, p. 95, Jan./Fev. 1980.

CERVEIRA NETTO, H. *Prótese Total Imediata*. São Paulo: Pancast, 1987.

CERVEIRA NETTO, H. Próteses totais. In: GARONE, F. W. *Atualização em Odontologia Clínica*. São Paulo: Medisa, p. 344-353, 1980.

CERVEIRA NETTO, H.; ARAUJO, J. Placas de prueba mixtas de placa-base y resina acrilica. *Tecnologia Dental.*, v. 1, n. 5, p. 147-149, Sept./Oct. 1978.

CHIERICI, G.; PARKER, M. L.; HEMPHILL, C. D. Influence of immediate dentures on oral motor skill and speech. *J. Prosth. Dent.*, v. 39, n. 1, p. 21-28, Jan. 1978.

COULOMBE, J. A. R. A serial cephalometric study of the rest position of the mandible on edentulous individuals. *J. Canad. Dent. Ass.*, v. 20, n. 10, p. 536-542, Oct. 1954.

DUNCAN, E. T.; WILLIAMS, S. T. Evaluations of rest position as a guide in prosthetic treatment. *J. Prosth. Dent.*, v. 10, p. 643-650, Jul./Aug. 1970.

ESPOSITO, S. J. Esthetics for denture patients. *J. Prosth. Dent.*, v. 44, n. 6, p. 608-614, Dec. 1980.

FISCHER, D. Orthodontic aid as a guide to esthetic appearance during immediate denture service. *J. Amer. Dent. Ass.*, v. 103, n. 1, p. 55-56, Jul. 1981.

GIELLER, C. W. Immediate denture prosthesis: tooth arrangement and esthetics. *J. Amer. Dent. Ass.*, v. 35, n. 1, p. 185-191, Aug. 1947.

HEARTWELL, C. M. *Syllabus of Complete Dentures*. Philadelphia: Lea & Febiger, 456p, 1968.

LANDA, J. S. The free-way space and its significance in the reabilitation of the mastigatory apparatus. *J. Prosth. Dent.*, v. 2, p. 756, 1952.

MACK, M. R. Perspective of facial esthetics in dental treatment planning. *J. Prosth. Dent.*, v. 75, n. 2, p. 169-176, Feb. 1996.

MARTINS, E. A. Curso de dentaduras completas. In: Jornada Odontológica de Bauru. Bauru, 1972.

MENDES, W. B.; BONFANTE, G. *Fundamentos de Estética em Odontologia*. São Paulo: Santos, 1994.

PLEASURE, M. A. Correct vertical dimension and freeway space. *J. Amer. Dent. Ass.*, v. 43, n. 2, p. 160-163, Aug. 1951.

RING, M. E. *Dentistry – An Illustrated History*. St. Louis: Mosby, 1985.

RODE, S. M.; PUGLIESI, N. S.; RODE, R. Aspectos psicológicos de relacionamento profissional-paciente. *Rev. Ars. Curandi Odont.*, v. 6, n. 6, p. 18-20, Set. 1979.

SERAIDARIAN, P. I.; PAES-JÚNIOR, T. J. A.; UEMURA, E. S.; KIMPARA, E. T. Técnica do erro conhecido: uma variação técnica de confecção de prótese total. *PCL*, v. 3, n. 12, p. 100-107, Mar./Abr. 2001.

TALLGREN, A.; LANG, B. R.; WALKER, G. F.; ASH JR., M. M. Roentgen cephalometric analysis of ridge resorption and changes in jaw and occlusal relationships in immediate complete denture weares. *J. Oral. Rehab.*, v. 7, n. 1, p. 77-94, Jan. 1980.

TRYDE, G.; MCMILLAN, D. R.; CHRISTENSEN, J.; BRILL, N. The fallacy of facial measurements of occlusal height in edentulous subjects. *J. Oral Rehab.*, v. 3, p. 353-357, 1976.

Capítulo 130

Clareamento Dentário

Vera Lúcia Kögler ♦ Maurício de Maio

SUMÁRIO

O clareamento dentário é uma resposta que a medicina dentária consegue dar à preocupação que as pessoas possuem em relação à sua imagem e à importância que a cor que os seus dentes apresentam para o sucesso na vida profissional, na vida familiar e na forma como cada pessoa se sente consigo mesma.

Neste capítulo serão estudadas as principais técnicas, os produtos e as principais indicações para o sucesso desse tratamento.

HOT TOPICS

- O sorriso é um dos principais fatores de equilíbrio estético da face.
- Os dentes naturais são considerados policromáticos.
- A polpa do dente constitui a parte central do dente e é constituída por tecido conectivo frouxo, ricamente vascularizado.
- O esmalte do dente é a substância mais dura e mais densamente mineralizada do corpo humano.
- A camada de esmalte varia de espessura de acordo com a porção do dente.
- O prisma adamantino é a unidade estrutural do esmalte.
- A alteração da cor dentária está dividida de acordo com a localização e a etiologia da mancha.
- As manchas dentárias intrínsecas ocorrem na presença do material cromogênico no esmalte e na dentina.
- Doenças sistêmicas podem alterar a coloração dentária.
- A reação química de clareamento dos pigmentos nos dentes é a oxidação.
- Os principais efeitos adversos do clareamento são: reabsorção radicular, hipersensibilidade, descalcificação do esmalte, náuseas e permeabilidade do clareador.
- O clareamento dentário não é um tratamento definitivo.

INTRODUÇÃO

O sorriso é um dos fatores que concorrem para o equilíbrio estético da face. A cor dos dentes tem forte influência estética e se um ou mais elementos dentários forem percebidos de forma mais imediata, em decorrência de sua coloração diferente, podem até mesmo interferir negativamente no sorriso.

Os dentes claros conferem jovialidade e beleza; a procura por dentes mais brancos reporta à época de Roma, mas, somente no final do século XIX, as pesquisas se intensificaram, e, no início do século XX, os agentes clareadores para dentes não vitais (despolpados) já eram bastante conhecidos e difundidos.

O clareamento de dentes vitalizados passou a ser foco dos pesquisadores e, em 1989, Haywood e Heymann[1], na Universidade da Califórnia do Norte, desenvolveram uma técnica de clareamento caseiro, revolucionando toda a área da estética dental (Fig. 130.1).

ETIOPATOGENIA

Cor dos Dentes

Os dentes naturais são considerados policromáticos, nos quais a cor resultante dependerá da espessura e coloração dos seus tecidos: polpa do dente, dentina e esmalte[2].

A polpa do dente é a parte central do dente, constituída por tecido conectivo frouxo, ricamente vascularizado, que preenche a cavidade do dente, a qual, pela presença do feixe vásculo nervoso, confere coloração avermelhada a ela. É uma cavidade ampla e preenchida no jovem, diminuindo de volume ao longo da vida do indivíduo[3].

A dentina repete grosseiramente a forma original da polpa. É de coloração branco-amarelada e na cervical apresenta cor mais forte em razão de seu maior volume nessa região[3]. Ao contrário da polpa, a dentina aumenta de espessura como resposta ao uso e ao desgaste,

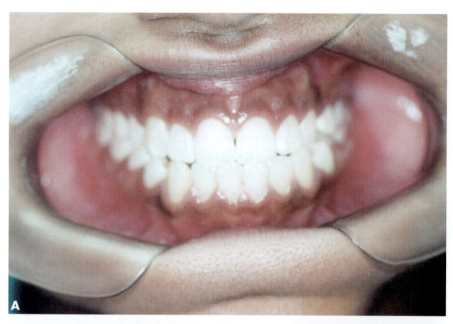

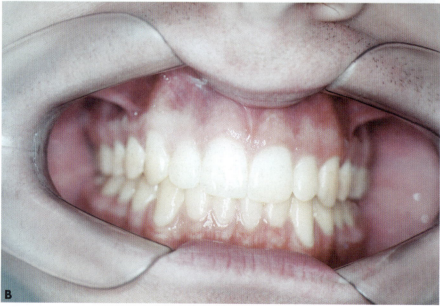

Figura 130.1 – (*A* e *B*) Exemplos de pós-clareamento.

formando uma dentina secundária, de coloração mais escura[4].

E, por fim, tem-se o esmalte, que é a substância mais dura e mais densamente mineralizada do corpo humano. Possui 90% de matéria inorgânica e 2% de água e material orgânico, sendo praticamente transparente e incolor[4]. A camada de esmalte varia de espessura de acordo com a porção do dente. Sua espessura máxima é atingida na borda incisal dos dentes incisivos, no ápice das cúspides de caninos, pré-molares e molares. Próximo à cervical do dente está mais fina e a dentina, mais espessa, conferindo coloração mais densa[3,4].

A cor dos dentes não depende somente da somatória dos tecidos que os compõem, mas também da natureza e da incidência da luz. A esse fenômeno chama-se metamerismo; quando duas cores ou superfícies não têm análise espectral similar, mas parecem ter cores idênticas sob certas condições de iluminação[5]. Ou seja, quando dois ou mais dentes apresentam a mesma cor com determinada fonte luminosa (por exemplo, luz fluorescente) e, sob outra fonte de luz (por exemplo, luz natural), podem apresentar cores diversas.

Deve ser observado que o esmalte tem como unidade estrutural o prisma adamantino, de secção pentagonal ou hexagonal, e a dentina, em que os componentes inorgânicos são semelhantes aos do esmalte; esses componentes possuem na sua estrutura substâncias opticamente ativas, que sofrem refração da luz (propriedade de desviar o plano de polarização da luz em determinadas direções, dependendo de sua incidência). O índice de refração do esmalte é de 1,60 e o da dentina[5] 1,56, portanto, a cor também sofre modificações de acordo com o tipo de luz usado e a direção do foco (direto ou indireto).

Para obtenção da cor aproximada dos dentes, utiliza-se escala de cores padronizada (escala VITA), na qual as cores dentais são classificadas segundo sua matiz, saturação e luminosidade, com base no sistema de ordenação de cores de Munsell ou sistema HSV[6] (Fig. 130.2):

- *Matiz (*H*ue)*: é a cor; predominância de determinado comprimento de onda, resultando em uma cor.
- *Saturação (*C*hroma)*: indica a intensidade da matiz, ou seja, a quantidade de cor (por exemplo, pálido – saturado).
- *Luminosidade (*V*alue)*: está associada à luminescência do objeto. É o nível de brilho da cor (por exemplo, claro – escuro).

Mecanismo da Pigmentação Dentária

A alteração de cor dentária está dividida de acordo com a localização e a etiologia da mancha.

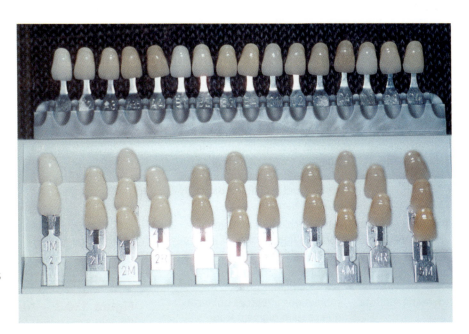

Figura 130.2 – Escala de cores padrão.

As manchas são classificadas em extrínsecas e intrínsecas. Há inúmeras classificações utilizadas em relação à sua localização e à sua etiologia, sendo o que para Nathoo[7], conhecida como classificação N, é a única que explica o mecanismo da pigmentação dos dentes[7].

Manchas Extrínsecas

São encontradas na superfície dentária e ocasionadas pela atração dessa superfície por determinadas substâncias. Os tipos de forças de atração incluem interações de longo alcance, força eletrostática e de Van der Walls, bem como interação com forças de pequeno alcance como as de hidratação, hidrofóbicas e adesão hidrogenada. Essas interações permitem que os pré-cromogênios e os cromogênios se aproximem da superfície dentária e determinem se a adesão ocorrerá. A tenacidade de adesão cromogênica varia entre substâncias e o mecanismo que determina a eficácia da adesão não está claramente entendido[8]. Exemplo típico são as manchas de café e chá, de difícil remoção quando antigas e que, quando recentes, podem ser removidas com mais facilidade (Tabela 130.1).

N_1: Tipo de Mancha Dentária

A similaridade de cor dos dentes pigmentados e certos materiais ou substâncias causadoras de manchas é o mecanismo que ocorre nas manchas N_1.

Um dos melhores estudos[8] descreve como causa da mancha tipo N_1, a formação da película de saliva sobre a superfície do esmalte. A capacidade de geração de cor depende da adsorsão (superfície-superfície) dos componentes salivares pelo esmalte, envolvendo a combinação de forças[9]. Nesse caso, predomina a força eletrostática sobre moléculas e átomos, formando em pequena fração de segundos, de dipolos elétricos, fazendo com que a superfície do esmalte, de carga negativa, atraia de forma seletiva[8] somente as proteínas de carga positiva. Essa aderência ocorrerá por meio de pontes de cálcio[7] (Fig. 130.3).

Alimentos e bebidas como café, chá, vinho e refrigerantes à base de cola depositam seus cromógenos na superfície dental, formando manchas com coloração similar, em consequência da presença das catequinas, que quando hidrolisadas produzem uma substância amorfa, insolúvel e de cor acastanhada, chamada tanino, que manchará a superfície dental pelo mecanismo de troca de íons[10] (Fig. 130.4).

A adesão bacteriana na película também implica na procedência das manchas dentárias N_1. A ligação bacteriana é processo seletivo governado por forças físicas semelhantes a energias de superfície livre, forças eletrostáticas e forças hidrofóbicas[11]. Eliminando esses agentes de superfície e

Tabela 130.1 – Classificação Nathoo (N) de manchas extrínsecas dentárias

Tipo de mancha	Material colorido (cromógeno)
Tipo de mancha N_1 – mancha dentária direta	Material colorido (cromógeno) ligado à superfície dental causa alteração de cor. A cor do cromógeno é similar à da mancha dentária
Tipo de mancha N_2 – mancha dentária direta	Materiais coloridos mudam de cor após ligação com a superfície dental
Tipo de manchas N_3 – mancha dentária indireta	Materiais incolores ou ligações pré-cromogênicas são submetidos a reações químicas que causam pigmentação

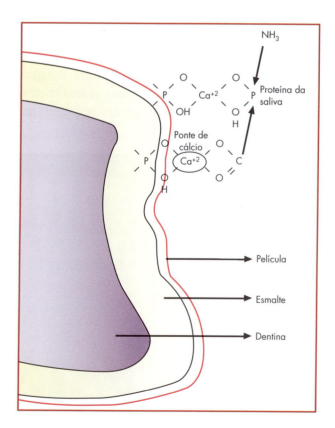

Figura 130.3 – Aderência de proteínas na película de saliva.

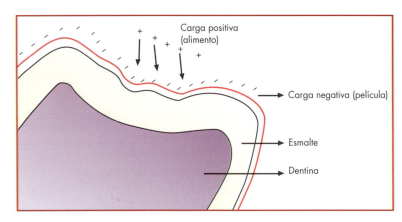

Figura 130.4 – Mecanismo de troca de íons.

interrompendo ou reduzindo as forças físicas, também reduzirá o número de bactérias colonizando a superfície dentária, demonstrando a importância dessas forças na formação da mancha dentária.

Os metais também podem induzir manchas do tipo N_1, em que a camada que contém íons fará a ligação por forças de hidratação. As manchas dentárias causadas por cobre e níquel podem variar de verdes até pretas[12].

N_2: Tipo de Mancha Dentária

Materiais pigmentados que, inicialmente, se ligam à película da superfície dentária e mudam de cor, posteriormente, são classificados como manchas[7] tipo N_2.

Exemplos desses tipos de manchas incluem a formação de uma coloração amarelada na interproximal dos dentes, ou na área de colo (cervical), e o aumento da formação da película marrom com a idade.

A mudança de cor pode ocorrer como resultado da adição acumulada de pigmentos ou modificações químicas na película de proteína (saliva), por exemplo, na desnaturação das proteínas causadas por ácidos e detergentes[13].

Manchas N_1 causadas por alimentos são também conhecidas pelo escurecimento com o tempo, chegando então a serem classificadas futuramente como N_2. Ainda não foi possível compreender por que esse tipo de mancha é de difícil remoção[7].

Eventualmente, as mudanças de cor ou intensificação da mancha podem ocorrer por mecanismo pela construção de pontes de metal, envolvendo grupos hidroxilas livres, polifenóis (tanino) e liberação de cátions de metais[7,12] (Fig. 130.5).

N_3: Tipo de Mancha Dentária

A adesão de materiais incolores nos dentes, que sofrerão reações químicas ou transformações

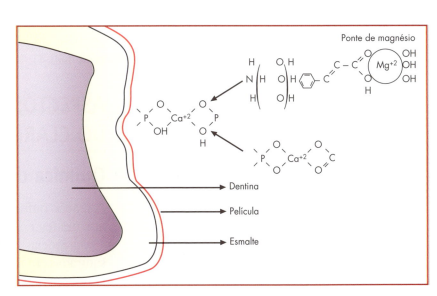

Figura 130.5 – Intensificação da mancha via pontes de metal.

que produzem cromógenos (substâncias coloridas), resulta em manchas[7] tipo N_3.

- *Reação de Maillard*: ocorre uma série de interações químicas entre açúcares e aminoácidos produzindo reação não enzimática de acastanhamento ou reação de Maillard[14,15]. Um exemplo clássico ocorre com a substância utilizada como inibidor químico da placa bacteriana, a clorexidina[9,15,16], que mediante o seu uso prolongado, na forma de enxaguatório bucal, mancha os dentes de marrom.
- *Reação de redução*: manchas dentárias adquiridas como resultado de agentes terapêuticos como o fluoreto estanhoso, no qual os íons de fluoreto e grupos sulfídricos sofrem redução formando manchas na superfície dos dentes[14-16].

Manchas Intrínsecas

Enquanto as manchas dentárias extrínsecas ocorrem na superfície dental, somente ligadas ao esmalte, as manchas intrínsecas ocorrem na presença do material cromogênico no esmalte e dentina[7].

Esse tipo de mancha pode ser classificado de acordo com a fase de ocorrência em pré ou pós-erupção dos dentes[17] (Tabela 130.2).

Na fase pré-eruptiva, os pigmentos poderão ocorrer durante a fase de mineralização (por exemplo, tetraciclina e flúor), em que os cromógenos unem-se aos cristais de hidroxiapatita do esmalte e da dentina[2]. A intensidade da coloração dependerá da duração e da quantidade do produto administrado[18].

Tabela 130.2 – Classificação das manchas dentárias intrínsecas

Fase de erupção dentária	Agentes causadores da mancha
Pré-eruptiva	Flúor
	Tetraciclina
	Malformações dentárias
	Alterações hematológicas
Pós-eruptiva	Hemorragias pulpares
	Trauma dental
	Dentina 2 área
	Dentina 3 área
	Cálculo pulpar
	Iatrogenia (causada pelo dentista)

Tabela 130.3 – Intensidade de coloração da tetraciclina variando do grau I ao grau IV

Grau I	Cor amarelo-clara
	Castanha
	Cinza
	Manchas sem concentração
Grau II	Cinza
	Cinza-escuro com nuances
	Não apresentam formação de faixas coloridas
Grau III	Cinza-escuro
	Azul-escuro
	Apresenta faixas e concentração de cor
Grau IV	Coloração intensa
	Azul, cinza e marrom-escuro
	Principalmente na cervical

A classificação, segundo Feinman *et al.*[19], de intensidade de coloração da tetraciclina varia do grau I ao IV (Tabela 130.3).

Defeitos de calcificação e desenvolvimento dos tecidos dentários, ocasionando malformação dos dentes, alteram sua coloração, assim como a porosidade e a irregularidade da superfície facilitam a pigmentação.

As doenças sistêmicas podem alterar a coloração dentária que, em sua maioria, volta à cor original com o restabelecimento da saúde geral.

TIPOS DE PIGMENTOS

A classificação desses pigmentos será dividida em pigmentos extrínsecos e intrínsecos (Fig. 130.6)[2,7,18,20].

Os pigmentos extrínsecos são aqueles cujas técnicas de remoção são menos agressivas (Tabela 130.4).

ASPECTOS CLÍNICOS DO CLAREAMENTO

Química do Clareamento

A reação química de clareamento dos pigmentos nos dentes é a oxidação.

As cadeias complexas dos cromógenos (ligações saturadas em forma de anel) vão se tornando mais simples (lineares) e o cromógeno vai clareando[21].

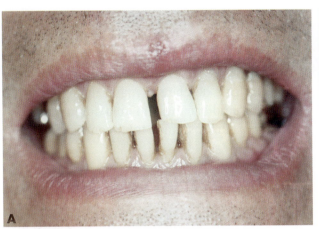
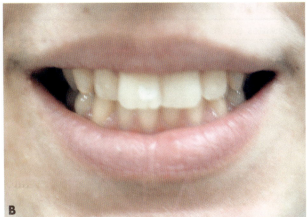
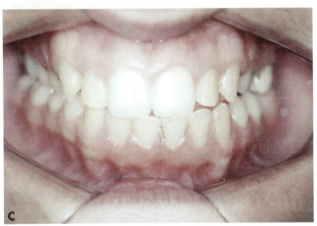
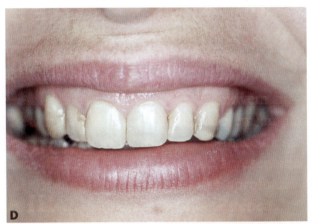
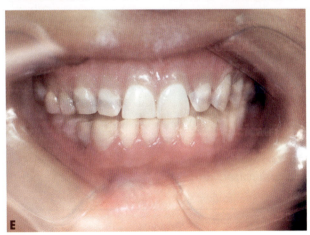

Figura 130.6 – (A) Nicotina. (B) Mancha por alimento. (C) Hipocalcificação do esmalte. (D) Mancha por tetraciclina; grau II. (E) Mancha por tetraciclina; grau III.

O efeito do agente clareador ocorre até a cadeia alcançar seu ponto máximo de simplicidade (ponto de saturação)[22]. Quando for atingido o ponto de saturação, o tratamento deverá ser interrompido com o risco de ocorrer a desestruturação da matriz do esmalte[4-6,9,14-18,20-23].

O peróxido de carbamida a 10%, um dos agentes clareadores mais utilizados, decompõe-se em[1] peróxido de hidrogênio 3 a 5% e uréia 7 a 10% (Fig. 130.7).

Indicação e Contraindicação

A importância do conhecimento do escurecimento dentário leva a um resultado satisfatório ou esperado.

Ao escolher a técnica e o clareador mais indicados para determinado pigmento, o profissional deve esclarecer o paciente quanto à eficácia e à limitação do tratamento escolhido.

As indicações e contraindicações foram divididas de acordo com os tipos de clareadores e

Tabela 130.4 – Pigmentos extrínsecos e intrínsecos

Pigmentos extrínsecos	
Etiologia	Cor
Café, mate, refrigerante à base de cola	Acastanhada
Vinho, sucos artificiais, chimarrão	Variada
Alimentos	Variada
Nicotina	Marrom/preta
Bactérias cromógenas	Esverdeada/marrom/preta
Clorexidina	Acastanhada
Sulfato estanhoso	Amarelada/marrom
Pigmentos intrínsecos	
Etiologia	Cor
Icterícia	Amarela/marrom
Porfiria	Púrpura
Eritroblastose fetal	Cinza
Hipocalcificação do esmalte	Branca
Hipoplasia do esmalte	Branca
Amelogênese imperfeita	Amarela/marrom
Dentinogênese imperfeita	Amarela/marrom
Fluorose	Marrom/cinza/amarela/branca
Tetraciclina	Cinza/amarela/marrom
Ferro	Preta
Mancha por amálgama	Cinza-azulado/preta
Materiais de preenchimento da polpa	Amarela/cinza/alaranjado
Medicamentos deixados na câmara pulpar	Marrom-escuro
Envelhecimento dental	Amarela/amarelo escuro

casuística de vários autores[1,2,18,20,24] (Quadros 130.1 e 130.2).

Dentes com pigmentação muito acentuada, principalmente de coloração acinzentada, são muito difíceis de clarear, mas não caracterizam uma contraindicação e sim uma dificuldade, não chegando a um resultado totalmente satisfatório.

Efeitos Adversos

Existe muita polêmica sobre o efeito dos agentes clareadores no esmalte, na dentina, nos tecidos bucais circunvizinhos e na deglutição de pequena quantidade do agente clareador caseiro.

Os efeitos adversos causados e mais relatados são:

- Reabsorção radicular;
- Hipersensibilidade;
- Descalcificação do esmalte;
- Náuseas;
- Permeabilidade do clareador.

> **Quadro 130.1 – Tipos de clareadores: indicações**
>
> - Clareamento caseiro:
>   - Pigmentos extrínsecos
>   - Tetraciclina graus I e II
>   - Envelhecimento dental
> - Clareamento no consultório:
>   - Técnicas não abrasivas:
>   - Pigmentos extrínsecos, tetraciclina graus I, II e III, envelhecimento dental, fluorose, manchas de amálgama superficiais
>   - Técnicas abrasivas:
>   - Tetraciclina grau III (faixas), fluorose, defeitos de calcificação do esmalte (superficiais)
>   - Técnicas intrapulpares:
>   - Iatrogenia, materiais obturadores, medicamentos na câmara pulpar

> **Quadro 130.2 – Tipos de clareadores: contraindicações**
>
> - Gravidez
> - Período de amamentação
> - Doenças sistêmicas graves
> - Alérgicos aos componentes do clareador
> - Dentes muito obturados
> - Sensibilidade dentinária acentuada

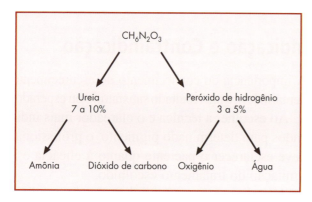

Figura 130.7 – Peróxido de carbamida.

Todos esses efeitos podem e devem ser evitados utilizando-se as técnicas corretamente, respeitando a quantidade e a indicação dos agentes clareadores, conhecendo seus mecanismos e limitações e evitando o estresse oxidativo dos tecidos bucais[19,25,26] (Fig. 130.8).

- *Reabsorção radicular*: nos agentes clareadores intrapulpares, existem casos relatados na literatura de reabsorções no terço cervical dos dentes, na área em que ocorre a aderência da gengiva[27,28].
Heller *et al.*[29] observaram reabsorções externas na região de aderência gengival em dentes de cães, com a técnica *walking bleach* (peróxido de hidrogênio e perborato de sódio)[30]. A reabsorção de raiz na região cervical é de origem inflamatória, ocorrendo no ligamento epitelial. Bactérias no sulco gengival ou bolsa periodontal estimulam e sustentam a resposta inflamatória do periodonto[31]. A reabsorção está associada a bolsas periodontais e bactérias presentes, bem como reações termocatalíticas de algumas técnicas de clareamento interno, sem a necessária vedação do canal dentário para isolamentos térmico e mecânico[31,32].
- *Hipersensibilidade*: pode ser causada pelo clareamento em dentes vitais, pela abertura dos túbulos dentinários[33], sendo reversível e perfeitamente controlável com o uso de flúor tópico, pastas dentifrícias desensibilizantes e produtos clareadores com nitrato de potássio na sua formulação[27]. A hipersensibilidade ocorre em dentes com desgastes, abrasões e erosões no esmalte[22]. A descontinuidade do tratamento cessa a sensibilidade.
- *Descalcificação do esmalte*: é considerada sem importância clínica por vários autores[1,32,34]. McCracken e Haywood[34] compararam o cálcio do esmalte perdido no clareamento com peróxido de carbamida 10% e na ingestão de refrigerantes à base de cola:

6h de clareamento ↔ 2,5min de uso de
(perda de refrigerante à base
1,6mmg/mm² de cola (perda de
de cálcio) 1mmg/mm² de cálcio)

- *Náuseas*: são associadas ao uso incorreto do clareador, colocando grande quantidade do agente na moldeira e não retirando o excesso com a escova; o sabor do clareador deve ser trocado (menta, melancia, uva, sem sabor, etc.)[18,24].
- *Permeabilidade do clareador*: se o ph do agente clareador é inferior a 5, há possibilidade de difusão profunda desse para a dentina, promovendo resposta pulpar. O agente clareador normalmente tem o seu ph em torno de 6,2 a 6,8 ou mais, ocorrendo pouca sensibilidade; na maioria dos casos, com a exposição à própria saliva, há remineralização da matriz[22,25]. Deve ser respeitado o tempo de uso do clareador conforme a técnica, evitando penetração nociva para dentina e polpa[1,2,33].

Reversibilidade da Cor

Imediatamente após o clareamento em consultório, a superfície do esmalte se apresenta opaca e consideravelmente clara, mas em uma semana

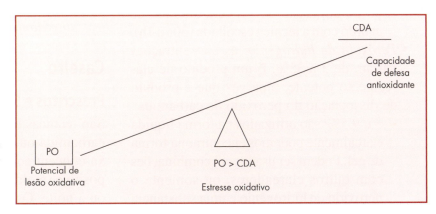

Figura 130.8 – Equilibrando PO = CDA, o tratamento clareador é totalmente seguro.

perde-se até 50% do branqueamento, seja com medição subjetiva ou objetiva. O ressecamento da superfície dentária também é responsável por parte do clareamento imediato e, assim que o dente tenha se reidratado, achamos que perde um pouco da luminosidade, o que é muito parecido com quando um dente perde parte de sua luminosidade ao removermos um dique de borracha.

O clareamento dentário não é um tratamento definitivo. Na literatura é relatado que a reversão da cor pode ocorrer no prazo de um a cinco anos[7,20,35].

A durabilidade dependerá da cor inicial do dente, dos hábitos alimentares, do uso de tabaco, da porosidade do esmalte e do envelhecimento dentário fisiológico[20,36].

Na técnica de microabrasão do esmalte, as manchas removidas não retornam, mas o dente sofrerá a ação do envelhecimento dentário e das causas extrínsecas como os demais[36].

TIPOS DE CLAREADORES

Existem no comércio inúmeras marcas e substâncias clareadoras que o profissional poderá utilizar.

Uma vez estabelecida a causa da mancha, podemos escolher o tipo do clareador e a técnica mais indicada:

- *Clareadores com gel de peróxido de carbamida*: as concentrações variam de 10 a 44%:
  - *10 a 22%*: são clareadores de uso caseiro, conhecidos como *night-guard*[6], e são utilizados de 1 a 12h, conforme sua concentração e a coloração dos dentes. São usados com monitoração do dentista.
  - *30 a 44%*: são clareadores utilizados e aplicados no consultório dentário e o tempo de utilização do gel será alterado de acordo com a técnica escolhida (30s a 1h).
- *Peróxido de hidrogênio*: as concentrações variam de 3 a 35%. É um produto de clareamento potente, uma vez que é produto de dissociação do peróxido de carbamida:
  - *3 a 9,5%*: são utilizados na forma líquida e atualmente podemos encontrar na forma de gel. Podem ser usados em combinações com outros clareadores, ou somente o peróxido de hidrogênio e uma substância de adesão. São clareadores de uso caseiro com monitoração do dentista.
- *Perborato de sódio*: clareador na forma de pó, utilizado com peróxido de hidrogênio, ou água destilada, ou água oxigenada. É utilizado no consultório.
- *Associações*: são fórmulas utilizadas para clareamentos com microabrasões feitas com o próprio produto e/ou com o auxílio de brocas especiais. Utiliza-se água oxigenada, ácidos, pedra-pomes em pó, peróxido de carbamida, éter, água destilada.

TÉCNICAS DE CLAREAMENTO

Serão divididas e classificadas de acordo com a vitalidade:

- Clareamento de dentes vitalizados.
- Clareamento de dentes não vitalizados.

Em todas as técnicas, o plano de tratamento deve ser respeitado.

Clareamento de Dentes Vitalizados

São processos utilizados em dentes que possuem o feixe vasculonervoso intacto e hígido, com ausência de reações inflamatórias e traumas dentais[2,6,7]:

- Caseiro:
  - Prescrito e supervisionado pelo dentista.
  - Disponível aos pacientes sem prescrição.
- Monitorado.
- Microabrasão.
- *Laser*.
- Arco de plasma.
- Diodos emissores de luz (LED, *light emitting diodes*).

Caseiro

Prescritos e Supervisionados pelo Dentista

São técnicas utilizadas com gel de peróxido de carbamida ou peróxido de hidrogênio com baixa concentração, através do auxílio de um dispositivo (moldeira), podendo ser utilizado de dia ou à noite. Os produtos prescritos pelo dentista podem ser peróxidos de carbamida de 3 a 22% ou um peróxido de hidrogênio a 14%.

O peróxido de carbamida se degrada em peróxido de hidrogênio e ureia. Um terço do peróxido de carbamida é peróxido de hidrogênio. Isso significa que se for um clareador de peróxido de carbamida a 10%, este se degrada em peróxido de hidrogênio a 3,3%.

O peróxido de hidrogênio, por sua vez, se degrada em água e oxigênio. A ureia se divide em amônia e dióxido de carbono.

Os produtos caseiros, tanto os dispensados pelo dentista como os sem prescrição, usam concentrações mais baixas por um período de tempo maior.

Plano de tratamento[3,6,7,8]:

- *Limpeza e polimento dos dentes*: remoção de cálculo supragengival (tártaro) e polimento das superfícies rugosas, evitando a nova formação de cálculos.
- *Diagnóstico e planejamento*: com o auxílio de radiografias periapicais ou radiografia panorâmica de face, os dentes vitais e não vitais serão visualizados. Estabelecer o tipo de mancha.
- *Registro de cor*: com a escala-padrão de cores registramos a cor inicial e a final. Fotografar o paciente com as cores inicial e final junto com os dentes auxilia na visualização de mudança de cor dental, evitando que tenhamos de clarear uma arcada antes da outra, para que o paciente possa observar a mudança de cor (Fig. 130.9).
- *Moldagem com alginato*: moldagem da arcada superior e inferior com hidrocoloide irreversível (alginato)[12].
- *Modelo em gesso*: a moldagem obtida será preenchida com gesso comum ou pedra, obtendo-se os modelos das arcadas.
- *Alívio do modelo*: alguns clareadores exigem espessamento da moldeira em relação ao dente, evitando escoamento do gel. Os produtos clareadores de consistência mais firme não necessitam de alívio. Somente utilizar o alívio nos clareadores de consistência mais fluida. Pintar com esmalte de unha, ou esmalte sintético, a parte vestibular dos dentes, no modelo de gesso, passando cerca de cinco a sete camadas, ou utilizar produtos próprios para espaçamento, utilizando uma única colocação (Fig. 130.10).
- *Evidência do colo dental*: com o auxílio de uma lâmina de bisturi nº 11 ou uma espátula tipo Lecron, evidenciar o colo dental, melhorando a adaptação da moldeira.
- *Confecção da moldeira*: com uma placa de silicone ou acetato termoformável[3], de espessura de 0,053 a 0,06 polegadas[7,19], o modelo e a placa serão colocados em um aparelho termoplastificador a vácuo[7], obtendo a moldeira, que deverá ser recortada com o auxílio de lâmina de bisturi nº 11 e tesoura (Fig. 130.11).
- *Prova da moldeira*: a moldeira não deve provocar desconforto no paciente e deve ser de fácil manipulação (Fig. 130.12).

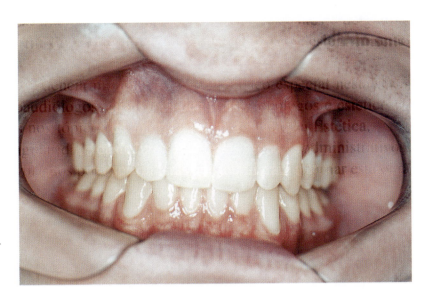

Figura 130.9 – Arcada superior clareada.

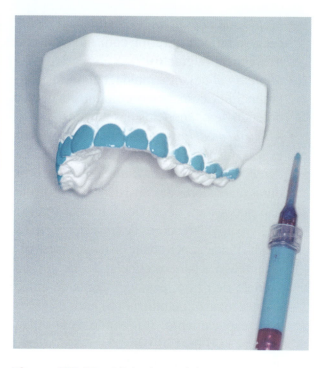

Figura 130.10 – Alívio do modelo.

- *Colocação do gel clareador na moldeira*: deve ser destinada apenas uma pequena quantidade de gel, na parte vestibular da moldeira (Fig. 130.13). Nunca preencher a moldeira.
- *Remoção do excesso do gel*: na colocação da moldeira na arcada, uma parte do gel extravasa e deve ser removida com o auxílio de uma escova dental (Fig. 130.14).
- *Tempo de uso*: dependerá da concentração e do material clareador[6,7,16] (Tabela 130.5).
- *Retorno ao dentista*: a cada três dias; nos tratamentos longos, uma vez por semana.

Disponíveis aos Pacientes sem Prescrição

Os vendidos sem prescrição podem ser divididos em de moldeira, tiras de polietileno, de pincel e em embalagens individuais. Como a quantidade de produto deglutido é considerável, as concentrações são menores.

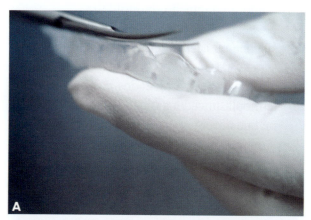

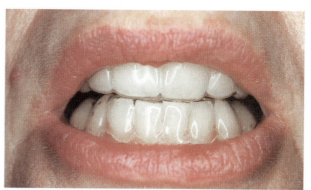

Figura 130.12 – Instalação da moldeira.

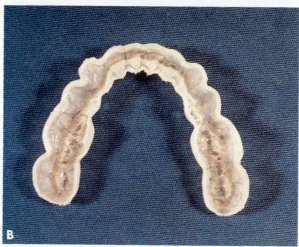

Figura 130.11 – (*A*) Recorte do modelo. (*B*) Modelo recortado.

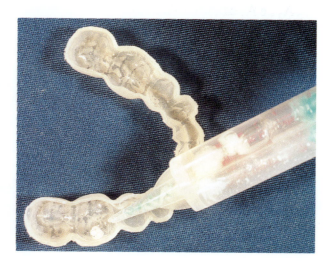

Figura 130.13 – Colocação do agente clareador na moldeira.

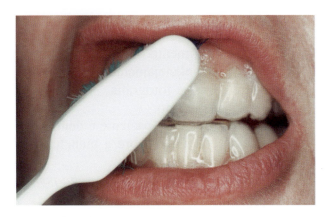

Figura 130.14 – Remoção do excesso do clareador com escova dental.

Tabela 130.5 – Clareadores caseiros

Clareadores caseiros	Tempo de uso
Peróxido de carbamida: 10 a 16% (*night-guard*)	8h ou toda a noite, durante 7 a 12 dias; máximo de uso: 6 meses
Peróxido de carbamida: 18 a 22% (*day-guard*)	1 a 2h por dia, durante 7 dias; máximo de uso: 1 mês
Peróxido de hidrogênio: 7,5% (*day-guard*) 9,5% (*day-guard*)	30min, 2 vezes ao dia, durante 7 dias 2h, 1 vez ao dia Máximo de uso: 4 semanas

O clareamento proporcionado por tiras de polietileno recobertas por uma camada de 0,1mm a 0,2mm de peróxido de hidrogênio (de concentrações de 6 e 14%) é um sistema bastante eficaz nos dentes com coloração mais amarelada, como os A_3, $A_{3,5}$ e A_4 da escala Vita, não ocorrendo o mesmo resultado em dentes com matiz acinzentado.

Monitorado

São os clareamentos utilizados no consultório (Tabela 130.6).

Tabela 130.6 – Clareadores com monitoramento

Clareadores	Tempo de uso
Peróxido de hidrogênio: 35%	3 sessões de 40min (período de 15 a 20 dias entre as sessões)
Peróxido de hidrogênio: 37%	15min
Peróxido de hidrogênio: 38%	10 a 15min

Plano de tratamento:

- Limpeza e polimento dos dentes.
- Diagnóstico e planejamento.
- Registro de cor e fotografia.
- Colocação do dique de borracha (isolamento absoluto) e proteção gengival com vaselina em pasta. Alguns clareadores dispensam o uso do isolamento absoluto com dique de borracha, possuindo um material próprio para a proteção gengival (barreira de resina refletiva) (Fig. 130.15).
- Espalhar, com o auxílio de um pincel, o agente clareador na superfície do esmalte.
- Utilizar lâmpada para clareamento New Lux à distância de 30cm do paciente (Fig. 130.16), ou

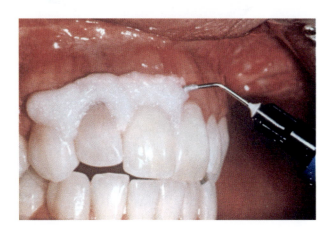

Figura 130.15 – Barreira de resina refletiva. (Cedida da coleção Ultradent Prod. Inc.).

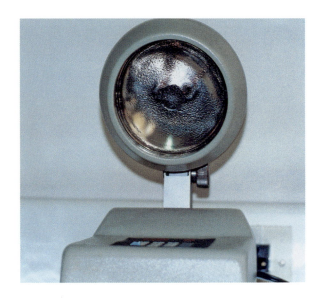

Figura 130.16 – Lâmpada clareadora.

arco de plasma de xenônio (2.300mW/cm), ou utilizar aparelhos fotopolimerizadores modernos (577mW/cm² a 670mW/cm²) com maior penetração da luz ou polimerizadores com LED (450 a 1.200nm) (Fig. 130.17).
- Após a remoção do agente clareador, pode ser utilizado flúor tópico para sensibilidade dentinária (Fig. 130.18).

Microabrasão

Essa técnica pode ser de uso combinado com o clareamento caseiro[37] (Figs. 130.19 a 130.22).

Plano de tratamento[7,9,36,37]:

- Limpeza e polimento dos dentes.
- Diagnóstico e planejamento.
- Registro de cor e fotografia.
- Isolamento absoluto.
- Óculos de proteção (paciente e dentista).
- Aplicar o clareador sobre a mancha com espátula de madeira:
  - *Ácido clorídrico a 12 a 18% + pedra-pomes*: aplicar sobre a mancha por 5s.
  - *Ácido clorídrico + fina camada de esmeril*: aplicar com taça de borracha por 60s cada passada, até remover a mancha.

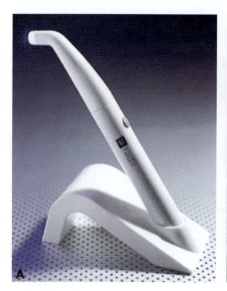
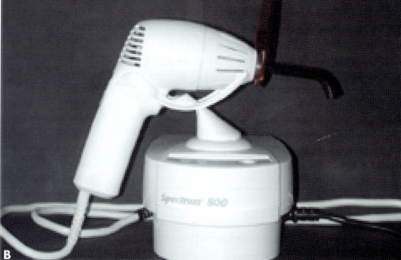

Figura 130.17 – (*A* e *B*) Fotopolimerizador de resina.

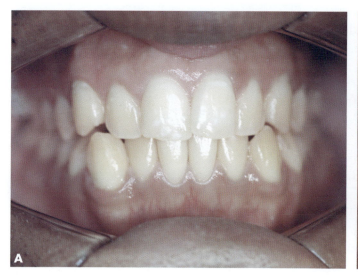
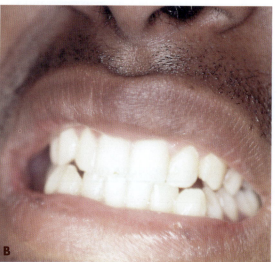

Figura 130.18 – Antes (*A*) e após (*B*) o clareamento com fotopolimerizador de resina.

Clareamento Dentário – **1689**

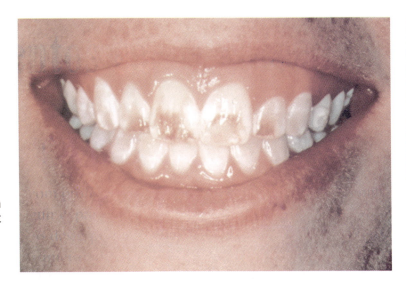

Figura 130.19 – Dentes com hipoplasia de esmalte. (Cedida da coleção Ultradent Prod. Inc.).

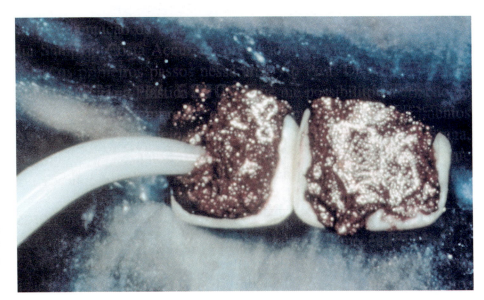

Figura 130.20 – Colocação de abrasivo. (Cedida da coleção Ultradent Prod. Inc.).

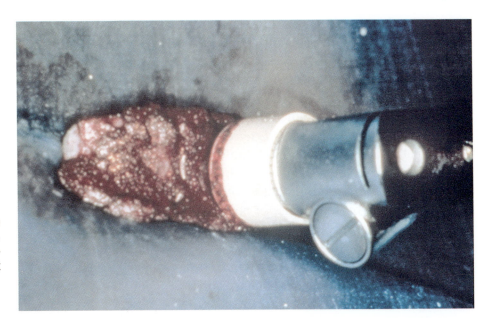

Figura 130.21 – Remoção mecânica das manchas. Colocação de abrasivo. (Cedida da coleção Ultradent Prod. Inc.).

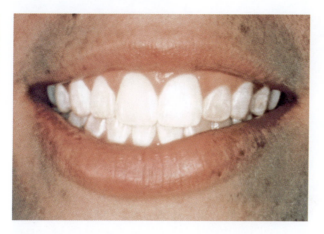

Figura 130.22 – Pós-clareamento. (Cedida da coleção Ultradent Prod. Inc.).

– *Ácido fosfórico a 35% + pedra-pomes*: taça de borracha.
– *Ácido clorídrico a 12% + pedra-pomes + éter (partes iguais)*: aplicar com taça de borracha por 5 a 60s.
• Usar rotação bastante reduzida para permitir firme compressão da taça sobre o produto.
• Lavar a coroa dental com água por 10s.
• Polir a superfície do esmalte com discos de lixa.
• Lavar a superfície do esmalte com água, aplicar fluoreto de sódio gel por 4min, para diminuir a sensibilidade e ajudar na remineralização do esmalte.

Laser

A emissão da energia *laser* sobre a matéria pode resultar em transmissão, reflexão, absorção ou dispersão.

No clareamento dentário, a pigmentação de cor escura dos dentes absorve a energia do *laser*, excitando as moléculas e adicionando energia para potencializar o processo. O *laser* é utilizado para catalisar a reação de oxidação dos peróxidos. O peróxido indicado é o de hidrogênio, a 35 ou 40%. A maioria dos produtos comerciais possui ação dual, ou seja, pode ser ativado por luz ou quimicamente. Os *lasers* recomendados são o de argônio, de 448mm (emite no azul), e o de diodo em alta potência, de 808nm; o de CO_2 está em fase experimental para ser utilizado[38] (Fig. 130.23).

Plano de tratamento:

• Polimento e limpeza dos dentes.
• Diagnóstico e planejamento.
• Registro de cor e fotografia.
• Isolamento absoluto.
• Óculos de proteção para o *laser* utilizado (paciente e profissional).
• Argônio: aplicar o *laser* por 30s[38].
• Diodo: não pode ultrapassar 2W de potência, com movimentos alternados de varredura por 30s[38].
• Lavar com água da seringa tríplice, removendo todo o produto.
• O processo pode ser repetido até seis vezes para o *laser* de argônio e três vezes para o *laser* de diodo[39].

Arco de Plasma

A lâmpada de xenônio se localiza entre o arco e os eletrodos, gerando uma luz branca intensa, que atravessa um filtro que permitirá somente a passagem de comprimento de luz azul. O gel clareador atingirá a temperatura de 54°C em 1min de aplicação.

Diodos Emissores de Luz

Esses dispositivos são utilizados como indicadores luminosos de aparelhos eletrônicos, painéis de veículos, etc.

Os LED convertem energia elétrica em luz por eletroluminescência através de feixes de semicondutores, proporcionando aquecimento.

Os LED utilizados emitem azul (470nm) e verde (530nm), ambos visíveis, não emitindo no infravermelho como o *laser*. Comercialmente, existem aparelhos com 8 a 19 LED. A cor da luz gerada pelo equipamento de fotoativação deve ser compatível com a cor do agente químico utilizado, pois a luz deve ser absorvida pelo agente químico de modo a poder ser transformada em calor, catalisando, assim, a reação.

Observando o espectro visível, quanto maior o comprimento de onda, menor a energia gerada pela luz, portanto, a luz azul tem capacidade maior de ativação do que a luz verde, a qual, por sua vez, tem capacidade maior de ativação do que a luz vermelha.

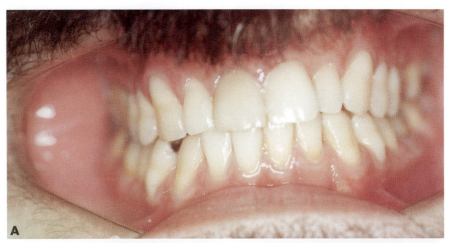
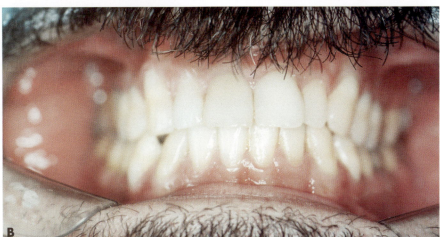

Figura 130.23 – Antes (*A*) e após (*B*) o clareamento.

Temos que considerar também a quantidade de energia gerada pelos equipamentos e a efetividade do gel em absorver a energia e transformá-la em calor[40] (Fig. 130.24).

Plano de tratamento:

- Polimento e limpeza dos dentes.
- Diagnóstico e planejamento.
- Registro de cor e fotografia.
- Isolamento com barreira gengival na gengiva inserida ou isolamento absoluto.
- Ativar o gel com a luz dos LED verdes durante 1min ou com LED azuis de 1 a 3min, ambas as arcadas, uma arcada, ou de dois a três dentes, conforme o aparelho utilizado[41].
- Aguardar 5min e repetir a ativação com a luz durante 1min (não trocar o gel).
- Aguardar mais 5min e ativar novamente com a luz durante 1min (não trocar o gel).
- Remover todo o gel com sugador (cânula de endodontia adaptada a uma ponta plástica).
- Limpar a superfície dos dentes com gaze ou pincel umedecido com hipoclorito de sódio a 0,5% ou água.
- Secar a superfície dental com rolete de algodão.
- Passar a segunda camada de gel e repetir a sequência de ativação de 1min com a luz, intercalada com os 5min de espera, sem trocar o gel, por três vezes.
- Repetir todo o procedimento numa terceira camada de gel (Fig. 130.25).

MANUTENÇÃO DO CLAREAMENTO

No mercado existem inúmeros produtos para manutenção:

- Pastas dentifrícias compostas de peróxidos de hidrogênio e carbamida.
- Produtos vendidos no mercado como clareadores em pincel e tiras de polietileno.

1692 – Interação Multidisciplinar

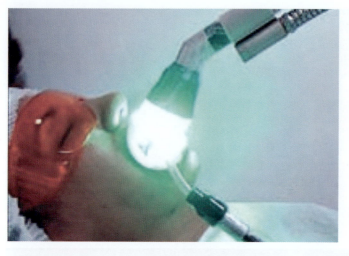

Figura 130.24 – Fotoativação do gel clareador.

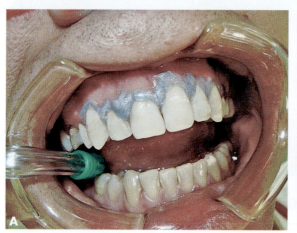
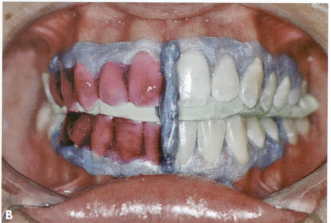

Figura 130.25 – (A e B) Etapas do clareamento dentário.

- Colutórios com peróxido de hidrogênio na sua composição.
- Deve-se diminuir a ingestão de café, mate e refrigerantes à base de cola.

O método de clareamento dentário em consultório é o modo mais rápido para clarear dentes. Entretanto, sempre deveria ser seguido pelo clareamento caseiro com a finalidade de atingir melhores e mais duradouros resultados.

QUESTÕES

1. Quais são os fatores que influenciam na coloração dos dentes?
2. O que é metamerismo?
3. Como são classificadas as cores dentais?
4. Quais são as diferenças entre as manchas extrínsecas e intrínsecas?
5. Como ocorre a classificação dos pigmentos?
6. Como são divididas as técnicas de clareamento?

REFERÊNCIAS

1. HAYWOOD, V. B.; HEYMANN, H. O. Nightguard vital bleaching. *Quintessence*, v. 20, p. 173-176, 1989.
2. PÉCORA, J. D. et al. *Guia de Clareamento Dental*. São Paulo: Santos, 1996.
3. DELLA SERRA, O.; VELLINI FERREIRA, F. *Anatomia Dental*. 2. ed. São Paulo: Artes Médicas, 1976.
4. MADEIRA, M. C. *Anatomia do Dente*. 2. ed. Chicago: Sarvier, 1980. p. 3.
5. PHILIPS, R. W. *Elements of Dental Materials*. 7. ed. São Paulo: Interamericana, 1997. p. 34-39, 90.
6. MCLEAN, J. W. et al. The science and art of dental ceramics. *Quintessence*, v. 1, 1979.

7. NATHOO, S. A. The chemistry and mechanisms of extrinsic and intrinsic discoloration. *JADA*, v. 128, p. 6-9, 1997.
8. SCANNAPIECO, F. A.; LEVINE, M. J. Saliva and dental pellicles. In: GENCO, R. J.; GOLDMANM, H. M.; COHEN, W. D. *Contemporary Periodontics*. St. Louis: Mosby, 1990. p. 117-126.
9. NORDBOO, H.; SORENSEN, R.; SONJU, T. Furfurals in clorhexedine discolored pellicle. *Scand J. Dent. Res.*, v. 85, p. 606-609, 1977.
10. SONJU, T.; ROLLA, G. Chemical analysis of the acquired pellicle formed in two hours on cleaned human teeth in vivo. *Caries Res.*, v. 7, n. 1, p. 30-38, 1973.
11. COWAN, M. M.; TAYLOR, K. G.; DOYLE, R. J. Energetics of the initial phase of adhesion of Streptococcus sanguis to hydroxyapatite. *J. Bacteriol.*, v. 169, n. 7, p. 2995-3000, 1987.
12. NORDBO, H.; ERIKSEN, H. M.; ROLLA, G.; ATTRAMADAL, A.; SOLHEIM, H. Iron staining of the acquired pellicle after exposure to tannic acid or chlorhexedine: preliminary report. *Scand. J. Dent. Res.*, v. 90, n. 2, p. 117-124, 1982.
13. ERIKSON, H. M.; NORDBO, H. Extrinsic discoloration of teeth. *J. Clin. Periodontal*, v. 5, n. 4, p. 229-236, 1978.
14. BERK, Z. Non-enzimatic browning. In: *Braverman's Introduction to the Biochemistry of Foods*. Amsterdam: Elsevier, 1976. p. 146-167.
15. NATHOO, S. A.; GAFFOR, A. Studies on dental stains induced by antibacterial agents and rational approaches for bleaching dental stains. *Adv. Dent. Res.*, v. 9, p. 462-470, 1994.
16. FLETCHER, M.; FARINA, M.; SMYTH, M.; WOODBURRY, S. Bleaching of discolored teeth. *Penn Dent. J.*, p. 9-30, 1992.
17. SHAFER, W. G.; HINE, M. K.; LEY, B. M. *A Textbook of Oral Pathology*. 4. ed. Philadelphia: Saunders, 1983. p. 53-57.
18. SCHMIDSEDER, J. et al. *Odontologia Estética*. São Paulo: Artmed, 2000. p. 35-54.
19. FEINMAN, R. A.; MADRAY, G.; YARBOROUGHT, D. Chemical, optical and physiologic mechanism of bleaching products: a review practice. *Periodontology Aesthetic*, v. 3, p. 32-36, 1987.
20. ESBERARD, R. M.; DUARTE JR., S. L. L.; LEONARDO, M. R. *Endodontia*. São Paulo: Sarvier, 1998. p. 867-883.
21. BARATICHI, L. N. et al. *Branqueamento Dental*. São Paulo: Santos, 1993.
22. HAYWOOD, V. B. History – safety and effectiveness of current bleaching techniques and explications of the night guard vital bleaching technique. *Quintessence*, v. 22, p. 471, 1992.
23. SIIRILA, H. S.; LANE, P. The tactile sensibility of the periodontium to slight axial loading of the teeth. *Acta Odont. Scand.*, v. 21, n. 5, p. 415-429, Nov. 1963.
24. HAYWOOD, V. B. A comparison of at-home and in-office bleaching. *Dentistry Today*, v. 19, nº 4, April 2000.
25. HAYWOOD, V. B. Night guard vital bleaching: current concepts and research. *JADA*, v. 128, p. 19-25, 1997.
26. FLOYD, R. A. The effect of peroxides and free radicals in body tissues. *JADA*, v. 128, p. 375-340, 1997.
27. KEHOE, J. C. Ph reversal following in vitro bleaching of pulpless teeth. *J. Endo.*, v. 13, n. 1, p. 6-9, 1975.
28. FUSS, Z.; ZJABIS, S.; TAGGER, M. Tubular permeability to calcium hydroxide and to bleaching agents. *J. Endo.*, v. 15, n. 8, p. 362-364, 1989.
29. HELLER, D. et al. Effect of intracoronal bleaching on external cervical root resorption. *J. Endod.*, v. 18, p. 145-148, 1992.
30. NUTTING, E. B.; POE, G. S. A new combination of bleaching teeth. *J. South Calif. Dent. Assoc.*, v. 31, p. 289-291, 1963.
31. TROPE, M. Cervical root reabsorption. *JADA*, v. 128, p. 56-59, Apr. 1997.
32. ZOLKIND, M.; ARWAZ, J. R.; GOLDMAN, A. Surface morphology changes in human enamel, dentin and cementum following bleaching; a scanning electron microscopy. *Endond. Dent. Traumatol.*, v. 12, fascículo 17, p. 82-88, Abr. 1996.
33. BRANNSTROM, M.; LINDEN, L. A.; ASTROM, A. The hydrodynamics of the dental tubule and of pulp fluid: a discussion of its significance in relation to dentinal sensitivity. *Caries Res.*, v. 1, p. 310-317, 1967.
34. MCCRACKEN, M. S.; HAYWOOD, V. B. Desmineralization effects of percent carbamide peroxide. *J. Dent.*, v. 24, n. 6, p. 395-398, 1996.
35. THEODORE, P.; CROLL, D. D. S. Enamel microabrasion, observations after 10 years. *JADA*, v. 128, p. 45-50, 1997.
36. HOWELL, R. A. The prognosis of bleached root filled teeth. *International Endodontic Journal*, v. 14, n. 1, p. 22-26, Jan. 1981.
37. SMIGEL, I. Laser tooth whitening. *Dent Today*, v. 15, n. 8, p. 32-36, Aug. 1996.
38. PELINO, J. P.; GOWNSOARES, S.; TANJI, E. Y.; EDUARDO, C. P. Clareamento dental com laser de diodo. *ABLO*, p. 13-15, 2000.
39. CONSELHO DO ADA. Clareamento com auxílio do laser: uma atualização. *JADA*, v. 2, p. 42-45, 1999.
40. TEIXEIRA, F. B.; NOGUEIRA, E. C.; FERRAZ, C. C. R.; ZAIA, A. A. Clareamento dental interno com pasta de perborato de sódio e água destilada. *Revista APCD*, v. 54, p. 315-318, Jul/Ago. 2000.
41. LIZARELLI, R. F. Z.; MORIYAMA, L. T. A. A nonvital tooth bleaching technique with laser and LED. *J. Oral Laser Applications*, v. 2, n. 1, p. 45-57, 2002.

LEITURA COMPLEMENTAR

BOWLES, W. H.; BURNS, JR., H. Catalase/peroxidase activity in dental pulp. *Journal of Endodontis*, v. 18, n. 11, p. 527-529, Nov. 1992.

BUCHALLA, W.; ATTIN, T. Extremal bleaching therapy with activation by heat, light or laser – a systematic review. *Dent. Mater.*, v. 23, n. 5, p. 586-596, May 2007.

DAVID, A. G. Dentist – monitored bleaching – a discussion of combination and laser bleaching. *JADA*, v. 128, p. 265-295, Apr. 1997.

FRIEDMAN, S. Internal bleaching – a discussion of combination and laser bleaching. *JADA*, v. 128, p. 26-295, Apr. 1997.

FRIEDMAN, S. Internal bleaching: longterm outcomes and complications. *JADA*, v. 128, p. 51-64, April 2000.

HAYWOOD, V. B.; LEONARD, R. H. Night guard vital bleaching removes brown discoloration on for 7 years: a care report. *Quintessence*, v. 29, fascículo 7, p. 450-451, 1998.

JONES, A. H.; DIAZ-ARNOLD, A. M. et al. Colorimetric assessment of laser and home bleaching techniques. *J. Esthet. Dent.*, v. 11, n. 2, p. 87-94, 1999.

LIEBENBERY, W. H. Intracoronal lightening of discolored pulpless teeth, a modified walking bleach technique – case report. *Quintessence*, v. 28, fascículo 12, p. 771-777, Dec. 1997.

MATIS, B. A.; MOUSA, H. N.; COCHRAN, M. A.; ECKERT, G. J. Clinical evaluation of bleaching agents of different concentrations. *Quintessence*, v. 31, n. 5, p. 303-310, May 2000.

ROMANOS, G. E.; NEWTWIG, G. H. Present and future of lasers in oral soft tissue surgery: clinical applications. *Journal Clinical Laser Med. Surg.*, v. 14, fascículo 4, p. 179, 1996.

ROTSTEIN, I. et al. Histochemical analysis of dental hand tissues following bleaching. *J. Endod.*, v. 22, p. 23-25, 1996.

STEWART, G. G. Bleaching discolored pulpless teeth. *J. Am. Assoc.*, v. 70, p. 325-328, 1965.

ASPECTOS ADMINISTRATIVOS, ÉTICOS E JURÍDICOS, MÍDIA E *MARKETING*

PARTE VI

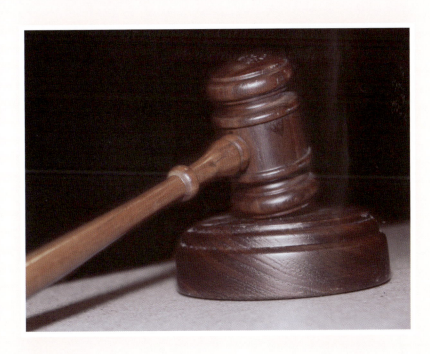

Seção 23

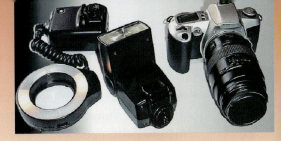

Temas Complementares

Capítulo 131

Documentação Fotográfica

Francisco Leite

SUMÁRIO

Uma correta análise pré-operatória do paciente é fundamental para um resultado satisfatório. A documentação fotográfica pré-operatória adquiriu um caráter imprescindível em toda cirurgia estética.

Muitas anormalidades são mais evidentes em boas fotografias quando comparadas ao exame clínico. As imagens permitem que o cirurgião estude várias perspectivas simultaneamente para definir melhor as deformidades e as técnicas a serem utilizadas. Durante o ato operatório, muitas destas deformidades antes não percebidas podem tornar-se mais evidentes e serem visualizadas também nessas fotografias.

O registro do pós-operatório também é de extrema relevância, tanto para o paciente quanto para o médico, a fim de analisar os resultados e observar as mudanças ocorridas.

Além disso, a necessidade de documentação legal também deve ser levada em consideração.

HOT TOPICS

- Todo paciente deve ser fotografado antes da realização de um procedimento estético.
- Pela comparação fotográfica dos resultados obtidos, é possível aperfeiçoar e refinar a técnica médica.
- Com boa documentação fotográfica, é possível compartilhar os resultados e técnicas com outros colegas da área médica.
- A documentação fotográfica deve ser padronizada e reprodutível.
- A iluminação deve ser sempre constante e de resultados uniformes.
- A profundidade de campo refere-se à faixa em que os objetos aparecem focalizados nitidamente.
- As fotos para comparação de resultados deverão, necessariamente, ter a mesma distância focal.

- As fotos não devem ter elementos confundidores e mascaradores, como brincos, maquiagem, penteados.
- O consentimento do paciente em ser fotografado deve ser sempre aprovado e espontâneo.
- Para a maioria das situações fotográficas médicas, uma lente de 100mm com capacidade macro é ideal.

INTRODUÇÃO

Fotografar é escrever com a luz. É aprender a usar as cores, as sombras e as luzes para definir a forma, congelar o tempo e eternizar o instante. É ser capaz de criar uma imagem para contar o que se viu, como se viu e como o trabalho modificou o que se viu.

O objetivo deste capítulo é mostrar a importância da documentação fotográfica na medicina estética e fornecer as ferramentas conceituais e práticas básicas para que o ato de fotografar seja executado de maneira fácil, confiável e eficiente.

Serão abordados, sob o ponto de vista médico, quais os cuidados que se deve ter ao fotografar; quais os equipamentos e as técnicas mais indicadas para que as fotos sejam fiéis, verdadeiras e esclarecedoras; e como padronizar a técnica, a fim de se obter eficiência e atingir níveis profissionais de qualidade e proficiência.

O foco principal será sobre a atitude do médico ao fotografar. Isso porque fotografar é tanto, ou mais, uma questão de atitude correta diante do ato em si, quanto uma questão sobre qual equipamento e como utilizá-lo.

Por concisão, falar-se-á sobre a fotografia com as máquinas de visor monorreflexivo em películas de 35mm.

Serão vistos também aspectos da fotografia digital, que veio para ficar e substituir a fotografia convencional em filmes.

POR QUE FAZER FOTOGRAFIAS EM MEDICINA ESTÉTICA?

Proteção Médico-legal

Em medicina, os pacientes de procedimentos estéticos talvez sejam os que tenham maiores expectativas quanto aos resultados obtidos. Frequentemente, surgem dúvidas sobre qual o verdadeiro grau de melhora ou piora decorrente de algum procedimento.

Nesses momentos, uma boa documentação fotográfica pode salvar o relacionamento médico-paciente e evitar ou desestimular ações de natureza legal.

E, ainda mais, sem boas fotos, pode-se ficar à mercê de uma crescente indústria de indenizações indevidas. Fotos documentais médicas podem representar nossa melhor ou única defesa, desde que corretamente tiradas.

Deve-se, portanto, fotografar corretamente todo e qualquer paciente antes de todo e qualquer procedimento estético que venha a se fazer nele. O custo de todas as fotos tiradas será sempre menor que o de uma única complicação legal que elas possam vir a evitar.

Avaliação de Resultados

Pela comparação fotográfica dos resultados obtidos, a cada nova maneira de execução de um determinado procedimento, pode-se aperfeiçoar e refinar a técnica médica. Vendo como foi feito e o que foi obtido agindo de determinado modo, o médico pode estar constantemente se autoavaliando e se autoaperfeiçoando.

Compartilhamento de Resultados

Com boa documentação fotográfica, pode-se, ainda, mostrar aos nossos colegas médicos, em congressos e reuniões científicas, os nossos resultados. Podem ser compartilhados os benefícios ou desvantagens de determinada técnica.

Além de apresentações e palestras, as publicações de artigos científicos em revistas médicas também são enriquecidas se acompanhadas de documentação fotográfica adequada.

COMO DEVE SER A DOCUMENTAÇÃO FOTOGRÁFICA ADEQUADA E LEGALMENTE ACEITÁVEL

A documentação fotográfica médica deve ser tecnicamente perfeita e fiel. Os objetos importantes e seus detalhes devem estar todos em foco, nítidos. Deve ser padronizada e reprodutível: uma imagem clara daquilo que foi visto, com qualidade profissional. Só assim ela pode ser considerada um documento legal comprobatório e nos dará proteção.

Para isso, deve-se padronizar e adequar a iluminação, a exposição e a profundidade de campo, o enquadramento e os fundos das fotos.

Iluminação Correta Padronizada

A iluminação deve ser sempre constante e de resultados uniformes, especialmente se forem fotos destinadas a comparações do tipo "antes e depois" de algum procedimento.

São inadmissíveis legalmente, e até consideradas agravantes por má-fé e indicativas de fraude, comparações de "antes e depois" feitas com fotos obtidas utilizando-se diferentes incidências de luz ou graus diversos de exposição.

Se a cada foto houver uma incidência diferente de luz que ressalte ou esconda as sombras, que torne as superfícies mais planas ou mais definidas, as fotos perderão sua credibilidade. Assim sendo, caso se use uma certa iluminação, seja ela frontal ou lateral, ela deve ser a mesma a ser usada na foto do depois.

Exposição Correta Padronizada

A exposição do filme, ou seja, o volume de luz que chega ao filme e reagirá com as partículas fotossensíveis de sua película, também afeta a maneira como uma lesão é mostrada. As fotos claras demais (superexpostas) tendem a distorcer a realidade por diminuírem as diferenças de relevo, detalhes e nuances de cor. Da mesma forma, as fotos escuras demais (subexpostas) também tendem a distorcer a realidade, só que por escondê-la nas sombras. Detalhes preciosos são perdidos e defeitos importantes, antes presentes, podem não aparecer e não ser percebidos pelos pacientes como decorrentes do tratamento.

Uma vez que se tenha estabelecido qual a combinação de velocidade do obturador com a abertura do diafragma, o que confere uma exposição correta para aquela situação definida, deve-se fazer uma tabela e manter os mesmos valores para fotos na mesma situação, obtendo exposição adequada e padronizada.

Profundidade de Campo Correta Padronizada

A profundidade de campo se refere à zona de foco nítida, ou seja, à faixa em que os objetos aparecem focalizados nitidamente. Ela está em estreita relação com a abertura do diafragma, como será visto adiante.

Por enquanto, basta saber que quanto menor a abertura de diafragma, maior a profundidade de campo e maior a faixa de nitidez obtida na foto.

Assim, deve-se procurar a menor abertura de diafragma que possibilite uma exposição correta. Sempre manter a mesma abertura em fotos que serão comparadas futuramente.

Enquadramento Correto Padronizado

As fotos para comparações de resultados obrigatoriamente deverão ter a mesma distância focal, o mesmo enquadramento, os mesmos pontos de referência e, é claro, ser tiradas utilizando-se as mesmas lentes fotográficas.

Muitas vezes, uma só foto não dá a totalidade de informações que se deseja expressar. Podem ser necessários dois enquadramentos, um mais distante e amplo, para se ter uma ideia do conjunto, e um mais próximo, enfocando apenas a lesão bem de perto, mostrando seus detalhes. Mas tais enquadramentos, em diferentes distâncias e ângulos, devem sempre ser mantidos exatamente da mesma forma nas fotos comparativas.

Fiel, Confiável e Comparável

As fotos não devem ter elementos confundidores e mascaradores. Brincos, maquiagens, penteados, roupas de cores e padrões muito chamativos podem roubar a cena, desviando a atenção e comprometendo a mensagem principal da foto.

Ou, ainda pior, se muito diferentes entre si, colocam dúvidas sobre se a aparente melhora foi em razão do ato cirúrgico em si ou de uma boa maquilagem, uso de acessórios de beleza, penteados mais arrumados, enfim, boa produção nos bastidores. Nesse caso, mais uma vez, caracteriza-se má-fé e até propaganda enganosa, a qual não engana mais ninguém.

O fundo da foto, o que aparece atrás do paciente, também não deve chamar a atenção, deve ser neutro e de um material que não proporcione reflexos ou permita a projeção de sombras. Adiante serão vistos quais fundos são mais práticos.

Vale ressaltar ainda mais uma vez: para ter valor comparativo, a foto tem de ser padronizada e reprodutível, com a mesma distância, posicionamento e atitude do sujeito, bem como a mesma técnica fotográfica (abertura, exposição e iluminação, composição e fundo).

Foto Previamente Esclarecida e Consentida Espontaneamente

O paciente não deve se sentir constrangido com as fotos. Deve-se sempre explicar ao paciente sobre o valor delas, como benefício para ele mesmo, bem como para lhe assegurar sua privacidade, caso ele não deseje que sejam mostradas para outras pessoas, mesmo outros médicos. Só então, com uma autorização, se possível por escrito, deve-se começar a fotografar.

Caso o paciente não autorize fotos, nem mesmo para fins exclusivos de seu prontuário e documentação do caso, sem nenhuma divulgação para terceiros, deve-se proceder à completa reavaliação de seu perfil psicológico, pois se pode estar diante do prenúncio de problemas futuros.

Por outro lado, cuidado! Se ele se sentir pressionado a assinar algum termo de consentimento de divulgação, poderá alegar isso em uma futura ação jurídica, o que tornará este "termo imposto" sem valor.

Enfim, o consentimento deverá ser sempre esclarecido e espontâneo. Deve estar explicitado em seus dizeres que ele (o paciente) não sofrerá qualquer alteração no seu procedimento ou atendimento caso não concorde com sua divulgação.

NOÇÕES SOBRE OS EQUIPAMENTOS FOTOGRÁFICOS

Talvez a dúvida mais frequente seja sobre qual equipamento é o melhor para a documentação fotográfica. Deve-se comprar uma máquina digital ou analógica? Todos os tópicos a seguir são comuns e essenciais tanto para as câmeras digitais quanto para as de filme que se prestam. Leia-os com muita atenção. Ao final, esta discussão será retomada e, por ter mais elementos para analisar com clareza, você poderá fazer sua escolha.

Câmera

Câmera Fotográfica Monorreflexiva

Pela boa relação custo-benefício, pela ampla variedade de modelos, acessórios e filmes disponíveis, por poderem ser encontradas praticamente em qualquer capital do país e por possibilitarem resultados de excelente qualidade, as câmeras que utilizam filmes de 35mm e possuem visor monorreflexivo são as mais adequadas à documentação fotográfica médica. Elas podem ser tanto digitais como de filmes, seguindo os mesmos controles e princípios. Seus acessórios são os mesmos, apenas a maneira de armazenar as fotos é diferente.

Uma câmera de visor monorreflexivo é aquela que utiliza a mesma lente objetiva para se ver a imagem e para formá-la sobre o filme. Isso é possível porque, em seu interior, um espelho móvel e um prisma triangular formam um conjunto em que ora a imagem chega aos nossos olhos, ora chega ao filme (Fig. 131.1).

A grande vantagem desse sistema é que aquilo que se vê e se focaliza é exatamente o que sairá na foto, impedindo erros de enquadramento e propiciando uma precisa documentação. Além disso, suas lentes objetivas são removíveis e intercambiáveis, o que permite escolher qual o tipo mais adequado de lente às necessidades fotográficas, bem como seu acoplamento a microscópios, dermatoscópios, etc.

Quando se disparam essas máquinas (Fig. 131.2), o espelho móvel se levanta e a imagem, em vez de chegar aos nossos olhos, atingirá o filme ou o sensor da câmera digital.

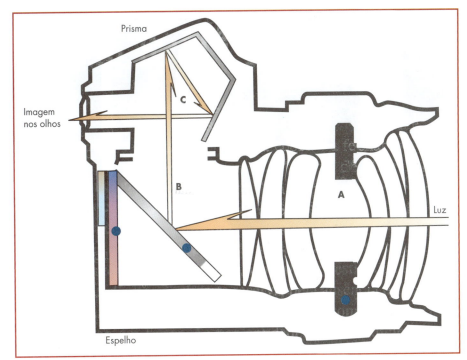

Figura 131.1 – Câmera monorreflexiva ao se focalizar. A = a imagem passa através da lente objetiva, cujo diafragma está totalmente aberto, facilitando a visualização e a focalização do objeto; B = um espelho, colocado na frente do filme, reflete a luz até um prisma triangular; C = a imagem é levada pelo visor até os olhos.

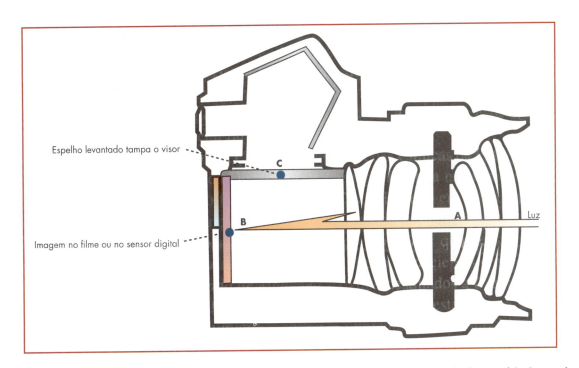

Figura 131.2 – Câmera monorreflexiva ao se disparar. A = a imagem passa através da lente objetiva, cujo diafragma agora está reduzido para uma abertura predeterminada; B = a luz pode reagir com o filme ou com o sensor de captação em uma câmera digital; C = já que o espelho agora está levantado, liberando a luz, mas, momentaneamente, bloqueando o visor.

Fotografia Digital

Ao passo que, na fotografia convencional, a luz é focalizada em um filme e reage com as partículas da emulsão deste para formar uma imagem; na foto digital, a luz é focalizada em um *charge-coupled device* (CCD) (Fig. 131.3).

Nele, transistores sensíveis à luz reagem com as cores vermelho, azul e verde, individualmente (um tipo de transistor para cada

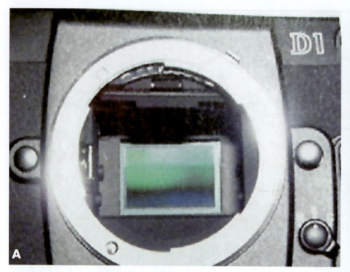
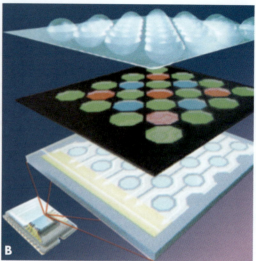

Figura 131.3 – (A) Um sensor digital ocupa o lugar em que estaria o filme, atrás da lente objetiva, na máquina digital. (B) Ele converte a luz, separando suas cores em sinais elétricos digitais, enviados aos cartões de memória.

cor), gerando um fluxo analógico contínuo de corrente elétrica.

Então, um conversor analógico digital (ADC, *analogic digital converter*) traduz esses sinais para a linguagem binária dos computadores. Um outro elemento eletrônico, o processador digital de sinal (DSP, *digital sign processor*), processa essas imagens, ajusta os contrastes e detalhes para, então, comprimir e enviar esses dados a um meio de armazenagem (memória de acesso aleatório [RAM, *random access memory*] da câmera ou disquete apropriado).

Atualmente já existem diversos modelos de câmeras fotográficas digitais profissionais que se parecem e funcionam como as câmeras de lentes de reflexo único (SLR, *single-lens reflex*) de filme. Na verdade, os maiores fabricantes estão produzindo sofisticados modelos SLR digitais que podem utilizar as mesmas lentes, *flashes* e demais acessórios que possuam uma máquina SLR de filme de 35mm da mesma marca.

As câmeras digitais monorreflexivas possuem, além do visor ocular óptico, uma pequena tela colorida, de cristal líquido, que permite uma pré-visualização e edição das fotografias digitais obtidas (Fig. 131.4, A e B). Essa tela pode ainda funcionar como auxiliar ao visor ocular, permitindo facilidade no enquadramento do objeto com a câmera longe dos olhos.

Possuem também terminais para conexão direta com computadores para armazenamento digital, compartilhamento via internet, edição e impressão da imagem em papel (Fig. 131.4, C). Em vez de usar filmes, inserem-se cartões de memória (Fig. 131.4, D) que armazenam as imagens digitais captadas pelo sensor digital.

A fotografia com essas máquinas segue os mesmos princípios aqui estabelecidos para a fotografia em filme. Seus resultados são fotos de qualidade e precisão, medidas na escala de *megapixels*. A qualidade ao se imprimir essas imagens em impressoras de microcomputadores é bastante razoável e satisfatória.

Com a tecnologia atualmente disponível, o volume de dados estocados em uma película de filme comum é centenas de milhares de vezes maior e menos detalhado que os gerados e armazenados pelas câmeras digitais.

Sem dúvida é uma tecnologia muito interessante e competitiva por sua versatilidade, sua capacidade imediata de visualização, estocagem, transmissão e edição poderosa de imagens, proporcionada pela digitalização e incorporação ao universo da informática. Veio para ficar e substituir as câmeras de 35mm com seus filmes de emulsão.

Exposição Automática ou Manual?

É fundamental que a câmera permita um controle manual sobre a abertura do diafragma e a velocidade do obturador (Fig. 131.5). Assim, podem-se determinar e padronizar as combinações ideais desses parâmetros para se obter fotos comparáveis e em correta exposição.

As máquinas exclusivamente automáticas são ineficientes em fotos médicas. Seus programas automáticos facilmente se enganam em função da iluminação do ambiente e dos fundos utilizados. Por fornecerem resultados que variam muito, o padrão das fotos será imprevisível. Além disso, encarecem a câmera.

Foco Manual × Autofoco

As mesmas ressalvas feitas à exposição automática valem para a capacidade de autofocalização. Deve-se desativar o mecanismo de autofocalização e utilizar a focagem manual (Fig. 131.6). Muitas vezes, esse mecanismo mais atrapalha que ajuda.

A macrofotografia (fotografia a curtíssima distância e com grande ampliação da imagem) faz parte rotineira da documentação fotográfica médica e é quase impossível de ser feita com o autofocalização. É muito mais eficiente e confiável manter a distância focal fixa na lente e se aproximar e se afastar do objeto para se obter enquadramentos e ampliações das imagens de forma regular e reprodutível.

Flashes Eletrônicos

O *flash* automático, que utiliza seu próprio sensor, é um acessório indispensável. Facilita muito

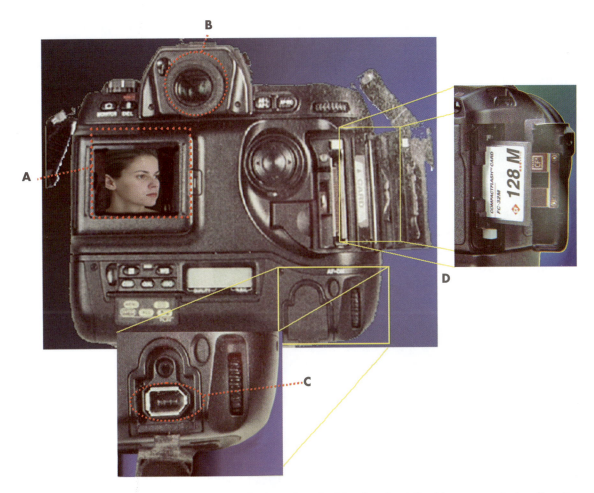

Figura 131.4 – Diferenciais de uma câmera digital. A = tela colorida, de cristal líquido, para pré-visualização e edição das fotografias obtidas, permitindo rápido acesso a todas as imagens e dados armazenados na câmera digital; B = visor ocular, como nas câmeras monorreflexivas, serve para o enquadramento e a focalização precisos dos objetos a ser fotografados; C = ao se abrir uma tampa protetora, vê-se o terminal de conexão para ligar a câmera a um computador, por meio de um cabo, assim é possível o armazenamento, a edição, o compartilhamento (internet) e a impressão da foto obtida pela câmera digital; D = cartões de memória substituem o filme no armazenamento das fotos digitais.

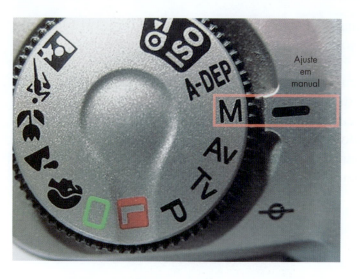

Figura 131.5 – Modo manual. Deve-se ajustar a máquina para o modo manual, a fim de que se possa manter padronizadas a abertura do diafragma na lente e a velocidade do obturador da câmera. Uma máquina exclusivamente automática é contraindicada. Entretanto, uma automática que também permita ser colocada em modo manual pode ser utilizada.

a vida do fotógrafo médico. Com ele, uma vez estabelecidas a distância padrão do objeto e a abertura ideal, o fornecimento de luz é constante e de excelente qualidade.

Melhor ainda se o *flash* utiliza o próprio fotômetro da câmera. A isso se chama *flash* através da lente (TTL, *through the lens*). Ele é praticamente uma garantia de boas fotos.

Para macrofotografia, deve-se utilizar um *flash* anelar automático (Fig. 131.7) colocado logo na frente da objetiva, permitindo perfeita difusão da luz junto a um objeto muito próximo a ela, sem sombras indesejáveis.

Ele tende, entretanto, a deixar uma imagem plana, com perda do relevo da lesão. Isso pode ser compensado se o *flash* anelar permitir o acionamento de áreas parciais de seu anel, gerando um pouco de lateralidade na incidência da sua luz. Com isso, têm-se sombras discretas em suas imagens, proporcionando aspecto mais real e natural às fotos. O importante é manter essa escolha padronizada para as fotos serem comparáveis.

Em geral, os *flashes* embutidos, encontrados em algumas máquinas, são insuficientes para a fotografia médica.

Lente Objetiva

É o olho da máquina. Ela é que define como veremos e como serão nossas imagens.

Para a maioria das situações fotográficas médicas, uma lente de 100mm com capacidade macro é a ideal.

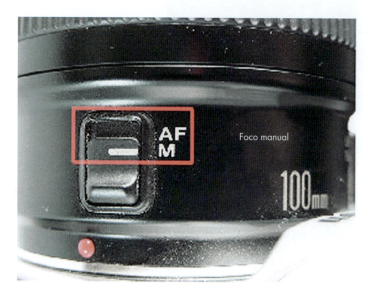

Figura 131.6 – Desativar a autofocalização. Não necessariamente se tem de possuir uma máquina *autofocus*. A autofocalização não costuma funcionar bem em objetos de pouco contraste como a pele. Ela ainda dificulta a manutenção de uma distância focal e escala de ampliação da imagem em valores constantes e padronizados. Se a máquina for autofocalizável, deve-se desativar a autofocalização, colocando-a em foco manual.

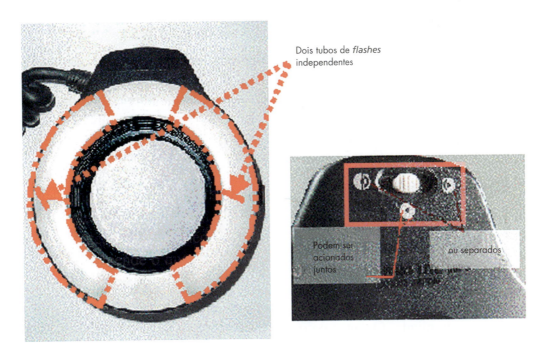

Figura 131.7 – *Flash* anelar de tubos independentes.

Essa lente dá uma perspectiva natural às fotos e permite que se trabalhe a uma distância confortável dos objetos.

Assim, durante algum ato cirúrgico, pode-se ficar afastado o suficiente para não se obstruir ou contaminar o campo, mas ainda assim se obter grande ampliação e detalhamento da imagem.

A lente de 50mm geralmente já é fornecida com as máquinas na sua compra. Ela é útil para imagens de corpo inteiro. No entanto, para atos cirúrgicos ou para detalhes maiores pode ser inadequada. Mesmo que permita focalização macro, a distância necessária para as fotos pode ser tão curta que nos impeça de ter uma posição confortável ou segura. Sua perspectiva tende a arredondar os traços, sendo menos natural que a de 100mm.

A lente macro deve, ainda, apresentar, marcada ou desenhada em sua lateral, uma escala de graus de ampliações, além da escala da distância focal em metros (Fig. 131.8).

As escalas de ampliação são expressas em frações do tamanho real do objeto em relação a sua imagem no filme, por exemplo, uma escala de ampliação de 1:2 indica que no filme o objeto fotografado fará uma imagem de metade de seu tamanho real.

Uma escala de ampliação de 1:1 significa que, no filme, o objeto fotografado fará uma imagem igual ao seu tamanho real.

Isso permite estabelecer qual ampliação é a ideal e deve ser mantida em todas as fotos de uma determinada área corporal. Por exemplo, para fotos da face geralmente se utiliza um enquadramento com a escala de 1:5. Assim, todas as fotos de face terão o mesmo tamanho.

Já para a foto de um nevo displásico ou de um melanoma, deve-se utilizar uma escala de tamanho real (1:1).

Em máquinas autofocalizáveis, se a lente estiver trabalhando em autofocalização, será impossível fixar a ampliação em um valor da escala. A lente mudará continuamente de posição focal e se perderá o controle sobre a ampliação que se deseja.

Assim, para se utilizar adequadamente essa escala, deve-se colocar a lente na posição de foco manual; os detalhes serão vistos adiante.

Fundos para a Fotografia

Um fundo tem por objetivo tornar o objeto principal o único foco de atenção em uma foto. Muitas vezes, o relógio na parede por atrás do paciente chama mais a atenção do que o paciente em si. Se a cada foto o paciente for colocado diante de uma parede de cor diferente, distrairemos e desviaremos a atenção dos colegas ao apresentarmos o caso. Deve-se utilizar sempre o mesmo fundo, que deve ser neutro, de cor azul-escura ou preta, de um material não refletor, como um tecido de feltro, por exemplo.

Resolução da Imagem – a ASA dos Filmes e os *Megapixels* dos Sensores das Máquinas Digitais

A resolução de uma imagem pode ser definida como a densidade de informações que ela apresenta por determinada área; em outras palavras: sua nitidez ao ser ampliada. Quanto maior a resolução, mais detalhes ela pode mostrar e menor a perda de qualidade em grandes ampliações. Nos filmes, ela é definida em um padrão chamado de American Standards Association (ASA). Nos sensores digitais, em *megapixels*, como será visto adiante.

ASA dos Filmes

Para a fotografia médica, que visa aos detalhes, os filmes mais indicados são os de ASA 64 ou 100. Deve-se usar sempre a mesma marca de filme, pois filmes de marcas diferentes tendem a reagir diferentemente à luz, dando cores e tons diferentes a cada revelação. Filmes com ASA maior (200 ou 400) são menos nítidos e inadequados.

O filme de *slides* é o mais indicado. Ele é mais fiel às cores e está muito menos sujeito a influências externas na sua revelação que o filme de negativos. Devem ser guardados sob refrigeração e revelados assim que se termine de fotografar.

Os negativos precisam, além da revelação, de uma ampliação e cópia em papel fotográfico. Nesse segundo passo é que há muita variação nas cores obtidas. A cor da pele é a que, infelizmente, sofre os efeitos mais intensos dessa variação. Às vezes, apesar de se utilizarem as mesmas condições de luz, abertura e velocidade, um lado da face sai mais vermelho ou amarelo que o outro. Por esse motivo, não convém usá-los.

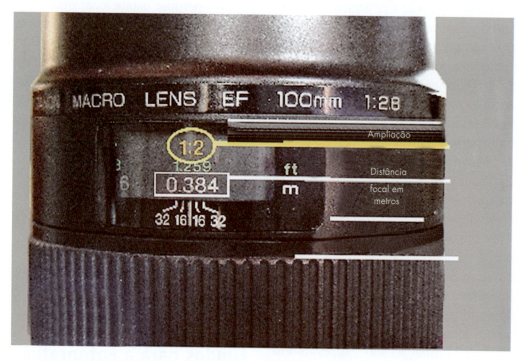

Figura 131.8 – Escala de ampliações. A objetiva macrofotográfica deve apresentar a sua escala de grau de ampliação, isto é, sua capacidade de reproduzir no filme o objeto focalizado em escala. Pode-se observar que, ao se focalizar um objeto a 0,38m, esta objetiva o irá reproduzir na metade do seu tamanho real sobre o filme. Para imaginar o que isso significa, uma moeda de cerca de 4cm de diâmetro ocuparia 2cm em um *slide*, ou seja, quase a metade dele todo. Visualize agora essa imagem projetada em uma tela. Coloque, então, a moeda próxima da tela e verá o quanto se ampliou a imagem real.

Megapixels (Máquinas Digitais)

Para imprimir em papel uma imagem digital de boa qualidade ela deverá ter uma resolução de impressão em torno de 300dpi (*dots per inch* ou pontos por polegada).

O tamanho médio das fotos que geralmente são impressas é em torno de 10 por 15cm. Para se gerar uma imagem desse tamanho, com essa resolução (300dpi), é preciso uma câmera com sensor de captação de cerca de 2 *megapixels*.

Hoje já existem câmeras digitais com sensores de muitos *megapixels*, que permitem imprimir fotos de diversos tamanhos com alta resolução. As imagens digitais ocupam certo espaço do disco rígido do computador, mas, diante de suas altas capacidades, só a presença de grande número de fotografias atrapalharia o funcionamento do computador, entretanto, este problema pode ser facilmente resolvido com a utilização de um HD externo.

Uma resolução de 3 *megapixels* já é suficiente para a grande maioria das situações. Resoluções maiores só são vantajosas caso se precise de impressões em grandes ampliações.

Tripé

Um tripé deve ser, antes de tudo, robusto e bastante firme.

Pode ser necessário para a macrofotografia, a qual, ao mínimo movimento das mãos, têm-se grandes alterações no foco; ou, ainda, se o fotógrafo não conseguir lidar com o peso e o tamanho da objetiva, somados ao *flash* e ao tremer de suas mãos.

Pode-se colocá-lo sobre marcas fixas desenhadas no chão, assim que se definirem as distâncias e os enquadramentos padronizados para as fotografias.

Bloco de Anotações

É fundamental! Nele devem ser sempre anotados os valores de abertura, velocidade e escala de ampliação utilizados em cada foto.

Também se tem controle sobre quais casos foram fotografados em cada filme, facilitando a classificação das fotos.

Somente com anotações detalhadas será possível diagnosticar e corrigir eventuais erros que surjam ao se fotografar.

Databacks

São acessórios encontrados em algumas câmeras que permitem imprimir em cada foto a data, hora e, algumas vezes, outros dados como abertura e velocidade, iniciais de nomes, etc. (Fig. 131.9).

Lista de Checagem de Equipamentos (Resumo)

O equipamento deve incluir os seguintes itens (Fig. 131.10):

- Obrigatório:
  - Câmera SLR (de filme 35mm ou digital de 3 *megapixels*).
  - Uma objetiva macro (se possível, de 100mm).
  - *Flash* automático (se possível, TTL dedicado).
  - Fundo neutro (azul-escuro ou preto).
  - Bloco de anotações.
- Opcional:
  - *Flash* anelar (para macrofotografias).
  - Tripé.
  - *Databacks*.
  - Objetiva de 50mm (a normal da máquina).

FOTOGRAFANDO NO CONSULTÓRIO

Os fatores que definem uma boa fotografia médica são:

- Boa exposição do filme ou do sensor digital.
- Bom enquadramento do objeto a ser fotografado.
- Perfeita focalização.

Se os passos a seguir relacionados forem seguidos, será possível tirar boas fotos médicas.

- *Primeiro passo*: sincronizar o *flash*. Deve-se definir a sincronização do disparo do

1708 – Aspectos Administrativos, Éticos e Jurídicos, Mídia e *Marketing*

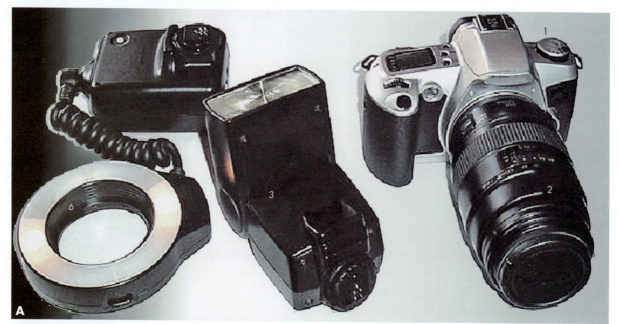

Figura 131.9 – *Databacks*. Podem ser úteis para arquivamento e localização de dados sobre as fotos. Deve-se ter cuidado apenas para que a informação impressa na foto não distraia ou chame mais a atenção do que a lesão. Se isso ocorrer, os *databacks* devem ser desabilitados.

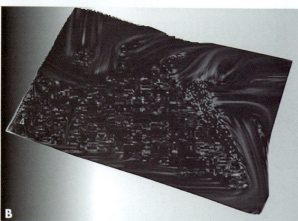
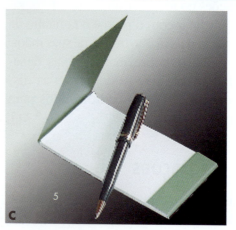

Figura 131.10 – (*A* a *C*) Equipamento recomendado. Obrigatório: 1 = câmera SLR (de filme 35mm ou digital de 3 *megapixels*); 2 = uma objetiva macro (se possível, de 100mm); 3 = *flash* automático (se possível, TTL dedicado); 4 = fundo neutro (azul-escuro ou preto); 5 = bloco de anotações. Opcional: 6 = *flash* anelar (para macrofotografias). SLR = lentes de reflexo único; TTL = através da lente.

flash em relação à velocidade do obturador da máquina. Isso significa colocar na mesma velocidade de disparo o *flash* e a máquina, para que atuem ao mesmo tempo e a luz seja aproveitada em sua plenitude, expondo corretamente o filme.

Nos manuais do *flash* e da máquina, no item "Especificações Técnicas", há informações sobre qual a "Velocidade de Sincronização" que se deve ajustar na máquina fotográfica. Geralmente, ela varia de 1/60 até 1/250s. Veja qual é a velocidade de sincronização da sua máquina e posicione seu controle de velocidade nessa velocidade.

Se você não tem acesso a esses manuais, no próprio corpo da máquina a velocidade pode estar marcada em uma cor diferente (Fig. 131.11) ou associada ao símbolo parecido com "V.O. p.15".

- *Segundo passo*: definir a profundidade de campo e o alcance do *flash* (ajustar a abertura do diafragma da lente da câmera à distância de alcance do seu *flash* usando a tabela de números f do *flash*). Para cada distância a ser coberta pela luz do *flash* até o objeto a ser fotografado, é necessária uma certa abertura no diafragma da lente da câmera. É o chamado "número f" ou abertura da lente.

Procure no corpo do *flash* a tabela que relaciona esse *número f* da lente com a distância a ser coberta pelo *flash* até o objeto (Fig. 131.12). Para cada distância específica, abra ou feche o diafragma, lente de sua câmera, em função do "número f" indicado por essa tabela no *flash*. Se o seu *flash* é automático, basta ajustar a abertura do diafragma da sua lente ao valor recomendado no corpo do *flash*.

Geralmente, esses *flashes* apresentam dois valores de abertura de diafragma: um para fotografia a curta distância e outro para objetos mais afastados. Basta respeitar os valores em metros apresentados em cada uma das faixas e fotografar dentro desses limites, sem necessidade de mudar constantemente o "número f" da lente. Ele fará o controle emitindo mais luz ou menos luz conforme a distância que você estiver, sem a necessidade de alterar o diafragma a cada mudança de distância, como no *flash* manual.

Se, melhor ainda, seu *flash* for TTL, ele funcionará em qualquer abertura (Fig. 131.13). Em vez de usar um sensor próprio, ele utilizará o fotômetro da máquina, ainda com maior precisão que o *flash* automático, lendo a luz que atravessa suas lentes (*through the lens*). Mesmo podendo usar qualquer abertura com o *flash TTL*, procure uma com boa profundidade de campo (F11 ou F8) e procure manter sempre um padrão de aberturas, em situações semelhantes, para as fotos serem comparáveis.

- *Terceiro passo*: definir e fixar uma escala de ampliação da imagem para cada região anatômica a ser fotografada. As ampliações de uma mesma região anatômica devem ser mantidas

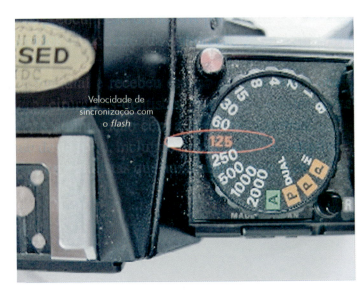

Figura 131.11 – Sincronizando o *flash*. Geralmente, a velocidade de sincronização está destacada em uma cor diferente das outras no controle das velocidades do obturador da máquina. Neste exemplo, a velocidade de sincronização com o *flash* nesta câmera é de 125. Indicada no controle em cor vermelha, as outras velocidades são brancas. Com base nessa informação, deve-se operar com um *flash* que também utilize essa mesma velocidade de sincronização para ambos funcionarem corretamente ao mesmo tempo. Se estiverem fora de sincronia, um será acionado antes do outro e a foto não receberá luz adequadamente.

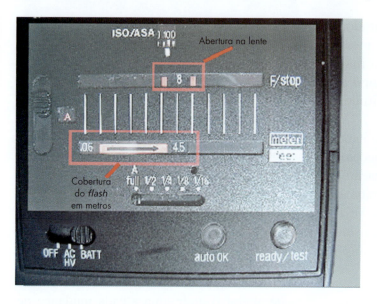

Figura 131.12 – Faixa de cobertura do *flash* automático. No corpo do *flash* há uma indicação da abertura da lente (número F) que deve ser ajustada na máquina, para que se possa trabalhar com ele. Neste exemplo, o *flash* indica que se deve colocar a abertura em F8, na lente da máquina. Ao se usar o F8, pode-se, segundo mostra a tabela no corpo do *flash*, tirar fotos na faixa de 0,6 a 4,5m sem outros ajustes. Nessa faixa de cobertura, o próprio *flash* usará seu fotômetro para controlar automaticamente o volume adequado de luz que deve ser emitido.

constantes. Agindo assim, fica muito mais fácil se obter enquadramentos similares nas diversas fotos, que podem ser comparadas, tendo validade legal. Além disso, essa uniformidade de enquadramento dá um aspecto mais atrativo e profissional às fotos e também não desvia a atenção para eventuais alterações na posição do sujeito; em vez disso, destaca as lesões ou tratamentos realizados. Basta desativar a autofocalização, selecionando o foco manual (ver Fig. 131.5) e, em seguida, achar a escala de ampliação desejada. Pode-se determiná-la de acordo com nossa experiência ou se basear nas utilizações mais consagradas, como as sugeridas na Figura 131.14.

Uma vez determinada a escala ideal, deve-se alinhá-la na marca correspondente no corpo da lente objetiva e fixá-la.

Ali também se terá uma ideia da distância, em metros, que se deve ficar do objeto a ser fotografado para se obter a ampliação desejada (Fig. 131.15).

Para isso, basta ver, na lente, a marcação em metros que está associada àquela ampliação. Caso ainda não tenha uma objetiva com escalas de ampliação, faça testes de enquadramento na área anatômica a ser fotografada. A seguir, procure, na escala de distância em metros da sua lente objetiva, pontos de referência que possam se manter constantes ao tirar fotos futuras dessa mesma área

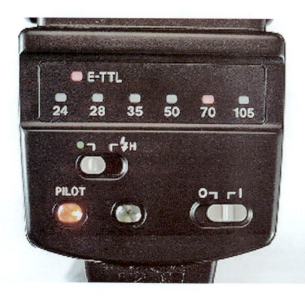

Figura 131.13 – *Flash* TTL. É o estado da arte em controle de iluminação de fotos médicas. É bem mais caro, mas seu investimento dá retorno em corretas exposições do filme, com regularidade, facilidade, agilidade e confiabilidade. Permite apontar e disparar, sem muitos cálculos e ajustes. Deve-se usar um TTL dedicado, isto é, desenhado exclusivamente para o modelo de sua câmera fotográfica; assim, ambos trocam informações, como ajustes entre o ângulo de abertura da lente e o do *flash*, velocidades de sincronização, etc. Pode ser usado na maioria das situações, exceto em macrofotografias. TTL = através da lente.

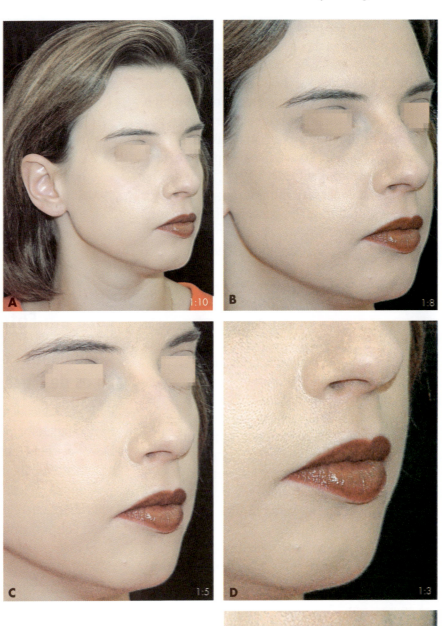

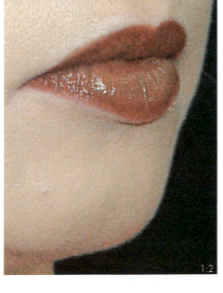

Figura 131.14 – (A a E) Estas fotos servem como referência para a dimensão dada à imagem e ao enquadramento ao se fixar uma escala de ampliação. Deve-se escolher uma dessas escalas, fixá-la e repeti-la em situações clínicas semelhantes, dando regularidade à documentação fotográfica. Para o cirurgião de face, a escala de 1:5 se aplica à maioria dessas situações. Ela permite uma visão relativamente detalhada da face, mantendo ainda pontos anatômicos de referência para uma visão geral e dimensionamento das lesões e procedimentos realizados.

anatômica. Anote esses valores ou pontos de referência da escala de distância em seu bloco de anotações. Quando for fotografar a mesma região anatômica, repita a distância usada na primeira foto. Com o tempo, você terá sua própria tabela de referência e poderá tirar fotos padronizadas.

- *Quarto passo*: fixar posições padronizadas de enquadramento do sujeito. Deve-se ter cuidado e manter a iluminação, a velocidade do obturador, a abertura do diafragma e a distância focal destas, mas se o sujeito estiver em posições diferentes a cada foto, todo o trabalho será perdido e de nada valerá nosso esforço. Em ângulos e posições diferentes, os resultados serão sempre diferentes e falsearão a realidade. A documentação perderá seu valor.

Por isso, antes de fotografar, deve-se posicionar e enquadrar correta e padronizadamente o sujeito da foto.

Particularmente, deve-se prestar atenção ao fotografar a face. Ela pode se inclinar para a frente e para trás (flexão e extensão), girar para a esquerda e para a direita (rotação), fazer combinações desses e de outros movimentos, enfim, sair em uma posição diferente a cada foto.

Felizmente, existem maneiras simples de se fixar enquadramentos clássicos para fotos frontais e laterais da face.

Basta ser feitos dois alinhamentos: o da flexão da cabeça sobre o peito e, a seguir, o de rotação da cabeça em direção aos ombros, tomando como referência certos pontos da anatomia.

Com esses dois alinhamentos (flexional e rotacional), será possível padronizar e obter excelência, com facilidade e rapidez, para nossas fotos.

Será visto, a seguir, o enquadramento da face em fotos frontais e laterais, considerando seus alinhamentos flexionais e rotacionais.

Enquadramento da Face em Fotos Frontais

Alinhamento quanto aos Eixos de Flexão e Extensão

Pede-se, educadamente, para que a pessoa a ser fotografada olhe para a lente objetiva da máquina. Deve-se, então, colocá-la centralmente no visor e escolher a escala de ampliação de 1:10.

Com as mãos, cuidadosamente se posiciona sua cabeça em relação ao eixo de flexão/extensão desta sobre o tronco.

O referencial será o alinhamento entre a ponta dos lóbulos auriculares e a columela (ou linha infralobular/columela, Fig. 131.16).

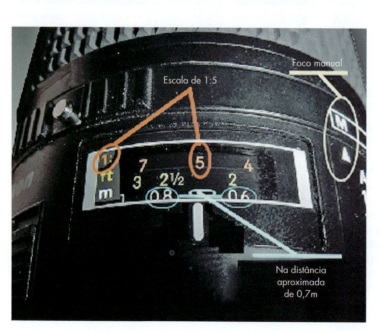

Figura 131.15 – Fixação da ampliação correta. Colocada a lente em foco manual, pode-se fixar a escala de ampliação mais indicada para a região que será fotografada. Pode-se observar que a escala fixada é de 1:5, mais indicada para fotos de face, por exemplo. Nessa lente, essa ampliação será obtida entre 0,8 e 0,6m, ou seja, em ± 0,7m. Isso pode ser percebido na própria lente, na sua marcação de distância focal em metros. As lentes macro de boa qualidade seguem esses mesmos princípios de marcação, com pequenas variações.

Quando a pessoa está bem centrada, as pontas dos lóbulos ficam em uma linha imaginária com a columela. A pessoa está alinhada em seu eixo de flexão da cabeça sobre o peito.

Pede-se, então, para que ela se mantenha nessa posição e passa-se a ver seu alinhamento de rotação lateral.

Alinhamento quanto ao Eixo de Rotação Lateral

O referencial será a distância entre o canto lateral de cada olho e a linha da têmpora correspondente. Ela deve ser a mesma em ambos os lados da face (Fig. 131.17) quando a pessoa estiver corretamente centrada, olhando perpendicularmente para a objetiva da máquina.

Dá-se uma última verificada para ver se ambos os alinhamentos (flexional e rotacional) foram estabilizados; pede-se para que a pessoa se mantenha nesta posição e fotografa-se.

Dois Alinhamentos Simultâneos: Podemos Fotografar

Quando os dois eixos estiverem alinhados simultaneamente, o objeto estará perfeitamente posicionado e será possível fotografar, obtendo-se sempre fotos comparáveis e reproduzíveis de cada pessoa (Fig. 131.18).

Enquadramento da Face em Fotos Laterais

Seguem-se os mesmos princípios de alinhamento usados para as fotos frontais.

Alinhamento quanto ao Eixo de Flexão e Extensão

A pessoa a ser fotografada vira lateralmente sua face e olha para um ponto fixo distante, como se olhasse para um horizonte infinito.

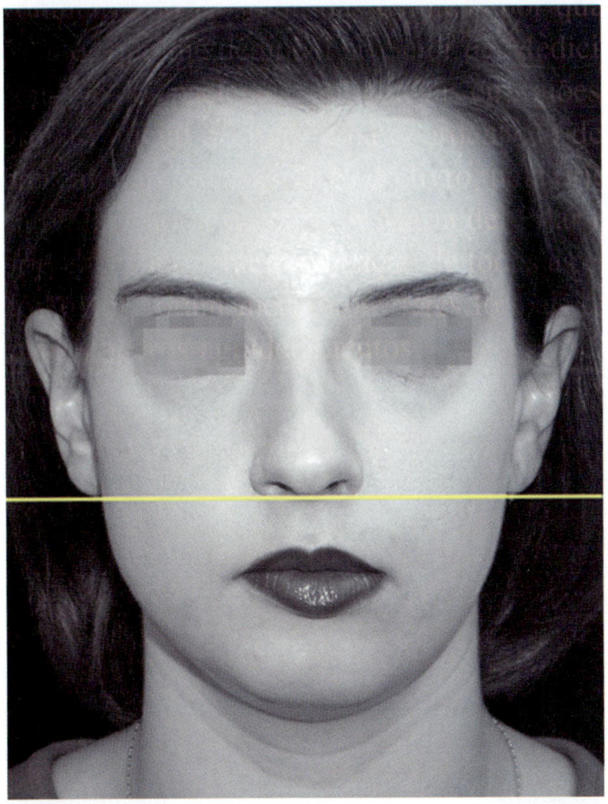

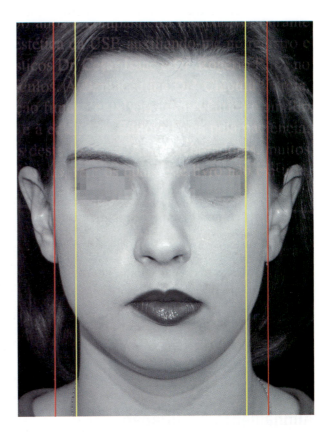

Figura 131.16 – Linha amarela, infralobular-columela, indica o alinhamento flexional.

Figura 131.17 – Alinhamento de rotação: a distância entre a linha do canto lateral do olho (*amarela*) e a linha temporal (*vermelha*) deve ser a mesma em ambos os lados da face se a pessoa estiver no centro.

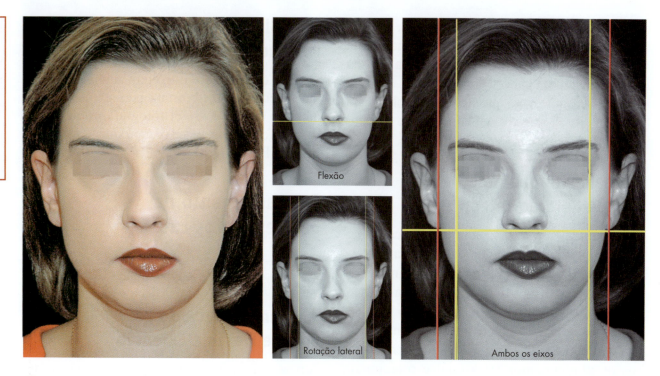

Figura 131.18 – Foto frontal da face com alinhamento simultâneo em ambos os eixos: de flexão e de rotação lateral.

Então é enquadrada no visor e, com nossas mãos, cuidadosamente posicionamos sua cabeça em relação ao seu eixo de flexão/extensão.

Novamente, o referencial será o alinhamento entre a columela e a ponta do lóbulo auricular desse lado (Fig. 131.19); para o outro lado da face, deve-se proceder da mesma maneira.

Alinhamento quanto ao Eixo de Rotação Lateral

Agora o referencial será o alinhamento tangencial entre a borda distal da região zigomática e a ponta do nariz.

Quando a ponta do nariz tangenciar o zigoma, a pessoa estará enquadrada com cerca de 45° de rotação lateral e será obtida boa visão do seu perfil (Fig. 131.20). Pede-se que ela se mantenha nesta posição. Verificam-se simultaneamente os dois alinhamentos (o de flexão e o de rotação) e fotografa-se (Fig. 131.21).

Alinhamento Simultâneo

Desse modo, será obtido, consistentemente, o mesmo enquadramento, resultando em fotos uniformes e comparáveis.

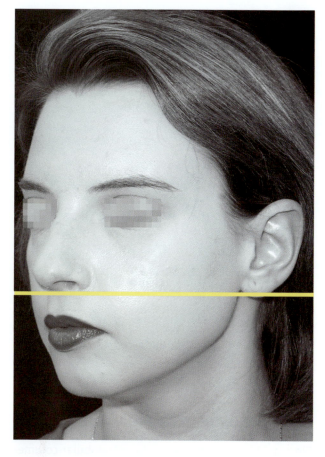

Figura 131.19 – A columela em linha com o lóbulo da orelha indica perfeito alinhamento ao eixo de flexão e extensão.

Enquadramento de Detalhes

Nas fotos dos exemplos de enquadramentos frontal e lateral foi utilizada a escala de ampliação de 1:10, que enquadra toda a face.

Caso se quisesse fotografar, por exemplo, apenas um detalhe de um dos olhos da pessoa, seria escolhida a posição geral de enquadramento (frontal, lateral ou ambas) que oferecesse melhor abordagem do detalhe. Então, seria fixada na lente a escala de 1:3 ou 1:2.

Mantendo a pessoa assim posicionada, nos aproximaríamos e nos afastaríamos do detalhe. Assim que ele ficasse em foco, fotografaríamos.

Sempre se deve anotar qual a escala utilizada na foto, a abertura do diafragma da lente, a velocidade ou o tempo de exposição do obturador, data e hora, assim como qualquer outro dado pertinente para que fotos subsequentes do mesmo detalhe sejam consistentes.

CUIDADOS AO REVELAR E COPIAR

Ressaltou-se a importância de usar filmes de *slides* procurando manter a mesma ASA e marca de fabricante, bem como o mesmo processo

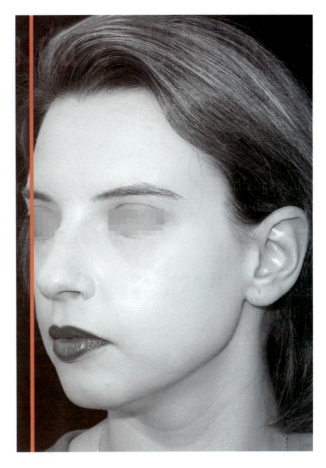

Figura 131.20 – Alinhamento de rotação lateral: deve-se posicionar a face da pessoa de modo que a ponta do nariz tangencie seu zigoma (*linha vermelha*).

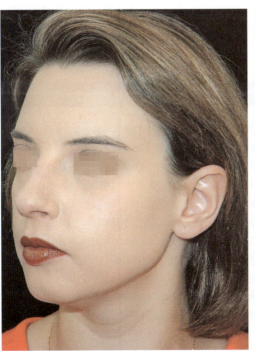
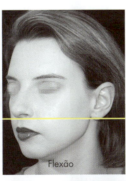
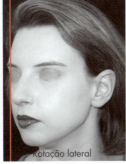
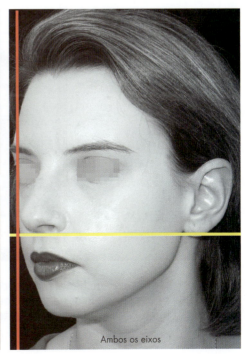

Figura 131.21 – Foto em perfil da face com alinhamento em ambos os eixos: flexional e rotacional lateral.

de revelação, para se ter controle e reprodutibilidade dos resultados.

ARMAZENAMENTO DIGITAL DE IMAGENS

Muitos já possuem um acervo de fotos e *slides* obtidos ao longo dos anos de prática médica.

Com o uso de um *scanner* de filmes, pode-se transformar essas imagens, diretamente de seus negativos ou mesmo dos *slides* emoldurados, em imagens digitais.

Basta introduzir o *slide* ou a tira de negativos que, em alguns minutos, ele os converte em imagens diretamente no computador. Assim, pode-se resgatá-las e armazená-las em mídia digital (Fig. 131.22).

Fora o disco rígido dos computadores, os CD e DVD graváveis são uma interessante maneira de estocar as imagens digitais. Essas formas de digitalização têm um custo relativamente baixo se comparados ao preço atual das máquinas digitais monorreflexivas, podendo ser uma opção muito interessante.

Existem numerosos programas de gerenciamento dessas imagens, que criam verdadeiros álbuns digitais. Neles as imagens podem ser classificadas, separadas e localizadas com facilidade.

CONSIDERAÇÕES FINAIS

O objetivo final desta breve introdução à técnica fotográfica, além da tão repetida e enfatizada padronização da fotografia médica documental, é permitir que fotografar seja um ato automático e seguro, como caminhar sem ter de pensar qual pé será erguido primeiro para dar os passos.

Ao dominar a técnica fotográfica básica, o médico estará dando um grande passo para expandir a capacidade criativa, a intuição, a arte fotográfica. Livre da necessidade de pensar em como fazer, pode-se voar em direção ao fazer com arte e ao amar o fazer.

A fotografia médica pode ser incorporada à rotina diária de atendimentos sem se tornar mais um obstáculo. Em vez disso, ela pode ser uma ferramenta facilitadora da constante busca pela qualidade de atendimento aos nossos clientes e uma fonte de valorização e proteção ao nosso trabalho médico. É uma forma de aliar a arte com a obtenção de reflexos práticos e os resultados concretos.

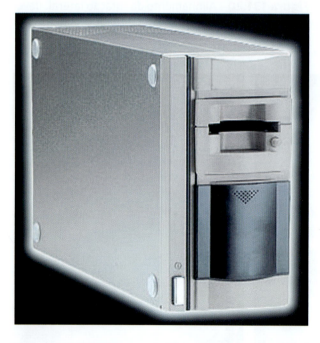

Figura 131.22 – *Scanner* de filmes (negativos ou *slides*) permite que se transformem os negativos ou *slides* em imagens digitais de alta resolução a um custo razoável.

QUESTÕES

1. Quais as principais razões para a documentação fotográfica em medicina estética?
2. Quais são os parâmetros que devem ser observados para a fotografia adequada do ponto de vista legal?
3. Quais são os equipamentos fotográficos mais utilizados em medicina estética?
4. Quais são as principais diferenças entre a fotografia digital e a convencional?
5. Quais são os principais fatores que definem uma boa fotografia médica?

Aspectos Administrativos

Roberto Rovigatti ♦ Cláudio Paiva

SUMÁRIO

O conhecimento básico sobre administração auxilia o médico a ser bem-sucedido. Saber gerenciar as finanças pessoais, realizar um bom *marketing* pessoal e de serviços, saber quais são as suas responsabilidades jurídicas e até planejar e gerir corretamente a carreira faz toda a diferença para aqueles que buscam ascensão e sucesso na área médica.

HOT TOPICS

- O principal objetivo de uma administração eficiente é o retorno do capital investido.
- A análise do ambiente é de extrema importância para o sucesso do investimento.
- Quanto mais sofisticado for o serviço oferecido, maior será o capital necessário para o funcionamento deste.
- Os quatro principais pontos do *marketing* são: produto, lugar, promoção e preço.
- O planejamento do serviço por meio de diagramação e descrição é uma excelente ferramenta para identificar erros potenciais.
- A sensibilidade, a segurança e a empatia resultam diretamente da atuação humana.
- A zona de tolerância corresponde ao âmbito do desempenho que o cliente considera satisfatório.
- Fatores ambientais como qualidade do ar, temperatura, limpeza e umidade só atraem a atenção quando ausentes ou desagradáveis.
- Os clientes utilizam o preço cobrado como indício do serviço.
- Valor é o total de benefícios que os clientes recebem pelo custo total em que incorrem.
- O preço é apenas um componente do custo total.
- A observância de aspectos legais é de crucial importância para o sucesso estratégico de qualquer organização.

INTRODUÇÃO

A administração eficiente de qualquer negócio requer excelente combinação de alguns ingredientes básicos que incluem: domínio da tecnologia essencial ao negócio, equipe de trabalho competente, rigoroso controle de qualidade, sistema de comunicação na medida exata, minuciosa análise de mercado, identificação da fatia a ser conquistada, bom controle financeiro, conhecimento e administração das necessidades e expectativas dos clientes, cumprimento de normas exigidas por lei e análise de risco. Essa combinação de elementos essenciais ao sucesso de qualquer negócio visa, antes de mais nada, ao retorno "atraente" do capital investido.

Nas próximas linhas, serão abordados elementos que compõem aspectos administrativos aplicáveis à gestão de quaisquer negócios, entre eles a clínica de medicina estética.

AMBIENTE DE NEGÓCIOS

Tão importante quanto a escolha do tipo da clínica que se deseja montar é a análise do ambiente em que se almeja obter o retorno esperado do capital investido. Uma ferramenta bastante utilizada para esse propósito é a análise por meio das cinco forças de Porter. Tal metodologia consiste em analisar o negócio segundo cinco critérios, que serão apresentados a seguir, a fim de concluir-se o risco atribuído àquele investimento e a sustentabilidade das projeções de retorno.

- *Ameaça de novos entrantes*: considerando-se ser, neste momento, a medicina estética um mercado em franca ebulição, esse fator se torna crucial para a análise do negócio. Vale lembrar que quanto mais sofisticado for o serviço oferecido, maior será o capital necessário para o funcionamento e menor será o risco de surgimento de novos concorrentes. Outro fator a ser levado em consideração é o conjunto de competências essenciais necessárias para o funcionamento do serviço, pois quanto maior for a necessidade de conhecimento específico e menor for sua disponibilidade, menor será a ameaça de novos concorrentes.
- *Concorrentes*: reafirmando o que foi mencionado no item anterior, por ser a medicina estética atualmente especialidade médica com alta procura e, por isso, em franca expansão, deve se constituir no mercado uma nova definição para essa concorrência, que deve ser acompanhada de perto e planilhada, auxiliando, dessa forma, o foco de investimento no negócio.
- *Ameaça de serviços substitutos*: a ameaça de serviços substitutos, no caso da medicina estética, é confundido com a concorrência; deve ser objetivamente considerada já que o investimento em competências técnicas essenciais e na sofisticação do serviço oferecido pode ser alto.
- *Poder de negociação de fornecedores*: este item definido por Porter para a análise de negócios para o setor industrial pode ser aplicável ao setor de serviços e, no caso, para a medicina estética, se for levado em consideração que os produtos utilizados na prática de tal especialidade têm sofrido aumento de procura e consequente aumento de demanda, bem como novos investimentos em pesquisas e decorrente diversificação e diminuição no custo, o que aumenta sensivelmente o poder de negociação do fornecedor dos produtos e do médico como fornecedor desses serviços.
- *Poder de negociação de clientes*: tomando por base o mencionado no item anterior, o consequente aumento de demanda nos produtos e serviços em medicina estética "populariza", por assim dizer, a prática da especialidade, tornando os compradores desses serviços hábeis negociadores. Esse fator deve ser considerado como parte crucial no sucesso da gestão do negócio, já que em se tratando de serviços o cliente desempenha papel de crucial importância.

MARKETING DE SERVIÇOS

A essência do *marketing* de serviços, por definição, é o próprio serviço, em que sua qualidade é a base do negócio. Os quatro pontos principais do *marketing*, que são produto, lugar, promoção e preço, não funcionam, não podem ser aplicáveis a um serviço que não apresente qualidade; e mantendo essa premissa, a execução superior é vital para a sustentação do sucesso iniciado por um conceito inovador de um serviço, como é o caso da medicina estética.

Para os líderes da indústria de serviços a sinergia da estratégia e da execução é o grande combustível. Esse conceito se torna perfeitamente aplicável à medicina estética ao se considerar o momento de ebulição em que esse mercado se encontra. Como a estratégia e a execução do serviço devem ser coincidentes, no que diz respeito ao fator tempo, tendo como linha mestra a qualidade, define-se um serviço de qualidade como o que vem da liderança inspirada de toda uma organização, de uma cultura de gestão voltada para o cliente, do excelente sistema de planejamento do serviço, do uso competente da informação e da tecnologia e ainda de alguns outros fatores que podem surgir e, aos poucos, se desenvolver.

Em se tratando de serviços, o desempenho é o produto a ser entregue, portanto, ao montar o negócio, há necessidade de se definir o que se quer e o que o cliente quer para entregar um serviço de qualidade. Ao mesmo tempo, há necessidade de melhorar sempre a qualidade do serviço, de forma ordenada, sem colocar o negócio em risco. No caso de mercadorias, estas são produzidas antes de ser vendidas; já os serviços são vendidos antes de serem produzidos, o que exige qualidade que supra as expectativas do cliente, portanto, o cliente tem de experimentar o serviço para conhecê-lo.

Nos serviços, tanto o *marketing* pós-venda, pela orquestração de uma experiência satisfatória para os clientes, quanto as comunicações boca a boca têm importância fundamental na conquista da lealdade dos clientes. O *marketing* pré-vendagem é um bom instrumento divulgador do serviço, mas se o negócio falha no momento da entrega desse serviço, este terá sido um investimento perdido. Conseguir uma diferenciação competitiva por meio de uma sólida confiabilidade no serviço pode proporcionar diversos benefícios significativos do *marketing*, como índices mais elevados de retenção dos clientes atuais, mais comunicação boca a boca, promovendo a empresa e maior oportunidade de cobrar mais pelo serviço. A avaliação da qualidade do serviço é feita levando-se em conta cinco parâmetros:

- *Confiabilidade*: capacidade de prestar o serviço prometido de modo confiável e com precisão.
- *Tangíveis*: aparência física de instalações, equipamentos, pessoal e materiais de comunicação.
- *Sensibilidade*: disposição para ajudar o cliente e proporcionar com presteza um serviço.
- *Segurança*: conhecimento e cortesia de empregados e sua habilidade em transmitir confiança e confiabilidade.
- *Empatia*: atenção e carinho individualizados proporcionados aos clientes.

O contato com clientes frustrados, que exigem explicações e restituição de dinheiro por serviços malfeitos, pode desmoralizar os profissionais, diminuir seu entusiasmo pelo trabalho e também reduzir seu compromisso e sua lealdade para com o negócio. Deve-se cultivar e alimentar a cultura do defeito zero. Entregar um serviço bom na primeira vez é imprescindível.

Algumas atividades que evitam falhas na entrega do serviço são proporcionar liderança do serviço, testar e testar de novo inteiramente o serviço e erigir e alimentar uma infraestrutura organizacional para o serviço sem erros. Deve-se investir em profissionais que acreditem na viabilidade da meta de 100% de confiabilidade e que disseminem essa crença de forma eficaz por todo o negócio, que recompensem o serviço sem falhas e que estejam sempre buscando melhorias.

Deve-se, para tanto, trabalhar com número absoluto de falhas e não com falhas expressas em porcentagem para conquistar confiabilidade. Testar o serviço antes de oferecê-lo aos clientes é essencial à obtenção de confiabilidade. O planejamento do serviço por meio de diagramação e descrição é uma excelente ferramenta para identificar erros potenciais. O plano de um serviço é um documento de projeto e diagnóstico que expõe os fatos e os processos do serviço em um fluxograma. Deixar o serviço para o talento individual e administrar as peças em vez do conjunto deixa o negócio mais vulnerável e cria um serviço que reage com lentidão às oportunidades do mercado. Também é necessária a reavaliação periódica e sistemática do serviço após o lançamento para detectar pontos falhos e corrigi-los. Realizar pesquisas sobre a qualidade do serviço é uma boa medida para perceber esses pontos fracos e eliminá-los. O pessoal que está em contato com o cliente tem excelente panorama e pode auxiliar muito na correção de falhas. A comunicação inadequada entre o pessoal que está em contato com o cliente para fazer o serviço e o pessoal que promove o serviço é uma causa de disseminação da falta de confiabilidade no serviço.

Se o serviço não foi bem realizado na primeira vez, é essencial que seja impecável na segunda, para a fidelização do cliente. A excelente recuperação do serviço proporciona boa oportunidade para reforçar o relacionamento com os clientes e criar fidelidade de sua parte. A exposição clara e objetiva de todos os riscos normais provenientes do serviço a ser prestado é fundamental para ajustar a expectativa do cliente. Há uma forma de mensuração para se inferir o valor que os clientes agregam a determinado serviço, que é a equação de valor para o consumidor (EVC):

$$EVC = \frac{(resultado + processo)}{(preço + custo\ de\ aquisição)}$$

Em que o custo de aquisição é definido pelo tempo que se gasta, local de entrega do serviço, forma de entrega do serviço, etc.

É importante lembrar que os clientes prestam mais atenção quando algo dá errado que quando tudo vai bem. Quando ocorre um problema de serviço, a confiança do cliente no negócio pode ficar abalada, mas não desmoronará, a não ser que o problema reforce um padrão recorrente de falhas anteriores ou o esforço de recuperação não satisfaça o cliente. A excelente confiabilidade do serviço e o esforço enérgico de recuperação de falhas ocasionais, porém inevitáveis, são a pedra de toque das empresas de serviços exemplares.

A Figura 132.1 ilustra o fluxo de informações na gestão do negócio como um todo, incluindo a administração das falhas do sistema.

Para ser eficiente, um sistema permanente de tratamento das reclamações deve dar início a uma ação interna imediata para resolver as reclamações recebidas. Deve também desencadear uma ação externa imediata de desculpas aos reclamantes, informando que se tem consciência de sua insatisfação e que já estão sendo tomadas medidas corretivas. Um negócio não conseguirá obter excelência na recuperação do serviço fiando-se exclusivamente em reclamações espontâneas para identificar os pontos problemáticos. Uma forma de tomar conhecimento de reclamações que os clientes não se preocupam em fazer é descobri-las por meio de pesquisas. Clientes insatisfeitos, normalmente muito céticos para incomodar-se com uma discagem gratuita ou preencher um cartão com comentários, estarão mais inclinados a revelar seus aborrecimentos quando sentirem verdadeiro interesse por parte do fornecedor do serviço. Empregados atentos podem detectar falhas no serviço e têm boas chances de surpreender agradavelmente os clientes, que, de outro modo, poderiam escapar à atenção. Prever problemas no serviço requer monitoramento interno por trás dos bastidores do processo geral do serviço. A excelente recuperação exige excelência nas dimensões do processo do serviço e isso requer gente excelente. A sensibilidade, a segurança e a empatia resultam diretamente da atuação humana. É essencial o bom treinamento de pessoal para a recuperação do

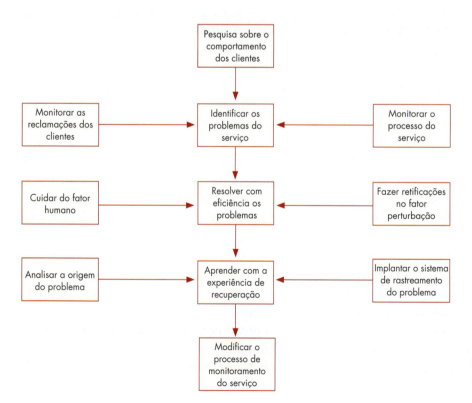

Figura 132.1 – Fluxograma sobre falha no sistema.

serviço. As principais habilidades necessárias para o pessoal responsável pela recuperação do serviço são habilidade de comunicação, criatividade, competência e compreensão das expectativas do cliente em relação a benefícios.

Entre o serviço desejado e o serviço adequado existe a zona de tolerância, que é o âmbito do desempenho que o cliente considera satisfatório. A zona de tolerância também difere ao longo das cinco dimensões essenciais que o cliente utiliza na avaliação de um serviço: confiabilidade, tangíveis, sensibilidade, segurança e empatia.

Quanto maior a importância de uma dimensão, menor é sua zona de tolerância.

Para conquistar a lealdade do cliente, deve-se:

- *Assegurar que as promessas reflitam a realidade*: os fornecedores de serviços se beneficiarão fazendo um esforço combinado para assegurar que as promessas aos clientes reflitam o serviço real, em vez de uma versão idealizada e glorificada.
- *Valorizar a confiabilidade*: fazer bem o serviço na primeira vez é essencial na conquista da confiabilidade do cliente e reduz a necessidade de investimento em um serviço de recuperação. Problemas são intensificadores transitórios do serviço que elevam os níveis de expectativa dos clientes durante a recuperação.
- *Comunicar-se com os clientes*: uma comunicação normal com os clientes para compreender suas expectativas e preocupações, para explicar-lhes o serviço que recebem ou apenas para expressar apreciação por seus negócios estimula a tolerância e, assim, é um poderoso recurso para administrar expectativas. Fazer com que os representantes do negócio sejam facilmente acessíveis aos clientes. Estimular os clientes a entrarem em contato com o prestador de serviço. Iniciar os contatos com os clientes e dar continuidade regular a esses contatos. Treinar e favorecer os empregados a proporcionarem serviço personalizado, compreensivo e atencioso. Recompensar os empregados por manterem um bom relacionamento com os clientes.
- *Superar as expectativas dos clientes*: a administração das expectativas proporciona a base a partir da qual se podem capitalizar as oportunidades que o serviço feito ou sua recuperação oferecem para superar as expectativas dos clientes.
- *Tornar-se excelente na prestação do serviço*: todo contato com o cliente é uma oportunidade em potencial para fazer com que ele se sinta melhor do que qualquer outra coisa que estivesse preparado para esperar. Empregados alertas, bem treinados, encorajados e motivados a fazer um excelente serviço saberão capitalizar essas oportunidades.
- *Capitalizar a recuperação do serviço*: as situações de recuperação do serviço são oportunidades de ouro para exceder as expectativas dos clientes. Os clientes estão mais atentos ao processo de prestação do serviço durante a recuperação do que durante o serviço de rotina.
- *Conquistar a lealdade do cliente*: deve-se ter um desempenho acima do nível adequado do serviço para poder utilizar a qualidade do serviço como vantagem competitiva. Para desenvolver uma verdadeira lealdade do cliente, as empresas devem superar os dois níveis de serviço, adequado e desejado.

Para administrar as evidências (a embalagem dos serviços):

- Os clientes não podem ver um serviço, mas podem ver diversos tangíveis associados ao serviço.
- Na administração de evidências, a criatividade é fundamental para a satisfação do cliente.
- Administrar o tempo de espera é um bom exemplo de como se pode administrar diversas evidências:
  – Tempo desocupado custa mais a passar que tempo ocupado.
  – Esperas em pré-processamento levam mais tempo que esperar em processo.
  – A ansiedade faz com a espera pareça mais longa.
  – Funcionário ocioso diante do cliente que espera gera ansiedade.
  – Esperas injustas são mais longas que as esperas justas.

O *marketing* de serviços deve concentrar-se em fazer a diferenciação das "realidades" pela manipulação de pistas tangíveis.

Proposta de evidências a serem monitoradas:

- Ambiente físico:
  - Fatores ambientais:
    - Qualidade do ar, temperatura, umidade, cheiro e limpeza. São os panos de fundo que existem abaixo do nível de percepção imediata do cliente e só atraem a atenção quando ausentes ou desagradáveis. Os fatores ambientais são aceitos como normais ou sua influência é negativa.
  - Fatores de projeto:
    - *Estéticos*: arquitetura, cor, escala, materiais, textura/padrões, forma, estilo e acessórios.
    - *Funcionais*: decoração, conforto e sinalização.

  São estímulos visuais com maior probabilidade de serem mais aparentes para os clientes que os fatores ambientais. Aplicam-se ao interior e ao exterior das instalações do serviço. A maneira como se decora e se apresenta a "clínica" diz muito sobre o que se sente em relação aos clientes e funcionários.
  - Fatores sociais:
    - *Plateia (clientes no ambiente)*: número, aparência e comportamento.
    - *Pessoal de serviço*: número, aparência e comportamento.

  Podem induzir tanto ao comportamento de aproximação quanto ao de evitamento, dependendo das expectativas do serviço que tenha um determinado cliente. O cliente não costuma fazer distinção entre o serviço e a equipe de prestação do serviço.
- Comunicações: as comunicações são outra forma de evidência do serviço, que vêm da própria empresa ou de outros grupos interessados. Aparecem em diversas mídias e transmitem muito sobre o serviço. Das contas à publicidade, do boca a boca à sinalização, dos cartões de membro às vendas pessoais, essas comunicações variadas fornecem pistas corretas ou equivocadas sobre o serviço. Reforçam a estratégia do *marketing* ou a misturam, transformando-a em uma confusão irremediável. Às vezes, é possível tornar o serviço mais físico e, portanto, menos abstrato. Uma técnica para isso é dar ênfase aos tangíveis das comunicações associados ao serviço, como se eles fossem o próprio serviço (por exemplo, pessoas em um cruzeiro). Outra técnica é criar a representação tangível do serviço para dar apoio à comunicação do significado e benefícios (por exemplo, comida associada à diversão nas embalagens do McDonald's). Como tangibilizar a mensagem:
  - Tornar a mensagem sobre o serviço mais tangível estimulando o boca a boca favorável. As pessoas costumam consultar a opinião de outras antes de consultar um médico ou mesmo antes de escolher uma clínica.
  - Também se pode sublimar a veracidade de suas promessas garantindo seus serviços. A ideia de serviço garantido é recente e está tomando conta do mercado.
  - Uso criativo da evidência palpável na publicidade.
- Preços: os executivos de *marketing* têm especial interesse no preço, pois esse é o único elemento no *mix* do *marketing* que gera rendimento e todos os outros elementos incorrem em custos. Contudo, o preço é importante por uma outra razão: os clientes usam o preço como indício do serviço. O preço pode elevar as expectativas do cliente ou abaixá-las. Quando os preços estão baixos demais, o cliente fica se perguntando quanta especialização e quanta capacitação sustentam um serviço de preço tão baixo. Preço e valor não são a mesma coisa. Valor é o total de benefícios que os clientes recebem pelo "custo" total em que incorrem. O preço é apenas um componente do custo total. Um preço que o cliente sente ser "alto demais" pode transmitir uma imagem de valor empobrecido, de despreocupação em relação ao cliente ou de "roubo". Estabelecer o preço correto do serviço é hoje mais do que uma questão de gerar dinheiro. É também uma questão de enviar a mensagem correta sobre o serviço, pois os preços são evidências. O papel primordial da administração das evidências é dar apoio à estratégia de *marketing* da empresa.

profissionais de RH precisam empreender atividades que levem à reengenharia contínua dos processos de trabalho que administram.

- *Defensor dos funcionários*: o papel de gerir a contribuição dos funcionários implica que os profissionais de RH se envolvam em problemas, preocupações e necessidades cotidianas de seus subalternos, gerando maior envolvimento e competências destes. Outra função é a de treinar os demais a desempenhar o mesmo papel. As principais atividades para a administração da contribuição dos funcionários são ouvir, responder e encontrar maneiras de dotá-los dos recursos que atendam suas demandas variáveis. Quando os funcionários possuem queixas ou preocupações, a tarefa do RH não é resolver o problema, mas garantir que se tenham as habilidades necessárias para responder efetivamente aos funcionários e eles, por sua vez, tenham habilidades necessárias para superar desafios.
- *Agente da mudança*: os profissionais de RH podem adicionar valor pela gestão da transformação e mudança. Transformação acarreta mudança cultural fundamental ao negócio. Mudança refere-se à capacidade de uma organização melhorar a concepção e a implementação de iniciativas e de reduzir o tempo de ciclo em todas as atividades organizacionais. Quando um negócio sofre transformação, os executivos de RH atuam como parceiros por ajudarem os funcionários a se livrarem da antiga cultura e se adaptarem a uma nova. Como agentes de mudança, os executivos de RH ajudam as organizações a identificarem um processo para administrar a mudança. As ações dos agentes de mudança incluem identificação e estruturação de problemas, construção de relações de confiança, solução de problemas, criação e execução de planos de ação. Ao trabalhar para criar novas culturas, os profissionais de RH devem simultaneamente considerar o impacto da nova cultura sobre os processos administrativos, por exemplo, contratar, treinar e premiar funcionários de uma maneira coerente com a nova cultura e reconhecer o peso que a velha cultura mantém tanto sobre os funcionários quanto sobre as práticas do serviço.

Novo Papel do Executivo de Recursos Humanos

Parceiro organizacional = parceiro estratégico + especialista administrativo + defensor dos funcionários + agente de mudança.

Parceiros estratégicos são parceiros organizacionais porque alinham seus sistemas de RH à estratégia organizacional e estabelecem prioridades de RH para a empresa. Os *especialistas administrativos* são parceiros organizacionais porque poupam dinheiro a suas empresas mediante a concepção e a obtenção de resultados mais eficientes de sistemas de RH. *Defensores dos funcionários* são parceiros organizacionais porque garantem que as contribuições dos funcionários permaneçam elevadas, tanto em termos de dedicação quanto de competência. *Agentes de mudança* são parceiros organizacionais porque ajudam nas transformações e na adaptação às condições que se alteram.

A terceirização das atividades de RH tem sido uma experiência de muitas organizações que estão tentando encontrar maneiras de reduzir custos de RH e, ao mesmo tempo, melhorar a qualidade dos serviços.

Capacidades críticas são os processos e as práticas que permitem a uma empresa maneiras singulares de adicionar valor para os clientes. O conceito para a passagem da estratégia à ação é o diagnóstico organizacional, ou seja, a sistemática avaliação e calibragem das práticas organizacionais em função das metas do negócio. Faz-se necessária a criação de processos que permitam examinar as forças e as fraquezas das organizações e, em seguida, trabalhar no sentido de melhorar áreas detectadas como fracas. Um diagnóstico organizacional completo demanda quatro passos:

1. Definir uma arquitetura organizacional.
2. Criar um processo de avaliação.
3. Fornecer liderança para o aprimoramento das práticas.
4. Fixar prioridades.

TECNOLOGIA DA INFORMAÇÃO

A tecnologia da informação, no sentido de informatização organizacional, é baseada em aspectos que permitam tomada de decisão rápida em função da velocidade das mudanças globais e da concorrência e disponibilidade de informações rápidas e confiáveis, as quais descrevam o desempenho da empresa a curto, médio e longo prazos. À custa desses fatores há necessidade de um *software* de gestão empresarial.

Softwares de gestão empresarial podem ser comprados ou desenvolvidos, para tanto se deve levar em conta o que se deixa de ganhar durante o tempo de desenvolvimento e o custo de *upgrades* futuros.

Requisitos do *software* de gestão:

- Adequado às necessidades da organização.
- Custo-benefício analisado.
- Ágil e de fácil utilização.
- Possua uma base de dados de fácil manipulação.
- Produza informações confiáveis.
- Seja crítico na inserção de dados, evitando a produção de uma base de dados sem valor para a tomada de decisão.
- Integrado (comercial, operacional e financeiro).
- Produza os relatórios que realmente têm importância para a análise de desempenho.
- Possua boa flexibilidade de parâmetros na produção de relatórios.
- Seja de fácil *upgrade*.
- Tenha módulos de *upgrade* negociados com base no valor do *software* durante seu contrato de compra.
- Escolha não só um bom *software*, mas também uma empresa sólida, que não desaparecerá em seguida, promovendo obsolescência precoce do *software*.
- Adequar seu *hardware* ao *software* escolhido e incluir o valor de um *upgrade* na análise de custo-benefício.

Os requisitos mencionados visam à segurança de suas informações e à prevenção de possíveis ataques externos.

LEGISLAÇÃO E NORMAS

A observância de aspectos legais é de crucial importância para o sucesso estratégico de qualquer organização; tratando-se especificamente de medicina estética, as normas e legislações que regulamentam essa prática devem ser de conhecimento dos profissionais envolvidos com o negócio, a fim de evitar transtornos para a organização.

No que diz respeito à prática de procedimentos e atendimentos médicos, considerando aspectos arquitetônicos e de manipulação dos pacientes, devem ser respeitadas as normas para projetos físicos de estabelecimentos assistenciais de saúde do Departamento Técnico Normativo da Secretaria de Vigilância Sanitária do Ministério da Saúde. Essas normas encontram-se à disposição dos profissionais envolvidos na estruturação das organizações nas Secretarias de Saúde regionais em cada município e devem ser respeitadas para que as organizações possuam o aval de funcionamento da Vigilância Sanitária do Município.

QUESTÕES

1. Quais são os pontos-chave na administração de qualquer negócio?
2. Quais são os cinco parâmetros usados na avaliação da qualidade de um serviço?
3. Quais são as habilidades necessárias para os funcionários responsáveis pela recuperação do serviço?
4. Como se conquista a lealdade do cliente?
5. Qual o papel do executivo de recursos humanos?

LEITURA COMPLEMENTAR

BERRY, L. L.; PARASURAMAN, A. *Marketing Services: competing through quality*.

LOBATO, D. M. *Administração Estratégica – uma Visão Orientada para a Busca de Vantagens Competitivas*. Rio de Janeiro: Papéis e Cópias, 1997. 430p.

MINISTÉRIO DA SAÚDE. *Normas para Projetos Físicos de Estabelecimentos Assistenciais de Saúde*. Brasil. Secretaria de Vigilância Sanitária. Departamento Técnico Normativo.

ULRICH, D. *Human Resource Champions*.

WIND, J.; MAIN, J. *Driving Change: how the best companies are preparing for the 21th century*.

Capítulo 133

Marketing

Joan Schneider ♦ Jaime Finazzi

SUMÁRIO

Hoje já não basta ser competente, é preciso que as pessoas saibam disso. Alguém que tenha dedicado uma vida ao estudo e à prática da profissão de forma anônima e circulando pelos bastidores certamente estará em desvantagem em relação ao profissional que investe em maior exposição.

Porém, a exposição sem um alicerce sólido pode se transformar em um verdadeiro desastre. O profissional incompetente, mas com grande exposição, ficará rapidamente conhecido por sua incompetência. E isso pode ser irreversível.

O *marketing* pessoal começa com um diagnóstico do mercado, das competências de um profissional e também das competências de seus competidores, passando pelo desenvolvimento de seu "produto", que é aquilo que ele pretende oferecer a seus clientes.

HOT TOPICS

- O *marketing* não pode ser dissociado da psicologia.
- A emoção é a força capaz de induzir os consumidores a comprar.
- Implantar o *marketing* pessoal é a maneira de dizer aos clientes que você se preocupa com eles.
- A paquera é o contato inicial, a identificação do público-alvo.
- Imagem, necessidade do público-alvo, ações da concorrência e inovações são fatores que sempre devem ser levados em consideração.
- O fato de ter preocupação e dar atenção ao cliente permite que o vínculo entre empresa e cliente seja mantido.
- 90% do sucesso de um profissional são decorrentes da satisfação dos clientes e da propaganda que eles fazem.

INTRODUÇÃO

Neste mundo globalizado tão competitivo, as empresas e os empresários vencedores serão aqueles que mais se atentarem a uma pequena e antiga questão: quais são as necessidades de seus clientes? O que seus clientes querem?

O que as pessoas buscam? Felicidade, amor, atenção e carinho. Por que buscar uma empresa/fornecedor/etc. fria e calculista (preocupado com quanto deixarei de dinheiro) se é possível ter uma "parceira", preocupada com seu bem-estar, que lhe mande cartão de aniversário, que conheça sua voz ao telefone e que lhe dê atenção mesmo após você já ter pagado por seu produto/serviço (o pós-venda)?

Em pleno século XXI, entre tantas questões complexas, nos resta a mais importante de todas: o que se busca? Qual o nosso objetivo maior na vida, qual o significado da felicidade para cada um de nós?

Muitos responderão de forma diferente, considerando suas necessidades, seu histórico de vida, suas bases emocionais e outros diversos fatores. Mas a maioria, certamente, enfocará as questões ligadas a seu bem-estar, sua qualidade de vida e o simples fato de estar bem consigo mesmo.

Nos meus anos de vivência profissional e pessoal, aprendi que as pessoas que têm mais sucesso nessas duas áreas são aquelas que deram o melhor de si, fazendo aquilo que gostam, e se tornaram felizes. O retorno financeiro é mera consequência, não objetivo.

E, por mais incrível que possa parecer, quão raro é encontrar pessoas felizes, com alegria de viver, ou melhor, alegres pela vida que têm.

Fica então caracterizado um círculo vicioso: são infelizes porque não fazem o que gostam ou desempenham atividades que não gostam porque são infelizes?

Terão mais êxito aqueles empresários que fizerem da melhor forma o simples exercício de se colocar no lugar do cliente: se eu fosse o cliente, como gostaria de ser tratado? O que gostaria de receber desta empresa/produto/prestador de serviço?

CONCEITOS DE MARKETING

Marketing é o conjunto de atividades cujo objetivo é levar bens e serviços do produtor ao consumidor. É a análise das oportunidades, ameaças, pontos fortes e fracos de um produto ou serviço. Quando bem elaborada, essa análise deve vislumbrar oportunidades nas quais a empresa possa lucrar ao atender as necessidades dos consumidores de um segmento.

O *marketing* normalmente não pode ser dissociado da psicologia. Ele leva em consideração as necessidades emocionais do público, seus hábitos, sua forma de se comunicar e se relacionar com outros e a partir disso oferece produtos ou serviços com a promessa de suprir essas necessidades.

Marketing é o processo de planejamento, execução, preço, comunicação e distribuição de ideias, bens e serviços, de modo a criar trocas que satisfaçam objetivos individuais e organizacionais.

MARKETING EMOCIONAL

A emoção é a característica que justifica nossa existência, "tempera" nossa vida e funciona como uma mola propulsora. Ela nos faz acreditar, mesmo quando não parece haver motivos para isto, que a vida vale a pena.

O *marketing* emocional traduz tudo isso no mundo competitivo dos negócios. A emoção é a força capaz de induzir os consumidores a comprar. E o melhor, não somente a comprar, mas a permanecerem fiéis.

Recentemente, foi citada em uma pesquisa do *Wall Street Journal* que "um número surpreendente de consumidores declara que, na hora de comprar, age conforme o que sente pelas empresas".

O *marketing* emocional está vinculado aos sentimentos das pessoas, às expectativas que fazem dos benefícios dos produtos ou serviços e ao que elas sentem necessidade de receber.

Implantar o *marketing* emocional é a maneira de dizer aos seus clientes que você se preocupa realmente com ele. É necessário sempre (na conquista, na manutenção, na reconquista) se colocar no lugar do consumidor. O que eu gostaria de receber se estivesse no outro lado? Para ter clientes fiéis é necessário descobrir qual conexão se deve estabelecer com eles; feito isso, é necessário manter e "cuidar" dessa relação.

Relacionamentos que agregam valor ao cliente necessitam de uma forma individualizada de tratamento. São construídos com base no princípio de que cada relacionamento é único e que o cliente é tratado de forma personalizada, considerando suas características individuais.

O *marketing* de relacionamento é como levar ao mundo empresarial as características de um relacionamento afetivo, dividido, então, com o comparativo citado a seguir.

Paquera

Contato inicial. É a identificação do provável público-alvo. Identificação com o segmento. O empresário analisa previamente o mercado. Funciona como uma "pesquisa de mercado". São considerados os seguintes pontos:

- Qual o mercado potencial?
- Qual o perfil dos consumidores que se deseja atingir?
- Quais os concorrentes que competem no mesmo segmento?
- Quais os diferenciais de cada um desses concorrentes?

Contato Inicial/Abordagem Direta

A pesquisa evoluiu e decidiu-se que há mercado para esse tipo de produto ou serviço. Busca-se conhecer o público e estabelecer com ele algum tipo de relação.

Namoro

Coincide com o pré-lançamento do produto, sendo elaborado um plano de *marketing*. Trocam-se cartas (malas diretas/*telemarketing*, etc.) e aprende-se a conhecer um ao outro. Pode-se avaliar por meio de pesquisas simples a satisfação e corrigir eventuais insatisfações.

Noivado

O compromisso assumido. O produto ou serviço lançado tende ao amadurecimento. Já se sabe o potencial do mercado e suas necessidades. O plano de trabalho é constantemente reavaliado com base nas experiências anteriores.

Estabelecimento e acompanhamento do cronograma de atividades.

Casamento

Fidelidade do cliente. O compromisso mútuo está estabelecido e amadurecido. Novos produtos e serviços são lançados; a conquista de uma parcela maior do mercado é o objetivo.

Não pense que a batalha está ganha. Você apenas passou para o segundo *round*.

É elaborado um *forecast*, com base no potencial e na expansão do consumo, proteção quanto aos fatores dinâmicos, como sazonalidade, eventos macronegativos, etc.

Renovação Constante da Relação ou Busca de Novos Mercados

É a fase de maturidade, da criatividade e das novas oportunidades. Dá-se após a segunda ou terceira compra (ou prestação de serviço). Nessa fase, os empreendedores precisam:

- Aprofundar as estratégias de segmentação: atualizar e rever as campanhas e formas de trabalho. Isso acontece à medida que a empresa conhece cada vez melhor seus clientes.
- Aproveitar as experiências/histórico do público-alvo e da concorrência.
- Potencializar parcerias/agregar valores: ferramentas como vendas cruzadas e vantagens para o consumidor potencializar seus recursos disponíveis para essa empresa.
- Estimular o cliente a trabalhar para a empresa: indicando, para outros, os serviços/produtos da empresa. É a melhor forma de ter a certeza da fidelidade.

Se o processo do casamento não for bem consolidado, acontecerão:

- *Relações abertas*: clientes que compram a mesma categoria de produtos em diferentes fornecedores por simples conveniência ou por impulso.
- *Traições frequentes*: formas de fugir da rotina e camuflar a infelicidade conjugal. Clientes que variam apenas por não terem um motivo forte para serem fiéis.
- *Término da relação*: o cliente passa a julgar que não tem vantagens usando este produto ou serviço.
- *Busca de nova parceria*: o cliente busca no mercado nova opção, onde julgue que será mais bem tratado, ou seja, receberá mais atenção e vantagens do que na situação atual.
- *Infelicidade*: o cliente se acomoda e consome o serviço ou produto eventualmente, apenas enquanto não aparece opção melhor e que facilmente lhe convencerá a nova tentativa.

Assim como um casamento, a parceria entre a empresa e o consumidor precisa ser mantida, regada e cuidada. Só isso garantirá clientes fiéis, satisfeitos e felizes.

RECONQUISTA DOS CLIENTES PERDIDOS OU AS CRISES DOS 3, 7, 10 OU 20 ANOS...

Ainda que todos os pontos teóricos tenham sido considerados, muitas vezes, por fatores que nem se sabe identificar, uma relação entra em crise. A época dessa crise nem sempre seguirá a lógica dos manuais de relacionamento conjugal. Às vezes, o primeiro ano, por ter tantas inovações, é o mais difícil. Outras vezes, a crise chega quando um dos parceiros já se considera estável.

O mesmo acontece na vida de uma empresa. Pode estar estabilizada, sentindo-se segura, julgando ser a hora de colher os frutos e... começa a perder clientes. O mais importante é saber analisar os fatos, enfrentar a crise e não querer fugir dessa realidade. Isso pode ocorrer por diversos motivos:

- Mudança das necessidades dos consumidores.
- Políticas mais agressivas ou com maior aceitação por parte da concorrência.
- Falhas nos serviços ou produtos.

É fundamental lembrar que assim como o "amor é eterno enquanto dura", a liderança é conquistada até que surja um novo líder. Então, a conquista (sentimental ou profissional) é uma eterna luta. Não se deve descuidar de fatores como:

- Imagem.
- Preferências/necessidades do público-alvo.
- Ações da concorrência.
- Inovações no mercado.

A estratégia de se colocar no lugar do outro funciona tanto para a vida privada quanto a profissional. Se eu fosse o cliente, o que gostaria que esta empresa fizesse por mim?

O MÉDICO DO TERCEIRO MILÊNIO

O ser humano está vivenciando uma fase até há pouco tempo inimaginável, mesmo nas ficções mais futuristas. Na época do *e-commerce*, dos *chips* e do mapeamento genético, o homem parece mais receptivo à tecnologia que ao amor. Experimenta a fase de transição, da criatura para o criador. A clonagem é realidade, os avanços tecnológicos ganham um contexto de rotina. No papel de observador e usuário de toda novidade com promessa de qualidade de vida, a tendência é um encontro ao vazio.

Até há pouco tempo, vivia-se em grupos, buscando na união a sobrevivência e a proteção. Assim, o ser humano ainda é, na essência, carente.

O médico do terceiro milênio deverá ter característica de empreendedor. Deve avaliar as necessidades de seus clientes e trazer fatos do seu dia a dia para o consultório.

Ao notar timidez de um determinado grupo de pacientes (obesos, homens, adolescentes) é primordial identificar uma forma de atendê-los melhor. A opção pode ser reservar horários ou dias da semana para atendimento desses grupos ou, talvez, atendimento domiciliar. Vale a opção de fazer uma pesquisa com seu público, visando descobrir qual sua preferência. O cliente começará então a perceber que você se preocupa com ele.

A Tabela 133.1 pode ajudar na avaliação das condições de competição pela preferência da clientela e na reversão das deficiências para tornar-se cada vez mais eficiente.

Muitas vezes me pergunto o que faz um profissional liberal da área médica ter ou não ter sucesso.

Acredito ser essa série de fatores, dentre os quais a formação do profissional, seu carisma, o aspecto de seu consultório, a forma pela qual divulga seus serviços, os mais importantes e merecedores de atenção. Além disso, todo o resto pode não ter resultado se a equipe de profissionais e o próprio médico não desenvolverem seu *marketing* pessoal.

Certa vez estava esperando para ser atendida por um médico (de renome e ótima clientela). A sala de espera estava lotada e sua secretária ficou extremamente nervosa com o atraso do médico. Em vez de tranquilizar os pacientes e falar que o doutor teve um problema, mas já estava a caminho ou coisas do gênero, fez os seguintes comentários: "É sempre assim. Ele vai almoçar e demora horas. Eu é que sofro...". Essa profissional já estava na equipe do médico havia mais de quatro anos e ninguém sabe quantos pacientes ele perdeu na sala de espera. Em outra ocasião vi a assistente do doutor questionar determinado procedimento adotado por ele. Também fazia parte do grupo de funcionários havia longa data.

Algumas atitudes devem ser evitadas de qualquer maneira:

Tabela 133.1 – Lista para análise dos pontos fortes e fracos

	Grande força	Força	Neutra	Fraqueza	Grande fraqueza
Marketing					
Reputação da clínica					
Quantidade de clientes atendidos					
Satisfação do cliente					
Fidelidade do cliente com o médico					
Qualidade do atendimento					
Pontualidade do médico					
Preços do tratamento					
Nível profissional dos colaboradores					
Capacidade de fechamento dos pacotes promocionais					
Atualização do médico					
Cobertura geográfica					
Finanças					
Estabilidade financeira					
Fluxo de caixa					
Infraestrutura					
Instalações					
Equipamentos					
Produtos					
Habilidades técnicas					
Organização					
Capacidade de liderança					
Equipe motivada					
Capacidade empreendedora					
Adaptabilidade a situações adversas					

Adaptado de Kotler[1].

- Exagerar na intimidade.
- Chamar o cliente de meu amor/benzinho/filha/etc.
- Deixar o telefone tocar inúmeras vezes.
- Pedir ao cliente para ligar mais tarde. O interesse maior não deve ser do cliente!
- Transferir a ligação para ramais inúmeras vezes de forma errada ou deixar o cliente esperando por muito tempo.
- Fazer comentários sobre outros clientes (ausentes) na frente de clientes que estão esperando o atendimento.
- Prometer e não dar retorno ao cliente, respondendo à ligação ou não dando posicionamento sobre solicitação ou dúvidas do paciente.
- Passar informações técnicas ou orientações para o paciente sem ter certeza. É preferível dizer que se informará e voltará a ligar, em vez de passar uma informação incorreta.

LEVANDO O *MARKETING* EMOCIONAL PARA O CONSULTÓRIO: A CORRETA OPERACIONALIZAÇÃO DO ATENDIMENTO

Serviços

Atualmente, o serviço prestado pode ser considerado tão ou mais importante que o próprio produto.

Dentre os serviços prestados ao cliente, merece destaque especial *o atendimento,* sendo considerado forte ponto de diferenciação entre os demais concorrentes. Pelo atendimento, a equipe médica acompanhará a paciente. Este "acompanhamento" ocorre de várias formas:

- Ligando para a paciente após o procedimento e acompanhando sua satisfação após a realização deste.
- Telefonando quando estiver próximo de refazer o procedimento, no caso de um procedimento temporário (implantes faciais/toxina botulínica/etc.).
- Divulgando pacotes promocionais (tratamento de verão, etc.).

O fato de ter preocupação e atenção constantes permite que o vínculo seja mantido. Com isso, na ocasião de propor um retoque ou novo tratamento, não é evidenciado o aspecto comercial do fato.

Pesquisas apontam que os consumidores usam cinco aspectos principais para mensurar sua satisfação com o serviço prestado (Quadro 133.1).

O serviço toma importância vital quando ele é o que se vende ao cliente – como no caso de profissionais liberais, como médicos, por exemplo.

O que fará o paciente/cliente optar por determinado médico? Vários fatores podem ser considerados neste contexto, sendo um dos mais importantes o que requer menos custo: o antigo "boca a boca". Considera-se que 90% do sucesso de um profissional, em especial na área de beleza e estética, são decorrentes da satisfação de seus pacientes e da propaganda que eles fazem.

Ferramentas Promocionais Usadas no Consultório

Inúmeras são as formas de realizar um trabalho com enfoque no *marketing* em seu consultório:

- Ambiente agradável que ofereça bem-estar ao paciente.
- Logomarca da clínica, visando criar uma identidade visual.
- Mala-direta da clínica ou consultório.
- Cartão-convite de inauguração/divulgação de novo procedimento.
- Fitas de vídeo com procedimentos que se queira divulgar ou com orientações do médico.
- *Site* da clínica/consultório.
- Propaganda em revistas direcionadas.
- Folhetos informativos sobre procedimentos para esclarecer dúvidas do paciente ou despertar seu interesse.
- Cartões personalizados de aniversário.

ANEXOS

A avaliação dos esforços atuais quanto à fidelidade do cliente permitirá mensurar os esforços realizados pela clínica ou consultório quanto ao *marketing* emocional. O Quadro 133.2 traz a classificação sobre a fidelidade dos clientes com base na atribuição de notas de 1 a 5 para cada atividade, de acordo com os seguintes critérios:

- Não é consciente em sua empresa (escala 1).
- É totalmente consciente em sua empresa (escala 5).

Avaliação Prática do *Marketing* Emocional

- Pontuação de 15 a 27:
  - Seu consultório não está familiarizado com o *marketing* emocional. É preciso tomar providências urgentes.

Quadro 133.1 – Dimensões da qualidade de serviços[2]

- *Tangíveis*: aparência das instalações físicas, dos equipamentos, do pessoal e dos materiais de comunicação
- *Confiabilidade*: habilidade de desempenhar todos os serviços prometidos acuradamente
- *Receptividade*: disposição em ajudar os clientes e proporcionar atendimento imediato
- *Segurança*: conhecimento e gentileza dos funcionários e sua habilidade de transmitir confiança
- *Empatia*: dedicação, atenção individualizada que a companhia proporciona aos clientes

Quadro 133.2 – Avaliação dos esforços atuais quanto à fidelidade do cliente

- Sabemos quanto custa adquirir um paciente
- Sabemos quanto custa manter este paciente
- Sabemos diferenciar clientes apenas satisfeitos de clientes fiéis
- Relacionamos a fidelidade do cliente com nosso resultado mensal
- A posição de nossa clínica é diretamente comprometida com relacionamentos a longo prazo com nossos clientes
- Nossa clínica valoriza e estima seus funcionários
- Nossos funcionários são conscientes de sua valorização
- Nossa clínica tem atitude proativa no relacionamento com os clientes
- Somos conscientes do que significa perder um cliente
- Desejamos ter uma imagem correspondente ao conceito que nosso cliente tem de nossa empresa
- Possuímos campanha de fidelidade, premiando clientes antigos
- Nossos funcionários da linha de frente são treinados para atender os clientes, tomando decisões de acordo com sua percepção
- Nossos serviços contribuem para o cliente sentir que está recebendo um tratamento exclusivo e personalizado
- O processo de pagamento e uso de nossos serviços ocorre de forma simplificada, sem gerar estresse ao nosso cliente
- Agregamos valor emocional a nossos clientes por meio de nosso atendimento, energia e atitudes
- Total de pontuação:

Adaptado de Robinette, Brand e Lenz[3].

- Pontuação de 28 a 61:
  - O *marketing* emocional faz parte da rotina de sua clínica, mas existem pontos que devem merecer atenção especial, como o real papel que o cliente merece ocupar em sua estrutura.
- Pontuação acima de 62:
  - Toda a empresa está consciente da importância do cliente e de manter com ele relacionamentos de longo prazo.
  - Pode haver espaço para melhoras, considerando que o relacionamento com o cliente deve ser regado e cultivado eternamente, ou pelo menos durante o tempo que se pretende ter uma boa posição no mercado.

A seguir serão apresentadas algumas peças de inauguração para início do consultório e da clínica (Figs. 133.1 a 133.6).

Peças de *marketing* e apoio no consultório e na clínica são mostradas nas Figuras 133.7 a 133.9.

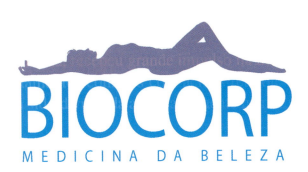

Figura 133.1 – Logotipo do receituário.

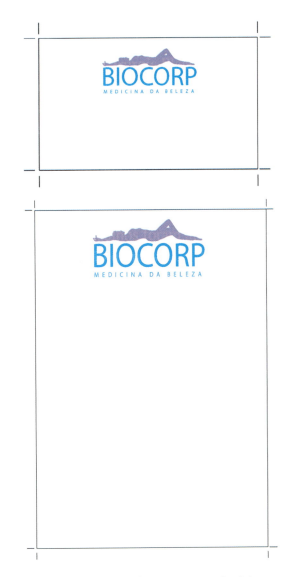

Figura 133.2 – Cartão de visitas e receituário.

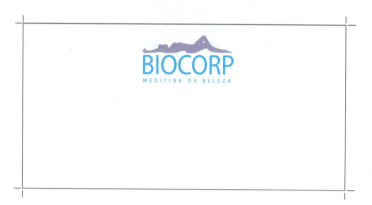

Figura 133.3 – Envelope.

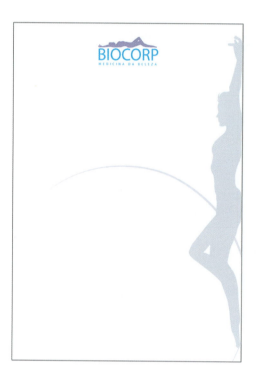

Figura 133.4 – Papel-carta.

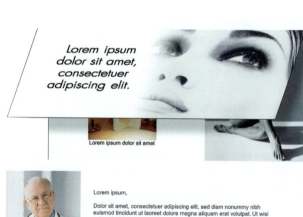

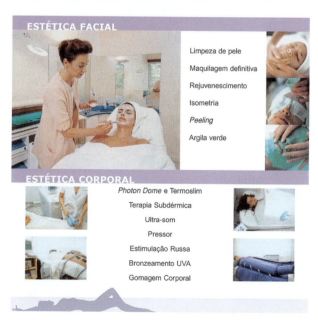

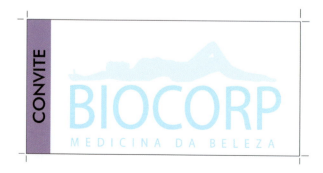

Figura 133.5 – Convite de inauguração.

Figura 133.6 – Mala-direta dos serviços e instalações.

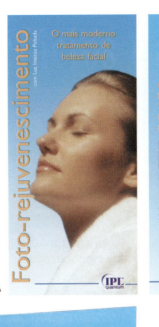
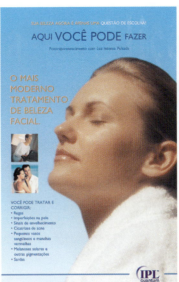
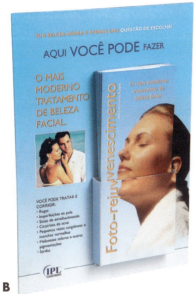
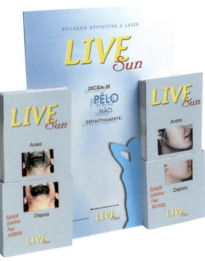
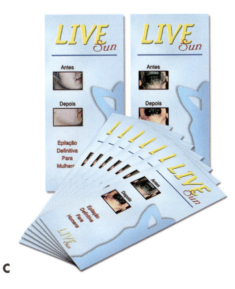

Figura 133.7 – (*A*) Pôster. (*B*) Porta-folhetos. (*C*) Folhetos de tratamentos especializados.

1736 – Aspectos Administrativos, Éticos e Jurídicos, Mídia e *Marketing*

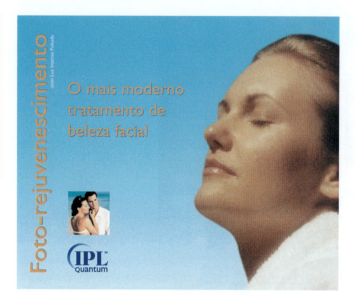

Figura 133.8 – *Casebook* explicativo dos tratamentos especializados.

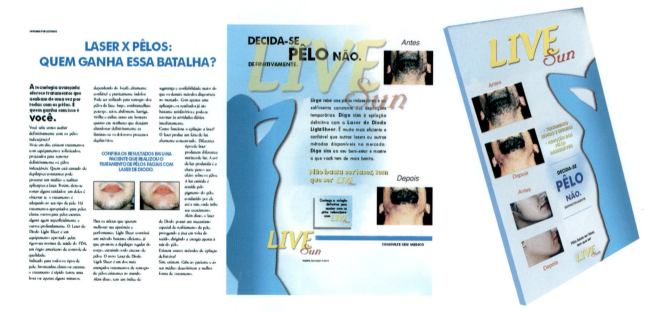

Figura 133.9 – Anúncios cooperados em revistas.

CARACTERÍSTICAS

Folhetos

- 1 lâmina em cuchê fosco 150g, 4 × 4 cores.
- Formato aberto: 210 × 300mm.
- Formato fechado: 210 × 100mm.
- Acabamento: 2 dobras e refile.

Display

- Composto de base, bolsa, *display* e forro.
- Formato final: 210 × 300mm.
- Acabamento: corte e vinco (bolsa e forro), refilados, plastificação na frente (base e bolsa), colagem com fita dupla face, faca especial, empastamento (forro).

Pôster (Molduras)

- 1 lâmina em dúplex 350g; 4 cores.
- Formato final: 715 × 520mm.
- Acabamento: corte e vinco, refilados, plastificação (frente).

Casebook

- Composto de 20 folhas com tratamentos diversos com fotos antes e depois em lâminas de 150g.
- 4 × 4 cores.
- Formato final: 210 × 250mm.
- Acabamento: plastificação fosca.

QUESTÕES

1. Qual é a definição de *marketing*?
2. O que é necessário para ter clientes fiéis?
3. O que é o *marketing* de relacionamento?
4. Quais são os pontos principais considerados na pesquisa de mercado?
5. Quais são as principais causas de crise na vida de uma empresa?

REFERÊNCIAS

1. KOTLER, P. *Administração de Marketing*. 10. ed. São Paulo: Prentice Hall, 2000.
2. ZEITHAML, V. A.; PARASURAMAN, A.; BERRY, L. L. *Delivering Quality Service: balancing customer perceptions and expectations*. New York: Free, 1990. p. 26.
3. ROBINETTE, S.; BRAND, C.; LENZ, V. *Marketing Emocional*. São Paulo: Makron Books, 2004. p. 215.

LEITURA COMPLEMENTAR

ALMEIDA, S. *Ah! Eu não Acredito. Como Cativar o Cliente através de um Fantástico Atendimento*. 17. ed. Salvador: Casa da Qualidade, 2001.

COBRA, M. *Vendas*. São Paulo: Cobra, 2002.

STEVENS, R. *Planejamento de Marketing: guia de processos e aplicações práticas*. São Paulo: Makron Books, 2001.

KELLOG GRADUATE SCHOOL. *Manual Completo para o MBA em Marketing – Dominando o Marketing*. São Paulo: Makron Books, 2001.

Capítulo 134

Mídia

Cilene Gomes Pereira Ciochetti

SUMÁRIO

Sob influência da mídia e dos vendedores, profissionais de saúde, os pacientes encantam-se com as promessas dos tratamentos estéticos e das cirurgias plásticas. No entanto, os benefícios alardeados transpõem os possíveis riscos e a real situação de tais procedimentos.

São curas para males recém-criados, imunidade, beleza, virilidade, juventude, bem-estar e longevidade. Os alvos são pessoas sem doenças, com desejos, preocupações, inseguranças e ansiedades. Ocorre a transformação da saúde em um produto à venda nas páginas dos jornais, revistas e variados tipos de anúncios.

Trata-se de um sonho de consumo maldimensionado, em que nem sempre os resultados são os prometidos pelo vendedor e tão desejados por quem compra. Neste capítulo será exposto o lado positivo e o negativo quando o assunto é a mídia relacionada à saúde.

HOT TOPICS

- O repórter jamais deve aceitar favores de suas fontes.
- *Release* é um texto em que é relatada ao jornalista a descrição do novo produto.
- Conhecer o público para qual a publicação é dirigida é de extrema importância para o sucesso da propaganda.
- A pauta corresponde à ideia sobre o que deverá ser a reportagem.
- Quanto melhor a definição da pauta, melhor o resultado da matéria.
- Após a apuração das informações, o próximo passo na elaboração da reportagem é a edição.
- As reportagens devem ser atraentes para o leitor e apresentar as informações da forma mais compreensível possível.

INTRODUÇÃO

As opções de tratamento de beleza nunca foram tão conhecidas do grande público como hoje. Basta ir a qualquer banca de jornal mais próxima para se deparar com uma enorme diversidade de publicações sobre o assunto, especializadas ou não. Além disso, as informações também são veiculadas com bastante frequência nas rádios e televisões de todo o país. Também a internet tornou-se outra importante fonte de divulgação. Há vários *sites* nos quais é possível saber as novidades quase simultaneamente aos seus lançamentos.

No entanto, não foi sempre assim. Até pouco tempo, a beleza era um assunto quase restrito somente aos suplementos ou revistas femininas. Fazia parte de publicações de assuntos gerais muito timidamente. Também eram poucos os profissionais envolvidos direta e especificamente na cobertura da área. As razões que levaram à modificação desse panorama são fáceis de serem compreendidas. Assim como as informações relativas à saúde, as que se referem à beleza começaram a tornar-se cada vez mais importantes para o público leitor. Sabe-se, hoje, que o índice de leitura de reportagens desses gêneros é um dos maiores em qualquer tipo de publicação. Só para se ter uma ideia, as edições de revistas de assuntos gerais que têm como matérias de capa novidades ou qualquer outro aspecto envolvendo a beleza estão entre as mais vendidas.

Essa demanda é, em parte, resultado da crescente valorização da boa forma do corpo. As pessoas estão mais conscientes da necessidade de cuidar da aparência. Afinal, descobriram que essa é uma forma de aumentar a autoestima e a segurança. E uma das maneiras pelas quais elas podem ter conhecimento dos mais novos e eficazes recursos de tratamento é por meio das publicações dirigidas ao público leigo. Esse fenômeno provocou mudanças na mídia. Além do maior espaço dedicado ao tema, proliferaram revistas cada vez mais especializadas: há aquelas voltadas somente para *fitness,* outras para a divulgação dos progressos da cirurgia plástica, por exemplo. Nas tevês, aumentou o espaço dedicado ao tema, embora, nesse caso, ele ainda esteja praticamente restrito aos programas dedicados à mulher. Mas, ainda assim, criaram-se quadros com as novidades e reservou-se tempo para que especialistas possam discorrer sobre assuntos específicos.

PERFIL DOS PROFISSIONAIS DA ÁREA

O número de profissionais envolvidos na cobertura da área também se multiplicou. Hoje, no Brasil, há uma enorme quantidade de jornalistas – a maioria mulheres – trabalhando exclusivamente com informações relativas à beleza. Em geral, até porque têm suas atenções extremamente voltadas para a área, esses profissionais possuem um bom conhecimento do assunto. Normalmente, conhecem a evolução dos tratamentos e produtos e entendem boa parte da linguagem técnica que às vezes acompanha a divulgação das novidades ou é empregada durante uma entrevista com um especialista. É interessante notar que, quase sempre, essas profissionais acabam se contagiando pelo assunto.

Tornam-se clientes dos profissionais, usuárias dos produtos, e também pessoas muito bem cuidadas. Até mesmo aquelas que não se importavam com a aparência se rendem às transformações. Grande parte das profissionais é jovem e bastante sintonizada com as novidades não só no mundo da beleza, mas também da moda e da cultura. Não há uma regra sobre o início profissional dessas jornalistas. Algumas começaram em veículos de assuntos gerais, outras se formaram mesmo nas publicações voltadas para o público feminino. Há, no entanto, algumas diferenças na forma de tratar o assunto. Em geral, as jornalistas que trabalham nos veículos mais especializados costumam se interessar mais pelos efeitos cosméticos, voltados para a beleza de fato. É claro que esse é o foco também das outras publicações, mas o que pode ser observado é que, nos veículos de assuntos gerais, a abordagem é um pouco mais ampla. Está se tornando muito comum nesse tipo de publicação, por exemplo, estabelecer uma ligação entre beleza e saúde ou aprofundar as explicações sobre a forma de ação dos tratamentos ou produtos. Isso talvez seja consequência da própria formação da jornalista que cobre a área de beleza em uma revista especializada e daquela que trabalha em um veículo informativo geral. A primeira acaba ficando muito voltada para a área, ao passo que a segunda é obrigada a lidar também com outros temas. São muitos os casos em que a repórter que cobre beleza em uma publicação de assuntos variados seja a mesma responsável pela cobertura da área de saúde. E também é comum que essa mesma profissional tenha tido outras experiências no jornalismo, passando pela cobertura de vários assuntos diferentes. Essa história profissional e o público para o qual a notícia será divulgada acabam fazendo com que o tratamento dado à informação seja mais abrangente. Isso não quer dizer que seja melhor ou pior, mas apenas diferente.

GARIMPAGEM DAS NOTÍCIAS

A maneira pela qual as notícias relativas à beleza chegam ao grande público faz parte de uma engrenagem que não é diferente da usada normalmente para obtenção e publicação das informações sobre outras áreas. O primeiro passo, obviamente, é a garimpagem das novidades. Esse trabalho é efetuado de várias maneiras pelo jornalista. Uma delas – e também uma das mais comuns – é a conversa frequente (diária ou semanal) que os repórteres costumam manter com profissionais da área – as chamadas fontes – justamente para saber o que há de novo. Cada jornalista possui sua lista de fontes. São pessoas com quem o profissional mantém relacionamento, em geral, há bastante tempo e, mais que isso, são espécies de referência para o repórter. Ele confia nelas. Normalmente, elas são conhecidas em entrevistas e, por empatia, acaba-se criando um vínculo. É a elas que o jornalista procura em busca de ajuda, novidades, orientação. Esses diálogos podem acontecer pessoalmente ou por telefone. Com esse tipo de contato, o jornalista pode não só ficar a par dos lançamentos, mas também identificar novos comportamentos. Fica sabendo, por exemplo, se determinado produto ou tratamento está se tornando o preferido, se os homens estão dando maior atenção a esta ou aquela parte do corpo. Esta é uma das práticas mais antigas do jornalismo e também uma das mais profícuas. É muito frequente o repórter conseguir ter acesso a informações relevantes por meio dessas conversas, às vezes despretensiosas, e a fonte sabe que pode ou não ser incluída na reportagem a ser feita. Às vezes, até pede para não aparecer publicamente. Esse relacionamento jornalista/fonte precisa ser calcado em respeito mútuo e muito – mas muito mesmo – profissionalismo. O repórter jamais deve aceitar favores de suas fontes – obter tratamentos gratuitos, por exemplo. Também deve ficar muito atento para saber identificar quando, eventualmente, possa estar sendo usado pela fonte, de acordo com interesses próprios, e não do leitor/ouvinte ou telespectador. Muitas vezes, o bom repórter não precisa possuir uma lista enorme de fontes. Ao contrário, mantém contato com uma rede pequena de profissionais, mas atinge o alvo ao conversar com aqueles que realmente sabem o que há de novo e em quem realmente confia.

Assessorias de Imprensa

Outra forma muito comum de saber o que está acontecendo de interessante na área é por meio da divulgação das novidades pelas próprias indústrias do setor. Na grande maioria dos casos, as companhias dispõem do serviço de assessorias de imprensa; empresas geralmente integradas por jornalistas e profissionais de relações públicas, contratadas para mediar a relação entre a companhia e a mídia. São elas as responsáveis pelos contatos com os repórteres quando a empresa deseja divulgar determinado assunto. Muitas companhias possuem seu próprio departamento de assessoria de imprensa, mas também há várias empresas que se servem dos serviços de consultorias do gênero. A comunicação pode ser telefônica ou por meio dos chamados *releases*. Trata-se de um texto no qual é relatada ao jornalista a descrição do novo produto, por exemplo, com informações sobre data de lançamento e preço, entre outras coisas. Em geral, os *releases* destacam as vantagens da novidade em relação ao que já existe no mercado, na tentativa de convencer o jornalista de que se está diante de algo que realmente vale a pena ser divulgado. Afinal, esse é o objetivo da empresa. Esse mesmo recurso – o uso dos *releases* – também é cada vez mais usado por médicos e outros profissionais, envolvidos na área da beleza, que dispõem dos serviços de assessorias de imprensa. Todos os dias, os repórteres recebem dezenas de fax ou *e-mails* com comunicados do gênero.

Hoje há assessorias de imprensa de ótima qualidade. Normalmente, as melhores são integradas por jornalistas que já passaram por grandes redações e que, por isso mesmo, conhecem as reais necessidades do repórter. Sabem que devem enviar material conciso, com as informações-chave e apontar alguns caminhos a serem seguidos. Nesses casos, as assessorias interferem o menos possível no trabalho do jornalista. Ajudam quando necessário, mas de maneira muito profissional, e tampouco ficam cobrando a publicação de alguma reportagem. Mas, infelizmente, ainda há casos em que empresas do tipo entulham os jornalistas de informações irrelevantes, tentam "vender" clientes a todo custo, angariando somente a antipatia dos repórteres. Há algumas situações que chegam a ser constrangedoras, em que representantes das assessorias telefonam ou procuram o jornalista várias vezes ao dia para oferecer a divulgação de um assunto que não é novo ou uma entrevista com um profissional para o qual a empresa presta serviços. Esse esforço é compreensível, mas muitas vezes o efeito é contrário ao desejado. O repórter fica tão saturado do assunto ou do profissional que o deixa de lado, caso avalie que não se trata de algo importante.

Recentemente, a própria internet também se tornou fonte importante de informação. Diariamente, o jornalista visita vários *sites* especializados na divulgação das últimas novidades na área da beleza. Mas as informações também chegam por outros caminhos. O repórter, óbvia e obrigatoriamente, tem relacionamentos com um número muito maior de pessoas, como amigos, parentes, etc. É bastante comum surgirem ideias de reportagem durante conversas com essas pessoas, que estão fora do ambiente e da engrenagem de uma redação.

O fato é que, todos os dias, o jornalista é atingido por uma avalanche de informações sobre a área. E isso acontece com o repórter de todas as formas de mídia. A partir de tudo o que viu e ouviu, o profissional escolherá, para maior apuração, o que considera mais relevante e interessante para seu leitor/ouvinte/telespectador. Esse não é um trabalho fácil. A escolha do que será mais bem investigado – mas ainda não necessariamente o que será publicado – é feita levando-se em consideração muitas variáveis. Uma das mais importantes é o próprio público para o qual a publicação é dirigida. De nada adianta perseguir uma informação sobre um novo tipo de transplante capilar, por exemplo, se o veículo restringir-se às novidades do *fitness*. Mas a notícia poderia ser interessante para publicações especializadas em beleza, tevê e revistas femininas e de assuntos gerais. Também conta, é claro, o caráter de novidade do tema, seja ele referente ao lançamento de um produto – pode ser apenas mais um na sua categoria e não apresentar vantagens que justifiquem sua divulgação – ou a um tratamento ou modificação de comportamento.

Recentemente, no entanto, esse trabalho de triagem se tornou ainda mais complicado. Como a área de beleza se transformou num belo negócio para médicos e outros profissionais e também para as empresas do setor, há uma incrível ânsia em gerar novidades com o objetivo de aparecer na imprensa. Todos sabem que ser mencionado em reportagens – em especial aquelas veiculadas em publicações de muito prestígio ou com grande tiragem – rende um considerável aumento de clientela, pelo menos no período logo após a publicação da matéria. Por isso, a grande maioria do material de divulgação que chega às mãos do repórter dá conta de algo "revolucionário". Ou é um creme "revolucionário" contra rugas, ou um tratamento "revolucionário" para combater a celulite, entre outros produtos. Tudo é escrito para impressionar o jornalista, mas, na verdade, acaba confundindo mais o repórter do que o conquistando. Às vezes, fica difícil, à primeira vista, saber o que realmente faz diferença daquilo que não passa de mais uma balela ou promessa vazia. É quando, então, vale – e muito – a experiência do jornalista para saber "separar o joio do trigo".

Pauta e Apuração da Notícia

Depois da escolha do que deve merecer mais atenção, chega-se finalmente à pauta, ou seja, à ideia sobre o que deverá ser a reportagem. Uma pauta, é claro, não é a matéria, mas seu ponto inicial. Define-se, nessa etapa, o que será dito a respeito do assunto a ser tratado: que abordagem, planejamento de espaço, de fotos, ilustrações, etc. Quanto melhor sua definição, melhor o resultado. O repórter precisa saber o que deverá levantar para cumprir o que está planejado. É um erro, por exemplo, pensar apenas em uma matéria sobre acne, de forma geral. Se a ideia surgiu por causa do lançamento de um novo produto, então, deve-se definir se a reportagem só discorrerá sobre a novidade, se abordará outras do mesmo gênero, qual será seu tamanho, se exigirá a confecção de algum quadro. Dessa forma, sabe-se o que buscar e de maneira objetiva.

A partir dessa pauta, começa outra etapa do trabalho jornalístico: a apuração da notícia. Nesse processo, o repórter levantará todas as informações que conseguir a respeito do assunto, sob um enfoque já definido pela pauta. Esse levantamento também é feito de muitas maneiras diferentes. Há entrevistas com as pessoas envolvidas no assunto – com alguém da empresa fabricante de determinado produto, com médicos acostumados a tratar o problema para o qual a novidade está dirigida, por exemplo –, pesquisas em livros, pela internet, entidades, governos, etc. Normalmente, o repórter procura mais de uma fonte. Conversar com aqueles que já conhece e buscar outros nomes em instituições conceituadas – à procura de entrevistados vinculados a universidades de credibilidade – é uma forma de tentar garantir a qualidade da informação. Outra saída é recorrer às sociedades que representam especialistas, como a Sociedade Brasileira de Cirurgia Plástica. Essas instituições também acabam funcionando como referência para o jornalista. Cabe a elas disponibilizar informações necessárias para que seja realizado o melhor trabalho. Afinal, o conhecimento gerado pela ciência deve ser democratizado e difundido para a população leiga. Infelizmente, porém, a prática mostra que nem sempre é assim. Muitas instituições – inclusive importantes universidades – dispõem de péssimos canais de comunicação com o jornalista. Nesses locais, é difícil encontrar alguém com quem falar e quase sempre se esbarra em uma burocracia imensa para conseguir apenas uma informação.

Personagens

Outro recurso muito comum na apuração da notícia é incluir na lista dos entrevistados pessoas comuns, que foram beneficiadas, prejudicadas, enfim, fizeram parte da história. São os chamados "personagens". Esses entrevistados contam suas sensações, expectativas e ajudam o leitor a se identificar melhor com o que é publicado ou veiculado nas tevês e rádios. Os "personagens" das matérias podem ser indicados pelos profissionais entrevistados ou levantados pelo jornalista com outras fontes. Em geral, essas pessoas não dispõem de informações técnicas a respeito do produto ou tratamento, por exemplo, a que se submeteram. Cabe ao jornalista levantar esse tipo de dado com o profissional qualificado. Com o personagem, o que se tenta é conhecer sua opinião real, ou seja, os detalhes de sua experiência. Muitos médicos, no entanto, costumam ficar reticentes em indicar pacientes que se submetem a uma determinada terapia. Temem que pareça propaganda de seu trabalho ou que a exposição seja uma invasão de privacidade do cliente. Mas, em uma relação respeitosa, o paciente primeiro é consultado pelo profissional e só então conversa com o jornalista, devendo ficar absolutamente livre para falar o que realmente sente. Para evitar constrangimentos, no entanto, uma das saídas é procurar "personagens" em outros locais, fora do consultório ou da clínica.

Ditadura do Tempo

Na esmagadora maioria das vezes, esse trabalho de apuração é feito dentro de um prazo muito curto de tempo. Em jornais diários, se a notícia for publicada no dia seguinte, isso significa dizer que o jornalista tem apenas aquele dia – e não mais que isso – para conseguir o melhor que puder. Nas revistas semanais, em geral há um pouco – mas somente um pouco – mais de tempo para que as informações sejam apuradas. No entanto, como normalmente esse tipo de publicação tem por obrigação fornecer mais detalhes e uma abordagem mais profunda dos assuntos do que os jornais, a velocidade na obtenção dos dados praticamente é a mesma da observada em um jornal diário. Já nas revistas com periodicidade mais espaçada – as mensais e quinzenais, por exemplo –, há um pouco menos de pressa. No entanto, essas publicações também são caracterizadas pela obrigação de esmerar-se ainda mais na apuração da notícia. Até porque, de nada adianta, por exemplo, divulgar o surgimento de um novo tratamento já publicado em outros veículos e não dar informações adicionais ao leitor. Seria somente repetir o que já foi dito semanas atrás. Nas tevês, nas rádios e na internet, a agilidade também deve ser a qualidade principal. Se os profissionais forem lentos na apuração da reportagem, ela simplesmente não vai ao ar.

Algumas têm vida útil mais longa, mas outras, mais urgentes, correm o risco de ir para o lixo se não forem produzidas a tempo.

Depois da apuração das informações, começa outro processo delicado na elaboração de uma reportagem. É a edição. Em geral, o repórter escreve o texto de acordo com o que considera mais relevante. Afinal, na elaboração de uma reportagem, o papel do repórter consiste principalmente em levantar as informações. É ele que conversa com os entrevistados – profissionais e personagens –, sai em busca de dados oficiais, declarações de instituições. Cabe a ele fazer a primeira junção de tudo o que conseguiu. O material garimpado por ele segue para as mãos de um editor. Normalmente – mas nem sempre –, o editor é um jornalista mais experiente, que já atuou como repórter e no momento exerce a função de coordenação do trabalho de um grupo de repórteres. É ele quem deve orientar o repórter na execução da pauta, ajudar a pensar em fotos e ilustrações e ter uma visão do produto final, ou seja, da reportagem veiculada. Por isso mesmo, ele pode ou não fazer alterações no texto e no resto do material preparado pelo repórter. Nessa etapa, muitos erros podem ocorrer. Primeiro porque o repórter pode ter entendido erroneamente alguma informação ou o editor pode mudar indevidamente algo no texto do repórter, resultando na publicação ou veiculação de uma informação equivocada. Para prevenir esse tipo de problema, algumas publicações enviam os textos mais complexos prontos, antes de serem publicados, para os especialistas lerem e corrigirem eventuais erros de informações. Mas essa não é uma prática comum. Pelo contrário, uma das coisas que mais irritam o jornalista é a fonte pedir para ler o texto antes de ser veiculado. Nesse caso, os dois lados têm razão. Muitas vezes há de fato informações erradas, mas há muitos médicos, em especial, que desejam interferir no estilo pessoal de escrever do jornalista ou dar palpites na ordem de colocação das informações dentro do texto, entre outras questões que não lhes dizem respeito. Quando se envia um texto para uma fonte, solicita-se que se atenha a apontar e a corrigir possíveis erros de informação técnica, não modificar tudo o que repórter escreveu. Daí a relutância do repórter em enviar o texto para a fonte.

Em tevês e rádios, erros sobre dados técnicos podem ser mais difíceis, já que, nesses veículos, é reproduzida a fala direta do entrevistado. Cabe ao editor e ao repórter pensar também em tudo o que possa ilustrar a matéria. Gráficos, desenhos, fotos e outros elementos que permitam melhor compreensão do assunto são sempre bem-vindos. O tamanho ou o tempo que a reportagem terá dependerá de sua importância para o veículo. Essa avaliação é feita pelos editores e seus superiores – o diretor de redação, por exemplo. Muitas vezes, ganham destaque assuntos para os quais, no início da apuração, destinava-se um espaço pequeno e vice-versa. Tudo varia de acordo com o andamento das investigações e da avaliação final. Dependendo do tamanho da reportagem, várias informações acabam ficando de fora por pura falta de espaço.

RELAÇÃO ENTRE PROFISSIONAIS DE SAÚDE E JORNALISTAS

As reportagens devem ser atraentes para o leitor e apresentar as informações da forma mais compreensível possível. Isso significa que muitas das afirmações feitas durante as entrevistas serão escritas de outra forma, mais clara, para o leitor. Esse aspecto, no entanto, é ponto muito comum de conflito entre jornalistas e fontes. Com muita frequência, profissionais entrevistados reclamam do que consideram superficialidade no tratamento dos assuntos abordados ou da forma pela qual informações técnicas foram explicadas. Outros – queixa muito comum – reclamam de terem sido ouvidos durante horas para que, no final, vejam apenas uma frase a eles atribuída em todo o texto ou por terem aparecido só alguns segundos nas rádios e tevês. Também é frequente a fonte queixar-se da dimensão conferida ao assunto.

Decididamente, as relações entre repórteres e entrevistados não são das mais tranquilas. Ainda hoje, por exemplo, há médicos que perguntam ao jornalista quanto devem pagar para ter esta ou aquela reportagem publicada ou veiculada em uma tevê. Não sabem que matéria paga não existe. Outro motivo de rusga é o fato de muitos – mas muitos mesmo – profissionais de saúde considerarem que os jornalistas são analfabetos em saúde e em beleza. Tratam os repórteres com desprezo ou não têm paciência para explicar de forma compreensível informações mais técnicas. Cria-se um clima tenso que não beneficia ninguém. Há também aqueles que não entendem o porquê da urgência em falar de determinado assunto ou se negam a responder a algumas perguntas por telefone. De fato, o ideal é que se faça uma entrevista pessoalmente e com calma, mas nem sempre essas condições existem na vida do jornalista.

Com o crescimento do mercado, no entanto, a tendência – espera-se, pelo menos – é a de que os profissionais da mídia também se qualifiquem cada vez mais. A experiência e a manutenção de relações de respeito e credibilidade com os entrevistados podem ajudar a tornar esse relacionamento menos espinhoso. As matérias também devem ganhar em qualidade, com o uso de mais recursos gráficos e outros expedientes. Está se tornando comum, por exemplo, a prática da publicação ou de outro veículo testar produtos e tratamentos antes de noticiá-los ou avaliá-los mesmo quando já estão no mercado. Esse tipo de abordagem é enriquecedora, porque mostra, na prática, os efeitos desta ou daquela promessa. Conquistam a imprensa, os profissionais de saúde e, principalmente, o público.

EXPECTATIVA GERADA PELA MÍDIA

Afinal, nessa relação entre fontes e mídia, o que importa mesmo é informar, e corretamente. Até porque a imprensa tem um tremendo poder de gerar expectativas e esperanças. É impressionante a confiança do público nas informações veiculadas. Se uma revista diz que determinado creme acaba com a celulite, as mulheres vão comprá-lo acreditando, de verdade, que ficarão livres do problema. Se é veiculada na tevê uma reportagem mostrando os benefícios de determinada terapia, no dia seguinte há milhares de pessoas interessadas em se submeter à novidade. Por isso, é preciso extremo cuidado na apuração e no tratamento das informações. Não se pode induzir a uma esperança vazia. Essa é uma regra básica para qualquer área, mas, em beleza e saúde, em especial, ela adquire importância fenomenal, já que se está lidando com expectativas muito caras às pessoas: autoestima e saúde.

Esse mesmo cuidado deve ser dispensado também à maneira como os profissionais são apresentados. Da mesma forma que a mídia pode criar, de um dia para o outro, a cura da celulite – e tempos depois ser constatado que não havia nada de surpreendente no suposto milagre –, pode também criar deuses e demônios. De repente, médicos sem nenhum gabarito tornam-se referências acima do bem e do mal para determinado assunto, ou outros, que caíram na "lista negra" de algum jornalista, amargam o ostracismo ou o linchamento público. O repórter sabe que tem esse poder. Mas cabe a ele e a seus superiores a atenção a esse risco, ou seja, devem tratar os assuntos e os profissionais com rigor, seriedade e profissionalismo para que a primeira vítima nunca seja a verdade.

QUESTÕES

1. Quais são as funções da assessoria de imprensa?
2. Como é realizada a apuração da notícia?
3. O que são os "personagens"?
4. Quais são os passos na elaboração de uma reportagem?
5. Qual é a importância da mídia em medicina estética?

Capítulo 135

Aspectos Éticos da Assistência Multidisciplinar

Ana Maria Auricchio ♦ Sandra Mayumi Assami

SUMÁRIO

Nos dias de hoje, a ética ocupa uma importância fundamental para o sucesso da relação médico-paciente. É responsável por regular as relações sociais e, além disso, visa garantir a coesão social e harmonizar interesses individuais e coletivos.

A grande diferença entre moral e ética é que, para a moral funcionar, deve ser imposta e a ética, para existir, deve ser percebida, apreendida pelo interior do indivíduo. Os códigos de ética mostram os valores que a cultura de uma determinada sociedade considera necessários para que seus membros possam interagir e trabalhar.

Na medicina estética, verifica-se com frequência a fragilidade emocional expressa por alterações psicológicas dos clientes, que em sua maioria encontram-se emocionalmente vulneráveis. A procura por essas intervenções está na ânsia de melhorar a aparência e a autoestima e, consequentemente, melhorar a qualidade de vida. A ansiedade do cliente pela melhora do seu físico deixa-o disperso e resistente às explicações fornecidas, sendo necessário reiterar várias vezes o propósito do tratamento, os cuidados, os riscos e as reações.

A atuação dos profissionais de saúde, propiciando informações sobre diagnóstico, prognóstico e alternativas de tratamento, assim como apoio diante da situação vivenciada e respeito à sua voluntariedade, é de extrema relevância para uma boa relação entre paciente e profissional da saúde, bem como para um resultado mais satisfatório nos procedimentos em geral.

HOT TOPICS

- Somente a ética poderá estabelecer o equilíbrio de forças na relação cliente-profissional de saúde.
- Moral: conjunto de regras de condutas admitidas em determinada época ou por um grupo de homens.
- Ética: opção individual, escolha ativa que requer adesão íntima do indivíduo a valores, princípios e normas morais.
- A ética fundamenta-se em três pré-requisitos: consciência, autonomia e coerência.
- Bioética é o estudo sistemático da conduta humana no âmbito das ciências da vida e da saúde.
- A bioética é fundamentada em quatro princípios: autonomia, beneficência, equidade e justiça.
- Autonomia é domínio do paciente sobre a própria vida e o respeito à sua intimidade.
- Beneficência significa agir em favor do bem-estar em benefício de outra pessoa.

- Justiça é o princípio que garante a distribuição justa, equitativa e universal dos benefícios dos serviços de saúde.
- Equidade é o reconhecimento das necessidades diferentes, de sujeitos diferentes, para garantir direitos iguais.
- As mudanças na imagem corporal pós-procedimento estético fazem-se nos aspectos perceptivo, cognitivo, emocional e comportamental.
- O termo de consentimento deve ser livre, renovável, revogável e esclarecido.

INTRODUÇÃO

A discussão relacionada aos aspectos éticos da assistência multidisciplinar torna-se cada dia mais ampla e abrangente, na tentativa de garantir os direitos do indivíduo diante dos avanços tecnológicos e da renovação dos conceitos sociais.

Atualmente, com a diversificação cada vez maior de costumes e princípios sociais, religiosos, jurídicos, entre outros, fica cada dia mais estreita a fronteira entre a ética da liberdade individual, a ética das necessidades coletivas e a aplicação dos avanços da ciência e da tecnologia.

Em uma sociedade em que a maioria dos indivíduos é de agentes morais autônomos, com critérios diferentes sobre o que é certo ou errado, o que é o bem ou o mal, a relação médica, no sentido da relação interpessoal, torna-se essencialmente conflitiva[1]. Atualmente, vivencia-se uma sociedade pluralista, em que há diferentes compreensões e interpretações sobre os princípios e valores ético-sociais, não se aceitando a existência de deveres e princípios absolutos[2].

Nesse contexto, acredita-se que somente a ética poderá estabelecer o equilíbrio de forças na relação cliente-profissional de saúde.

CONCEITO DE ÉTICA

Para Fortes[2], ética é um dos mecanismos de regulação das relações sociais, que visa garantir a coesão social e harmonizar interesses individuais e coletivos.

Segundo Barton e Barton[3], a ética está representada por um conjunto de normas, regras que regulamentam o comportamento de um grupo de pessoas como, por exemplo, médicos, psicólogos, enfermeiros, entre outros, pois estes grupos têm o seu próprio código de ética para normatizar suas ações específicas.

Cohen e Segre[4] conceituam ética a partir de uma visão mais autônoma possível de cada ser humano, visando a que cada um se posicione individualmente com relação às mais variadas situações consideradas de cunho ético, como poderiam ser a pena de morte, a dependência de drogas, o aborto, a engenharia genética, entre tantas outras.

A ética desenvolve-se a partir de uma concepção filosófica do homem como ser histórico e social, que transforma de modo consciente o mundo que o rodeia e no qual está inserido, transformando a sua natureza.

Os conceitos de moral e ética se equivalem etimologicamente: moral vem do latim *mor, mori*, maneira de se comportar, costume; e ética vem do grego *ethos*, significando caráter, modo de ser, costumes. Ao longo da história da humanidade, porém, esses conceitos adquiriram um perfil próprio, caracterizando, então, a moral como um conjunto de regras de conduta admitidas em determinada época ou por um grupo de homens e que se refere ao coletivo e, na sociedade contemporânea, diferentes morais com valores e princípios diferenciados coexistem no mesmo contexto social; e a ética, como uma opção individual, uma escolha ativa que requer adesão íntima da pessoa a valores, princípios e normas morais[2]. A ética está intrinsecamente ligada à noção de autonomia individual, solicitando convicções próprias que não podem ser impostas de fontes exteriores ao indivíduo, assim sendo, cada pessoa é responsável por definir a própria ética[2].

Para Barton e Barton[3], o estudo da filosofia moral consiste em questionar o que é certo ou errado, o que é maldade ou virtude nas condutas humanas. A moralidade é um sistema de valores do qual resultam normas que são consideradas corretas por determinada sociedade. A moral, segundo Cohen e Segre[4], pressupõe três características:

1. Os seus valores não são questionados.
2. Esses valores são impostos.
3. A desobediência às regras pressupõe um castigo.

Também já foi bastante relacionada à religião, com padrões de comportamentos moralistas, normativos, um conjunto de proibições que tem influência nas relações do homem em sociedade.

A grande diferença entre moral e ética é que, para a moral funcionar, deve ser imposta e a ética, para existir, deve ser percebida, apreendida pelo interior do indivíduo.

Segundo Cohen e Segre[4], a eticidade está na percepção dos conflitos da vida e na condição que o indivíduo adquire de se posicionar coerentemente perante esses conflitos. A ética fundamenta-se em três pré-requisitos:

1. Percepção dos conflitos (a consciência).
2. Autonomia (condição de posicionar-se entre a emoção e a razão, em que a escolha é ativa e autônoma).
3. Coerência.

Eticidade é, portanto, a aptidão de exercer a função ética.

Para o exercício da ética, é necessário que o indivíduo tenha força de caráter, equilíbrio de vida interior, bom grau de adaptação à realidade do mundo e maturidade emocional que lhe permita lidar com situações conflitantes[4].

Para Klein[5], maturidade emocional é a capacidade do indivíduo de transformar desejos e fantasias em fontes de interesse e de enriquecimento da personalidade. Está vinculada à capacidade de suportar as frustrações, pois somente quando o indivíduo aprende a suportar a dor emocional, é capaz de desenvolver-se.

A ética refere-se à reflexão crítica sobre o comportamento humano, reflexão que interpreta, discute e problematiza, investigando os valores, os princípios e o comportamento moral à procura do "bem-estar", "do bom" da vida em sociedade. É tarefa da ética a procura das razões que justificam o que "deve ser feito" e não o que "pode ser feito"[2], fazer indagações e não normatizar.

Os atos éticos devem ser livres, conscientes e voluntários, sendo necessário que existam alternativas de ação diferenciadas, incompatíveis entre si, sustentadas por argumento racional.

Para Silva[6], a ética consiste no discernimento para encontrar o critério da escolha justa, na grande diversidade de valores nos quais as pessoas creem e baseiam as suas condutas.

Diante dessa reflexão sobre a problemática da ética, corrobora-se Cohen e Segre[4], em que o seu princípio fundamental deva passar pelo respeito ao ser humano como sujeito empreendedor e autônomo.

CÓDIGOS DE ÉTICA

Mostram os valores que a cultura de uma determinada sociedade considera necessários para que seus membros possam interagir e trabalhar[7].

Representam a consolidação dos princípios éticos assumidos por uma sociedade. Considerando, entretanto, que os princípios são mutáveis, Segre[8] coloca que os códigos são habitualmente retrógrados com relação ao "pensar ético", recomendando-se consequentemente sua análise e revisão periódica.

Os códigos de ética incluem as normas deontológicas e a diceologia. Normas deontológicas são um conjunto de regras que direcionam como devem se comportar os indivíduos pertencentes a determinado corpo socioprofissional, habitualmente denominada "ética profissional". São normas que servem como padrão de conduta para os profissionais nas suas diversas relações com os membros da própria categoria, com outros profissionais, com pacientes, clientes, familiares dos pacientes, autoridades do poder judiciário, entre outros[2].

Deontos, derivado do grego, significa dever, e *logus*, estudo, formando o termo deontologia, portanto, é um estudo dos deveres das diversas categorias profissionais. Como coloca Segre[8], a deontologia diz o que "deve ser" e o que "não se pode fazer", suas normas começam com o advérbio "não" frequentemente, expressando proibições e impedimentos com relação à ação dos profissionais.

Diceologia vem de *dikeos*, que, em grego, significa direito, ou seja, a moral dos direitos, a codificação dos direitos dos profissionais.

Apesar de os últimos códigos de ética de saúde estarem mais preocupados com os direitos humanos e a autonomia do cliente, ainda prevalecem posturas paternalistas e autoritárias. Os códigos de ética têm a função de nortear o comportamento do profissional de saúde, mas os seus conteúdos não se esgotam e não expressam todos os dilemas éticos, além de não atuarem na discussão e na análise dos fatos que acontecem diariamente nas atividades de saúde[2,9,10]. Daí a importância de fazer valer a consciência ética nos profissionais de saúde, para que se possa alcançar a harmonia de interesses individuais e coletivos, com a garantia de uma consciência mais justa.

BIOÉTICA

Neste último século, com a descoberta e a rapidez dos avanços tecnológicos, houve urgente necessidade da intervenção ética, assim como da ampliação dos seus princípios, com a finalidade de discutir, solucionar e garantir a humanização dos inúmeros conflitos, frutos desse progresso. Nesse contexto, surge a bioética, denominada "ética da vida".

Segundo a *Encyclopedia of Bioethics*[11], bioética "é o estudo sistemático da conduta humana no âmbito das ciências da vida e da saúde, enquanto essa conduta é examinada à luz de valores e princípios morais". É um neologismo derivado das palavras gregas *bios* (vida) e *ethike* (ética) e pode ser definida como um estudo sistemático das dimensões morais, ou seja, visão, decisão, conduta e normas morais das ciências da vida e da saúde, utilizando uma variedade de metodologias éticas num contexto interdisciplinar (enciclopédia).

A projeção da bioética deu-se em 1962, com a publicação de um artigo na revista *Life*, cujo título era *Eles decidem quem vive e quem morre*. Esse artigo relata a história de um comitê em Seattle com o objetivo de selecionar pacientes para o programa de hemodiálise clássica, recentemente aberta na cidade. O Dr. Belding Scribner havia inventado em 1961 a máquina de hemodiálise. Tornou-se claro que muito mais pacientes necessitavam de hemodiálise que o número de máquinas disponíveis, ficando a procura maior que a demanda, e surgiu então um conflito bioético: qual seria o critério para a seleção de pacientes para o uso da máquina de hemodiálise? E quem seriam os responsáveis por esse critério?

O neologismo bioética nasceu no início da década de 1970 com a publicação do livro *Bioethics: bridge to the future*, de Van Rensselaer Potter, um oncologista da Universidade de Wisconsin, que coloca a bioética como uma disciplina que ajudaria a humanidade a participar racional e cautelosamente no processo da evolução biológica e cultural. Segundo Potter, "escolho bio para representar o conhecimento biológico, a ciência dos sistemas viventes, e ética para representar o conhecimento dos sistemas de valores humanos".

A bioética insere-se na área da saúde de maneira progressiva e insubstituível e sua reflexão é interdisciplinar, incluindo não só profissionais da área da saúde, como também filósofos, teólogos, sociólogos, antropólogos, entre outros, dada a amplitude do objeto com o qual se ocupa: a vida humana.

A bioética procura racionalmente resolver os problemas biomédicos decorrentes de visões diferentes destes, considerando os princípios e valores morais, fornece meios para fazer uma opção racional de caráter moral referente a vida, saúde ou morte nas diversas situações, sendo esta determinação dialogada, compartilhada e decidida entre pessoas com diferentes morais e valores[12]. Tem como finalidade orientar e responsabilizar os profissionais da área da saúde na realização das infinitas possibilidades de pesquisas e experimentos biomédicos. Visa também à humanização da relação cliente-profissional de saúde, promovendo os direitos e a autonomia dos clientes.

A bioética constitui um conceito em constante evolução, compreendendo os problemas relacionados com valores que surgem em todas as profissões, aplicando-se às investigações biomédicas, e aborda uma ampla gama de questões sociais relacionadas com a saúde ocupacional e internacional, compreendendo, também, questões relativas à vida dos animais e das plantas[13].

Para situar os diversos temas de que trata a bioética, Garrafa[1] faz a seguinte classificação: a bioética das situações persistentes, que analisa temas cotidianos referentes à vida das pessoas, que persistem desde o Velho Testamento, como exclusão social, racismo, discriminação da mulher no mercado de trabalho, eutanásia, aborto; e a bioética das situações emergentes, que se ocupa dos conflitos originados pela contradição entre o progresso biomédico dos últimos anos e os limites ou fronteiras da cidadania e dos direitos humanos, como as fecundações assistidas, as doações e transplantes de órgãos e tecidos, a engenharia genética de animais e da própria espécie humana, entre outras situações.

Os princípios que sustentam o exercício da bioética são os princípios éticos básicos: o do respeito às pessoas, o da beneficência e o da justiça, publicados pela Commission for the Protection of Human Subjects of Biomedical and Behavioral Research, criada pelo Congresso dos Estados Unidos para a elaboração de alguns princípios gerais que permitissem resolver diversos tipos de casos[14].

O princípio da autonomia diz respeito à capacidade que tem a racionalidade humana de fazer leis para si mesma. Significa a capacidade da pessoa de governar-se, escolher, dividir, avaliar, sem restrições internas ou externas. A introdução do critério da autonomia em ética médica é recente, a partir da década de 1970, mas na ética em geral já é utilizada há muito tempo[13]. Segundo Clotet[12], o princípio da autonomia, mais conhecido como princípio do respeito às pessoas, exige que se aceite que se autogovernem, que sejam autônomas, quer na sua escolha, quer nos seus atos. Requer que o médico respeite a vontade do paciente ou do seu representante, assim como seus valores morais e crenças. Reconhece o domínio do paciente sobre a própria vida e o respeito à sua intimidade. Limita a intromissão dos outros indivíduos no mundo da pessoa que esteja em tratamento.

Beneficência é o mais antigo e conhecido princípio ético que advém da tradição hipocrática: "usarei o tratamento para o bem dos enfermos segundo minha capacidade e juízo, mas nunca para fazer o mal e a injustiça (Hipócrates-26)"; "no que diz respeito às doenças, criar o hábito de duas coisas: socorrer ou, ao menos, não causar danos" (Hipócrates-27). Significa agir em favor do bem-estar em benefício de outra pessoa, que sejam atendidos os interesses dos indivíduos e evitados danos na medida do possível[12].

Justiça é o princípio que exige a garantia da distribuição justa, equitativa e universal dos benefícios dos serviços de saúde[13]. É parte da consciência da cidadania e da luta pelo direito à saúde, até chegar a ser um direito de todos[15]. Segundo Berlinguer[16], a responsabilidade do Estado pelas questões sociais, as políticas de saúde, a organização dos sistemas de saúde, a priorização, a alocação e a redistribuição de recursos humanos, materiais e financeiros, assim como a participação popular e o controle social, são questões éticas fundamentadas pelo princípio da justiça e inseridas no âmbito da bioética social.

Na bioética, segundo Garrafa et al.[17], é necessária a introdução de um outro princípio, o da equidade, que será responsável pela instrumentalização do direito à saúde, considerando que o direito à saúde é um valor-mor do paradigma bioético no contexto da saúde pública. A equidade é o reconhecimento de necessidades diferentes, de sujeitos diferentes, para atingir direitos iguais. É o princípio que permite resolver parte das distorções na distribuição da saúde, porque aumenta as possibilidades de vida de importantes parcelas da população. É somente por esse princípio, juntamente com os princípios da responsabilidade (individual e pública) e da justiça, que se conseguirá fazer valer o valor do direito à saúde.

RELAÇÃO CLIENTE–PROFISSIONAL DE SAÚDE NA MEDICINA ESTÉTICA

A medicina estética, segundo Maio[18] e Avelar[19], promove o desenvolvimento de técnicas destinadas a corrigir alterações do relevo cutâneo da face e de outras regiões do corpo, por meio de procedimentos clínicos minimamente invasivos, com produtos tópicos e injetáveis.

Para Ferreira[20], a cirurgia plástica estética, além de dar forma às estruturas normais do corpo, tem o objetivo de melhorar a aparência e a autoestima, pois são alterações corporais que não configuram doenças, mas causam alterações psicológicas. Acredita, ainda, que a indicação deva ser criteriosa e sua justificativa condicionada à existência de ganho psicológico significativo para o cliente.

Quando se trata de procedimentos estéticos, tanto cirúrgicos quanto clínicos, verifica-se, com frequência, a fragilidade emocional expressa por alterações psicológicas dos clientes, que em sua maioria encontram-se emocionalmente vulneráveis. A procura por essas intervenções está na ânsia de melhorar a aparência e a autoestima e, consequentemente, melhorar a qualidade de vida[21,22].

Castilho[23] refere que o objetivo da cirurgia plástica estética é proporcionar aumento no bem-estar psicológico do cliente. Para a autora, as mudanças na imagem corporal após uma cirurgia plástica estética se farão sentir nos aspectos perceptivo, cognitivo, emocional e comportamental:

- *Aspecto perceptivo*: percepções de mudança na aparência e das alterações sensoriais resultantes da cirurgia.
- *Aspecto cognitivo*: modificação na maneira negativa de o indivíduo pensar sobre sua aparência e experiência corporal.
- *Aspecto emocional*: diminuição de sentimentos de depressão e ansiedade associados com autoconsciência e melhora da autoestima.
- *Aspecto comportamental*: modificações dos comportamentos direcionados ao corpo, com redução do uso de técnicas de camuflagem, diminuição da monitorização daquela região corporal, maior liberdade no comportamento e nas interações sociais e maior motivação para a prática de exercícios físicos.

Verificamos que a maioria dos clientes que procuram procedimentos estéticos manifesta sua ansiedade desde o momento da marcação da consulta, quando solicita agendamento rápido, até a conclusão do procedimento clínico ou cirúrgico. A ansiedade do cliente na melhora do seu físico deixa-o disperso e resistente às explicações fornecidas, sendo necessário reiterar várias vezes o propósito do tratamento, os cuidados, os riscos e as reações. Talvez a quantidade e a complexidade das informações possam dificultar a compreensão do cliente com algum grau de ansiedade. A persuasão e a clareza nas explicações pelos profissionais de saúde auxiliam na tomada de decisão autônoma do cliente.

Estudo realizado por Auricchio[24], sobre a percepção do cliente quanto ao esclarecimento para a tomada de decisão e a liberdade para a escolha do tratamento em procedimentos estéticos, constatou que os profissionais de saúde foram agentes facilitadores das informações, adaptando-as à linguagem e às necessidades dos clientes, deixando-os livres e esclarecidos para a tomada de decisão na realização do procedimento estético.

Os profissionais de saúde têm obrigação moral e legal de avaliar e preparar o cliente, informando-o e esclarecendo-o quanto ao procedimento a ser realizado, os cuidados pré e pós-procedimentos, os riscos e benefícios, em linguagem acessível, bem como tentar suprir suas necessidades e questionamentos, para que efetive o processo de tomada de decisão de forma consciente.

Autonomia

Para Fortes[2] e Gelain[15], autonomia é o poder da pessoa de tomar decisões que afetam a sua vida, sua saúde, sua integridade física e psíquica e as suas relações sociais. Além da liberdade de optar, implica liberdade de ação.

Autonomia é um termo derivado do grego *autos* (próprio, eu) e *nomos* (regra, domínio, governo, lei), referindo-se no sentido mais amplo a autogoverno, liberdade de direitos, escolha individual, agir segundo a própria pessoa.

O conceito de autonomia aplicado ao indivíduo deve-se a Kant, para quem o sujeito moral em questão é a pessoa, o indivíduo racional e livre, sendo por isso a ética kantiana conhecida como "racionalismo ético". Para Kant, o sujeito moral é aquele que faz suas livres escolhas, embasando-as em princípios morais que devem também ser escolhidos livremente, condição necessária da responsabilidade. É a razão que permite a escolha dos princípios e deverá ser embasada na "vontade boa". A autonomia é um termo que designa a independência da vontade de todo desejo, ou propósito de desejo, e a sua capacidade de determinar-se, conforme uma lei própria, que é o imperativo categórico da razão. Para Kant, opõe-se à autonomia a heteronomia, na qual a vontade está determinada pelos propósitos da faculdade de desejar e, portanto, segundo ele, somente a vontade do indivíduo será autônoma quando regulada pela razão: "a lei moral não expressa mais do que a autonomia da razão prática, ou seja, a liberdade".

Para Cohen e Marcolino[25], o princípio da autonomia, nas relações humanas, será realizável quando existirem elementos emocionais e racionais de opção, ou seja, liberdade diante desse conflito (entre emoção e razão). Assim, liberdade pressupõe uma opção, abrindo a possibilidade de se poder pensar nessas opções, que necessitam de liberdade para se realizarem. Portanto, "a liberdade e a opção para uma determinada finalidade estruturam um campo de relação que é o alicerce da autonomia".

A liberdade não é autodeterminação absoluta, ela abrange a limitação da possibilidade de optar, limitada pela motivação ou condição. Para Platão, a liberdade consiste em uma "medida justa", dentro de uma eleição entre possibilidades determinadas e condicionantes. A justa medida dá a ideia de que se vive dentro de uma liberdade finita, um determinismo que admite a limitação do homem por parte das condições que a realidade impõe. Nesse sentido, o exercício da autonomia mostra-se condicionado pelo reconhecimento da sua existência, pela possibilidade de uma capacidade de exercê-la e pela possibilidade de existirem elementos que permitam uma opção[15,26].

O limite da autonomia de cada indivíduo é guiado pelo respeito que divide a fronteira com o direito do outro e o da coletividade, caso contrário, entrar-se-ia no extremo de um individualismo social, em que cada pessoa seria regida por suas necessidades e vontades imediatas, não tendo olhos para o bem coletivo. O mesmo acontece na relação cliente-profissional de saúde, cujo individualismo da equipe de saúde predomina sobre a autonomia do cliente. A autonomia individual sem alguma forma de responsabilidade social, garantida por regras de cooperação aceitas por todos, não permite superar o individualismo que leva ao inevitável egoísmo[27]. Para Fortes[2], "a autonomia não deve ser convertida em direito absoluto, pois poderia levar a um atomismo social; seus limites devem ser dados pelo respeito à dignidade e à liberdade dos outros e da coletividade". Para a filósofa Marilena Chauí[28], a deliberação e a decisão no campo da ética se fazem dentro do possível, ou seja, se por vezes não se pode escolher o que acontece, pode-se escolher o que fazer diante da situação que nos é apresentada.

Segundo Kant, o respeito pela autonomia consiste no reconhecimento de que todas as pessoas têm um valor incondicional, cada qual com a capacidade de determinar o seu próprio destino traçado pela razão. Violar a autonomia é tratar as pessoas como meios e não como um fim, não levando em conta os objetivos daquelas pessoas.

Para Stuart Mill[29], filósofo utilitarista, a autonomia, ou seja, a individualidade de ação e pensamento, está associada às pessoas com verdadeiro caráter, genuinamente individuais, enquanto uma pessoa sem caráter está sob o controle de influências da Igreja, do Estado, do país ou da família, que são paternalistas.

Respeitar o agente autônomo é reconhecer a existência de capacidades e perspectivas pessoais, ou seja, o direito de analisar e fazer escolhas, a fim de tomar atitudes baseadas em valores e crenças pessoais. O respeito à autonomia envolve considerar o indivíduo e capacitá-lo a agir autonomamente[15].

Para Guimarães e Novaes[30] e Guimarães et al.[31], a sociedade também é composta de sujeitos incapazes de decidir livremente ou de manifestar sua decisão, porque, embora livres no sentido mais comum do termo, condições sociais, culturais, étnicas, políticas, econômicas, educacionais e de saúde dificultam tal manifestação. Esses sujeitos preenchem somente os requisitos formais para serem autônomos, tais como serem maiores de idade e não terem moléstia ou deficiência mental que os impeça de decidir. Esses sujeitos são chamados de "vulneráveis".

É justificado algumas vezes: quando o mal prevenido pela violação da regra moral é maior que o mal cometido pela violação, ou seja, torna-se irracional para o sujeito escolher ter a regra violada com respeito a ele mesmo; os prejuízos impostos pelo tratamento, em comparação com a sua não realização, podem ser considerados menores; o desejo da pessoa em não se tratar é considerado irracional.

Conceitua Fortes[2]: "nos posicionamos contrários à utilização de condutas paternalistas que, muitas vezes, não têm nada de paternalistas, não ocorrem no interesse da pessoa assistida, mas são fruto do autoritarismo de uma sociedade expressa nas relações do sistema de saúde. Entendemos que, em situações de autonomia reduzida, possa prevalecer o princípio da não maleficência, pois a pessoa não tem condições de manifestar livre e esclarecidamente sua vontade autônoma".

Para Fortes[2], os profissionais de saúde, ao realizarem ações paternalistas, decidem perante uma pessoa autônoma o que é o bem para ela, o que deverá ser o seu bem-estar, sua qualidade de vida, fundamentando-se em seus próprios valores. É preciso lembrar que, muitas vezes, os clientes e os profissionais de saúde provêm de classes sociais diferentes, com valores sociais distintos, podendo entrar em choque em suas relações, por exemplo, a noção de qualidade de vida que pode ser observada de várias formas, de acordo com vários pontos de vista e valores.

Na prática, autonomia e paternalismo não se sustentam independentemente, ou seja, estão sempre interagindo.

Consentimento Esclarecido e Direito à Informação

A declaração de vontade do cliente ocorre pelo consentimento informado, que é a manifestação do indivíduo capaz, que recebeu a informação necessária, que a entendeu e chegou a uma decisão, sem ter sido submetido a coação, influência, indução ou intimidação, sabendo da natureza do tratamento, das suas consequências e riscos. O princípio do consentimento informado se alicerça no respeito à pessoa, à sua autonomia, visando evitar a supremacia do profissional e preservar a liberdade, estimulando as decisões racionais de quem, em última análise, deve suportar os efeitos do tratamento[32,33].

O consentimento deve ser "livre, renovável e revogável". Não pode ser obtido mediante práticas de coação física, psíquica ou moral, ou por meios de práticas enganosas, ou outras formas que impeçam a livre manifestação da vontade pessoal; livre de restrições internas e externas, por pressões de amigos, familiares e principalmente dos profissionais de saúde[34].

Para Fabro[35], não se trata de mera adesão do cliente à proposta dos profissionais de saúde, mas persuasão, licença para realização sobre seu corpo de método auxiliar de diagnóstico, terapêutica ou experimentação. O consentimento informado é a expressão do princípio da autonomia que mais tem merecido relevo pelos legisladores e juristas. A autonomia é limitada ao se estabelecerem restrições à capacidade de consentir, à extensão do consentimento ou tornar dispensável o consentimento em algumas situações.

É necessário que o profissional exerça ação persuasiva, não a coação ou a manipulação de fatos ou dados. Persuasão é entendida como a tentativa de induzir por meio de apelos à razão para que livremente se aceitem crenças, atitudes, valores, intenções ou ações colocadas pela pessoa que persuade. A manipulação é a tentativa de fazer com que a pessoa realize o que o manipulador pretende, desconhecendo o que este intenta.

O consentimento deve ser também esclarecido, portanto, requer informações adequadas, que sejam compreendidas pelos clientes. A pessoa pode ser informada, mas isto não significa que esteja esclarecida, se não compreender o sentido das informações, principalmente se as informações não forem adaptadas às circunstâncias culturais e psicológicas[34,36].

É importante salientar que, além de livre e esclarecido, o consentimento deve ser renovável, quando ocorrerem modificações no panorama dos acontecimentos que se diferenciem do momento ou das circunstâncias em que foi obtido o consentimento inicial. O consentimento também é revogável e não é imutável; pode ser modificado a qualquer instante, por decisão livre e esclarecida, sem que ao cliente sejam imputadas sanções morais ou administrativas.

A informação gerada na relação profissional de saúde-cliente constitui direito moral e legal deste último[34].

A informação é a base fundamental das decisões autônomas dos clientes, necessária para que o cliente possa consentir ou recusar as medidas ou procedimentos de saúde a ele propostos.

O cliente tem direito moral de ser esclarecido sobre diagnóstico, procedimentos diagnósticos, preventivos ou terapêuticos; ser informado da natureza dos procedimentos, de sua invasibilidade, da duração do tratamento, dos benefícios, desconfortos, inconvenientes e possíveis riscos físicos, psíquicos, econômicos e sociais que possa apresentar[34].

Para tal, é da responsabilidade dos profissionais de saúde fornecer ao seu cliente informações precisas, claras, renováveis, de forma simples e inteligível, oferecendo-lhes a oportunidade de escolha diante das opções de tratamento. As informações devem ser adaptadas às condições culturais e psicológicas do cliente e, desta forma, nunca qualquer procedimento ou técnica deverá se sobrepor ao entendimento do cliente.

Segundo Fortes[2], há três padrões de informações:

1. O padrão da prática profissional, em que há uma padronização das informações que é determinada pelas regras habituais e práticas tradicionais da profissão, na qual o profissional estabelece quais as vantagens ou os inconvenientes da informação. Nesse caso, como o profissional se utiliza de padrões predeterminados, não havendo, portanto, a individualização da informação aos reais interesses de cada indivíduo, ocorre a negligência do princípio ético da autonomia.

2. O padrão da pessoa razoável, no qual as informações são fundamentadas nas necessidades de uma pessoa hipotética que representa a média de uma determinada comunidade e cultura. Não requer a revelação de informações que o profissional julgue desnecessárias de acordo com o perfil traçado da pessoa razoável. Assim, negligencia também o princípio ético da autonomia.

3. O padrão orientado ao paciente, em que o profissional procura realizar uma abordagem informativa apropriada a cada pessoa, personalizada, passando as informações de acordo com expectativas, interesses e valores de cada cliente.

O padrão orientado ao paciente parece ser o mais correto, pois observa as condições emocionais e os fatores sociais e culturais do cliente, estabelecendo realmente o que cada indivíduo necessitaria saber e o quanto gostaria de participar das decisões.

CONSIDERAÇÕES FINAIS

A ética surge na história da humanidade com a função de mediar os interesses individuais e os coletivos. Em alguns momentos, observou-se o obscurantismo social, no qual as relações se deram de forma unilateral e o indivíduo perdeu a sua essência em nome da moral coletiva, havendo concomitante prevalência de autoritarismo e paternalismo.

O imprescindível exercício da ética na área da saúde veio garantir a igualdade na relação cliente-profissional de saúde, acreditando-se que ambos possam exercer sua autonomia, compartilhando as responsabilidades.

É da competência da ciência levar o progresso à humanidade e é da competência da bioética colocar limites nos desenfreados avanços tecnológicos para garantir e priorizar o respeito à sociedade e aos seus indivíduos, pois toda a sociedade é afetada pelo poder proveniente deste progresso.

A liberdade e o esclarecimento para a tomada de decisão são condições necessárias para a manifestação da autonomia do cliente, que, em uma instituição, é favorecida através da atuação dos profissionais de saúde, propiciando informações sobre diagnóstico, prognóstico e alternativas de tratamento, assim como apoio ante a situação vivenciada e respeito à sua voluntariedade.

QUESTÕES

1. Qual é a definição de ética?
2. Qual é a principal diferença entre moral e ética?
3. Qual a definição de bioética?
4. Quais são os princípios que sustentam o exercício da bioética?
5. Qual é a definição de autonomia?

REFERÊNCIAS

1. GARRAFA, V. Reflexões bioéticas sobre ciência, saúde e cidadania. *Rev. Bioética (Conselho Federal de Medicina)*, v. 7, n. 2, p. 1999.
2. FORTES, P. A. C. *Ética e Saúde*. São Paulo: EPU, 1998.
3. BARTON, W. G.; BARTON, G. M. *Ethics and Law in Mental Health Administration*. New York: International Universities, 1984.
4. COHEN, C.; SEGRE, M. Definição de valores, moral, eticidade e ética. In: *Bioética*. 2. ed. São Paulo: Edusp, 1999.
5. KLEIN, M. Sobre la salud mental. In: *Obras Completas*. Buenos Aires: Paidos, 1976.
6. SILVA, F. L. Breve panorama histórico da ética. *Rev. Bioética (Conselho Federal de Medicina)*, v. 1, n. 1, 1993.
7. SEGRE, M. et al. O contexto histórico, semântico e filosófico do princípio da autonomia. *Rev. Bioética (Conselho Federal de Medicina)*, v. 6, n. 1, 1998.
8. SEGRE, M. Definição de bioética e sua relação com a ética, deontologia e diceologia. In: SEGRE, M.; COHEN, C. *Bioética*. 2. ed. São Paulo: Edusp, 1999.
9. GELAIN, L. O significado do "Ethos" e da consciência ética do enfermeiro em suas relações de trabalho. *Acta Paul. Enf.*, v. 5, n. 1-4, 1992.
10. GERMANO, M. R. et al. O comportamento ético dos enfermeiros dos hospitais universitários. *Rev. Bras. Enf.*, v. 51, n. 3, 1998.
11. REICH, W. T. The word "bioethics": its birth and the legacies of those who shaped it. *Kennedy Institute of Ethics Journal*, v. 5, n. 1, 1995.
12. CLOTET, J. Por que bioética? *Rev. Bioética (Conselho Federal de Medicina)*, v. 1, n. 1, 1993.
13. PESSINI, L.; BARCHIFONTAINE, C. P. *Problemas Atuais de Bioética*. 7. ed. São Paulo: Loyola, 2006.
14. THE NATIONAL COMMISSION FOR THE PROTECTION OF HUMAN SUBJECTS OF BIOMEDICAL AND BEHAVIORAL RESEARCH. *The Belmont Report Ethical Principles and Guidelines for the Protection of Human Subjects of Research*. Department of Health, Education and Welfare, Apr. 1979, v. 18, p. 2-5.
15. GELAIN, L. et al. A enfermagem e o envelhecimento humano: aspectos éticos. *Texto e Contexto Enf.*, v. 6, n. 2, 1997.
16. BERLINGER, G. *Ética da Saúde*. São Paulo: Hucitec, 1996.
17. GARRAFA, V. et al. Saúde pública, bioética e eqüidade. *Rev. Bioética (Conselho Federal de Medicina)*, v. 5, n. 1, 1997.
18. MAIO, M. *Tratado de Medicina Estética*. 1. ed. São Paulo: Roca, 2003.
19. AVELAR, M. J. Aspectos médico-legais. In: MÉLEGA, J. M. (ed.). *Cirurgia Plástica – Fundamentos e Arte-princípios Gerais*. São Paulo: Editora Médica e Científica, 2002, p. 3-8.
20. FERREIRA, M. C. Cirurgia plástica estética: avaliação dos resultados. *Rev. Soc. Bras. Cirurg. Plast.*, v. 15, p. 55-66, 2000.
21. SARWER, D. B.; WHITAKER, L. A.; PERSTSCHUK, M. J.; WADDEN, T. A. Body image concerns of reconstructive surgery patients: an under cognized problem. *Ann. Plast. Surg.*, v. 40, p. 403-407, 1998.
22. GOIN, M. K.; GOIN, J. M. Psychological effects of aesthetic facial surgery. *Adv. Psychosom. Med.*, v. 15, p. 84-108, 1986.
23. CASTILHO, S. M. *A Imagem Corporal*. Santo André: Esetec, 2001.
24. AURICCHIO, A. M. *Procedimentos Estéticos: percepção do cliente quanto ao esclarecimento para a tomada de decisão*. São Paulo: USP 2004, 91p. Dissertação (Mestrado) – Escola de Enfermagem da Universidade de São Paulo, 2004.
25. COHEN, C.; MARCOLINO, J. A. M. Relação médico-paciente: autonomia e paternalismo. In: SEGRE, M.; COHEN, C. *Bioética*. 2. ed. São Paulo: Edusp, 1999.
26. HOSSNE, W. S.; VIEIRA, S. Experimentação dos seres humanos: aspectos éticos. In: SEGRE, M.; COHEN, C. *Bioética*. 2. ed. São Paulo: Edusp, 1999.
27. SCHARAMM, E. R. A autonomia difícil. *Rev. Bioética (Conselho Federal de Medicina)*, v. 6, n. 1, 1998.
28. CHAUÍ, M. *Convite à Filosofia*. 12. ed. São Paulo: Ática, 2001.
29. MILL, S. *A Liberdade; Utilitarismo*. São Paulo: Martins Fontes, 2000.
30. GUIMARÃES, M. C. S.; NOVAES, S. C. Autonomia reduzida e vulnerabilidade: liberdade de decisão, diferença e desigualdade. *Rev. Bioética (Conselho Federal de Medicina)*, v. 7, n. 2, 1999.
31. GUIMARÃES, M. C. S. et al. Do respeito à compreensão das diferenças: um olhar sobre a autonomia. *Rev. Bioética (Conselho Federal de Medicina)*, v. 5, n. 1, 1997.
32. ALMEIDA, M.; MUNÕS, D. R. Relação médico-paciente e paciente-instituição na AIDS: o direito à informação e à confidência; e a discriminação, o abandono e a coerção. *Rev. Bioética (Conselho Federal de Medicina)*, v. 1, n. 1, 1993.
33. MARCHI, M. M.; SZTAJN, R. Autonomia e heteronomia na relação entre profissional de saúde e usuário dos serviços de saúde. *Rev. Bioética (Conselho Federal de Medicina)*, v. 6, n. 1, 1998.
34. FORTES, P. A. C. Reflexões sobre a bioética e o consentimento esclarecido. *Rev. Bioética (Conselho Federal de Medicina)*, v. 2, n. 2, 1994.
35. FABBRO, L. Limitações jurídicas à autonomia do paciente. *Rev. Bioética (Conselho Federal de Medicina)*, v. 7, n. 2, 1999.
36. CULVER, C. M.; GERT, B. *Philosophy in Medicine*. New York: Oxford, 1982.

Capítulo 136

Implicações Jurídicas na Documentação Médica

Fabio J. D. Carvalho

SUMÁRIO

A esperada humanização da Medicina, assunto recorrente na doutrina e nos respeitáveis debates relacionados à Administração Hospitalar na era das certificações de qualidade, depende de prática médica diária dedicada não só à boa relação com seus pares, com o paciente e seus familiares, mas também à correta elaboração dos diversos documentos médicos – alguns obrigatórios, outros facultativos – todos úteis e indispensáveis ao apontamento das condutas adotadas em benefício da saúde e da vida humana. Um dos principais componentes do prontuário médico é o termo de consentimento, documento de aparência supostamente enigmática à primeira vista, mas que pode espelhar parte importante do diálogo médico-paciente e até demonstrar, em alguns casos, a qualidade desta comunicação. O objetivo da pesquisa realizada neste trabalho foi revelar a relação do médico com o termo de consentimento informado. Para tanto, 20 cirurgiões foram entrevistados e responderam questionário acerca de sua rotina diária. Constatamos que mais da metade dos sujeitos de pesquisa não usam o termo de consentimento e, destes, 50% acreditam que o referido documento afastaria o paciente de seus consultórios. Concluímos que é necessário trabalho de esclarecimento e de conscientização do médico e das instituições de saúde quanto aos benefícios oferecidos pelo documento em questão.

HOT TOPICS

- Um dos principais componentes do prontuário médico é o termo de consentimento.
- Nem todo insucesso de tratamento, mesmo que cause dano, representa erro médico.
- O erro médico pode repercutir em três esferas distintas: cível, criminal e administrativa.
- O direito do paciente ao acesso ao prontuário encontra-se inserto na Resolução do Conselho Federal de Medicina (CFM) 1.821/2007 e no artigo 70 do Código de Ética Médica.
- É vedado ao médico "facilitar" manuseios e conhecimentos de prontuários, papeletas e demais folhas de observações médicas sujeitas ao segredo profissional por pessoas não obrigadas ao mesmo compromisso.
- A quebra do segredo médico por exercício do dever legal pode ser exemplificada com a obrigação do facultativo comunicar à autoridade pública de doenças de notificação compulsória e as esterilizações cirúrgicas realizadas.

- São documentos padronizados que deverão fazer parte do prontuário médico: ficha de anamneses, ficha de evolução, ficha de prescrição terapêutica, ficha de registros laboratoriais e métodos diagnósticos auxiliares.
- O termo de consentimento, para ser válido, deve ser livre e elucidativo.
- O termo de consentimento não terá validade se for obtido por meio de simulação ou fraude, coação física e moral, no momento de situação de urgência ou emergência e com terminologias técnico-científicas.
- É reputado inválido o consentimento passado por menor de 18 anos de idade e pelos incapazes de exprimir sua própria vontade.

INTRODUÇÃO

A relação dos profissionais e das instituições de saúde com o paciente vem apresentando extraordinárias transformações nos últimos anos. As causas são várias: o surgimento dos convênios a intermediar essa relação, a grande demanda criada pela universalização do atendimento no sistema público de saúde, a crônica falha na administração dos recursos investidos no setor, a ampliação dos direitos do cidadão conferida pela Constituição Federal de 1988 e o acesso gratuito ao Judiciário a estimular aventuras judiciais sem risco para os proponentes.

Essa situação colocou médicos e organizações hospitalares diante de um novo e grave problema que gera verdadeiro estado de insegurança: as ações de responsabilidade civil e/ou penal, em nosso entendimento inadequadamente denominadas ações por erro médico.

Embora devam cumprir seu objetivo principal – que é o cuidado com a vida e a saúde do ser humano –, todos os que profissionalmente estejam envolvidos no tratamento de pacientes devem ser orientados à prática diária de condutas ditas jurídicas, que lhes proporcionem tranquilidade, tanto contemporânea quanto futura. Alguns estudos publicados em nosso meio sobre a responsabilidade civil, criminal e administrativa do médico ainda discorrem sobre a natureza jurídica da relação médico-paciente, se contratual ou extracontratual, embora haja predominância da primeira opção.

Quanto ao ato médico consistir em obrigação de meio, não há dúvidas quando esta assertiva se refere à atividade que não seja estética. Todavia, nos tribunais nacionais e internacionais encontram-se inúmeros processos aguardando um veredicto sobre a obrigação decorrente da atividade do cirurgião plástico ser de meio ou de resultado.

Enquanto isso, a Medicina avança a passos largos impulsionada pelo desenfreado avanço tecnológico e atropela os ordenamentos jurídicos, tornando, muitas vezes, obsoletas as normas de direito.

Em sede de fóruns de bioética travam-se acirradas discussões acerca da distanásia e do direito a escolher a forma de morrer, em que pese não haja, ainda, consenso – cultural, religioso e político – sobre o exato momento em que se deve considerar iniciada a vida do ser humano.

De fato, entre um e outro polo, entre o início e o fim da vida, independentemente de qualquer conceito ou de definições teóricas, há um longo trajeto que, no aspecto da saúde, espera-se, seja trilhado com o maior conforto possível. Entretanto, salvo melhor juízo, esse conforto somente será realizável quando o respeito à autonomia – bilateralmente considerada na relação médico-paciente – for verdadeiramente observado, ressalvadas as limitações naturais e sociais impostas à liberdade individual.

Mecanismos de proteção ao direito de a pessoa optar de forma esclarecida sobre as questões afetas à sua saúde devem ser observados diariamente, como forma, inclusive, de humanizar a medicina e reaproximar médico e paciente. Essa prática, sem dúvida, contribuirá consideravelmente para a redução de demandas judiciais e, por conseguinte, diminuirá sensivelmente o gasto dos médicos e das organizações de saúde com processos e com possíveis pagamentos de indenizações.

Partindo do entendimento de que a correta utilização dos documentos médicos pelos profissionais de saúde oportunizará, ao mesmo tempo, a esperada humanização da medicina, a redução dos custos administrativos das instituições e a facilitação às certificações de qualidade, o presente estudo buscou revelar a relação do médico com o termo de consentimento informado, um dos principais documentos no rol dos indispensáveis que compõem o prontuário médico.

de Medicina do Estado de São Paulo (CREMESP) ter criado, em 1995, a Comissão de Revisão de Prontuários Médicos, medida posteriormente adotada também pelo CFM. Via Resoluções 70/95 e 1.638/02, o CREMESP e o CFM, respectivamente, obrigaram os serviços de saúde – públicos e privados – a formarem a referida comissão com membros do corpo clínico da instituição hospitalar, com a finalidade de fiscalizar o preenchimento do documento, observadas as formalidades intrínsecas ao ato[6,7].

O prontuário médico foi definido pelo CFM[7] como "o documento único constituído de um conjunto de informações, sinais e imagens registradas, geradas a partir de fatos, acontecimentos e situações sobre a saúde do paciente e a assistência a ele prestada, de caráter legal, sigiloso e científico, que possibilita a comunicação entre membros da equipe multiprofissional e a continuidade da assistência prestada ao indivíduo", sendo também considerado "documento valioso para o paciente, para o médico que o assiste e para as instituições de saúde, bem como para o ensino, a pesquisa e os serviços públicos de saúde, além de instrumento de defesa legal".

É de bom alvitre salientar que o paciente sempre terá acesso garantido ao prontuário que, por sua vez, registra sua anamnese, relatos do exame clínico, papeletas de ocorrências, evolução de enfermagem, terapêutica aplicada, descrição cirúrgica, anotações de resultados de exames e fichas de atendimento ambulatorial.

Esse direito do paciente encontra-se inserto na Res. CFM 1.821/2007 e no artigo 88 do Novo Código de Ética Médica[3], que assim dispõe: *É vedado ao médico negar, ao paciente, acesso a seu prontuário, deixar de lhe fornecer cópia quando solicitada, bem como deixar de lhe dar explicações necessárias à sua compreensão, salvo quando ocasionarem riscos ao próprio paciente ou a terceiros.*

Vale lembrar que o prontuário tem sido solicitado nas ações movidas contra médicos por suposto erro profissional; considerando que uma das formas de prova que se permite produzir em direito é a documental, o prontuário médico pode ser considerado uma das mais importantes nesses casos.

Todavia, é documento preenchido em maior parte unilateralmente – pelo médico assistente e pela equipe – e assim estará sujeito às determinações legais que regulam a matéria, expressas na lei que aprovou o Código Civil em âmbito nacional.

Isso significa que, tendo sido elaborado pelo médico, pelos profissionais de sua equipe ou outros relacionados ao atendimento do paciente (via de regra, sem que este saiba o que se anota nos documentos) e por ter a característica de documento particular, poderá ter sua validade contestada ao ser apresentado pelo médico em sua defesa nos processos que avaliam a qualidade de seu ato. Assim, o fato de ser produzido pelos profissionais da saúde confere maior força ao documento (prontuário) quando utilizado como prova pelo paciente do que pelo seu assistente.

Contudo, o prontuário anotado de acordo com o que reza a legislação pertinente – Código de Ética Médica, Resoluções e Pareceres dos Conselhos Regionais e Federal –, o bom senso e o respeito à autonomia do ser humano (que pode ser demonstrada pelas anotações contemporâneas e fidedignas), por traduzir todo o histórico do tratamento aplicado ao paciente, será instrumento hábil a demonstrar a inexistência de vício na atuação dos profissionais envolvidos no tratamento e, neste caso, a inexistência de responsabilidade médica em qualquer de suas modalidades (civil, criminal ou administrativa).

Sigilo Profissional que Reveste o Prontuário Médico

O artigo 85 do Novo Código de Ética Médica* dispõe que "é vedado ao médico permitir o manuseio e conhecimento dos prontuários por pessoas não obrigadas ao sigilo profissional quando sob sua guarda"[3].

É preciso refletir a respeito do fato de o prontuário médico poder registrar outros dados que não só sintomas, hipótese diagnóstica, lesões e doença, mas as circunstâncias que causaram o surgimento destes, o que, não raras vezes, é o que o paciente pretende manter em segredo.

---

* Esta mesma previsão estava contida no Código de Ética revogado (Res. CFM 1.246/88, artigo 108).

Nessa seara são dois os principais aspectos que atualmente merecem comentário, pelo destaque que têm recebido: a relação com a imprensa e o encaminhamento de documentos ou informações ao Poder Judiciário.

Em relação à imprensa, compartilhamos do entendimento de França[8] quando afirma que "não se pode aceitar a 'ética de resultado', em que se procura a vantagem imediata, oportunisticamente conquistada sob um pragmatismo mais inconsequente, apenas para marcar 'furos'".

França[8], prosseguindo, anota que, "embora os médicos mostrem-se relutantes à ideia de compartilhar com a sociedade a hegemonia do saber médico, deixando a imprensa, algumas vezes, sem poder informar, nessa relação, deve ficar bem definido que ao médico é oportuno repensar seu ato profissional, como perspectiva de ato político capaz de enfrentar situações mais adversas, mas respeitando sempre a privacidade do paciente. E à imprensa, o compromisso de informar com imparcialidade e correção, não só como instrumento de formação de opinião pública, mas como um efetivo meio de ajudar as coletividades nas conquistas dos seus direitos mais inalienáveis, entendendo que diante de certos fatos da relação profissional do médico há muitos interesses do paciente que devem ser preservados, em favor de sua privacidade".

Quanto à apresentação do prontuário médico em juízo, embora haja pareceres do CFM e julgados do Supremo Tribunal Federal entendendo que não há justificativa para o acesso e manuseio ou conhecimento dos documentos médicos por pessoa que não esteja obrigada ao sigilo, exceto em se tratando de atendimento à solicitação do próprio paciente, a disposição de lei criminal que originou referidos entendimentos[9] – Código Penal, art. 154* –, conquanto caminhe no mesmo sentido destes, vislumbra oportunidade de excepcionar quando a apresentação do documento médico se ampara na justa causa ou no dever legal.

---

* Código Penal – Art. 154: Revelar alguém, sem justa causa, segredo, de que tem ciência em razão de função, ministério, ofício ou profissão, e cuja revelação possa produzir dano a outrem: Pena – detenção, de três meses a um ano, ou multa. (Redação alterada para adequar-se ao disposto no art. 2º da Lei nº 7.209, de 11.7.1984, DOU 13.7.1984, em vigor seis meses após a data da publicação) – Parágrafo único. Somente se procede mediante representação.

Para definir o que seja justa causa, importa a natureza do processo e a finalidade da apresentação do documento médico. Por exemplo, na hipótese de ação penal pública incondicionada (aquela que não depende da vontade da vítima), na qual se investigue responsabilidade de terceiro e a revelação do segredo médico não importe em encargo criminal ao paciente, a entrega dos prontuários é justificada.

A justa causa, como fato incidental e liberatório da revelação, "funda-se na existência de estado de necessidade: é a colisão de dois interesses, devendo um ser sacrificado em benefício do outro; no caso, a inviolabilidade dos segredos deve ceder a outro bem de interesse. Há, pois, objetividades jurídicas que a ela preferem, donde não ser absoluto o dever do silêncio ou sigilo profissional" (Noronha, E. Magalhães. Direito Penal, 17. ed., v. 2, 1981, p. 209)[10].

A quebra do segredo médico por exercício do dever legal pode ser exemplificada com a obrigação do facultativo comunicar à autoridade pública de doenças de notificação compulsória e as esterilizações cirúrgicas que realizar. Nesses casos, não só pode como deve revelar o segredo, pois a falta das respectivas notificações acarreta ao médico sanção penal que varia de seis meses a dois anos de detenção e multa.

Outra situação se afigura quando o paciente é parte no processo e o documento médico é requerido a seu pedido. Entendemos que nesse caso a revelação do segredo médico é legítima e lícita, uma vez que o sigilo que reveste o prontuário para salvaguardar a privacidade do paciente foi rompido por ele próprio, como forma de constituir prova no processo, a seu favor, ressaltando que todos os documentos que compõem o prontuário, embora devam ser guardados pela instituição onde se deu o tratamento, pertencem ao paciente, o qual, por conseguinte, tem direito a acessá-los e exibi-los, caso queira.

Também entendemos que não há impedimentos para que o médico-assistente apresente em juízo o prontuário na defesa de seus interesses, desde que esteja sendo questionado acerca da qualidade do ato profissional ali registrado e quando a referida apresentação seja útil para a aplicação da justiça. Contudo, nesse caso, recomenda-se ao profissional requerer que o juiz atribua ao processo a tramitação em segredo de justiça, o que impedirá que terceiras pessoas tenham acesso aos autos sem prévia autorização de uma das partes ou do próprio juiz da causa.

Conteúdo e Forma do Prontuário Médico

Até a publicação da Res. CFM nº 1.638/2002 não havia disposição legal de qualquer ordem que determinasse quais documentos deveriam compor o prontuário médico, salvo poucas exceções, como por exemplo, nos casos de pesquisas com seres humanos, esterilização como método contraceptivo e internação compulsória de doente psiquiátrico[7].

No passado, a atualmente revogada Res. CFM nº 1.331/1989* definia prontuário médico como um "conjunto de documentos padronizados, ordenados e concisos, destinados ao registro dos cuidados médicos e paramédicos prestados ao paciente pelo hospital". Embora tais documentos possam variar em seu conteúdo para se adequar à respectiva especialidade médica, em que pese fosse lacunosa a resolução acima mencionada, recomendava-se que estivessem sempre presentes no prontuário: ficha anamnésica, relatos do exame clínico, papeletas de ocorrências, evolução de enfermagem, anotações sobre a terapêutica aplicada, descrição cirúrgica, anotações de pedidos e resultados de exames, fichas de atendimento ambulatorial, notas de débito, demais anotações de fundo administrativo e relatório de alta[11-13].

Nesse sentido é o Parecer – Consulta CFM nº 16/90, utilizado como parâmetro na vigência da Resolução CFM nº 1.331/1989, a saber:

1. São documentos padronizados que deverão fazer parte do prontuário médico:

a) ficha de anamnese;
b) ficha de evolução;
c) ficha de prescrição terapêutica;
d) ficha de registro de resultados de exames laboratoriais e de outros métodos diagnósticos auxiliares.

No entanto, o modelo de cada ficha pode ser definido por cada Instituição[14].

Atualmente, é a Res. CFM nº 1.638/2002 que define prontuário médico e torna obrigatória a criação da Comissão de Revisão de Prontuários nas instituições de saúde em nível nacional, determinando, em seu artigo 5º, os documentos que devem constar obrigatoriamente do prontuário médico, conforme se vê a seguir[7]:

- Identificação do paciente – nome completo, data de nascimento (dia, mês e ano com quatro dígitos), sexo, nome da mãe, naturalidade (indicando o município e o estado de nascimento), endereço completo (nome da via pública, número, complemento, bairro/distrito, município, estado e CEP).
- Anamnese, exame físico, exames complementares solicitados e seus respectivos resultados, hipóteses diagnósticas, diagnóstico definitivo e tratamento efetuado.
- Evolução diária do paciente, com data e hora, discriminação de todos os procedimentos aos quais o mesmo foi submetido e identificação dos profissionais que os realizaram, assinados eletronicamente quando elaborados e/ou armazenados em meio eletrônico.
- Nos prontuários em suporte de papel é obrigatória a legibilidade da letra do profissional que atendeu o paciente, bem como a identificação dos profissionais prestadores do atendimento. São também obrigatórias a assinatura e o respectivo número do CRM.
- Nos casos emergenciais, nos quais seja impossível a colheita de história clínica do paciente, deverá constar relato médico completo de todos os procedimentos realizados e que tenham possibilitado o diagnóstico e/ou a remoção para outra unidade.

O Código de Ética Médica impõe ao profissional da saúde o dever de informar o paciente

---

* A Res. CFM nº 1.331/1989 foi revogada pela Res. CFM nº 1.639/2002, que foi posteriormente revogada pela Res. CFM nº 1.821/2007, em vigor até o momento.

sobre o diagnóstico, as alternativas terapêuticas e os possíveis riscos delas advindos, as consequências da evolução da doença ou do abandono do tratamento, os benefícios deste tratamento e suas limitações. A Carta dos Direitos dos Usuários da Saúde, aprovada pela Portaria do Ministério da Saúde/GM nº 675, de 30 de março de 2006, assim como a Lei Paulista nº 10.241 de 17 de março de 1999, mais conhecida por "Lei Covas", estabelece que deve ser respeitado o direito ao consentimento ou recusa de forma livre, voluntária e esclarecida, depois de adequada informação, a quaisquer procedimentos diagnósticos, preventivos ou terapêuticos. Em consonância com essas normas, o Código Civil estabelece, no artigo 15, que "ninguém pode ser constrangido a submeter-se, com risco de vida, a tratamento médico ou intervenção cirúrgica". Todavia, nenhum dos dispositivos anteriormente mencionados determina a forma de apresentação das referidas informações.

Tendo em vista que para a realização do procedimento médico – seja diagnóstico ou terapêutico – o profissional deve ter o consentimento do paciente, sugerimos que os esclarecimentos anteriormente mencionados, obrigatórios tanto sob o aspecto ético e disciplinar quanto legal e ainda moral, sejam prestados por escrito, via documento que se pode denominar termo de consentimento.

O referido documento, elaborado de forma adequada – abordada a seguir – é, em nosso entendimento, indispensável à regular composição do prontuário, qualquer que seja a especialidade médica envolvida no tratamento.

TERMO DE CONSENTIMENTO

Introdução

Atualmente, pouca discussão há sobre a natureza jurídica da relação médico-paciente e da responsabilidade dela advinda. Doutrina e jurisprudência já repousam em entendimento pacífico e atribuem à relação do profissional com o assistido a propriedade contratual e, quase sempre, com responsabilidade subjetiva (aquela na qual se exige comprovação de culpa na ocorrência do dano para que haja o dever de indenizar). Recentemente, essa relação, além de contratual, passou a ser tratada como de consumo e regulada pelo Código de Proteção e Defesa do Consumidor, situação absolutamente contrária à nossa inteligência por motivos que, para serem suficientemente expostos, demandariam extensa dissertação, fato que justifica transferir tal discussão para outro trabalho.

Inspirando a doutrina e a jurisprudência relacionadas à matéria, Orlando Gomes[15] considera o contrato de prestação de serviços médicos um dos raros contratos que estabelecem normalmente, a título principal, obrigações de meio, de pura diligência e prudência, porque o médico deve conservar ampla liberdade de ação, dando ao paciente cuidados conforme dados adquiridos da ciência.

No que tange à responsabilidade do médico, via de regra, este não pode ser obrigado a assumir o compromisso de curar o paciente. O que se exige do facultativo é a prestação de serviços cuidadosos, a presteza e a utilização de técnicas reconhecidamente adequadas a cada caso.

Mesmo na cirurgia plástica (estética), que tem os respectivos atos geralmente incluídos no rol das obrigações de resultado pelos Tribunais, ainda é possível, embora em minoria, encontrar decisões que confirmam o entendimento anteriormente referido (obrigação de meio), conforme se vê no julgamento do Recurso de Apelação nº 863/98, do Tribunal de Justiça do Rio de Janeiro: "Cirurgia Plástica – Obrigação de Resultado – Inaceitabilidade – Em caso de cirurgia embelezadora, se o cirurgião efetuou seu trabalho fazendo tudo que estava ao seu alcance e ainda assim o resultado atingido não foi o esperado pelo paciente, não pode disso gerar a presunção de culpa do cirurgião. Inaceitabilidade da tese de que se trata de obrigação de resultado, pois quese trata de obrigação cujo cumprimento se desenvolve em zona aleatória como é o corpo humano. A responsabilização resultaria, então, da verificação de um erro médico e aí esse erro deverá ser demonstrado. Acolhimento dos embargos infringentes para julgar improcedente o pedido inicial"[16].

No mesmo sentido, o Desembargador Fernandes[17] diz que "um médico não pode garantir, face à delicadeza da operação, muitas vezes, que o resultado vai ser excelente ou ótimo".

Merece ainda mencionar o dizer do Desembargador Erpen[18], do Tribunal de Justiça do Rio Grande do Sul, que em seu bem elaborado voto asseverou ser "inafastável a assertiva de que, nos procedimentos objetivando a estética, três fatores são decisivos e devem se concentrar simultaneamente: o bom profissional, o bom paciente e a reação favorável do organismo".

É verdade que em se tratando de questões que envolvem a cirurgia plástica entendimentos como esses expostos anteriormente não representam a maioria, mas estamos certos de que a prática reiterada do amplo esclarecimento ao paciente, que lhe permita livre e conscientemente decidir sobre o tratamento, auxiliará a formar o convencimento do magistrado nacional no sentido de aplicar também às especialidades dedicadas à estética a lição de Savatier: "a medicina não é ciência exata, a arte de curar requer, muitas vezes, dom divino"[19].

Dever de Esclarecer

Ao submeter o paciente a determinado tratamento ou intervenção cirúrgica, o profissional da medicina, conquanto não esteja comprometido com o resultado, estará em busca de atingi-lo. Mas a inexatidão característica da Medicina confere à arte riscos que muitas vezes estão dissociados da prudência, da perícia e do zelo do médico. Tratam-se de fatores inesperados ou imprevisíveis que podem proporcionar intercorrências durante ou depois do ato operatório, ou ainda no curso do tratamento clínico, como, por exemplo, desconhecidas reações adversas a medicamentos aprovados cientificamente e de uso legalmente autorizado.

Por outro lado, embora indesejáveis (ou inesperadas), podem ocorrer reações orgânicas previsíveis pela ciência médica e, por conseguinte, ao menos em tese, do conhecimento do profissional. É o caso, por exemplo, da possibilidade de evolução de abscesso intracavitário tardio após apendicectomia retrocecal complicada, ou queloide no lobo da orelha após cirurgia para correção de macrotia.

Em qualquer dessas circunstâncias, estaremos diante do típico caso fortuito e, teoricamente, às portas da absolvição do médico demandado por erro, pois os fenômenos causadores das intercorrências estão fora de seu controle.

Contudo, a não obtenção do esperado resultado poderá se traduzir em insucesso da intervenção com aspecto de culpa do médico e acarretar responsabilidade a este, caso o profissional, embora atuando com observância das normas de diligência e prudência, tenha deixado de esclarecer o paciente sobre as alternativas terapêuticas e os riscos da cirurgia ou de orientá-lo sobre os cuidados pré e pós-operatórios ou ainda sobre aqueles que deve observar durante o tratamento ao qual estava sendo submetido.

A importância da informação está no fato de o paciente poder optar por se submeter ou não à terapêutica proposta. Somente sendo suficientemente esclarecido por quem lhe examinou é que poderá decidir conscientemente, em face de seu natural desconhecimento da ciência médica.

A bem da verdade, "a informação na relação médico-paciente constitui legítimo direito-dever. Esta informação ajustada às possibilidades de compreensão do paciente ou de seu representante legal constituirá a base sobre a qual será emitido o consentimento, quer para a realização dos procedimentos necessários à formulação do diagnóstico, quer à realização do tratamento escolhido"[20].

Sentimo-nos confortáveis para, nesse sentido, compartilhar do entendimento de Magrini[19] quando afirma que, se previsível alguma reação adversa, inerente à terapia aplicada, esta, à evidência, deve ser comunicada ao paciente, que consequentemente deve assumir o risco pelo resultado.

É certo que não se deve confundir a assunção de risco pelo paciente com a transferência de responsabilidade do médico. Com efeito, mesmo no caso de o paciente ser esclarecido sobre os riscos e possibilidades de intercorrências advindos do tratamento ao qual se submeterá, o médico continua com o dever de atuar com diligência, zelo e prudência. Essa conduta de esclarecimento é o cumprimento de um dever de ordem legal, moral e ética, que reflete o respeito à autonomia conferida ao paciente para decidir sobre seus interesses, embora haja restrições à ação individual, impostas pelas relações sociais e motivadas pela manutenção da ordem coletiva.

"Se, por vezes, não podemos escolher o que nos acontece, podemos escolher o que fazer diante da situação que nos é apresentada"[21].

Requisitos de Validade do Consentimento

Na prática diária de nossa atividade em defesa dos interesses dos profissionais e das instituições de saúde, não raro nos deparamos com muita dúvida acerca da validade do chamado termo de consentimento, especialmente quanto à possibilidade de o respectivo documento ser apresentado como prova favorável ao médico ou hospital em processos judiciais.

É certo que o consentimento não recebeu forma definida em lei, salvo algumas exceções, como vimos anteriormente. Todavia, para ser válido deve ser livre e elucidativo.

Mais do que informado, o paciente deve ser suficientemente esclarecido para compreender qual o mal que o aflige, as consequências da evolução da patologia, sua etiologia, as alternativas terapêuticas, o objetivo dos procedimentos e suas limitações, os respectivos riscos, os benefícios esperados e os possíveis desconfortos pós-operatórios.

O médico deve evitar a utilização de terminologia técnico-científica, pois, ao contrário, não terá cumprido o objetivo de esclarecer. As informações devem ser oferecidas de forma simples, clara e inteligível, adaptadas ao tempo e ao local onde são prestadas, aproximadas ao máximo da capacidade intelectual de quem as recebe.

Não são poucos os profissionais da Medicina que se fincam no baixo padrão sociocultural e intelectual do paciente para justificar a falta de informação, sob pretexto de que aquela condição impõe severa dificuldade à compreensão pelo paciente das questões afetas à doença e ao tratamento a que deve se submeter. A bem da verdade, como refere Paulo Cesar Fortes[22], "muitas vezes, tais afirmações trazem consigo disfarçados ou inconscientes preconceitos étnicos ou de classe social. Boa parte das vezes, se os pacientes não compreendem as informações, a causa está na inadequação da informação, e não na pretensa incapacidade de compreensão do paciente".

O consentimento não terá validade se for obtido por meio de simulação ou fraude, por meio de coação física ou moral, no momento da situação de urgência ou emergência que impeça a livre manifestação do paciente por se encontrar sob pressão psíquica. Não terá validade se for dado por paciente que esteja sendo pressionado por familiares, amigos ou por seu assistente e, finalmente, não terá validade se for dado por paciente considerado incapaz para os atos da vida civil, temporária ou permanentemente.

Assim, será reputado inválido o consentimento passado por menor de 18 anos de idade*, pelos incapazes de exprimir sua própria vontade, como aqueles acometidos por doença – física ou psíquica – que lhes impeça de se manifestar, surdos-mudos, ébrios e viciados em tóxicos, conforme disposto no artigo 1.767 do Novo Código Civil**, salvo se houver se operado a representação destes por pessoa legalmente autorizada[23].

Também não terá validade o consentimento para a prática de atos médicos que induzam ou auxiliem a prática de crime, tais como o suicídio ou o aborto***. Em linhas gerais, somente será autorizado – legalmente – o procedimento médico quando objetivar exclusivamente a restauração da saúde.

Preenchidos todos os requisitos de validade, não resta dúvida, o termo de consentimento poderá ser importante prova em favor do médico.

---

* O Código Civil de 1916, já revogado, dispunha em seu artigo 9º: "A menoridade cessa aos 21 (vinte e um) anos completos, ficando habilitado o indivíduo para todos os atos da vida civil".
** Esse artigo revogou o 446, do Código de 1916, que trazia, dentre outras denominações não mais utilizadas, a dos "loucos de todos os gêneros".
*** No caso de aborto há exceção legalmente prevista no Código Penal, artigo 128, nos casos em que é necessário para salvar a vida da gestante ou quando se tratar de gestação resultante de estupro.

Dispensa do Termo de Consentimento

Nos casos de urgência ou de emergência, em que em razão da escassez de tempo falta oportunidade de esclarecer suficientemente o paciente para que este consinta na realização do procedimento, o profissional da saúde estará liberado do encargo da informação, em benefício do bem maior assegurado ao ser humano: o direito à vida.

O CFM bem definiu o que seja urgência e emergência no universo médico, a saber[24]:

- Define-se por URGÊNCIA a ocorrência imprevista de agravo à saúde com ou sem risco potencial de vida, cujo portador necessita de assistência médica imediata.
- Define-se por EMERGÊNCIA a constatação médica de condições de agravo à saúde que impliquem risco iminente de vida ou sofrimento intenso, exigindo, portanto, tratamento médico imediato.

Vale registrar que, nessas situações, caso fosse colhido o consentimento do paciente, este não preencheria os requisitos de validade, pois teria sido emitido na constância de sofrimento e até mesmo de possível inconsciência.

Também haverá dispensa do consentimento do paciente quando, por interesse público, medidas preventivas ou ainda curativas forem adotadas pelo Estado. Como exemplo de prevenção podemos apontar a exigência da comprovação de o particular ter recebido determinada vacina para poder entrar em certo país. Como conduta curativa, as ações do poder público no intuito de conter uma epidemia.

Alguns autores defendem que, no curso de determinada cirurgia, a descoberta de doença diferente da inicialmente tratada, que gere a necessidade de intervenção mais abrangente ou mais complexa, automaticamente autorizaria o médico a agir sem o consentimento do paciente. Embora entendamos que em raríssimas exceções essa possa ser a prática, em regra discordamos desse posicionamento e entendemos que o consentimento deve ser renovado antes da ampliação do campo cirúrgico ou mesmo da conversão da via de acesso.

Para preservação dos direitos do paciente e manutenção da tranquilidade do cirurgião, sugerimos que, sempre que possível, inclua-se no termo de consentimento não só a possibilidade de haver necessidade de se converter ou se ampliar o procedimento, como, dentre outras, também a possibilidade do uso de certos aparelhos, próteses, infusão de sangue e hemoderivados.

Situação que pode ilustrar o comentário anterior é a necessidade de alterar para laparotomia a programada colecistectomia por vídeo, já em curso, em razão de excessivo sangramento ou da constatação de aderências antes desconhecidas do cirurgião.

Em cirurgia plástica, a reconstrução mamária pós-mastectomia radical com prótese de silicone pode ser precedida do uso temporário de expansor, caso a loja cirúrgica não comporte, no primeiro tempo, o implante definitivo.

De fato, a dispensa do consentimento é limitada a poucas situações e não se pode almejá-la mercê de interpretação que desrespeite a autonomia conferida ao paciente.

Vale registrar que o médico deve ter o consentimento do paciente até mesmo para simples exérese de pequenas lesões cutâneas, como lipoma, que situado em regiões em que exista rede vascular e/ou nervosa superficial, pode ocasionar parestesias, hematomas, hemorragias e equimoses, além de haver a possibilidade de evolução patológica da cicatriz, com resultado esteticamente pior que o apresentado antes do tratamento.

O médico deve sempre se acautelar e colher o consentimento do paciente, ainda que para realizar procedimentos diagnósticos, pois muitos destes envolvem riscos de alto grau (embolia, perfuração, choque por alergia, contaminação etc.).

DADOS SOBRE O USO DO TERMO DE CONSENTIMENTO

Introdução

Alguns trabalhos publicados em nosso meio dão conta de que, embora o médico seja sistematicamente lembrado da obrigação de esclarecer seu paciente sobre os aspectos relevantes do procedimento ao qual irá submetê-lo e de colher seu consentimento antes de iniciar a terapêutica, seja esta lembrança feita pelos órgãos de classe ou pelas notícias de condenações publicadas nos mais variados meios de comunicação de massa, o profissional da saúde, na era das certificações, ainda resiste ao uso correto do documento que registra a conduta esclarecedora.

Pesquisa realizada pelo autor deste trabalho[25] revela ainda que alguns facultativos resistem até mesmo ao esclarecimento verbal de seus pacientes.

O Médico e o Termo de Consentimento: Análise de Dados

Os dados a seguir sistematizados foram colhidos da monografia apresentada pelo autor deste trabalho à Universidade de Santo Amaro[25], que se encontra disponível para consulta, na íntegra, na biblioteca da referida Universidade.

A Figura 136.1 permite verificar que apenas 70% dos médicos que participaram da pesquisa exercem sua atividade profissional em hospitais que fornecem modelo de termo de consentimento.

Essa constatação demonstra que nem todas as instituições hospitalares estão organizadas para aperfeiçoar o protocolo de documentos que devem compor o prontuário médico, o que, de certa forma, pode ser considerado um paradoxo do ponto de vista de gestão, se considerarmos que vivemos a era da certificação dos nosocômios.

Os dados sistematizados na Figura 136.2 demonstram que 65% dos facultativos pesquisados trabalham em hospitais que exigem o uso do termo de consentimento.

Embora a lei determine que os profissionais da saúde devam informar suficientemente os pacientes sobre o propósito, a limitação, os riscos e demais aspectos do tratamento ao qual se submeterão e, depois, devam colher o respectivo consentimento, como já se disse alhures, não há, salvo raras exceções, norma que determine que estes atos – informações e consentimento – sejam reduzidos a termo.

Decerto, a falta de norma legal que imponha o registro escrito do ato de informar o paciente oportuniza certa flexibilidade de algumas instituições hospitalares quanto ao uso do termo de consentimento pelos membros de seu corpo clínico, embora este documento, além de servir de instrumento de defesa, se bem praticado, possa representar importante ferramenta de reaproximação entre médico e paciente.

A Figura 136.3 demonstra que 55% da amostra não usa o termo de consentimento informado.

Essa informação, em contraposição com as figuras anteriores, é preocupante, pois, de um lado, revela que boa parte dos médicos da pesquisa descumpre as normas das instituições nas quais trabalha e, de outro, que as instituições que oferecem os modelos de termos de consentimento e exigem sua utilização não estão ainda organizadas para gerir sua aplicação.

Os dados apresentados na Figura 136.4 demonstram que, dentre os indivíduos da pesquisa que usam o termo de consentimento, apenas 25% sempre os utilizam elaborados especificamente para cada procedimento.

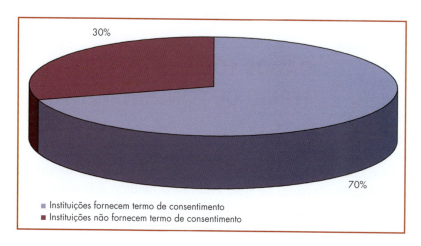

Figura 136.1 – Percentual de hospitais onde os sujeitos de pesquisa trabalham que fornecem o termo de consentimento.

Implicações Jurídicas na Documentação Médica – **1767**

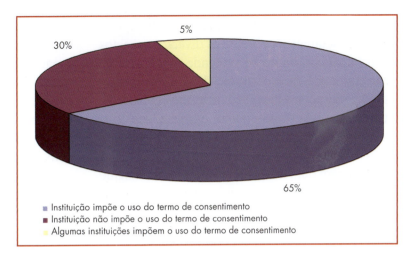

Figura 136.2 – Percentual de instituições que impõem o uso do termo de consentimento.

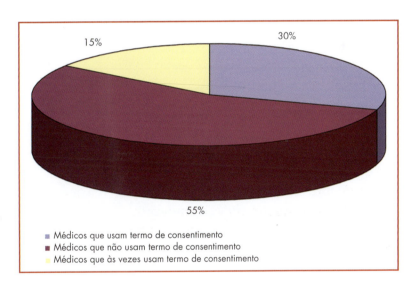

Figura 136.3 – Distribuição percentual dos médicos quanto ao uso do termo de consentimento.

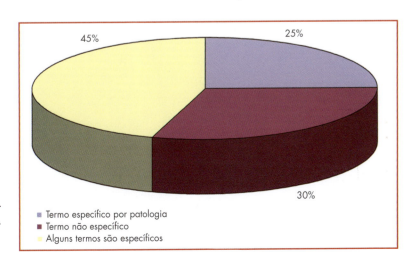

Figura 136.4 – Análise percentual da especificidade do termo de consentimento.

A falta de informações específicas e suficientemente esclarecedoras sobre os diversos aspectos do procedimento que se pretende realizar pode acarretar a nulidade do termo de consentimento, fato que desaconselha o uso de termos genéricos, ou seja, daqueles que podem, em tese, ser utilizados para qualquer tipo de tratamento invasivo.

Os dados sistematizados na Figura 136.5 demonstram que, dos médicos entrevistados que utilizam o termo de consentimento, 30% usualmente apresentam o referido documento a seus pacientes no ambiente onde realizam a consulta, 40% o apresentam no hospital ou atribuem a este o respectivo encargo e 30% não obedecem a uma rotina.

O momento da apresentação do termo de consentimento é um dos fatores determinantes de sua validade. Não são raras as decisões judiciais emanadas dos tribunais nacionais e estrangeiros declarando nulos documentos apresentados a pacientes para que estes os assinem no momento da internação ou pouco antes do ato cirúrgico ao qual se submeterão. Essas decisões judiciais fundamentam-se no fato de o paciente, nesses casos, estar psicologicamente abalado pelo desconforto de uma intervenção cirúrgica e, por isso, ainda que temporariamente, encontrar-se impedido de decidir livremente.

A Figura 136.6 aponta que, dos sujeitos de pesquisa que não usam o termo de consentimento, 50% acreditam que este documento afastaria o paciente do consultório, 25% não o usam por não terem tido acesso a nenhum modelo e os demais 25% referem que dispensam o uso por manter excelente relacionamento com seus pacientes.

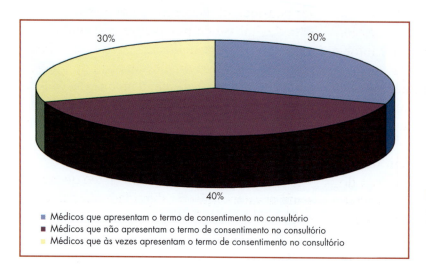

Figura 136.5 – Percentual de médicos que apresentam o termo de consentimento no consultório/ambulatório.

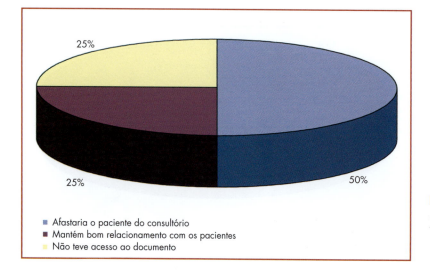

Figura 136.6 – Percentual das principais alegações dos médicos para não usar o termo de consentimento.

Vale lembrar que a assinatura aposta no documento que se pode denominar termo de consentimento não representa apenas a aceitação do paciente à sugestão do médico, mas a autorização para a realização do procedimento que este pretenda realizar, seja diagnóstico ou terapêutico.

A presente pesquisa evoluiu precariamente nesse ponto, razão pela qual a análise desse item deve ser cautelosa para não se fazer afirmações levianas. Todavia, nossa vivência no ambiente da saúde, seja público ou privado, demonstra não ser crível que muitos pacientes deixariam de se submeter a tratamento médico pelo simples fato de ter que preencher um ou mais formulários. Na verdade, essa justificativa manifestada por 50% dos sujeitos de pesquisa que não usam o termo de consentimento pode estar servindo de disfarce para o temor do facultativo quanto à qualidade da informação que este transmitiria por escrito a seus pacientes, sendo que esta sim poderia demover um ou outro da submissão ao ato médico em questão.

Nesse caso, trata-se de sonegação de informações que são importantes e devidas ao paciente, que o esclareceriam e possibilitariam que conscientemente decidisse quanto a realizar ou não o exame diagnóstico ou a terapêutica recomendada pelo facultativo.

Deve-se lembrar que o paciente tem direito de receber informações fidedignas acerca do procedimento ao qual irá se submeter, especialmente aquelas sobre os riscos e os cuidados que devem ser observados antes, durante e após o procedimento e, ainda, sobre as demais alternativas diagnósticas e/ou terapêuticas disponibilizadas pela Medicina.

Os dados apresentados na Figura 136.7 demonstram que 75% da amostra conhece as normas que regulam a relação médico-paciente.

O dever de suficientemente esclarecer o paciente é imposto ao médico, no aspecto ético, pelo respeito ao princípio da autonomia e, no aspecto legal, pelas normas emanadas do próprio Código de Ética Médica, da legislação civil e penal e da Constituição Federal.

A análise da Figura 136.8 demonstra que 65% dos facultativos entrevistados não consideram que o termo de consentimento seja apenas instrumento de defesa legal, enquanto 35% da amostra entendem que sim.

Embora o CFM tenha manifestado no Parecer CFM nº 10/96, aprovado em 10/07/1996, que o termo de consentimento informado pode ser considerado documento que serve de meio para "eximir-se de possível responsabilidade", vê-se que, afortunadamente, não foi esta a informação que mereceu maior atenção do médico, pois 65% da amostra entendem que o termo em questão tem outra finalidade que a defesa legal.

De fato, ainda que o termo de consentimento seja utilizado como instrumento de defesa contra alegação de erro – e deve sê-lo quando necessário – seu sentido maior é o registro do ato que representa a valorização da dignidade da pessoa, o respeito à autonomia do paciente de decidir sobre sua vida e sua saúde e o desfazimento da hierarquia na relação médico-paciente, que pode ser refletida

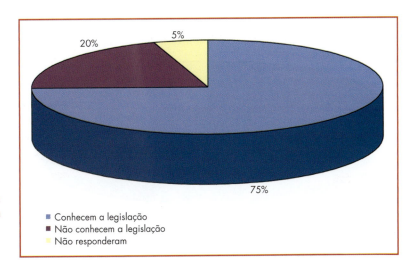

Figura 136.7 – Percentual da amostra que conhece as normas que regulam a relação médico-paciente.

pelo compartilhamento de informações entre ambos.

Os dados sistematizados na Figura 136.9 apontam que 25% dos sujeitos de pesquisa já foram processados por paciente insatisfeito com o resultado do procedimento ao qual se submeteu.

O número de processos contra médicos e instituições de saúde vem aumentando em larga escala e esta realidade justifica a observância das rotinas jurídicas complementares ao ato médico.

O jornal *O Estado de São Paulo*, publicado em 12 de agosto de 2006, divulgou no caderno *Vida & Saúde* que, segundo informações do CFM, o número de processos administrativos contra médicos cresceu 393% em cinco anos.

Outro dado revelado na matéria, colhido de pesquisa realizada pelo CREMESP, aponta que apenas 6% dos prontuários médicos avaliados foram corretamente preenchidos.

É preciso que os profissionais da saúde se organizem para a prática das condutas jurídicas associadas ao seu mister, que além de refletir o cumprimento do dever de documentar satisfatoriamente o ato médico, ainda os abastece de elementos de defesa contra acusações de erro, mas com o cuidado de não passar a ver no paciente um potencial problema jurídico e, por conseguinte, um inimigo.

Considerar, de início, que o paciente é um potencial algoz é ferir de forma provavelmente irreversível, com manchas de desconfiança e aversão, a relação que deveria ser de respeito e beneficência.

A Medicina não pode perder o caráter de parceria natural entre médico e paciente na promoção da saúde, ainda que se organize num conjunto de normas e procedimentos que podem ser utilizados para obstar a ocorrência de demandas judiciais.

Os dados sistematizados na Figura 136.10 mostram que 10% dos sujeitos de pesquisa foram condenados nas ações movidas por pacientes insatisfeitos com o resultado do procedimento.

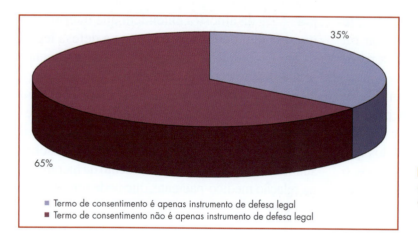

Figura 136.8 – Entendimento dos médicos quanto à natureza do termo de consentimento.

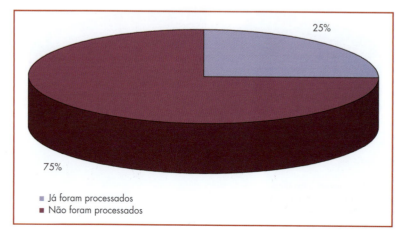

Figura 136.9 – Percentual da amostra que já foi processada por insatisfação de paciente com o resultado do procedimento.

A insatisfação do paciente com o resultado do tratamento nem sempre está relacionada ao insucesso do ato médico, especialmente quando se trata de procedimento estético, com finalidade exclusivamente embelezadora, que submete a aprovação do resultado pelo paciente a critérios absolutamente subjetivos.

Nesse aspecto, é fundamental que o paciente seja suficientemente esclarecido acerca do propósito, das alternativas e das limitações terapêuticas, a fim de que livre e conscientemente opte por se submeter ou não ao tratamento e não crie expectativa nem sempre factível, pois, caso contrário, a frustração poderá ser combustível altamente motivador ao ajuizamento de ações indenizatórias, ainda que o procedimento tenha sido tecnicamente perfeito.

A Figura 136.11 demonstra que 5% da amostra já realizou acordo com paciente insatisfeito com o resultado do procedimento para evitar processo judicial.

O médico é visto pela coletividade como espécie de bom pagador, aquele que não quer se ver envolvido em escândalos, que não administraria cobradores batendo à sua porta e isso, de certa forma, o torna um "alvo fácil" para os oportunistas.

Ainda desabituado à prática rotineira de documentar detalhadamente todo o ato médico – que se inicia na primeira consulta e somente termina na alta –, muitas vezes o facultativo se vê refém de pacientes juridicamente instruídos e mal intencionados, por não poder fazer prova de fatos que realmente aconteceram, como por exemplo, o esclarecimento que tenha oferecido sobre a possibilidade de o paciente evoluir com cicatrizes inestéticas ou a entrega a este paciente de exames pré-operatórios, fatos estes que podem ser decisivos para o deslinde do feito judicial no qual se travar a discussão sobre a existência de culpa do médico.

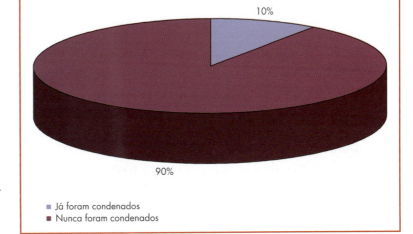

Figura 136.10 – Percentual de condenação da amostra.

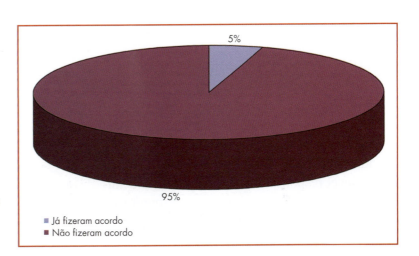

Figura 136.11 – Percentual de acordos com pacientes.

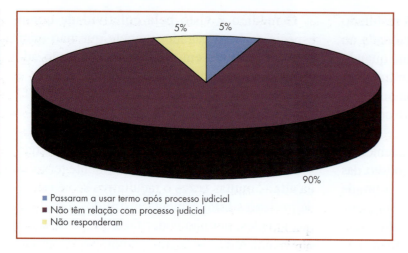

Figura 136.12 – Percentual de médicos que passaram a usar termo de consentimento após processo judicial.

Assim, ainda que tenha obrado com zelo, cautela e perícia, em especial quando o procedimento em discussão está precariamente documentado, eventualmente o facultativo opta por firmar acordo com o paciente que reclama indenização a fim de se ver livre do desconforto oferecido pela tramitação de um processo judicial, que pode levar mais de seis anos, e para eliminar o risco de condenação em valor pecuniário elevado.

A Figura 136.12 informa que, dos sujeitos de pesquisa que usam o termo de consentimento, 5% passaram a fazê-lo após terem sido processados, 90% não atribuíram relação entre a utilização do documento e a existência de processo judicial prévio e 5% não responderam.

Aos defensores da Medicina humanizada a partir do respeito ao princípio da autonomia do indivíduo, é animadora a informação de que para 90% da amostra o uso do termo de consentimento foi motivado por fator que não um processo movido contra o facultativo.

CONSIDERAÇÕES FINAIS

A Medicina parece ser realmente a mais difícil das profissões sob a visão do aspecto legal, pois na busca da preservação ou melhoria da qualidade da vida e da saúde do ser humano, o que retrata incalculável responsabilidade, seu praticante ainda deve se preocupar com o cumprimento de questões jurídicas para ter provas de que observou adequadamente seu principal objetivo.

Essas questões dizem respeito ao cumprimento de regras, normas e recomendações emanadas dos poderes públicos, dos regimentos internos das instituições hospitalares, das agências reguladoras e dos fóruns de discussão dos direitos humanos. Estão relacionadas à documentação médica, com especial destaque para o registro escrito do esclarecimento do paciente acerca do tratamento ao qual vai se submeter e a respectiva autorização deste para sua realização, registro que pode ser feito no documento denominado termo de consentimento informado.

Gomes, Drumond e França afirmam que "o exercício da medicina, por suas peculiaridades, sempre propiciará a possibilidade de um dano a outrem. Esse risco, inerente à atuação médica, deverá ser uma constante preocupação do bom profissional"[26].

O dano ao qual se referem os mencionados autores inclui aquele que não advém de erro, mas é inerente ao procedimento e muita vez está fora do alcance e do controle do cirurgião evitá-lo. A possibilidade da ocorrência desse dano deve ser esclarecida ao paciente.

O facultativo exercitará esse esclarecimento e o registrará por escrito quando estiver obrigado a fazê-lo ou quando se conscientizar de que o paciente tem o direito de decidir sobre sua vida e sua saúde.

De um lado, o trabalho realizado demonstrou que as instituições que exigem a utilização de termos de consentimento sob pena de repreenda ao infrator não estão organizadas para fiscalizar a respectiva prática e, portanto, eventual punição também não será imposta. De outro lado, 55% dos sujeitos pesquisados não utilizam o termo de consentimento informado e 50% destes não o usam por acreditar que informar todos os riscos do procedimento afastaria o paciente do consultório.

O respeito à autonomia é fenômeno bastante recente e os dados colhidos nesta pesquisa permitem afirmar que sua aceitação ainda demandará muita reflexão nos ambientes de assistência à saúde, especialmente pelos profissionais de formação paternalista, hipocrática, resistentes ao abandono dos princípios da beneficência e da não maleficência.

É bem verdade que a liberdade individual não pode ser absoluta, pois oportunizaria verdadeiro caos social. Além disso, a autonomia do paciente, muitas vezes, pode esbarrar na prerrogativa de o facultativo declinar do atendimento médico, independentemente de apoio legal, fincado em questões de ordem moral, de foro íntimo.

Por outro lado, não se deve perder de vista que "o instituto de autopreservação faz de toda pessoa humana, por rudimentar que seja seu conhecimento básico, o mais seguro juiz das conveniências de sua própria saúde"[27].

A decisão quanto à melhor terapêutica aplicável ao caso concreto deve partir do facultativo, mas a opção por utilizá-la ou não jamais poderá ser negada ao paciente, desde que este não esteja ou não seja incapaz de decidir e que a referida incapacidade não seja causada exclusivamente pela falta de esclarecimento apropriado.

Estudo publicado em nosso meio por Gomes, Drumond e França[26] aponta que dentre os principais fatores de risco de erro e que ensejam o ajuizamento de ações contra médicos, encarecendo o sistema, estão: o desgaste da relação médico-paciente, a falsa garantia de resultado, a falta do consentimento livre e esclarecido e o preenchimento inadequado de prontuários.

Assim, anotar adequadamente o prontuário médico e praticar o consentimento informado como documento escrito de forma adaptada às condições locais e pessoais revela verdadeiro exercício do profissional da saúde no sentido de trilhar caminho atual e seguro. Dessa forma, o profissional cumprirá as normas que regulam sua atividade e desempenhará relevante trabalho social, ao passo que realmente esclarecerá o paciente, com honestidade e transparência, a ponto de lhe proporcionar confiança e certeza de que o melhor está sendo feito em seu benefício.

A manutenção de diálogo franco e construtivo mantido entre facultativo e paciente será capaz de refazer de forma saudável a desgastada relação médico-paciente e seu registro escrito contribuirá para considerável redução das demandas, bem como para o êxito do médico ou da instituição quando ações contra estes forem ajuizadas, minimizando assim o custo do sistema de saúde.

Diante da atual situação, verifica-se a importância de se ampliar investimentos na formação dos profissionais envolvidos na rotina diária das instituições, sejam médicos, enfermeiros, fisioterapeutas ou gestores, padronizando processos e criando aparelhos eficazes de fiscalização, para garantir a qualidade do atendimento aos pacientes e obter assim resultado final satisfatório.

A tarefa pode parecer excessivamente árdua se os líderes se deixarem impressionar pelas limitações financeiras que abarcam a administração hospitalar, pela cobrança inarredável de soluções mágicas veiculadas pela mídia, pela disputa existente entre operadoras de planos e seguros saúde, médicos e hospitais, ou mesmo pela resistência a mudanças que sem a menor sombra de dúvida é imposta por numeroso grupo de facultativos. Mas, de outro lado, a conscientização dos envolvidos no processo de que a união de seus esforços oportunizará indiscutível benefício a todos, especialmente ao ser humano, certamente trará resultado favorável histórico e indissolúvel, propiciando o ressurgimento do admirado "médico de família", desta vez cercado de moderna tecnologia que lhe servirá de suporte para aperfeiçoar o exercício de seu mister.

"Deus nos fez perfeitos e não escolhe os capacitados, capacita os escolhidos. Fazer ou não fazer algo depende de nossa vontade e perseverança" (Albert Einstein).

QUESTÕES

1. Quais são as três esferas de investigação caso ocorra o insucesso de um tratamento?

2. Quais são as provas que o médico deve oferecer para mostrar que agiu com excelência?
3. Qual é a importância do prontuário médico?
4. Em que situações o médico pode quebrar o sigilo?
5. Quando o termo de consentimento pode ser dispensado?

REFERÊNCIAS

1. ROMANELLO NETO, J. *Responsabilidade Civil dos Médicos*. São Paulo: Jurídica Brasileira, 1998. p. 1.
2. FRANÇA, F. V. *Direito Médico*. Rio de Janeiro: Guanabara Koogan, 1996. p. 28.
3. BRASIL. Novo Código de Ética Médica, CFM Nº 1931/2009, entra em vigor em abril de 2010 e revoga a Resolução CFM nº 1.246, de 8 de janeiro de 1988. Acesso em: 2/Fev/2010. Disponível em: http://www.portalmedico.org.br/novoportal/index5.asp.
4. BRASIL. Código de Processo Ético Profissional – Resolução CFM 1.897/2009 de 6 maio de 2009. Acesso em: 2/Fev/2010. Disponível em: http://www.portalmedico.org.br/novoportal/index5.asp.
5. FABBRO, L. Aspectos jurídicos dos prontuários médicos e do consentimento informado. *Caderno de Estudos – Centro de Estudos e Pesquisas da Fundação Ir. José Otão (Porto Alegre)*, v. 1, p. 30, 1995.
6. BRASIL. Resolução CREMESP n. 70, de 14 de novembro de 1995. Acesso em: 14/Mai/2008. Disponível em: http://www.cremesp.org.br/legislacao/resolucoes/rescrm/70_95.htm.
7. BRASIL. Resolução CFM 1.638/02. Acesso em: 14/Mai/2008. Disponível em: www.portalmedico.org.br/resolucoes/cfm/2002/1638_2002.htm.
8. FRANÇA, G. V. *Comentários ao Código de Ética Médica*. 3. ed. Rio de Janeiro: Guanabara Koogan, 2000. p. 146.
9. BRASIL. *Código Penal. Artigo 154*. São Paulo: Saraiva, 2001. p. 82.
10. BRASIL. Parecer Consulta CFM n. 22/2000. Acesso: 14/Mai/2008. Disponível: http://www.portalmedico.org.br/pareceres/cfm/2000/22_2000.htm.
11. BRASIL. Resolução CFM no 1331/89. *Diário Oficial da União (Brasília)*, p. 17145, 1989. Acesso em: 14/Mai/2008. Disponível em: http://www.cremesp.org.br/administra/deptos/def/doc/RESOLUCAO_CFM_1331-89%20.doc
12. BRASIL. Resolução CFM n. 1.639, de 10 de julho de 2002. Diário Oficial da União; Poder Executivo, Brasília, DF, n. 154, 12 ago. 2002. Seção 1, p. 124-5. Diário Oficial da União; Poder Executivo, Brasília, DF, n. 164, 26 ago. 2002. Seção 1, p. 204-Ret. Acesso em: 14/Mai/2008. Disponível em: http://www.cremesp.org.br/legislacao/resolucoes/rescfm/1639_02.htm
13. BRASIL. Resolução CFM n. 1821/2007, de 11 de julho de 2007. D.O.U. de 23 nov. 2007, Seção I, pg. 252. Acesso em: 2/Fev/2010. Disponível em: http://www.portalmedico.org.br/novoportal/index5.asp
14. BRASIL. Processo Consulta Nº 2969/89 – PC/CFM/Nº 16/1990. Aprovado em Plenária em 8/Mai/1990. Acesso em: 14/Mai/2008. Disponível em: www.portalmedico.org.br/pareceres/cfm/1990/16_1990.htm
15. GOMES, O. *Questões de Direito Civil*. 5. ed. São Paulo: Saraiva, 1988. p. 450.
16. CARVALHO, R. A. A. TJ-RJ – Embs. na Apel. 863/98. Fonte: ADCOAS Informações Jurídicas e Empresariais – Repertório Eletrônico. São Paulo: Esplanada, 2002. v. 22. [CD-ROM].
17. FERNANDES, A. A. TJRGS 121/146. Porto Alegre, 19 set. 1986. Acesso em: 3/Dez/2003. Disponível em: http://www.tj.rs.gov.br/consulta/frameconsulta_wi.htm.
18. ERPEN, D. A. Rel. Apel. Cível N. 596188144 – Sexta Câmara Cível – TJRS. Acesso em: 3/Dez/2003. Disponível em: http://www.tj.rs.gov.br/site_php/jprud/index.php.
19. MAGRINI, R. J. Cirurgia plástica, estética e reparadora: obrigação de meio ou de resultado? *Revista Jurídica (Porto Alegre)*, v. 48, n. 274, p. 72-92, 2000.
20. FABBRO, L. Aspectos jurídicos dos prontuários médicos e do consentimento informado. *Caderno de Estudos – Centro de Estudos e Pesquisas da Fundação Ir. José Otão (Porto Alegre)*, v. 1, p. 17, 1995.
21. CHAUÍ, M. H. *Convite à Filosofia*. 5. ed. São Paulo: Ática, 1995.
22. FORTES, P. A. C. *Ética e Saúde*. São Paulo: EPU, 1998. p. 62.
23. BRASIL. *Novo Código Civil Confrontado*. Lei n. 10.406 de 10 de janeiro de 2002. São Paulo: Método, 2002.
24. BRASIL. Resolução CFM 1.451, de 10.3.95. Acesso em: 14/Mai/2008. Publicada no D.O.U. de 17.03.95 – Seção I – Página 3666. Disponível em URL: www.portalmedico.org.br/resolucoes/cfm/1995/1451_1995.htm
25. CARVALHO, F. J. D. Monografia apresentada à Universidade de Santo Amaro – UNISA, como parte dos requisitos para conclusão do curso de Pós-Graduação em Administração Hospitalar e Gestão em Saúde. Orientadora: Profa. Dra. Elaine C. Catão.
26. GOMES, J. C. M.; DRUMOND, J. G. F.; FRANÇA, G. V. *Erro Médico*. 4. ed. Rio de Janeiro: Guanabara Koogan, 2002.
27. SUPREMO TRIBUNAL FEDERAL – Cárcere privado. *Revista dos Tribunais*, v. 615, p. 383. Acesso em: 3/Dez/2003. Disponível em: http://www.rt.com.br/juris/juris.htm.

LEITURA COMPLEMENTAR

CASSILETH, B. R.; ZUPKIS, R. V.; SUTTON-SMITH, K.; MARCH, V. Informed consent – why are its goals imperfectly realized? *New Engl. J. Med.*, v. 302, p. 896-900, 1980.

DINIZ, M. H. *Estado Atual do Biodireito*. 2. ed. São Paulo: Saraiva, 2002.

FRANÇA, G. V. *Direito Médico*. 8. ed. São Paulo: BYK Fundo Editorial, 2003.

MARTIELO, F. Z. *Responsabilidade Civil do Médico*. 2. ed. Porto Alegre: Sagra Luzzatto, 2001.

TORRES, L. Direito, moral e deveres do médico. *Revista Brasileira de Cirurgia*, v. 71, p. 229-238, 1991.

Capítulo 137

Implicações Jurídicas nos Procedimentos Estéticos

Walter Soares Pinto

*Foi dito com grande sabedoria
que a dúvida está para o juiz como a fé está para o crente.
Todo julgamento pressupõe uma interrogação dubitativa que vai
se tornando cada vez mais apurada quanto maior a experiência;
mas, qualquer que seja a dificuldade da lide, o juiz não
pode deixar de sentenciar, valendo-se
de seus critérios e conhecimentos.*

MIGUEL REALE

SUMÁRIO

Uma vez produzido um dano, seja material, moral ou estético, e existindo nexo causal, surge a obrigação de reparar. A defesa do profissional vai se basear numa boa documentação, do tipo prontuário médico/hospitalar, fotografias, informações e pré-tratamento devidamente registrados. Iniciado o processo, é necessário contratar um advogado e um assistente técnico, preferentemente especializados em defesa profissional.

A boa relação médico-paciente, embora não impeça o surgimento de processos nos Foros ou nos Conselhos Regionais, pode diminuir de maneira sensível o número destes.

HOT TOPICS

- Dano é qualquer prejuízo causado pelas forças da natureza ou pelo homem.
- O dano é um elemento constitutivo da responsabilidade civil.
- A apuração da culpa ou da responsabilidade apenas definirá quem deve reparar o dano.
- Os três alicerces da culpa são: imprudência, imperícia e negligência.
- Na imprudência há culpa comissiva.
- A imprudência ocorre pela não observância de regras básicas.
- É proibida aos médicos a utilização de práticas terapêuticas não reconhecidas pela comunidade científica.
- A imperícia ocorre na formação insuficiente.
- A negligência é um ato omissivo.
- No exame médico legal, não há diferença entre a cicatriz deixada por um bisturi e a deixada por uma navalha.
- Dano moral é todo sofrimento humano resultante da lesão de direitos da personalidade.

- O melhor e mais importante documento é o prontuário médico.
- O sucesso ou insucesso de um ato cirúrgico depende: da técnica empregada, dos cuidados pós-operatórios, dos problemas de cicatrização e das complicações.

INTRODUÇÃO

É cada vez maior o número de processos contra médicos. O nosso objetivo é apresentar, de maneira resumida, alguns conceitos básicos da área jurídica que são necessários conhecer.

CONCEITO DE DANO

Dano, de um modo geral, é qualquer prejuízo ou alteração desfavorável causado tanto pelas forças da natureza como pelo trabalho do homem[1]. Para que o dano tenha uma qualificação jurídica, deverá decorrer da inobservância de uma norma.

OBRIGAÇÃO DE REPARAR

O dano é um elemento constitutivo de responsabilidade civil, que não pode existir sem ele – caso contrário, nada haverá a reparar. Para que exista a obrigação de reparar um dano, é imperioso que exista um *nexo causal*. Assim, a apuração da culpa ou responsabilidade apenas vai definir *quem* deve reparar. Na verdade, nos países como o nosso, onde a responsabilidade é ainda fundada na culpa, para que haja indenização é preciso não só que haja dano, mas que este tenha vindo de uma ação ou omissão voluntária (dolo) ou de negligência, imprudência ou imperícia (culpa em sentido estrito) e que seja provado o nexo de causalidade entre a culpa e o dano. Ora, esses requisitos se aplicam tanto à responsabilidade contratual como à extracontratual. É, portanto, a culpa o fundamento comum de ambas ou, em outras palavras, há uma unidade de culpas; as diferenças são somente acessórias ou de caráter técnico[2].

CONCEITO DE CULPA – ERRO MÉDICO

Na área médica, o conceito de culpa basicamente se alicerça em três itens: imprudência, imperícia ou negligência.

Imprudência

Na imprudência há culpa comissiva. Age com imprudência o profissional que tem atitudes não justificadas, açodadas, precipitadas, sem usar de cautela[3].

A imprudência ocorre da não observância de regras básicas, como avaliação pré-operatória do paciente através de anamnese completa e exames subsidiários, da escolha do tratamento a ser empregado e a sua quantificação.

Devemos lembrar que procedimentos estéticos são feitos habitualmente em pessoas sadias e sem vícios.

Ao se realizar qualquer procedimento em um diabético, cardiopata, imunodeprimido, fumante ou dependente químico, estaremos aumentando o grau de risco, de modo inquestionável.

Da mesma maneira, realizar procedimentos sem cuidados de assepsia, antissepsia e esterilização ou em local inadequado significa procurar complicações. Em relação a tratamentos novos, é preciso levar em conta que, mesmo que haja literatura internacional embasando seu uso, é obrigatório o respeito à legislação nacional.

Exemplos:

Resolução do Conselho Federal de Medicina (CFM) nº 1.499/1998:

Art. 1º – É proibida aos médicos a utilização de práticas terapêuticas não reconhecidas pela comunidade científica.

Art. 3º – Fica proibida qualquer vinculação de médicos a anúncios referentes a tais métodos e práticas.

Resolução CFM nº 1.609, de 13/12/2000:

Art. 1º – Os procedimentos diagnósticos ou terapêuticos, para serem reconhecidos como válidos e utilizáveis na prática médica nacional, deverão ser submetidos à aprovação do Conselho Federal de Medicina.

Imperícia

A imperícia ocorre com formação insuficiente, preparo técnico inadequado e falta de capacidade na execução de atos que o profissional se dispõe a praticar.

A legislação brasileira permite que o médico legalmente diplomado e inscrito regularmente no Conselho Regional de Medicina (CRM) realize qualquer ato médico. O médico está impedido tão somente de anunciar especialidade para a qual não tenha formação profissional reconhecida.

Falta ainda, por parte das autoridades, uma definição das áreas de atuação das diferentes especialidades. O problema é muito complexo, particularmente pela superposição das regiões anatômicas e da patologia. Exemplos:

- *Sutura de nervos, tendões e vasos da mão*: quem opera? O cirurgião plástico que faz microcirurgia ou o ortopedista que faz cirurgia da mão?
- *Rinoplastia/otoplastia*: o plástico? O otorrinolaringologista também pode operar?
- *Problemas da região temporomandibular*: é área do cirurgião craniomaxilofacial ou do cirurgião-dentista?

Negligência

Ocorre na falta de orientação adequada ao paciente, na inobservância das normas habituais, não por falta de conhecimento, e sim por descaso.

A negligência médica se caracteriza por inação, indolência, inércia, passividade. É um ato omissivo[4].

A negligência pode ser relacionada não só ao profissional, mas aos seus auxiliares, visto que cabe ao primeiro a escolha e a vigilância destes.

Distinção entre Erro Profissional e Erro Médico

Outro aspecto que se mostra, no tema em estudo, é o relativo ao chamado erro profissional, isto é, o que resulte da incerteza ou da imperfeição da arte, e não da negligência ou incapacidade de quem a exercita, salvo se se tratar de erro grosseiro.

Segundo a melhor doutrina, não deve ser atribuída culpa a quem fez um erro profissional. A imperfeição da ciência é uma realidade. Daí a escusa que tolera a falibilidade do profissional.

Não é possível traçar regras fixas como limite da responsabilidade do médico, embora existam princípios gerais a regê-la.

O primeiro deles é o de que "não se considere erro profissional o que resulta da imprecisão, incerteza ou imperfeição da arte, sendo objeto de controvérsia e dúvidas". Impõe-se observar que o erro de técnica, "não se confunde com erro médico". Não cabe ao juiz dizer se aquela técnica é "boa ou má", se adequada, ou que existe outra melhor[5]. Ao juiz é defeso, por não ser de sua competência, pronunciar-se por essa ou aquela escola, optar por esse ou aquele método operatório[6].

CONCEITO DE DANO ESTÉTICO

Dano estético é qualquer modificação duradoura ou permanente na aparência externa de uma pessoa, modificação esta que lhe acarrete "enfeamento" e lhe cause humilhações e desgostos, dando origem, portanto, a uma dor moral[7].

Para a responsabilidade civil, basta a pessoa ter sofrido uma "transformação"[8].

Não é necessário existir um aleijão repulsivo, mas sim uma alteração para pior.

O Direito Penal também contempla o dano estético. Esse ramo do direito configura o dano estético com características de deformações graves que deixem a pessoa com aparência desfigurada[7].

No exame médico legal não há diferença entre a cicatriz deixada por um bisturi e a deixada por uma navalha. Ambas são consideradas "lesão definitiva", ainda que os objetivos da incisão tenham sido diferentes.

CONCEITO DE DANO MORAL

É todo sofrimento humano resultante da lesão de direitos da personalidade. Seu conteúdo é a dor, o espanto, a emoção, a vergonha, em geral, uma dolorosa sensação experimentada pela pessoa[9].

No dano moral não há possibilidade de falar em indenizações, sem calcular o "preço da dor", o que não é viável.

Fala-se, pois, em compensação. Embora a jurisprudência fosse discordante, a Constituição de 1988 e o Código de Defesa do Consumidor (CDC) (Lei nº 8.078/90) vieram esclarecer a situação.

O CDC estabelece claramente em seu artigo 6º que "são direitos básicos de consumidor a efetiva prevenção e reparação dos danos patrimoniais e morais".

No nosso caso, quase que sistematicamente os danos estéticos estão associados aos danos morais.

OBRIGAÇÃO DE MEIO E DE RESULTADO

Habitualmente, o profissional da área da saúde tem o dever de usar todos os meios indispensáveis para alcançar a cura, porém, sem jamais assegurar o resultado, isto é, a própria cura[10].

De modo semelhante, isso ocorre também com advogados e outros profissionais que têm o dever de empenhar o máximo de seu esforço e capacidade, sem poder, no entanto, garantir o êxito, podendo no máximo prever as possibilidades.

Com relação aos procedimentos estéticos, uma grande maioria dos juristas, ainda hoje, é da opinião de que existe a *obrigação* de atingir o resultado previsto inicialmente. Quando se analisa friamente o assunto, verificamos que em todo ato cirúrgico, qualquer que seja sua finalidade, existe a possibilidade de três tipos principais de complicações:

- Infecção.
- Deiscência de sutura (abertura do corte).
- Hemorragia.

É evidente que não estamos tratando de complicações causadas por imperícia, negligência ou imprudência. Estamos falando de atos realizados com toda a técnica, com toda a esterilização, com suturas cuidadosas e revisão de hemostasia (eletrocoagulação e ligadura dos vasos) adequada. São aqueles casos em que houve infecção por germe banal, que existe no meio ambiente, deficiência de fator de coagulação do sangue, não detectável nos exames habituais de pré-operatório e um esforço qualquer do paciente (tosse, espirro, etc.) causando a abertura da incisão cirúrgica.

Pensa habitualmente o médico que em caso *fortuito* de infecção, por exemplo, estaria livre de qualquer condenação.

Ledo engano. Em acórdão de 01/06/1976, o Tribunal de Alçada do Rio de Janeiro, mesmo negando a existência de culpa do réu, condenou o apelante a devolver os honorários, além das custas e honorários advocatícios[11].

Já em nível mais técnico, temos a lesão de nervo por variação anatômica e o retorno do desvio nasal, por "memória" da cartilagem que, mesmo corrigida, volta a entortar. Em microcirurgia é frequente o problema de trombose (coágulos) com obstrução dos vasos suturados e necrose (morte) dos tecidos (músculos, pele, etc.).

A maior ou menor flacidez dos tecidos pode permitir a queda de um seio perfeitamente montado, provocando assimetria ou formação de "orelhas" (pequenos excessos de pele e/ou gordura nos ângulos da cicatriz).

Do mesmo modo, a cicatrização é um processo imprevisível.

Em pacientes já portadores de queloides (cicatrizes elevadas, dolorosas, antiestéticas), é possível prever que estes possam ocorrer em outra cirurgia, ensejando um aviso nas informações pré-operatórias.

O que fazer, no entanto, com pacientes que têm cicatrizes normais de cirurgias anteriores e que desenvolvem um queloide na cirurgia estética?

O que dizer então das alterações de cor da pele?

As aplicações de *laser*, mesmo com todos os cuidados de proteção solar e de luz fluorescente e uso de despigmentantes, etc., podem provocar hipercromia melânica (manchas escuras) ou as temíveis hipocromias (manchas claras), para as quais temos grandes problemas de tratamento.

Cada ser humano se comporta de maneira diferente do outro, e o médico tem limites nas suas previsões. Em relação a alergias, é frequente nem o próprio paciente saber que é alérgico.

Como poderá informar ao seu médico e este tomar precauções?

Recentemente, tem havido uma lenta reversão no pensamento da magistratura de que os tratamentos estéticos podem ser considerados de meio, e não de resultado.

Existe, contudo, uma regra que consideramos monolítica e cuja infração, a nosso ver, jamais será tolerada por um julgador: o que foi *prometido* deve ser *cumprido*, salvo em condições especiais, que impeçam esta execução, à revelia da vontade do profissional.

A promessa de um resultado, seja através de um desenho, uma projeção em computador, seja pela falta de aviso das possíveis complicações, passa a ser um contrato que terá de ser respeitado ou, no inadimplemento, aguentar as consequências.

Havendo promessa, a obrigação médica passa a ser um simples contrato comercial. O não cumprimento ensejará apuração de culpa e provavelmente alguém terá obrigação de indenizar.

Depois de concluído o processo, atendidas todas as exigências legais, caberá à autoridade julgadora decidir o montante e quem irá pagar, mas o importante é que *alguém irá pagar*.

É sempre necessário lembrar que os juízes são profissionais com elevado nível de conhecimento, ampliado pela grande experiência.

O julgamento baseia-se na convicção, e cabe ao médico fornecer não argumentos verbais, em pérolas oratórias, mas provas sólidas que possam embasar a convicção, para se alcançar justiça.

DA OBRIGAÇÃO DE INFORMAR

Os procedimentos estéticos não se incluem nos casos de emergência. Assim sendo, deve existir tempo hábil para informar ao paciente sobre o tipo de procedimento, alternativas a este, a maneira como será feito, o tipo de anestesia que será utilizado, os cuidados pré e pós-operatórios, intercorrências, etc.

É preciso ficar bem claro que o paciente tem livre opção de decidir, se autoriza ou não o procedimento, em vista das informações recebidas.

O que não pode ocorrer é o paciente dizer "se eu soubesse disso antes, não teria permitido esse procedimento".

Dificilmente um profissional será absolvido se ficar óbvio que não houve previamente uma orientação precisa e satisfatória.

Consentimento Informado

É um documento em que se colocam por escrito as principais informações relativas ao procedimento a ser realizado e no qual o cliente autoriza o profissional a efetuar o referido procedimento e se declara ciente das informações.

Qual o melhor modelo de consentimento informado?

Não existe uma fórmula mágica que contemple todos os itens e possa garantir o profissional, evitando todas as dúvidas.

Além das explicações verbais e esclarecimento de dúvidas através de fotos, folhetos, filmes e outros meios, é imperioso ter também uma prova material.

No consentimento informado, o profissional deve deixar claro qual o procedimento, anestesia, etc.; listar as complicações e avisar que não tem controle absoluto sobre particularidades como cicatrização, hipertrofias, queloides, retrações, alterações de cor e idiossincrasias (coisas próprias daquele paciente – por exemplo, alergias ou mesmo doenças não conhecidas).

Como existem inúmeros procedimentos, é mais fácil ter livretos que contenham as informações específicas do procedimento que vai ser feito, suas complicações e cuidados pós-operatórios.

É necessário obter do paciente não só a autorização, como o recibo de entrega do livreto e, se possível, com a assinatura de uma testemunha.

É possível informar tudo? É óbvio que não.

Temos que informar aquilo que é mais frequente e passível de acontecer.

O que ocorreria se avisássemos ao paciente, de maneira clara e formal, que ele pode morrer na anestesia, ter uma paralisia (cirurgia de rugas), ficar cego (cirurgia de pálpebras), ter uma perfuração intestinal (cirurgia de lipoaspiração), ficar com uma ferida no rosto (aplicação de *laser*)?

Do mesmo modo, o que ocorreria com o passageiro que, na porta de embarque, fosse arguido: "o senhor sabe que este avião pode cair?".

Nesses casos, teríamos a fuga em massa dos clientes.

O importante não é assustar os pacientes, mas esclarecê-los para que possam tomar a livre decisão.

Valor Legal do Consentimento Informado

Na presença de um magistrado, o defensor do requerente vai pintar o quadro com cores sombrias e poderá sempre argumentar que seu cliente assinou um papel, porque foi exigido, mas não entendeu direito, porque a explicação era técnica. Muitos profissionais atualmente estão trocando o termo *consentimento informado* por *informações prévias*, considerando implícito o consentimento, pelo simples fato de o paciente voluntariamente se internar num hospital.

Isso não é tão claro em procedimentos ambulatoriais e, portanto, julgamos mais prudente, por enquanto, o uso do termo *consentimento*.

Desse modo, o consentimento informado, embora extremamente útil, mostrando o cuidado de informar, é apenas mais um dos elementos de prova.

Provas

Na área médica é extremamente difícil provar. O conjunto de documentos fornece "indícios de prova", que associados aos outros elementos do processo formariam uma prova.

Prontuário Médico

O melhor e mais importante documento é o prontuário médico. Infelizmente, de modo geral, é o mais falho de todos.

Habitualmente, o médico não gosta de escrever, tem letra péssima e usa siglas de difícil compreensão geral.

Acredita o médico que o prontuário é propriedade sua, de uso particular, e pode fazer dele o que quiser. Infeliz ou felizmente não é esse o espírito da lei. O prontuário médico é um conjunto de documentos médicos referentes a um paciente, através do que é vislumbrada a situação clínica do paciente. É elaborado pelo médico, atendendo ao artigo 69 do Código de Ética Médica, e diz respeito ao paciente, pertencendo, portanto, a ambos: ao médico, porque o elabora, coletando dados de história clínica, exames laboratoriais e de imagem, o raciocínio médico, sua conclusão diagnóstica e conduta terapêutica; ao paciente, porque estes dados lhe dizem respeito, são seus e revelam sua intimidade física, emocional e mental, além de outras particularidades. Pertence, portanto, a ambos, solidariamente.

Por conter todas essas informações, é protegido pelo sigilo profissional e pode ser requerido pelo paciente ou seu procurador, em caso de necessidade (extraído de Consulta-CRM/SP-1995, Conselheiro Jamil José Gasel).

Em virtude dos progressos da informatização, em breve poderá ser utilizado um prontuário digital, cujo modelo está sendo normatizado pelas autoridades médicas, que permitirá guardar e preservar por longo tempo maior número de informações em menor espaço, facilitando a leitura/compreensão, impedindo fraudes e adulterações posteriores.

Quando bem feito e preenchido, o prontuário é a melhor defesa do profissional. É nele que estão anotados o interrogatório, os cuidados do paciente, seus antecedentes, seus desejos, suas expectativas, exame físico, defeitos e imperfeições, exames complementares, o plano de tratamento, estando incluído neste uma anuência explícita.

Por exemplo: lipoaspiração de abdome, flancos e culotes com anestesia peridural, recebendo alta no dia, com dermolipectomia abdominal em segundo tempo.

Anotam-se o hospital escolhido, preparo e instruções pré-operatórias.

Posteriormente, incluem-se descrição de cirurgia, equipe, intercorrências, identificação de próteses e o resultado de exame anatomopatológico, quando for o caso.

Anotam-se também as explicações dadas ao paciente, particularmente sobre complicações possíveis e necessidade de retoques ou mesmo o número de tempos cirúrgicos, se for necessário mais de um.

No exemplo de lipoaspiração, o paciente deverá ter plena consciência da quase necessidade de se fazer a cirurgia em dois ou mesmo três tempos, caso haja imposição de aspirar grandes volumes, ou das particularidades de cada caso, que obriguem a este tipo de procedimento.

Com relação aos antecedentes pessoais e familiares, muitos profissionais, a exemplo das companhias seguradoras, estão adotando um questionário, a ser preenchido de próprio punho pelo paciente ou seu responsável legal, a fim de evitar dúvidas posteriores.

Documentação Fotográfica

As fotografias pré, intra e pós-operatórias, embora a maioria das vezes não sejam consideradas provas *sensu stricto*, passam a sê-lo quando associadas a outros elementos.

Particularmente no caso de estética, a fotografia mostrará a existência de assimetria prévia, problema cicatricial preexistente (queloides, hipertrofias), ou ptose de pálpebra, por exemplo.

As fotografias pré e pós-operatórias constituem-se em documentações passíveis de serem anexadas aos prontuários médicos.

Especificamente em cirurgia plástica, é recomendável fotografar o paciente no pré e no pós-operatório, a fim de documentar o tratamento realizado.

Com essa providência, podemos ter uma noção mais apropriada sobre o resultado final obtido, evidenciando, algumas vezes, a necessidade de outras complementações cirúrgicas que se fizerem necessárias. Esse procedimento não é absolutamente obrigatório.

Deve ficar a cargo do médico assistente a elaboração ou não dessa documentação, porém, se forem realizadas, as fotografias serão em papel fotográfico, evitando-se eventuais manipulações nos procedimentos digitais (extraído da Consulta CRM/SP nº 109.171/04).

A fotografia eletrônica está sendo ainda criticada, devido à grande possibilidade de manipulação em computador, diferentemente da fotografia clássica, em que existe um filme negativo para comprovar.

Sendo extremamente prática, seu uso está generalizado, ocupando atualmente o lugar da fotografia clássica, obtida através de um filme fotográfico. Devemos ressaltar que, embora também possa ser periciada, já existem programas de computação específicos para a documentação médica, que impedem alterações posteriores à inserção de qualquer dado, seja texto ou fotografia.

Contamos também hoje com a possibilidade de enviar *on-line* o prontuário completo para um Registro Notarial, que pode, a qualquer tempo, fornecer cópias datadas e com fé pública.

Desenhos, Moldes, "Cirurgia" por Computador

Embora sejam extremamente úteis para demonstração e esclarecimento do paciente, são decididamente armas de dois gumes.

A entrega ao paciente de esquema, molde (máscara) ou "operação computadorizada" impressa em um papel significa a entrega de documentos que valem como "prova contratual".

A não obtenção do resultado planejado não mais irá ensejar discussão se a cirurgia for de meio ou de fim.

Trata-se de uma "quebra de contrato" que será facilmente analisada à luz do direito.

É uma prova de que a promessa não foi cumprida e poderá ensejar com facilidade a obrigação de reparar.

Testemunhas

São de valor quando realmente têm relação com os fatos, isto é, testemunharam, participaram do caso.

É inútil e acarreta perda de tempo arrolar "testemunhas" que "ouviram falar", etc.

Uma secretária pode, no entanto, testemunhar formalmente que convocou um paciente várias vezes, que este faltou às consultas e aos curativos, configurando abandono de tratamento.

PERÍCIA MÉDICA

Quando os problemas médicos chegam aos tribunais, não basta o profissional ter agido de maneira correta. É preciso provar que não houve imperícia, negligência ou imprudência. Isso também não basta. A lei é clara: "se houve dano, existe a obrigação de indenizar".

A culpa é subjetiva, mas a responsabilidade é objetiva.

Por exemplo: numa queimadura com bisturi elétrico, poderá não haver culpa do cirurgião, mas existe a responsabilidade do hospital, ou da clínica, que eventualmente poderá até se ressarcir do prejuízo, com o fabricante, em caso de defeito do aparelho. Em um caso concreto de antissepsia com produtos à base de álcool, em que o médico não aguardou a evaporação deste para aplicar o bisturi elétrico e houve queimadura, o juiz classificou a queimadura como "omissão de cautela – manifesta previsibilidade – delito configurado – condenação imposta de pena de reclusão"[12].

O eminente julgador decidirá a quem cabe a culpa ou a responsabilidade e a condenação.

Habitualmente, o juiz convoca peritos de sua confiança para informá-lo e trazerem elementos de convicção que possam ajudar na tomada de decisão.

É preciso saber, no entanto, que o juiz é autoridade máxima. Poderá designar peritos ou não, poderá designar um segundo perito e, inclusive, decidir contrariamente às chamadas "provas dos autos".

De modo geral, o julgador se utiliza do laudo pericial, das provas materiais, das provas testemunhais e de todas as outras admissíveis em direito para formar a sua convicção, que irá embasar o julgamento.

Ao contrário do que erroneamente se pensa na área médica, não é o perito quem decide se houve ou não culpa.

O perito fornece informações técnicas importantes, mas a decisão e o julgamento são prerrogativas inerentes ao julgador.

Os quesitos (perguntas feitas aos peritos pelas partes) têm fundamental importância, sendo respondidos na parte final da perícia.

De modo ideal, os quesitos devem ser formulados pelos advogados com assessoria direta de um médico especializado (assistente técnico), para que possam surtir efeitos compensadores.

Cabe ao médico indicado como assistente técnico (tanto do autor como do réu) informar ao advogado da parte, em termos claros, os problemas de ordem médica, para que o advogado possa redigir quesitos adequados que possam ser esclarecedores.

Os quesitos devem ser em número restrito e bem específicos quanto ao que se quer saber.

Devem ser evitados quesitos como:

- "Descreva o Sr. Perito os fatos ocorridos, antecedentes, etc.". A resposta óbvia será "vide laudo", uma vez que tudo isso já vem obrigatoriamente no corpo do laudo.
- "Pode o Sr. Perito informar se houve imperícia, negligência ou imprudência?". A resposta óbvia será: "Não. Este é um quesito de mérito e o julgamento é prerrogativa do juiz".

O perito vai informar, por exemplo, se os procedimentos utilizados estão de acordo com a prática médica, respaldada pela literatura.

Levando em conta que em nosso meio os processos judiciais duram vários anos, a literatura vai embasar um procedimento, válido na ocasião do tratamento e que talvez possa estar superado ou até condenado em data posterior.

Assim, todo esclarecimento útil ao caso deverá ser fornecido ao perito, mas sempre através dos autos, isto é, no corpo do processo. "Documentos" não acostados aos autos, para efeitos legais, *não existem*.

A perícia poderá ser gratuita, quando houver uma declaração de pobreza (na acepção jurídica do termo), sempre a critério do juiz, sendo nestes casos feita habitualmente em órgão público.

No caso de perícia paga, o juiz escolhe um perito de sua confiança, que estimará seus honorários, sujeitos sempre à manifestação das partes e ao aval do julgador. O ônus do pagamento cabe a quem solicitou a perícia ou é dividido quando as duas partes a solicitam.

É importante saber que o perito só responde aos quesitos formulados no processo e se reporta diretamente ao juiz.

Os advogados tomam ciência do laudo em cartório, e os assistentes técnicos do autor e do réu têm um prazo para dar o seu parecer técnico concordante ou discordante, se tiverem embasamento técnico suficiente.

Atualmente é muito comum que o próprio juiz ou o Ministério Público formulem alguns quesitos, que esclareçam os pontos controversos.

CONSIDERAÇÕES FINAIS

Como norma básica, em se tratando de procedimentos estéticos e que são realizados apenas em pessoas teoricamente sadias, o profissional deverá deixar bem claro quais as possibilidades de sucesso, as possíveis intercorrências e complicações, se existirão cicatrizes, de que tipo, se tratáveis ou não.

É preciso, ainda, esclarecer que o sucesso ou o insucesso se apoia em quatro pontos:

- *Técnica empregada*: depende do cirurgião.
- *Cuidados pós-operatórios (repouso, uso de cintas, fisioterapia, retornos)*: dependem do paciente.

- *Problemas de cicatrização (hipertrofias, queloides)*: dependem de vários fatores, como herança genética e outros.
- *Complicações*: dependem de fatores aleatórios ou imprevisíveis, tratando-se de pacientes hígidos, atendidos em ambiente adequado e com todo o rigor técnico.

Embora a tendência jurídica atual seja considerar os procedimentos estéticos como obrigação de meio, isto ainda está longe de ser alcançado e dependerá da evolução da jurisprudência.

Apesar de tudo, se houver uma promessa de resultado ou não ficar provado claramente que o paciente tinha informação suficiente para decidir por este ou aquele procedimento ou ainda para desistir em razão de receio, o profissional estará seriamente implicado.

Todas as provas devem ser incorporadas ao processo, no julgamento de primeira instância, visto que, no julgamento de recursos, habitualmente é feita apenas análise jurídica sobre os elementos acostados aos autos.

O bom relacionamento médico-paciente, embora não garanta a isenção de processos, pode levar a maioria dos problemas a um consenso amigável, fora dos tribunais.

QUESTÕES

1. O que é indispensável para que haja obrigação de reparar?
2. Para que haja culpa, em que categorias se enquadra o erro médico?
3. Quais são habitualmente os danos passíveis de indenização?
4. Qual o documento mais importante na defesa de uma acusação de erro médico?
5. Em que momento o paciente deixa de procurar o médico e passa a procurar um advogado?

REFERÊNCIAS

1. DE CUPIS, A. Il Dano. In: KFOURI NETO, M. *Responsabilidade Civil do Médico*. São Paulo: Revista dos Tribunais, 2001, p. 99.
2. MAZEAUD, H.; MAZEAUD, L. Traité théorique et pratique de la responsabilité civile, délictuelle et contractuelle. In: LOPEZ, A. *O Dano Estético*. São Paulo: Revista dos Tribunais, 1999, p. 51.
3. KFOURI NETO, M. *Responsabilidade Civil do Médico*. São Paulo: Revista dos Tribunais, 2001, p. 86-87.
4. FRANÇA, G. V. *Direito Médico*. 6. ed. São Paulo: Fundo Ed. BIK/Procienx, 1944, p. 33.
5. STOCO, R. *Tratado de Responsabilidade Civil*. 5. ed. São Paulo: Revista dos Tribunais, 2001.
6. CAHALI, Y. S. *Responsabilidade Civil*. 2. ed. São Paulo, 1988, p. 348.
7. LOPES, T. A. *O Dano Estético*. São Paulo: Revista dos Tribunais, 1999.
8. CARRARD, J. O dano estético e sua reparação. In: LOPES, T. A. *O Dano Estético*. São Paulo: Revista dos Tribunais, p. 38-39, 1999.
9. MANESCHY, R. Ac. 1ª Câm. Civ. Reg. In: LOPEZ, A. *O Dano Estético*. São Paulo: Revista dos Tribunais, 1999. p. 236.
10. DEMOGUE, R. Traité dés obligations em généralin. In: LOPES, T. A. *O Dano Estético*. São Paulo: Revista dos Tribunais, 1999, p. 53.
11. ROMANELLO NETO, J. *Responsabilidade Civil dos Médicos*. São Paulo: Jurídica Brasileira, 1998, p. 181-183.
12. CROCE, D.; CROCE JR., D. *Erro Médico e o Direito*. São Paulo: Oliveira Mendes, 1997, p. 160-162.

LEITURA COMPLEMENTAR

CARVALHO, J. C. M. *Responsabilidade Civil Médica*. Rio de Janeiro: Destaque, 1998.

GIOSTRI, H. T. *Erro Médico – À Luz da Jurisprudência Comentada*. Curitiba: Juruá, 2001, p. 95.

HOIRISCH, A. Implicações psiquiátricas das iatrogenias. In: CARVALHO, J. C. M. *Responsabilidade Civil Médica*. Rio de Janeiro: Destaque, 1998, p. 33.

PINTO, W. S. Dano estético – citação. In: KFOURI NETO, M. *Culpa Médica e Ônus da Prova*. São Paulo: Revista dos Tribunais, 2002, p. 260-261.

PINTO, W. S. Princípios éticos e jurídicos. In: MACIEL, E.; SERRA, C. *Tratado de Queimaduras*. São Paulo: Atheneu, 2003, p. 401-406.

PINTO, W. S. Responsabilidade civil por danos estéticos decorrentes de intervenções cirúrgicas. *Informativo INCIJUR*, n. 13, p. 8, 2000.

Perícia Médica Judicial

Raul Telerman

SUMÁRIO

O procedimento estético (invasivo ou não invasivo) tem sua procura básica firmada na imperfeição corporal (objetiva ou subjetiva) ou na ação do tempo sobre o organismo.

O Poder Judiciário, na sua grande maioria, entende que esse procedimento se traduz em obrigação de resultado, por ser realizado na ausência de uma patologia prévia. Dessa forma, estabelece a "obrigação de resultado" para análise dos possíveis contenciosos judiciais.

> *Contratada a realização da cirurgia estética embelezadora, o cirurgião assume obrigação de resultado (responsabilidade contratual ou objetiva), devendo indenizar pelo não cumprimento da mesma, decorrente de eventual deformidade ou de alguma irregularidade.*
> Superior Tribunal de Justiça, 1999

> *Erro Médico*
> *A cirurgia plástica de natureza meramente estética objetiva embelezamento. Em tal hipótese, o contrato médico-paciente é de resultado, não de meios. A prestação do serviço médico há que corresponder ao resultado buscado pelo paciente e assumido pelo profissional da medicina. Em sendo negativo esse resultado, ocorre presunção de culpa do profissional. Presunção só afastada se fizer ele prova inequívoca de que tenha agido observando estritamente os parâmetros científicos exigidos, decorrendo o dano de caso fortuito ou força maior ou outra causa exonerativa o tenha causado.*
> Tribunal de Justiça do Rio Grande do Sul, 1995

Uma vez instalada a disputa judicial, a perícia médica deve fornecer as explicações sobre todos os quesitos em disputa ao juiz solicitante. Para o cumprimento desse ato, imprescindível torna-se o exame criterioso das condições preexistentes ao tratamento, do tratamento propriamente dito e dos cuidados aplicados na fase pós-tratamento. Somente o fornecimento de dados e elementos referentes ao tratamento realizado, tanto por parte do executante como por parte do paciente, poderá elucidar as querelas questionadas.

Assim, resta demonstrada a importância da perícia médica e os cuidados que devem cercá-la, para que sua conclusão esteja calcada em princípios verdadeiros e não passíveis de contestação no futuro.

HOT TOPICS

- Perito médico-judicial é aquele designado pela autoridade judicial, assistindo-a naquilo que a lei determina.
- A finalidade mais importante da perícia é a avaliação dos processos patológicos provocados.
- O perito médico deve se colocar como um auxiliar direto do juiz.
- A perícia médica deve ser realizada em um ambiente específico para tal fim.
- A presença do réu deve ser evitada para não haver constrangimento ao periciando.

- O laudo pericial constitui-se de dez partes.
- Todo o relato feito pelo periciando deve ser descrito mantendo-se o seu linguajar.
- O exame médico especializado deve concentrar-se no órgão ou na região do corpo diretamente relacionado com o objetivo da perícia.
- Os exames complementares são exames subsidiários necessários para a complementação do exame físico especializado.
- Quesitos são perguntas relacionadas ao evento em tela, feitas pelas partes envolvidas ou pela autoridade requisitante da perícia.

INTRODUÇÃO

Pode-se conceituar perícia médica como exame e avaliação das consequências que um determinado evento possa ter causado a uma pessoa (denominada periciando, nesta situação). A perícia médica, obrigatoriamente, deve ser realizada por profissional possuidor de habilitação médica, tecnicamente hábil na especialidade requerida e legalmente habilitado pelo Conselho Regional de Medicina (CRM), também chamado de perito-médico.

"Artigo 7º – Perito-médico judicial é aquele designado pela autoridade judicial, assistindo-a naquilo que a lei determina"[1].

A perícia médica tem várias finalidades e, entre elas, as mais importantes são a avaliação de estados patológicos provocados por doença natural ou induzida e as ações resultantes de agressões acidentais ou intencionais. Sua finalidade primordial é fornecer subsídios a respeito do *modus operandi* com que um agente específico provocou as sequelas arguidas e determinar, com precisão absoluta, se estas sequelas são oriundas única e exclusivamente da ação do agente declarado. O perito-médico deve-se colocar como um auxiliar direto do juiz e, como tal, manter-se completamente imparcial perante as partes em litígio. Deve se comportar tendo em mente que será o único elo neutro de ligação do julgador com uma matéria eminentemente técnica e desconhecida.

O juiz não ficará adstrito ao laudo, podendo aceitá-lo ou rejeitá-lo, no todo ou em parte[2].

Cada uma das partes envolvidas tem direito, legalmente, de nomear um ou mais assistentes técnicos, obrigatoriamente médicos e em pleno exercício da sua função. Os assistentes técnicos têm o direito de estar presentes durante todas as etapas da perícia, fazer perguntas e examinar o periciando. Cada um dos assistentes técnicos deve ser legalmente nomeado pelo juiz responsável pelo processo, a pedido das respectivas partes. A presença do réu, mesmo sendo médico, deve ser literalmente evitada para não haver constrangimento ao periciando.

A perícia médica deve ser realizada em ambiente específico para tal fim, com iluminação adequada e com locais e aparelhos apropriados para escrita e exame médico do periciando. Nela podem estar presentes o periciando, o perito, os assistentes técnicos legalmente nomeados e pais ou responsáveis se o periciando for menor de idade ou incapaz legal. Não é recomendável a presença de pessoa alguma que não satisfaça essas condições.

Relatório médico-legal é o registro escriturado minudente de todos os fatos de natureza específica e caráter permanente pertinentes a uma perícia médica, requisitada por autoridade competente a peritos oficiais ou, onde não os houver, a *expertus* não oficiais, compromissados moralmente[2].

Se o relatório é ditado diretamente ao escrivão, na presença de testemunhas, chamar-se-á *auto*; se redigido posteriormente pelos peritos, ou seja, após suas investigações e consultas a tratados especializados, recebe o nome de *laudo*[2].

O laudo pericial consta de dez partes: preâmbulo, anamnese, antecedentes pessoais e familiares, antecedentes profissiográficos, exame médico, exames complementares, avaliações complementares, discussão, conclusão e resposta aos quesitos.

PREÂMBULO (OU HISTÓRICO)

Traz a nominação da autoridade requisitante da perícia a ser realizada, a identificação e a titulação do perito responsável e a identificação do periciando (nome, idade, estado civil, documento oficial de identidade, escolaridade, profissão e endereço residencial) e de seus pais ou responsável legal se menor ou incapacitado. Aqui também se aporá a identificação dos assistentes técnicos presentes.

ANAMNESE

É a transcrição real e completa de todos os fatos relatados pelo municiando ou responsável ao perito, sob responsabilidade dos declarantes. Pode ser complementada por perguntas objetivas formuladas pelo médico-perito e/ou assistentes técnicos presentes com a finalidade de melhor elucidação de determinados fatos. Todo o relato feito pelo municiando deve ser descrito mantendo-se, sempre que possível, o seu linguajar (mesmo não sendo técnico). Nenhum fato relatado deve ser omitido, mesmo que não haja relação óbvia com o objetivo da perícia. Devem-se evitar questionamentos subjetivos por parte do perito ou assistentes técnicos presentes.

Genericamente, da anamnese deve constar:

- Histórico do evento:
  - Desejo (motivação do tratamento ou da cirurgia).
  - Autoanálise da região a ser tratada ou operada.
  - Fatores de escolha do profissional.
  - Primeira consulta: o que foi solicitado, o que foi sugerido, o que foi explicado, exames e fotografias pré-operatórios.
  - Tratamento ou cirurgia propriamente dita, pós-operatório imediato, alta hospitalar, receita e orientações.
  - Pós-operatório imediato e retornos; retirada de pontos, orientações complementares.
  - Pós-operatório tardio, resultados na visão do municiando.
- Queixas atuais: sintomatologia, aspecto estético da região tratada, cicatrizes, déficits funcionais e/ou laborativos.

Deve-se salientar a importância da motivação que levou o municiando a realizar o tratamento proposto, principalmente se foi por causa própria ou por desejo de outrem. A condução dos procedimentos executados na fase pré-operatória ou pré-tratamento também se reveste de suma importância.

ANTECEDENTES PESSOAIS E FAMILIARES

É o conjunto de patologias pregressas, tratamentos e cirurgias anteriores ao evento em questão e que tenham sido enfrentados pelo municiando. Deve-se dar ênfase aos que possam estar diretamente relacionados com o evento. Também devem ser apontados hábitos pessoais (tabagismo, drogas, exercícios físicos, alimentação, etc.) e existência de processos alérgicos (principalmente a medicamentos). O peso do municiando à época do evento pode também ser de suma importância e não deve ser esquecido.

Os antecedentes familiares têm importância somente quando, de alguma forma, possam ter contribuído para o evento em questão ou para o seu agravo.

Assim, tratamentos e/ou cirurgias anteriores podem ser de fundamental importância para a análise do caso, pois, na existência destes, o evento pode ser caracterizado como reparador e não simplesmente estético.

ANTECEDENTES PROFISSIOGRÁFICOS

Constitui um resumo da vida profissional do municiando, indicando sua profissão, os empregos cumpridos (com ou sem registro em carteira profissional), cursos de aperfeiçoamento e segurança de trabalho, utilização de equipamentos de proteção individual obrigatórios, licenças para tratamento de saúde, acidentes de trabalho ocorridos e aposentadoria.

Deve-se dar especial atenção à existência de interferência do evento em questão na vida profissional do municiando, fator este comumente utilizado como um dos itens do cálculo de indenizações materiais.

Importa também a necessidade de a evolução profissional ser o fator desencadeador do tratamento requerido, fato comumente observado nas retiradas de tatuagem.

EXAME MÉDICO

Consiste em exame médico geral, em que se observam o estado geral do municiando, medidas (peso e altura), aspectos de capacidade física e mental, sinais diretos ou indiretos de patologias associadas (obesidade e lipodistrofias, por exemplo).

O exame físico especializado deve concentrar-se no órgão ou região do corpo diretamente relacionado com o objetivo da perícia. São primordiais: descrição de formato, volume, localização e relação com o restante do corpo, tamanho e adequação ao tipo físico, cicatrizes (cirúrgicas ou não), com especificação do seu tamanho e características, saliências e depressões; medições de linhas clássicas devem ser tomadas se estas têm importância na análise da cirurgia (exemplo típico é a marcação da mama no pré-operatório). É complementado com avaliação dos sistemas circulatório, neurológico e osteoarticular da região. Eventuais déficits de mobilidade, sensibilidade e força muscular necessitam ser criteriosamente apontados.

EXAMES COMPLEMENTARES

São exames subsidiários necessários para complementação do exame físico especializado e correlacionamento das queixas contemporâneas ao evento, como radiografia, tomografia computadorizada, mamografia, ultrassonografia, etc.

Nesse item, pode-se incluir também a análise do prontuário médico do municípioando (fichas clínicas de consultório ou prontuário médico de internação), atentando-se para os seguintes dados:

- Consultas pré-operatórias.
- Análise de exames subsidiários realizados.
- Descrição da cirurgia.
- Folha de débito do centro cirúrgico.
- Evolução médica.
- Evolução da enfermagem.
- Controles especiais da enfermagem.

A partir daí, ressalta-se a importância de um histórico completo feito pelo médico assistente, com resumo de todas as visitas realizadas e descrição cirúrgica pormenorizada. Mais importante ainda é a descrição pormenorizada do evento ou cirurgia realizada, com o relato de todas as etapas cumpridas, fios e materiais utilizados, curativos efetuados e não somente a nominação do ato (como mamoplastia redutora clássica, rinoplastia primária ou secundária, etc.).

AVALIAÇÕES COMPLEMENTARES

Nos casos em que o perito se defronta com sintomatologias ou sinais indicativos de comprometimento patológico de especialidade diferente da sua, poderão ser requisitadas avaliações de profissionais de outras áreas médicas e/ou psicológica, que tenham implicação com o caso, com quesitos simples e diretos formulados pelo próprio perito. Essas avaliações terão caráter meramente auxiliar ao perito e, como tais, devem ser consideradas no conjunto do laudo pericial.

DISCUSSÃO

Consiste na análise do apurado por meio do conjunto dos itens anteriores, procurando identificar o fator desencadeante e o seu correlacionamento com o resultado havido e as queixas atuais.

A partir dessa análise haverá condição de determinar diagnóstico atual, prognóstico, necessidade de tratamento reparador (clínico ou cirúrgico), com avaliação de custos financeiros diretos (equipe médica, hospital e medicação) e indiretos (tempo de inatividade na recuperação), prognóstico do tratamento reparador e probabilidade de as cicatrizes e sequelas serem temporárias ou definitivas.

É parte essencial e básica e a mais importante do relatório. Registra de forma completa e minuciosa o evento em questão com o(s) seu(s) agente(s) desencadeante(s), a responsabilidade de cada um destes no resultado final obtido e os fatores que possam ter minimizado ou exacerbado o resultado final. A conduta e o comportamento das partes (municípioando e executor do tratamento) devem ser analisados criteriosamente em todas as etapas do tratamento. Os cuidados pós-operatórios recomendados e realizados (não necessariamente iguais) podem ter importância capital para o resultado final e, portanto, devem ser apontados e discutidos.

CONCLUSÃO

É o resultado final da discussão, em que se aponta com clareza a existência ou não de nexo causal entre o evento em questão e as queixas obtidas na anamnese. Havendo nexo causal, são determinadas as extensões dos danos.

Para perícias médicas na área estética, adotam-se os seguintes danos:

- *Dano patrimonial (ou material)*: é o dano físico causado ao municípioando pelo evento

em questão, como formas irregulares e anormais, cicatrizes, etc.
- *Dano estético*: conjunto de efeitos que o dano patrimonial causa à imagem estética do periciando, como um todo.
- *Dano funcional*: consiste na ausência ou déficit de funcionamento de um determinado órgão ou função (articulação, por exemplo), motivado pelo evento em análise.
- *Dano laborativo*: refere-se à interferência que o dano funcional ou estético possa ter causado ou vir a causar na vida profissional do periciando. Deve-se observar que um dano funcional (rigidez articular, por exemplo) pode ou não ser também um dano laborativo, dependendo da profissão e do tipo de trabalho exercido pelo periciando. Da mesma forma, a existência de cicatrizes inestéticas e visíveis pode resultar em dano laborativo de maior intensidade se a sociedade em que vive e o tipo de trabalho que executa estiverem diretamente relacionados à "exposição da beleza externa", como, por exemplo, em modelos profissionais.
- *Dano moral*: é subentendido como o *quantum* de sofrimento que foi ou é suportado pelo periciando, decorrente do evento em questão. Trata-se de dano de competência exclusiva do Poder Judiciário, abstendo-se os peritos-médicos da sua análise.

QUESITOS

São perguntas relacionadas ao evento em tela, feitas pelas partes envolvidas ou pela autoridade requisitante da perícia. As perguntas devem ser simples e diretas, não externando pré-julgamentos ou situações fictícias.

As respostas devem ser consignadas de forma clara, convincente, esclarecedora e fundamentada e com o menor número possível de termos técnicos. Sendo a medicina legal ciência e arte de certeza relativa, existem casos em que o perito deve responder como "prejudicado" aos quesitos que contenham como pré-julgamento um fato ou conclusão não observados na perícia ou uma situação impossível de existir, em acordo com quesitos anteriores.

Da mesma forma, não é competência do perito o julgamento do ocorrido. Assim, nunca devem ser respondidos quesitos que contenham, no seu âmago, formulações diretas ou indiretas sobre negligência, imperícia ou imprudência.

CONSIDERAÇÕES FINAIS

Tem-se observado, de maneira geral, que o motivo real que leva uma pessoa submetida a um determinado tratamento a escolher a via judicial é o *rompimento da relação médico-paciente* até então existente. Por algum motivo, o paciente passa a sentir-se menosprezado e relegado a um segundo plano pelo profissional responsável pelo tratamento, achando que foi traído. Acrescentem-se a isso informações insuficientes fornecidas no pré-operatório e promessas irreais de resultados impossíveis veiculados pela mídia em artigos para leigos ou em propagandas dos próprios profissionais e o substrato para a insatisfação está formado.

Portanto, o conjunto de explicações sobre todos os procedimentos possíveis de serem aplicados, suas indicações e consequências, explanados em um linguajar não técnico e adequado à capacidade de compreensão de cada um dos pacientes, é fator crucial para a compreensão das diferentes etapas do tratamento em questão. O profissional deve ter em mente a necessidade absoluta de fornecer todos os pormenores a respeito do que será executado, nos seus mínimos detalhes. Da mesma forma, o acompanhamento da fase pós-tratamento deve ser feito também sob a responsabilidade do profissional responsável (mesmo no caso em que outra pessoa a execute).

Nos casos em que o paciente, desgostoso com o rumo do seu tratamento, consulte um segundo (ou terceiro, quarto, etc.) profissional, deverá haver especial atenção por parte dele. Em hipótese alguma deverá haver julgamento do ato executado pelo primeiro profissional, pois julgamento é atribuição dos Conselhos Regionais ou da Justiça. Também é imperioso que os profissionais subsequentes informem claramente se a continuidade do tratamento, na sua visão, importa em uma nova cirurgia ou simplesmente em uma cirurgia complementar à anteriormente realizada (um exemplo típico é a correção de cicatrizes hipertróficas ou *ear dogs*, consequentes a uma mamoplastia redutora). Comentários como "refazer a cirurgia" e "corrigir os erros" podem ensejar processos judiciais desnecessários e descabidos, quando a necessidade real é apenas de complementação da primeira cirurgia. Quando um profissional é procurado em seu consultório por um paciente que pretende acionar o médico anterior, os cuidados devem ser redobrados, a necessidade de anotações da história e o registro fotográfico devem ser os mais minuciosos possíveis.

O papel dos assistentes técnicos também é de suma importância para o deslinde da questão, mormente do assistente técnico da pessoa submetida ao tratamento. Este deve se colocar em uma posição real, não alimentando falsas expectativas, e sua análise deve ser absolutamente criteriosa e fiel à verdade, rejeitando de pronto os itens que sejam ilusórios ou especulativos.

CASOS CLÍNICOS (FIGS. 138.1 A 138.5)

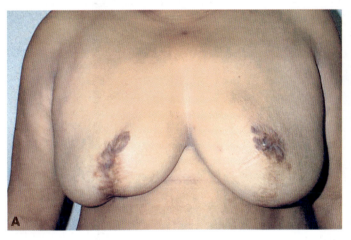
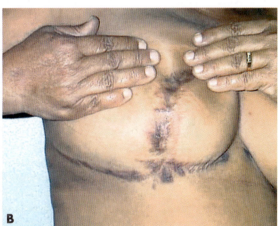

Figura 138.1 – Mamoplastia redutora. (*A* e *B*) Processo infeccioso no pós-operatório imediato, necrose parcial de tecidos e cicatrização por segunda intenção.

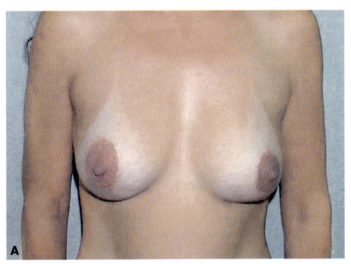
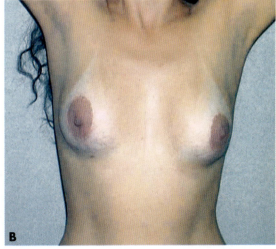

Figura 138.2 – Inclusão de prótese de silicone. (*A* e *B*) Assimetria mamária e lateralização da mama esquerda.

1790 – Aspectos Administrativos, Éticos e Jurídicos, Mídia e *Marketing*

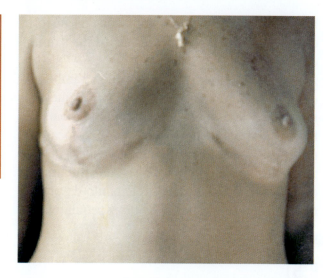

Figura 138.3 – Mamoplastia redutora: assimetria mamária (volume, forma e complexo aréolo-mamilar), ptose à esquerda e cicatrizes queloideanas.

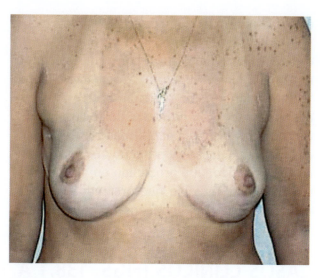

Figura 138.4 – Mamoplastia redutora: cicatrizes hipertróficas, diminuição da sensibilidade e assimetria de volume e de complexo aréolo-mamilar.

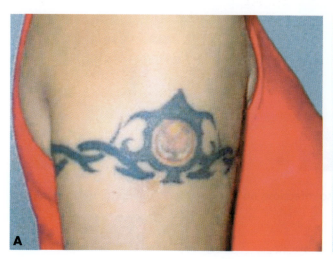
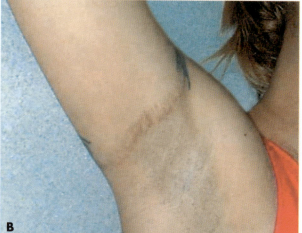

Figura 138.5 – Tatuagem. (*A* e *B*) Disposição circular com ressecção parcelada e formação de cicatriz alargada.

QUESTÕES

1. Qual é o conceito de perícia médica?
2. Qual é a função dos assistentes técnicos?
3. Quais são as partes do laudo pericial?
4. Qual é a função do preâmbulo?
5. Como é o exame médico geral realizado?

REFERÊNCIAS

1. BRASIL. Resolução do Conselho Federal de Medicina nº 1.488/1998. *Diário Oficial da União*, v. 6, Mar. 1998.
2. BRASIL. *Código de Processo Penal*, art. 182.

LEITURA COMPLEMENTAR

CROCE, D.; CROCE JR., D. Perícia médica. In: *Manual de Medicina Legal*. São Paulo: Saraiva, 1995, p. 17-25.

Índice Remissivo

Volume I

A

Abdome
  artérias, 75f
  músculos, 117
    oblíquo externo, 118
    reto, 13, 117
      diástase, 183
  nervos, 77f
  parede anterolateral, 80f
  tela subcutânea, 80
  veias, 76f
Ácido
  acético, 237f, 240t, 241
  acetoacético, 247
  aminoetilfosfínico, 276
  ascórbico, 446
  azelaico, 212, 273, 454, 455, 477, 478
  biolático, 241t
  cafeico, 358f
  carboxílico, 241
    pirrolidona-sódio, 312
  cítrico, 237f, 239, 242, 413, 414, 500
  clorogênico, 360f
  de frutas, 236, 243
  1,5-dicafeicoquínico, 351f
  esteárico, 315
  etanoico, 237f
  gálico, 347f
  galotânico, 347f
  glicólico, 214, 235-244, 246-251, 361, 413-415, 428
  fítico, 277
  hialurônico, 38, 214
  kójico, 246, 267, 361, 428, 477
  lactobiônico, 235, 238
  lático, 235-237t, 239-241t, 243, 248, 249, 413-415
  linoleico, 277
  málico, 237f, 241t, 243, 249, 413, 500
  mandélico, 214, 237, 242, 413
  oxálico, 237f

Ácido (*Cont.*)
  pirúvico, 237f, 240t, 415, 500
  polilático, 214
  retinoico, 222, 226, 242, 245, 246, 278, 405-407, 409, 411, 454
  salicílico, 214, 240t, 241, 455
  tartárico, 237f, 413
  trans-retinoico, 244
  tricloroacético, 214, 237f, 240t, 428
  ursólico, 361
Acitretina, 222
Acne, 182, 200, 211, 212, 214, 222, 228, 229, 231, 359, 412, 455
  adulta, 242
  ativa, 411f, 455
  cicatrizes, 216
  etiopatogenia, 357
  nodular, 210
Acrocórdone, 179, 192t
Acromia, 167, 169
Actina, 107
Actinossenescência, 496-499q
Adapaleno, 212, 227
Adipócitos, 62
Adipogênese, 7
Agentes umectantes, 395
Água
  difusão, 52f
  emulsões, 320, 322, 328
  loção protetora solar resistente à, 297t
  perda transepidérmica, 56
Alantoína, 361
Albinismo, 462
Alcatrão, 514
Álcoois graxos, 295, 312
  etoxilados, 317
Alfa
  e beta-hidroxiácidos, 488
  -hidroxiácidos, 235-239, 241-245, 247, 248, 250, 413-415, 457, 499, 500

As letras *f*, *t* e *q* que se seguem aos números de páginas significam, respectivamente, *figura*, *tabela* e *quadro*.

Aloe
  barbadensis, 341, 346
  vera, 335, 341-343, 346
Aloesina, 276
Alopecia
  androcronogenética feminina, 489
  de tração, 456
Alquil glicosídeos, 317
Amêndoas
  amargas, 413
  doces, óleo, 340
Amônia, lactato, 242, 489
Andrógenos, 487
Anexos cutâneos, 191*t*
  desenvolvimento, 4
Angioma, 192*t*
  aracniformes, 181
Antebraço
  pele, 243*t*
  veias e nervos, 86*f*, 88*f*
Antienvelhecimento, 249
Antioxidantes, 244, 246, 320, 478, 500
  fitoextratos, 346
Antiperspirantes, 515
Apêndices cutâneos, 43
Aponeurose glútea, 118
Aquaporinas, 52
Arabinogalactan, 351
Arbutina, 269, 361*f*, 362
Arctiína, 360*f*
Arctium lappa L., 359
Arctostaphylos uva-ursi, 361
Aréola, 78
Arotinoides, 222
Arroz, 361
Artéria
  abdome, 75*f*
  axilar, ramos, 81*f*
  circunflexa ilíaca superficial, 96
  couro cabeludo, 69*f*
  coxa, 98*f*
  face, 69*f*
  facial, 72
  femoral, 96
  joelho, 98*f*
  mama, 79*f*
  mão, 90*f*
  plantar, 102
  poplítea, 100
  pudenda externa superficial, 96
  região glútea, 93, 96*f*
  tórax, 75*f*
Articulação temporomandibular, 149
Ashy skin, 455
Asiáticos, 200, 202, 207-212, 214, 216
Assa-fétida, 271
Atividade física, 486
Atrofia, 169
  gordura labial, 502*f*
  gordurosa, 213
Autobronzeadores, 446

Aveia, óleo, 335
Avena sativa, 343
Avobenzona, 292

B

Babosa, 341, 346
Barba, produtos, 508
Bardana, 359-361
Barreira cutânea, função, 239, 240
Bases autoemulsificantes, 318
Biometrologia cutânea, 54
Bochechas, 154
Braço
  inervação cutânea, 89*f*, 91
  nervos, 83*f*
Branqueadores, 523
Brilhantina capilar, 396
Bromidrose, 515
Bronzeamento, 255

C

Cabeça
  músculos, 112
  nervos subcutâneos, 70
Cabelo, 43, 207, 480
  alisamento, 401
  apliques, 504
  ciclo, 180
  colorante, 398*q*
  cor, 418
  descoloração, 399
  escova progressiva, 402
  gestação, 180, 479
  grisalho, 191, 511
  idosos, 504
  negroide, 456
  oleoso, 514
  permanente, 399, 504
  perucas, 504
  processos químicos, 397
  produtos, 510, 512
  seco, 510
    produtos antiqueda, 512
  tinturas, 398, 472, 479
Cafeína, 347*f*
Camada
  córnea, 451
  de Malpighi, 208
Camellia sinensis, 346
Cana-de-açúcar, 235, 236, 241*t*, 346, 361
Capilares linfáticos, 132
Carbômeros, 319
Carcinoma
  basocelular, 209, 502*f*
  de células escamosas, 200
  epidermoide, 209
Cartilagem, alteração, 196
Caucasianos, 200, 201, 205-209, 214, 422
Cavidade oral primitiva, 144

Célula
  adiposa
    estrutura microscópica, 63
    modificações citológicas, 65
    propriedades fisiológicas, 67
  apresentadoras de antígenos, 22, 51
  associadas, epiderme, 20
  de Langerhans, 17, 22, 37, 48, 172, 191
  de Merkel, 22, 37
  escamosas, carcinoma, 200
  -tronco, 32
Celulite, 474
  tratamento, produtos cosmiátricos, 327
Ceramida, 277
Ceras, 295
Cetoácidos, 237
  pirúvico, 241
Chá verde, 346-348
  extrato, 241
Cianose, 168
Cicatriz, 169
  acne, 216
  hipertrófica, 228
  queloideana, 211, 213
Cinarina, 351f
Citoqueratinas, 20
Classificação
  de Fitzpatrick, 161, 162t, 293, 451
  de Glogau, 185, 197, 499q
  pele, 157
  sistema Baumann, 167
Climatério, 337, 339, 483
  síndrome, 335, 338, 483
  sintomas, 482, 483
Cloasma, 178, 260, 424, 473
Coceira, 44
Coemulsificantes, 319
Colágeno, 38, 507
Condicionadores, 394, 479, 504, 510
  agentes, 388
  silicones, 396
  xampus, 389, 396
Conservantes, 320, 393
Consistência, agentes, 319
Corneócitos, 239
Cosmecêutica, 309
  capilar, 367
Cosmecêuticos, 335, 336
Cosmetologia, 309
Cosmiatria, 309, 483
  gestação, 472
  idosos, 495
  masculina, 506
  retinoides, 226
  unhas, 518
Couro cabeludo, 22
  artérias e veias superficiais, 69f
  tela subcutânea, 68
Coxa
  artérias, 98f
  correntes linfáticas, 137t
  músculos, 119f
  tela subcutânea, 93
Crânio, 11
Creme, 311
  acidorresistentes, 329
  de massagem, 329
  de polimento, 524
  gel, 323
  protetores, 328
  rinse, 396
Crista ectodérmica apical, 11
Cristais líquidos, 315
Cromóforos, 215t
Cronossenescência, 497, 499
Cutícula, 29
  removedores, 523

D

Daidzeína, 338, 339f
Dentes, 150
  alvéolos, 151
  cemento, 147
  embriologia, 144
  esmalte, 145
  polpa, 148
Dentina, 146
Depilação, homens, 516
Dermatite
  de contato, 208
  seborreica, 163
Dermatoglifos, 6
Dermatopatologia, 208q
Derme, 17, 22, 38, 51, 171, 172, 191t, 498t
Descamação, 240
Desmossomos, 35
Desodorantes, 515
Desordens capilares, 211
Despigmentação química, 470
Despigmentantes, 255, 417, 426, 477
  avaliação in vivo, 282
  cutâneos, 427t
  estabilidade e aplicação, 283
  mecanismos de ação, 261t
  principais, 262
  xampu, 393
Diabetes gestacional, 183
Diáfise, 124
Dimorfismo, 7
  sexual, 23
Discromias, 167
Distúrbios hiperpigmentares, 260
Doença de Bowen, 209
Drenagem linfática, 133
  corporal, 493
  da mama, 140, 142f

E

Echinacea
  angustifolia, 351
  purpurea, 351
Ectoderme, 4
Edema, 169, 473q

Efélides, 260, 417, 422, 424f
Eflúvio telógeno, 180, 474
Elastina, 38
Eletrolipólise, 493
Embriões humanos, morfologia, 12f
Emoliência, 344
Emolientes, 295, 296
  polaridade, 314t
Emulsificantes
  aniônicos, 315
  não iônicos, 317
  poliméricos, 318
Emulsionantes, 250, 291, 296-298
Emulsões, 311, 314
  água
    em óleo, 320
    em silicone, 322
    resistentes à, 328
  componentes, 312
  estruturas lamelares, 315
  múltiplas, 323
  transparentes, 326
Enantema, 168
Endermoterapia, 493
Endotelina, 420
Envelhecimento, 56, 185, 188f, 194, 195, 408, 495, 505, 507
  alterações, 193f
  cutâneos, 52
    lesões proliferativas, 192t
  extrínseco, 189, 190f, 196
    face, 496f
    intenso, 197f
    pele, 198t
  formato facial, 187f
  intrínseco, 189, 190f, 193f
    mamas, 496f
    pele, 191
  mãos, 189f
  natural, pele, 352
Enxofre, 514
Epiblasto, 4
Epicatecol, 347f
Epiderme, 4, 17, 18, 31, 47, 171, 172, 191t, 497t
  células associadas, 20
  coloração, 422f
  espessura, 206
Epidermomelânica, unidade, 461f
Epífises, 124
Epimísio, 107
Epitríquio, 4
Epúlide, 182
Equação, Handerson-Hasselbach, 250
Equinácea, 351, 352
Equinacosídeo, 351f
Eritema, 411f, 435
  figurado, 168
  gengival, 177
  palmar, 177, 182
Eritrodermia, 168
Escamometria, 55
Esclerose tuberosa, 468

Esfoliação, 251
Esmalte
  reações adversas, 522
  removedores, 523
Espectrofotômetro, 293
Espectroscopia, 58
Espessantes, 319
  inorgânicos, 320
  xampu, 391
Esplancnocrânio, derivados, 10t
Estabilizantes, 320
Ésteres, 295, 313, 319
  de sorbitan, 317, 321
  fosfóricos, 318
Esterificação, reações, 250
Estrato
  basal, 32
  córneo, 36, 44, 57, 206q, 208, 239, 240, 244, 249, 340, 452, 504
  espinhoso, 33
  granuloso, 35
Estrias, 177-180f, 226, 228, 457, 473q, 474f
  unhas, 503f
Estrógenos, 487
Etilenoglicol, 312
Etretinato, 222
Eumelanina, 376, 417-419
Exantema, 168
Excipiente, 309
Exposição solar, 52

F

Face
  artérias e veias superficiais, 69f
  eletroestimulação, 491, 492
  envelhecimento extrínseco, 496f
  idosos, 501
  irrigação e inervação, 72
  lentigo, 423f
  melanose, 410f
  músculos, 112
  pele fotoenvelhecida, 504f
  telangiectasias, 181f
  terço
    equilíbrio, 186f
    inferior, 194
    médio, 194
    superior, 192, 193
Fascículos, 107
Fator
  de proteção solar, 316, 432
    determinação, 291, 293
  de Fitzpatrick, 204t
Fenômeno de Meirowsky, 418
Feomelanina, 22, 376, 417-419
Ferormônios, secreção, 17
Fibras
  elásticas, 452t
  musculares, 108
    características, 109t
Fibroblastos, 6, 206, 452t
Fibrose perifolicular, 512

Filtros, 292
  bioquímicos, 445
  físicos, 444
  químicos, 445
  solares, 291, 294, 298, 488
    bloqueio de fótons, 295f
Fitocomplexo, 336, 348
  hidratante, 341
Fitocosméticos, 336
  acne, 357
  hidratantes, 340
  hiperpigmentações, 361
Fitoestrógeno, 335, 337, 338
Fitoextratos, 335, 336
  adaptogênicos, 354
  antioxidante, 346
  atividade, 353
  hidratante, 340
Fixadores capilares, 397
Flacidez, 56, 194, 196f
Foliculite, 509
Folículo piloso, 25, 452, 453
  crescimento, 176
    ciclo, 373
  estrutura, 370
Formol, 402
Fossa poplítea, vasos e nervos, 95f
Fotocarcinogênese, 440
Fotodermatoses, 196
Fotoenvelhecimento, 166, 185, 188-190f, 196, 204t, 210, 213, 215, 216, 229, 242, 346, 407-409, 412, 431, 441, 453, 496
  prevenção, 291
Fotoproteção, 205, 431
  capilar, 446
Fotoprotetor, 291, 293, 320, 444, 457
  formulação, 331
Fotossenescência, 496-498
Fotossensibilidade, 438
Fototipos, 161, 202
Fitzpatrick, classificação, 161, 162t, 293, 451
Frutas
  ácido, 236, 243
  cítricas, 413
  extrato, 241t

G

Gel, 326
  creme, 323
  oleoso ou lipofílico, 327
Gengiva, 152
Gengivite, 182
Genisteína, 338, 339f
Gergelim, óleo, 340
Gestação, 477, 478, 480
  cabelo, 180, 479
  cosmiatria, 472
  ganho de peso, 183
  hiperpigmentação, 177
  medicações, 474, 475t
  pele, 177, 472, 473, 476
  período neonatal, 171, 172

Gestante, nutrição, 184
Ginkgo biloba, 272, 348-350
Ginkgolide A, 349f
Ginseng, 336, 355-357
Ginsenosídeos, 355f, 356
Girassol, 345
Glândulas
  apócrinas, 173, 207
  écrinas, 207
  mamárias, 7
  palatinas, 72f
  sebáceas, 26, 173, 177, 182, 452
    distendidas, 174
  sudoríparas, 27, 171-173
  tarsais, 69, 71f
Glicerila, estearato, autoemulsionável, 251
Glicerina, 312, 325
Gliciteína, 338
Gliconolactona, 235, 238
Glicosaminoglicanos, 40
  características estruturais, 42t
Glogau, classificação, 185, 197, 499q
Gomas naturais e derivados, 320, 326
Gordura
  labial, atrofia, 502f
  subcutânea, alteração, 194
Granuloma da gravidez, 182

H

Harmonia facial, 186f
Helianthus annuus, 345
Heliodermatite, 408
Hemangiomas, 182, 474
Hemorroidas, 182
Hena, 398
Hidratação, 344, 500
  pele, 239, 244
Hidratantes, 475, 478
  fitocomplexo, 341
  fitocosméticos, 340
Hidrocarbonetos, 312
Hidrocoloides minerais, 326
Hidroquinona, 246, 260, 262, 454, 477
  monobenzil éter, 277
  uso, legislação brasileira, 267t
4-hidroxianisol, 276
Hilo, 132
Hipercromia, 169, 417, 420, 452, 456
  modalidade terapêutica, 427t
Hiperpigmentação, 167, 177, 211, 229, 418, 452-454, 472, 473q
  dérmica, 420
  fitocosméticos, 361
  pós-inflamatória, 212, 417, 421
Hiperplasia
  melanocítica, 409
  sebácea, 192t
Hiperqueratinização, 245
Hiperqueratose, 453
Hipertricose, 181, 177
Hipocromia, 169, 361

Hipoderme, 17, 23, 62, 171, 173
  desenvolvimento, 6
Hipoestrogenismo, 337
Hipomelanose, 470
Hipômero, 13
Hiponíquio, 29
Hipopigmentação, 167, 454
  pós-inflamatória, 468
Hirsutismo, 181

I

Idebenona, 275
Idosos
  cabelo, 504
  cosmiatria, 495
  face, 501
  lábio, 495, 501
  olhos, 502
Impressões digitais, 20
Imunoglobulinas, 48f
Incontinência pigmentar acrômica, 211
Índice de Breslow, 210
Infiltração, 169
Infundibulofoliculite, 453
Irradiação
  efeitos, 419
  proteção, 420
Isoflavonas, 335, 338, 339
Isometria facial, 491
Isotretinoína, 212, 222, 227, 412

J

Joelho
  artérias, 98f
  tela subcutânea, 93
Jojoba, 335, 344
  óleo, 345
Junção dermoepidérmica, 43

L

Lábio, 153
  idosos, 495, 501
  músculos, 116
  proporção, 186f
  superior, melanoses, 502f
Lâmina
  dental, 144
  vestibular, 144
Lâmpada de Wood, 420, 426, 464
Lanolina, 313
Lanugo, 5
Laser, 215, 417, 428t
Laserterapia, 417, 428
Leite
  açúcar, 238
  fermentado, 413
Lentigo, 192t, 417, 422, 423f
  melanoma acral, 210
  senis, 260
  solares, 424f

Lesão
  lentiginosa, 424f
  solar, 189
Leucodermia, 169
Linfócitos, 17
  T, 49
Linfonodos, 132
  axilares, 135
  funções, 133
  profundos, 134
Língua, 154
Linha
  de Futcher, 451
  mamilar, 79
  nigra, 178f, 473
Linhaça, óleo, 340
Lipídeos epidérmicos, 340
Lipodistrofia ginoide, 339
Lipogênese, 65
Lipossomos, 329
Liquenificação, 169
Lúnula, 29
Lupeol, 358
Luz
  efeitos, 419f
  penetração, 208q
  proteção, 420

M

Maçã
  extrato, 241t
  verde, 413
Mama, 7, 74, 78f
  alterações, 182
  artérias, 79f
  drenagem linfática, 140, 142f
  envelhecimento intrínseco, 496f
Manchas, 168
  café-com-leite, 211
  hipopigmentadas, 229
  mongólicas, 211
  senis, 409, 410, 422, 423f
Manicure, instrumentos, 521
Mão
  artérias e nervos, 90f
  envelhecimento, 189f
  manchas senis, 409, 410, 422, 423f
  melanose, 423f
  pele fotoenvelhecida, 503f
Maquilagem
  corretiva, 454, 457
  público masculino, 515
Massagem, 329
  facial, 501
Mastogênese, 8f
Mel, extrato, 241
Melanina, 17, 20, 36, 169, 203, 205, 207, 209, 255, 376, 417, 418-421
  excesso, 425f
  formação, 268f, 435

Melanócitos, 20, 36, 172, 200, 256, 417, 421f
 hormônio estimulador, 418
Melanodermia, 453
Melanogênese, 255
 fotoinduzida, 338
 química, 257
Melanoma, 210, 441
 maligno, 209
Melanose
 de Becker, 211
 face, 410f
 lábio superior, 502f
 mãos, 423f
Melanossomos, 203, 204t, 207, 420, 451, 452t
Melanotropina, 418
Melasma, 177-179f, 210, 211, 260, 417, 423, 424, 428, 453, 473f
 facial, 472, 476
 fatores etiológicos, 426t
Melatonina, 276
Membrana vítrea, 26
Membro
 inferior
  centros linfonodais, 140q, 141f
  tela subcutânea, 90
 superior
  centros linfonodais, 135t
  correntes linfáticas, 134t
  tela subcutânea, 82
Menopausa, 336, 338, 483
Mesênquima, 4
Mesoderme, 4
Mesoterapia, 489, 493
Metáfise, 124
Metilarbutina, 361f
Metilxantinas, 347f
Microlipoenxertia, 195
Mílio, 174
Mioblastos, 6
Miocele, 8
Mioglobulina, 109
Miosina, 107
Miótomos, 12
Miscigenação, 450
Mitose, 192
Moluscos fibrosos gravídicos, 179
Mucosa bucal, 150
Musculatura
 alterações, facial, 195
 eletroestimulação, corporal, 492
 esquelética, 12
Músculo, 106
 abaixador
  do septo nasal, 115
  do supercílio, 115
 adutor
  curto, 120
  longo, 120
  magno, 120
  mínimo, 120
 auricular anterior, 115

Músculo (Cont.)
 bíceps femoral, 121
 biomecânica, 111
 bucinador, 116
 contração, 108
  velocidade, 111
 corrugador do supercílio, 115
 da cabeça, 112
 da coxa, 119f
 da face, 112
 da mímica, 114f
 do pescoço, 116
 do quadril, 119f
 epicrânio, 112
 esquelético, 107
 glúteo, 118
 grácil, 120
 ilíaco, 118
 iliopsoas, 118
 levantador
  do lábio superior e da asa do nariz, 116
  do ângulo da boca, 116
 mentual, 116
 nasal, 115
 obturador externo, 120
 occipitofrontal, 112
 oblíquo externo do abdome, 118
 orbicular do olho, 115
 pectíneo, 120
 piramidal, 118
 platisma, 116
 prócero, 114
 propriedades mecânicas, 110
 psoas maior, 118
 quadríceps femoral, 120
 reto
  do abdome, 13, 117
   diástase, 183
  femoral, 120
 risório, 115
 sartório, 118
 semimembranáceo, 121
 semitendíneo, 121
 temporoparietal, 114
 tensor da fáscia lata, 118
 vasto
  intermédio, 120
  lateral, 120
  medial, 120
 zigomático, 116

N

n-acetil-4-s-cisteaminilfenol, 276
Negros, 200, 205, 207-212, 214
 características biológicas, 213
 estrato córneo, 206q
Neoagarobiose, 276
Neonato
 a termo, 174f, 175f
 pele, 171, 175, 176
 prematuros, 173

Nervo
  cutâneo
    femoral
      lateral, 96
      posterior, 93
    sural medial, 100
    do ombro, 83f
  da cabeça, subcutâneos, 70
  da fossa poplítea, 95f
  da mão, 90f
  da perna, face
    anterior, 92f
    posterior, 94f
  da região glútea, 96f
  do abdome, 77f
  do antebraço, 86f, 88f
  do braço, 83f
  do pescoço
    subcutâneos, 70f
    superficiais, 74f
  do tórax, 77f
  femoral, 96
  fibular, 100f, 102
  genitofemoral, 96
  plantar, 102
  safeno, 96
  tibial, 102
Neuroblasto, 4
Neurocrânio, derivados, 10t
Nevo
  acrômico, 468
  de Ota, 211
  melanocítico, 177, 178
Niacinamida, 276, 499

O

Oclusividade, 344
Octil triazona, 298
Odontologia estética, 143
Oil free, conceito, 323
Óleo, 325, 340
  de aveia, 335
  de jojoba, 345
  de rícino, 318
  vegetais, 343, 344
  viscosidade, 314t
  secante, 524
Oleóleos, 325
Ombro, nervos, 83f
Onicodistrofias, 495, 503
Ossificação, 126
Osso
  alteração, 196
  anatomia macroscópica, 129
  classificação, 123
  composição, 124
  inervação e irrigação, 125
  remodelação, 126
  resistência e biomecânica, 128
Osteogênese, 126
Oxiresveratrol, 272

P

Palato, 72f, 154
Pálpebra, 69-71f
  excesso de pele, 193f
Panax ginseng, 355
Panículo adiposo, 23
Paper mulberry, 272
Papila
  dérmica, 22, 370
  mamária, 8
Pápulas, 171
Pastas, 324
Pé
  de atleta, 515
  tela subcutânea, 102
Peelings, 212-215, 236, 237, 242, 245-247, 251, 417, 427, 428, 454, 455
  químicos, 499, 500
Pele, 172, 340, 377, 486
  alteração, 166
    de cor, 168
    fotoprotegida, 497t, 498t
  amarela, 450, 451, 458
  anexos, 17, 24
  aspectos moleculares, 30
  branca, 450, 451, 453, 457
    e negra, diferenças, 452t
  câncer, 200, 204t, 208
  classificação, 157
    de Fitzpatrick, 161
  composição bioquímica, 159
  cor, 255, 417-420
    funções, 461
  criança, 171
  delgada, 22
  desenvolvimento, 4
  diferenças
    adulto, 175
    de gênero, 158
    funcionais, 160
    neonato, 175
  discromias, 167
  do antebraço, 243t
  efeito de barreira, 55
  elasticidade, perda intrínseca, 195
  envelhecimento
    extrínseco, 198t
    intrínseco, 191
    natural, 352
  estrutura, 16
  étnica, 200, 201, 204, 214q, 215
  excesso, pálpebra, 193f
  fotoenvelhecida
    face, 504f
    mãos, 503f
  fotoexposta, alterações, 497t, 498t
  fotoproteção, 205
  funções, 17, 44
    fisiológicas, 192q
    sensoriais, 160
  gestação, 177, 472, 473, 476

Pele (*Cont.*)
  hidratação, 239, 244
  idade, 496
  imunologia, 46
  inervação, 102f
  irritabilidade, 208
  limpeza, 330
  manchas, 168
  masculina, 507
  melanodérmica, 457
  melanossomos, cor, 204t
  microcirculação, 160
  mista, 164
  negra, 256, 450, 451t, 453-455, 457, 458
  neonato, 171, 176
    prematuros, 173
  neoplasia, 192
  normal, 162
  oleosa, 162
  pigmentos, 203
  propriedades biomecânicas, avaliação, 54
  seca, 164
  sensível, eritema, 411f
  sistema Baumann, classificação, 167
  tipos, 162
  variação pela região anatômica, 159
Pelo, 24, 368, 376
  embriologia, 369
  encravamento, 456
  estrutura, 372f
  funções, 26
  haste, 371
  raça negra, 456
  tipos, 375
Periderme, 4
Perimísio, 107
Periodonto de proteção, 152
Perna
  correntes linfáticas, 137f
  tela subcutânea, 100
  veias e nervos, face
    anterior, 92f
    posterior, 94f
Pescoço
  músculos, 116
  nervos
    subcutâneos, 70f
    superficiais, 74f
  veias, 74f
  tela subcutânea, 73
Pés-de-galinha, 195
Piceosídeo, 361f
Piebaldismo, 463
Pigmentação
  imediata, 437
  melanínica, 256
  tardia, 418, 419f, 437
Pigmentos, 426t
  pele, 203
Pitiríase
  alba, 469
  versicolor, 468

Platisma, músculo, 116
Plexo
  cutâneo, 62
  infrapatelar, 96
  subsartorial, 96
Poiquilodermia, 196f
Poli-hidroxiácidos, 238
Polímeros
  acrílicos, 319
  sintéticos, 326
Polissacarídeos, 341
Pomadas, 324
Preenchedores faciais, 213
Processo axilar, 74
Procianidinas, 353f, 354
Propilenoglicol, 312
Propionibacterium acne, 357, 412
Proteção solar
  componentes, 299t
  fator, 316, 432
    determinação, 291, 293
Proteína, p53, 438
Proteoglicanos, 42t
Protetor solar, 292-298, 307, 454, 476, 501
Pseudofoliculite, 211, 456
Psoríase, 222
Púrpura, 169
PUVAterapia, efeitos colaterais, 466

Q

Quadril, músculos, 119f
Queilite actínica, 502f
Queimadura, 342
Queloide, 211
Queratina, 17, 31, 340
Queratinização, 19
  distúrbios, 242
Queratinócitos, 47, 172, 451
Queratoialina, grânulos, 20
Queratolíticos, 500
Queratose, 169
  seborreica, 192t

R

Raças, 201t
  negra, pelo, 456
Radiação
  efeitos, 433
  infravermelha, 499
  solar, 196
  ultravioleta, 185, 417
    resposta melânica, 453t
Radicais livres, 244
Raios
  infravermelhos, 434
  ultravioleta, 434
Reatividade cutânea, 204t
Rede de Haller, 182

Região axilar
  centro linfonodal, 136q
  tela subcutânea, 82
Rejuvenescimento, 499
Renovação
  celular, 240t, 241, 251
  epidérmica, 249
Reposição hormonal, 484, 485
Resposta imune cutânea, 51
Resurfacing, 216, 458
Retinaldeído, 227
Retinoides, 212, 222, 405-408f, 411, 412, 457, 472, 476, 477, 479
  ação, mecanismo, 225
  acne, tratamento, 231
  associações indicadas, 229
  cosmiatria, 226
  efeitos adversos, 230, 231
  indicações, 228
  interações medicamentosas e incompatibilidades, 230
  precauções e contraindicações, 229
  propriedades anti-inflamatórias e imunomoduladoras, 226
Retinol, 222, 226
Ritidoplastias, 188
Rubor, 168
Rugas, 56, 190f, 194, 197, 198, 213, 215, 501f
  orbitais laterais, 195
  periorais, 502f
Rutina, 358f

S

Sabugueiro, 358, 359
Sal sódico, 239
Salicilato de metila, 298
Sambucus
  australis, 358
  canadensis, 358
  nigra, 358, 359
Sarcolema, 108
Sarcoma de Kaposi, 209
Sarcômero, 107
Sardas, 260, 422
Sebo, 26, 164
  teor, 56
Seborreia, 514
Secreção sebácea, 160
Sequestrantes, 320
Séruns, 324
Silicones, 295, 296, 291
  condicionadores, 396
  emulsões, água, 322
  xampus, 389
Simmondsia chinensis, 344
Sinal de Hunter, 182
Síndrome
  da imunodeficiência adquirida, 209
  de Chediak-Higashi, 463
  de Vogt-Koyanagi-Harada, 465
  de Waardenburg de Woolf, 463
  do climatério, 335, 338, 483

Sistema
  Baumann, 167
  enzimático cutâneo, inativação, 247
  esquelético, desenvolvimento, 8
  estomatognático, 143
  fototipos cutâneos, Fitzpatrick, 202
  linfático, 131
  muscular, 106
    desenvolvimento, 12
  musculoaponeurótico, flacidez, 194, 196f
Soalho bucal, 154
Sódio, lactato, 312
Soja, 338, 340, 335
Solução
  de Jessner, 215, 325q, 428
  fluida, 324
Sorbitol, 312, 325
Sorriso, 143
  envelhecido, 154
Spiders, 181, 182
Sting test modificado, 248
Sudâmina, 174
Sudorese, 207
Suor, 43

T

Tabagismo, 198
Tato, 173
  receptores, 24
Tazaroteno, 228
Tecido
  adiposo, 7, 62
    multilocular, 64f
    unilocular, 63, 64f
  conectivo, 17
    embrionário, 4
  epitelial, 17
  muscular, 17
  nervoso, 17
  ósseo, 123
Tela, 68
  subcutânea, 62
    da pálpebra, 69
    da parede do tórax, 73
    da perna, 100
    da porção livre do membro superior, 82
    da região
      axilar, 82
      da coxa e joelho, 93
      deltóidea, 82
      escapular, 82
      glútea, 93
      infraclavicular, 82
      posterior, 87
    do abdome, 80
    do couro cabeludo, 68
    do membro inferior, 90
    do pé e tornozelo, 102
    do pescoço, 73
Telangiectasias, 166, 181f, 474

Telotismo, 78
Tensoativos
  anfóteros, 385
  aniônicos, 381
  catiônicos, 395
  equilíbrio hidrófilo-lipófilo, 315
  não iônicos, 386, 395
Teobromina, 347f
Teofilina, 347f
Termorregulação, 17, 43
Tetania, 108
Tirosinase, 20, 37, 258
Tocoferóis, 500
Tonalizantes capilares, 511
Tórax
  artérias, 75f
  nervos, 77f
  tela subcutânea, 73
  veias, 76f
Toxemia gravídica, 183
Toxina botulínica, 195, 490
Tretinoína, 226, 406, 407, 409-412
Triglicerídeos, 62, 313
Tubérculos de Montgomery, 182
Tumorigênese cutânea, por ultravioleta, 244

U

Ultravioleta
  radiação, 185, 417
  raios, 434
    resposta melânica, 453t
  tumorigênese induzida, 244
Umectantes, 312, 395
Unhas, 5, 29, 174, 182, 480
  adesivas, 524
  cosméticos, 521
  cosmiatria, 518
  endurecedores, 523
  esculpidas, 524
  estrias, 503f
  forma, 520
  funções, 518
  textura, 520
Ureia, 312
Útero gravídico, 183
Uva, 353, 354
  fermentada, 413
  ursina, 361

V

Varizes, 182, 474
Vasodilatação cutânea, 175f
Veia
  abdome, 76f
  antebraço, 86f, 88f
  couro cabeludo, 69f
  face, 69f
  facial, 73
  perna, face
    anterior, 92f
    posterior, 94f
  pescoço, 74f
  poplítea, 100
  safena
    magna, 90
    parva, 93
  tórax, 76f
Velame, 5
Verbascosídeo, 351f
Verniz caseoso, 5, 174
Vinho, 353
Vitamina, 488
  A, 222, 226, 405, 406
    propriedades farmacocinéticas, 223
  C, 278, 500
    nanosferas, 279
  D, 17, 435
  D3, 435
  E, 446, 500
Vitiligo, 463
  perinévico, 464
  segmentar, 465
  tratamento cirúrgico, 467
  vulgar, 464
Vitis vinifera, 353

X

Xampu, 378, 393, 479, 504, 510
  agentes de limpeza, 381
  componentes, 380
  condicionadores, 389, 396
  espessante, 391
  opacificantes, 392
  propriedades, 379
  silicones, 389
Xerose, 340, 455

Índice Remissivo

Volume II

A

Ablação, 731, 733q
  fenômeno, 726
Ácido
  acetilsalicílico, 1114f
  ascórbico, 646
  azelaico, 643
  carboxílico, 560
  glicólico, 559-562, 616, 641
    peeling, 563f, 622, 624
      fórmula pré-, 642q
  hialurônico, 824, 996, 1006, 1033, 1034, 1043, 1066
    gel, 1042f
  kójico, 643
  lático, 559, 560
  pirúvico, 561
  polilático, 999, 1007, 1034
    hidrogel, 1045f
  poli-L-lático, 1007
  retinoico, 531, 535, 639, 641, 646, 921
    peeling, 550
  salicílico, 579
    peeling, indicações, 572
  tricloroacético, 579, 616, 687, 921
    peeling, 584, 634
Acne, 682, 695, 732, 733f, 769, 773f, 828
  cicatrizes, 665f
    atróficas, 785, 928f
  juvenil, 620f
  laser, 817
  sequelas, 619f
  wash, 563, 564f
Acromia, 773f
  permanente, 914f
  pós-peeling, 906f
  temporária, laser, 909f
Alfa-hidroxiácido, 535, 559, 560, 641, 687, 689, 692, 921
  peeling, 561
AlloDerm®, 1041, 1042
Alpha Beta Complex Gel®, 627

Analgesia, 1123
Anestesia, 1123, 1131
  auricular, 1139
  avaliação, 1123, 1124
  geral, 1128
  laser, 812, 1154
  para lipoaspiração, 1133
  tópica, 1133
Anestésicos
  inalatórios, 1130
  locais, grupos, 1132
Angina pectoris, 531, 536
Anticoagulantes, 537, 689, 690
Anticoncepcionais, 689, 690
Anti-inflamatórios, 537
Arcada dentária, deformidade, 1071
Artecoll®, 1024
Aspirina, 537
Autocolágeno, 1038
Autologen®, 1038, 1039

B

Bandas platismais, 1096
Benzodiazepínicos, 1129
Beta-hidroxiácido, 559, 560
Bioplastique®, 1031
Blefaroplastia, 1118
  laser, 817
  superior, 814f, 816f, 818f-821f
Bloqueadores neuromusculares, 1129
Bloqueio
  nervo ciático, 1148, 1150
  no nível
    do cotovelo, 1139
    do punho, 1142
    do tornozelo, 1150
  plexo lombar, 1146
  "três em um", 1149
  troncular, 1135

As letras f, t e q que se seguem aos números de páginas significam, respectivamente, *figura*, *tabela* e *quadro*.

Blue Peel, 591, 592
Boca, funções, prejuízo, 1118
Bola de Bicha*t*, 1058*f*
Botox®, 1101
  e lidocaína, 1120
Bronzeamento, 856
Buço, 924*f*
Bulge, 886

C

Camada
  córnea, 639
  de Malpighi, 639
Cana-de-açúcar, 560, 641
Cantopexia, 814, 818-821*f*
Carcinomas, *peeling*, 582
Cárie, prevenção, 958
Células-tronco, tipos, 1052
Cetamina, 1129
Cicatrização, 539
  citocinas e fatores de crescimento, 541*t*
  peeling, aceleradores, 646
  tempo, 543
Cicatrizes, 539
  acne, 665*f*
    atróficas, 785, 928*f*
  deprimidas, 665
  elevadas, 665, 666*f*
  hiperpigmentação pós-inflamatória, atróficas, 929*f*
  hipertróficas, 546, 603, 700, 824, 831
    tratamento, 921
  laser, 822
  remodelação, 545
  trauma, 733*f*
Cirurgia
  apical, 963
  laser, 805
  tecido mole, 965
Clareador sem hidroquinona, 643*q*, 644*q*
Clareamento dental, 971
Classificação
  de Fitzpatrick, 534, 668*t*, 750, 810*t*, 856
  de Glogau, 535*q*, 671*q*, 810*t*
  laser, 985
  lesões, 834
    pigmentadas, 874
  peeling, 585
  rugas faciais, 736*t*
  varizes, 858
Clostridium botulinum, 1077, 1085, 1099
Colágeno, 994, 1036*f*
  autólogo, 1038
  bovino, 1024, 1035*f*-1037
  e polimetilmetacrilato, 1032
  humano homólogo, 1039
  síntese, 544
  subepidérmico, 777*f*
  superficial, 775
  técnica, 1037*f*

Consentimento
  informado, 864
  termo, 912*q*
    livre e esclarecido, 1126
    peeling, 640*f*, 641*f*
Corticosteroides, injeções, 679
Creme emoliente, 648*q*
Crio-*laser* e crioescleroterapia, 865
Cromóforo, 805, 808
  água, 936
Cróton, óleo, 610

D

Dano térmico
  pontual, 763
  residual, 816*f*
Dentina, 961
Dentística restauradora, 958
Depilação a *laser*, 924
Dermabrasão, 664-668*f*, 675, 681
  autorização, 691*q*
  complicação, 680, 695*q*
  cuidados, 689
  efeitos adversos, 698
  indicação, 531, 532, 676
  pacientes, 663, 667, 669, 670, 673
  pós-
    -operatório, 691*f*-694*f*
    -período exsudativo, 694*f*
  pré-operatório, 690-692
  química, indicações, 587
  região perioral, 691*f*, 693*f*
  técnica, 676
Dermalogen®, 1039
Dermatite, 921
  de contato, 828
Derme, 639
  autóloga, 1040
  homóloga, 1040
  papilar, 579
Dermoimplante, 1040
Dermopigmentação, *laser*, 906*f*
Despigmentações pós-operatórias, 918
Despigmentantes, 643, 692
Diabetes, *peeling*, 583
Diastema, 966*f*
Dimetilpolissiloxano, 997, 1031
Dimetilsiloxano, 1023
Dióxido de carbono
  laser, 740, 743, 813, 817, 826, 836, 907
    fracionado, 762, 763*f*, 774
      biópsia, 775-778*f*
  pixel, 763
Diplopia, 1113, 1116
Disfagia, 1113, 1118
Documentação, 864
  fotográfica, *peeling*, 622
Doença periodontal, 956
Dosimetria, fatores, 952
Dwell Time, 808

E

E2000, 890
Ectrópio, 771, 824, 831
Edema, 541
Efeito
  adversos
    dermabrasão, 698
    tretinoína, 554
  luz solar, envelhecimento, 1014f
  radiação, 723
    ultravioleta, 979
  retinoides, 552
  skin tightening, 763
Efélides, 682
Elastina, 996
Elastose, 682
Eletrodissecação, 679
Eletromiografia, 1117
Emissor de luz
  diodos, 932, 971
  intensa pulsada, 855
Endodontia, 955
  redução microbiana, 962
Energia, 808
  densidade, 805, 808
  luz pulsada de alta, 911, 914f
Envelhecimento, 1013, 1014f, 1064, 1070
  cutâneo, 682
    das mãos, *laser* de Er:YAG, 786
  extrínseco, 1100
Enxerto
  livre dermogorduroso, 1040
  ósseo, 1047
Epibolia, 543
Epiderme, resfriamento seletivo, 889
Epífora, 1116
Epitélio folicular, 775
Epitelização, 542, 696
Equimose, 1068
Equipamento
  a *laser*, 991
    eletromédicos, 983
      fabricação, 985, 986
      legislação sanitária brasileira, 981, 982
    informações, 987, 988
  segurança
    normas, 983
    precauções, 989
Érbio
  fracionado
    glass não ablativo, 801
    ítrio alumínio granada, 793
    laser, 792
  ítrio alumínio granada, *laser*, 779, 792, 813, 817, 826, 936
  laser, 712, 755
Eritema, 623, 647, 699, 823, 827, 1068
  pigmentar fixo, 1120
  prolongado, 609
Erupção psoriasiforme, 1120
Escleroterapia, 853
Esfoliação, preparo prévio, 660
Espectro
  eletromagnético, nomes, 977t
  óptico, faixas, 979t
Espongiose, 579
Esporos, 1077
Estomatologia, 967
Estrabismo, 1085
Estrias, 665, 667f, 682
Estrógeno, 537
Etomidato, 1129
Exposição
  radiação, *laser*, limites, 977
  solar, 736, 856
    alterações, 670f
    peeling, 582
Expressão
  desenvolvimento, 1071
  linhas de, nariz, 1093

F

Face
  assimetria, 1117
  expressividade, diminuição, 1116
  musculatura, 1100f
  terço
    inferior, 1075
    médio, 1073
    superior, 1072
Fenol, 579
  peeling, 605-607, 609, 611f-613
    Baker-Gordon, 606, 608
    light, 611
Feridas, cura, 539
Fibroblastos, 544
Fibronectina, 547
Fibroplasia, 544
Fibrose, 853
Filtros solares, 644t
Fissuras labiais, 1071
Fitzpatrick, classificação, 534, 668t, 750, 810t, 856
Flacidez, 734f, 821f, 942f
  facial e cervical, 818f, 820f
  palpebral, 815f, 819f
  panfacial, 818f
Flebectomia, 865
Folículo, 886
  piloso, fotodestruição, 887
Fórmula
  de Baker, 606
    -Gordon, 607
  de Kligman, 580f
  e Willis, 643q
  pré-*peeling* de ácido glicólico, 642q
  queratolítica, 642q
Fotocoagulação não *laser*, 855
Fotoenvelhecimento, 535, 536, 606, 611f, 617f, 633, 732f-734f, 814f, 815f, 818f-820f, 937, 1013, 1100
  cutâneo, 939f
Fotografia, 639
Fotomodulação, 932

Fóton, 703
Fototerapia, *lasers* em baixa intensidade, 957
Fototermólise
  fracionada, 793, 918, 924
  seletiva, 827, 856, 886, 888, 905
    teoria, 809
Fóvea, 980
Fronte, 1091
Frosting, 608

G

Gânglio de Gasser, 1135
Gengivoplastia, 965f
Glabela, 1091
Glicocorticosteroides, 646
Glicosaminoglicano, 617
Glogau, classificação, 535q, 671q, 810t
Gore-tex®, 1027
Granuloma de corpo estranho, 1066
Gravidez, 669

H

Hemangiomas, tratamento, 851
Hematoma, área periorbital, 1114f
Hemostasia, 540
Herpes, 682, 823, 829
  labial, 738
  peeling, 583
  simples, 537, 669, 968
Hialurano, 1042, 1043
Hialuronatos, 1044
Hidrocortisona, 1065
Hidrogel, 1031
  ácido polilático, 1045f
  propriedades, 999
Hidroquinona, 643, 921
  clareador sem, 643q, 644q
Hidroxiácidos, 531
  alfa-, 535, 559, 560, 641, 687, 689, 692, 921
    peeling, 561
  beta-, 559, 560
Hidroxiapatita, 1011
  de cálcio, 1034, 1047
  porosa, 1055
Hidroxietilmetacrilato, 1033
Hipercromia, 695
  melânica, 602
  peeling, 582
Hiperidrose, 1086, 1119
Hiperpigmentação, 609, 647, 689, 695, 824, 918
  pós-
    -inflamatória, 830, 921
      cicatrizes atróficas, 929f
    -*peeling* químico, 618f
Hipersensibilidade
  dentinária, 961
  reações, 1065
Hipertricose, 885
Hipocromia, 695, 773f
Hipopigmentação, 609, 824, 921
  tardia, 830

Hirsutismo, 885, 940f
Hormônios, 537
Hylan, 997, 1042, 1043

I

Imiquimode, 913
Implantes, 1023
  biodegradáveis, 994
  não biodegradáveis, 994
  semissintéticos, 1065
Impregnação asfáltica, 906f
Índice
  de Goldman, 1125t
  de Mallampati, 1124
Infecção, 700, 823
  herpética, 647
  preenchimento, 1065
Inflamação, 540
Injeção
  cefaleia, 1115
  corticosteroides, 679
  náuseas, 1115
  reações localizadas, 1114
Ionização, 705
Isotretinoína, 537
  oral, 669

L

Lábios
  dificuldade em movimentar, 1118
  rugas, 1096
  superior, ptose, 1118
Lâmpada de Wood, 573
Laser, 701, 735, 806, 814-821f, 854, 924, 938
  a gás, 714
  ablativo, complicações, 826
  absorção, 808
  acromia temporária, 909f
  anestesia, 812, 1154
  branqueamento, 913f
  cicatrizes, 822
  cirurgia, 805
  classificação, 985
  complicações, 790, 826, 883
  contínuo, 809
  crio-, 865
  de alexandrita, 908, 923
    de pulso longo, 894
  de alta potência, 956
  de argônio, 836, 854
  de baixa potência, 957
  de CO_2, 780, 854
  de corante pulsado, 836, 919
  de diodo, 712, 936, 940f
    pulsado, 894
  de dióxido de carbono, 740, 743, 813, 817, 826, 836, 907
    fracionado, 762, 763f, 774
      biópsia, 775-778f

Laser (Cont.)
  de érbio, 712, 755
    fracionado, 792
    ítrio alumínio granada, 779, 792, 813, 817, 826, 936
  de Er:YAG, 786
    complicações, 790
  de estado sólido, 709
  de excímero, 717, 914
  de hólmio, 712
  de neodímio ítrio alumínio granada
    de 1.064nm, 849
    de 532nm, 836
    de pulso longo, 895
    Q-switched, 896
  de rubi, 908, 955
    modo normal, 890
    Q-switched, 927
  de vapor de cobre, 836
  dermopigmentação, 906f
  diâmetro, 809
  dye, 911
    pulsed, 926, 938
      flashlamp, 1154
      flashlamp-pumped, 873
  em baixa intensidade, 945
  em odontologia, 954
  endovenoso, 858, 866, 867, 869
  epilação, 885
  equipamento, 991
    eletromédicos, 983
      fabricação, 985, 986
      legislação sanitária brasileira, 981, 982
  física, 807
  fotocoagulação, 855
  fototerapia, 957
  fracionado, 743
  instrumental, 753
  intercorrências, 823
  lesões
    cutâneas, 733q
    vasculares, 925
  maquilagem definitiva, 906f
  não
    ablativos, 943
    eletivos, 879
  neodímio ítrio alumínio granada, 936
  nos dias de hoje, 858
  operação
    regime, 976, 978
    riscos, 990
  oxidação, 915f
  pacientes, 731, 732, 736, 737, 739
    contraindicações, 738
  pele
    mista e seca, kit
      pós-, 823
      pré-, 812
    oleosa, kit
      pós-, 822
      pré-, 811
    pigmentada, 917
  pré-orientações, 811

Laser (Cont.)
  propriedades, 807
  pulsado, 741, 809, 880
    de alexandrita, 837
    de diodo, 837
  Q-switched, 809, 880
  quase contínuos, 880
  radiação, 978, 979
    limites de exposição, 977
    uso seguro, 981
  resurfacing, 626, 766, 818f, 819f, 921, 928, 937
  segurança, 813
    normas, 882
  seletivos, 879
  subablativo, 939f
  subclasses, 986
  superpulsado, 741
  tatuagens, 926
    amadora, 905f
    aplicação, 912
    multicolorida, 910f
    profissional, 908f, 909f
    remoção, 904, 907, 908, 911, 913
    traumática, 906f
  tecnologias fracionadas, 774t
  termo de autorização, 823
  testes, 985
  tipos, 741, 908t
  transdérmico, 858, 867
  ultrapulsado, 741
  uso
    dicas, 869
    riscos, 984
    segurança, 976
Laserterapia, indicação, 740
Lay peelers, 650
Lei de Beer, 727, 808
Leite azedo, 560
Lentigo
  senil, 682
  solar, 922f
Lesões
  acneicas e telangiectásicas, 941f
  classificação, 834
  cutâneas, *laser*, 733q
  de depósito, 665
  dérmicas, 875
  dermoepidérmicas, 878
  epidérmicas, 667, 874
  hiperplásicas, 665
  pigmentadas, 873, 874
    classificação, 874
  superficial, 667
  tratamento, 834
  vasculares, 834
    laser, 925
Linha
  de demarcação, 700, 824
  de expressão, nariz, 1093
  de marionete, 1096
  de Tuffier, 1146

Lipoaspiração, 1049
  anestesia, 1133
Lipoinjeção de sulco nasogeniano, 814f, 818f
  e labial, 816f, 819f
  e labiomentual, 821f
Loção de Whitfield, 569
Luz
  coeficientes de absorção, 857
  diodos emissores, 932, 971
  infravermelha, 936, 941-943
  pulsada
    de alta energia, 911, 914f
    emissor, 855
    intensa, 850, 895, 938, 939-941f
    uso, dicas, 869
  solar, envelhecimento, efeito, 1014f
  termo, 978

M

Mancha
  senil, 1014
  tratamento, 850
  vinho do Porto, 834, 835, 850, 919
Maquilagem definitiva, 905, 1117
  laser, 906f
Maser, 806
Material
  aloplástico, 1054
  de inclusão, características, 1001
  de preenchimento, 1065
  qualidades, 1054
Matriz extracelular, 544
Medicação pré-anestésica, 1126
Melanina, 621, 645, 856, 918
Melanócitos, 544, 645
Melanossomo, 874, 879
Melasma, 533, 633, 667, 881, 924, 930f
Metacrilato, 1021, 1024
Miastenia gravis, 1119
Microdermabrasão, 681, 683, 687
  indicações, 682
Milio, 602, 609, 645, 647, 683, 695, 699, 824, 828
Mímica
  facial, 1069
  musculatura, 1070f
    fenômenos adaptativos, 1071
  músculo, 1105
  peribucal, 1071
Miofibroblastos, 544
Modelo
  de Arrhenius, 724
  de Karu, 947
  de Smith, 947
Monilíases, 647
Movimentos, dificuldade, 1119
Músculo
  cinético, 1070
  corrugador, 1072
  da mímica, 1105
  frontal, 1072
  orbicular do olho, 1072

Músculo (*Cont.*)
  platisma, 1075
  prócero, 1072

N

Nariz, linhas de expressão, 1093
Necrose, 775f, 1067
Neoformação colagênica subepidérmica, 777f
Nervo
  ciático, bloqueio, 1148, 1150
  periférico, estimulador, 1153
Neurotransmissão, 1078
Nevo
  de Becker, 881
  de Ota, 881, 923
  spilus, 881

O

Oclusão, 607
  da pálpebra, dificuldade, 1116
  dentária, síndrome da má, 1015
Óleo de cróton, 610
Onda
  comprimento, 976
  eletromagnética, 702
Opioides, 1130
Osteoporose, 1066
Oxigênio singleto, 946
Oxi-hemoglobina, 834

P

Paciente
  ambulatorial, 1126
  avaliação psicológica, 1119
  dermabrasão, 663, 667, 669, 670, 673
  laser, 731, 732, 736, 737, 739
    contraindicações, 738
  peeling, 532, 534, 535, 537, 538
    informações, 622
  toxina botulínica, 1085-1088
Pálpebra
  inferior, 1092
    definitiva, 1118
  oclusão, dificuldade, 1116
Pápula, antebraço, 1036f
Paralisia, 1101
  facial, 1087, 1088, 1104, 1105
  flácida, 1085, 1086
  graves, 1105
Pasta de Lassar, 569
Peeling, 531, 559, 560, 562, 565-567, 582, 669, 689
  antecedentes pessoais, formulário, 640f, 641f
  cicatrização, aceleradores, 646
  classificação, 585
  com alfa-hidroxiácidos, 561
  como fazer, 623
  complicações, 649, 658
    imediatas, 653
    precoces, 655
    tardias, 656

Peeling (Cont.)
  contraindicações, 621
  corporal, 624
  cuidados, 582t, 638
  de ácido, 568
    glicólico, 563f, 622, 624
      fórmula pré-, 642q
    retinoico, 550
    salicílico, indicações, 572
    tricloroacético, 584, 634
  de fenol, 605-607, 609, 611f-613
    Baker-Gordon, 606, 608
  de Jessner, 578, 580t
    ardência, 581
  de tretinoína, 554
  diabetes, 583
  documentação fotográfica, 622
  facial, 622
  gestação, 583
  herpes, 583
  iluminação do ambiente, 621
  indicações, 650
  não facial, 593, 658
  objetivo, 585
  paciente, 532, 534, 535, 537, 538
    informações, 622
  pele, preparo, 621, 642
  pós-
    acromia, 906f
    cuidados, 567, 623, 645, 646
    depressão psicológica, 648
    máscaras, 566f
    pele, 822, 823
    prevenção, 647
  pré-, 643
    ácido glicólico, fórmula, 642q
    considerações, 563, 588
    cuidados, 621, 639, 644
  profundidade, indicação, 532t
  profundo, 610
  químicos, 649, 650, 653, 655, 656
    combinados, 615
    contraindicações, 571
    divisão, 553
    hiperpigmentação, 618f
    indicações, 570
    profundos, 616
  superficial, 623
  tabagismo, 583
  técnicas, 589
  termo de consentimento, 640f, 641f
Pele, 805
  asteatósica, 648
  contração, 645
  desengorduramento, 565f
  mista e seca, kit
    pós-*laser*, 823
    pré-*laser*, 812
  oleosa, kit
    pós-*laser*, 822
    pré-*laser*, 811
  oleosidade, 537

Pele *(Cont.)*
  peeling
    preparo, 621, 642
    pós-, 822, 823
    propriedades ópticas, 721
    seca, 648
Periodontia, 955, 964
Pérolas epiteliais, 645
Pescoço
  assimetria, 1117
  flacidez, 942f
  fletir, dificuldade, 1113, 1118
Pés-de-galinha, 1073, 1092
Pigmentação, distúrbios, 699
Platisma, 1099, 1100f
  músculo, 1075
Pletismografia, 861
Poiquilodermia, 824
  de Civatte, 837, 850
Polietileno poroso de alta densidade, 1056
Poli-hidroxietilmetacrilato, 999
Poli-hidroxivinil, 1027
Polimetilmetacrilato, 999, 1002, 1021
  e colágeno, 1032
Politetrafluoretileno, 1021, 1027
Polivinilpirrolidona, 998
Preenchimento, 1065
  extrusão, 1067
  necrose, 1067
  por enxertia, 1013, 1016
  princípios básicos, 1023
  receptor, 1015
  substâncias, 1034, 1064
    associação, 1032
  técnicas, 1022
Pregas, 535
Prilocaína, 683
Propofol, 1130
Protetores solares, 644
Prurido, 609, 610, 828, 1068
Ptose
  lábio superior, 1118
  palpebral, 1113, 1115f, 1116
  superciliar, 1116
Pulsoterapia, 1066
Punch
  elevation, 678
  graft, 679

Q

Queloides, 546, 732
  luz pulsada de alta energia, 914f
  peeling, 582
  tratamento, 921
Queratinócitos, 542
Queratite punctata superficial, 1116
Queratólise, 579
Queratose actínica, 682, 732f, 1014
Quimioabrasão, 559
Quimiocirurgia, 559
Quimioesfoliação, 559

R

Radiação, 537, 976
  efeitos, 723
  eletromagnética, 977
  infravermelha média e distante, 980
  invisível, 978
  laser, 978, 979
    limites de exposição, 977
    uso seguro, 981
  óptica, 978, 979
  ultravioleta, efeitos, 979
  visível e infravermelha, 980
Radiodermites, 667
Radiofrequência, 932f
  não ablativa, 931
Rejuvenescimento, 605
  facial, 805, 806, 809
Relaxamento térmico, 858
  tempo, 809
Remodelação
  cicatrizes, 545
  dérmica não ablativa, 930
Resorcinol, 579
Resurfacing, 741, 763, 780, 806, 826
  ablativo, 920
  facial, 689
  fracionado, 918
    não ablativo, 936
  laser, 626, 766, 818f, 819f, 921, 928, 937
  modalidades, 690t
  parcial, 745
  total, 746
Retinoides, 552, 689
Rinofima, 665, 666f, 682
Ritidoplastia, 817-821f
Rudolph Virchow, 1001
Rugas, 682, 736f, 824
  actínicas, 673
  categorias, 743
  de colo, 1099-1102
  dinâmicas, 671
  distinção, 535
  estáticas, 735
  faciais, classificação, 736t
  glabelares, 1086
  gravitacionais, 673
  intermediárias, 735
  lábios, 1096
  nasais, 1118
  periorais, 816f, 821f, 1073
  periorbitais, 939f
  por pressão, 673
  profundas, 664f, 735
  superficiais, 664f
  zigomáticas, 1118

S

Salicilismo, 569, 579, 653
Silicone, 998, 1022, 1031
Sinaptobrevina, 1080

Síndrome
  da má oclusão dentária, 1015
  de Lambert-Eaton, 1119
  de Romberg, 1052
  do olho seco, 1116
Sinéquias, 776f
Sistema
  pigmentar, distúrbio, 737f
  musculoaponeurótico superficial, 1073
Softligh*t*, 896
Solução
  aplicação, 581
  de Baker, 610
  de Jessner, 571, 579, 642q, 651, 653, 687
Sorriso gengival, 1094
Spot size, 809
Subcision®, 679
Substâncias
  biodegradáveis, 1034, 1065
  de preenchimento, 1034, 1064
    associação, 1032
  sintéticas, 1065
Sulco, 535
  nasogeniano, 1074
    lipoinjeção, 814f, 818f
  nasolabial, 1094
Supercílios, 1091
  cauda, elevação, 1117f
  configuração, 1073

T

Tabagismo, 532, 538, 669
  peeling, 583
Tatuagem, 667, 668f, 926
  características, 907t
  laser, 926
    amadora, 905f
    aplicação, 912
    multicolorida, 910f
    profissional, 908f, 909f
    remoção, 904, 907, 908, 911, 913
    traumática, 906f
  tipos, 905
Tecido
  adiposo, atrofia, 1066
  mole, cirurgia, 965
Técnica
  anestésica, escolha, 1127
  colágeno, 1037f
  dermabrasão, 676
  peeling, 589
  preenchimento, 1022
Telangiectasias, 535, 604, 609
  combinadas, 859, 863
  simples, 859, 864
  tratamento, 853
Teoria
  da fototermólise seletiva, 809
  quântica, 854
Terapia fotodinâmica, 932, 950, 969
  vantagem, 897

Termo
  de autorização, *laser,* 823
  de consentimento, 912q
    livre e esclarecido, 1126
    peeling, 640f, 641f
Testes
  de sensibilidade, colágeno, 1036
  laser, 985
Titan®, 941, 943
Toxina
  alvos de ação, 1080
  botulínica, 669, 769, 824, 1077, 1078, 1080, 1082,
    1097, 1099, 1101-1103f, 1117f
    aplicação, estética, 1106, 1089
    complicações, 1113-1115
    eventos adversos, 1109
    interações medicamentosas, 1119
    pacientes, 1085-1088
    pontos de aplicação, 1091f
    tipos, 1106
  estrutura, 1079
  imunologia, 1082
  sinal, 1118
  tipos, 1078
Tretinoína, 550, 607, 689, 690, 921
  efeitos adversos, 554
Trietanolamina, 623
Tumores benignos, 769

V

Varicela, 682
Varioderm®, 1044
Varizes, 859
  classificação, 858
  diagnóstico, 861
Visão, perda, 1067
Vitaminas, 646
Vitiligo, 737, 738

X

Xeroderma pigmentoso, 667
Xilocaína, 786

Y

Yellow Peel®, 630

Z

Zona de Grenz, 641
Zyderm®, 1035, 1036
Zyplast®, 1036, 1037

Índice Remissivo

Volume III

A

Abdominoplastia, 1536
Accent®, 1171
 -ultra, 1204
Ácido
  ascórbico, 1393
  azelaico, 1392, 1393
  glicólico, 1270, 1393, 1399, 1400
  graxo
    acne, 1501
    essenciais, emagrecimento, 1493
    poli-insaturado, 1412
  hialurônico, 1347, 1388, 1399, 1402
  kójico, 1393
  L-ascórbico, 1399
  linoleico conjugado, obesidade, 1494
  peracético, 1467, 1468, 1476
  polilático, 1347
  poli-L-lático, 1402
  retinoico, 1392
  tricloroacético, 1346, 1394, 1400
Acne, 1540, 1580
  ácidos graxos, 1501
  ativa, 1257
  causas, 1336
  cicatrizes, 1335
    classificação, 1336, 1337q
    tratamento, 1339
  comedoniana inflamatória, 1336
  dietas, alto índice glicêmico, 1500
  fenômenos imunológicos, 1261
  graus, 1261
  manifestações clínicas, 1258, 1261
  produtos lácteos, 1501
  tratamento, 1258, 1264
  variantes, 1270
  vulgar, 1499
Adipócitos, 1174
Adrenopausa, 1422, 1426
Água, cloração, 1470

Aldeídos, 1468, 1475
Alfa-hidroxiácidos, 1392, 1399
Alimentos
  emagrecimento, 1490
  pirâmide, 1483, 1488
Alopecia, 1185, 1275, 1277, 1290
  androgenética, 1286, 1287
  areata, 1284
  artefacta, 1275, 1283
  classificação, 1282
  generalizada, 1283f
  mucinosa, 1275, 1285
  pré-auricular, 1313
  temporal, 1313
  tonsurante, 1285
Amassamento, 1512, 1517f
  superficial, 1518f
Ameias, 1621
  incisivos, 1629f
Aminoácidos, 1412
Aminofilina, 1178
Amônia
  lactato, 1351, 1399
  quaternários, 1469
Anabolizantes, 1350
Anafilaxia, 1254
Anamnese, 1786
Androgênios, 1431, 1432
Andropausa, 1425, 1426
Anóxia cerebral, 1239
Antiandrogênico, 1286
Anticelulíticos, 1178
Antioxidantes, 1406, 1420
  endógenos, pele, 1497
Aparelho pilossebáceo, 1275, 1308, 1309
Aponeurose superficial, 1531
Arco de cupido, 1386
Área médica, provas, 1780
Arteriosclerose, 1419
Assistência multidisciplinar, aspectos éticos, 1745
Atendimento, 1732

As letras *f*, *t* e *q* que se seguem aos números de páginas significam, respectivamente, *figura*, *tabela* e *quadro*.

Escovas, 1283
Esfoliação, 1399
Esterilização, 1462, 1472
 eficácia, controle, 1478
Esterilizantes químicos, 1475
Estética, 1559, 1604, 1628
 cirurgia plástica, pós-operatório, 1532, 1533
 exames, 1644
 facial, 1551, 1642, 1644
 massagem clássica, 1513-1515
 medicina, 1698, 1718, 1749
  enfermagem, 1441, 1462
  interação multidisciplinar, 1437
  ultrassom, 1203
 nutrição, 1483
 odontologia, 1621
 padrão, 1624f
 terapia tópica, 1371
Estrato córneo
 fisiologia, 1358
 propriedades biomecânicas, 1359
Estresse, 1415, 1416, 1425
Estrias, 1349-1351
 tratamento, 1351-1354
Estrogenioterapia, 1430
Estrógenos, 1425, 1431, 1432
Ética
 códigos, 1747
 conceito, 1746
Etileno, óxido, 1477
Evacuação, 1527
Exame médico, 1786
Expansores teciduais, 1350
Expressão
 facial, 1552
 marcas, 1555
Extratos vegetais, 1180

F

Face, 1552, 1626f
 divisão, terços, 1387f, 1555
 fotografia, enquadramento, 1712
 linha mediana, 1633
Fáscia, 1531
Fatedema, 1541
Fenólicos, 1469
Fibroblastos, 1231, 1561
Fibroedema, geloide, 1519, 1541
Fibroesclerótica, 1162
Fibroplasia, 1231, 1561
Fibrose, 1562
Ficha médica, 1279q
Finasterida, 1294
Fisionomia, 1552
Fisioterapeuta, posição, 1514
Fisioterapia
 complexa descongestiva, 1527
 dermatofuncional, 1533
  manual, 1513
Fito-hormônios, 1432
Flacidez, 1185
Flavonoides, 1499

Folículo
 piloso, 1275-1277f, 1291, 1310f
 pilossebáceo, embriogênese, 1309f
Fonoaudiologia, 1551, 1560
Formaldeído, 1468
Fosfatidilcolina, 1168
Fotoenvelhecimento, 1396
 cutâneo, enfermagem, 1454
Fotografia, 1698, 1707
 documentação, 1697
 face, enquadramento, 1712
Fotomologia, 1171
Fotoproteção, 1392, 1399
Fototermólise seletiva, 1342
Fricção, 1517

G

Gás, aplicação, 1239
Germe capilar, formação, 1309f
Glicose, 1253
Glutaraldeído, 1467, 1468
Gordura
 acúmulo, zonas, 1200f
 enxerto, 1346
 excesso, 1175
 localizada, 1168, 1170f
Grade de Levin, 1632f

H

Hemossiderose, 1250
Hidrogênio, peróxido, 1684
Hidrolipoclasia, 1188
Hidroquinona, 1391, 1392, 1400
Hiperandrogenismo, 1326
Hipercapnia, 1239
Hiperestrogenismo, 1167
Hiperpigmentação, 1254
Hipertricose facial, 1287
Hipoclorito, 1470
Hipoderme, 1234
Hipogonadismo, 1428
Hirsutismo
 causa, principal, 1325,
 fases, 1327
 testes laboratoriais, 1329
 tratamento, 1330
Hormônios
 envelhecimento, 1425
 grupos, 1417

I

Iatrogenia, 1350
Ice globes, 1457
Imagem
 armazenamento digital, 1716
 corporal, 1609
 somática, 1609
Imperícia, 1757
Imprudência, 1757
Ingestão, 1488
Injeção dérmica, 1183
Intradermoterapia, 1168, 1182, 1185

Iodo, recomendação, 1501
Isoflavonas, 1433
Isotretinoína, 1339, 1399

K

Kneading, 1517

L

Lábio, 1385
  dermopigmentação, 1378f
  superior, 1574f
Lactato de amônia, 1351, 1399
Laser, 1402, 1690
  de dióxido de carbono, 1342, 1352
  de neodímio ítrio alumínio granada, 1352
  enfermagem, uso, 1457
  flashlump pumped dye, 1352
  tecnologia, 1319
  transplante de cabelo, 1318, 1319t
Laserlipólise, 1170f
L-carnitina, 1178
Leitura corporal, 1613
Leucotrieno B4, 1502
Liberação tecidual funcional, 1536
Licopeno, 1498
Lidocaína, 1297
Linfa, 1526, 1530, 1567, 1568, 1570
  transporte, 1569
Linfonodos
  drenagem, 1571, 1579
  parotídeos, 1573f
  submentuais, 1574f
Linha
  alta, sorriso, 1635
  capilar, planejamento, 1297
  mediana, 1622, 1633f, 1634
Lipedema, 1541
Lipoabdominoplastia, 1537, 1538
Lipoaspiração, 1169, 1170, 1188, 1246, 1533-1535, 1537f
Lipodistrofia, 1170, 1185, 1203
  abdominais, 1213
  androide, 1185
  dorso, 1205f
  ginoide, 1162, 1166-1169f, 1171, 1172, 1185, 1200f, 1216, 1246, 1459
    suplementos orais, 1504
    tratamento nutricional, 1502
    ultrassom, 1199, 1201, 1202, 1204
Lipólise, 1175, 1207
Lipolíticos, aplicação tópica, 1177
Longevidade, impacto sociológico, 1418
Luz, 1188
  diodos emissores, 1690
  intensa pulsada, 1353, 1399
  ultravioleta B, 1353

M

Mamelões, 1631
Mamilo, reconstrução, 1377
Mão, 1396
  senil, 1397
    classificação, 1398f
    tratamento, 1399
Maquilagem, 1376
Margem
  gengival, zênite, 1636
  incisal, 1621
Marketing, 1718, 1728
Massagem, 1512, 1578
  amassamento, 1512, 1517f
    superficial, 1518f
  anticelulítica, 1542
  clássica
    estética, 1513-1515
    facial, 1539, 1540
  contraindicações, 1590
  deslizamento
    profundo, 1516f
    superficial, 1515f
  efeitos, 1522-1524
  inadequada, 1546
  kneading, 1517
  manobra
    de palpar-rolar, 1525, 1526f
    palmadas, 1520
  pétrissage, 1517, 1523
  pinçamentos alternados, 1520f
  queimaduras, 1539
  rejuvenescedora, 1539
  tecido conectivo, 1524
  terapêutica, 1513
Massoterapia, 1168
Materiais
  limpeza, 1462
    objetivos, 1464
  potencial de contaminação, 1462
Medicina
  antienvelhecimento, 1414, 1415
  estética, 1698, 1718, 1749
    enfermagem, 1441, 1443, 1462
    interação multidisciplinar, 1437
    ultrassom, 1203
  fotografias, 1698
  relação cliente-profissional, 1749
Mélange, 1184
Melanina, 1234
  síntese, 1364
Melatonina, 1426
Melilotus officinalis, 1505
Menopausa, 1164, 1399, 1422-1426, 1430-1432
Mesclas, 1184
Mesoterapia, 1182, 1205f
Metilxantinas, 1179
Método
  de Willis, 1656
  fonético de Silverman, 1657
Microabrasão, 1688
Microdermabrasão, 1340, 1399
Microdermopigmentação, 1375
Microlipoenxertia, 1389
Microtransplante capilar, 1297
Microvarizes, 1252-1254

Mídia, 1738
Minerais, 1410
Minoxidil, 1293
Miofibroblastos, 1231, 1561
Motricidade orofacial, 1552, 1560
Músculo
  da face, 1552
  eretor do pelo, 1291
  esquelético, 1553
  tipos, contração, 1554
Mycobacterium
  chelonei, 1185
  fortuitum, 1185

N

Narcisismo, 1607
Necessidade
  energética total, 1489
  média estimada, 1488
Negligência, 1757
Negócios, ambiente, 1717
Nicotina, 1681f
Nitrogênio líquido, 1402
Nutracêuticos, 1405
Nutrição, estética, 1483

O

Obesidade, 1350, 1483, 1484
  abdominal, 1491
  ácido linoleico conjugado, efeitos, 1494
  cálcio, papel, 1493
  chá verde, benefícios, 1494
  diagnóstico, 1485
  fitoestrógenos, 1496
  suplementação
    acessórios, 1496
    picolinato de cromo, 1495
  terapia nutricional, 1487
Oclusão, 1637
Odontologia, 1621
  ameias, 1621
    incisivos, 1629f
Oleato de etanolamina, 1253
Osso zigomático, 1576f
Osteopenia, 1430
Osteoporose, 1430
Óxido
  de etileno, 1477
  nítrico, 1425

P

Pacientes
  caráter
    esquizoide, 1613
    fálico-narcisista, 1615
    ficha médica, 1279q
    histérico, 1614
    masoquista, 1614
    oral, 1613
    psicopático, 1615

Pacientes (*Cont.*)
  condições psiquiátricas, 1592
  grupos, 1590
  insatisfeito, 1593
  tipos, 1591
Palmadas, manobras, 1520
Pálpebras
  blefaropigmentação, 1379f
  inferiores, 1577f
Paniculite edematofibroesclerótica, 1225
Paniculopatia, 1162
Papila interdental, 1636
Peeling, 1393, 1394, 1399
  de cristais, 1340
Pele, 1406, 1419, 1522
  anatomia, 1235f
  antioxidantes endógenos, 1497
  características reológicas, 1363
  casca de laranja, 1226
  colo, avaliação, 1391
  cuidados nutricionais, 1496
  envelhecimento, 1396
  estiramento suave, 1535f
  exame geral, 1448
  nutrientes não antioxidantes, 1499
  queimada, 1365
    alterações pigmentares, 1366
  rejuvenescimento, 1188
  rolamentos, 1518f
Pelo, 1275, 1308, 1310f
  anatomia, 1291
  ciclo, 1278f
    biológico, 1310
    de crescimento, 1292, 1326
  estrutura, 1276-1278f
  músculo eretor, 1291
  transplante
    não convencionais, 1308
    púbico 1316
Perfil
  de polichinelo, 1645
  estético, 1667
  reconstrução, 1667
Perícia, 1758
  médica, 1781, 1785
  danos, 1787
Perimenopausa, 1429, 1431
Permanentes, 1283
Pescoço, 1572f
Pétrissage, 1517, 1523
Pigmentos, 1376
  dentes, 1682t
  reação, 1381
Pinçamentos alternados, 1520f
Pirâmide dos alimentos, 1483, 1488
Plano de Camper, 1654
Plantago major, 1252
Plasma, arco, 1690
Poluição ambiental, 1416
Polypodium leucotomos, 1409
Pompage, 1531, 1532f, 1535f, 1536
Postura, 1552

Prebióticos, 1412
Preenchimento, 1388
  cutâneo, 1347
Pressão, 1193
  terapêutica, 1370
  vapor saturado, 1472
Pressoterapia, 1168
Prisma, adamantino, 1675, 1677
Probióticos, 1412
  ações, 1504
Procedimentos
  enfermagem, 1456
  estéticos, implicações jurídicas, 1775
    processo judicial ou administrativo, 1757
    provas, 1758
Profissional
  cliente-, relação, 1749
  de saúde e jornalista, relação, 1743
  e erro médico, 1777
  sigilo, 1759
Progestágenos, 1431, 1432
Progesterona, 1422
Prolapso genital, 1430
Prontuário médico, 1758, 1776
Propionibacterium acnes, 1259
Proporção, 1386
  dental, 1632
  dourada, 1627f, 1632f
  termo, 1631
Proteção solar, 1391
Próteses mamárias, 1350
Psicanálise, 1611
Psique, 1610
Punch grafting, 1345t

Q

Quadril, 1174, 1225
Quadro de Frush e Fisher, 1639f
Quaternários de amônia, 1469
Queimaduras
  massagem, 1539
  sequelas, 1356
Queixo, 1386
Queloides, 1538
  de fibras elásticas, 1350
Queratina, 1234
Queratinócitos, 1357

R

Radiação, 1188
Radicais livres, 1414, 1425, 1484
  teoria, 1416
Radiofrequência
  bipolar, 1353
  celulite, 1225, 1226
Reabsorção
  óssea alveolar, 1646
  radicular, 1683
Reação
  de Maillard, 1680
  eritematosa, 1182
  pigmentos, 1381

Recursos humanos, 1723
Reflexo de Hoffmann, 1523
Rejuvenescimento
  facial, 1623
  pele, 1188
Relatório médico-legal, 1785
Repigmentação, 1380
Reposição
  androgênica, 1427
  hormonal, 1422, 1427, 1429
  tibolona, 1432
Resina, fotopolimerizador, 1688f
Resurfacing, 1342
Retinoides, 1392
  tópicos, 1399
Rodete, 1654
Rosácea, 1272, 1541, 1580
Rotação, 1571
Rugas, 1555
  colo, 1390f, 1391, 1394

S

Saliva, proteínas, aderência, 1678f
Saw palmetto, 1287
Serenoa repens, 1287
Serviços, dimensões, qualidade, 1732q
Shaving, 1339
Sigilo profissional, 1759
Silanóis, 1178
Silício, função, 1504
Simetria, 1622, 1626, 1633-1635
Sinal de Widy, 1275, 1284
Síndrome
  de Cushing, 1325, 1329, 1330
  de tensão pré-menstrual, 1431
  do climatério, 1423
  dos ovários policísticos, 1328
  plurimetabólica, 1350
Sistema
  cicatricial, 1368
  estomatognático, 1560
  linfático, 1568, 1569
  muscular, 1523
  vácuo-rolamento, 1216, 1218
    componentes, 1217
    manobras, 1220
    tratamento, 1219
Skin tightening, 1353
Smoothshape®, 1171
Sobrancelha, 1308, 1310, 1311
  transplante, 1313f
Sódio
  cloreto, recomendações, 1503
  perborato, 1684
Soja, 1432
Solução
  de Jessner, 1393, 1394, 1400
  de tanchagem, 1252
  esclerosante, 1253
Som, 1188
Somatopausa, 1422, 1426
Sonoforese, 1202

Sonoporação, 1202
Sorriso, 1623, 1627, 1632, 1636, 1675
  assimetria, 1634f
  feminino, 1622, 1631
  linha alta, 1635
  partes, 1628
  simetria, 1633, 1634
  tipos, 1630f
    altura, 1635f
Striae
  albae, 1350
  caeruleae, 1350
  distensae, 1349
  nigrae, 1350
  rubrae, 1350
Subcisão, 1346, 1353
  ação, mecanismos, 1245
  contraindicações, 1245, 1247
  indicações, 1247
Subincisão, 1166, 1169f
Supercílios, dermopigmentação, 1382f
Suplementos, 1407
  orais, lipodistrofia ginoide, 1504

T

Tanino, 1678
Tapping, 1520, 1521
Tatuagem, 1375
  aparelho, 1376
  camuflagem, 1380
  decorativa, 1381
Tecido
  adiposo, 1522
    técnicas manuais, 1543, 1544
  biológicos, ultrassom, efeitos, 1192
  conectivo, 1522
    massagem, 1524
  gorduroso, 1175
  linfático, 1567, 1568
Técnica
  da elevação, 1342
  de *nappage*, 1183
  manual
    condições inestéticas, 1511, 1532, 1547
      iatrogênica, 1546
    tecido adiposo, 1543, 1544
  tratamento da calvície, 1296
  walking bleach, 1683
Tecnologia
  da informação, 1726
  laser, 1319
Telangiectasias, 1252, 1253
Têmporas, 1575f
Teoria
  celulite, 1162
  da "unidade olho", 1627f
  de Hayflick, 1418
  de uso e desgaste, 1415
  endocrinológica, 1423
  envelhecimento, 1424
  neuroendócrina, 1417
  radicais livres, 1416
  tóxica de Laroche, 1162

Terapia
  fotodinâmica, 1402
  nutricional, obesidade, 1487
  princípios, 1371
  termo de consentimento, 1755, 1762
  tópica estética, 1371
Testosterona, 1422, 1425-1427, 1429
Tetraciclina
  coloração, 1680t
  mancha, 1681f
Thermacool®, 1171
Thermage®, 1171
Tibolona, 1432
Toxina botulínica, 1394, 1458
Tretinoína, 1351, 1352, 1392, 1399
Tricotilomania, 1275, 1284f

U

Ultracontour-R, 1204
Ultrassom, 1168, 1188
  absorção, 1192
  aplicação, 1204f
  efeitos em tecidos biológicos, 1192
  energia e fluência, 1191
  geração, 1191
  lipodistrofia ginoide, 1199, 1201, 1202, 1204
  medicina estética, 1203
Unidade folicular, 1292
Uniform®, 1171

V

Vácuo-rolamento, sistema, 1216, 1218
  componentes, 1217
  manobras, 1220
  tratamento, 1219
Vapor saturado sob pressão, 1472
Varizes, 1253
Velashape®, 1171
Vias
  linfáticas, 1567, 1568
  principais, descongestionamento, 1571f
  submandibulares, 1575f
Vibração, 1512, 1520, 1521f
Vibromassagem, 1544
Vida, estilo, 1420
Vísceras abdominais, 1523
Vitaminas, 1409
  C, 1393, 1399
Voz, 1552

W

Wilhelm Reich, 1612

Z

Zonas
  de acúmulo de gordura, 1200f
  de Head, 1524